Pschyrembel®
Naturheilkunde
und alternative Heilverfahren

3. vollständig überarbeitete Auflage

Pschyrembel®
Naturheilkunde
und alternative Heilverfahren

3. vollständig überarbeitete Auflage

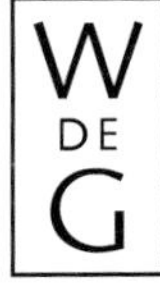

Walter de Gruyter
Berlin · New York

1. und 2. Auflage erschienen unter dem Titel Pschyrembel Wörterbuch Naturheilkunde und alternative Heilverfahren

bearbeitet von der Wörterbuch-Redaktion des Verlages

Bibliografische Information der Deutschen Nationalbibliothek
Die Deutsche Nationalbibliothek verzeichnet diese Publikation in der Deutschen Nationalbibliografie; detaillierte bibliografische Daten sind im Internet über http://dnb.d-nb.de abrufbar.

Wichtiger Hinweis:
Der Verlag hat für die Wiedergabe aller in diesem Buch enthaltenen Informationen (Programme, Verfahren, Mengen, Dosierungen, Applikationen usw.) mit Autoren und Herausgebern große Mühe darauf verwandt, diese Angaben genau entsprechend dem Wissensstand bei Fertigstellung des Werkes abzudrucken. Trotz sorgfältiger Manuskriptherstellung und Korrektur des Satzes können Fehler nicht ganz ausgeschlossen werden. Autoren bzw. Herausgeber und Verlag übernehmen infolgedessen keine Verantwortung und keine daraus folgende oder sonstige Haftung, die auf irgendeine Art aus der Benutzung der in dem Werk enthaltenen Informationen oder Teilen davon entsteht.

Gedruckt auf Luxosamtoffset, holzfrei weiß matt, gestrichen Bilderdruck, alterungsbeständig, lebensmittelunbedenklich

Redaktion und Datenverwaltung
über das crossmediale Redaktions- und Publikationssystem, Walter de Gruyter, Berlin

Entwicklung und Bereitstellung des crossmedialen Redaktionssystems, Datenexport:
NIONEX GmbH, Gütersloh

Konvertierung/Satz:
Meta Systems, Wustermark
Typografisches Konzept:
Farnschläder & Mahlstedt Typografie, Hamburg
Zeichnungen:
Helmut Holtermann, Dannenberg
Einbandgestaltung:
+Malsy, Kommunikation und Gestaltung, Willich
Repro:
Georgios Anastasiades, Berlin
Druck und Bindung:
Appl Druck GmbH & Co. KG, Wemding

Printed in Germany

ISBN-10: 3-11-018524-5
ISBN-13: 978-3-11-018524-9

Vorwort

Mit der 3. Auflage des Pschyrembel® Naturheilkunde und alternative Heilverfahren liegt erneut ein einzigartiges, kompaktes Nachschlagewerk für die gesamte Naturheilkunde vor. Die ganze Bandbreite der komplementären Medizin ist gleichermaßen für Mediziner, Angehörige der Heilberufe sowie den großen Kreis interessierter Laien wissenschaftlich fundiert und in alphabetischer Sortierung verzeichnet.

Die mehr als 4000 Einträge sind von Fachautoren geprüft, aktualisiert sowie erweitert und werden so der stetig steigenden Bedeutung dieses vielfältigen Bereiches der Medizin gerecht.

Klassische Verfahren der Naturheilkunde wie die Phytotherapie, Hydrotherapie, physikalische Therapien und ausleitende Therapien sind so umfassend und praxisnah auf dem hohen Niveau der Pschyrembel®-Werke dargestellt, wie die Bereiche Homöopathie, alternative Heilverfahren, anthroposophische Medizin, Ernährungsmedizin, Psychotherapie, Ethnomedizin sowie die Methoden und Grundlagen der Traditionellen Chinesischen Medizin, der Indischen Medizin und der Tibetischen Medizin.

Einen großen Teil des Buches nimmt die Phytotherapie mit der Beschreibung von rund 600 Heilpflanzen ein, die in dieser Auflage einheitlich unter ihrem lateinischen Namen zu finden sind. Bei den angegebenen Verwendungen der Heilpflanzen wird unterschieden zwischen medizinisch belegten Anwendungen nach Kommission E und traditionellen Verwendungen, die sich vor allem auf Erfahrung und Überlieferung gründen, und bei denen in der Regel Wirksamkeitsnachweise fehlen.

Zahlreiche neue Abbildungen und Tabellen sowie das übersichtliche Layout tragen dazu bei, dass die vorliegende Neuauflage informativer ist als die vorherigen und weiter an Benutzerfreundlichkeit gewonnen hat.

Neu ist ein ausführliches Verzeichnis von Adressen im Anhang, das dem Leser eine schnelle Orientierung über interessante und wichtige Institutionen und Organisationen zur Naturheilkunde geben soll.

Die komprimierte Darstellung aller relevanten Informationen ermöglicht einen schnellen und präzisen Zugriff in der ärztlichen, heilpraktischen und homöopathischen Praxis sowie im Studium und in der Ausbildung. Dem naturheilkundlich interessierten Laien dient der Pschyrembel® Naturheilkunde als verlässlicher Wegweiser im Therapie-Dschungel und bietet einen klar strukturierten und übersichtlichen Einblick in die Grundlagen, Verfahren und Therapien der komplementären Medizin.

Der Pschyrembel® Naturheilkunde bildet die ideale inhaltliche Ergänzung zu den anderen Pschyrembel®-Werken Pschyrembel® Klinisches Wörterbuch, Pschyrembel® Handbuch Therapie, Pschyrembel® Pflege, Hunnius Pharmazeutisches Wörterbuch und steht mit diesen gemeinsam auch online in einer umfassenden Datenbank zur Verfügung unter www.pschyrembel.de.

Unser besonders herzlicher Dank gilt allen beteiligten Autoren, die mit großer Sorgfalt und viel Engagement ihre jeweiligen Fachgebiete auf den aktuellen Stand der Wissenschaft gebracht haben. Gedankt sei auch den Verfassern von Leserzuschriften, die der Redaktion eine willkommene und wertvolle Unterstützung sind (pschyrembel@degruyter.com).

Berlin, im Juli 2006 Der Verlag

Vorwort zur 1. Auflage

Mit diesem „Pschyrembel“ liegt ein Wörterbuch vor, das die gesamte Naturheilkunde und alternativen Heilverfahren (Komplementärmedizin) gleichermaßen für Mediziner, Angehörige der Heilberufe und breite Kreise der interessierten Bevölkerung wissenschaftlich darstellt. Dabei folgt der Naturheilkunde-Pschyrembel der Idee und dem Aufbau des Klinischen Wörterbuches.

Naturheilkunde und Erfahrungsmedizin werden seit Beginn der Menschheitsgeschichte betrieben. Der Papyrus Ebers preist als Heilmittel u. a. Rettich und Knoblauch an. Mit Heilpflanzen entlohnen die Ägypter die Erbauer der Pyramiden, und die Griechen entwickeln die Heilpflanzenlehre (Galen): Die Wunden des Achilles heilt die (antiphlogistisch wirkende) Schafgarbe.

Die Grundlagen naturärztlichen Denkens gehen auf Hippokrates (Corpus hippocraticum) vor mehr als 2000 Jahren zurück („Die Naturen sind die Ärzte für Krankheiten ... “), das im römischen Badewesen und in Byzanz den Höhepunkt seiner praktischen Umsetzung erfährt: Kaiser Augustus läßt sich durch Obergüsse behandeln; Massagen, den Chinesen und alten Kulturvölkern längst vertraut, entspannen und kräftigen die Muskulatur; byzantinische Ärzte propagieren die Kaltwasseranwendungen bei katarrhalischen und fieberhaften Infektionen, und auch die Klostermedizin des Abendlandes bedient sich des Bades als Heilmittel. Die Benediktiner kennen eigene Gesundheitsregeln, wobei deren Heilpflanzenkompilation von Anis bis Zwiebel reicht. Dem hippokratischen Postulat von der Heilkraft der Natur verleiht Paracelsus zu Beginn der Neuzeit (16. und 17. Jahrhundert) bedeutende Impulse.

Geradezu zum Wallfahrtsort entwickelte sich in der Renaissance der Badeort Spa mit seinem kohlensäure- und eisenhaltigen Wasser: Hier weilen Descartes, Peter der Große, Wellington, Victor Hugo und andere historisch bedeutende Persönlichkeiten und lassen ihre Anämie, Hypertonie, Herzbeschwerden oder ihren Rheumatismus behandeln. Die Entwicklung der Naturheilkunde im 18. Jahrhundert prägen J. S. Hahn (propagiert Wasseranwendungen, Diät und Bewegung) und der Charité-Professor Ch. W. Hufeland (Bade- und Trinkkuren, Diät für Körper und Seele), der die Brücke zwischen Rousseau (retour à la nature) und der späteren Naturheilbewegung des 19. Jahrhunderts schlägt. Gleichzeitig begründet S. Hahnemann ein separates Medizinsystem, die Homöopathie: „Organon der Heilkunst“.

Nach der massiven Ausbreitung der Hydrotherapie durch Prießnitz, Oertel, Rausse und T. Hahn gibt es ab Mitte des 19. Jahrhunderts drei medizinische Richtungen, die sich heftig befehden: Allopathie (Schulmedizin), Homöopathie und Hydrotherapie.

L. Gleich schlägt um 1850 eine begriffliche und inhaltliche Erweiterung der Wasserheilkunde (Hydrotherapie) vor und spricht von Naturheilkunst und Naturheilmethode. S. Kneipp beschreibt nicht nur über 100 Wasseranwendungen, die bis heute Teil des medizinischen Therapieschatzes sind, sondern führt auch umfassend Heilpflanzen und -kräuter zur inneren und äußeren Anwendung ein (z. B. warme Kräuterbäder und Gesundheitstees) und bricht damit das Dogma, Arzneimittel überhaupt zu gebrauchen. Die wissenschaftliche Begründung der Hydrotherapie wird W. Winternitz, Hochschullehrer an der Wiener Universität, zugeschrieben, wodurch hydrotherapeutische Methoden in die Schulmedizin integriert werden. Die Licht- und Luftbehandlung preisen der Schweizer „Sonnendoktor" A. Rikli und der Deutsche A. Just an, die Semmeldiät Felke, Mayr u. a., und viel später kommen traditionelle außereuropäische Heilverfahren hinzu.

Heute erscheinen die Übergänge zwischen der Schulmedizin, der allgemein anerkannten Naturheilkunde, den alternativen Heilverfahren und der Paramedizin fließend; immer wieder werden einzelne Grenzen neu gezogen. Manuelle Medizin (als Chiropraktik) und therapeutische Lokalanästhesie (als Neuraltherapie), vor wenigen Jahrzehnten noch suspekte Außenseiter, sind heute anerkannt. Umgekehrt werden das Schröpfen, die Blutegel- und Eigenblutbehandlungen heute unter „alternativen Verfahren" subsumiert, während sie früher in der offiziellen Medizin praktiziert und wissenschaftlich abgehandelt wurden.

Der Wirksamkeitsnachweis, also der zeitliche und kausale Zusammenhang zwischen der Therapie (Ursache) und dem Heilerfolg (Wirkung), in der Alternativmedizin ist häufig mit anerkannten wissenschaftlichen Methoden nicht zu erbringen oder Gegenstand von Kontroversen. Stellt der Patient eine Wirkung fest oder wird eine solche allgemein unterstellt, so liegt noch keine Kausalität vor. Andererseits sind Wirkungen nicht nur deshalb inexistent, weil sie die Schulmedizin mit ihren Methoden nicht nachzuweisen vermag.

Das Wörterbuch enthält rund 3000 Begriffe aus der Naturheilkunde und den alternativen Heilverfahren, z. B. Ernährungsmedizin, Phytotherapie, Homöopathie, anthroposophische Medizin und Psychotherapie. Berücksichtigt sind ferner ethnomedizinische Systeme wie traditionelle chinesische, indische und tibetische Medizin. Der Schwerpunkt liegt bei diagnostischen und therapeutischen Verfahren, aber auch die jeweiligen theoretischen Grundlagen werden ausführlich dargestellt.

Eine wichtige Fundstelle für den Mediziner und Laien gleichermaßen sind die etwa 200 eingearbeiteten Befindlichkeitsstörungen, Symptome und Erkrankungen, bei denen neben den „schulmedizinischen" naturheilkundlich-alternative Heilverfahren angewandt werden, z. B. Akne, Hypertonie, rheumatische Erkrankungen, Migräne.

Mit der Entscheidung über die Aufnahme von Begriffen in dieses Wörterbuch wird keine Wertung über Wirksamkeit und Wissenschaftlichkeit der Verfahren getroffen. Ausgegangen wird vielmehr von einem allgemeinen und umfassenden Informationsbedürfnis und dem Wunsch nach Orientierung, der sich aus manchem Zweifel an der Schulmedizin ebenso speist wie aus dem oft undurchschaubaren Angebot an konkurrierenden Verfahren der Komplementärmedizin, deren Bewertung nicht immer leicht fällt.

Der Dank des Verlages gilt allen Autoren, denen es gelungen ist, einen gänzlich neuen und anderen „Pschyrembel" zu verfassen, der das Klinische Wörterbuch ergänzt.

Berlin, im November 1995 Der Verlag

Redaktion

Dipl.-Biol. Simone Pfitzner
Barbara Gerich, Ärztin
Dipl.-Biol. Simone Witzel
Tanja Paul, Ärztin (Bildredaktion)

unter der Leitung von
Dr. Martina Bach

Email: pschyrembel@degruyter.de

Mitarbeiter der 3. Auflage

Ananda Samir Chopra
Leitender Arzt der AYURVEDA-Klinik
Habichtswald-Klinik AYURVEDA
Wigandstraße 1
34131 Kassel

Prof. Dr. med. Thorsten Jürgen Doering
Ärztlicher Direktor der Deutschen Klinik
für Integrative Medizin und Naturheilverfahren
Prof.-Paul-Köhler-Straße 3
08645 Bad Elster

Dr. med. Axel Eustachi
Zentrum für naturheilkundliche Forschung (ZNF)
der II. Medizinischen Klinik und Poliklinik
Technische Universität München
Kaiserstraße 9
80801 München

Ursula Hackermeier
Abteilung Naturheilkunde –
Immanuel Krankenhaus
Campus Benjamin Franklin
Charité – Universitätsmedizin Berlin
Königstraße 63
14109 Berlin

Dr. med. Roman Huber
Uni-Zentrum Naturheilkunde
Universitätsklinikum Freiburg
Breisacher Straße 115b
79106 Freiburg

Prof. Dr. med. Klaus Jork
Dieburger Straße 50a
63225 Langen

Prof. Dr. med. Karin Kraft
Lehrstuhl für Naturheilkunde
Medizinische Fakultät der Universität Rostock
Ernst-Heydemann-Straße 6
18057 Rostock

Dr. med. Thomas Lux
Senckenbergisches Institut für
Geschichte und Ethik der Medizin
Johann Wolfgang Goethe-Universität
Theodor-Stern-Kai 7
60590 Frankfurt am Main

Dr. med. Johannes Naumann
Uni-Zentrum Naturheilkunde
Universitätsklinikum Freiburg
Breisacher Straße 115b
79106 Freiburg

Prof. Dr. Dirk Olzen
Dr. med. Micheline Radzyner-Institut
für Rechtsfragen der Medizin
Heinrich-Heine-Universität Düsseldorf
Universitätsstraße 1
40225 Düsseldorf

Miriam Ortiz
Abteilung Naturheilkunde –
Immanuel Krankenhaus
Campus Benjamin Franklin
Charité – Universitätsmedizin Berlin
Königstraße 63
14109 Berlin

Dipl.-Psych. Christine Petrynowski
Deutsche Klinik für Integrative Medizin
und Naturheilverfahren
Prof.-Paul-Köhler-Straße 3
08645 Bad Elster

Sylvia Schaper
Abteilung Naturheilkunde –
Immanuel Krankenhaus
Campus Benjamin Franklin
Charité Universitätsmedizin Berlin
Königstraße 63
14109 Berlin

Dr. med. Volker Schmiedel
Chefarzt der Inneren Abteilung
Habichtswaldklinik
Klinik für Ganzheitsmedizin und Naturheilkunde
Wigandstraße 1
34131 Kassel

Prof. Dr. med. Claus C. Schnorrenberger
Lifu International College of Chinese Medicine
(LICCM)
Karl-Jaspers-Allee 8
CH-4052 Basel

Dr. med. Rainer Stange
Kommissarischer Chefarzt
Abteilung Naturheilkunde –
Immanuel Krankenhaus
Campus Benjamin Franklin
Charité – Universitätsmedizin Berlin
Königstraße 63
14109 Berlin

Dr. med. Dr. rer. nat. Bernhard Uehleke
Abteilung Naturheilkunde –
Immanuel Krankenhaus
Campus Benjamin Franklin
Charité – Universitätsmedizin Berlin
Königstraße 63
14109 Berlin

Prof. Dr. med. Christine Uhlemann
Kompetenzzentrum Naturheilverfahren
Klinik Innere Medizin II
Universitätsklinikum Jena
Bachstraße 18
07740 Jena

Mitarbeiter der 2. Auflage

Dr. med. Barbara Bocker, Jena
Dr. med. Martin Bührig, Gütersloh
Prof. Dr. med. Malte Bühring, Berlin
Prof. Dr. jur. Dr. phil. Lutz Dietze, Worpswede
Dipl.-Psych. Friedhelm Eickmann, Gütersloh
Dr. med. Michael Elies, Laubach
Prof. Dr. Edzard Ernst, Exeter, United Kingdom
Prof. Dr. med. Volker Fintelmann, Hamburg
Dr. Otto Isaac, Hanau
Dr. med. Ulrich Kemper, Gütersloh
Prof. Dr. Claus Leitzmann, Gießen
Dr. med. Thomas Lux, Frankfurt a. M.
Georgios Mantikos, Gütersloh
Dr. med. Dieter Melchart, München
Dipl. oec. troph. Danja Moldenhauer, Lollar
Dipl.-Psych. Jutta Ossenbrügger, Gütersloh
Dipl.-Psych. Peter Petereit, Münster
Dr. med. Hans-Joachim Rudolph, Berlin
Dipl. oec. troph. Kirsten Schänzer, Linden
Dr. Barbara Schilcher, Immenstadt im Allgäu
Prof. Dr. Dr. h.c. Heinz Schilcher, Immenstadt im Allgäu
Dr. med. Dr. rer. nat. Bernhard Uehleke, Berlin
Prof. Dr. med. Christine Uhlemann, Jena
Dr. phil. Dipl.-Psych. Martin Wollschläger, Gütersloh

Hinweise zur Benutzung

Alphabetische Ordnung

Die Reihenfolge der Stichwörter erfolgt alphabetisch. Die Umlaute ä, ö und ü werden eingeordnet wie ae, oe und ue sowie ß wie ss.

Ubichinone
Übungstherapie
Uferwolfstrapp

Stichwörter, die aus einem Adjektiv und Substantiv bestehen, sind unter dem Substantiv zu finden.

bewährte Indikation unter **I**
provokative Therapie unter **T**

Nur wenige feststehende Begriffe finden sich unter dem Adjektiv.

Autogenes Training unter **A**

Schreibweise

Stichwörter sind groß, Adjektive klein geschrieben.

Moxibustion
offizinell

Pflanzen sind unter dem deutschen und dem lateinischen Namen zu finden.

Alpenrose: s. Rhododendron ferrugineum
Rhododendron ferrugineum

Angaben zur sprachlichen Herkunft

Zur Erleichterung der Lesbarkeit wird jedes Wortteil durch einen Wortteiltrenner (|) kenntlich gemacht.

Abwehr|mechanismus
Ana|mnese

Bei Begriffen, die aus dem Griechischen oder Lateinischen stammen, wird zur Erleichterung der Aussprache die Betonung angegeben.

Anthropo|skopie
De|kọkt

Begriffe fremdsprachlicher (v. a. griechischer und lateinischer) Herkunft ist in Klammern eine Erklärung der ursprünglichen Bedeutung beigefügt.

Elektro|aku|punktur (gr. ἤλεκτρον Bernstein, andem zuerst elektrostatische Kräfte beobachtet wurden; Akupunktur*) f: ...

Oder es wird auf andere Begriffe verwiesen, bei denen diese Angaben zu finden sind. Diese Verweise erfolgen entweder durch an ein Wort oder Wortteil angehängten Asterisk (*), bei dem die etymologische Erklärung verzeichnet ist, oder durch einen nach oben weisenden Pfeil (↑), der anzeigt, dass an alphabetisch vorangehender Position eine entsprechende etymologische Angabe verzeichnet ist.

Auto-: Wortteil mit der Bedeutung selbst, unmittelbar; von gr. -αὐτός.
Autogenes Training (↑; gr. -γενής durch etwas hervorgebracht) n: ...

Ohne etymologische Erklärung bleiben lateinische Pflanzennamen und chemische Bezeichnungen.

Sind Eigennamen fester Bestandteil eines Begriffes, werden in Klammern biographische Angaben beigefügt.

Kneipp-Arzt (Sebastian K., Pfarrer, Wörishofen, 1821–1897):

Aus dem Griechischen und Lateinischen abgeleitete Begriffe tragen eine Genusangabe: m für masculinum, f für femininum, n für neutrum.

Akupunktur (↑; ↑) f: ...

Abkürzungen

Allgemeine Abkürzungen sind im Abkürzungsverzeichnis (s. S. XIV) aufgeführt.

Quellen der Abbildungen und Tabellen

Soweit zu Abbildungen und Tabellen Quellen genannt werden, finden sich Quellennummern in eckigen Klammern, die in einem Verzeichnis am Ende des Bandes aufgelöst werden (ab S. 424).

Griechisches Alphabet

groß	klein	Name	Aussprache	groß	klein	Name	Aussprache
Α	α	Alpha	a	Ν	ν	Ny	n
Β	β	Beta	b	Ξ	ξ	Xi	x
Γ	γ	Gamma	g	Ο	ο	Omikron	o
Δ	δ	Delta	d	Π	π	Pi	p
Ε	ε	Epsilon	e	Ρ	ϱ	Rho	r
Ζ	ζ	Zeta	z	Σ	σ, ς	Sigma	s
Η	η	Eta	e	Τ	τ	Tau	t
Θ	θ	Theta	th	Υ	υ	Ypsilon	y
Ι	ι	Jota	i	Φ	ϕ, φ	Phi	ph
Κ	κ	Kappa	k	Χ	χ	Chi	ch
Λ	λ	Lambda	l	Ψ	ψ	Psi	ps
Μ	μ	My	m	Ω	ω	Omega	o

Abkürzungsverzeichnis

Abb.	Abbildung
Abk.	Abkürzung
Abs.	Absatz
allg.	allgemein
Art.	Artikel
Bez.	Bezeichnung
BGBl.	Bundesgesetzblatt
bzw.	beziehungsweise
C	Celsius
ca.	circa
chin.	chinesisch
cm	Zentimeter
d	dies (Tag)
DAB	Deutsches Arzneibuch
d. h.	das heißt
dl	Deziliter
EL	Esslöffel
engl.	englisch
ethnomed.	ethnomedizinisch
evtl.	eventuell
f	femininum
FAO	Food and Agriculture Organization
franz.	französisch
g	Gramm
geb.	geboren
GG	Grundgesetz
ggf.	gegebenenfalls
gr.	griechisch
Hz	Hertz
i. Allg.	im Allgemeinen
ICD	International Classification of Diseases
i. d. R.	in der Regel
i. e. S.	im engeren Sinn
i. R.	im Rahmen
i. S.	im Sinn
i. w. S.	im weiteren Sinn
jap.	japanisch
kcal	Kilokalorie
kg	Kilogramm
kJ	Kilojoule
l	Liter
lat.	lateinisch
m	1. masculinum; 2. Meter
mg	Milligramm
MG	Molekulargewicht
MHz	Megahertz
Mio.	Million
Min.	Minute
ml	Milliliter
mmHg	Millimeter-Quecksilbersäule
mmol	Millimol
ms	Millisekunde
n	neutrum
n. Chr.	nach Christus
NW	Nebenwirkung
o. a.	oder andere(s)
o. ä.	oder ähnliches
od.	oder
OZ	Ordnungszahl
pl	Plural
ppm	parts per million
rel.	relativ
RVO	Reichsversicherungsordnung
s.	siehe
S.	Seite
Sek.	Sekunde
SGB	Sozialgesetzbuch
Sing	Singular
sog.	so genannt
ssp.	Subspecies
Std.	Stunde
syn.	synonym
Tab.	Tabelle
TL	Teelöffel
u.	und
u. a.	unter anderem
u. ä.	und ähnliches
UAW	unerwünschte Arzneimittelwirkungen
umgangssprachl.	umgangssprachlich
usw.	und so weiter
u. U.	unter Umständen
v. a.	vor allem
var.	Varietas
v. Chr.	vor Christus
vgl.	vergleiche
WHO	World Health Organization
z. B.	zum Beispiel
zeitgen.	zeitgenössisch
z. T.	zum Teil
z. Z.	zurzeit

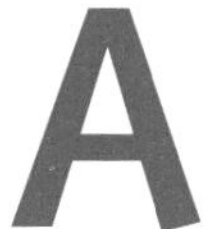

Abdominal|krämpfe (lat. abdominalis zum Bauch gehörig): Sammelbez. für krampfartige Beschwerden im Magen-Darm-Trakt; **Therapie: 1.** Hydrotherapie: Kurzwickel* u. Lendenwickel*, Leibauflage* u. Leibwaschung*, Heublumensack; **2.** Phytotherapie: Zubereitungen aus Angelica* archangelica, Atropa* belladonna, Cinnamomum* verum, Fumaria* officinalis, Chamomilla* recutita, Coriandrum* sativum, Mentha* x piperita, Chelidonium* majus, **traditionell** z. B. auch aus Valeriana* officinalis, Chamaemelum* nobile, Cymbopogon* citratus, Myristica* fragrans, Plantago* lanceolata, Melissa* officinalis u. Thymus* vulgaris; hochdosierte (Pfeffer-)Minzölzubereitungen in magensaftresistenter Form; **3.** Entspannungstechniken: v. a. Autogenes* Training; **4.** Ernährungsumstellung: Vermeiden heißer Speisen; **5.** Homöopathie: Zubereitungen aus Citrullus* colocynthis, Viburnum* opulus, Dioscorea* villosa.

Aberglaube: ursprünglich Bez. der frühmittelalterlichen Kirche für den verkehrten Glauben, den Irrglauben (mit einer stark abwertenden Bedeutung); in der etymologischen Bedeutung von A. als Falsch-Glaube, als Gegenbegriff zu einem als richtig anerkannten Glauben, wurde diese Bez. in Ethnologie u. Ethnomedizin* auf die Abgrenzung zwischen Hochreligionen gegenüber den Religionen sog. primitiver Völker übertragen. A. findet sich auch in der Volksmedizin u. als sog. Überbleibsel aus kulturell überwundenen Epochen (i. S. eines linear-evolutionistischen Modells). Heute ist die Verwendung des Begriffs A. in der Ethnomedizin eher obsolet, da man sich bemüht, Religionen gleichwertig nach ihrer Funktion u. ihrem Zweck zu betrachten. In der Diskussion um das Verhältnis von Glauben, Wissenschaft u. Magie* setzt sich jedoch bis heute die Auseinandersetzung um die richtige Erkenntnis(-weise) fort.

Abführ|mittel: syn. Laxanzien*.

Abhängigkeit: Bez. für die periodische od. permanente Einnahme von natürlichen od. synthetischen Substanzen mit dem unbezwingbaren Verlangen nach Konsum u. damit einhergehendem Kontrollverlust, Toleranzentwicklung, Entzugserscheinungen bei Abstinenz od. Reduktion des Konsums sowie somatischen u. psychosozialen Folgeschäden; nach der WHO (1992) werden in Bezug auf den konsumierten Stoff folgende Prägnanztypen der A. unterschieden: Kokain-Typ, Cannabis-Typ, Morphin-Typ, Barbiturat-Typ, Alkohol-Typ, Amphetamin-Typ u. halluzinogener Typ. Weitere stoffgebundene A. sind durch Sedativa, Hypnotika u./od. durch Stimmulanzien wie Coffein, Tabak u. flüchtige Lösungsmittel induziert. Bei der sog. low dose dependency sind die Betroffenen bei relativ niedriger Dosis u. oft ohne Dosissteigerung nicht in der Lage, ohne die Substanz auszukommen (psychosoziale Folgen). Außerdem kann zwischen stoffgebundenen u. stoffungebundenen Formen der A. unterschieden werden. Zu den stoffungebundenen A. gehören Spielsucht, Arbeitssucht, Sexsucht, Liebessucht, Fernsehsucht (Videosucht, Computersucht) u. Kaufsucht sowie Anorexia nervosa, Bulimia nervosa, Kleptomanie. In Abgrenzung zur A. liegt sog. schädlicher Gebrauch bei Konsummustern vor, die zu Gesundheitsstörungen führen, ohne dass ein Abhängigkeitssyndrom vorliegt.

Therapie: Hypnotherapie*, Suchttherapie*, Aurikulotherapie*, Zilgrei*-Methode. Vgl. Entzug, Entwöhnung.

Abhärtung: i. e. S. ein Prozess, der zu einer verbesserten Abwehr gegen banale Infektionserkrankungen führt u. mit einer geringen Infektionsrate sowie einem leichteren Krankheitsverlauf einhergeht; i. w. S. eine Optimierung von Abwehr- u. Bewältigungsleistungen gegen physische u. psychische Stressoren mit verbesserten psycho-vegetativen u. endokrinologischen Reaktionsmustern sowie günstiger Beeinflussung spezifischer u. unspezifischer immunologischer Abwehrvorgänge; wichtigste **Verfahren:** hydrotherapeutische Maßnahmen (v. a. Kaltanwendung*), Bewegungstherapie*, Lichttherapie*, Ordnungstherapie*, Sauna*, Sporttherapie*, Umstimmungstherapie*. Vgl. Adaptation, Kreuzadaptation.

Abies alba *f*: s. Picea abies.

Abies sachalinensis *f*: s. Picea abies.

Abies sibirica *f*: s. Picea abies.

Abklatschung: kurze, kräftige Schläge auf die Rückenhaut mit einem nassen Laken u. nachfolgender sanfter Abtrocknung; Anwendung v. a. bei Bronchitis* od. Pneumonie*.

Ableitung: s. Therapie, ableitende.

A

Ableitungs|diät, milde (Diät*) *f*: von F.-X. Mayr u. E. Rauch entwickelte Heilkost zur Prophylaxe u. Förderung der Heilung verschiedener Erkrankungen durch Entlastung des Verdauungssystems; Prinzip 3S = Schonung, Säuberung u. Schulung: Übergangsernährung von Fasten-, Diät- u. Darmreinigungskuren zu einer gesunden Dauerernährungsweise; verdauungsschonende Kost u. möglichst gering verarbeitete, basensparende Lebensmittel unter Berücksichtigung individueller Empfindlichkeiten bevorzugen; ballaststoff- u. fettreiche Lebensmittel, Rohkost, Haushaltszucker, Bohnenkaffee, Nicotin u. Medikamente vermeiden. Vgl. Mayr-Kur.

Abmagerungs|kur (Kur*) *f*: s. Reduktionsdiät.

Abreibung, nasse: Verfahren der Hydrotherapie*, bei dem der ganze Körper od. Körperteile kurz in ein nasses Leinentuch gehüllt u. gleich darauf mit einem trockenen Tuch abgerieben werden; kann kalt, warm od. wechselnd angewendet werden; **Anwendung:** zur Abhärtung*, bei Infektionskrankheiten od. Kollapsneigung. Vgl. Packung, Abklatschung.

Abrotanum *n*: s. Artemisia abrotanum.

Absinthii herba *f*: s. Artemisia absinthium.

Ab|sorption (lat. absorbere aufsaugen) *f*: in der Verdauungsphysiologie international gebräuchliche Bez. für den im deutschen Sprachraum üblichen Begriff Resorption*. Vgl. Malabsorption.

Abwehr|mechanismus *m*: Bewältigungsstrategie zum Schutz vor Impulsen, Gefühlen u. Erfahrungen, die mit dem Bild von sich u. der Welt nicht übereinstimmen; im Gegensatz zum Coping* richtet sich ein A. gegen unbewusste Konflikte, Ängste u. Phantasien u. bleibt selbst unbewusst. **Formen:** u. a. Identifikation, Projektion, Rationalisierung, Regression, Verdrängung, Verleugnung.

Acantho|panax senticosus *m*: s. Eleutherococcus senticosus.

acceptable daily intake (engl. für hinnehmbare tägliche Aufnahmemenge): Abk. ADI; diejenige Dosis einer Substanz (z. B. eines Pestizids, Mineralstoffes od. Vitamins) in mg/kg Körpergewicht, die bei lebenslanger täglicher Aufnahme als für die Gesundheit unbedenklich angesehen wird; Ableitung aus dem durch Kurz- u. Langzeitfütterungsversuche an mehreren Tierarten ermittelten no* observed effect level (NOEL), dividiert durch einen Sicherheitsfaktor (i. d. R. 100).

$$\mathrm{ADI} = \frac{\mathrm{NOEL}}{\mathrm{Sicherheitsfaktor}}$$

ACE-Getränk: Kurzbez. für ein Erfrischungsgetränk auf der Basis von Frucht- u. Gemüsesäften, das mit Betacarotin (Provitamin **A**) u. den antioxidativen Vitaminen **C** u. **E** angereichert ist; die gesundheitsfördernden Eigenschaften dieses funktionellen Lebensmittels* werden in der Werbung z. B. mit den Begriffen „Zellschutzfunktion" u. „Stärkung der körpereigenen Abwehr" herausgestellt. **cave:** Schwangere sollten (wenn überhaupt) nur wenig ACE-G. zu sich nehmen, da Vitamin A in hoher Dosierung teratogen wirken kann.

Achillea mille|folium L.: (Wiesen-)Schafgarbe, Feldgarbe, Achillesgarbe, Grundheil; Sammelbez. für Pflanzen der Achillea-millefolium-Gruppe; morphologisch sehr nahestehende Pflanzen aus der Familie der Asteraceae (Korbblütler) mit verschiedenen Ploidiestufen u. teilweise äußerst unterschiedlicher Zusammensetzung der Inhaltsstoffe; **Arzneidroge:** Blütenstand (Millefolii flos, Schafgarbenblüten) u. Kraut (Millefolii herba, Schafgarbenkraut); **Inhaltsstoffe:** bis über 1 % ätherisches Öl (mit bis zu 25 % Proazulen, 1,8-Cineol); bitter schmeckende Sesquiterpenalkohole (Guajanolide, Eudesmanolide, Longipinen- u. Germacren-Derivate), Phenolcarbonsäuren, Polyacetylene (Matricariaester), Flavonoide (v. a. Apigenin- u. Luteolin-7-glucoside); **Wirkung:** choleretisch, antibakteriell, spasmolytisch, adstringierend; **Verwendung:** zerkleinerte Droge für Aufgüsse sowie galenische Zubereitungen zum Einnehmen u. für Sitzbäder; Frischpflanzenpresssaft zum Einnehmen; nach **Kommission E** innerlich bei Appetitlosigkeit, dyspeptischen Beschwerden (insbesondere krampfartige Beschwerden), äußerlich zu Sitzbädern bei Pelvipathia vegetativa; **traditionell** bei chronisch entzündlichen Lebererkrankungen, Vulvitis, Entzündungen der Schleimhäute im Bereich des Magen-Darm-Trakts; **Dosierung:** Tagesdosis innerlich 4,5 g Schafgarbenkraut, 3 TL Frischpflanzenpresssaft, 3 g Schafgarbenblüten, Zubereitungen entsprechend; für Sitzbäder 100 g Schafgarbenkraut auf 20 l Wasser; **Nebenwirkungen:** selten Kontaktallergien; **Kontraindikation:** Überempfindlichkeit gegen Schafgarbe o. a. Korbblütler; **Wechselwirkung:** keine bekannt; **Homöopathie:** Zubereitungen aus den frischen oberirdischen Teilen blühender Pflanzen, bewährte Indikation bei Blutungen.

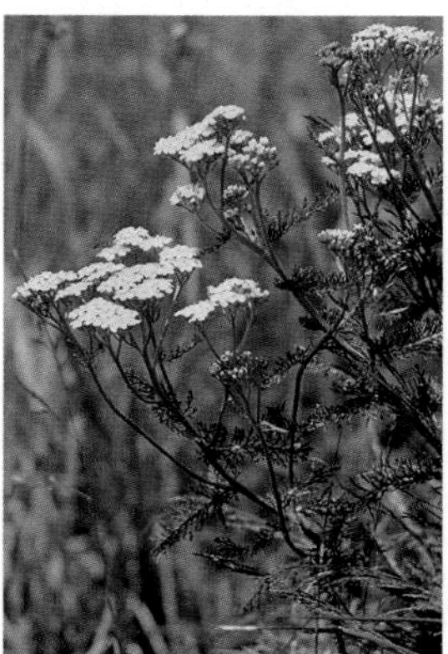

Achillea millefolium L.: Pflanze [1]

Achokcha *f*: s. Cyclanthera pedata.

Acidum ascorbicum (lat. acidum Säure) *n*: Ascorbinsäure; s. Vitamin C.

Acidum hydro|fluoricum (↑) *n*: Flusssäure; wässrige Lösung von Fluorwasserstoff (HF); **Homöopathie:** Zubereitungen aus wässriger Flusssäure bei Bindegewebeschwäche, chronischen Ekzemen, Karies.

Acidum muriaticum (↑) *n*: Acidum hydrochloricum; Salzsäure; wässrige Lösung von Chlorwasserstoff (HCl); **Verwendung:** verdünnte Salzsäure (Acidum hydrochloricum dilutum Ph. Eur., Gehalt 9,5–10,5 % HCl) tropfenweise in einem Glas Wasser; **traditionell** bei Achylie u. Subazidität.

Acidum nitricum (↑) *n*: Salpetersäure (HNO_3); **Homöopathie:** Zubereitungen (großes Mittel) individuell entsprechend Arzneimittelbild z. B. bei chronischen Schleimhautulzerationen mit Schmerzen wie von einem Splitter.

Acker|schachtel|halm: s. Equisetum arvense.

Acne aestivalis (gr. ἀκμή Spitze, Blüte) *f*: syn. Mallorca-Akne; nach Exposition mit UV-Licht u. Gebrauch von Sonnencremes, meist bei Frauen zw. dem 20. u. 40. Lebensjahr auftretendes akneiformes Exanthem (kleine follikuläre Papeln mit entzündlichem Randsaum); **Therapie: 1.** konventionell: lokal Tretinoin, Isotretinoin; **2.** Heilerde-Umschläge; **3.** Phytotherapie: Zubereitungen aus Chamomilla* recutita; **4.** Homöopathie: Zubereitungen aus Natrium* chloratum innerlich u. Kalium* chloratum äußerlich; **Prävention:** nur Sonnencremes auf Mineralienbasis verwenden. Vgl. Acne vulgaris.

Acne vulgaris (↑) *f*: in der Pubertät od. (seltener) im Erwachsenenalter auftretende Hautkrankheit, bei der es an den talgdrüsenreichen Hautbezirken (Gesicht, Nacken, Brust, Rücken) zu Verstopfung der Follikel mit Bildung von Komedonen, den für die A. v. typischen Effloreszenzen, kommt; **Ursache:** Zusammenwirken von genetischer Disposition (vermutlich autosomal-dominant mit unterschiedlicher Expressivität), Seborrhö, bestimmten Bakterien (Propionibacterium acnes, Propionibacterium granulosum u. Propionibacterium avidum), hormonalen Einflüssen, Verhornungsstörungen u. Immunreaktion auf Entzündungsreize; **Formen: 1.** Acne comedonica: Auftreten von offenen u. geschlossenen Komedonen; **2.** Acne papulopustulosa: Übergang zu entzündlichen Pusteln u. Papeln (Ruptur der Haarfollikel); **3.** Acne conglobata: schwerste Form der A. v. mit großen entzündlichen Knoten, Abszessen, Fisteln, tiefen Narben u. Keloiden, auch an Extremitäten u. Gesäß; Männer sind häufiger betroffen als Frauen. **Therapie: 1.** konventionell: lokal Hautreinigung, keratolytisch mit Benzoylperoxid od. Tretinoin, antimikrobiell mit Erythromycin, Tetracyclin, Clindamycin od. Azelainsäure; systemisch Tetracycline, antiseborrhoisch mit Antiandrogenen, Östrogenen od. Retinoiden; **2.** Heilerde-Umschläge, Öl von Thymus* vulgaris; **3.** Apfelessiggetränk*, Heliotherapie*; **4.** Phytotherapie: Zubereitungen aus Faex* medicinalis äußerlich u. innerlich, Birkenrindenexrakt od. Aloe* vera äußerlich; **traditionell** aus Viola* tricolor; **5.** Homöopathie: Zubereitungen aus Hepar* sulfuris, Kaliumbromid od. Schwefel*; **6.** Roeder*-Methode.

Aco|kanthera *f*: Pflanzengattung der Familie der Apocynaceae (Hundsgiftgewächse) aus dem südlichen u. östlichen Afrika, deren Holz u. Samen herzwirksame Glykoside (z. B. g-Strophanthin) enthalten.

Aconitin *n*: s. Aconitum napellus.

Aconitum napellus L. *n*: Blauer Eisenhut; Pflanze aus der Familie der Ranunculaceae (Hahnenfußgewächse); hoch giftig; **Arzneidroge:** Wurzelknollen u. Wurzeln (Aconiti tuber) sowie Kraut (Aconiti herba); **Inhaltsstoffe:** 0,4–1,1 % Diterpenalkaloide mit dem Hauptwirkstoff Aconitin, einem der giftigsten Alkaloide; **Verwendung:** obsolet; früher Zubereitungen **traditionell** bei rheumatischen Beschwerden, Neuralgien, verschiedenen Schmerzzuständen; in der **Anthroposophischen Medizin** äußerliche Anwendung (Aconitöl) bei neuralgischen Schmerzen; **Homöopathie:** (großes Mittel) Verwendung der frischen Pflanze od. der Wurzelknollen (Aconitum e radice) individuell entsprechend Arzneimittelbild z. B. bei akut fieberhaften Infekten in der Anfangsphase.

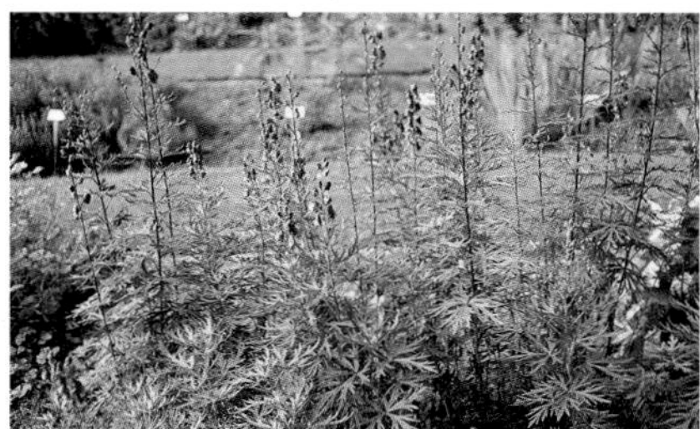

Aconitum napellus L.: Pflanze u. Blüte [2]

Acorus calamus L. *m*: Kalmus; Sumpfpflanze aus der Familie der Araceae (Aronstabgewächse); **Arzneidroge:** im Herbst gesammelter, von Wurzeln, Blattresten u. Stängeln befreiter, getrockneter Wurzelstock (Calami rhizoma, Kalmuswurzelstock); **Inhaltsstoffe:** 2–6 % ätherisches Öl (Calami aetheroleum) mit Mono- u. Sesquiterpenen sowie Phenylpropanen, aromatische Bitterstoffe (z. B. Acorin), Schleimstoffe, Gerbstoffe; 0 bis über 80 % β-Asaron; der Gehalt ist abhängig von Herkunft u. Ploidiegrad: die nordamerikanische diploide Subspecies enthält kein β-Asaron, die europäische triploide 0,1–2,1 % u. die indische tetraploide Subspecies 4,4–8,3 % in der Droge u. 84,3–96,5 % im Öl; **Wirkung:** sekretionsfördernd, appetitanregend, spasmolytisch, adstringierend, reizlindernd; **Verwendung:** geschnittene Droge für Teeaufgüsse, Tinkturen, Fluid- u. Trockenextrakte **traditio-**

A

nell innerlich bei Appetitlosigkeit, Motilitätsstörungen des Gastrointestinaltraktes, Gastritis, Koliken, dyspeptischen Beschwerden, adjuvant bei Anorexia nervosa; Hinweis: auch bei Appetitlosigkeit bei Karzinomen wirksam; **Dosierung**: als Teezubereitung 1 TL geschnittene Droge mit 1 Tasse kochendem Wasser überbrühen, 10–20 Tropfen Tinktur vor od. unmittelbar nach den Mahlzeiten; **Nebenwirkungen:** keine bekannt; **cave:** Asaronisomere wirken mutagen, kanzerogen, embryotoxisch u. teratogen; daher ist die therapeutische Verwendung der tetraploiden Varietät abzulehnen; nur der β-Asaron-freie nordamerikanische Kalmus darf verwendet werden; **Kontraindikation:** keine bekannt; **Wechselwirkung:** keine bekannt.

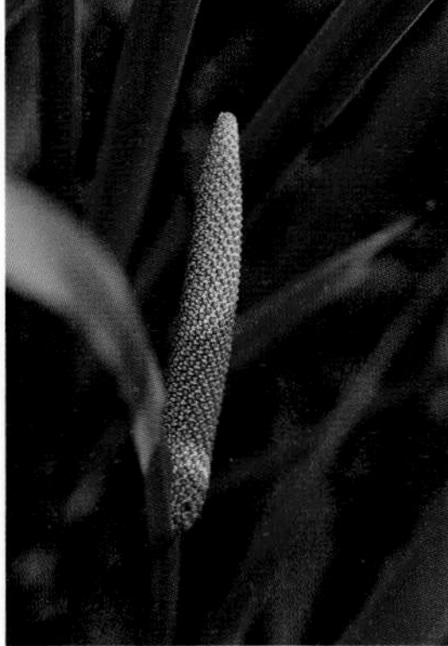

Acorus calamus L.: Blütenstand [2]

activities of daily living: (engl. für Aktivitäten des täglichen Lebens); Abk. ADL; beschränkt auf 6 körperorientierte motorische Selbstversorgungsaktivitäten: sich waschen, zur Toilette gehen, kontinent sein, essen, Transfer ausüben, sich ankleiden; der deutsche Begriff **Aktivitäten des täglichen Lebens** ist darüber hinausgehend eine Sammelbez. für Tätigkeiten, die der Aufrechterhaltung von Lebensfunktionen u. Erfüllung von Grundbedürfnissen od. der Befriedigung sozialer bzw. spiritueller Bedürfnisse dienen; z. B. Körperhygiene, Sauberhalten der Wohnung, Zubereitung u. Einnahme von Mahlzeiten, Mobilität, Kontinenz u. selbständiges An- u. Auskleiden.

Ad|aptat (lat. adaptare anpassen) *n*: morphologisches bzw. funktionelles Produkt der Adaptation*; durch kontinuierlichen Reizeinfluss auf autonome Funktionen ausgelöst; **Formen: 1.** toleranzsteigernd durch kurzfristige Anpassungsprozesse, z. B. neuronale Hemmung, unspezifische Abwehrprodukte; **2.** kapazitätssteigernd durch langfristige Anpassungsprozesse, z. B. stofflich-organische Leistungen wie Muskelmasse, spezifische Antikörper.

Ad|aptation (↑) *f*: auch Adaption; Gewöhnung u. Anpassung an veränderte Umweltbedingungen (z. B. Klima, Ernährung, physische Belastung) od. wiederholte Reize (z. B. A. des Auges an Lichtverhältnisse, A. von Verdauung u. Stoffwechsel an bestimmte Essgewohnheiten), auch i. R. einer Therapie (z. B. Kneipp-Kur, Kaltwasseranwendung); Reaktionen des adaptierten Organismus auf einzelne Reize fallen schwächer bzw. effektiver od. ökonomischer aus (s. Adaptat); es kommt zu einer Kapazitätssteigerung der adaptierten Funktionen, die sich z. B. in Form von Muskelzuwachs od. veränderter Gewebetoleranz äußern kann (s. Adaptationsphysiologie). Reizintensität u. -qualität sowie Zeitstrukturen (Reizdauer, Frequenz bzw. Reizintervalle) bestimmen den Grad der A.; therapeutisch nutzt der Organismus die Fähigkeit zur Selbstoptimierung seiner Funktionen. Im Rahmen eines Krankheitsprozesses führt die adaptationsbedingte Kapazitätssteigerung zur „adaptativen Normalisierung" der Störung. Aufgrund der A. werden z. B. während einer Kneipp*-Kur die hydrotherapeutischen Maßnahmen allmählich in der Ausdehnung u. Intensität gesteigert. Vgl. Kreuzadaptation; Phase, ergotrope; Phase, trophotrope.

Ad|aptations|physio|logie (↑; gr. φύσις Natur; -logie*) *f*: Wissenschaft u. Lehre von den Vorgängen der Abwehr, Anpassung, Normalisierung, Regeneration u. Regularisierung im lebenden Organismus nach wiederholten Reizen (s. Adaptation); untersucht werden z. B. therapeutische Effekte u. dabei unterschieden Ziele (Adaptate*), Gewebetoleranz, Funktionsökonomisierung u. Kapazitätssteigerung (z. B. in Form von Muskelzuwachs). Reizintensität u. Zeitstrukturen determinieren die Ziele; das höchste Ziel ist eine kortikal-autonome A. (Lernen).

Ad|aption (↑) *f*: s. Adaptation.

Ad|ditions|diät (lat. addere, additum hinzutun, hinzufügen; Diät*) *f*: syn. Additionskost, Suchdiät, Allergensuchkost, oligoallergene Basiskost; meist im Anschluss an eine Eliminationsdiät* erfolgende Diätform, bei der durch gezielte Exposition (sog. orale Provokation) Lebensmittel schrittweise auf Intoleranz (s. Nahrungsmittelintoleranz) geprüft werden; Nahrungsmittel biologischer Verwandtschaft werden nach einem bestimmten Schema an unterschiedlichen Tagen in 2–4-tägigen Abständen verabreicht. Die Auswahl der zu testenden Nahrungsmittel erfolgt entweder nach einem Standardschema (Beginn meist mit Milch u. Milchprodukten) od. bezogen auf die Anamnese mit den allergenverdächtigen Nahrungsmitteln. Symptomfrei tolerierte Nahrungsmittel können beibehalten werden, Intoleranzen auslösende Nahrungsmittel müssen nach einer Karenzpause erneut getestet werden. Besteht die Annahme einer eindeutigen Sensibilisierung vom Soforttyp (s. Allergie), ist aufgrund eines möglichen anaphylaktischen Schocks eine orale Provokation risikoreich.

A. sollte nur nach Rücksprache mit dem Arzt erfolgen.

Ader|lass: künstliche Eröffnung einer Vene u. Blutentnahme; in der klassischen Weise (Entzug von 500–800 ml Blut) heute nur noch wenig angewendet bei beginnendem Lungenödem, Hämochromatose, Polycythaemia rubra vera, drohender Urämie u. Eklampsie; in der humoralpathologisch orientierten Naturheilkunde Element der ausleitenden Therapie* (s. Aschner-Methode); in der an Konstitution* orientierten Naturheilkunde Anwendung zur Therapie einer Fülle*; dann i. d. R. mit weniger Volumenentnahme (ca. 150–200 ml) u. wiederholter Applikation.

A|dermin *n*: veraltete Bez. für Vitamin* B_6.

ADI: Abk. für **a**cceptable* **d**aily **i**ntake.

Adipositas (lat. adeps Fett) *f*: Übergewicht* mit Vermehrung des Körperfettanteils (Fettsucht); definitionsgemäß ab einem Body*-mass-Index über 30 kg/m^2.

ADL: Abk. für **a**ctivities* of **d**aily **l**iving.

Adonis|röschen: s. Adonis vernalis.

Adonis vernalis L. *n*: Adonisröschen, Frühlingsadonisröschen, Teufelsauge; Pflanze aus der Familie der Ranunculaceae (Hahnenfußgewächse); **Arzneidroge:** oberirdische blühende Teile: Adonidis herba (Adoniskraut); **Inhaltsstoffe:** 0,2–0,8 % herzwirksame Glykoside, Hauptglykosid Cymarin sowie 26 weitere; **Wirkung:** positiv inotrop, negativ chronotrop, negativ dromotrop, positiv bathmotrop; **Verwendung:** zur Herstellung von Extrakten (biologisch standardisiert); Anwendung

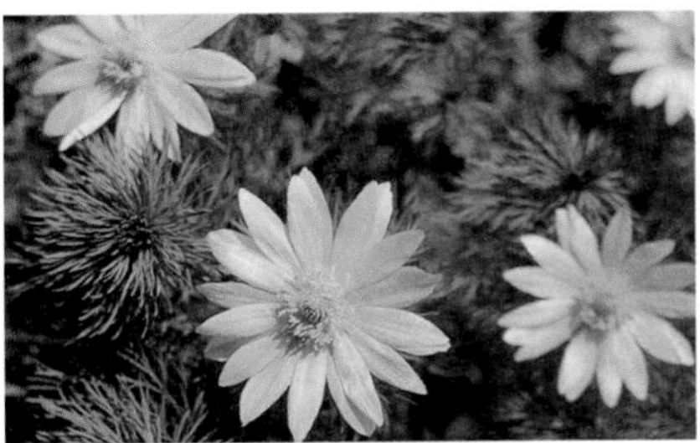

Adonis vernalis L.: Blüte [1]

von Kombinationspräparaten bei leichter Herzinsuffizienz, besonders mit nervöser Begleitsymptomatik; **Dosierung:** mittlere Tagesdosis 0,6 g eingestelltes Adonispulver (Wirkungswert einem Gehalt von 0,2 % Cymarin entsprechend); höchste Einzeldosis 1,0 g, höchste Tagesdosis 3,0 g; Zubereitungen entsprechend; **Kontraindikation:** Therapie mit Digitalisglykosiden, Kaliummangelzustände; Wirkungsverstärkung bei gleichzeitiger Gabe von Chinidin, Calcium, Saluretika, Laxanzien u. bei Langzeittherapie mit Glukokortikoiden; bei Überdosierung Übelkeit, Erbrechen, Herzrhythmusstörungen.

Ähnlichkeits|prinzip *n*: auch Ähnlichkeitsregel, Ähnlichkeitsgesetz; therapeutische Grundregel der Homöopathie*, die vorschreibt, dass am Kranken ein Arzneimittel anzuwenden ist, das am Gesunden Symptome hervorbringen kann, die den zu heilenden Symptomen möglichst ähnlich sind (vgl. Similia similibus curentur); dem Ä. liegt die Annahme Hahnemanns zugrunde, dass die Arznei eine sog. Kunstkrankheit* erzeuge, die durch eine große Ähnlichkeit mit einer bestehenden natürlichen Krankheit* diese heilen könne. Für einen Patienten können unterschiedliche Arzneimittel als ähnlich angesehen werden; die Spanne möglicher Entsprechungen reicht je nach Therapieziel von einzelnen Symptomen bis zur Gesamtheit aller Lebensäußerungen des Patienten (s. Gesamtheit der Symptome). Die Therapie kann für eine vorliegende akute od. chronische Erkrankung od. im Rahmen einer konstitutionellen Therapie* erfolgen. Auf den Grad der Übereinstimmung von Symptomatik u. Arzneimittelbild* kann letztlich nur rückblickend aus dem Verlauf der Behandlung geschlossen werden. Vgl. Simile, Simillimum, Teilsimile.

Aero|sol (gr. ἀήρ Luft; lat. solvere lösen) *n*: in Gas fein verteilter kolloidaler, fester (Staub) od. flüssiger (Nebel) Schwebstoff mit einer Teilchengröße von ca. 10 μm bis 1 nm; ein Transport bis in die Alveolen (Lungengängigkeit) ist möglich.

Aero|sol|therapie (↑; ↑; Therapie*) *f*: syn. Inhalationstherapie; Inhalation* gelöster u./od. zerstäubter Medikamente mit sekretolytischer, antiphlogistischer, antibakterieller, antimykotischer, hämostyptischer u. antiallergischer sowie bronchospasmolytischer Wirkung; mit Dosieraerosolen (Medikament in Treibgas gelöst, s. Abb.), Trockenaerosolen (Medikament in Pulverform), Düsen- u. Ultraschallverneblern od. Respiratoren werden die Wirkstoffe direkt an die Schleimhäute der Atemwege gebracht. Das Ultraschallaerosol kann evtl. durch eine zu kleine Partikelgröße wieder ausgeatmet werden. **Anwendung:** z. B. bei entzündlichen, allergischen od. obstruktiven Atemwegerkrankungen, Bronchiektasen, zystischer Fibrose.

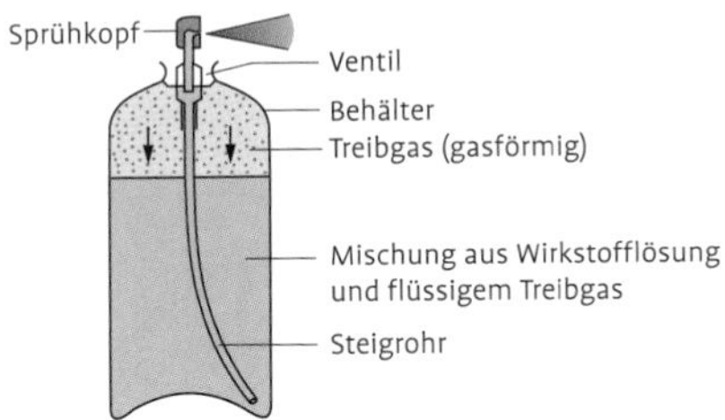

Aerosoltherapie: Aufbau einer Zweiphasen-Aerosol-Packung

Aescin *n*: Escin; aus mehr als 30 Saponinglykosiden zusammengesetztes saures komplexes Gemisch aus den Samen von Aesculus* hippocastanum; wirkungsbestimmende Inhaltsstoffe der Pflanze; der kristallisierende Teil wird als β-Aescin bezeichnet; **Wirkung:** s. Aesculus hippocastanum; **Verwendung:** s. Aesculus hippocastanum; **Dosierung:** Tagesdosis 50–150 mg Aescin p. o., entsprechend 2-mal täglich 250–312,5 mg Extrakt in retardierter Darreichungsform; lokal 1–2%ige Salben od. Gele; **Nebenwirkungen:** Schleimhautreizung des Magen-Darm-Trakts; selten allergische Reaktionen.

Aesculus hippo|castanum L. *m*: Rosskastanie; Baum aus der Familie der Hippocastanaceae (Rosskastaniengewächse); **Arzneidroge:** Samen (Hippocastani semen, Rosskastaniensamen); **Inhaltsstoffe:** saures komplexes Triterpensaponingemisch Aescin* (3–10 %) als wirksamkeitsbestimmender Inhaltsstoff, der schlecht resorbiert wird bzw. einen hohen First-pass-Effekt hat; außerdem Flavonolglykoside, Phytosterole, fettes Öl, Proteine; **Wirkung:** antiexsudativ, venentonisierend, ödemprotektiv, gefäßabdichtend; Wirksamkeitsnachweis in mehreren klinischen Studien belegt; **Verwendung:** auf Aescin standardisierte Fertigarzneimittel zur innerlichen Anwendung od. lokal (1–2 %ige Salben od. Gele); nach **Kommission E** bei chronisch venöser Insuffizienz (Schmerzen, Schweregefühl in den Beinen, Wadenkrämpfe, Juckreiz, Ödeme); weitere Indikationen: Varikosis, postthrombotisches Syndrom, trophische Veränderungen (Ulcus cruris), postraumatische u. postoperative Weichteilschwellungen, Präventivmaßnahme bei langen Flugreisen, Hämatomresorption; **Dosierung:** innerlich Tagesdosis 100 mg Aescin, entsprechend 2-mal täglich 250–312,5 mg Extrakt; **Nebenwirkungen:** bei innerlicher Anwendung in Einzelfällen Übelkeit, Juckreiz u. Magenbeschwerden; **Kontraindikation:** keine bekannt; **Wechselwirkung:** keine bekannt.

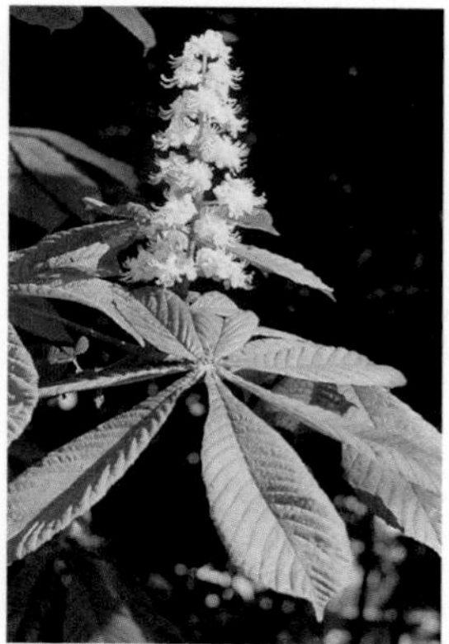

Aesculus hippocastanum L.: Blüte [2]

Äther|leib: s. Lebensleib.

Aether|olea *n pl*: s. Öle, ätherische.

Ätio|logie, ayur|vedische (gr. αἰτία Ursache; -logie*) *f*: Auffassung von den Krankheitsursachen im Ayurveda*; **Einteilung:** dem psychosomatischen Ansatz der ayurvedischen Medizin entsprechend in 4 Kategorien: **1.** grobstoffliche Ursachen, die endogen (genetisch, kongenital od. konstitutionell) od. exogen (traumatisch, infektiös od. alimentär-toxisch) sein können; **2.** krankmachende Einflüsse durch die Zeit, wobei unterschieden wird zwischen den zyklischen (z. B. jahreszeitlichen) u. den linearen (altersbedingten) Aspekten der Zeit; **3.** krankmachende Sinneswahrnehmungen, die durch äußere Reize od. durch die Organe der sinnlichen Wahrnehmung selbst bedingt sein können; **4.** mentale u. willkürliche Aktivitäten, die auf das äußere Verhalten sowie den Gebrauch der Sprache u. die geistigen Funktionen wie Auffassungsgabe, Gedächtnis u. Willenskraft bezogen werden. Entsprechend sind die meisten Krankheiten nicht auf eine einzige, sondern auf eine Kombination mehrerer Ursachen zurückzuführen. Vgl. Pathogenese, ayurvedische.

Affekt (lat. affectus Gemütsverfassung) *m*: kürzere u. länger anhaltende, starke emotionale Zustände, die das Denken u. Handeln des Individuums prägen. Vgl. Emotion.

Agar *m*: syn. Agar-Agar; durch Extraktion mit siedendem Wasser gewonnene, konzentrierte u. getrocknete Polysaccharide aus Gelidium amansii u. a. Gelidium-Arten, Familie der Rhodophyceae (Rotalgen); ausgezeichnetes Geliervermögen, schon 1 %ige Aufkochungen ergeben feste, schneidbare Gallerten; **Inhaltsstoffe:** Gemisch linearer Galaktane, die aus sich wiederholenden Disaccharid-Einheiten aufgebaut sind; chemische Zusammensetzung auch von Stammpflanze abhängig; handelsüblicher A. besteht zu 70 % aus Agarose u. zu 30 % aus Agaropektin; **Wirkung:** in vitro antiviral; Senkung des Plasmacholesterolspiegels; **Verwendung:** aufgrund seiner Unverdaulichkeit u. seines hohen Quellvermögens **traditionell** in Milch od. Fruchtsaft zur Beseitigung des Hungergefühls u. als Abführmittel, auch in Verbindung mit anderen Laxanzien; pharmazeutisch-medizinisch in der Mikrobiologie als Kulturmedium zur Anzucht von Gewebekulturen, zur Herstellung von Abdrücken in der prothetischen Zahnheilkunde, als Binde- u. Sprengmittel in Tabletten u. als Gelbildner; in der Lebensmittelindustrie als Emulsionsstabilisator, bei der Käse- u. Yoghurtherstellung, als Dickungs-* und Geliermittel (vegetarischer Ersatz für die aus Knochen hergestellte Gelatine) u. zur Klärung von Obstsaft u. Wein.

Agaricus muscaricus *m*: s. Amanita muscaria.

Agni (Sanskrit Feuer) *m*: Bez. des Ayurveda* für umwandelnde Prozesse im Menschen; s. Physiologie, ayurvedische.

Agni casti fructus *m pl*: s. Vitex agnus castus.

Agnus castus *m*: s. Vitex agnus-castus.

-agoga: Wortteil mit der Bedeutung leitend, veranlassend; von gr. ἀγωγός.

Agrimonia eupatoria L. *f*: (Kleiner) Odermennig, Gewöhnlicher Odermennig; Pflanze aus der Familie der Rosaceae (Rosengewächse); zusammen mit (seltener) Agrimonia procera Wallroth (Agrimonia repens L., Agrimonia odorata auct. non Miller, Großer Odermennig) Stammpflanze der Droge; **Arzneidroge:** zur Blütezeit geerntetes Kraut (Agrimoniae herba, Odermennigkraut); **Inhaltsstoffe:** 4–10 % Catechingerbstoffe, Flavonoide; **Wirkung:** adstringierend, bakteriostatisch, antientzündlich, juckreizstillend; **Verwendung:** kleingeschnittene od. gepulverte Droge für Aufgüsse u. andere galenische Zubereitungen innerlich u. äußerlich nach **Kommission E** bei leichten unspezifischen akuten Durchfallerkrankungen, Entzündungen der Mund- u. Rachenschleimhaut; äußerlich bei leichten oberflächlichen Entzündungen der Haut; **Dosierung:** innerlich Tagesdosis 3–6 g Droge, Zubereitungen entsprechend; äußerlich mehrmals täglich Umschläge mit einer 10 %igen Abkochung; **Nebenwirkungen:** Photodermatitis bei längerer Sonneneinstrahlung nach Hautkontakt mit der frischen Droge od. deren Extrakten; **Kontraindikation:** keine bekannt; **Wechselwirkung:** mögliche Resorptionsverzögerung von anderen gleichzeitig eingenommenen Medikamenten.

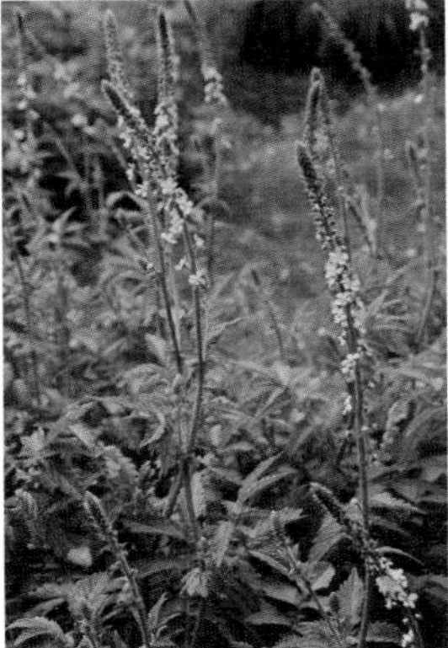

Agrimonia eupatoria L.: Pflanze [2]

Agrimonia pro|cera *f*: s. Agrimonia eupatoria.

Agro|medical-Food: s. Lebensmittel, funktionelle.

Agropyron repens (L.) P. de Beauvois *n*: Elymus repens Gould , Triticum repens L.; (Gemeine) Quecke; Kraut aus der Familie der Poaceae (Süßgräser); **Arzneidroge:** vor der Entwicklung der Halme gesammelter u. getrockneter Wurzelstock (Graminis rhizoma, Queckenwurzelstock); **Inhaltsstoffe:** wasserlösliche Polysaccharide (3–8 % Triticin), ätherisches Öl (Thymol, Carvacrol, Carvon), p-Hydroxyzimtsäurealkylester, 36 % freie Fettsäuren; **Wirkung:** antimikrobiell, aquaretisch; **Verwendung:** zerkleinerte Droge für Abkochung u. a. galenische Zubereitungen zum Einnehmen; nach **Kommission E** zur Durchspülung der ableitenden Harnwege bei entzündlichen Infekten, zur Vorbeugung von Nierengrieß; **traditionell** bei Bronchialkatarrhen, bei benigner Prostatahyperplasie Stadium I–II; **Dosierung:** Tagesdosis 6–9 g Droge, Zubereitungen entsprechend; **Nebenwirkungen:** keine bekannt; **Kontraindikation:** keine Durchspülungstherapie bei Ödemen infolge eingeschränkter Herz- od. Nierenfunktion; **Wechselwirkung:** keine bekannt.

AHIT: Abk. für **a**uto**h**omologe **I**mmun**t**herapie*.

AK: Abk. für **a**ngewandte **K**inesiologie*.

Akabane-Test *m*: nach dem japanischen Arzt K. Akabane benannter Funktionstest der sog. Meridiane*, bei dem unter Verwendung eines glühenden Räucherstäbchens (ähnlich der Moxibustion*) die Thermosensibilität der sog. Terminalpunkte an Fingern u. Zehen geprüft wird; ein Unterschied in der Schmerzschwelle auf den Wärmereiz hin soll auf eine evtl. Funktionsschwäche der Meridiane schließen lassen. Da es sich bei den (eigentlich nicht korrekt benannten) Meridianen nach korrekter Übersetzung der alten Originaltexte sowie in der medizinischen Realität um die mit den Nervenbahnen verlaufenden zirkulierenden Blutgefäße im menschlichen Organismus handelt, bewirkt vermutlich veränderter Blutdurchfluss eine Änderung der Schmerzschwelle.

Akazie, Falsche: s. Robinia pseudoacacia.

Akne (gr. ἀκμή Spitze, Blüte) *f*: s. Acne aestivalis, Acne vulgaris.

Akrato|pege (gr. ἄκρατος rein, unvermischt; πηγή Quelle) *f*: kalte Quelle; s. Wildwasser.

Akrato|therme (↑; gr. θερμός Wärme, Hitze) *f*: Thermalquelle; s. Wildwasser.

Aktivitäten des täglichen Lebens: s. activities of daily living.

Aktiv|kohle: Carbo medicinalis, medizinische Kohle; aus pflanzlichen Materialien durch Verkohlungsverfahren gewonnene Substanz mit einer großen äußeren u. inneren aktiven Oberfläche u. dadurch hohem Adsorptionsvermögen; 1 g A. besitzt eine innere Oberfläche von 1300 m^2; adsorbiert Feuchtigkeit, Gas, in Suspension viele chemische Verbindungen; **Verwendung:** zur Vermeidung der Resorption u. Beschleunigung der Elimination bei Vergiftungen mit Stoffen, die dem enterohepatischen Kreislauf unterliegen (z. B. Carbamazepin, Phenobarbital, Phenylbutazon, Theophyllin); als Wundauflage (z. B. bei Ulcus cruris) zur Absorption von Partikeln, Bakterien, Zelldetritus u. a.; **Nebenwirkungen:** bei innerlicher Anwendung in Einzelfällen mechanischer Ileus nach Gabe sehr hoher Dosen (Gegenmaßnahme: Laxanzien); **Kontraindikation:** keine bekannt.

Aku|pressur (lat. acus Nadel; pressus Druck) *f*: chinesisch Tui-Na; Form der chinesischen Massage*, bei der durch eine stumpfe Nadel Druck ausgeübt

A

wird; oft (nicht korrekte) Bez. für die gesamte chinesische Massage. Vgl. Akupunktur, Shiatsu.

Aku|pu̦nkt|massage (↑; lat. pu̦ngere stechen; Massage*) *f*: Form der Meridianmassage (s. Meridiane) nach W. Penzel, basierend auf der Annahme, dass Krankheit eine Störung des Energieflusses darstellt u. mit einer „Spannungs-Ausgleichs-Massage" der Energieausgleich wieder hergestellt werden kann; zunächst wird eine Massage* entlang der Meridiane mit einem aus Metall bestehenden Massagestäbchen durchgeführt (tonisierende Wirkung); in einer zweiten Phase der Behandlung werden die Akupunkturpunkte* mit einem Vibrationsgerät stimuliert. **Anwendung:** bei funktionellen Störungen, chronischen Schmerzen, präventiv; wissenschaftlich nicht anerkanntes Verfahren. Vgl. Shiatsu.

Aku|punktu̲r (↑; ↑) *f*: chinesisch Zhen-Jiu; Nadelstechen u. Wärmen mit getrockneten Beifußblättern (s. Moxibustion); aus der Traditionellen Chinesischen Medizin* stammende Therapiemethode (ca. 20 verschiedene Nadel- u. Moxa-Techniken), bei der an anatomisch exakt lokalisierten Strukturen (Foramina) von Körperoberfläche, Knochen, Gelenken u. Muskeln Akupunkturnadeln* unterschiedlich tief eingestochen werden, wodurch Organfunktionen reguliert u. Blockierungen innerhalb des Organismus ausgeglichen werden sollen. Die Traditionelle Chinesische Medizin unterscheidet 14 Hauptgefäße (umgangssprachlich Meridiane*) mit 361 Hauptakupunktur-Foramina (umgangssprachlich Akupunkturpunkte*), die histologisch eine Anhäufung rezeptiver Neuroelemente (wie Merkel-Tastscheiben, Krause- u. Meissner-Tastkörperchen u. a.) aufweisen. Klassische A. setzt eine an Traditioneller Chinesischer Medizin orientierte Diagnostik u. Vorstellung von Krankheit voraus, aber auch hervorragende moderne anatomische Kenntnisse, da es sich um eine Art kleine Chirurgie handelt. Ferner sind für eine sichere Anwendung der A. umfassende Kenntnisse der gesamten klinischen Schulmedizin erforderlich, da fast alle westlichen Patienten, die zur A. kommen, mit moderner westlicher Medizin vorbehandelt sind u. nicht selten synchron zur A. westliche Pharmaka einnehmen, die Interaktionen zur Wirkung der A. auslösen können. In der heutigen Praxis wird deshalb in Ost u. West eine Synthese aus moderner westlicher Heilkunde u. chinesischer Medizin angestrebt. Neuere Interpretationen verstehen A. nur als lokalen Reiz mit reflexiver Wirkung entsprechend modernen neurophysiologischen Grundlagen. **Formen:** Körperakupunktur, Ohrakupunktur, Gesichts-, Nasen- u. Kopfakupunktur, Hand- u. Fußakupunktur sowie Barfußarzt*-Akupunktur. Unterschieden werden heute 659 Körper-Foramina (Meridian-Foramina, Zusatz- u. Neu-Foramina), 192 Ohr-Foramina, 24 Gesichts-Foramina, 23 Nasen-Foramina, 30 Kopf-Foramina bzw. -strukturen, 18 Hand- u. 32 Fuß-Foramina, 18 Sexual-Foramina sowie 15 Barfußarzt-Foramina. Alle 1011 Akupunktur-Foramina sind anatomisch exakt lokalisierbar. Die Foramina bzw. Strukturen der neuentwickelten Kopfakupunktur u. der Ohrakupunktur sind nach der Methodik u. den Vorstellungen der modernen westlichen Medizin (Neurologie) abgeleitet. Andere Akupunkturtechniken mit Beziehungen zur modernen medizinisch-physiologischen Methodik sind die Lasertherapie* am Akupunkturpunkt, die Injektionsakupunktur* u. die Elektroakupunktur*. Bei diesen Verfahren werden moderne westliche Technologien u. Traditionelle Chinesische Medizintheorie verbunden. Weniger bedeutend sind daneben die Akupunkt-Impulstherapie, Akupunktmassage*, Farbakupunktur u. Mundakupunktur. **Anwendung:** klassische A. bei mehr als 100 Erkrankungen der konventionellen Medizin; neurophysiologisch orientierte A. nur bei Schmerzsyndromen u. funktionellen Erkrankungen mit Störungen vegetativer Regelvorgänge; **Verbreitung:** A. ist eine der weltweit am meisten verbreiteten medizinischen Behandlungsmethoden. Während hochqualifizierte Spezialisten mit umfassenden Kenntnissen der A. im Westen wie auch in Fernost immer noch selten sind, wenden derzeit in Deutschland über 15 000 Ärzte u. Heilpraktiker die A. gelegentlich an. In Westeuropa sind mehr als 20 000 Personen (Mediziner u. Nichtmediziner) in einer Form der A. ausgebildet. **Geschichte:** Aus einfachsten Anfängen der Behandlung druckschmerzhafter Strukturen der Körperoberfläche (ca. 4000–3000 v. Chr.) entstand unter Beteiligung bedeutender chinesischer Ärzte ein ausgearbeitetes System der Pathologie, Diagnostik u. Therapie. Anatomische Studien des menschlichen Organismus, die bereits im Buch Huang-Di Nei-Jing Ling-Shu erwähnt werden, spielten dabei ebenso eine Rolle wie Erkenntnisse über physiologische Abläufe (z. B. Zirkulation von Blut u. Qi im Körper) u. chronobiologische Zusammenhänge (ausgedrückt z. B. in der chinesischen Organuhr mit Maximal- u. Minimalzeiten der verschiedenen Organe). Bis in die heutige Zeit hinein sind maßgebende Werke der A. das zweibändige Lehrbuch des Gelben Kaisers (Huang-Di Nei-Jing Su-Wen u. Huang-Di Nei-Jing Ling-Shu, klassisches Werk aus der frühen Han-Dynastie, 200 v. Chr.–9 n. Chr.), der angeordnete Klassiker der Akupunktur-Foramina von Huang Fu-Mi (259 n. Chr.) u. die „klassische Schrift der Illustration der Akupunktur- u. Moxa-Foramina am Kupfer*-Menschen". Vgl. Cun, Chronobiologie, chinesische.

Aku|punktu̲r, chrono|bio|lo̲gische (↑; ↑) *f*: Form der Akupunktur* unter Berücksichtigung der chinesischen Chronibiologie*; z. B. sind die sog. Öffnungszeiten der 8 außergewöhnlichen Meridiangefäße für die Einstichauswahl von Bedeutung; ebenso werden von den nach den Fünf Elementen angeordneten sog. Fünf Transport-Foramina (jeweils zwischen Ellenbogen u. Fingerspitzen, Knien u. Zehenspitzen gelegen) stets nur einige wenige unter Berücksichtigung zirkadianer Rhythmen, lunarer Rhythmen u. jahreszeitlich bestimmter Rhythmen (sog. 10 Himmelsstämme u. 12 Erdzweige) verwendet. Die ch. A. gilt als besonders wirksame Behandlungsmethode v. a. bei therapieresistenten komplizierten Erkrankungen. Sie ist sehr zeitaufwendig u. deshalb für die tägliche Praxis weniger geeignet, zumal dazu der westliche Kalender vorher in den alten chinesischen Mondkalender (lunare Rhythmen) umzurechnen wäre.

Aku|punktur|nadeln (↑; ↑): bei der Akupunktur eingesetzte Nadeln, meist rostfreie flexible Stahlnadeln mit einem Durchmesser von 0,5–1,5 mm; heute meist Einmalnadeln.

Aku|punktur|punkte (↑; ↑): umgangssprachliche Bez. für den chinesischen Begriff Xue-Wei für anatomisch identifizierte Körperstrukturen, d. h. Foramina (Löcher) u. Xue (Höhlengänge), die tief ins Körperinnere führen.

Akut|mittel (lat. acutus scharf, bedrohlich): homöopathisches Arzneimittel, das gegen die Symptomatik einer akuten od. interkurrenten Erkrankung* gegeben wird; oft ein kleines Arzneimittel*, dessen bekanntes Arzneimittelbild* nicht weit über diese Symptomatik hinausreicht bzw. dieser entspricht.

Ak|zeleration (lat. accelerare beschleunigen) *f*: Beschleunigung der Entwicklungsgeschwindigkeit mit Zunahme der Endgröße bei beiden Geschlechtern; durchschnittliche Zunahme der Körperlänge um 5–10 cm seit ca. 150 Jahren in Mitteleuropa (Wachstumsakzeleration), meist in Verbindung mit dem früheren Eintritt der Pubertät um 1–2 Jahre (Entwicklungsakzeleration) in industrialisierten u. Agrarländern; **Ursache:** u. U. ein sog. Urbanisierungstrauma (erhöhte vegetative, endokrine u. zerebrale Reaktionsfähigkeit aufgrund von Einflüssen des städtischen Lebens auf die Kinder), Veränderung der Ernährungs- u. Lebensgewohnheiten.

Alant *f*: s. Inula helenium.

Alanto|lacton *n*: syn. Helenin; Sesquiterpenlacton; Inhaltsstoff im ätherischen Öl des Rhizoms von Inula* helenium.

Alarm|re|aktion (Reaktion*) *f*: in der Stresstheorie von H. Selye postulierter Zustand des Organismus, bei dem nach verstärkter Reizbelastung (Stress) eine für längere Zeit andauernde erhöhte Alarmbereitschaft (zu Kampf od. Flucht) besteht; die A. geht mit erhöhter Ausschüttung von Stresshormonen (Adrenalin, Noradrenalin, Cortisol) einher.

Alcea rosea L. *f*: Althaea rosea (L.) Cav.; Stockmalve; ein- bis mehrjährige Pflanze aus der Familie der Malvaceae (Malvengewächse); **Arzneidroge:** getrocknete Blüten von Alcea rosea var. nigra mit dunkelpurpurfarbenen Blüten (Alceae flos, Malvae arboreae flos); **Inhaltsstoffe:** saure Schleimpolysaccharide, Anthocyane u. a. Delphinidin- u. Malvidinglykoside; **Wirkung:** schleimlösend; **Verwendung: traditionell** als Teeaufguss bei Entzündungen der Atemwege, des Magen-Darm-Trakts u. der Harnwege sowie bei Menstruationsbeschwerden; äußerlich bei Entzündungen u. Geschwüren; als durststillendes u. fiebersenkendes Getränk; die Wirksamkeit bei den beanspruchten Anwendungsgebieten ist nicht belegt; in Teemischungen als Schmuckdroge verwendet. Vgl. Malva silvestris.

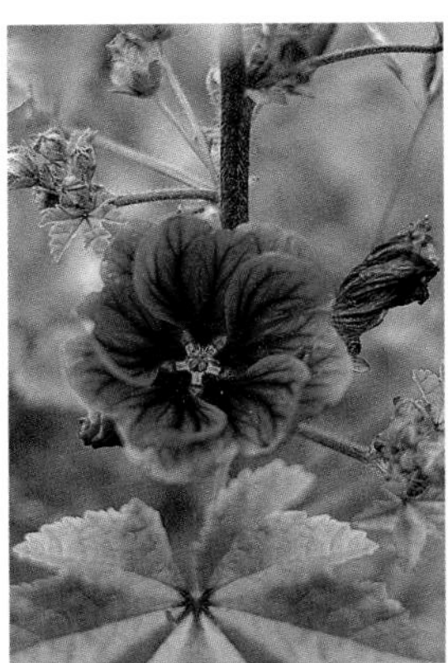

Alcea rosea L.: Blüte [2]

Alchemie *f*: syn. Alchimie; wahrscheinlich aus dem altägyptischen Wort al kimiya abgeleitete Bez. für die Chemie des Altertums u. Mittelalters, die versuchte, unedle Metalle in Gold od. Silber zu verwandeln, das Leben unbegrenzt zu verlängern od. ein künstliches Leben zu schaffen; diese Ziele sollten mit Hilfe des Steins der Weisen erreicht werden. Die Hochblüte der A. lag in der Zeit des Paracelsus; er verstand darunter eine der 3 Säulen der Medizin (neben Philosophie u. Astronomie) u. sah insbesondere die Scheidekunst* als wesentlichen Teil der A. an.

Alchemilla alpina *f*: Alpenfrauenmantel; Halbrosettenstauden aus der Familie der Rosaceae (Rosengewächse); zusammen mit Alchemilla conjuncta Stammpflanze der Droge; **Arzneidroge:** zur Blütezeit gesammelte u. getrocknete oberirdische Teile (Alchemillae alpinae herba); **Inhaltsstoffe:** Phlobaphene (Gerbstoffe); **Verwendung: traditionell** als harntreibendes, krampfstillendes u. sog. herzstützendes Mittel sowie bei Frauenleiden; die Wirksamkeit ist bei den beanspruchten Anwendungsgebieten nicht belegt u. aufgrund der Inhaltsstoffe auch nicht plausibel.

Alchemilla con|juncta *f*: s. Alchemilla alpina.

Alchemilla vulgaris L. *f*: Alchemilla xanthochlora Rothm.; Frauenmantel, gewöhnlicher; Halbrosettenstaude aus der Familie der Rosaceae (Rosengewächse); **Arzneidroge:** zur Blütezeit gesammeltes u. getrocknetes Kraut (Alchemillae herba, Frauenmantelkraut); **Inhaltsstoffe:** 6–8 % Gerbstoffe (Elagitannine), ca. 2 % Flavonoidglykoside u. Leukocyanidine; **Wirkung:** adstringierend; **Verwen-**

A

dung: nach Kommission E innerlich bei leichten unspezifischen Durchfallerkrankungen; **traditionell** bei Dysmenorrhö u. klimakterischen Beschwerden; als Gurgelwasser bei Entzündungen im Mund- u. Rachenbereich; **Dosierung:** als Aufguss od. Abkochung; 5–10 g Droge pro Tag, Zubereitungen entsprechend; **Nebenwirkungen:** keine bekannt; **Kontraindikation:** keine bekannt; **Wechselwirkung:** keine bekannt; **Homöopathie:** Zubereitungen (kleines Mittel) entsprechend des individuellen Arzneimittelbildes z. B. bei chronischer Diarrhö, Lebererkrankungen.

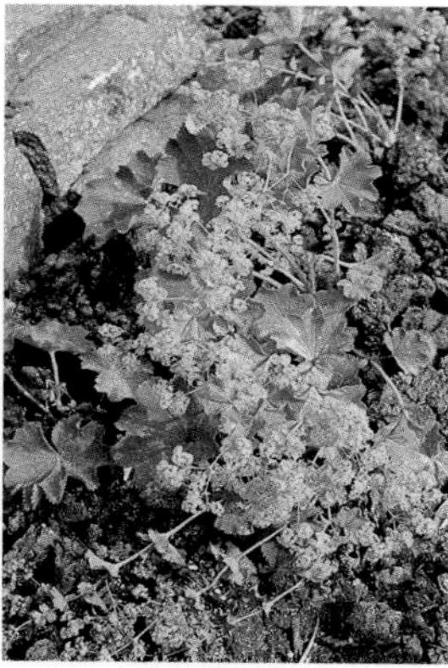

Alchemilla vulgaris L.: Pflanze [2]

Alexander-Technik (Frederick Matthias A., Schauspieler, New York, London, 1869–1955) *f*: Verfahren zum Neu- u. Wiedererlernen einer natürlichen Haltungs- u. Bewegungssteuerung; durch Berührungsimpulse, Bewegungsexperimente u. gezielte Körperwahrnehmung sollen muskuläre Spannungen, Schmerzen u. psychischer Stress abgebaut u. die körperliche Balance, Haltung u. Koordination verbessert werden; Elemente der E. sind aktive Übungen, Bewusstseins- u. Konzentrationsübungen, Haltungs- u. Dehnübungen, Kontaktübungen (mit Bällen), Kontakttechnik (Handauflegen des Behandlers auf Head-*Zonen) mit Vibration u. Druck. Ziel ist es, sowohl sensomotorisch, autonom als auch psychisch eine Balance zwischen Spannung u. Entspannung zu schaffen. **Anwendung:** besonders im Bewegungstraining von Schauspielern, Tänzern, Sängern, Musikern u. Sportlern; bei Beschwerden des Bewegungsapparates (v. a. des Rückens) u. der Atemwege (z. B. Asthma bronchiale), bei psychosomatischen Erkrankungen (z. B. Anorexia nervosa, Bulimia nervosa; s. Essstörungen, psychogene). **Kontraindikation:** psychische Erkrankungen mit Verlust der Ich-Grenze (Psychosen, psychotische Zustände). Vgl. Entspannungstechnik.

Alfalfa *f*: s. Medicago sativa.

Algen (lat. alga Tang, Seegras) *fpl*: s. Agar, Fucus, Laminaria.

-algie: auch -algesie; Wortteil mit der Bedeutung Schmerz, Leid; von gr. ἄλγος.

Algin|säure (lat. alga Tang, Seegras): syn. Algensäure; aus Algen (s. Laminaria) gewonnene kolloidale Masse (hochmolekulares Polyuronid); **Verwendung:** in der Lebensmittelindustrie u. Pharmazie als Binde-, Emulgier- u. Verdickungsmittel; medizinisch zur Blutstillung u. als chirurgischer Wundverschluss, auch als Gelbildner für die Behandlung der Refluxösophagitis.

alimentär (lat. alimentum Nahrung): durch Nahrung* hervorgerufen, mit Ernährung* zusammenhängend.

Alkaloide (arab. al-kalij kalzinierte Asche; -id*) *n pl*: überwiegend alkalisch reagierende, stickstoffhaltige, relativ kompliziert aufgebaute, niedermolekulare Naturstoffe, die v. a. von vielen Blütenpflanzen, aber auch von manchen Tieren u. Mikroorganismen insbesondere aus den Aminosäuren Ornithin, Lysin, Phenylalanin, Tyrosin, Tryptophan u. der Anthranilsäure gebildet werden u. ausgeprägte pharmakologische Wirkungen besitzen; bisher sind ca. 10 000 A. bekannt (z. B. Aconitin, Atropin, Chinin, Cocain, Colchicin, Curare, Emetin, Ergotalkaloide, Hyoscyamin, Koniin, Nicotin, Opiate, Reserpin, Scopolamin, Solanin, Strychnin, Vinca-Alkaloide, Yohimbin). Die Alkaloidbasen sind meist lipophil u. optisch aktiv, ihre mit Säuren gebildeten Salze eher hydrophil. Pharmakologisch werden A. unterteilt in direkt od. indirekt parasympathomimetisch bzw. -lytisch sowie sympathomimetisch bzw. -lytisch wirkende Substanzen. Außerdem kann eine Zuordnung zu Stoffen mit ganglionär blockierenden od. erregenden sowie analgetischen od. stimulierenden Effekten getroffen werden.

Allantoin *n*: 5-Ureidohydantoin; Endprodukt des Purinabbaus bei vielen Säugetieren, die (im Gegensatz zum Menschen) Harnsäure durch Urikase weiter abbauen können; Vorkommen auch in Pflanzen (Symphytum officinale, Aesculus hippocastanum, Weizenkeime); **Anwendung:** therapeutisch als Dermatikum u. a. in Wundsalben, Hautcremes u. Sonnenschutzmitteln.

All|ergen (gr. ἄλλος anders; ἔργον Tat, Arbeit) *n*: Bez. für ein Antigen, das eine allergische Immunantwort, i. e. S. (durch Induktion der Synthese von Immunglobulin-E-Antikörpern) eine allergische Reaktion vom Soforttyp (Typ I) an Haut u. Schleimhaut auslösen kann; meist Polypeptide od. Proteine (relative molare Masse M_r 5000–50 000), deren Sensibilisierungspotenz durch chemischen Aufbau u. Kombination der allergenen Determinanten bestimmt wird. **Einteilung** nach der Art der Allergenexposition des Organismus: **1. Inhalationsallergene:** lösen primär Atemweg-, sekundär auch Haut- u. Darmsymptome aus; z. B. Pollen, Pilzkonidien, tierische Epithelien, Federstaub, Speichel-, Schweiß-, Urin- u. Kotproteine, Milbenkot, Insektenschuppen, Holz- u. Mehlstaub, auch kleinmolekulare Substanzen wie Colophonium, Formaldehyd, Phthalsäureanhydrid, Isocyanate u. Platinsalze; **2. Ingestionsallergene:** entstehen oft erst durch enzymatische Abspaltung im Verdauungstrakt u. verursachen primär Obstipation, Brechdurchfall bzw. abdominale Koliken, auf hämatogenem Weg auch Haut- u. Atemwegsymptome; **maskiertes Allergen** (auch verstecktes, larviertes od. verborgenes Allergen): beim Verzehr nicht erkennbares Allergen, das bei hochgradiger Sensibilisierung schon bei geringer Aufnahme zu schweren anaphylaktischen Reaktionen führt; häufigstes Vorkommen in der Außer-Haus-Ernährung (fertig zubereitete Speisen) bzw. bei Verwendung von komplex zusammengesetzten Lebensmitteln aus dem Handel (Konserven, Halbfabrikate, Fertigprodukte); **3. Kontaktallergene:** passieren die epidermale Barriere u. lösen eine allergische Reaktion vom Soforttyp aus; **4. Injektionsallergene:** insbesondere tierische Gifte (von Bienen, Wespen, Feuerameisen, Quallen, Seeanemonen, Feuerkorallen) u. Medikamente (z. B. Penicilline). Das Allergenisierungsrisiko wird durch die genetisch fixierte Prädisposition des Individuums (Atopieneigung), die Häufigkeit u. Intensität der Allergenexposition, die Allergenpotenz der betreffenden Substanz u. die aktuelle Abwehrlage der Körpergrenzflächen bestimmt. Vgl. Allergie, Atopie, Nahrungsmittelallergie, Ekzem, atopisches.

All|ergie (↑; ↑) *f*: angeborene od. erworbene spezifische Änderung der Reaktionsfähigkeit des Immunsystems gegenüber körperfremden, eigentlich unschädlichen Substanzen, die als Allergen* erkannt werden; Entwicklung einer A. nach klinisch stummem Erstkontakt in einer Sensibilisierungsphase (mindestens 5 Tage bis mehrere Jahre); Auftreten von Entzündungsreaktionen nach erneutem Kontakt mit den Allergenen (Haut, Konjunktiven, Nasen-, Rachen-, Bronchialschleimhaut, Magen-Darm-Trakt); **Ursache: 1.** genetische Faktoren: Disposition zur überschießenden Bildung von Gesamtimmunglobulin E u. allergenspezifischem Immunglobulin E sowie deren Fixierung besonders an Mastzellen u. basophilen Granulozyten der Haut u. Schleimhaut (s. Atopie), verminderte Aktivität der Suppressorzellen, HLA-assoziierte allergische Reaktionsbereitschaft; **2.** nicht genetische Faktoren: intensive Allergenexposition (sog. aufgezwungene A.), erhöhte Permeabilität der Haut- u. Schleimhautbarriere durch bakterielle bzw. virale Infekte od. chemische Irritation, veränderte Reaktionsbereitschaft von Mastzellen, Monozyten, basophilen u. eosinophilen Granulozyten, psychische Faktoren bei der allergenspezifischen Sensibilisierung u. aktuellen Reaktionsbereitschaft. **Therapie: 1.** konventionell: Allergenkarenz, topische u. systemische Glukokortikoide u. Cromoglicinsäure, H1-Rezeptorenblocker, spezifische Immuntherapie; **2.** Akupunktur*, Autosanguis*-Stufentherapie, Eigenbluttherapie*, Behandlung mit aktiviertem Eigenblut* od. Gesamtthymusextrakt*, autohomologe Immuntherapie*, Eigenurintherapie*, Farbtherapie*, therapeutisches Fasten*, Heilklima* (z. B. Aufenthalt in einem Seebad*), Mesotherapie*, Molekulartherapie*, Mora*-Therapie, hämatogene Oxidationstherapie*, Oxyvenierungstherapie*; **Prävention:** Allergenkarenz, Hautschutz, Stillen der Säuglinge in den ersten 6 Lebensmonaten bzw. Ernährung mit hypoallergener Säuglingsnahrung, Symbioselenkung, Ernährungsumstellung (Meiden von Zucker, Beachten von Kreuzallergien, Omega-3- u. Omega-9-reiche Kost). Vgl. Asthma bronchiale, Ekzem, atopisches.

Allgemein|sym|ptom (Symptom*) *n*: in der Homöopathie Bez. für ein Symptom, das im Gegensatz zum Lokalsymptom* den gesamten Organismus betrifft od. Hinweise auf den Gesamtzustand des Individuums gibt; wichtige A. sind Temperaturhaushalt, Schlafverhalten u. Schlafposition, Wundheilungsverhalten, Libido, Verträglichkeit, Verlangen von bzw. Abneigung gegen bestimmte Nahrungs- u. Genussmittel sowie sog. Modalitäten allgemeinen Besser- od. Schlechterbefindens (z. B. abhängig von Tageszeiten, Witterungseinflüssen) u. a.; übereinstimmende Modalitäten u. Qualitäten mehrerer Lokalsymptome (z. B. Verschlimmerung aller Symptome durch Kälteexposition; alle Sekrete sind fadenziehend; Schmerzen an verschiedenen Körperstellen sind immer reißend) werden ebenfalls als A. bezeichnet. Zu unterscheiden sind einige sich nur lokal manifestierende A. von echten Lokalsymptomen (z. B. sind Aphthen i. S. der Hierarchisierung* Lokalsymptome, Zungenbeläge dagegen A.). Ausgeprägten A. wird bei der Arzneimittelwahl* eine besondere Bedeutung beigemessen, da ihre Aussagekraft über den Zustand des Organismus als ganzem System größer ist u. die zugrundeliegende Störung in charakteristischerer Weise ausgedrückt wird als durch lokale Symptome.

Allicin *n*: s. Allium sativum.

Allium cepa L. *n*: Küchenzwiebel, Zwiebel; Pflanze aus der Familie der Liliaceae (Liliengewächse); **Arzneidroge:** fleischige Blattscheiden u. -ansätze (Allii cepae bulbus, Zwiebel); **Inhaltsstoffe:** Alliin, Methylalliin, Propylalliin, Cycloalliin u. andere schwefelhaltige Aminosäuren, Peptide, Amine, Flavonoide, ätherisches Öl; **Wirkung:** antibakteriell, lipid- u. blutdrucksenkend sowie die Thrombozytenaggregation hemmend; **Verwendung:** zerkleinerte Zwiebeln, Presssaft frischer Zwiebeln od. Fertigarzneimittel zum Einnehmen; nach **Kommission E** bei Appetitlosigkeit, zur Prophylaxe altersbedingter Gefäßveränderungen; **traditionell** Küchenzwiebelsaft od. -sirup zusammen mit Milch u. Honig bei Husten bzw. Katarrhen der oberen Atemwege; äußerlich bei Otitis media; **Dosierung:** 50 g frische bzw. 20 g getrocknete Zwiebeln pro Tag; bei monatelanger Anwendung dürfen nicht mehr als 35 mg/d des Inhaltsstoffs Di-

A

phenylamin aufgenommen werden; **Nebenwirkungen:** keine bekannt; **Kontraindikation:** keine bekannt; **Wechselwirkung:** keine bekannt; **Homöopathie:** bewährte Indikation bei Fließschnupfen mit Tränenfluss.

Allium sativum L. *n*: Knoblauch; Pflanze aus der Familie der Liliaceae (Alliaceae); **Arzneidroge:** Sprosszwiebeln bestehend aus Haupt- u. Nebenzwiebeln (Allii sativi bulbus); **Inhaltsstoffe:** in der frischen ganzen Zwiebel ca. 1 % geruchloses Alliin (S-Allyl-L-Cysteinsulfoxid), aus dem nach Zerkleinerung enzymatische Abbauprodukte (Allicin, Diallylsulfid, Vinyldithiin, Ajoene mit ausgeprägtem Geruch) entstehen; 0,1–0,3 % sog. Lauchöl (Tri- u. Polysulfide), Vitamine, Cholin, Adenosin; **Wirkung:** antibakteriell (grampositive u. -negative Bakterien), antimykotisch, lipidsenkend (Ajoene, Allicin), Hemmung der Thrombozytenaggregation (Ajoene, Allicin, Methylallyltrisulfid), Verlängerung der Blutungs- u. Gerinnungszeit, Steigerung der fibrinolytischen Aktivität; **Verwendung:** frische zerkleinerte Zwiebel, Presssaft u. Präparate aus Knoblauchpulver (standardisiert bzw. nicht standardisiert) sowie Ölmazerate nach **Kommission E** zur Unterstützung diätetischer Maßnahmen bei erhöhten Blutfettwerten, zur Vorbeugung altersbedingter Gefäßveränderungen; **traditionell** auch zur Förderung der allgemeinen Durchblutung, der Funktion im Gastrointestinaltrakt, Verbesserung der Vigilanz, zur Unterstützung anderer Maßnahmen bei Bluthochdruck, bei Infektionen der oberen Atemwege; in einigen Ländern auch als Anthelminthikum gegen Eingeweidewürmer; **Dosierung:** mittlere Tagesdosis 4 g frische Knoblauchzwiebel, Einzeldosis ca. 1 g; Zubereitungen entsprechend, i. d. R. 900 mg schonend getrocknetes Knoblauchpulver. Die Wirksamkeitsbe-

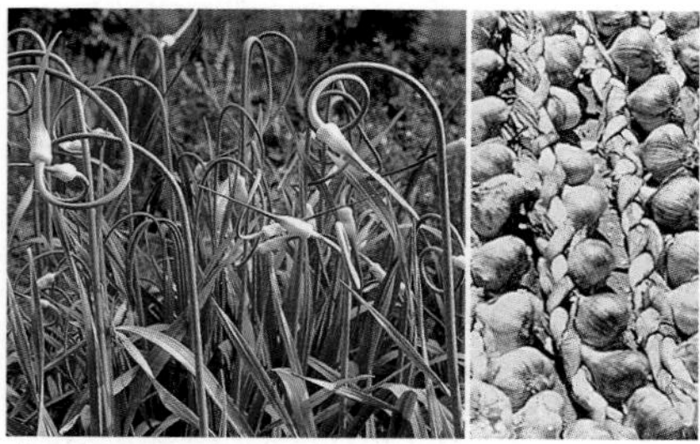

Allium sativum L.: Pflanze u. Frucht [1]

lege wurden für Zubereitungen aus gefriergetrocknetem Knoblauchpulver erbracht. **Nebenwirkungen:** selten gastrointestinale Beschwerden, allergische Reaktionen, Veränderung des Geruchs von Haut u. Atemluft; **Kontraindikation:** keine bekannt; **Wechselwirkung:** Es gibt Hinweise auf die Beeinflussung gerinnungshemmender Medikamente.

Allium ursinum L. *n*: Bärlauch, Wildknoblauch; Zwiebelpflanze aus der Familie der Alliaceae (Liliengewächse); **Arzneidroge:** frische ganze Zwiebel (Allii ursini bulbus), frisches Kraut (Allii ursini herba); **Inhaltsstoffe:** in der Zwiebel Cysteinsulfoxide, Thiosulfinate, Dithiine, Ajoen u. Ajoenhomologe, wasserdampfflüchtige Bestandteile mit Methylallyltrisulfid; in den frischen Blättern Allicin; **Wirkung:** antibakteriell, antiphlogistisch; angeblich auch ACE-hemmend u. lipidsenkend; **Verwendung: traditionell** die Zwiebel (ähnlich Allium* sativum) roh, kleingehackt od. als Presssaft, bei Arteriosklerose u. unterstützend bei Hypertonie; der Extrakt aus dem Kraut bei Störungen im Magen-Darm-Trakt, Dyspepsie, Flatulenz.

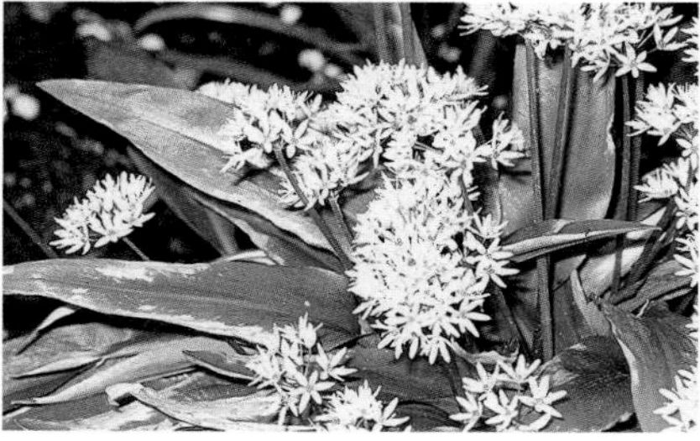

Allium ursinum L.: Pflanze [2]

Allo|pathie (gr. ἄλλος anders; -pathie*) *f*: von Samuel Hahnemann in Abgrenzung zur Homöopathie* geprägte Bez. für die in der Schulmedizin* übliche Arzneibehandlung (teilweise auch synonym für die konventionelle Medizin selbst); inhaltlich umfasst die A. eine Diagnosefindung, die auf einer anatomisch-klinischen Befunderhebung beruht, u. die Behandlung meist pathogenetisch begründbarer Ursachen u. Symptome mit chemischen Präparaten, die einer Dosis/Wirkungsbeziehung unterliegen. Im Gegensatz hierzu stehen Verfahren wie Phytotherapie*, traditionelle Kräuterheilkunde, Homöopathie, Anthroposophische Medizin* u. Homotoxikologie*.

allo|pathisch (↑; ↑): ursprünglich Bez. Samuel Hahnemanns für die Eigenschaft eines Arzneimittels, mit seinen Prüfungssymptomen* zu den Symptomen einer gegebenen Erkrankung in keinem Zusammenhang zu stehen, d. h. weder homöopathisch*, noch antipathisch* od. palliativ zu diesen zu sein; heute vorwiegend gebräuchliche Bez. zur Abgrenzung nicht homöopathischer, schulmedizinischer Richtungen.

Alm|rausch: s. Rhododendron ferrugineum.

Aloe *f*: Bärengalle; **Arzneidroge: Extractum aloes** (Aloeextrakt): aus den gemahlenen Blättern von Aloe barbadensis Miller (Curaçao-A.) u. Aloe capensis Miller (Kap-A.); **Inhaltsstoffe:** Anthrachonine u. ihre Oxidationsformen; Curacao-Aloe muss mindestens 28 %, Kap-Aloe mindestens 18 %, eingestellter Aloetrockenextrakt 19–21 % Hydroxyanthracen-Derivate enthalten; **Wirkung:** dickdarmwirksames Laxans durch Blockade der Natrium/Kalium-ATPase des Darmepithels (Hemmung der Wasser- u. Elektrolytresorption) sowie durch Steigerung der Wassersekretion in das Darmlumen; regt die Peristaltik an; antiabsorptiv; **Verwendung:** nach **Kommisssion E** bei Obstipation; weitere Indikationen: Erkrankungen, bei denen eine leichte Defäkation erwünscht ist (z. B. Analfissur, Hämorrhoiden, nach rektal-analem operativem Eingriff); **Dosierung:** 20–30 mg Hydroxyanthracenderivate pro Tag (berechnet als wasserfreies Aloin); es sollte die niedrigste Dosis eingenommen werden, mit der ein weich geformter Stuhl erhalten wird. Darreichungsform: Aloe-Pulver, wässrigethanolische Trocken-, Dick- u. Fluidextrakte sowie methanolische Trockene Extrakte zum Einnehmen; **Nebenwirkungen:** in Einzelfällen krampfartige Magen-Darm-Beschwerden, die eine Dosisreduktion erforderlich machen; bei chronischem Gebrauch Elektrolytverluste (besonders Kalium), Albuminurie u. Hämaturie; harmlose Pigmenteinlagerung in die Darmschleimhaut (Pseudomelanosis coli); **Kontraindikation:** Ileus, akut entzündliche Darmerkrankungen, Enteritis regionalis Crohn, Colitis ulcerosa, Appendizitis, abdomielle Schmerzen unbekannter Ursache, Entzündungen im Urogenitaltrakt; Menstruation, Schwangerschaft u. Stillzeit; Kinder unter 12 Jahren; **Wechselwirkung:** bei durch Langzeitanwendung eintretendem Kaliummangel Verstärkung der Wirkung von Herzglykosiden, Beeinflussung der Wirkung von Antiarrhythmika möglich; Verstärkung der Kaliumverluste bei gleichzeitiger Einnahme von Diuretika, aldosteronartig wirkenden Steroiden u. Süßholzwurzel. **Arzneidroge: Aloe-Gel** (Nahrungsergänzungsmittel, Kosmetikum): konservierter Saft aus den Blättern von Aloe barbadensis Miller u. Aloe capensis Miller (im Frischzustand 98–99 % Wassergehalt), der auf das 10- od. 40fache eingedickt wurde; **Inhaltsstoffe:** in der Trockenmasse mehr als 60 % Polysaccharide (Glucomannan, Azemannan, Aloerid), kleine Mengen an Pektinen; **Wirkung:** wundheilungsfördernd, antimikrobiell, antientzündlich; aus klinischen Studien ergeben sich Hinweise für eine therapeutische Wirksamkeit bei Psoriasis vulgaris u. Herpes genitalis. Für Biopsiewunden, Dekubitalulzera u. Zustand nach Dermabrasio ergaben sich zu konventionellen Therapien äquivalente bis leicht überlegene Verläufe. **Verwendung:** äußerlich bei kleineren Wunden u. entzündlichen Hautkrankheiten (Verbrennungen, Sonnenbrand, Frostbeulen, Abschürfungen, Insektenstichen), bei Psoriasis vulgaris u. Herpes genitalis; in der Kosmetikindustrie Verwendung von stabilisiertem Saft wegen antibakterieller u. entzündungshemmender Eigenschaften; **Dosierung:** keine konkreten Angaben; in der Regel werden halbfeste Zubereitungsformen verwendet; **Nebenwirkungen:** keine bekannt; **Kontraindikation:** Allergie auf Liliaceae; **Homöopathie:** (kleines Mittel) Verwendung der A. soccotrina, bewährte Indikation bei Verdauungsstörungen als Folge sitzender Lebensweise.

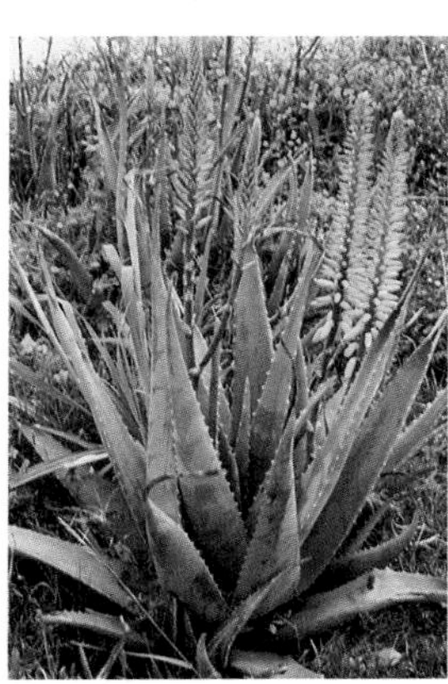

Aloe: Pflanze [1]

Alopezie (gr. ἀλωπεκία Fuchsräude, krankhafter Haarausfall) *f*: Kahlheit als Folge eines vermehrten Haarausfalls (Effluvium); zur Objektivierung eines Effluviums dient der Haarwurzelstatus. **Ursache:** hinsichtlich der Entstehung einer A. wird zwischen angeborenen (Alopecia hereditaria, Atrichie) u. erworbenen Formen (aufgrund hormonaler Störung, Nährstoffmangel od. toxisch z. B. Thalliumvergiftung) differenziert; **Therapie: 1.** Behandlung der Grundkrankheit; **2.** Homöopathie: Zubereitungen aus Thallium* aceticum.

Alpen|frauen|mantel: s. Alchemilla alpina.

Alpen|rose: s. Rhododendron ferrugineum.

Alpinia officinarum (L.) Hance *f*: (Echter) Galgant; Staude aus der Familie der Zingiberaceae (Ingwergewächse); **Arzneidroge:** getrockneter Wurzelstock (Galangae rhizoma, Galgantwurzelstock); **Inhaltsstoffe:** 0,5–1 % ätherisches Öl, Scharfstoffe (verschiedene Diarhylheptanoide u. Phenylalkanone), Flavonoide; **Wirkung:** spasmolytisch, antiphlogistisch, antibakteriell; **Verwendung:** als Aufguss, Drogenpulver u. a. galenische Zubereitungen nach **Kommission E** bei Appetitlosigkeit, dyspeptischen Beschwerden; **traditionell** auch bei Oberbauchbeschwerden vom Typ eines Roemheld*-Syndroms, Abmagerung u. leichten Gallenkoliken; **Dosierung:** Tagesdosis 2–4 g Droge bzw. 2–4 g Tinktur, Zubereitungen entsprechend; **Nebenwirkungen:** keine bekannt; **Kontraindikation:** keine bekannt; **Wechselwirkung:** keine bekannt.

Als-ob-Sym|ptom (Symptom*) *n*: Bez. in der Homöopathie* für ein besonders eigentümliches Symptom, das vom Patienten od. Arzneimittelprüfer nur in bildhaften Vergleichen geschildert werden kann (z. B. Gefühl, durch eine metallene Röhre zu atmen); die hohe Spezifität der Empfindung wird zur Differenzierung von Arzneimittelbildern herangezogen u. bietet psychosomatisch orientierten Behandlern Ansätze zur symbolischen Deutung u. Bearbeitung. Vgl. Hierarchisierung.

Alteration (lat. alterare anders machen) *f*: **1.** (allgemein) ungewöhnliche Veränderung; **2.** (psychologisch) Gemütserregung, Aufregung; **3.** (pathologisch) Veränderung von Zellen od. Gewebe.

Alternativ|kost (↑): s. Ernährungsformen, alternative.

Alternativ|medizin (↑; lat. ars medicina ärztliche Kunst) *f*: umstrittene u. unscharfe Sammelbez. für diagnostische u. therapeutische Verfahren, die außerhalb der konventionellen Medizin stehen, u. der suggeriert, dass diese Methoden anstatt der Schulmedizin* eingesetzt werden können; überzeugende Daten zur klinischen Evaluation bezüglich Wirksamkeit u. Unbedenklichkeit fehlen für viele Methoden der A.; die theoretischen Erklärungsmodelle erscheinen häufig spekulativ. Der Begriff A. sollte möglichst durch Bezeichnungen ersetzt werden, die es erlauben, den wissenschaftlichen Erkenntnisstand u. den Verwendungszweck der eingesetzten Methoden besser einzuschätzen; ist im deutschen Sprachgerauch zunehmend ungebräuchlich, aber Bestandteil des anglo-amerikanischen Begriffs Complementary and Alternative Medicine (CAM). Vgl. Komplementärmedizin, Naturheilkunde, Ganzheitsmedizin, Heilverfahren, alternative, Medizin, integrative.

Althaea officinalis L. *f*: (Echter) Eibisch; Staude aus der Familie der Malvaceae (Malvengewächse); **Arzneidroge:** Blätter (Althaeae folium) u. Wurzeln (Althaeae radix); **Inhaltsstoffe:** Schleimstoffe (bis zu 15 % in den Wurzeln u. Blättern); **Wirkung:** reizlindernd bei Husten durch Bildung einer schützenden Schicht im Pharynxbereich; **Verwendung:** wässrige Kaltauszüge; nach **Kommission E** bei Schleimhautentzündungen im Mund- u. Rachenraum, trockenem Reizhusten, leichter Entzündung der Magenschleimhaut; **traditionell** auch bei Keuchhusten, Blasenleiden, Diarrhö u. (äußerlich) als Wundheilmittel; **Dosierung:** Tagesdosis 6 g Wurzel, 5 g Blätter; häufige Applikation nach Bedarf; Eibischsirup 10 g (Einzeldosis); **Nebenwirkungen:** keine bekannt; **Kontraindikation:** keine bekannt; **Wechselwirkung:** die Resorption gleichzeitig eingenommener Medikamente kann verzögert werden.

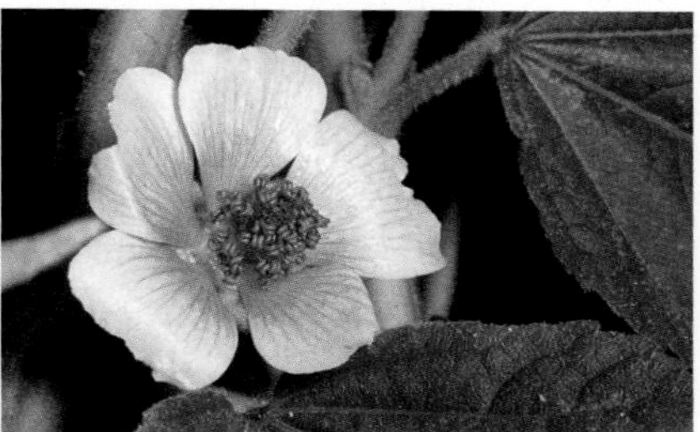

Althaea officinalis L.: Blüte [1]

Althaea rosea *f*: s. Alcea rosea.

Aluminium (lat. alumen Alaun) *n*: chemisches Element, Symbol Al, OZ 13, relative Atommasse A_r 26,98; zur Borgruppe gehörendes, 3wertiges, weißes Edelmetall; **Vorkommen in Nahrungsmitteln:** besonders in Wurzelgemüsen (z. B. Möhren u. Schwarzwurzeln) sowie in den äußeren Schichten auch anderer Gemüse (z. B. Kohl); **Intoxikation:** Beeinträchtigung des Zentralnervensystems durch Nierenfunktionsstörungen od. Dialyse; **Referenzbereich:** <5 µg/l Serum. **Verwendung:** Al-Salze u. deren Lösungen dienen vorwiegend als Adstringenzien (z. B. Al-Acetat, essigsaure Tonerde) u. Antiseptika; **Homöopathie:** Zubereitungen aus Tonerde (Alumina, Al_2O_3, großes Mittel) individuell entsprechend Arzneimittelbild, z. B. bei trockenen Schleimhäuten.

Amalgam *n*: Legierung von Quecksilber mit anderen Metallen; in der Zahnmedizin Verwendung als Füllmaterial unter Verwendung von Silber, Zinn u. Kupfer als Legierungspartner. Moderne A. haben gute mechanische Eigenschaften u. eine geringe Korrosionsanfälligkeit. Die Quecksilberfreisetzung aus A. erreicht auch bei zahlreichen großflächigen Füllungen nur einen Bruchteil der mittleren täglichen Quecksilberbelastung aus Nahrung u. Atemluft (ca. 20 µg/d). Von der WHO als vertretbar angesehener Wert: 45 µg/d (kritische Belastung 400 µg/d). Dennoch wird die Verwendung von A. in vielen Ländern aus Vorsichtsgründen eingeschränkt (z. B. in einigen skandinavischen Ländern) od. komplett gemieden (z. B. in Japan). Allergische Reaktionen auf A. sind bekannt, jedoch sehr selten.

Amanita muscaria (L.) Pers. *f*: Agaricus muscarius; Fliegenpilz; Pilz aus der Familie der Amanitaceae;

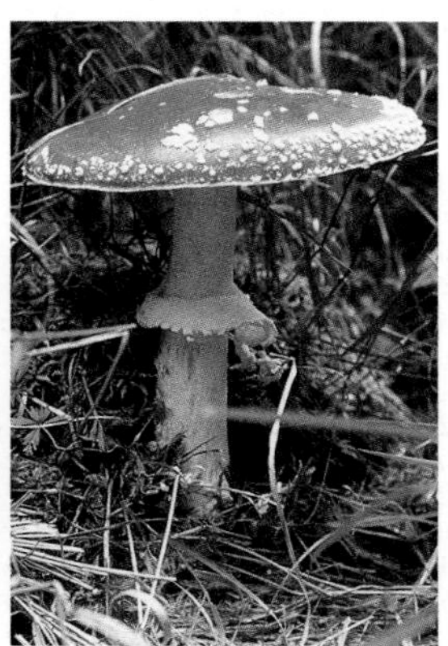

Amanita muscaria (L.) Pers.: Fruchtkörper [1]

Inhaltsstoffe: Cholin, Ibotensäure, Muscarin, Muscaridin, Muscazon, Muscimol; **Wirkung:** giftig (Ibotensäure, Muscinol), halluzinogen; ca. 30 Minuten nach Pilzverzehr Vergiftungserscheinungen (sog. Pantherina-Syndrom nach dem gleichartig wirkenden Pantherpilz, Amanita pantherina) mit rauschartigen Erregungszuständen, Halluzinationen*, motorischen Lähmungen, Bewusstseinstrübung; Todesfälle sind beschrieben; **Homöopathie:** Zubereitungen entsprechend des individuellen Arzneimittelbildes z. B. bei Erregungszuständen, Epilepsie.

Amara (lat. amarus bitter) *n*: Bittermittel, bewirkt bei oraler Aufnahme die Erregung der Bitterrezeptoren in den Geschmacksknospen am Zungengrund u. dadurch eine vermehrte Speichelsekretion sowie reflektorisch Magensaft- u. Gallesekretion; **Einteilung: 1.** einfache Bittermittel (Amara pura; z. B. Enzianwurzel, Bitterklee, Tausendgüldenkraut); **2.** Bittermittel mit ätherischen Ölen (Amara-Aromatica; z. B. Angelikawurzel, Kardobenediktenkraut, Pomeranzenschale, Wermutkraut); **3.** adstringierende Bittermittel (Amara-Adstringentia; z. B. Chinarinde, Condurangorinde); **4.** Bittermittel mit Scharfstoffen (Amara-Acria; z. B. Ingwer, Galant); **Verwendung:** als Teeaufguss od. Tinktur (Einnahme ca. 20–30 Min. vor einer Mahlzeit) bei Appetitlosigkeit, Dyspepsie u. zur Hebung des Allgemeinbefindens (s. Tonikum); **Hinweis:** Kombinationen sind zu empfehlen, ebenso ein gelegentlicher Wechsel; bei Appetitlosigkeit infolge von Tumorerkrankungen sind Amara in der Regel nicht wirksam.

Amine, hetero|cyclische aromatische *n pl*: Abk. HAA; Verbindungen mit einer Aminogruppe an einem heterocyclischen aromatischen Ring (meist Imidazol); entstehen in Abhängigkeit von Temperatur (ab 150 °C) u. Dauer nur beim Erhitzen von Lebensmitteln (v. a. Fleisch, Fleischextrakt u. Fisch) u. haben genotoxische Eigenschaften; diskutiert wird die Verantwortlichkeit für die Korrelation zwischen Fleischkonsum u. Krebsrisiko. Vgl. Schadstoffe, biogene.

Ammei *n*: s. Ammi visnaga.

Ammi visnaga L. Lamarck *n*: Ammei, Zahnstocherammei; Pflanze aus der Familie der Apiaceae (Doldengewächse); **Arzneidroge:** Ammi visnaga Früchte (Ammeos visnagae fructus, Khellafrüchte); **Inhaltsstoffe:** Furanochromone (Khellin*, Visnagin), Pyranocumarine (u.a. Visnadin); **Wirkung:** Steigerung der Koronar- u. Myokarddurchblutung; leicht positiv inotrop, krampflösend auf die glatte Muskulatur; **Verwendung:** zur unterstützenden Therapie leichter stenokardischer Beschwerden, leichter obstruktiv bedingter Atemwegbeschwerden u. Nephrolithiasis (postoperativ); **Dosierung:** auf Khellin eingestellte Tinktur (0,05 %) od. Fluidextrakte (0,5 %); **Nebenwirkungen:** in Einzelfällen pseudoallergische Reaktionen, reversibler cholestatischer Ikterus; Khellin macht die Haut photosensibel; **Kontraindikation:** keine bekannt.

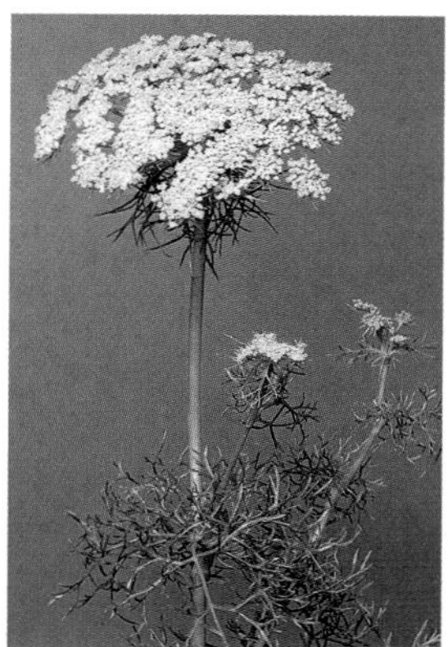

Ammi visnaga L. Lamarck: Pflanze [2]

Amok (malaiisch amuk Wut, wütend): ursprünglich aus Malaysia stammende Bez. für einen charakteristischen Verhaltensablauf mit einer anfänglichen Phase von Grübeln, plötzlich auftretendem Ausbruch von kaum zu beherrschender Gewalt gegen alles u. jeden, dem der Amokläufer begegnet u. einer anschließenden Amnesie; die zu Grunde liegende Situation ist durch nicht adäquat ausagierte soziale Konflikte gekennzeichnet. Amok wurde in der Ethnologie u. Transkulturellen Psychiatrie lange Zeit als Paradigma eines kulturgebundenen Syndroms* angesehen.

Amulett (lat. amoliri beseitigen, abwenden) *n*: Unheil abwehrendes Mittel, das z. B. als Anhänger um den Hals getragen wird; in Zusammenhang mit den Forschungshypothesen von Animismus u. Magie* als Religion finden die Begriffe A., Talisman u. Fetisch* besonders in der 1. Hälfte des 20. Jahrhunderts großes Interesse bei den Ethnologen. Sie werden zu den magischen Heil-, Schutz- u. Zaubermitteln gerechnet, deren Form eher nebensächlich ist; sie stellen eine Verkörperung menschlicher Wünsche u. Ängste dar. Heute geht man davon aus, dass die mit A., Talisman u. Fetisch bezeichneten Gegenstände je nach kulturellen Umständen für sehr unterschiedliche Phänomene stehen können u. ohne genaue Beschreibung des komplexen kulturellen Zusammenhangs keine brauchbaren Kategorien zur Beschreibung derselben darstellen.

Amygdalae oleum *n*: blausäurefreies, fettes Öl der süßen u. bitteren Mandeln von Prunus dulcis; vgl. Amygdalin.

Amygdalin *n*: cyanogenes pflanzliches Glykosid aus Mandelsäurenitril u. Gentiobiose (z. B. in Bittermandeln, Steinobstkernen, Bambussprossen, Maniok); wird enzymatisch durch Emulsin, das zusammen mit A. vorkommt, u. auch durch Bakteri-

en des menschlichen Darms in Zuckerrest, Benzaldehyd u. Blausäure (HCN) gespalten. Die Aufnahme von 5–10 bitteren Mandeln ist für Kleinkinder tödlich.

Anal|erkrankungen (lat. anus zum After gehörend): s. Symptomenkomplex, analer.

Ana|lyse, bio|energetische (gr. ἀναλύειν auflösen) *f*: syn. Bioenergetik; auf der Psychoanalyse* u. der Orgontherapie* basierende ganzheitliche Methode psychotherapeutischer Körperarbeit (s. Körpertherapie) nach A. Lowen (1979), die von der Einheit psychischer u. somatischer Prozesse ausgeht; seelische Störungen bzw. sog. unbewusste charakterliche Blockaden u. Blockaden des Energieflusses des Körpers finden der b. A. zufolge ihren Ausdruck u. a. in Muskelverspannungen, Körperhaltung u. Körpersprache (sog. schützender Charakter- u. Muskelpanzer). Behandlungsziel ist die Auflösung seelischer u. entsprechend körperlicher Blockierungen durch Hingabe an die Welle der Atemströmung u. die Wiederherstellung der Selbsterneuerungskraft der Lebensenergie. Die Begründung des gesamten Therapieprozesses erfolgt über die Körpererdung* des menschlichen Bewusstseins (sog. grounding). Nach Lowen geht die b. A. in 4 **Arbeitsschritten** vor: **1.** Verstehen von u. Arbeiten mit chronischen muskulären Spannungen als unbewusstem Körperausdruck frühkindlich chronifizierter Lebensanstrengung; **2.** energetische Analyse von Träumen, Assoziationen, Verhalten u. Übertragung*; **3.** Verstehen der energetischen Dynamik des Heilungsprozesses u. seiner Erdung; **4.** Betonung der ganzheitlichen Funktion von Sexualität als Ausdruck erwachsenen Liebens.

Anamirta cocculus (L.) Wight et Arn. *f*: Schlingstrauch aus der Familie der Menispermaceae (Mondsamengewächse); **Arzneidroge:** Steinfrüchte (Fructus Cocculi, Cocculi fructus, Kokkelskörner, Fischkörner); **Wirkung:** Samen enthalten Picrotoxin*; **Verwendung:** zur Unterdrückung bzw. Aufhebung von Schwindel (Anfall- u. Dauerschwindel), bei leichter peripher-vestibulärer Dystonie mit gerichtetem Dauerschwindel; in der Phytotherapie obsolet.

Ana|mnese, bio|graphische (gr. ἀνάμνεσις Erinnerung) *f*: insbesondere in der Anthroposophischen Medizin* angewendete Anamneseform, durch die aktuelle Krisen od. Krankheiten vor dem Hintergrund der Biographie verständlich gemacht werden sollen u. durch Biographiearbeit* bearbeitet werden können.

Ana|mnese, homöo|pathische (↑) *f*: Erhebung der erinnerbaren Krankheitsvorgeschichte des Patienten i. S. der Homöopathie durch spontanen u. gelenkten Bericht, ergänzt durch Angaben aus der Familie (Familienanamnese) u. durch Angehörige (Fremdanamnese); als biographische Anamnese* werden Lebensgeschichte u. Erkrankungen im Zusammenhang gesehen. Die anamnestischen Angaben dienen der Diagnosestellung u. geben Hinweise auf die Arzneimittelwahl* sowie Verlauf u. Prognose der homöopathischen Behandlung. I. w. S. wird die h. A. synonym mit Fallaufnahme* gebraucht. In der h. A. wird besonderes Gewicht auf Allgemeinsymptome* u. Modalitäten gelegt, wobei gerade die ungewöhnlichen, individuellen Symptome einen hohen Stellenwert für die Arzneimittelwahl haben (s. Hierarchisierung). In akuten Fällen kann die h. A. stark verkürzt sein u. sich weitgehend auf die Besonderheiten der akut geklagten Beschwerden u. ihrer momentanen Begleitumstände konzentrieren. Bei den sog. Folgeanamnesen stehen die Veränderungen auf die Gabe des homöopathischen Heilmittels im Vordergrund der Befragung.

Ananas comosus L. Merrill *f*: Pflanze aus der Familie der Bromeliaceae (Ananasgewächse); **Arzneidroge:** aus den Strünken isoliertes Bromelain; **Inhaltsstoffe:** Bromelain ist ein Gemisch aus Bromelain A u. B (proteolytisch wirksame Enzyme der Ananas); **Wirkung:** ödemhemmend, Verlängerung von Prothrombin- u. Blutungszeit, Hemmung der Thrombozytenaggregation, antiphlogistisch; **Verwendung:** nach **Kommission E** bei akuten postoperativen u. posttraumatischen Schwellungszuständen, v. a. der Nase u. der Nasennebenhöhlen; **Dosierung:** 80–320 mg Rohbromelain pro Tag in 2–3 Einzeldosierungen, in festen Arzneiformen zum Einnehmen; Anwendungsdauer bei Selbstmedikation auf 8-10 Tage begrenzen; **Nebenwirkungen:** gelegentlich Magenbeschwerden, Diarrhö, allergische Reaktionen; **Kontraindikation:** Überempfindlichkeit gegenüber Bromelain, Blutungsneigung; **Wechselwirkung:** Verstärkung der Blutungsneigung bei gleichzeitiger Therapie mit Gerinnungshemmern od. Thrombozytenaggregationshemmern ist nicht auszuschließen.

An|aphrodisiaka (gr. ἀν- -los, -leer; Aphrodisiaka*) *n pl*: Arzneimittel, die den Geschlechtstrieb herabsetzen; in der Volksheilkunde werden z. B. Hopfen u. Mönchspfeffer verwendet.

Anden-Ginseng *m*: s. Lepidium meyenii.

Andorn *n*: s. Marrubium vulgare.

Andro|pogon citratus *m*: s. Cymbopogon citratus.

Anemone acutiloba *f*: s. Hepatica nobilis.

Anemone americana *f*: s. Hepatica nobilis.

Anemone pratensis *f*: s. Pulsatilla pratensis.

Anemone pulsatilla *f*: s. Pulsatilla pratensis.

Anethol *n*: trans-Anethol; 1-Methoxy-4-propenylbenzol (IUPAC); Bestandteil des ätherischen Öls aus den Spaltfrüchten von Pimpinella* anisum (80–90 %) u. Foeniculum* vulgare (50–60 %) od. synthetisch hergestellt; **Verwendung:** Sekretolytikum; **Nebenwirkungen:** gelegentlich allergische Reaktionen der Haut, der Atemwege (Vorsicht bei Asthma* bronchiale) u. des Magen-Darm-Trakts.

Anethum graveolens L. *n*: (Echter) Dill; Pflanze aus der Familie der Apiaceae (Doldengewächse); **Arzneidroge:** getrocknete Früchte (Anethi fructus, Dillfrüchte); **Inhaltsstoffe:** 2,5–4 % ätherisches Öl mit 50 % Carvon, Cumarinderivate; **Wirkung:** spasmolytisch, bakteriostatisch; **Verwendung:**

nach **Kommission E** bei dyspeptischen Beschwerden; **Dosierung:** Aufgüsse; mittlere Tagesdosis 3 g angestoßene Ganzdroge bzw. 0,1–0,3 g ätherisches Öl; **Nebenwirkungen:** keine bekannt; **Kontraindikation:** keine bekannt.

A|neurin *n*: veraltete Bez. für Vitamin* B_1.

Angehörigen|gruppe: Abk. AG; Anfang der 70er Jahre des 20. Jahrhunderts erstmals von Sozialpsychiatern angebotene, heute als Angebot einer therapeutischen Einrichtung od. als Selbsthilfegruppe bestehende Gruppe Angehöriger von an einer bestimmten Krankheit Leidenden; den AG liegt i. R. des Paradigmenwechsels in der Psychiatrie (vom monokausal-nosologischen zum biographisch-systemischen Denken) die Einsicht zugrunde, dass von der Erkrankung nicht nur der Patient, sondern auch die Angehörigen bzw. weitere Bezugspersonen betroffen sind. In den AG wird der häufig von Schuld, Scham, Rat- u. Hilflosigkeit (aber auch wirtschaftlicher Not u. soziale Isolation) gekennzeichneten Situation der Angehörigen Rechnung getragen. Durch Teilnahme an den AG besteht für die Angehörigen die Möglichkeit zur Entlastung, Aussprache, Beendigung der Isolation, Information u. Solidarität sowie zum Erfahrungsaustausch. Für die teilnehmenden Mitarbeiter stehen Relativierung ihres Expertenstatus, Information u. Selbstkontrolle im Vordergrund. Vgl. Selbsthilfe.

Angelica arch|angelica L. *f*: Angelika, Engelwurz, echte; Pflanze aus der Familie der Apiaceae (Doldengewächse); **Arzneidroge:** getrockneter Wurzelstock u. Wurzeln (Angelicae radix, Angelicawurzel) sowie das aus den Wurzeln gewonnene ätherische Öl (Angelicae aetheroleum); **Inhaltsstoffe:** ätherisches Öl (0,2–1 %, Pentadecanolid), Furanocoumarine (z. B. Bergapten) u. Kaffeoylsäuren; **Wirkung:** aromatisches Bittermittel; spasmolytisch, cholagog, Förderung der Magensaft-Sekretion; **Verwendung:** nach **Kommission E** bei Appetitlosigkeit, dyspeptischen Beschwerden; **traditionell** innerlich auch zur Behandlung von Leber- u. Gallenwegerkrankungen, bei Husten u. Bronchitis, nervöser Schlaflosigkeit u. als Tonikum*. Die Wirksamkeit bei den beanspruchten Anwendungsgebieten ist nicht belegt. In der **Anthroposophischen Medizin** Verwendung als Tonikum; **Dosierung:** Aufguss der zerkleinerten Droge (Tagesdosis 4,5 g), 1,5–3 g Fluidextrakt (1 : 1), 10–20 Tropfen ätherisches Öl, andere Zubereitungen zum Einnehmen, bevorzugt 3 Applikationen pro Tag; **Nebenwirkungen:** Furanocumarine wirken photosensibilisierend u. können zusammen mit UV-Bestrahlung zu Entzündungen der Haut führen; **Kontraindikation:** keine bekannt; **Homöopathie:** Verwendung als Tonikum.

Angelica sinensis L. *f*: Chinesische Angelika, Angelica anomala var. chinensis, Angelica fallax; chin. Dang gui, Dong quai, jap. Shirane-senkyu; Pflanze aus der Familie der Apiaceae (Doldengewächse); **Arzneidroge:** getrocknete unterirdische Pflanzenteile (Angelicae sinensis radix); **Inhaltsstoffe:** 0,2–0,4 % ätherisches Öl mit ca. 45 % Ligustilid; weitere Phthalide (z. B. Angelicid); Ferulasäure, Polysaccharide; **Wirkung:** antiinflammatorisch; Coniferylferulat u. Angelicachromen sind Hemmstoffe der 5-Lipoxygenase; Ferulasäure hemmt die Plättchenaggregation; Ligustilid soll in vivo deutlich antiasthmatisch u. spasmolytisch wirken; hepatoprotektiv u. immunstimulierend; Polysaccharide u. Vitamine sollen Blutbildung fördern; **Verwendung:** in China **traditionell** als Kräuterdekokt bei Anämie mit Schwindel u. Herzklopfen, Amenorrhö, Dysmenorrhö, Infertilität, Obstipation, rheumatischen Schmerzen, stumpfen Verletzungen, Furunkel u. Hautgeschwüren; während od. zur Stärkung u. zum Erhalt der Schwangerschaft; außerdem bei Kopfschmerz, Bronchitits, Rhinitis u. Sinusitis.

Angelika *f*: s. Angelica archangelica.

Angelika, Chinesische *f*: s. Angelica sinensis.

Angina pectoris (lat. angere verengen, erdrosseln; pectus, pectoris Brust) *f*: syn. Stenokardie; Herzenge; akute Koronarinsuffizienz mit plötzlich einsetzenden, Sekunden bis Minuten anhaltenden Schmerzen im Brustkorb (meist retrosternal), die in die linke (rechte) Schulter-Arm-Hand-Region bzw. Hals-Unterkiefer-Region ausstrahlen, häufig verbunden mit gürtelförmigem Engegefühl um den Brustkorb, Erstickungsanfall u. Atemnot bis zu Vernichtungsgefühl u. Todesangst; **Auslösung** durch körperliche Anstrengung, Aufregung, Kälte, evtl. schwere Mahlzeiten; **Ursache:** Missverhältnis von Sauerstoffangebot u. Sauerstoffbedarf bei koronarer Herzkrankheit*, Koronarspasmen (Prinzmetal-Angina), seltener Störungen des Blutflusses (Aortenstenose, Herzrhythmusstörungen, Hypertonie*, Hypotonie*). **Formen:** **1.** stabile A. p. (Schmerzen treten nur bei körperlicher Belastung auf u. sind über Monate konstant); **2.** instabile A. p. (neu auftretende, sich ändernde, zunehmende bzw. bei leichten körperlichen Belastungen od. auch schon in Ruhe auftretende Schmerzen; potentielle Vorstufe eines Herzinfarkts); **3.** Prinzmetal-Angina. **Therapie:** **1.** symptomatisch: Nitroglycerol (häufig prompte Besserung), Betarezeptorenblocker, Calciumantagonisten; ansteigendes Armbad links; **2.** konventionell: aortokoronarer Bypass, Dilatation mit perkutaner transluminaler koronarer Angioplastie (Abk. PTCA), Artherektomie; **3.** Phytotherapie bzw. Homöopathie: Zubereitungen aus Selenicereus *grandiflorus, Nitroglycerol*, Crataegus* u. Nicotiana* tabacum; **4.** Periostmassage*, Neuraltherapie*; **5.** langfristig: Beseitigung der Risikofaktoren, v. a. durch Ernährungsumstellung u. Bewegung, ggf. auch medikamentöse Prävention. **Cave:** A. p. ist nicht der Ausdruck einer beginnenden Koronarerkrankung, sondern meist das Zeichen einer kritischen **Stenose**. Differentialdiagnostisch müssen u. a. Störungen der Muskulatur u. Wirbelsäule (z. B. blockierte Rippe), Interkostalneuralgien, Reflux u. psychoso-

A

matische Ursachen beachtet werden. Bei Einsatz von naturheilkundlichen Verfahren den Patienten einer evtl. notwendigen Überwachung od. konventionellen Therapie zuführen.

Angio|pathie (gr. ἀγγεῖον Gefäß; -pathie*) *f*: s. Verschlusskrankheiten.

Angst: unangenehm empfundener, eine Bedrohung od. Gefahr signalisierender emotionaler Gefühlszustand (s. Emotion); erhält u. U. Krankheitswert, wenn A. ohne erkennbaren Grund bzw. infolge inadäquater Reize ausgelöst u. empfunden od. unangemessen stark erlebt wird; **Symptom:** Unsicherheit, Unruhe, Erregung (evtl. Panik), Bewusstseins-, Denk- od. Wahrnehmungsstörungen, Anstieg von Puls- u. Atemfrequenz, verstärkte Darm- u. Blasentätigkeit, Übelkeit, Zittern, Schweißausbrüche; **Formen:** u. a. **1.** realistische A. (s. Furcht) als Reaktion des Ich auf eine objektive Gefahr; nach Extremsituationen ggf. Traumatisierung (posttraumatische Belastungsstörung*) u. bei wiederholter Konfrontation mit der Gefahr Auftreten der A. als sog. Signalangst, die Abwehrmechanismus* u. Coping* auslöst; **2.** frei flottierende A. (nicht auf ein bestimmtes Objekt od. eine bestimmtes Situation gerichtet); **3.** neurotische A.: stammt aus einem unbewussten Konflikt u. tritt i. R. neurotischer Störungen (z. B. bei Phobie*) auf. A. kommt bei fast allen Psychosen vor. **Therapie: 1.** Psychotherapie, insbesondere kognitive Verhaltenstherapie* mit Expositionsübungen (z. B. Logotherapie*, Konfrontationstherapie*, Reizüberflutung*, systematische Desensibilisierung*); **2.** Anxiolytika, evtl. selektive Serotonin-Rückaufnahme-Inhibitoren (Abk. SSRI für engl. selective serotonin reuptake inhibitors), selektive Noradrenalin-Rückaufnahme-Inhibitoren (Abk. SNRI für engl. selective serotonin and norepinephrin reuptake inhibitors), nichtselektive Monoamin-Rückaufnahme-Hemmer (Abk. NSMRI für engl. non selective monoamine reuptake inhibitors) u. Benzodiazepine; **3.** Entspannungstechniken*, z. B. Autogenes* Training, Meditation*; **4.** Sophrologie*; **5.** Phytotherapie: Zubereitungen aus Valeriana* officinalis, Humulus* lupulus, Hypericum* perforatum, Lavandula* angustifolia, Yohimbin*; **6.** Homöopathie: Zubereitungen aus u. a. Phosphor, Arsen.

Angst|überflutung: s. Reizüberflutung.

Anima *f*: von C. G. Jung in der Analytischen Psychologie eingeführte Bez. für das gegengeschlechtliches Seelenbild des Mannes, das sich aus Erlebnissen an gegengeschlechtlichen Personen der Umgebung, aus meist verdrängten gegengeschlechtlichen Eigenschaften u. aus Erfahrungen der Menschheit von jeher am anderem Geschlecht zusammensetzt; das gegengeschlechtliches Seelenbild der Frau wird als **Animus** bezeichnet.

Anis *f*: s. Pimpinella anisum.

Anis|öl: s. Pimpinella anisum.

An-Mo: s. Massage, chinesische.

An|ode (gr. ἄνοδος Aufweg) *f*: positive Elektrode des elektrischen Stromkreises, die Elektronen u. Anionen anzieht. **cave:** die elektrolytische Wirkung unter der A. ist eine saure Reaktion, die i. R. der Elektrotherapie (z. B. Gleichstromtherapie bzw. Galvanisation) bei unsachgemäßem Gebrauch (direkte Auflage der Elektrode auf der Haut ohne Unterpolsterung) eine Koagulationsnekrose auslösen kann; früher z. T. gewünschtes Therapieziel z. B. zur Epilation, Entfernung von Warzen, Polypen. Vgl. Kathode.

Anreicherung: s. Bioakkumulation, Nährstoffanreicherung.

Anserinae herba *f*: s. Potentilla anserina.

Antennaria dioica (L.) Gaertn. *f*: Gemeines Katzenpfötchen; Pflanze aus der Familie der Asteraceae (Korbblütler); **Arzneidroge:** getrocknete Blütenköpfchen (Antennariae dioicae flos, Katzenpfötchenblüten); **Inhaltsstoffe:** Ursolsäure, Luteolinglykoside; **Wirkung:** choleretisch; **Verwendung:** frische od. getrocknete Droge **traditionell** bei Darmerkrankungen, Erkrankungen der Gallenwege; **Dosierung:** nur in Kombination verwendet; **Nebenwirkungen:** keine bekannt; **Kontraindikation:** bekannte Kompositenallergie, Schwangerschaft u. Stillzeit; **Wechselwirkung:** keine bekannt.

Anthemis nobilis *f*: s. Chamaemelum nobile.

Anthra|chinon *n*: Oxidationsprodukt des Anthracens; in vielen dickdarmwirksamen Abführmitteln (s. Cassia senna, Rheum palmatum) enthalten u. Grundsubstanz verschiedener Farbstoffe; vgl. Emodine.

Anthropo|logie, kultur|vergleichende medizinische (gr. ἄνθρωπος Mensch; -logie*) *f*: Abk. KMA; s. Ethnomedizin.

Anthropo|metrie (↑; gr. μέτρον Maß, -messung) *f*: Teilgebiet der Anthropologie, das sich mit der Bestimmung u. Lehre der Maßverhältnisse des menschlichen Körpers befasst; das Verhältnis von Körpergewicht u. -länge zum Lebensalter lässt Rückschlüsse auf den Ernährungs- u. Entwicklungszustand (v. a. bei Kindern) zu.

Anthropo|skopie (↑; gr. σκοπία Umschau, Spähen) *f*: von dem Physiker L. Machts u. dem Mediziner G. H. Fischer (beide Marburg) begründetes diagnostisches Verfahren unter Verwendung eines Anthroskops (Gerät zur Hochfrequenz-Feldstärke-Messung); mit einem elektronischen Generator soll der Aufbau eines elektromagnetischen Feldes am ganzen Körper (Ganzkörpermessung) möglich sein. Die Veränderungen bzw. die Abweichung von einer Normalverteilung von Werten der elektrischen Leitfähigkeit hochfrequenter Wellen eines sog. gesunden Gewebes stellen die Bewertungsgrundlage frühdiagnostischer Aussagen zu Störungen der Funktion von Zellen, Geweben usw. dar. Der Frequenzbereich liegt bei ca. 320 kHz. Gleichzeitig soll die A. die Möglichkeit einer sog. elektromagnetischen Informationstherapie anbieten, die in den USA auch als electromagnetic homeopathy bekannt ist. **Anwendung:** z. B. zur Lokalisation von Entzündungen, Erkennung von Präkanzerosen, Früherkennung von hypo- bzw. hyperämischen Arealen; **Kontraindikation:** Herzschrittmacher; wissenschaftlich nicht belegtes, umstrittenes u. spekulatives Verfahren.

Anthropo|sophie (↑; gr. σοφία Kenntnisse, Wissenschaft) *f*: von Rudolf Steiner (1861–1925) begründeter „Erkenntnisweg, der das Geistige im Menschenwesen zum Geistigen im Weltall führen will"; A. schafft die methodische Voraussetzung, durch das Denken die naturwissenschaftlich-anthropologischen Erkenntnisse mit den geisteswissenschaftlich-anthroposophischen zu verbinden. Sie verweist auf die unvergängliche Individualität Mensch, die sich in Übereinstimmung mit der Erden- u. Weltenevolution in immer neu gestalteten Verkörperungen (s. Reinkarnation), geführt durch das sog. geistige Ursachengesetz (Karma*, Schicksal), entwickelt. In jedem Menschen sind seelisch-geistige Organe veranlagt, die zur unmittelbar geistigen bzw. übersinnlichen Erkenntnis in den 3 Stufen von Imagination, Inspiration u. Intuition ausgebildet werden können. Vgl. Medizin, anthroposophische; Ernährung, anthroposophische.

Anthropo|sophisch Pharma|zeutischer Codex (↑) *m*: s. APC.

Anti-: Wortteil mit der Bedeutung gegen, entgegen; von gr. ἀντί.

Anti|biose (↑; Bio-*) *f*: Wachstumshemmung od. Abtötung von Mikroorganismen durch Stoffwechselprodukte anderer Bakterien, Pilze u. z. T. auch höherer Pflanzen; Grundlage für die Behandlung infektiöser Erkrankungen z. B. durch Phyto- od. Antibiotikatherapie; Gegesatz Symbiose*.

Anti|dot (gr. ἀντίδοτος dagegen gegeben) *n*: s. Antidotierung, Arzneimittelbeziehung.

Anti|dotierung (↑): Aufhebung od. Blockierung der Wirkung eines Arzneimittels od. Giftes; **Homöopathie: 1.** beabsichtigte A. eines falsch gewählten od. dosierten Arzneimittels durch ein anderes homöopathisches od. allopathisches Arzneimittel; **2.** ungewollte, vom Patienten vorgenommene Blockierung der Arzneimittelwirkung durch Allopathika, Nahrungs- od. Genussmittel od. arzneimittelspezifische Stressoren; vgl. Arzneimittelbeziehung, Heilungshindernis.

Anti|dys|kratikum (Anti-*; Dys-*; gr. κρᾶσις Mischung) *n*: Mittel, mit dem nach den Vorstellungen der Humoralpathologie* eine schlechte Säftezusammensetzung (Dyskrasie*), z. B. durch Förderung der Ausscheidungsfunktionen, verbessert werden soll; verwendet werden z. B. Birkenblätter (s. Betula) od. Brennnessel (s. Urtica) unterstützend bei rheumatischen Erkrankungen u. pflanzliche Abführmittel (Laxanzien*) traditionell als sog. Blutreinigungsmittel (insbesondere i. R. sog. Blutreinigungs- bzw. Frühjahrskuren).

Anti-Fett-Pille (↑): s. Orlistat, Sibutramin.

Anti|homo|toxikum (↑; lat. homo Mensch; gr. τοξικόν φάρμακον Pfeilgift) *n*: i. R. der antihomotoxischen Therapie (s. Homotoxikologie) eingesetztes Arzneimittel, das als höher verdünntes bzw. potenziertes Homoion* bzw. Simileantigen (d. h. ein toxischer Stoff, ähnlich od. gleich dem, den es zu behandeln gilt) verabreicht wird; die potenzierten Arzneimittel werden i. S. der Isopathie* eingesetzt.

Anti|monit (↑) *m*: s. Antimonium crudum.

Anti|monium crudum *n*: Antimonit, Antimonglanz, Antimon(III)-sulfid; Stibium sulfuratum nigrum, Grauspießglanz, schwarzes Schwefelantimon; Sb_2S_3; Mineral, grauschwarzes Pulver od. kristalline Stücke; **Verwendung:** in der **Anthroposophischen Medizin** entprechend der Wesensgliederdiagnose zur Anregung der Formkräfte z. B. bei Diarrhö, Gerinnungsstörungen; **Homöopathie:** (kleines Mittel) Zubereitungen z. B. bei Magenkrankheiten mit Meteorismus, weiß belegter Zunge.

Anti|nutritiva (Anti-*; lat. nutrire ernähren) *n pl*: s. Schadstoffe, biogene.

Anti|oxidanzien (↑; gr. ὀξύς scharf, sauer) *n pl*: leicht oxidierbare Stoffe, die durch ihr niedriges Redoxpotential andere Stoffe vor unerwünschter Oxidation* schützen; natürliche A. sind z. B. Tocopherole u. Flavonoide; synthetische A. sind z. B. Ascorbinsäure, Gallate, Butylhydroxyanisol u. Butylhydroxytoluol; **Vorkommen:** natürlich v. a. in Pflanzenölen, weniger in Schlachttierfetten; **Verwendung:** z. B. als Lebensmittelinhaltsstoffe u. Lebensmittelzusatzstoffe* zur Konservierung von Lebensmitteln u. Kosmetika; A. können infolge ihrer antioxidativen Wirkung u. U. die Entstehung freier Radikale verhindern, daher wird ihnen eine gewisse präventive Funktion hinsichtlich bestimmter Erkrankungen zugeschrieben. Art, Höchstmengenbegrenzung u. Kenntlichmachung beim Zusatz zu Lebensmitteln sind in der Zusatzstoff-Zulassungsverordnung geregelt.

anti|pathisch (↑; -pathie*): von Samuel Hahnemann in die homöopathische Arzneimittellehre* eingeführter Begriff für die Eigenschaft eines Arzneimittels, mit Symptomen seines Arzneimittelbildes denjenigen einer gegebenen Erkrankung entgegengesetzt zu sein; die Gabe eines a. Arzneimittels (Contraria contrariis curentur) soll zu einer kurzfristigen Palliation* mit nachfolgender Verschlimmerung der Symptome führen, da es zu einer Unterdrückung der Symptome ohne Beseitigung der Ursachen kommt. Vgl. allopathisch, homöopathisch.

Anti-Pilz-Diät (↑; Diät*) *f*: Rieth-Kost; Kostform nach H. Rieth zur Beseitigung einer Pilzbesiedlung (Candida-Mykose) im Magen-Darm-Trakt bzw. zur Vorbeugung einer Neubesiedlung; Bevorzugung von ballaststoffreicher Ernährung mit Kartoffeln, Gemüse u. Salaten, Reduzierung bzw. Vermeiden von Zucker, Honig, Auszugsmehlen, zuckerhaltigen Getränken u. süßen Früchten; damit soll über ein geringeres Substratangebot durch eine geringere Pilzbesiedlung des oberen

A

Verdauungstraktes, insbesondere der Mundhöhle, der Nachschub an Keimen für den Darm unterbrochen werden. Bei massiver Candidose des Darms reicht eine Anti-Pilz-Diät als alleinige Eradikationstherapie i. d. R. nicht aus.

Anti|psorikum (↑; gr. ψώρα Krätze, Räude) *n*: s. Arzneimittel, antipsorisches.

Anti|sykotikum (↑; gr. σῦκον Feige) *n*: s. Arzneimittel, antisykotisches.

Anti|syphilitikum (↑) *n*: s. Arzneimittel, antisyphilitisches.

Antlitz|dia|gnostik (gr. διαγνωστικός fähig zu unterscheiden) *f*: Bez. für die diagnostische Verwertung jeder sichtbaren Veränderung u. Abweichung vom Normalbild des Gesichts als Hinweis auf innere Erkrankungen (z. B. Blässe bei Anämie); begutachtet werden z. B. Farbe der Gesichtshaut, Hautveränderungen, Faltenbildung, Feuchtigkeitszustand. Vgl. Pathophysiognomik.

APC: Abk. für **A**nthroposophisch **P**harmazeutischer **C**odex; Vorschriftensammlung der Anthroposophischen Pharmazie*; beschreibt u. a. Qualitätsstandards der Rohmaterialien u. Herstellungsprozesse; enthält eine Liste der in der Anthroposophischen Medizin* verwendeten Substanzen; vergleichbar: HAB*.

Apfel|essig|getränk: aus Apfelessig, Honig u. Wasser bestehendes Getränk (meist jeweils 2 TL Essig u. Honig auf ein Glas Wasser), dem aufgrund der im Apfelessig enthaltenen Stoffe (Mineralstoffe, v. a. Kalium, Spurenelemente, Aminosäuren, Enzyme, Pektine u. Betacarotine) eine desinfizierende, entgiftende, entschlackende u. damit krankheitslindernde Wirkung zugesprochen wird; **Anwendung:** innerlich (möglichst auf nüchternen Magen) u./od. äußerlich (meist mit Wasser verdünnter Apfelessig) bei einer Vielzahl von Beschwerden (Atemwegerkrankungen, Erschöpfung, Akne, Psoriasis, Fieber, Pollinosis, Hautverletzungen) sowie zur Gewichtsreduktion. Die angegebenen Wirkungen, mit Ausnahme der antibakteriellen, sind nicht wissenschaftlich nachgewiesen. Gewichtsverluste werden auf parallele energiereduzierte Kost zurückgeführt. Wegen möglicher Reizung bei empfindlicher Haut od. Ekzemen äußerlich nicht anwenden.

Apfel|sinen|baum: s. Citrus sinensis.

Aphrodisiaka (gr. ἀφροδίσιος zur Liebe gehörig) *n pl*: Sammelbez. für Substanzen u. Mischungen, denen eine Steigerung des sexuellen Erlebens u. eine Verbesserung der Sexualfunktion zugeschrieben wird; meist Hilfsmittel der Suggestionstherapie, da die Sexualfunktion des Menschen außer von somatischen auch von psychischen Faktoren beeinflusst wird; gebräuchliche pflanzliche A. sind z. B. stimulierende u. enthemmende, toxische Stoffe (Haschisch, Blätter u. Wurzel von Atropa* belladonna, Kraut von Hyoscyamus* niger, Datura* stramonium) sowie Mittel, die das Urogenitalsystem reizen (Kraut u. Wurzel von Petroselinum* crispum, Kraut von Apium* graveolens) od. die Blutfüllung der Abdominal- u. Sexualorgane verstärken (Kraut von Ocimum* basilicum, Zingiber* officinale, Capsicum*), außerdem Cantharidin*, Turnera* diffusa, Ptychopetalum* u. Pausinystalia* yohimbe.

Aphthen (gr. ἄφθα Mundausschlag) *f pl*: schmerzhafte, von einem entzündlichen Randsaum umgebene Erosionen der Mundschleimhaut mit weißlichem Fibrinbelag; überwiegend als rezidivierende gutartige A. mit narbenloser Abheilung nach Tagen bis Wochen; **Ursache:** meist unbekannt; evtl. trophoneurotische Störung, gefördert durch bestimmte Hormone, Nahrungsmittel, Trauma od. Infektion; **Therapie: 1.** Versuch mit lokalen Kortikoiden od. Desinfektionsmitteln (im Frühstadium); **2.** Phytotherapie: lokal u. a. Salvia* officinalis, Thymus* vulgaris, Chamomilla* recutita; **3.** Homöopathie: Zubereitungen aus Borax*. Vgl. Stomatitis.

Apisinum *n*: reines Bienengift von Apis* mellifera; **Inhaltsstoffe:** Proteinkörper, Melittin, Histidin, Histamin, Phospholipase A, Hyaluronidase, Lezithase A u. Hämolysin; **Homöopathie:** s. Apis mellifera.

Apis melli|fera L. *f*: Apis mellifica; Honigbiene; Insekt aus der Familie der Apidae der Ordnung Hymenoptera; produziert verschiedene Substanzen, die therapeutisch genutzt werden, z. B. Apisinum* (Bienengift), Gelée* royale, Honig* u. Propolis*; **Verwendung** in der **Anthroposophischen Medizin** entsprechend der Wesensgliederdiagnose z. B. bei Störungen der Wärmeregulation, Autoimmunerkrankungen; **Homöopathie:** Verwendung der ganzen Biene od. nur des Bienengifts (Apisinum, großes Mittel) entsprechend des individuellen Arzneimittelbildes z. B. bei akuten u. subakuten Entzündungen der Haut u. Schleimhäute, entzündlichen Ödemen, Erysipel, Urtikaria, Furunkel, Tonsillitis.

Apis mellifica *f*: s. Apis mellifera.

Api|therapie (lat. apis Biene; Therapie*) *f*: Bez. für die therapeutische Verwendung von Bienenprodukten; als Bienenwirkstoffe werden Gelée* royale, Pollen, Propolis*, Wachs u. Apisinum* angewendet. **Anwendung:** z. B. bei Allergien, Herz-Kreislauf-Erkrankungen, chronischer Arthritis, Impotenz sowie zur Krebsprävention; **cave:** allergische Reaktionen; für die A. bzw. die verwendeten Einzelprodukte sind bisher wenige od. keine wissenschaftlich gesicherten Nachweise erbracht worden.

Apium graveolens L. *n*: Sellerie; Pflanze aus der Familie der Apiaceae (Doldengewächse); **Arzneidroge:** reife getrocknete Früchte (Apii fructus); **Inhaltsstoffe:** ätherisches Öl (Myrcen, Phthalide, D-Limonen, Selinen), Apoigenin, Cumarine, Furanocumarine (u. a. Bergapten, Isoquercitrin) u. Flavonoide (Apiin u. a.); **Wirkung:** diuretisch, lipidsenkend; **Verwendung:** Früchte, auch für Abkochungen, Fluidextrakte; **traditionell** zur Steigerung der Diurese bei Beschwerden im Bereich der ableitenden Harnwege; bei Magen-Darm-Beschwerden, als appetitanregendes Mittel, als Adjuvans bei Gicht u. rheumatischen Beschwerden, bei nervöser Unruhe; die Wirksamkeit bei den beanspruchten Anwendungsgebieten ist nicht belegt. A. g. wurde von der **Kommission E** wegen des ungünstigen Nutzen-Risko-Verhältnisses negativ monographiert. **Dosierung:** 0,5 g getrocknete Früchte 3-mal täglich, 1 g frisch angestoßene Früchte als Teeaufguss 3-mal täglich; **Nebenwirkungen:** Kontaktdermatitis, allergische Reaktionen bis zum anaphylaktischen Schock, Kreuzallergien: Sellerie-Karotten-Beifuß-Gewürz-Syndrom; phototoxische Reaktionen; **Kontraindikation:** bekannte Überempfindlichkeit auf Sellerie, Nierenkrankheiten; Schwangerschaft u. Stillzeit bei Dosierungen, die über die nahrungsüblichen Mengen hinausgehen; **Homöopathie:** Zubereitungen entsprechend des individuellen Arzneimittelbildes z. B. bei Schmerzen im Bereich der Adnexen.

Apocynum cannabinum L. *n:* Hanfartiger Hundswürger; Pflanze aus der Familie der Apocynaceae (Immergrüngewächse); **Arzneidroge:** Kanadische Hanfwurzel (Apocyni cannabini radix); **Inhaltsstoffe:** Cymarin, Apocannosid, Cynocannosid, D-Cymarosid/L-Oleandrosid des 5-Desoxystrophantidin; **Wirkung:** herzwirksam (s. Digitalisglykoside); **Verwendung: traditionell** bei Herzleiden u. als Diuretikum; wegen Dosierungsproblemen obsolet; **Homöopathie:** Zubereitungen aus dem frischen Wurzelstock entsprechend des individuellen Arzneimittelbildes z. B. bei Herzleiden u. als Diuretikum.

Apotheker|primel: s. Primula veris.

Appetit (lat. appetere verlangen) *m:* im lateralen Hypothalamus ausgelöstes Bedürfnis nach Aufnahme bestimmter Lebensmittel, das durch exogene (z. B. Geruch, Geschmack, Gehör, Optik) u. endogene Faktoren (z. B. Füllungszustand des Magens, Blutzuckerspiegel, individuelles Wohlbefinden) beeinflusst wird; die Empfindung wird auch körperlich wahrgenommen, z. B. durch Speichelfluss beim Anblick von Nahrung. A. setzt die Erfahrung in Bezug auf bestimmte Lebensmittel od. Speisen voraus u. ist (als psychologisches Verlangen nach Nahrungsaufnahme) nicht zwingend mit Hunger* gekoppelt, sondern kann im Extremfall, z. B. bei Adipositas*, völlig losgelöst vom körperlichen Bedarf auftreten. Vgl. Sättigung.

Appetit|losigkeit (↑): Essunlust; **Ursache:** vielfältig; teils lokal auf den Magen-Darm-Trakt bezogen (entzündlich, tumorös), aber oft auch Ausdruck einer Grunderkrankung od. psychosomatisch. **Therapie: 1.** Phytotherapie: zur Steigerung des Appetits* werden Zubereitungen aus einer Vielzahl von Pflanzen mit Bitterstoffen od. ätherischen Ölen angegeben: u. a. Artemisia* abrotanum bei Kindern, Chinarinde nach Verlust von Säften (z. B. Durchfall), Colchicum, Berberis* vulgaris, Trigonella* foenum-graecum, Schwedentrunk*, Centaurium* erythraea, Marrubium* vulgare, Menyanthes* trifoliata, Marsdenia* condurango, Gentiana* lutea, Coriandrum* sativum, Taraxacum* officinale, Medicago* sativa, Aurantii dulcis flavedo recens (s. Citrus sinensis), Achillea* millefolium, Artemisia* absinthium, Allium* cepa; **2.** Heilmagnetismus*. Abklärung möglicher Ursachen nicht verzögern u. dann ursächlich behandeln. Vgl. Dyspepsie, funktionelle, Rekonvaleszenz, verzögerte.

Approbation *f:* staatliche Erlaubnis zur Ausübung des Berufs als Arzt, Zahnarzt, Apotheker od. Tierarzt; nach dem Psychotherapeutengesetz* ist zur Ausübung des Berufs des Psychologischen Psychotherapeuten sowie Kinder- u. Jugendpsychotherapeuten eine A. vorgeschrieben.

Aqua|retikum (lat. aqua Wasser; gr. ἐρέθειν reizen) *n:* Arzneimittel zur Vermehrung des Harnflusses; besonders geeignet als Teeaufguss, da die Flüssigkeitszufuhr entscheidend zur Wirkung beiträgt. Die gesteigerte Harnausscheidung erfolgt nicht tubulär wie bei einem Diuretikum*, sondern kommt durch Verdünnungsdiurese aufgrund gesteigerter glomerulärer Filtration sowie durch Zufuhr von Kaliumionen zustande. Gebräuchliche A. sind z. B. Birkenblätter, Brennnesselkraut, Bohnenschalen, Goldrutenkraut, Hauhechelwurzel, Löwenzahnkraut mit -wurzeln, Orthosiphonblätter, Schachtelhalmkraut u. Wacholderbeeren.

Aqua|rome (↑; gr. ἄρωμα Gewürz) *n pl:* von D. Gümbel, der sich als Begründer einer sog. Heilkräuter-Essenz-Therapie bezeichnet, eingeführter Begriff für die bei der Wasserdampfdestillation von Heilkräuteressenzen entstehende wässrige Phase; während der Destillation von Pflanzenteilen wird eine gasförmige Verbindung von Wasserdampf u. ätherischem Öldampf frei. Nach der Abkühlung wird das flüssige Öl abgeschöpft u. das zurückbleibende Wasser (das Aquarom) soll nun wasserlösliche Aromamoleküle enthalten. Diese verdünnten Essenzen können als Tropfen od. Tee eingenommen werden. Wissenschaftlich nicht gesichert.

Arbeits|therapie (Therapie*) *f:* s. Ergotherapie.

Arbeits|umsatz: syn. Leistungsumsatz*.

Arcana (lat. arcanum Geheimnis) *n pl:* auch Arkana; **1.** sog. Geheimmittel der Spagyrik*; **2.** in spagyrischen Arzneimitteln die immaterielle, verborgene Heilkraft, die sich zwischen den Polaritäten Gift u. Arznei bewegt u. sich nur dem Menschen als Arzneikraft mitteilt; die innere Struktur der A. ist nach den 3 alchemistischen Prinzipien unterteilt in das materialisierende Prinzip (Seele od. Sal), das individualisierende Prinzip (Körper od. Sulfur) u. das vitalisierende Prinzip (Geist od. Mercurius); sie soll die stoffliche Ebene des Arzneimittels lediglich als Vehikel nutzen. Durch die Scheidekunst* werden die A. eines spagyrischen Arzneimittels zu harmonisch-heilender Wirkung gebracht.

Arctium *n:* Klette; Pflanzen aus der Familie der Asteraceae (Korbblütler); Arctium lappa L. (Lappa major, Große Klette), Arctium minus (Lappa minor, Kleine Klette), Arctium tomentosum Mill.

(Lappa tomentosa (Mill.) Lamarck, Spinnwebklette, Filzklette); **Arzneidroge:** im Herbst des ersten od. im Frühjahr des 2. Vegetationsjahres gesammelte u. getrocknete Wurzeln (Arctii radix, Bardanae radix, Klettenwurzeln); **Inhaltsstoffe:** ätherisches Öl, schwefelfreie u. schwefelhaltige Polyine, Arctiopiricin, Phenolcarbonsäuren u. Gerbstoffe, Lignane, Triterpene sowie ein Gesamtkohlenhydratgehalt von fast 70 % mit bis zu 45 % Inulin; **Wirkung:** schwach antibakteriell, antientzündlich; **Verwendung:** zerkleinerte Wurzel für Teeaufgüsse, Tinkturen u. a. Zubereitungen **traditionell** innerlich bei Erkrankungen im Magen-Darm-Trakt, bei rheumatischen Beschwerden, äußerlich bei unreiner Haut u. Ekzemen, Psoriasis; wissenschaftliche Belege existieren nicht; **Dosierung:** 1–2 g in 150 ml kochendem Wasser 5 Minuten ziehen lassen, 3-mal täglich Tinktur (1 : 10, 45 % Etnanol) 8–12 ml 3-mal täglich; **Nebenwirkungen:** allergische Reaktionen bei Personen mit Korbblütlerallergie, Kontaktallergien; **Kontraindikation:** bekannte Korbblütlerallergie, Schwangerschaft u. Stillzeit; **Wechselwirkung:** Verstärkung der blutzuckersenkenden Wirkung von Insulin; **Homöopathie:** bewährte Indikation bei nässenden Hautausschlägen u. Gebärmuttersenkung (Verschlechterung durch Stehen u. Gehen).

Arcto|staphylos uva-ursi (L.) Sprengel *m*: (Echte) Bärentraube; immergrüner, niedriger Strauch aus der Familie der Ericaceae (Heidekrautgewächse); **Arzneidroge:** Bärentraubenblätter (Uvae ursi folium); **Inhaltsstoffe:** Phenolheteroside (Arbutin 5–15 %, Methylarbutin bis 4 %, Hydrochinon 0,2–0,5 %), Gallotannine (10–20 %) u. Flavonoide; **Wirkung:** antimikrobiell (Arbutin, Hydrochinon), diuretisch, adstringierend; Arbutin wird im Körper in Glucose u. Hydrochinon gespalten, letzteres in konjugierter Form von Bakterien in den Harnwegen aufgenommen u. dekonjugiert, eine Alkalisierung des Urins ist deshalb für die Wirksamkeit nicht erforderlich); **Verwendung:** nach **Kommission E/ESCOP** bei unkomplizierten entzündlichen Erkrankungen der ableitenden Harnwege, wenn eine antibiotische Therapie nicht erforderlich scheint; **Dosierung:** bis zu 4-mal täglich 3 g Droge (Auszug mit kaltem Wasser) bzw. 400–840 mg Hydrochinonderivate pro Tag; ohne ärztlichen Rat sollten Bärentraubenblätter maximal 1 Woche (bis zum Verschwinden der Symptome) u. maximal 5-mal pro Jahr eingenommen werden; **Nebenwirkungen:** gelegentlich Übelkeit u. Erbrechen; **Kontraindikation:** Erkrankungen der Nieren, Behandlung bei Kindern unter 12 Jahren, Schwangerschaft, Stillzeit (begründeter Verdacht auf mutagene, hepatotoxische u. kanzerogene Wirkungen von Hydrochinonen).

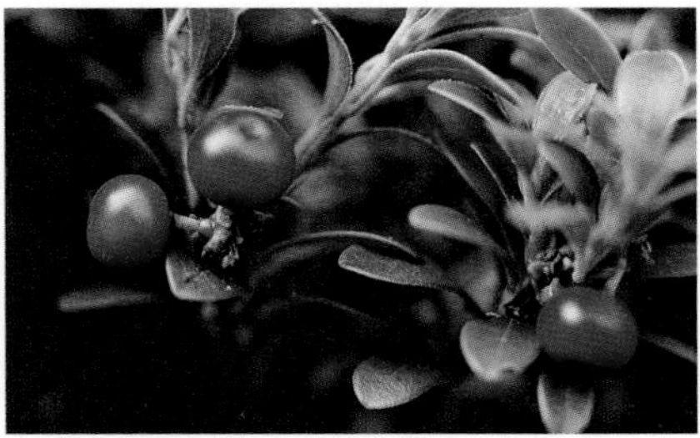

Arctostaphylos uva-ursi (L.) Sprengel: Frucht [2]

Areca catechu L. *f*: Betelnußpalme; 10–20 m hohe Fächerpalme aus der Familie der Arecaceae (Palmengewächse); **Arzneidroge:** Samen der Betelnuß (Semen arecae); **Inhaltsstoffe:** Alkaloid (hauptsächlich Arekolin); **Verwendung:** beim Kauen der Nuß zusammen mit Betelblättern u. Kalk (sog. Betelbissen) wird Arekolin zu Arekaidin mit zentral stimulierender Wirkung verseift; **Nebenwirkungen:** gehäuftes Auftreten von Oropharyngealkarzinomen.

Arekolin *n*: Alkaloid aus Areca* catechu.

Argentum (lat.) *n*: s. Silber.

Argentum nitricum (↑) *n*: Silber(I)-nitrat; sog. Höllenstein, Lapis infernalis; $AgNO_3$; farblose, durchsichtige, tafelförmige Kristalle od. Stäbchen; **Verwendung:** äußerlich als Antiseptikum, Ätzmittel bei schlechtheilenden Wunden, Geschwüren, Warzen in 0,5 %iger Lösung; prophylaktisch gegen Blennorrhö der Neugeborenen durch Eintropfen einer 1 %igen Lösung in den Bindehautsack (Credé-Prophylaxe); **Homöopathie:** Zubereitungen (großes Mittel) individuell entsprechend des Arzneimittelbildes, z. B. bei nervösen Beschwerden u. Erkrankungen der Schleimhäute.

Aricoma: s. Smallanthus sonchifolius.

Arm|bad: hydrotherapeutisches Verfahren mit Eintauchen i. d. R. beider Arme bis zur Mitte des Oberarms in mit Wasser gefüllte Wannen; **Anwendung:** als Kaltanwendung*, Wechselbad* od. ansteigendes A. (Hauffe*-Schweninger-Armbad) bei Tachykardie, Epikondylopathie; versuchsweise bei Kopfschmerz u. Durchschlafstörungen; **Kontraindikation** (für kaltes A.): Angina pectoris, beginnende Infektion.

Arm|guss: Guss* nach Sebastian Kneipp im Bereich der Arme; **Durchführung:** Beginn am rechten Handrücken außen bis zur Schulter u. an der Innenseite abwärts; entsprechend am linken Arm; **Anwendung:** kalte bzw. wechselwarme A. bei Abgeschlagenheit, Tachykardie u. Epikondylopathie, nicht bei Angina pectoris; warme u. heiße A. werden bei Arteriosklerose u. funktionellen Durchblutungsstörungen (Raynaud-Syndrom) angewendet. **Nebenwirkungen:** Durch die üblicherweise vornüber geneigte Haltung kann es bei der Anwendung zu zerebralen Durchblutungsstörungen, Stauungszuständen im Halsbereich u. Rückenbeschwerden kommen.

Armoracia rusticana (Gaertn.) Mey. et Scherb *f*: Cochlearia armoracia L.; Meerrettich, Kren; Pflanze aus der Familie der Brassicaceae (Kreuzblütler);

Arzneidroge: frische od. getrocknete, im Frühling od. Herbst geerntete Wurzeln (Armoraciae rusticanae radix, Meerrettichwurzel); **Inhaltsstoffe:** frische Wurzel: Senfölglykoside (Glucosinolate mit Sinigrin, Glukonasturtiin); getrocknete Wurzel: nach Hydrolyse der Glucosinolate durch Myrosinase 0,1–1,4 % flüchtiges Öl (bis zu 90 % Allylsenföl, bis zu 15 % Phenylethylsenföl); **Wirkung:** antimikrobiell, hyperämisierend; **Verwendung:** frische od. getrocknete zerkleinerte Droge, Frischpflanzenpresssaft u. a. galenische Zubereitungen zum Einnehmen od. zur äußerlichen Anwendung; nach **Kommission E** innerlich u. äußerlich bei Katarrhen der Atemwege, innerlich zur unterstützenden Therapie bei Infektionen der ableitenden Harnwege; äußerlich zur hyperämisierenden Behandlung bei leichten Muskelschmerzen; **traditionell** zur unterstützenden Therapie bei Leber- u. Galleerkrankungen, zur Verdauungsförderung; **Dosierung:** innerlich: mittlere Tagesdosis 20 g frische Wurzel, Zubereitungen entsprechend; äußerlich: Zubereitungen mit maximal 2 % Senfölen; **Nebenwirkungen:** vereinzelt allergische Reaktionen, bei hohen Dosen Magen-Darm-Beschwerden; **Kontraindikation:** bei innerlicher Anwendung Magen- u. Darmulzera, Nephritiden; keine Anwendung bei Kindern unter 4 Jahren; **Wechselwirkung:** keine bekannt; **Homöopathie:** bewährte Indikation bei Entzündungen der Augen u. der oberen Atemwege.

Arm|wickel: Wickel*, der die Hand u. den Arm bis zur Schulter umfasst.

Arndt-Schulz-Gesetz (Rudolf A., Psychiater, Greifswald, 1835–1900; Hugo Sch., Pharmakologe, Greifswald, 1853–1932): sog. biologisches Grundgesetz für den Verlauf biologischer Prozesse insbesondere durch heilende Reize, wonach schwache Reize die Lebenskraft anfachen, mittelstarke fördern, starke hemmen u. stärkste aufheben sollen; die Antwort auf einen gegebenen Reiz ist dabei individuell verschieden. Das A.-Sch.-G. wurde u. a. zur Erklärung der Wirkungsweise homöopathischer Arzneimittel herangezogen.

Arnica chamissonis Lessing *f*: Wiesenarnika; Pflanze aus der Familie der Asteraceae (Korbblütler), deren Anbau im Gegensatz zu Arnica* montana leicht möglich ist; zahlreiche Unterarten, z. B. ssp. chamissonis Maguire u. ssp. foliosa (Nutt.) Maguire (DAB 1997), die sich in ihren Inhaltsstoffen unterscheiden; nach Ph.Eur.4 ist A. ch. keine Stammpflanze der Arnikablüten mehr (Arnicae flos).

Arnica montana L. *f*: Arnika, Bergwohlverleih; Pflanze aus der Familie der Asteraceae (Korbblütler); **Arzneidroge:** Arnikablüten (Arnicae flos); **Inhaltsstoffe:** Sesquiterpenlactone (u.a. Helenalin, 11, 13-Dihydrohelenalin vermutlich die Wirkstoffe), ätherisches Öl (0,2–0,3 %), Polysaccharide u. Flavone (0,4–0,6 %); **Wirkung:** lokal antiphlogistisch, analgetisch, antimikrobiell (v. a. gegen grampositive Keime); **Verwendung:** nach **Kommission E** bei Verletzungs- u. Unfallfolgen (z. B. Hämatom, Prellung, Quetschung), Entzündungen der Schleimhäute von Mund- u. Rachenraum, Furunkulose, Entzündungen infolge Insektenstichen u. bei Oberflächenphlebitis; die Wirksamkeit bei den angegebenen Indikationen ist nicht mit Studien belegt; die **traditionelle** innerliche Anwendung ist wegen starker Nebenwirkungen obsolet; **Dosierung:** wässrige Auszüge zur äußerlichen Anwendung (2 g Droge auf 100 ml Wasser), **Arnikatinktur:** (Arnicae tinctura) ethanolischer Auszug von Arnikablüten (1 : 10), 3–10fach mit Wasser verdünnt, für Mundspülungen 10fach; Salben, Gele, Balsame mit maximal 20–25 % Tinktur od. Salben mit maximal 15 % des öligen Auszuges; **Nebenwirkungen:** gelegentlich Kontaktdermatitis (Helenalin); Arnikatinktur hat ein höheres Sensibilisierungspotential als Arnikasalbe, da der Alkohol resorptionsfördernd wirkt. Bei längerer topischer Anwendung od. hoher Dosierung ödematöse Dermatitis mit Bläschenbildung, evtl. Ekzem od. Nekrose; **cave:** In unverdünnter Form verursacht Arnikatinktur eine toxische Dermatitis; **Kontraindikation:** Bekannte Allergien gegen Arnika od. andere Korbblütler, Anwendung auf geschädigter Haut, offenen Wunden od. im Augenbereich, Anwendung bei Kindern; **Homöopathie:** Verwendung der ganzen frischen, blühenden Pflanze od. der getrockneten unterirdischen Teile als Konstitutionsmittel z. B. bei Erkrankungen des Herz-Kreislauf-Systems; bewährte Indikation bei Prellungen, Verstauchungen mit Zerschlagenheitsgefühl.

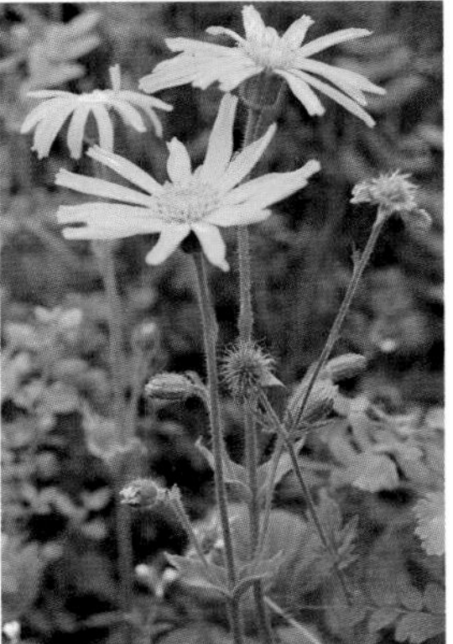

Arnica montana L.: Pflanze [2]

Arnika|tinktur (Tinctura*) *f*: s. Arnica montana.

Aroma|stoffe (gr. ἄρωμα Gewürz): flüchtige Verbindungen, die mit den Geruchsrezeptoren wahrgenommen werden können u. zusammen mit den Geschmacksstoffen* am Zustandekommen des Geschmackseindrucks beteiligt sind; bei der industriellen Herstellung von Lebensmitteln* werden zur Aromatisierung verwendete Lebensmittelzusatz-

A

stoffe* unterschieden in: **1.** natürliche A., die durch physikalische Verfahren aus pflanzlichem od. tierischem Ausgangsmaterial gewonnen werden; **2.** naturidentische od. synthetische A., die natürlichen A. in ihrem chemischen Aufbau gleich sind, aber synthetisch hergestellt werden; **3.** künstliche A., die in der Natur nicht vorkommen. Seit 1992 muss bei der Deklaration von A. nicht mehr nach diesen 3 Gruppen differenziert werden.

Aroma|therapie (↑; Therapie*) *f*: syn. Dufttherapie; therapeutische Anwendung unverfälschter ätherischer Öle* als Duftstoffe; die Verabreichung erfolgt in Form oraler Gaben, perkutan durch Bäder, Massagen, Wickel u. inhalativ durch gebrauchsfertige Aerosole*. Ziel ist die Optimierung u. Harmonisierung der Selbstheilungskräfte zur Gesunderhaltung u. im Krankheitsfall. Düfte sollen auf alle Existenzebenen des Menschen einwirken können; insbesondere wird der bioinformative Charakter (s. Bioinformation) von Duftmolekülen betont. Als gesichert gilt, dass die chemischen Verbindungen von Duftmolekülen diverse zentralnervöse Wirkungen entfalten können. Hierbei sind insbesondere stimmungsbeeinflussende u. endokrine Wirkungen nachweisbar. **Anwendung:** breites Anwendungsspektrum; Schwerpunkte in der Prävention, bei endokrinen, stoffwechselbezogenen sowie psychosomatischen Erkrankungen u. Infektionskrankheiten; **Nebenwirkungen:** z. T. toxische Effekte bei zu hoher Dosierung; Vorsicht bei Schwangeren, Säuglingen, Kleinkindern, Allergikern u. Epileptikern; **Kontraindikation:** bekannte Allergien u. Unverträglichkeiten. Wissenschaftlich u. klinisch weitgehend noch nicht anerkanntes Verfahren; angstlösende Wirkungen wurden nachgewiesen; positive Wirkungen wurden bei Alopecia areata, zur Bronchitisprophylaxe, bei Akne u. Pilzinfektionen beobachtet.

Aromato|graphie (↑; gr. γράφειν schreiben) *f*: diagnostisches Verfahren bei der Aromatherapie*, mit dessen Hilfe eine spezifische Wirksamkeit ätherischer Öle auf bestimmte Keime nachgewiesen werden soll, um eine gezieltere Behandlung von Infektionskrankheiten mit der Aromatherapie zu ermöglichen; aus dem üblichen Probenmaterial werden Keime gezüchtet u. schließlich der Hemmhofdurchmesser des aufgetragenen Duftöls in der Kulturschale bestimmt (Aromatogramm). Wissenschaftlich spekulatives Verfahren.

Arrowroot, Indisches: s. Curcuma zedoaria.

Arsen *n*: chemisches Element, Symbol As, OZ 33, relative Atommasse A_r 74,92; zur Stickstoffgruppe gehörendes Halbmetall; Spurenelement (evtl. essentiell); **biochemische Funktion:** möglicherweise Beeinflussung der Bildung von Methionin- u. Argininmetaboliten, Arsenat als Enzymaktivator anstelle von Phosphat u. Arsenit zur Regulation der Genexpression bestimmter Proteine; **Vorkommen in Nahrungsmitteln:** in tierischen u. pflanzlichen Lebensmitteln; besonders hoher Gehalt in Fischen u. a. Meerestieren; **Bedarf:** aus Tierversuchen ergibt sich ein möglicher Bedarf von 12–25 µg/d; täglich mit der Nahrung aufgenommene Menge ca. 10–15 µg; **Mangelerscheinungen:** in Tierversuchen Wachstums- u. Fertilitätsstörungen; verminderte Glutathion-S-Tranferase-Aktivität; erhöhte renale Calciumkonzentration; **Intoxikation:** Übelkeit, Erbrechen, Durchfall, Bauchkrämpfe, Leberschäden, akutes Nierenversagen; von der WHO vorgeschlagener acceptable* daily intake: 50 µg/kg Körpergewicht; **Homöopathie:** Arsenicum album: Polychrest* individuell entsprechend Arzneimittelbild, z. B. bei Angsstörungen.

Arte|misia abrotanum L. *f*: Eberraute; Pflanze aus der Familie der Asteraceae (Korbblütler); **Arzneidroge:** Kraut (Abrotani herba); **Inhaltsstoffe:** Abrotin, Bitterstoffe, Cumarinderivate (Isofraxidin), ätherisches Öl; **Wirkung:** leicht antimikrobiell, Förderung der Magensaftsekretion; **Verwendung: traditionell** als Aromatikum; **Homöopathie:** Zubereitungen (kleines Mittel) entsprechend des individuellen Arzneimittelbildes z. B. bei Abmagerung trotz gutem Appetit, Gedeihstörungen von Säuglingen.

Arte|misia absinthium L. *f*: Wermut; Halbstrauch aus der Familie der Asteraceae (Korbblütler); **Arzneidroge:** getrocknete obere blühende Sprossteile u. Blätter (Absinthii herba, Wermutkraut); **Inhaltsstoffe:** mindestens 0,3 % ätherisches Öl (u. a. mit α- u. β-Thujon, Thujylalkohol, trans-Sabinylacetat), Flavone, Gerbstoffe, Sesquiterpenlactonbitterstoffe (Absinthin, Anabsinthin, Artabsintin, Artabsin); der Bitterwert der Droge soll mindestens 15 000 betragen; **Wirkung:** tonisierend auf Magen u. Gallenwege, antiphlogistisch, karminativ, choleretisch, spasmolytisch. **Verwendung:** geschnittene Droge für Aufgüsse u. Abkochungen; Drogenpulver, Extrakte, Tinkturen als flüssige od. feste Darreichungsformen zur oralen Anwendung;

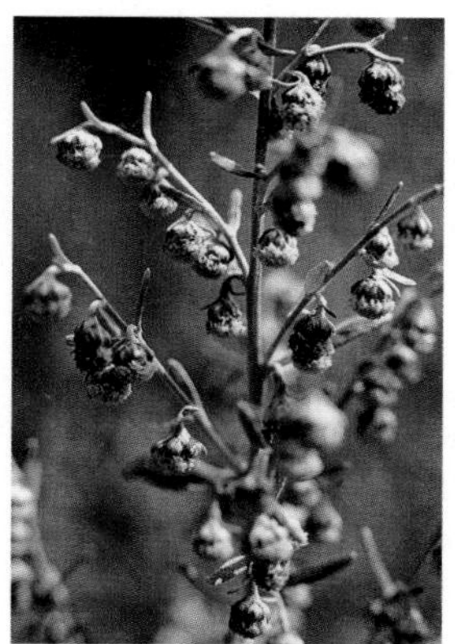

Artemisia absinthium L.: Blüte [2]

nach **Kommisison E** bei Appetitlosigkeit, dyspeptischen Beschwerden, Dyskinesien der Gallenwege; **traditionell** bei Achylie, Magenatonie, verminderter Magensaftsekretion bei subazider Gastritis, atonischen Zuständen der Gallenblase; **Dosierung:** mittlere Tagesdosis als Einzelteedroge 2–3 g, 1 g pro Tasse; Zubereitungen entsprechend; **Nebenwirkungen:** keine bekannt; **Kontraindikation:** Schwangerschaft u. Stillzeit; **Wechselwirkung:** keine bekannt; **Homöopathie:** Verwendung entsprechend des individuellen Arzneimittelbildes (kleines Mittel) z. B. bei tetanischen Krämpfen, Schwindel.

Arte|misia annua L. *f*: chin. Quinghao, Einjähriger Beifuß; Pflanze aus der Familie der Asteraceae (Korbblütler); **Arzneidroge:** getrocknete oberirdische Teile; **Inhaltsstoffe:** ätherisches Öl mit Artemisiaketon als Hauptbestandteil; Bitterstoffe: Sesquiterpenlactone (Artemisinin, in Wildpflanzen 0,01–0,5 %, in kultivierten Pflanzen bis zu 2 %) u. Arteannuin B; **Wirkung:** Anti-Malaria-Wirkung, fiebersenkend, antientzündlich, bakteriostatisch, immunmodulierend; **Verwendung:** als Droge od. galenische Zubereitungen; **traditionell** innerlich als Anti-Malaria-Mittel, bei Fieber, Nachtschweiß, Erkältung, Infektionskrankheiten, Obstipation, Gelbsucht, Psoriasis, systemischem Lupus erythematodes; äußerlich bei bakteriellen Infektionen, stumpfen Verletzungen, rheumatischen Beschwerden; die Wirkung bei den genannten Indikationen ist nicht ausreichend belegt. **Dosierung:** Tagesdosis 3–9 g Droge, Zubereitungen entsprechend; **Nebenwirkungen:** gastrointestinale Symptome (Erbrechen, abdominale Schmerzen, Diarrhö) u. Schwindel. **Kontraindikation:** bekannte Allergie gegenüber Korbblütlern, Schwangerschaft u. Stillzeit; **Wechselwirkung:** keine bekannt.

Arte|misia cina O.C. Berg et C.F. Schmidt *f*: Wurmkraut, Zitwer; Pflanze aus der Familie der Asteraceae (Korbblütler); **Arzneidroge:** Blüten (Cinae flos, Zitwerblüten; nicht korrekt Zitwersamen, Wurmsamen); **Verwendung:** früher als Wurmmittel gegen Spulwürmer (als sog. Wurmsamen); zur Gewinnung von Santonin, einem bicyclischen Sesquiterpenlakton vom Selinan/Eudesman-Typ, das in Dosierungen von 60–90 mg ein zuverlässiges Mittel gegen Askariden ist, allerdings eine geringe therapeutische Breite besitzt; die Verwendung ist obsolet; **Nebenwirkungen:** Überdosierung führt zu Gelbsehen u. schweren zentralen Vergiftungen mit Bewusstlosigkeit, Krämpfen u. Koma.

Arte|misia vulgaris L. *f*: Beifuß; Pflanze aus der Familie der Asteraceae (Korbblütler); **Arzneidroge:** getrocknete oberirdische (Artemisiae vulgaris herba) u. unterirdische (Artemisiae vulgaris radix) Teile; **Inhaltsstoffe:** ätherisches Öl mit 1,8-Cineol, Terpinen-4-ol u. Thujon sowie Sesquiterpene vom Eudesmantyp u. Sesquiterpenlactone; **Wirkung:** antimikrobiell; **Verwendung:** A. vulgaris ist von der **Kommision E** negativ monographiert worden. Hinweis: A. vulgaris ist eines der potentesten pflanzlichen Allergene; die **traditionelle** Anwendung ähnlich Artemisia* absinthium ist obsolet, als Dekokt od. andere galenische Zubereitung bei Verdauungsbeschwerden, das Kraut wird in der Traditionellen Chinesischen Medizin zur Moxibustion* verwendet; **Kontraindikation:** Allergie auf Artemisia-Arten u. a. Asteraceen.

Arterio|sklerose (gr. ἀρτηρία Schlagader; σκληρός hart, trocken; -osis*) *f*: umgangssprachl. Arterienverkalkung; wichtigste u. häufigste krankhafte Veränderung der Arterien mit Verhärtung, Verdickung, Elastizitätsverlust u. Lichtungseinengung; **Ursache:** Riskofaktoren sind z. B. Hypertonie*, Hyperlipidämie, Hypercholesterolämie, Diabetes* mellitus, Nicotinkonsum, Übergewicht, psychischer Stress, Alter, familiäre Vorbelastung; **Formen:** Auftreten als koronare Herzkrankheit*, periphere arterielle Verschlusskrankheiten*, viszerale od. zerebrale Durchblutungsstörungen*; **Prävention:** (evtl. auch Rückbildung der Frühstadien) durch Ausschaltung bzw. Verminderung der Risikofaktoren. **Therapie:** **1.** Armguss*; **2.** Chelattherapie*; **3.** Phytotherapie: **traditionell** z. B. Allium* ursinum, Allium* sativum, Viscum* album, Drosera* od. Fucus*; **4.** Ernährungsumstellung; **5.** Bewegung.

Ar|thritis (gr. ἄρθρον Gelenk; -itis*) *f*: Gelenkentzündung; **Symptom:** Schmerzen, Schwellung, Überwärmung, Bewegungseinschränkung, Gelenkerguss (seröse Formen), Gelenkempyem (eitrige Formen), Rötung (v. a. akute Formen); bei chronischem Verlauf steht der Funktionsverlust mit Destruktionen, Fehlstellungen, Kontrakturen u. Ankylosen im Vordergrund. **Ursache:** u. a. infektiös; para- od. postinfektiös (ohne Nachweis lebender Erreger im Gelenk), i. R. von extraartikulären Infektionen, entzündlich rheumatisch (s. Erkrankungen des rheumatischen Formenkreises), begleitend z. B. bei bösartigen Tumorerkrankungen, bei Stoffwechselerkrankungen (z B. bei Diabetes* mellitus), Hauterkrankungen (z. B. bei Psoriasis*) u. ernährungsbedingten Störungen (z. B. bei Gicht*); **Therapie:** **1.** Behandlung der Grunderkrankung u. Gelenkpflege*; **2.** Anwendung von Gesamtthymusextrakt*; **3.** Vesikation*; **4.** Heilfasten*; **5.** Phytotherapie: Urtica*, Boswellia* serrata, Harpagophytum* procumbens; **6.** Homöopathie: u. a. Bryonia* (entzündlich, wenn Bewegung verschlimmert), Ledum* palustre (wenn Kälte bessert). Vgl. Arthrose.

Arthrose (↑; -osis*) *f*: syn. Arthrosis deformans; degenerative Gelenkerkrankung, die vorwiegend bei einem Missverhältnis zwischen Beanspruchung u. Belastbarkeit der einzelnen Gelenkanteile u. -gewebe entsteht; **Symptom:** anfangs Spannungsgefühl u. Steifigkeit in den betreffenden Gelenken, dann Anfangsschmerz, Belastungsschmerz, Dauerschmerz; **Formen:** **1.** primäre A.: direkte (Schwerarbeit, Sport, hohes Körpergewicht) od. indirekte (Verminderung der Leistungsfähigkeit der bradytrophen Gewebe durch endogene Verände-

A

rungen wie Alterung, Stoffwechselstörungen) Überbeanspruchungsschäden; **2.** sekundäre A.: **a)** bei kongenitalen dysplastischen Zuständen, z. B. flache Pfannenbildung, Subluxation (Hüfte, Knie), Luxationen (verschiedene Gelenke, v. a. Hüfte) u. Folgezustände nach Wachstumsstörungen im Epiphysenbereich; **b)** bei erworbenen Gelenkdeformierungen, z. B. Folgezustände entzündlicher Gelenkkrankheiten, nach rheumatischen Gelenkleiden, nach Gelenktrauma, Verschiebung der Gelenkachsen (Skoliose, Beckenschrägstand, Coxa vara, X-Bein, Knickfuß, Plattfuß) od. chronischen, nichtentzündlichen Gelenkerkrankungen; **Therapie: 1.** konservativ: Vermeidung von Belastungsfaktoren (Nässe, Kälte, Übergewicht); Bewegungsübungen (Krankengymnastik, Schwimmen, Radfahren), Massage* (z. B. Periostmassage*), ggf. Wärmeanwendung (z. B. Balneotherapie*, Elektrotherapie*), Kryotherapie* (nur bei aktiver A.), Analgetika bzw. (nichtsteroidale) Antiphlogistika, Glukokortikoide (intraartikulär) nur bei strenger Indikationsstellung, u. U. Myotonolytika, Superoxiddismutase od. Chondroprotektiva, orthopädische Hilfsmittel (Gehstock, Schuherhöhung, Orthese); **2.** operativ: nach erfolgloser konservativer Therapie; **3.** Gesamtthymusextrakt*, Gelosentherapie*, Vesikation*, Segmentmassage* z. B. mit Viscum* album u. Sinapis* alba; Behandlung mit Hirudo* medicinalis; **4.** Homöopathie: u. a. Toxicodendron* quercifolium. Vgl. Arthritis.

Artischocke *f*: s. Cynara scolymus.

Arznei|bad: medizinisches Bad* mit als Arzneimittel zugelassenem Badezusatz mit pflanzlichen (s. Kräuterbad), mineralischen od. chemischen Wirkstoffen, die an der Haut wirksam werden od. aus dem warmen Bad über die Haut bzw. durch Inhalation über die Lunge in den Organismus gelangen; s. Bad.

Arznei|buch: amtliche Vorschriftensammlung für die Zubereitung, Qualität, Prüfung, Bezeichnung, Lagerung u. Abgabe von Arzneimitteln, die in Apotheken hergestellt werden können (sog. offizinelle Mittel); in Deutschland sind gültig: Deutsches Arzneibuch (DAB 2005), Europäisches Arzneibuch (Pharmacopoea Europaea, 4. Ausgabe, Grundwerk 2002), Homöopathisches Arzneibuch (HAB 2003), Deutscher Arzneimittelcodex (DAC 1986 mit Ergänzung 2000).

Arznei|findung: s. Arzneimittelwahl.

Arznei|formen: Zubereitungen von Arzneistoffen; meist in Kombination mit pharmazeutischen Grund- u. Hilfsstoffen als feste (z. B. Pulver, Granulat, Tabletten, Dragee, Kapsel), halbfeste (z. B. Salbe, Pflaster, Zäpfchen), flüssige (z. B. Saft, Öl, Tropfen), durch Extraktion gewonnene (z. B. Auszug, Tinktur) u. gasförmige (Aerosol, Inhalat) A. sowie therapeutische Systeme (z. B. Transdermalsysteme, Intrauterinpessar); homöopathische A.: s. Homöopathie, Potenzierung. Vgl. Arzneimittel.

Arznei|mittel: Pharmaka; Medikamente; zu diagnostischen, therapeutischen u. prophylaktischen Zwecken verwendete, aus natürlichen Grundstoffen od. synthetisch hergestellte u. ggf. (pharmazeutisch) speziell zubereitete Arzneiformen*, die den Wirkstoff u. meist auch inaktive Hilfsstoffe enthalten (sog. echte A.) sowie chirurgisches Nahtmaterial, Desinfektionsmittel u. In-vitro-Diagnostika; Herstellung u. Umfang sind geregelt im Arzneimittelgesetz* u. in der Apothekenbetriebsordnung. A. sind insbesondere vor Kindern zu sichern, Arzneimittelreste als Sondermüll zu behandeln. Vgl. Wirkstoff, Heilmittel.

Arznei|mittel, anthropo|sophisches: Arzneimittel der Anthroposophischen Medizin*, konzipiert, entwickelt u. hergestellt nach den Erkenntnissen der Anthroposophie vom Menschen, der Natur u. deren Substanzen (vgl. Dreigliederung, funktionelle); Herstellung u. Qualität nach APC*; charakteristisch sind die Verwendung von natürlichen Ausgangsstoffen (mineralischen, pflanzlichen, tierischen Ursprungs), homöopathische sowie eigenständige Herstellungstechniken (s. Pharmazie, anthroposophische) u. Arzneiformen* wie Dilutionen, Globuli, Triturationen od. Injektionen.

Arznei|mittel, anti|miasmatisches: homöopathisches Arzneimittel, dessen Arzneimittelbild* viele Symptome enthält, die einem od. mehreren Miasmen zugeordnet werden können, u. das nach dem Ähnlichkeitsprinzip* gegen diese eingesetzt werden kann; häufig werden zu diesem Zweck auch Nosoden* eingesetzt. Vgl. Miasma.

Arznei|mittel, anti|psorisches: syn. Antipsorikum, Homöopsorikum; homöopathisches Arzneimittel mit vorwiegend psorischen Symptomen im Arzneimittelbild*, d. h. mit besonders gegen das Miasma* der Psora* gerichteter Wirkung, z. B. Sulfur, Psorinum.

Arznei|mittel, anti|sykotisches: syn. Antisykotikum; innerhalb der Miasmenlehre* in der Homöopathie gebräuchliche Bez. für ein Arzneimittel mit vorwiegend sykotischen Symptomen im Arzneimittelbild*, das besonders gegen das Miasma* der Sykose* eingesetzt werden kann, z. B. Thuja, Medorrhinum.

Arznei|mittel, anti|syphilitisches: syn. Antisyphilitikum; innerhalb der Miasmenlehre* in der Homöopathie gebräuchliche Bez. für ein Arzneimittel mit vorwiegend syphilitischen Symptomen im Arzneimittelbild*, das besonders gegen das Miasma* der Syphilis* eingesetzt werden kann, z. B. Aurum, Syphillinum.

Arznei|mittel|beziehung: Bez. aus der Homöopathie* für die gegenseitige Beeinflussung der Wirkungen zweier Arzneimittel bei aufeinanderfolgender Verabreichung; die Beziehung zum zuvor angewendeten Arzneimittel kann als schwacher zusätzlicher Hinweis beim Abwägen zwischen 2 möglichen Folgemitteln dienen. Sie ist immer nachrangig gegenüber der Ähnlichkeit des Arzneimittelbildes* zur Patientensymptomatik. Nach ihren A. werden unterschieden: **1. Antidot** (Gegenmittel): Arzneimittel, das die Wirkung des vorgehenden (od. einer toxischen Substanz) aufhebt, wenn es noch während dessen Wirkungsdauer appliziert wird. I. Allg. entspricht die Stärke der antidotierenden Beziehung dem Grad der Übereinstimmung beider Arzneimittelbilder (bzw. mit den Vergiftungssymptomen); vgl. Antidotierung, Tautopathie; **2. Komplementärmittel** (ergänzendes Mittel): Arzneimittel, das sich als besonders geeignet erwiesen hat, um die Heilung der (nach Auswirken des zuvor verschriebenen) noch verbliebenen Symptome fortzusetzen; **3. gut folgendes Mittel** (Freund): Arzneimittel, das nach dem Auswirken des vorigen verschrieben werden kann, ohne dessen Wirkung negativ zu beeinflussen; **4. Entgegengesetztes Mittel** (Feind): ein mit dem zuvor angewendeten unverträgliches Arzneimittel, das somit zu Verschlechterungen führen kann; **5. Kollateralmittel:** Arzneimittel mit zu dem bereits angewendeten Mittel ähnlichen Symptomen, das als mögliche Alternative zur Verschreibung angesehen werden kann. Da sich A. auf dieselbe Grundgesamtheit an Patientensymptomen beziehen (zu der die betreffenden Arzneimittel ein ähnliches Arzneimittelbild aufweisen), kann ein Arzneimittel je nach Anwendungszeitpunkt Antidot od. Komplementärmittel sein.

Arznei|mittel|bild: gesamte Symptomenreihe der Arznei (Hahnemann); zentraler Begriff der Homöopathie, der die Arzneimittelwirkung bzw. einen dazugehörigen Patienten- od. Konstitutionstyp beschreibt, die aus den einzelnen Symptomen von Arzneimittelprüfung* u. klinischer Beobachtung bildhaft zusammengefasst od. abstrahiert werden; oft auch nicht korrekte Bez. für die Symptomatik eines Patienten od. als Synonym für Arzneimittel* verwendet. Nach der Anzahl der bekannten Symptome im A. u. der entsprechenden Verschreibungshäufigkeit werden (in abnehmender Reihenfolge) Polychrest*, großes Arzneimittel* u. kleines Arzneimittel* unterschieden, wobei die Grenzen fließend sind.

Die Zuordnung eines bekannten A. zur Patientensymptomatik ist die Voraussetzung für eine Verschreibung nach dem Ähnlichkeitsprinzip*, wobei fast immer eine Auswahl unter mehreren in Frage kommenden A. getroffen werden muss (s. Arzneimittelwahl). Daher werden bei der Formulierung von A. v. a. die Symptome mit hoher Spezifität für das jeweilige Arzneimittel (s. Schlüsselsymptom) betont sowie ausgeprägte, sich gleichartig durch viele Symptome ziehende u. für das jeweilige Arzneimittel charakteristische Qualitäten u. Modalitäten hervorgehoben.

Für die Arzneimittelwahl haben sich phänomenologische Beschreibungen meist ohne Rücksicht auf pathogenetische Kausalzusammenhänge als am brauchbarsten erwiesen. Klinische Diagnosen machen nur einen untergeordneten Bestandteil des A. aus, da sie auf zu wenigen u. für den Zweck der Differenzierung von A. zu unpräzise beschriebenen Symptomen beruhen. Um die große Anzahl der A. überschaubar zu machen u. um schnell eine grobe Vorauswahl treffen zu können, wurden verschiedene Klassifikationen eingeführt (s. Miasmenlehre). Vgl. Essenz.

Arznei|mittel|exanthem (Exanthem*) *n:* unerwünschte Arzneimittelwirkungen an Haut u. Schleimhäuten aufgrund einer Allergie*, Intoleranz od. Idiosynkrasie*; **Symptom:** makulöse bzw. makulopapulöse, urtikarielle, morbilli-, scarlatini- od. rubeoliforme, ekzematöse u. bullöse Exantheme*. **Therapie:** Homöopathie: u. a. Strychnos* nux-vomica od. Schwefel. Vgl. Ekzem.

Arznei|mittel|gesetz: Abk. AMG; am 1.1.1978 in Kraft getretenes „Gesetz über den Verkehr mit Arzneimitteln" vom 24.8.1976 (BGBl. I S. 2445), zuletzt geändert durch Gesetz vom 21.6.2005 (BGBl. I S. 1818) in der Fassung vom 11.12.1998 (BGBl. I S. 3585); enthält insbesondere Vorschriften für die Herstellung, Prüfung, Zulassung, Kontrolle, Verschreibung u. Abgabe von Arzneimitteln* sowie für die Verbraucheraufklärung (Packungsbeilage nach § 11) u. die (verschuldensunabhängige) Gefährdungshaftung pharmazeutischer Unternehmer (§ 84); §§ 40 ff. beinhalten Maßgaben zum Schutz von Personen, die an einer klinischen Arzneimittelprüfung* teilnehmen; §§ 38 ff. bestimmen eine Registrierungspflicht für homöopathische Arzneimittel.

Arznei|mittel, großes: homöopathisches Arzneimittel, das aufgrund der großen Zahl der bekannten Symptome in seinem Arzneimittelbild* häufig verschrieben wird; vgl. Arzneimittel, kleines; Polychrest.

Arznei|mittel, kleines: homöopathisches Arzneimittel, das aufgrund der geringen Zahl der bekannten Symptome in seinem Arzneimittelbild* selten verschrieben wird; vgl. Arzneimittel, großes; Polychrest.

Arznei|mittel|krankheit: in der Homöopathie* gebräuchliche Bez. für eine durch langen bzw. intensiven Gebrauch von potenzierten od. unpotenzierten Arzneimitteln hervorgerufene u. nach ihrem Absetzen persistierende Symptomatik; die A. kann als eine wegen Erschöpfung der Autoregulation nicht spontan endende Arzneimittelprüfung* verstanden werden. Nach Patientensymptomen aus der Zeit vor Beginn der Anwendung des auslösenden Arzneimittels kann evtl. ein passendes Konstitutionsmittel* zur Behandlung gefunden werden. Bei einer A. durch unpotenzierte Substanzen kann auch die Gabe derselben Substanz in hoch potenzierter Form versucht werden; s. Tautopathie.

Arznei|mittel|lehre, homöo|pathische: Sammelwerk der Homöopathie*, in dem aus den ursprünglichen Prüfungssymptomen* u. klinischen Beobachtungen ausgewählte bzw. abstrahierte Arzneimittelbilder enthalten sind; oft auch als Materia* medica bezeichnet.

Arznei|mittel|prüfung: Abk. AMP; **1.** insbesondere vor einer Erst- bzw. einer erweiterten Zulassung durch die zuständige Bundesoberbehörde (§ 77

AMG; i. d. R. das Bundesinstitut für Arzneimittel u. Medizinprodukte) stattfindende Prüfung von Arzneimitteln* mit dem Ziel, über den einzelnen Anwendungsfall hinaus Erkenntnisse über deren therapeutischen Wert, insbesondere hinsichtlich ihrer Wirksamkeit u. Unbedenklichkeit zu gewinnen; bei der Durchführung müssen sowohl die Teilnehmerschutzvorschriften der §§ 40 ff. AMG als auch die Regeln der Verordnung über gute klinische Praxis des Bundesministeriums für Gesundheit und Soziale Sicherung („Good clinical practice", Verordnung vom 9.8.2004, BGBl. I S. 2081) beachtet werden. Die Prüfung erolgt in 4 Phasen: **Phase I:** vorklinische Verträglichkeitsprüfung an wenigen (10–50) gesunden Probanden; **Phase II:** klinische Wirksamkeitsprüfung an einer größeren Anzahl (100–500) ausgewählter Patienten; **Phase III:** Wirksamkeitsprüfung an einer großen Anzahl (bis zu mehreren 1000) von Patienten in einer breit angelegten, bis zu 3 Jahren andauernden Studie in Klinik u. beim niedergelassenen Arzt zur Erfassung von UAW u. Interaktionen sowie Besonderheiten bei Begleiterkrankungen (z. B. Niereninsuffizienz). Nach erfolgreichem Abschluss der Phase III kann das neue Präparat zur Zulassung eingereicht werden; **Phase IV:** Drug Monitoring; nach erfolgter Zulassung erfolgt eine weitere Beobachtung zur möglichst frühzeitigen Erfassung seltener UAW, die evtl. erst nach längerem Gebrauch manifest werden. **2.** in der **Homöopathie** Bez. für die Anwendung einer Arzneisubstanz (i. d. R. in potenzierter Form) am Gesunden zur Beobachtung ihrer Wirkung; die festgestellten Prüfungssymptome aller Prüfer einer Substanz werden im Arzneimittelbild* zusammengefasst u. in die homöopathische Arzneimittellehre* u. Materia* medica aufgenommen. Eine A. am Tier ist möglich, hier können jedoch gerade die arzneimittelspezifischen Geistes*- und Gemütssymptome sowie Empfindungsqualitäten nicht gewonnen werden, so dass die Ergebnisse für humanhomöopathische Zwecke wenig nützlich sind. Es existiert noch keine einheitliche Richtlinie zur homöopathischen A., so dass die vorliegenden Prüfungen sehr heterogen bezüglich geprüfter Potenz, Dosis, Einnahmefrequenz u. a. sind.

Arznei|mittel|wahl: Begriff aus der Homöopathie* für die Auswahl eines Arzneimittels nach dem Kriterium der größtmöglichen Ähnlichkeit seines Arzneimittelbildes* zur Symptomatik des Patienten (Similefindung, s. Ähnlichkeitsprinzip, Individualisierung); nach der Auswahl u. Gewichtung (s. Hierarchisierung) der einzelnen Symptome aus der Fallaufnahme* wird ein Arzneimittel mit dem zur Patientensymptomatik ähnlichsten Arzneimittelbild ausgewählt (sog. Materia-medica-Vergleich). Die Arzneimittelwahl kann je nach Homöopath u. Betrachtungsweise des Falles unterschiedlich ausfallen, wie man auch die Ähnlichkeit von Menschen mehr nach ihrem Aussehen, ihrer Art od. anderen Kriterien festlegen kann. Auch das Behandlungsziel (palliativ, miasmatisch, konstitutionell, akut, antidotierend) beeinflusst die A.; evtl. vorkommende Schlüsselsymptome, bewährte Indikationen od. eine klinische Indikation können die A. erleichtern. Vgl. Miasmenlehre.

Arznei|mittel|wirkung, un|erwünschte: Abk. UAW; Nebenwirkung (Abk. NW); die Wirkung eines Pharmakons, die (neben der erwünschten Hauptwirkung) diesem Medikament ebenfalls eigentümlich, aber nicht erwünscht ist u. unter Umständen zur Änderung od. Absetzen der Therapie zwingen kann.

Asana (Sanskrit Sitzhaltung, Positur) *n*: Sammelbez. für Stellungen im Yoga* u. eines der 8 Glieder des Yoga; nach der klassischen Definition im Yogasutra („Leitfaden des Yoga") ist Asana eine stabile u. angenehme Stellung; diese wird durch isometrische Muskelkontraktionen eine Zeit lang bei Beugung des Rumpfs in Exspiration u. Überstreckung in Inspiration gehalten. Viele A. sind nach Tierarten benannt, deren Körperhaltungen sie nachahmen (s. Abb.). Das Üben der A. wird auch zur Gesunderhaltung u. zur Therapie von Erkrankungen empfohlen. Durch regelmäßiges Üben können Gesundheit u. Widerstandskraft gesteigert sowie der Verlauf vieler Erkrankungen günstig beeinflusst werden.

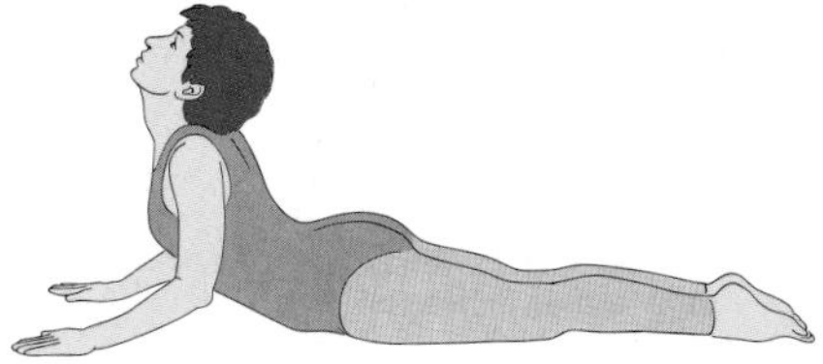

Asana: Stellung der Kobra [8]

Aschner-Methode (Bernhard A., Arzt, Wien, 1883–1960) *f*: syn. Humoraltherapie; Bez. für insgesamt 13 konstitutions- bzw. humoralpathologisch orientierte Therapieformen (von Aschner ausführlich beschrieben in seinem „Lehrbuch der Konstitutionstherapie", 1928) der aus- u. ableitenden Verfahren; sie sind vorwiegend der Humoralmedizin (s. Humoralpathologie) der antiken hippokratischen Schule entnommen. Dieser Medizin liegt das Modell der Säftelehre zugrunde, die Krankheit als fehlerhafte Zusammensetzung (Dyskrasie*) der 4 Kardinalsäfte Blut, Schleim, gelbe u. schwarze Galle interpretiert. Aus heutiger naturheilkundlicher Sicht soll mit den Verfahren der A.-M. eine Verstärkung der Ausscheidungs- u. Entgiftungsvorgänge, eine Stoffwechselentlastung, eine vegetative u. immunologische Umstimmung, die Reinigung von Blut, Lymphe u. Extrazellulärflüssigkeit sowie eine reflektorisch bedingte Schmerzlinderung erreicht werden. Folgende Verfahren werden als A.-M. eingesetzt: **1.** Ausleitung über die Haut (z. B. blutiges u. unblutiges Schröpfen*, Baunscheidt*-Verfahren, Cantharidinpflaster*, hautrötende Mittel); **2.** Ausleitung über den Darm (z. B. Einläufe, Colonhydrotherapie*, Natriumsulfat, Rizinusöl); **3.** Diuresesteigerung durch vermehrtes Trinken, Phytotherapeutika u. diätetische Maßnahmen; **4.** diaphoretische Verfahren wie Sauna, schweißtreibende Tees, Schwitzpackungen; **5.** blutentziehende Verfahren (Aderlass*, Hirudo* medicinalis, Menstruationssteigerung u. a.); **Anwendung:** breites Anwendungsspektrum, z. B. in der Schmerztherapie, bei chronischen Entzündungen; **Kontraindikation:** lebensbedrohliche Erkrankungen, gleichzeitige Kortikoid- u. Zytostatikatherapie. Wissenschaftlich umstrittene Verfahren. Vgl. Konstitution.

Asco|phyllum nodosum *n*: s. Fucus.

Ascorbin|säure: syn. Vitamin* C.

Aslan-Kur (Ana A., rumänische Ärztin, 1897–1987; Kur*) *f*: Verfahren, bei dem kurgemäße Injektionen von Procain i. R. einer Regenerationstherapie* stattfinden; es werden 3-mal wöchentlich 5 ml 2 %iges Procain intramuskulär in einer Behandlungsserie von 12 Injektionen u. einer jährlichen Gesamtzahl von 5–8 Serien (d. h. bis zu ca. 100 Einzelinjektionen pro Jahr) empfohlen. Aslan bezeichnete die Substanz Procain als H^3 u. schrieb ihr die regenerativen Effekte der A.-K. zu. Eine wissenschaftliche Anerkennung konnte sie hierfür nicht erreichen. F. Wiedemann entwickelte das kurzwirksame parenteral applizierte Procain zu einem peroralen Präparat weiter, das seinerseits Bestandteil der Wiedemann*-Kur wurde. Auch bei der Verwendung von Procain innerhalb der Neuraltherapie* fiel W. Huneke eine „verjüngende Wirkung" bei der Behandlung von Patienten in der Geriatrie auf. Im Vergleich zur A.-K. arbeitet jedoch die Neuraltherapie mit weit geringeren Dosen u. Injektionsfrequenzen u. betont dafür die Lokalisation u. Störfeldausschaltung. Vgl. Irritationszentrum, chronisches.

Aspalathus linearis (Burm. f.) Dahlg. *m*: Aspalanthus contaminata; Rooibos; Strauch aus der Familie der Fabaceae (Schmetterlingsblütler); **Arzneidroge:** im Sommer geerntete, fermentierte u. getrocknete Blätter u. Zweigspitzen (Aspalathi linearis herba, Rotbuschtee, Massai-Tee); **Inhaltsstoffe:** C-Glykosylflavone (Orientin, Isoorientin), Aspalathin, Polysaccharide, Flavonoide, Tannine; Vitamin C, Mineralstoffe, ätherisches Öl; **Wirkung:** keine nachgewiesen; **Verwendung:** Teeaufguss als Erfrischungsgetränk anstelle von Kaffee od. schwarzem Tee.

Asparagus officinalis L. *m*: Spargel, Gemüsespargel; Pflanze aus der Familie der Asparagaceae (Spargelgewächse); **Arzneidroge:** Wurzelstock (Asparagi rhizoma, Spargelwurzelstock); **Inhaltsstoffe:** Saponine vom Furostanol- u. Spirostanoltyp (z. B. Asparagoside A, B, D, G, Diosgenin, Yamogenin), Inulin-artige Fructane (z. B. Asparagose, Asparagosin), Aminosäuren (v. a. Asparaginsäure, Arginin), Proteine, Mineralstoffe (insbesondere Kaliumsalze); **Wirkung:** diuretisch; **Verwendung:** zerkleinerte getrocknete Droge für Teeaufgüsse sowie andere galenische Zubereitungen zum Einnehmen; nach **Kommission E** zur Durchspülungstherapie bei entzündlichen Erkrankungen der ableitenden Harnwege, als Vorbeugung bei Nierengrieß; **Dosierung:** Tagesdosis 2000–2800 mg, bevorzugt als Fertigarzneimittel; Hinweis: bei einer Durchspülungstherapie sollten täglich mindestens 2 l Flüssigkeit getrunken werden. **Nebenwirkungen:** sehr selten allergische Hautreaktionen (bei Kontakt mit der Pflanze); **Kontraindikation:** entzündliche Nierenerkrankungen; keine Durchspülungstherapie bei Ödemen infolge eingeschränkter Herz- u. Nierenfunktion; **Wechselwirkung:** keine bekannt.

Asperula odorata *f*: s. Galium odoratum.

As|soziation, freie (lat. associare verbinden) *f*: aus der Psychoanalyse* stammende Methode, die den Zugang zu unbewussten Prozessen ermöglichen soll; der Patient bzw. Klient soll dabei unmittelbar alle Gedanken äußern, die ihm in den Sinn kommen, auch scheinbar Unwichtiges, Unsinniges od. Unangenehmes. Auf diesem Weg sollen verdrängte u. darum unbewusste Emotionen (s. Abwehrmechanismus) ggf. in entstellter Form offenbar u. einer Bearbeitung zugänglich werden.

A|sthen|opie (gr. ἀσθενής schwach) *f*: okulär bedingte Störungen des Sehens u. des Allgemeinbefindens, die bei Entlastung des Sehsystems nachlassen; **Ursache:** nicht od. falsch korrigierte Refraktionsanomalien, Missverhältnis zw. akkommodativer Konvergenz u. Akkommodation, beginnende Altersweitsichtigkeit; **Therapie:** Homöopathie: Zubereitungen aus Gelsemium* sempervirens od. Ruta* graveolens.

Asthma bronchiale (gr. ἆσθμα schweres Atemholen, Atemnot) *n*: syn. Bronchialasthma; anfallsweise auftretende Atemnot infolge variabler u. reversibler Bronchialverengung durch Entzündung u. Hyperreaktivität der Atemwege; A. b. ist eine der häufigsten chronischen Erkrankungen; betrifft ca. 4-5% der Erwachsenen u. bis zu 10 % der Kinder bei insgesamt zunehmender Inzidenz. **Prognose:** bei Kindern u. Jugendlichen häufig spontane Remissionen, bei Erwachsenen meist chronischer Verlauf, u. U. Übergang in ein obstruktives Lungenemphysem mit Cor pulmonale; **Symptom:** Dyspnoe, Husten, meist zäher Auswurf, verlängertes Exspirium, trockene Rasselgeräusche, hypersonorer Klopfschall; in schweren Fällen Ausbildung eines Status asthmaticus (sehr häufige, akute, schwere od. lang anhaltende A.-b.-Anfälle); **Formen:** **1.** allergisches A. b.: Immunglobulin-E-vermittelte Sofortreaktion durch Inhalation von Allergenen (meist Pollen sowie Hausstaubmilben, Tierhaare u. -schuppen, Bettfedern u. Schimmelpilzsporen), seltener durch Nahrungsmittel, Medikamente, Insektengifte u. Hautkontakt mit Allergenen; **2.** infektbedingtes A. b.: erstmals auftretend im Anschluss an einen bronchopulmonalen

A

Infekt; **3.** gemischtförmiges A. b.: Bez. für das gleichzeitige Vorhandensein mehrerer Auslösemechanismen, z. B. infektbedingte Exazerbation eines allergischen A. b.; **4.** analgetikabedingtes A. b.: nach Einnahme von Acetylsalicylsäure od. anderen in den Prostaglandin-Stoffwechsel eingreifenden Antiphlogistika; **5.** anstrengungsbedingtes A. b.: ca. 5 .Minuten nach Ende einer körperlichen Belastung auftretend; **6.** berufsbedingtes A. b.: durch Inhalation von allergisierenden, chemisch-irritativ od. toxisch wirkenden Substanzen am Arbeitsplatz (z. B. Mehlstaub, Isocyanate). **Therapie: 1.** Vermeidung der Allergene; **2.** Beta-2-Sympathomimetika, Kortikosteroide, Parasympatholytika, Theophyllin, Antihistaminika; **3.** Behandlung in der Klimakammer*, hämatogene Oxidationstherapie*, autohomologe Immuntherapie*, Gegensensibilisierung*, Autogenes* Training, Qi* Gong, Tai*-Ji-Quan, Heilfasten*; **4.** Phytotherapie: **traditionell** Zubereitungen aus z. B. Marrubium vulgare, Tussilago fafara, Passiflora incarnata, Primula veris, Drosera, Thymus vulgaris; **5.** Homöopathie: Arsen (A. nachts), Kalium carbonicum (A. am frühen Morgen), Kamille (nach Ärger). Vgl. Allergie, Atopie.

Astral|leib (lat. astrum Gestirn, Sternbild): **1.** s. Seelenleib; **2.** syn. Aura*.

Astro|logie (↑; -logie*) *f*: Sterndeutung; eine seit dem Altertum praktizierte Kunst von Gelehrten u. Priestern, aus der Stellung u. dem Lauf der Gestirne (insbesondere Sonne, Mond u. Planeten) Voraussagen über Menschen u. deren Charakter u. Lebensschicksale abzuleiten; neben den Horoskopen werden auch immer wieder Anstrengungen unternommen, medizinische Prognosen u. biographische Ratschläge für günstige Zeitpunkte medizinischer Maßnahmen zu stellen, die vom Zeitpunkt der Geburt u. der dort bestehenden kosmischen Situation abhängig gemacht werden. Vgl. Medizin, astrologische.

Astro|medizin (↑; lat. ars medicina ärztliche Kunst) *f*: s. Medizin, astrologische.

Atavismus (lat. atavus Vorfahre) *m*: **1.** Wiederauftreten von Merkmalen, die in vorangegangenen Generationen nicht mehr sichtbar waren (z. B. starke Körper- u. Gesichtsbehaarung, Polymastie); gilt als Beweis, dass genetische Informationen erhalten bleiben, ohne phänotypisch in Erscheinung zu treten; **2.** frühkindliche Reflexe, die im Lauf der Entwicklung nicht mehr ausgelöst werden können, außer bei pathologischen Veränderungen (z. B. Babinski-Reflex).

Atem|arbeit, holo|trope: von St. u. Ch. Grof entwickelte Methode der Selbsterfahrung u. Behandlung insbesondere psychosomatischer Erkrankungen (s. Psychosomatik); durch verstärkte Atmung bei lauter Musik sollen in außergewöhnlichen Bewusstseinszuständen Heilungsaktivitäten der Psyche u. des Körpers mobilisiert werden. Der Ursprung psychodynamischer Konflikte, psychosomatischer Erkrankungen u. somatischer Symptome wird im Zeitraum vor der Geburt u. um die Geburt herum gesehen. Die Auflösung von Mustern, die aus dieser Zeit stammen, soll Heilung bewirken u. zu einer Umgestaltung des Lebens führen. Nach Entspannungsübungen werden in einer Gruppe Atemübungen durchgeführt u. danach das dabei Erlebte besprochen. Zusätzlich werden Meditation*, Körperarbeit u. intuitives Malen durchgeführt.

Atem, erfahrbarer: s. Atemtherapie nach Middendorf.

Atem|therapie (Therapie*) *f*: s. Atemtherapie nach Middendorf, Atmungstherapie.

Atem|therapie nach Middendorf (↑; Ilse M., Gymnastiklehrerin, Berlin, geb. 1910) *f*: Form der Atmungstherapie*, die das Selbsterleben des Atmens, das Empfinden, den „erfahrbaren Atem" in den Mittelpunkt stellt; der vegetative Atemrhythmus soll dabei angesprochen u. die Koppelung zur emotionalen Verarbeitung ökonomisiert werden. Zentrale Inhalte der Atemarbeit sind die Dehnungen des gesamten Körpers, die sog. Druckpunktübungen (Stimulation bestimmter Punkte, besonders an Fingerkuppen u. Fußsohle), das sog. schweigende Tönen von Vokalen u. die Bewegungen aus dem Atem heraus mit der bewussten Betonung von Atemwahrnehmung. **Anwendung:** in der Psychosomatik*, als Körperwahrnehmungsmethode bzw. Körperwahrnehmungsschulung.

Atem|weg|entzündungen: Sammelbez. für entzündliche bzw. infektiöse Erkrankungen der oberen u. unteren Atemwege; **Therapie: 1.** Roeder*-Methode; **2.** Hydrotherapie: Dampfbad*, Aerosoltherapie*, Oberkörperwaschung*; **3.** Phytotherapie: Zubereitungen aus Marrubium* vulgare, Pimpinella*, Nasturtium* officinale, Echinacea* purpurea, Hedera* helix, Picea* abies, Gypsophila*, Grindelia*, Galeopsis* segetum, Cinnamomum* camphora, Tropaeolum* majus, Larix* decidua, Armoracia* rusticana, Pfefferminzöl (s. Mentha x piperita), Thymus* serpyllum, Raphanus* sativus, Sanicula* europaea, Polygala* senega, Plantago* lanceolata, Illicium* verum, Lamium* album, Tolubalsam (s. Myroxolon balsamum), Polygonum* aviculare, Sal* Ems factitium; **traditionell** auch Zubereitungen aus Borago officinalis, Melaleuca leucadendra, Hibiscus sabdariffa, Viola tricolor, Althaea rosea u. Bryonia; **4.** Homöopathie: s. Bronchitis. **Prävention:** Abhärtung*. Vgl. Atemwegerkrankungen, Pneumonie.

Atem|weg|erkrankungen: Sammelbez. für Störungen der physiologischen Funktion der oberen u. unteren Atemwege sowie der Lunge; **Therapie: 1.** Apfelessiggetränk*, Atmungstherapie*, Inhalation*, Heilklima* (z. B. Aufenthalt in einem Seebad*), Symbioselenkung*, Aurikulotherapie*, Nowo*-Balancetherapie; **2.** Phytotherapie: Zubereitungen aus Ammi* visnaga, Chamomilla* recutita, Pinus* sylvestris, Verbascum*, Quillaja* saponaria, Sinapis* alba; **traditionell** auch aus Inula helenium, Berberis vulgaris, Pimpinella, Trigonella foenum-graecum, Strychnos nux-vomica, Plantago major, Herniaria, Origanum vulgare, Castanea sativa, Veronica officinalis, Verbena officinalis, Guaiacum, Papaver rhoeas, Pulmonaria officinalis, Armoracia rusticana, Petasites, Paeonia officinalis, Polygonum aviculare u. Galium odoratum. **3.** Homöopathie. Vgl. Atemwegentzündungen, Bronchitis, Pneumonie.

Atkins-Diät (Robert A., amerikanischer Arzt, 1930–2003; Diät*) *f*: kohlenhydratarme Reduktionsdiät*, die zur Abnahme des Körpergewichts ohne Hunger u. zur Heilung von Erkrankungen (z. B. Diabetes mellitus, Krebs) beitragen soll; **Prinzip:** basiert auf der Annahme, dass sich bei einer kohlenhydratarmen Ernährung u. gleichzeitig unbegrenzter Aufnahme von Fett u. Eiweiß die Gesamtenergiezufuhr, unterstützt durch die sich entwickelnde Ketose, derart reduziert, dass letztlich eine hypokalorische Ernährung* u. damit eine Gewichtsabnahme (z. T. erheblich u. auch langfristig haltbar) erfolgt; **ernährungsphysiologische Bewertung:** aufgrund der extremen Nährstoffrelation kann die Entstehung von Krankheiten (z. B. Arteriosklerose, Leber- u. Nierenerkrankungen, Hypercholesterolämie, Obstipation, Hypovitaminosen) begünstigt werden; auf Dauer gesundheitsschädlich u. daher abzulehnen.

Atmospherics (engl. atmosphere Atmosphäre): Bez. für elektromagnetische Impulse (z. B. einer sog. Wetterstrahlung), die von Mikrogewittern ausgehen u. der Gewitterfront vorauseilen. Vgl. Sferics.

Atmungs|therapie (Therapie*) *f*: Behandlungsverfahren zur Verbesserung od. Aufrechterhaltung der Atemfunktion; bestehend aus 5 Teilen: **1.** allgemeine Relaxation (Yoga, Autogenes Training), **2.** lokale Thoraxrelaxation (Massage, Manuelle Medizin), **3.** Atmungsschulung i. S. der Ökonomisierung der Atmung u. des Abbaus von Fehlatmungsformen, **4.** Lagerung (Drainagelagerung, Dehnlagerung mit Vibrationen), **5.** Konditionierung (Ausdauerbelastung; Kaltwasseranwendungen nach Kneipp, z. B. Wassertreten, kalte Güsse, Schneetreten; Sauna); apparative Maßnahmen (Vibrator, Aerosoltherapie) können supportiv zugeordnet werden. **Anwendung:** bei obstruktiven u. restriktiven Ventilationsstörungen, bei Thoraxdeformierungen, prä- u. postoperativ, bei intensivtherapeutisch betreuten Patienten (v. a. Nutzung peripherer Atmungsantriebe); Teil der Schwangerengymnastik, elementarer Bestandteil von Körperwahrnehmungsschulungen (z. B. Schaarschuch*-Haase-Lösungstherapie, Atemtherapie* nach Middendorf).

A|topie (gr. ἀτοπία Ungewöhnlichkeit, Seltsamkeit) *f*: Bez. für die verschiedenen klinischen Manifestationen der Überempfindlichkeitsreaktion vom Soforttyp (Typ I der Allergie*); **Vorkommen:** in unterschiedlich starker Ausprägung bei 10–15 % der Bevölkerung; **Formen:** atopisches Ekzem*, allergische Konjunktivitis u. Rhinitis allergica (s. Pollinosis), exogen-allergisches Asthma* bronchiale, allergische Enteritis*, selten in Form einer Urtikaria (Nesselsucht).

Atropa bella|donna L. *f*: Tollkirsche; Staude aus der Familie der Solanaceae (Nachtschattengewächse); **Arzneidroge:** Blätter u. Wurzeln (Belladonnae folium u. Belladonnae radix); **Inhaltsstoffe:** Atropa-Alkaloide (z. B. L-Hyoscyamin, Atropin, Scopolamin), in den Blättern mindestens 0,3 %, in den Wurzeln mindestens 0,5 % bis maximal 2 %; **Wirkung:** parasympatholytisch u. anticholinerg über eine kompetitive Antagonisierung insbesondere der muscarinähnlichen Wirkungen von Acetylcholin; spasmolytisch (insbesondere im Bereich des Gastrointestinaltraktes u. der Gallenwege); **Verwendung:** Tinktur u. standardisierter Extrakt (in Kombinationspräparaten) nach **Kommission E** bei Spasmen u. kolikartigen Schmerzen im Bereich des Magen-Darm-Trakts u. der Gallenwege; **Hinweis:** Wegen der geringen therapeutischen Breite wird vom Einsatz abgeraten. **Dosierung:** **1.** eingestelltes Belladonnapulver (Belladonnae pulvis normatus): Einzeldosis 0,05–0,1 g, maximale Einzeldosis 0,2 g, maximale Tagesdosis 0,6 g entsprechend 1,8 mg Gesamtalkaloide, berechnet als L-Hyoscyamin; **2.** Belladonnae radix: mittlere Einzeldosis 0,05 g, maximale Einzeldosis 0,1 g entsprechend 0,5 mg Gesamtalkaloide, berechnet als L-Hyoscyamin; maximale Tagesdosis 0,3 g; in festen u. flüssigen Darreichungsformen zur inneren Anwendung; **Nebenwirkungen:** Mundtrockenheit, Abnahme der Schweißsekretion, Hautrötung u. -trockenheit, Akkommodationsstörungen, Tachykardie, Miktionsbeschwerden; bei Überdosierung Halluzinationen u. Krämpfe; **Kontraindikation:** tachykarde Arrhythmien, benigne Prostatahyperplasie mit Restharnbildung, Engwinkelglaukom, akutes Lungenödem, mechanische Stenosen im Bereich des Magen-Darm-Trakts, Megakolon; **Wechselwirkung:** Verstärkung der anticholinergen Wirkung durch tricyclische Antidepressiva, Amantidin u. Chinidin; **Arzneidroge:** Belladonnaextrakt (Extractum belladonnae, Tollkirschenextrakt); braune, hygroskopische, pulverförmige Masse von charakteristischem Geruch u. bitterem Geschmack; **Inhaltsstoffe:** Einstellung auf den vorgeschriebenen Extrakt- u. Alkaloidge-

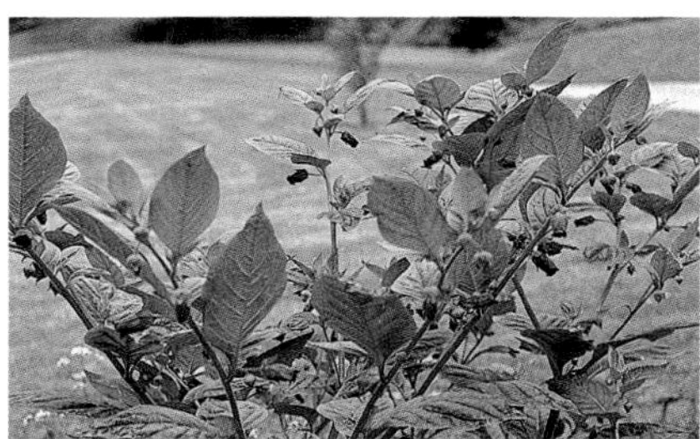

Atropa belladonna L.: Pflanze [2]

A

halt (1 g Extrakt enthält zwischen 13 u. 14 mg Tropanalkaloide, berechnet als Hyoscyamin); **Verwendung:** in Kombinationspräparaten v. a. gegen krampfartige Magenbeschwerden (Abdominalkrämpfe*); **Dosierung:** eingestellter Belladonnaextrakt (DAB 1996): Einzeldosis 0,01 g, höchste Einzeldosis 0,05 g, höchste Tagesdosis 0,15 g; **Homöopathie:** Verwendung der ganzen frischen Pflanze als Akutmittel, z. B. bei Fieber mit Hyperämie, trockenen, geröteten Mundschleimhäuten u. Tonsillen, trockenem Krampfhusten, Koliken, klopfenden Kopfschmerzen, aber auch als Konstitutionsmittel entsprechen des individuellen Arzneimittelbildes*.

Atropin *n*: Tropansäureester des basischen sekundären Alkohols Tropin; kommt neben Scopolamin u. a. Tropanalkaloiden in den Solanaceen (Nachtschattengewächse) vor, z. B. in Atropa* belladonna, Datura* stramonium u. Hyoscyamus* niger; Anwendung vorwiegend als Atropinsulfat; **Wirkung:** Antagonist der muscarinartigen Wirkung des Acetylcholins (Parasympatholytikum); Pupillenerweiterung u. Akkommodationslähmung am Auge, Steigerung des Augeninnendrucks möglich, Lähmung des Musculus sphincter pupillae u. des Musculus ciliaris; Hemmung der Speichel- u. Schweißsekretion, Erweiterung u. Spasmolyse der Bronchien; Steigerung der Sinusknotenfrequenz u. der Atrioventrikularüberleitung am Herzen, bei höherer Dosierung auch Frequenzsenkung, Auftreten von Vorhofarrhythmien u. Atrioventrikulardissoziation; Peristaltikhemmung im Magen-Darm-Trakt, Spasmolyse von Harnblase u. Mastdarm, vagale Erregung im Zentralnervensystem. **Verwendung:** Atropin u. seine Salze parenteral (0,5–1,0 mg) 1 Stunde vor Operationsbeginn zur Einschränkung der durch Narkotika stimulierten Speichelsekretion u. zur Ausschaltung der Gefahr eines reflektorischen Herzstillstandes; zur Behandlung bradykarder Herzrhythmusstörungen (z. B. bei Überdosierung herzwirksamer Steroidglykoside), als Spasmolytikum bei Kolik, als Antidot bei Vergiftungen mit Cholinesterasehemmern (z. B. Physostigmin) od. Organophosphorsäureestern; 0,5–1 %ige Augentropfen od. -salben zur Erzielung langdauernder Mydriasis bzw. Akkomodationslähmung am Auge.

Auf|bau|kost: ausgewogene Kostform mit hoher Nährstoffdichte*, die leicht verdaulich ist u. eine schrittweise Steigerung der Nahrungsenergiezufuhr z. B. nach längerem Fasten od. bei Magersucht vorsieht.

Aufklärungs|pflicht: ethische u. rechtliche Verpflichtung des Arztes zur Information u. Aufklärung des Patienten über alle relevanten Umstände seiner Erkrankung u. ihrer Behandlung aus therapeutischen u. rechtlichen Gründen; die Pflicht zur **therapeutischen Aufklärung** (od. Sicherungsaufklärung) ergibt sich aus der ärztlichen Fürsorgepflicht; der Arzt muss dem Patienten erläutern, welche Besonderheiten mit seiner Erkrankung verbunden sind u. welche Maßnahmen zu ihrer Beseitigung ärztlicherseits u. seitens des Patienten erforderlich sind, um drohende Schäden von ihm abzuwenden. Von der therapeutischen Aufklärung zu unterscheiden ist die im Interesse der verfassungsrechtlich gewährleisteten Entschlussfreiheit des Patienten liegende **Selbstbestimmungsaufklärung:** Die Erfüllung der A. ist Voraussetzung für die Wirksamkeit der Einwilligung zum ärztlichen Eingriff, von deren Vorliegen die Rechtmäßigkeit des Eingriffs abhängt (Körperverletzung). Der Umfang der A. richtet sich nach deren Zweck, dem Patienten eine abwägende Wahrnehmung seines **Selbstbestimmungsrechts** zu ermöglichen; die A. bezieht sich nicht nur auf die Risiken des „Ob“, sondern auch auf das „Wie“ des Eingriffs. Sie muss z. B. den Hinweis auf erhebliche Schmerzen einschließen. Der Patient muss ggf. über mehrere, konkret zur Wahl stehende Behandlungsmöglichkeiten u. deren Vor- u. Nachteile unterrichtet werden. Aus der gegenwärtigen Rechtslage ergibt sich auch eine **Aufklärungspflicht über Schulmedizin**, nach der naturheilkundlich orientierte Ärzte ihre Patienten über schulmedizinische Behandlungsmethoden aufklären müssen, selbst wenn sie diese nicht anbieten od. ablehnen. Der sog. **Therapiefreiheit** entsprechend hat der Arzt eine Dispositionsbefugnis hinsichtlich anzuwendender diagnostischer od. therapeutischer Methoden; die Therapiefreiheit ist in Deutschland nicht kodifiziert. Der ärztliche Beurteilungsspielraum bei Auswahl der Behandlungsmethode ist durch medizinische Kenntnisse u. ärztliches Gewissen eingeschränkt; die verantwortliche Therapieentscheidung setzt gewissenhafte Auseinandersetzung mit den Vor- u. Nachteilen einer vorgesehenen Methode unter Berücksichtigung aller sonstigen in Betracht kommenden Heilverfahren voraus. Die Therapiefreiheit ist ein „fremdnütziges Recht im Interesse des Patienten“, d. h. der Patient hat das Recht, seine Therapie selbst zu wählen u. der Arzt muss ihm alle dazu notwendigen Informationen liefern. Trotz Therapiefreiheit gilt das Prinzip des „sichersten Weges“; weicht der Arzt von der Standardbehandlung (Leitlinien) bzw. den Regeln der Schulmedizin ab, hat er den Patienten darüber besonders aufzuklären u. sollte dies bei der Abfassung des Arztbehandlungsvertrages (Dokumentationspflicht) dokumentieren. Schulmedizinier sind nicht dazu verpflichtet, auf alternative Heilmethoden hinzuweisen, so lange diese nicht als Standard definiert wurden. Jede therapeutische Entscheidung bedarf der Einwilligung des Patienten.

Auf|lösung: Bez. in der Humoralpathologie* für den Abtransport krankheitsverursachender Stoffe (Materia* peccans) von den Krankheitsherden z. B. durch Trinken von Flüssigkeit, Wickel od. Auflagen; die aufgelösten Stoffe sollen anschließend durch ausleitende Therapie* zur Ausscheidung gebracht werden.

A

Augen|dia|gnostik (gr. διαγνωστικός fähig zu unterscheiden) *f*: syn. Irisdiagnostik, ophthalmotrope Phänomenologie; ein auf Empirie begründetes Verfahren zur Hinweisdiagnostik, das auf der Grundlage von Irisphänomenen (z. B. Farbe, Dichtigkeit, Zeichen) Zusammenhänge zu bestimmten Funktionsstörungen u. Erbkrankheiten bzw. Erbschwächen (z. B. endokrine Erkrankungen) in bestimmten Organgruppen sowie zu konstitutionellen Faktoren (z. B. Bindegewebeanlage, Reaktionstyp) herstellt; nach J. Angerer (1951/52) werden verschiedene **Irisphänomene** unterschieden: **1.** formale Zeichen (z. B. Substanzzeichen, Krypten), **2.** strukturelle Zeichen (z. B. Irisfasern, Auflockerungen), **3.** vasale Zeichen (z. B. Vaskularisation), **4.** nervale Zeichen (z. B. Reizfasern), **5.** humorale Zeichen (z. B. Kristallisation), **6.** chromatische Zeichen (z. B. Pigmentformen, Heterochromie); nach Schnabel (1959) werden die chromatischen Zeichen der Iris in 3 Hauptgruppen eingeteilt: **a)** Totalverfärbung beider Iriden, **b)** Heterochromie (total, sektoral, zentral), **c)** Polychromie (sog. Pigmente, z. B. Teerpigmente; s. Abb.). Eine weitere Einteilung nach J. Deck (1965) differenziert nach Organ-, reflektorischen u. physiologischen Zeichen. Als konstitutioneller Aspekt wird vorwiegend die Reaktionsbereitschaft des Individuums gedeutet. Hinweise auf eine individuelle Neigung zu Erkrankungen (Diathese) u. eine genetische Ansprechbarkeit auf bestimmte Krankheiten (Disposition) werden aus der Farbe u. der Struktur der Iris gewonnen u. mit verschiedenen Konstitutionsformen (lymphatisch, hydrogenoid, rheumatisch, neurogen, hämatogen) bezeichnet.

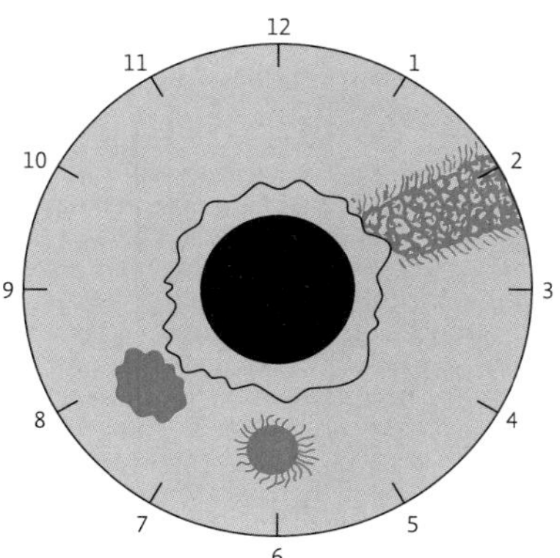

Augendiagnostik: Teerpigmente; 2:00 Uhr: Gitterpigment mit Disposition zu schweren Formen von Diabetes mellitus, chronischen Nieren- u. Lebererkrankungen sowie intrakranieller Tumorbildung; 6:00 Uhr: Härchenpigment als Hinweis auf Karzinomentwicklung in drüsigen Organen; 8:00 Uhr: melanotisches Blumenkohlpigment mit Disposition zu Leber- u. Magenkarzinom

Es wird daraus auch die entsprechende konstitutionelle Therapie (meist mit homöopathischen od. phytotherapeutischen Arzneimitteln) abgeleitet. Die A. bezieht neben der Iris auch die Pupillenform, die Augenbindehäute u. die Lederhäute mit ein. Wissenschaftlich spekulatives Verfahren. Vgl. Iriszirkel, Konstitution.

Augen|trost: s. Euphrasia rostkoviana.

Aura (gr. αὔρα Hauch) *f*: **1.** Bez. für sensorische, vegetative od. psychische Wahrnehmungen vor einem epileptischen Anfall od. einer Migräne; **2.** syn. Seelenkörper, Astralleib, siderischer Leib, bioenergetisches Feld; sog. energetische Hülle, die den Organismus umgibt; soll sowohl als wellenförmige als auch korpuskuläre Erscheinung (Bio-Aura, Bioplasma, proximales elektrisches Medium) in ständiger Wechselwirkung mit den biologischen, elektromagnetischen Feldern des Organismus als auch des äußeren elektrischen Mediums stehen. Durch elektronographische Techniken, z. B. Kirlian*-Photographie, soll die A. sichtbar gemacht u. ihre Veränderung in Form u. Leuchtkraft zu diagnostischen Zwecken genutzt werden. Vgl. Korona, Auramassage.

Aura|massage (↑; Massage*) *f*: Form der Heilung, die den Praktiken der Geistheilung* bzw. des Heilmagnetismus* entspringt u. von der Vorstellung ausgeht, dass der Mensch von einer unsichtbaren Aura* umgeben wird, deren Berührung u. Massage korrigierende u. reparative Auswirkungen auf den Energiezustand haben soll.

Aurantii peri|carpium *n*: s. Citrus aurantium ssp. aurantium.

Aura|soma|therapie (Aura*; gr. σῶμα Körper; Therapie*) *f*: Kombination aus Elementen der Aromatherapie*, Edelsteintherapie* u. Farbtherapie*; Auftragung von farbigen Flüssigkeiten auf die Haut, in denen pflanzliche Extrakte u. auf die Haut gelegte Edelsteine eine Wirkung ausüben sollen; spekulatives Verfahren, das darauf zielt, vermutete Störungen der Aura* u. des Körpers zu korrigieren.

Auras|skopie (Charlotte Auras-Blank, Deutschland; gr. σκοπία Umschau, Spähen) *f*: syn. holistische Blutdiagnostik; diagnostisches Verfahren zur Feststellung körperlicher Belastungen mit Lokalisationsangabe durch mikroskopische Betrachtung u. Beurteilung eingefärbter Blutausstriche unter Zugrundelegung der sog. Informationsfähigkeit des Blutes; entsprechend der sog. holographischen Information soll das Medium Blut ein Spiegelbild einzelner Körperbereiche u. Funktionszustände sein; **Anwendung:** als Gesundheitsvorsorgetest (Krebsfrüherkennung; s. Krebs, Tab. dort). Schulmedizinisch nicht anerkannt. Vgl. Auras-Test.

Auras-Test (↑) *m*: makroskopische Betrachtung von ungefärbten Blutausstrichen u. deren Beurteilung nach spezifischen Strukturen, die durch Veränderung der Blutoberfläche bei Organbelastung auftreten u. Rückschlüsse auf bestimmte Ursachen rechtfertigen sollen; **Anwendung:** z. B. bei Krebs-

A

erkrankungen, Nierenausscheidungsstörungen, Stoffwechselerkrankungen, Allergien. Der A.-T. stellt eine Verfeinerung der Aurasskopie* dar u. ist ein schulmedizinisch nicht anerkanntes Verfahren.

Aureo|therapie (lat. aurum Gold; Therapie*) *f*: Behandlung mit Goldpräparaten bei akuten Erkrankungen* des rheumatischen Formenkreises; basiert auf der Hemmung mesenchymaler Reaktionen durch Gold; **Nebenwirkungen:** Dermatitis, Stomatitis, Glomerulonephritis, Thrombozytopenie u. Agranulozytose; aus der Sicht der Grundregulation (s. Grundregulationssystem) hat der mesenchymale Hauptangriffsort der A. zur Folge, dass jahrelange Hemmungen der zellulären u. humoralen Abwehrleistungen mit erhöhter Infekt- u. Allergieanfälligkeit eintreten.

Auriikulo|therapie (↑; Therapie*) *f*: aus der Ohrakupunktur (s. Akupunktur) der Traditionellen Chinesischen Medizin* hervorgegangenes, von dem französischen Arzt Paul Nogier entwickeltes eigenständiges Diagnose- u. Therapiekonzept; Nogier beschrieb die somatotopischen (s. Somatotopie) Bezüge der Ohrmuschel u. ihre Ähnlichkeit mit einem Embryo. Die therapeutische Wirkung der A. wird teilweise durch die reiche Innervation mit 4 Hirnnerven u. den peripheren Nerven C_2 u. C_3 sowie den embryonalen Entwicklungsbeziehungen zu erklären versucht. Wissenschaftlich umstritten ist die somatotopische Beziehung zum Gesamtorganismus. Die A. verwendet die durch Provokationsschmerz od. elektrodermale Widerstandsmessung gefundenen Reaktionsstellen* des Ohrs, um verschiedene korrespondierende Körperareale zu diagnostizieren bzw. zu therapieren. Die A. wird mit Akupunkturnadeln, Fingerdruckmassage, Farbpunktur od. Magnetclips entweder allein od. in Kombination mit der Körperakupunktur angewendet. **Anwendung:** alle reversiblen u. funktionellen Erkrankungen (z. B. akute u. chronische Schmerzzustände, Erkrankungen des rheumatischen Formenkreises, Erkrankungen des Magen-Darm-Trakts u. der Atemwege, Abhängigkeiten, Allergie) sowie als Begleittherapie im Rahmen der komplementären Tumortherapie bei Übelkeit, Erbrechen, Schmerzen; **Kontraindikation:** bestimmte Phasen in der Schwangerschaft, bösartige Neubildungen u. psychische Erkrankungen, akute Infektionskrankheiten.

Aurum (lat.) *n*: s. Gold.

Aus|lass|diät (Diät*) *f*: syn. Eliminationsdiät*.

Aus|leitung: s. Therapie, ausleitende.

Aus|lösch|phänomen *n*: von J. Gleditsch geprägter Begriff, der beschreibt, dass durch eine erfolgreiche Therapie an Reaktionspunkten eines somatotopischen Feldes (s. Somatotopie) die korrelierenden Reaktionspunkte eines anderen Feldes (Mikrosystem) gelöscht werden können; das A. soll somit der Diagnostik u. der Therapiekontrolle dienen.

Aus|mahlungs|grad: prozentualer Mehlertrag aus gereinigtem Getreide nach dem Ausmahlen; je höher der A., desto mehr Anteile an Schalen u. Keim u. dementsprechend mehr Vitamine, Mineralstoffe, Ballaststoffe u. Fette sind im Mehl enthalten. Vgl. Mehltyp.

Aus|schlag: s. Exanthem.

Außer|ordentliche Eingeweide: in der Traditionellen Chinesischen Medizin* Bez. für Gehirn, Blutgefäße, Knochen, Knochenmark, Rückenmark, Gallenblase u. Gebärmutter, deren gemeinsame Funktion das Speichern ist; anatomisch ähneln sie den Hohlorganen (s. Sechs Hohlorgane), funktionell den Speicherorganen (s. Fünf Speicherorgane).

Auto-: Wortteil mit der Bedeutung selbst, unmittelbar; von gr. αὐτός.

Auto|genes Training (↑; gr. -γενής durch etwas hervorgebracht) *n*: durch J. H. Schultz aus der Hypnose* entwickeltes Verfahren der Selbstentspannung durch Konzentration auf autosuggestive Formeln; erfordert regelmäßige Übung des Einsatzes mentaler Konzentration zur Beeinflussung physiologisch autonom ablaufender Prozesse. Eingeübt wird das Empfinden von Schwere, Wärme, Kühle, Atmung, Herztätigkeit u. a.; später kommen formelhafte Vorsatzbildungen hinzu (Unterteilung in Unter- u. Oberstufe, letztere ermöglicht aufdeckende therapeutische Arbeit); **Anwendung:** zur Regulierung psychophysiologischer Dysfunktionen, z. B. bei Asthma* bronchiale, Erkrankungen* des rheumatischen Formenkreises, Obstipation*, Schlafstörung*, nach Herzinfarkt, zur allgemeinen Schmerztherapie*, in der Geburtshilfe u. präoperativ; auch zur Angstbehandlung (s. Angst), in der Sexualtherapie*, bei Depressionen*, als unterstützendes Verfahren bei psychotischen Störungen. Vgl. Coué-Methode.

Auto|hämato|therapie (↑; gr. αἷμα, αἵματος Blut; Therapie*) *f*: syn. Eigenbluttherapie*.

Auto|im|mun|krankheiten (↑; lat. immunis frei, verschont, unberührt): syn. Autoaggressionskrankheiten; i. e. S. Erkrankungen, bei denen durch Autoimmunisierung gegen körpereigene Substanzen (Autoantigene) gerichtete Autoantikörper bzw. spezifisch sensibilisierte Lymphozyten auftreten u. in der Pathogenese eine wesentliche Rolle spielen; A. treten familiär gehäuft auf. **Einteilung: 1.** organspezifische A. mit Immunreaktion ausschließlich gegen spezifische Antigene eines Organs bzw. Organsystems, v. a. von Schilddrüse, Magen, Pankreas (z. B. juveniler Diabetes* mellitus) u. Nebenniere; **2.** nichtorganspezifische A. mit Immunreaktion gegen Autoantigene verschiedener Körpergewebe u. systemischer Ablagerung der gebildeten Immunkomplexe v. a. in Gelenken (z. B. bei rheumatoider Arthritis*), Niere, Haut u. Muskel; **3.** Misch- od. Übergangsformen. **Therapie: 1.** bei organspezifischen A. häufig Substitutionsbehandlung, ggf. Implantation (z. B. Endoprothese) od. Transplantation (z. B. einer Niere); symptomatisch Antiphlogistika, evtl. Immunsuppressiva; **2.** Enzymtherapie*, Gesamtthymusextrakt*, Molekulartherapie*, Mora*-Therapie, zytoplasmatische Therapie*, Zelltherapie*. Vgl. Erkrankungen des rheumatischen Formenkreises.

Auto|iso|pathie (↑; gr. ἴσος gleich, ähnlich; -pathie*) *f*: s. Isopathie.

Auto|nosode (↑; Nosode*) *f*: Nosode*, die aus Material hergestellt wird, das vom Patienten selbst stammt; vgl. Isopathie.

Auto|regulation (↑; lat. regula Richtschnur, Norm) *f*: Selbstregulation; Fähigkeit des Organismus, mit Hilfe selbstregulativer Mechanismen auf äußere u. innere Einflüsse zu reagieren u. ein funktionelles Gleichgewicht aufrecht zu erhalten od. wiederherzustellen; betrifft körperliche u. seelische Funktionen u. spielt eine entscheidende Rolle bei der körpereigenen Krankheitsprävention u. Genesung. Das Ausmaß der Regulationsfähigkeit ist individuell unterschiedlich u. vom Gesamtzustand des Organismus u. der Stärke der Veränderungen abhängig. Ein häufiger Ansatz naturheilkundlicher Therapien ist es, die Fähigkeit des Körpers zur A. in den therapeutischen Prozess einzubinden. Vgl. Adaptation, Salutogenese; Medizin, autoregulative.

Auto|sanguis-Stufen|therapie (↑; lat. sanguis Blut; Therapie*) *f*: auf der Homöopathie* u. der Homotoxinlehre von H.-H. Reckeweg (s. Homotoxikologie) basierende Modifikation der Eigenbluttherapie*; nach der Vorstellung von Reckeweg, dass das Blut im Krankheitsfall Träger von Gift- u. Krankheitsstoffen (Homotoxine) ist, sollen diese Toxine durch Potenzierung einen sog. antihomotoxischen Umkehreffekt bewirken u. als spezifische Reizkörper zur Entgiftung* beitragen. **Methode:** Dem potenzierten Blut werden darüber hinaus geeignete Injektionspräparate der Homotoxikologie beigemischt. Die Durchführung der A.-St. erfolgt in 4–5 Stufen, wobei ein Tropfen Blut auf eine 2 ml-Einmalspritze aufgezogen, die Spritzenwand durch Kolbenbewegung benetzt, der Rest bis auf den Konusinhalt verworfen, die Spritze mit den entsprechenden empfohlenen Homöopathika gefüllt. u. Stufe für Stufe durch zehnmaliges kräftiges Schlagen der Spritze gegen einen Widerstand potenziert wird. Dieser Vorgang wird bei jeder Stufe erneut durchgeführt u. die Mischung jeweils einzeln appliziert. I. d. R. wird die erste u. letzte Stufe intravenös, die zweite bis vorletzte Stufe aber streng intramuskulär bzw. subkutan od. intrakutan appliziert. **Anwendung:** bei Allergien*, rezidivierenden Virusinfekten, Migräne, Therapieschäden durch Arzneimittel u. a.; **Nebenwirkungen:** evtl. Erstverschlimmerung, Herdreaktivierung, Schmerzen an der Injektionsstelle, Infektionen, Blutergüsse; **Kontraindikation:** konsumierende Erkrankungen, Gerinnungsstörungen. Wissenschaftlich umstrittenes Verfahren.

Auto|sug|gestion (↑; lat. suggestio Eingebung, Einflüsterung) *f*: s. Suggestion.

Auto|uro|nosoden|therapie (↑; gr. οὖρον Harn; Nosode*; Therapie*) *f*: Form der Eigenurintherapie* mit dem Urin als Nosode*.

Auto|uro|therapie (↑; ↑; Therapie*) *f*: syn. Eigenurintherapie*.

Auto|vakzine (↑; lat. vacca Kuh) *f*: Eigenimpfstoff; Arzneimittel (Impfstoff) aus inaktiven, patienteneigenen Mikroorganismen sowie deren Bestandteilen u. Stoffwechselprodukten, das aus Stuhl-, Rachen-, Nasen-, Urin-, Sputum-, Vaginalabstrichen od. Furunkelkeimen hergestellt u. dem menschlichen od. tierischen Organismus nach unterschiedlichen Modifikationen u. technischen Verarbeitungsprozessen (z. B. Potenzierung) zugeführt wird; lässt sich auch aus autologem Tumorgewebe gewinnen. Auch bei der Verwendung autologer Substanzen als Impfstoffe wird der Begriff Vakzine verwendet, da historisch jeder Impfstoff zunächst nur über eine „Tierpassage“ gewonnen werden konnte. Die A. wird nur bei dem jeweiligen spezifischen Materialspender angewendet; im Gegensatz hierzu steht die Heterovakzine*. Ziel ist eine individualisierte Reiztherapie mit spezifischer Hyposensibilisierung, Desensibilisierung, unspezifischer Umstimmung* od. Entgiftung*. **Wirkung:** A. sollen die Antikörperbildung (Bildung erregerspezifischer Immunglobuline A u. M, Anti-Idiotyp-Antikörper-Prozess) anstoßen u. zelluläre sowie humorale Abwehrvorgänge verstärken. **Herstellung u. Durchführung:** meist Anzucht der Keime im Labor; zur Injektion werden Tuberkulinspritzen mit einer ansteigenden Dosierung von 0,01–0,1 ml verwendet; andere Formen der Applikation sind Inhalations- u. Schluckvakzine. Der Aufbereitung von Tumorgewebe bedarf es anderer Techniken, mit denen insbesondere die leicht zerstörbaren antigenen Strukturen an den Tumor-Zelloberflächen dargestellt werden können. **Anwendung:** bei chronischen Infektionen wie Sinusitis, Bronchitis, Harnweginfekten; zur biologischen Tumortherapie; (relative) **Kontraindikation:** systemische Erkrankungen mit Zustandsänderungen, die die erwünschte Reaktion nicht erwarten lassen. Vgl. Umstimmungstherapie.

Auxine (gr. αὔξη Wachstum) *n pl*: Bez. für natürliche u. synthetische Pflanzenwuchsstoffe, die für Wachstum u. Differenzierung bei den höheren Pflanzen verantwortlich sind; die natürlichen A. gehören zur Gruppe der Phytohormone. Vgl. Auxone.

Auxone (↑) *n pl*: von W. Kollath geprägte Bez. für organische, über 160 °C hitzelabile Wuchsstoffe, die für Tier u. Mensch gleichermaßen unentbehrlich sein sollen; in naturbelassener Kost ist angeblich ein höherer Anteil an A. enthalten als in gewöhnlicher Zivilisationskost. Ihr Mangel soll eine Voraussetzung zur Mesotrophie (sog. Halbernährung mit einem Minimum an essentiellen Nahrungsinhaltsstoffen) darstellen. Möglicherweise handelt es sich um Vitamin-B-Komplexe; wissenschaftlich überholt. Vgl. Auxine.

Avena sativa L. *f*: Hafer, Saathafer; Pflanze aus der Familie der Poaceae (Süßgräser); **Arzneidroge:** reife, getrocknete, von Deck- u. Vorspelzen umgebene od. entspelzte Früchte (Avenae fructus bzw. Avenae fructus excorticatus), grüne, kurz vor der Vollblüte geerntete, gedroschene Laubblätter u. Stängel (Avenae stramentum, Haferstroh); **Inhaltsstoffe:** in den Früchten Kohlenhydrate (50–60 % Stärke, lösliche Polysaccharide), 7,4–23,3 % Eiweiß (Gliadin, Avenin, Avelin), Sterole, Fette, Steroidsaponine (Avenacosid A u. B); im Kraut u. Stroh außerdem Kieselsäure (in der Asche 55–75 %), Triterpensaponine; **Wirkung:** Früchte: Senkung des Cholesterolspiegels, Hemmung der Prostaglandinbiosynthese; Kraut: antiphlogistisch; **Verwendung:** Zubereitungen aus Haferstroh (zerkleinerte Droge, Abkochungen aus zerkleinerter Droge) äußerlich in Teil- u. Vollbädern, Zubereitungen der Früchte innerlich, Teeaufgüsse von Haferkraut; nach **Kommission E** Haferstroh bei entzündlichen u. seborrhoischen Hauterkrankungen (insbesondere mit Pruritus); **traditionell:** **1.** Haferstroh bei nässenden Dermatosen, adjuvant bei Neurodermitis; Früchte bei Beschwerden im Magen-Darm-Trakt, nervösen Erschöpfungszuständen, Gicht, rheumatischen Beschwerden, als Diuretikum; **2.** Haferkleie (Randschichten der entspelzten Haferfrüchte) auch als diätetisches Mittel bei zu hohem Cholesterol- u. Blutfettspiegel sowie bei Störungen im Mineralhaushalt u. bei der Verdauung; **3.** Haferkraut bei nervöser Erschöpfung sowie als harntreibendes Mittel zur Durchspülungstherapie, bei erhöhten Cholesterolwerten u. in der Kneipp*-Therapie bei Gicht u. Erkrankungen des rheumatischen Formenkreises; in Kombinationen bei Stoffwechsel- u. Alterserkrankungen; **Dosierung:** Haferstroh: 100 g Droge für 1 Vollbad, Zubereitungen entsprechend; **Nebenwirkungen:** selten Überempfindlichkeit gegen Hafergluten; **Kontraindikation:** keine bekannt; **Wechselwirkung:** keine bekannt; **Homöopathie:** Zubereitungen aus frischem blühendem Kraut, bewährte Indikation bei Schlafstörungen u. Erschöpfungszuständen.

A|vitaminose (gr. ἀ Un-, -los, -leer; -osis*) *f*: schwere Form der Hypovitaminose* durch fehlende Zufuhr od. bei schwerer Malabsorption von Vitaminen.

Avogadro-Zahl (Amadeo von A., Phys., Turin, 1776–1856): syn. Loschmidt-Zahl; Anzahl der Atome od. Moleküle in einem Mol (Menge eines Stoffs in Gramm, die seiner relativen Molekularmasse entspricht); beträgt $6{,}023 \cdot 10^{23}\ mol^{-1}$; z. B. enthalten 18 g Wasser (1 mol) $6{,}023 \cdot 10^{23}$ Moleküle.

Ayur|veda (Sanskrit Ayus Leben, Lebensspanne; Veda Wissen, Wissenschaft) *m*: Heilkunde u. Gesundheitslehre aus dem indischen Kulturbereich; Ziel des A. ist die Behandlung u. Überwindung von Krankheiten (s. Diagnostik, ayurvedische; Therapie, ayurvedische) sowie die Förderung u. Steigerung der Gesundheit (s. Gesundheitsförderung, ayurvedische). Dem A. liegt ein eigenes wissenschaftliches Weltbild zugrunde, auf dessen Basis diagnostiziert u. therapiert wird. In Indien ist A. eine eigenständige medizinische Wissenschaft (s. Medizin, traditionelle indische).

Ursprünge: I. e. S. bezeichnet der Begriff Veda Sammlungen von Texten aus dem 1. u. 2. Jahrtausend v. Chr. Die 4 Veden sind der Rgveda, der Samaveda, der Yajurveda u. der Atharvaveda. Sie gelten den Hindus als heilig u. dienen heute noch rituellen Zwecken. Nach traditioneller Auffassung sind die Veden nicht von Menschen verfasst, sondern von großen Weisen (sog. Rsis) „geschaut" worden. In der indischen Kultur werden in der Folgezeit viele Künste u. Wissenschaften als Veda bezeichnet, z. B. die Musik als Gandharvaveda, die Waffenkunst als Dhanurveda u. der Ayurveda. Unter den ursprünglichen 4 Veden weist der Atharvaveda Bezüge zur Heilkunde auf, weshalb der A. gelegentlich auch als Nebenglied des Atharvaveda bezeichnet wird.

Literatur: Früher wurde das ayurvedische Wissen durch Gelehrte in sog. Samhitas zusammengefasst. Viele dieser Werke sind verloren gegangen od. nur in Fragmenten bekannt. Die ältesten heute noch umfassend bekannten Kompendien werden 3 Autoren zugeordnet, die als „große Dreiheit" od. „alte Dreiheit" bezeichnet werden: Caraka, Susruta u. Vagbhata. Diese 3 Namen repräsentieren wahrscheinlich nicht Einzelpersonen, sondern Ärzteschulen. Caraka wird der etwa im 1. Jahrhundert n. Chr. entstandenen, mehrfach überarbeiteten, sog Caraka-Samhita („Sammlung des Caraka"), Susruta der sog. Susruta-Samhita („Sammlung des Susruta") zugeordnet. Die Susruta-Samhita ist in der Geschichte der Medizin insbesondere für die chirurgischen Abschnitte bekannt geworden, in denen auch plastisch-chirurgische Operationen beschrieben werden. Dem Vagbhata werden 2 im 7. od. 8. Jahrhundert n. Chr. entstandene Werke zugeschrieben: der Astangasamgraha („Zusammenfassung der achtteiligen Wissenschaft") u. die Astangahrdayasamhita („Sammlung der Essenz der achtteiligen Wissenschaft"). Die Werke der „großen Dreiheit" werden heute noch in Ausbildung, Praxis u. Forschung des A. verwendet. Das Madhavanidana, die Sarngadhara-Samhita u. der Bhavaprakasa werden als „kleine Dreiheit" bezeichnet. Das Madhavanidana („Krankheitslehre des Madhava") von Madhava aus dem 8. Jahrhundert ist eine systematische Krankheitslehre. Die von Sarngadhara verfasste Sarngadhara-Samhita („Sammlung des Sarngadhara") aus dem 14. Jahrhundert weist Einflüsse der Alchemie (s. Rasa Shastra) bei der Herstellung von Arzneimitteln auf u. beschreibt zum ersten Mal in der bekannten ayurvedischen Literatur die Pulsdiagnose. Der Bhavaprakasa („Leuchte des Bhava") des Bhavamisra entstand vermutlich im 16. Jahrhundert u. ist ein umfassendes Kompendium der ayurvedischen Medizin seiner Zeit. Die Syphilis z. B. wird in diesem Werk zum ersten Mal beschrieben. Bhavamisra beschreibt auch eine Reihe pflanzlicher Arzneimittel, die aus Südostasien u. Amerika

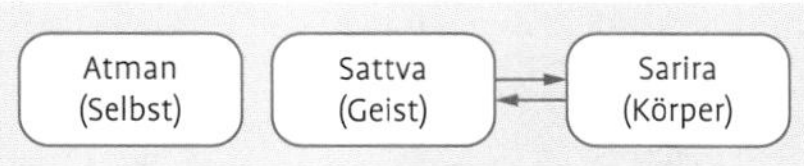

Ayurveda: 3 Anteile des Menschen im Ayurveda

durch portugiesische Händler in Indien eingeführt wurden. Über diese 6 bedeutenden Werke hinaus ist über 2 Jahrtausende eine umfangreiche u. vielfältige ayurvedische Fachliteratur entstanden.
Auffassung vom Menschen: Nach klassischer ayurvedischer Auffassung besteht der Mensch aus 3 Anteilen, dem Sarira (grobstofflicher Körper), dem Manas (Geist) u. dem Atman (Selbst). Der Atman ist unveränderlich, wird von Krankheit nicht betroffen u. existiert auch nach dem Tod weiter; Sarira u. Manas stehen in stetiger Wechselbeziehung zueinander (s. Abb.). Daraus folgt eine umfassende psychosomatische Anschauung. Im A. gibt es keine rein körperlichen od. rein psychische Erkrankungen, es sind immer beide Dimensionen des Menschen betroffen. Der Mensch wird aber auch in einer umfassenden Analogie zum Kosmos gesehen. Mensch u. Kosmos bestehen aus den 5 großen Elementen (Pancamahabhuta) Erde, Wasser, Feuer, Luft u. Raum. Auf dieser Grundlage werden Wechselwirkungen zwischen Mensch u. Welt erklärt; z. B. enthalten süße Nahrungsmittel nach ayurvedischer Anschauung v. a. Erd- u. Wasserelement (s. Ernährung, ayurvedische). Im menschlichen Körper enthält das Fettgewebe viel Erd- u. Wasserelement. Also führt eine vermehrte Zufuhr von süßen Nahrungsmitteln zu einer Zunahme von Fettgewebe. Vgl. Ätiologie, ayurvedische; Konstitutionslehre, ayurvedische; Physiologie, ayurvedische; Pathogenese, ayurvedische.

Azadirachta indica *f*: Melia azadirachta, Nimba arishta; Neem; Baum aus der Familie der Meliaceae; **Arzneidroge:** getrocknete Rinde, Blätter u. Samen (Neem); **Inhaltsstoffe:** Rinde: 18–26 % Tannin, Gallussäure, tetracyclische Triterpene (Melianon, Melianol, Meliantriol u. a.); Blätter: Tannin, Paraisin, Carotinoide (Meliatin); Samen: Öl (Glyceride, Bitterstoffe), Azadirachtin; **Wirkung:** antiinflammatorisch, insektenrepellent u. insektizid (Samen), antibakteriell, adstringierend; **Verwendung:** innerlich u. äußerlich Tinktur u. a. galenische Zubereitungen; beanspruchte Indikationen: innerlich bei Infektionen, Fieber, Zahnfleischentzündung, äußerlich bei Hautkrankheiten; die Wirksamkeit bei diesen Anwendungsgebieten ist nicht belegt; in der **ayurvedischen Therapie*** als Infusum, Dekokt u. a. galenische Zubereitung bei Ekzemen u. a. Hautkrankheiten, Ulcus ventriculi, Spasmen u. Nervenschmerzen, Wurmbefall; Früchte bei Fieber; **Nebenwirkungen:** nach übermäßigem Genuss der Samen insbesondere bei Kindern bis 6 Jahren Übelkeit, Erbrechen, Diarrhö, metabolische Azidose, Anämie, Krampfanfälle, Koma, Hirnödem, Tod; **Kontraindikation:** Schwangerschaft u. Stillzeit.

B

Bach-Blüten|therapie (Edward B., walisischer Arzt, 1886–1936; Therapie*) *f*: Behandlung von 38 postulierten Seelenzuständen mit entsprechenden Blütenauszügen; dem Verfahren liegt die Annahme Bachs zugrunde, dass bestimmte seelische Persönlichkeitstypen zu bestimmten Reaktionsweisen (auch im Krankheitsfall) neigen. Krankheit wird primär als Ergebnis von Konflikten zwischen dem sog. höheren Selbst u. der eigenen Persönlichkeit interpretiert. Als die eigentlichen Grundkrankheiten werden Stolz, Grausamkeit, Hass, Habgier, Unwissenheit, Unsicherheit u. Egoismus angesehen. Ziel ist die Reharmonisierung od. Umstimmung. Zur Behandlung dieser seelisch-reaktiven u. vorwiegend negativen Gemütszustände fand Bach 38 Blüten, die er in potenzierter Form als Blütenmittel einsetzte. In den sog. Essenzen seiner Pflanzen sah er das „geistige Potential", die „Energie" u. höhere Ordnung (sog. Tugenden) wieder, die er für die Heilung zu benötigen meinte. Die Blüten werden morgens gepflückt u. in frischem Quellwasser solange ausgezogen, bis sie verwelken. Die entstandene Flüssigkeit wird mit Cognac od. Brandy im Verhältnis 1 : 1 konserviert u. danach (ähnlich wie in der Homöopathie*) verdünnt (i. d. R. 1 : 240). Die Blütenmittel sollen die energetische u. geistige Kraft der Pflanze konzentriert enthalten. **Anwendung:** bei emotionalen Beschwerden, Verhaltensstörungen, Reaktionsbildern in bestimmten Lebenssituationen mit entsprechender körperlich-seelisch-geistiger Symptomenlage, als Begleittherapie akuter u. chronischer Erkrankungen (s. Tab. auf S. 40). Das einzige **Kombinationspräparat** der B.-B. ist Rescue* Remedy. Bei der B.-B. handelt es sich um ein wissenschaftlich nicht belegtes u. umstrittenes Verfahren. In Deutschland sind die Bach-Blütenmittel bisher nicht als Arzneimittel zugelassen, finden aber weite Verbreitung insbesondere in der Selbstmedikation. Bei lebensbedrohlichen Erkrankungen besteht die Gefahr der Verzögerung bewährter medizinischer Maßnahmen in Diagnostik u. Therapie.

Bad: **1.** Verfahren der Balneotherapie* mit Eintauchen des Körpers (Vollbad*) bzw. von Körperteilen (Teilbad*) in ein Medium, meist Wasser (Wasserbad), aber auch Dampf (Dampfbad), Peloid (Peloidbad) od. Gas (Luftbad); Wirkung durch mechanische (Auftrieb, hydrostatischer Druck, Viskosität), thermische (Temperatur) u. ggf. chemische (Badezusätze od. natürliche Inhaltsstoffe in bestimmten Quellwässern) Faktoren; in der Hydrotherapie* werden kalte, indifferente, warme u. heiße Bäder unterschieden, i. R. der Kneipp*-Therapie werden auch Wechsel(teil)bäder angewendet; vgl. Wechselbad. **2.** Bez. für die beim Baden verwendeten Badezusätze (z. B. Arzneibad, Heublumenbad, Milch-Molke-Bad); **3.** natürliches Heilbad, Badeort od. Badeanstalt mit ortsgebundenen od. künstlich zubereiteten Heilmitteln zur Balneotherapie: Quellwässer ohne (Wildwässer) od. mit Mineralien, Iod, Schwefel, Kohlensäure, Radon sowie Peloiden*; vgl. Kur.

Bade|arzt: auch Kurarzt; von den Landesärztekammern verliehene Zusatzbezeichnung für einen approbierten Arzt mit einer Spezialisierung auf dem Gebiet der Balneologie* u. medizinischen Klimatologie; Ausübung der Tätigkeit in einem amtlich anerkannten Bade- od. Kurort. Vgl. Kneipp-Arzt.

Bade|dermatitis (gr. δέρμα Haut, Fell; -itis*) *f*: entzündliche Hautreaktion, die nach einer Serie von Heilbädern, insbesondere Sol- u. Schwefelbädern sehr langer Dauer, auftreten kann; in der traditionellen Medizin eine wünschenswerte Form der Badereaktion*, evtl. auch Zeichen einer Überdosierung; rückfettende Körperpflege kann das Auftreten einer B. verhindern.

Bade|meister, medizinischer: s. Kneipp-Bademeister, Masseur.

Bade|re|aktion (Reaktion*) *f*: Reaktion des Organismus auf die Anwendungen während einer Badekur, z. B. in Form einer Badedermatitis*; vorübergehende, krisenhafte Beeinträchtigung des Wohlbefindens; vgl. Kurkrise.

Bade|schwamm: s. Euspongia officinalis.

Bade|zusatz: Körperpflege- od. Arzneimittel, das einem Bad hinzugefügt wird; z. B. fette od. ätherische Öle, Emulgatoren, Pflanzenextrakte, mineralische (Salze) u. chemische Stoffe; s. Arzneibad, Kräuterbad.

Bad, finnisches: syn. Sauna*.

Bad, hydro|elektrisches: s. Elektrobad.

Bad, in|differentes: Bad mit indifferenter Temperatur; die Temperatur des ruhenden Körpers wird nicht verändert, die Wärmeregulation nicht ausge-

B

Bach-Blütentherapie

Blütenmittel	Pflanze deutsche Bezeichnung	Pflanze lateinische Bezeichnung	negative Seelenzustände
1. Agrimony	Odermennig	Agrimonia eupatoria	Versuch, quälende Gedanken und innere Unruhe hinter einer Fassade von Fröhlichkeit und Sorglosigkeit zu verbergen
2. Aspen	Zitterpappel	Populus tremula	unerklärliche vage Ängstlichkeiten, Vorahnungen, geheime Furcht vor irgendeinem drohenden Unheil
3. Beech	Rotbuche	Fagus sylvatica	überkritische und intolerante Reaktion, wenig Mitgefühl und Einfühlungsvermögen
4. Centaury	Tausendgüldenkraut	Centaurium erythraea	nicht „nein" sagen können, Schwäche des eigenen Willens, Überreaktion auf die Wünsche anderer
5. Cerato	Bleiwurz	Ceratostigma willmottiana	Unsicherheit, zu wenig Vertrauen in die eigene Meinung und Urteilsfähigkeit
6. Cherry Plum	Kirschpflaume	Prunus cerasifera	es fällt schwer, innerlich loszulassen; Angst vor seelischen Kurzschlusshandlungen, unbeherrschte Temperamentausbrüche
7. Chestnut Bud	Knospe der Roßkastanie	Aesculus hippocastanum	es werden immer wieder die gleichen Fehler gemacht, weil Erfahrungen nicht wirklich verarbeitet werden und nicht genug daraus gelernt wird
8. Chicory	Wegwarte	Cichorium intybus	besitzergreifende Persönlichkeitshaltung, mit der sich bewusst oder unbewusst überall eingemischt wird
9. Clematis	Weiße Waldrebe	Clematis vitalba	geistige Abwesenheit; wenig Aufmerksamkeit für das, was um einen herum vorgeht
10. Crab Apple	Holzapfel	Malus sylvestris	Gefühl von innerlicher oder äußerlicher Beschmutztheit, Unreinheit oder Infektion; Detailkrämerei („Reinigungsblüte")
11. Elm	Ulme	Ulmus procera	vorübergehendes Gefühl, Aufgaben oder Verantwortung nicht gewachsen zu sein
12. Gentian	Herbstenzian	Gentiana amarella	skeptische Reaktion, Zweifel, Pessimismus, Entmutigung, Verzweiflung
13. Gorse	Stechginster	Ulex europaeus	Hoffnungslosigkeit, Resignation, es-hat-doch-keinen-Zweck-mehr-Gefühl
14. Heather	Schottisches Heidekraut	Calluna vulgaris	Selbstbezogenheit, völlig mit sich beschäftigt sein, Notwendigkeit von Publikum („das bedürftige Kleinkind")
15. Holly	Stechpalme	Ilex aquifolium	gefühlsmäßige Reaktion, irritierende Eifersucht, Misstrauen, Hass- und Neidgefühle
16. Honeysuckle	Geißblatt, Jelängerjelieber	Lonicera caprifolium	bewusste oder unbewusste Weigerung, bestimmte Ereignisse der Vergangenheit zu verarbeiten
17. Hornbeam	Weißbuche, Hainbuche	Carpinus betulus	Montagmorgen-Gefühl; zu schwach sein, um die täglichen Pflichten zu bewältigen, was dann aber doch geschafft wird

Bach-Blütentherapie

Blütenmittel	Pflanze deutsche Bezeichnung	Pflanze lateinische Bezeichnung	negative Seelenzustände
18. Impatiens	Drüsentragendes Springkraut	Impatiens glandulifera	ungeduldige, leicht gereizte oder überschießende Reaktion
19. Larch	Lärche	Larix decidua	Minderwertigkeitskomplexe, Erwartung von Fehlschlägen durch Mangel an Selbstvertrauen
20. Mimulus	Gefleckte Gauklerblume	Mimulus guttatus	schüchtern, furchtsam sein mit vielen kleinen Ängstlichkeiten
21. Mustard	Wilder Senf, Ackersenf	Sinapis arvensis	tiefe Traurigkeit, Perioden von Schwermut ohne erkennbare Ursache
22. Oak	Eiche	Quercus robur	Gefühl, ein niedergeschlagener und erschöpfter Kämpfer zu sein, der trotzdem tapfer weitermacht und nie aufgibt
23. Olive	Olive	Olea europaea	Gefühl, körperlich und seelisch ausgelaugt und erschöpft zu sein („alles ist zuviel")
24. Pine	Schottische Kiefer	Pinus sylvestris	sich Vorwürfe machen, Schuldgefühle
25. Red Chestnut	Rote Kastanie	Aesculus carnea	sich mehr Sorgen um das Wohlergehen anderer Menschen machen als um das eigene, zu starke innere Verbundenheit mit einer nahestehenden Person
26. Rock Rose	Gelbes Sonnenröschen	Helianthemum nummularium	innerlich panische Reaktion, von Terrorgefühlen überrannt werden
27. Rock Water	Wasser aus heilkräftigen Quellen		hart zu sich selbst sein, strenge oder starre Ansichten, Unterdrückung vitaler Bedürfnisse (z. B. Essen, Schlaf, Bewegung)
28. Scleranthus	Einjähriger Knauel	Scleranthus annuus	unschlüssig, sprunghaft, innerlich unausgeglichen sein; plötzlicher Meinungs- und Stimmungswechsel
29. Star of Bethlehem	Doldiger Milchstern	Ornithogalum umbellatum	eine seelische oder körperliche Erschütterung noch nicht verkraften können („Seelentröster")
30. Sweet Chestnut	Edelkastanie, Esskastanie	Castanea sativa	Gefühl, die Grenze dessen, was ein Mensch ertragen kann, sei nun erreicht; innere Ausweglosigkeit
31. Vervain	Eisenkraut	Verbena officinalis	im Übereifer, sich für eine gute Sache einzusetzen, Raubbau mit seinen Kräften treiben; missionarisch bis fanatisch sein
32. Vine	Weinrebe	Vitis vinifera	unbedingt seinen Willen durchsetzen wollen, Probleme mit Macht und Autorität („der kleine Tyrann")
33. Walnut	Walnuss	Juglans regia	vorübergehende Verunsicherung, Wankelmut in entscheidenden Lebensphasen
34. Water Violet	Sumpfwasserfeder	Hottonia palustris	innerliche Zurückgezogenheit, isoliertes Überlegenheitsgefühl
35. White Chestnut	Weiße Kastanie, Roßkastanie	Aesculus hippocastanum	unaufhörliches Gedankenkreisen, innere Selbstgespräche und Dialoge

Fortsetzung nächste Seite

Fortsetzung v. S. 41

B

Bach-Blütentherapie

Blütenmittel	Pflanze deutsche Bezeichnung	Pflanze lateinische Bezeichnung	negative Seelenzustände
36. Wild Oat	Waldtrespe	Bromus ramosus	Zersplitterung, unklare Zielvorstellungen; innerliche Unzufriedenheit, weil die Lebensaufgabe nicht gefunden wird
37. Wild Rose	Heckenrose	Rosa canina	apathisches Gefühl, Teilnahmslosigkeit, innere Kapitulation
38. Willow	Gelbe Weide	Salix vitellina	Gefühl, den Umständen machtlos ausgeliefert zu sein; Verbitterung; sich als „Opfer des Schicksals" sehen
Rescue Remedy (Mischung aus 6., 9., 18., 26. und 29.)	Erste-Hilfe-Tropfen		durch Schreck und schockierende Erlebnisse aus dem Gleichgewicht gekommen sein; innere Spannung, weil Aufregendes bevorsteht

löst, Empfindungen (kalt–warm) fehlen weitgehend; Indifferenzpunkte: Wasserbad 36 °C, Luftbad 25 °C (bekleidet 20 °C).

Bad, medizinisches: Bad in Wannen od. Becken mit chemischen od. pflanzlichen Wirkstoffen, die einen medizinischen Nutzen zur Vorbeugung od. Heilung von Erkrankungen aufweisen; Herstellung eines m. B. erfolgt aus natürlichen Quellen (Heilwasser*) od. durch Zumischen bzw. Auflösen von Badezusätzen (Arzneibad*, Kräuterbad*) in Wasser.

Bäken (tibetisch Bad-kan Schleim) *m*: s. Energielehre, tibetische.

Bären|traube: s. Arctostaphylos uva-ursi.

Bär|lapp: s. Lycopodium clavatum.

Bär|lauch: s. Allium ursinum.

Bakterien|zyklo|genie (gr. βακτηρία Stab, Stock; κύκλος Kreis, Ring; -γενής hervorbringend, zeugend) *f*: von G. Enderlein geprägte Bez. für die zyklische Entwicklung von Bakterien, Viren u. Pilzen, die dem kosmischen Kreislauf unterliegen soll; im Serum aller Menschen bzw. Warmblüter sollen von Enderlein als Endobionten* bezeichnete Mikroorganismen vorhanden sein, mit denen der Mensch in Symbiose lebt. Durch Weiterentwicklung dieser Endobionten zu parasitären Strukturen soll es zur Vergiftung mit Krankheitsbildung kommen, so dass Krankheit als gleichbedeutend mit gestörter Symbiose gesehen wird. Therapeutisch werden Symbionten aus Schimmelpilzen u. Hefen i. S. einer Isotherapie bei der Symbioselenkung* eingesetzt u. definierte Homöopathika verabreicht. Wissenschaftlich nicht belegtes, spekulatives u. wenig verbreitetes Verfahren. Vgl. Enderlein-Diagnostik.

Balance|therapie (Therapie*) *f*: syn. Nowo*-Balancetherapie.

Baldrian *m*: s. Valeriana officinalis.

Balint-Gruppe (Michael B., Psychoanalytiker, Biochemiker, Budapest, London, 1896–1970): berufsbezogene Selbsthilfegruppe, in der sich (nicht psychotherapeutisch u. psychotherapeutisch tätige) Ärzte u. Angehörige medizinischer Hilfsberufe über einen längeren Zeitraum zusammenfinden, um unter psychotherapeutischer Supervision Fälle aus der eigenen Praxis zu diskutieren; im Mittelpunkt der Gruppenarbeit steht der Patient. Es werden Gespräche über die Beziehung zwischen dem Behandelnden u. seinen Patienten hinsichtlich aufgetretener Störmomente u. positiver Einflüsse geführt. Der Gruppenprozess dient dazu, sich eigener Haltungen u. Reaktionen bewusst zu werden. Vgl. Gruppendynamik, Selbsterfahrungsgruppe, Selbsthilfe.

Ballast|stoffe: Gesamtheit der für den Menschen unverdaulichen Nahrungsbestandteile (Kohlenhydrate, z. B. Zellulose, Hemizellulose u. Pektin; Lignin), die als Stütz- u. Strukturelemente in Pflanzenzellen vorkommen; **Wirkung: 1.** Sättigung: Die Faserstruktur der B. erfordert ein längeres, intensiveres Kauen, das für die Zahnerhaltung u. Vorverdauung von Nahrungsmitteln wichtig ist; **2.** Aufrechterhaltung der normalen Darmfunktion: Durch das Wasserbindungsvermögen u. damit größerem Volumen wird die Darmperistaltik angeregt u. der Transport des Darminhalts gefördert; positive Wirkung auf die Darmflora u. antikanzerogene Wirkung durch die Bereitstellung fermentierbarer Substanzen; **3.** Senkung der Cholesterolkonzentration: Durch das Adsorptionsvermögen für organische Substanzen bewirken B. eine Verminderung der Cholesterolkonzentration im Blut sowie von genotoxischen bzw. kanzerogenen Substanzen u. setzen das Darmkrebsrisiko herab; **4.** modifizierte Glukose- u. Insulinantwort: Bei Gesunden u. Diabetikern ist nach Mahlzeiten eine Senkung der Insulin- u. Glukosekonzentration im Blut zu beobachten. **Vorkommen in Nahrungsmitteln:** besonders in Vollkorngetreide, Gemüse (insbesondere Hülsenfrüchte), Kartoffeln u. Obst; **Bedarf** für Erwachsene (DGE): mindestens 30 g/d. Ein **Mangel** an B. begünstigt Obstipation, Divertikulose u. Karzinom des Dickdarms, Gallensteine, Fettstoffwechselstörungen sowie Diabetes mellitus.

Ballon|rebe: s. Cardiospermum halicacabum.

Balneo|logie (lat. balneum Bad; -logie*) *f*: Wissenschaft von den Grundlagen, Mechanismen u. Methoden der Balneotherapie*.

Balneo|therapie (↑; Therapie*) *f*: Behandlung mit medizinischen Bädern insbesondere aus natürlichen Heilquellen, mit Peloiden u. Gasen an einem Kurort; auch Seebäder (s. Thalassotherapie), Trinkkuren u. Inhalationen; vgl. Bad, Hydrotherapie.

Balsamum peruvianum *n*: s. Myroxylon balsamum.

Balsamum tolutanum *n*: s. Myroxolon balsamum.

Banche-Tee: aus Japan stammender coffeinarmer Tee mit anregender Wirkung; Herstellung aus Stängeln u. Blättern von Camellia* sinensis; bekömmlicher als schwarzer Tee (abhängig vom Röstgrad); **Anwendung:** in der Makrobiotik*.

Bardanae radix *f*: s. Arctium.

Barfuß|arzt-Aku|punktur (Akupunktur*) *f*: Bez. für eine nach 1949 (in der Ära Mao Ze-Dong) eingeführte, vereinfachte Technik der Akupunktur*, die auch von medizinisch nur rudimentär ausgebildeten Personen (sog. Barfußärzte) angewendet werden konnte; bei den Barfußarztforamina der Akupunktur handelt es sich ausnahmslos um Foramina an anatomisch ungefährlichen Körperstellen; in der modernen Akupunktur werden 15 solcher Punkte beschrieben.

Barfuß|gehen: Maßnahme zur Abhärtung* nach Sebastian Kneipp; Gehen mit nackten Füßen auf taufrischer Wiese (Tautreten*), kaltem Stein od. weichem Schnee (Schneegehen*); Durchführung nur kurzzeitig, so dass es danach sofort zur Wiedererwärmung mit reaktiver Hyperämie kommen kann.

Barium carbonicum *n*: Schwererde; Ba CO_3; **Homöopathie:** Zubereitungen (großes Mittel) individuell entsprechend des Arzneimittelbildes*, z. B. bei chronischer Tonsillitis, Entwicklungsstörungen.

Bar|osma betulina (Thunb.) Bartl. et Wedl. *n*: Diosma betulinum; Bucco; Strauch aus der Familie der Rutaceae (Rautengewächse); **Arzneidroge:** getrocknete Laubblätter: Bucco folium (Barosmae folium, Diosmae folium, Buccoblätter); **Inhaltsstoffe:** ca. 2 % ätherisches Öl mit Diosphenol, Menthon, Isomethon, Limonen sowie Flavonoide (z. B. Diosmin), Schleimstoffe; **Wirkung:** schwach bakteriostatisch; **Verwendung: traditionell** als Teeaufguss u. andere galenische Zubereitungen bei Entzündungen u. Infektionen der Nieren u. Harnwege, überaktiver Harnblase, Gicht u. rheumatischen Beschwerden. Die Wirksamkeit bei den beanspruchten Anwendungsgebieten ist nicht belegt. Die Blätter werden aufgrund ihres charakteristischen Cassis-Aromas als Geschmackskorrigens in Blasen- u. Nierentees verwendet; **Dosierung:** 1 EL geschnittener Droge als Teeaufguss mehrmals täglich; **Nebenwirkungen:** keine bekannt. **Kontraindikation:** keine bekannt.

Bart|flechte: s. Usnea.

Basal|umsatz (gr. βάσισ Schritt, Grundlage): syn. Grundumsatz*.

BASIC-ID-Modell: multimensionales Modell zur Funktions- u. Bedingungsanalyse von Verhalten von A. Lazarus (1979) mit den 7 Grundmodalitäten Verhalten (**B**ehaviour), Affekt (**A**ffect), Empfindung (**S**ensation), Vorstellung (**I**magery), Kognition (**C**ognition), zwischenmenschliche Beziehungen (**I**nterpersonal relationships) u. Medikamente u. biologische Faktoren (**D**rugs and biological factors). Vgl. SORKC-Modell, Verhaltenstherapie.

Basilikum *n*: s. Ocimum basilicum.

Basis|diät, gastro|entero|logische (gr. βάσισ Schritt, Grundlage; Diät*) *f*: syn. Schonkost; früher verordnete organbezogene Sonderdiät, die bei den meisten Erkrankungen des Magen-Darm-Trakts eingesetzt wurde; seit bekannt ist, dass die vielen Varianten weder eine Heilung noch eine positive Beeinflussung des Verlaufs ermöglichen, haben sich diätetische therapeutische Maßnahmen auf wenige spezielle Erkrankungen u. Krankheitsstadien reduziert. Bei der Mehrzahl von gastroenterologischen Erkrankungen wird mit leichter Vollkost* ernährt.

Basis|kost, olig|all|ergene (↑): s. Additionsdiät.

Bauch|behandlung, manuelle: Behandlung nach F. X. Mayr, die i. R. der Mayr*-Kur durchgeführt wird u. durch sanfte, drückende u. wieder nachlassende Handbewegungen des Arztes auf dem Unterbauch des Patienten den intraabdominalen Druck rhythmisch u. atemsynchron erhöhen u. senken soll; angenommen wird, dass bei entzündlichen, hyper-, hypo- od. atonen Verdauungsabschnitten des Bauchraums ein negativer Einfluss auf die Atmung (insbesondere auf die Zwerchfellatmung) ausgeübt wird; **Ziel:** passive Unterstützung der Zwerchfellatmung u. Anregung der Motilität durch Fazilitation des Auerbach-Plexus (autonomes Nervengeflecht in der Submukosa des Darmes), um den Tonus der erschlafften Darmabschnitte, die lympho- u. hämodynamische Zirkulation u. damit die „Blutqualität" zu verbessern. Schließlich sollen die Atmung u. die sekretorischen Funktionen im Bauchraum wieder optimiert werden. **Anwendung:** Übergewicht, Herz-Kreislauf-Erkrankungen, Hypertonie, Erkrankungen des rheumatischen Formenkreises, Arthrose, Kopfschmerzen; Hinweise auf Wirksamkeit aus Erfahrungsberichten, wissenschaftlich schwer einschätzbares Verfahren. Vgl. Krankheitsvorfelddiagnostik.

Bauch|schmerzen: s. Abdominalkrämpfe.

B

Bauern|senf, Bitterer: s. Iberis amara.

Baunscheidt-Verfahren (Carl B., Erfinder, Endenich, 1809-1873): alternatives Heilverfahren, bei dem durch einen von Baunscheidt entwickelten Apparat viele eng beieinanderliegende Nadelstiche in die Haut gesetzt werden; in die entstandene Wunde kann zur Erhöhung des Hautreizes Croton-, Wacholder- od. Senföl eingerieben werden (wurde von Baunscheidt selbst abgelehnt); **Anwendung:** als Reizkörpertherapie* u. Umstimmungstherapie* od. auch zur ausleitenden Therapie* bei Neuritis, rheumatischen Schmerzzuständen u. hormonalen Störungen; von der Schulmedizin insbesondere wegen Infektionsgefahr, Möglichkeit der Narbenbildung u. kokarzinogener Wirkung des Crotonöls abgelehnt. Vgl. Aschner-Methode.

BE: Abk. für **Br**ot**e**inheit*, auch **Be**rechnungs**e**inheit.

Bedeutungs|dia|gnose (gr. διάγνωσις Entscheidung) *f*: auch Grote-Bedeutungsdiagnose; von L. R. Grote geprägter Begriff, der die Frage nach dem physiologischen Sinn u. Nutzen, d. h. der Zweckbestimmung u. Bedeutung, eines Symptoms zu ergründen versucht; das Symptom kann einen Hinweis auf ein positives Krankheitszeichen (i. S. der Abwehrsteigerung wie Fieber, Durchfall od. ausleitendes Ekzem) darstellen od. ein negatives Zeichen des organismischen Versagens sein. Im ersteren Fall sind die Symptome unterstützungswürdig, im letzteren ist eine antagonistische od. eliminierende Behandlung nötig.

Befindlichkeit: subjektiver Zustand, der die physische u. emotionale Lage des Individuums beschreibt. Vgl. Emotion, Angst.

Begleit|sym|ptom (Symptom*) *n*: zeitgleich zu einer Beschwerde auftretendes Symptom ohne bekannten kausalen Zusammenhang (z. B. Zahnschmerz bei Dysmenorrhö); in der Homöopathie werden B. bei der Differenzierung von Arzneimittelbildern* i. R. der Arzneimittelwahl* höher gewichtet als kausale Symptome (s. Hierarchisierung), da sie auf nichtlokale krankhafte Veränderungen des Organismus hinweisen u. oft sehr arzneimittelspezifisch sind.

Behandlung: s. Therapie.

Bei|fuß: s. Artemisia vulgaris.

Bei|fuß, Ein|jähriger: s. Artemisia annua.

Bei|kost: Nahrungsmittel, die im Säuglingsalter neben der Muttermilch od. Säuglingsmilch* gegeben werden; die Einführung von B. zur Gewährleistung einer bedarfsdeckenden Energie- u. Nährstoffversorgung sollte frühestens nach 4 Monaten, spätestens nach 6 Monaten erfolgen. Milchmahlzeiten werden schrittweise abgelöst (s. Abb.), ab dem 5. Monat durch Gemüse-Kartoffel-Fleischbrei (mittags), ab dem 6. Monat durch Vollmilch-Getreidebrei (abends) u. ab dem 7. Monat durch milchfreien Getreide-Obstbrei (nachmittags). Bei häuslicher Zubereitung der B. sollten möglichst wenig schadstoffbelastete Zutaten verwendet werden (industriell hergestellte Produkte für die Säuglingsnahrung sind i. d. R. schadstoffkontrolliert). Zur Vermeidung einer Zöliakie* sollte in den ersten 6 Monaten kein glutenhaltiges Getreide (Weizen, Gerste, Roggen, Hafer, Dinkel, Grünkern) gegeben werden; glutenfrei sind reine Stärke, Reis, Mais, Amaranth u. Hirse. Bei allergiegefährdeten od. allergiekranken Kindern (s. Nahrungsmittelallergie) sollte B. erst nach dem 6. Monat gegeben werden u. neue Lebensmittel immer nur einzeln u. im Abstand von ca. 1 Woche eingeführt werden.

Bei|kost, alternative: i. R. verschiedener alternativer Ernährungsformen* empfohlene Nahrungsmittel für Säuglinge, die neben der Mutter- od. Säuglingsmilch gegeben werden; meist laktovegetabile (s. Vegetarismus) od. vegane Ernährung (s. Veganer) mit Verwendung von Rohmilch* u. Rohmilchprodukten, (unerhitztem) Vollgetreide

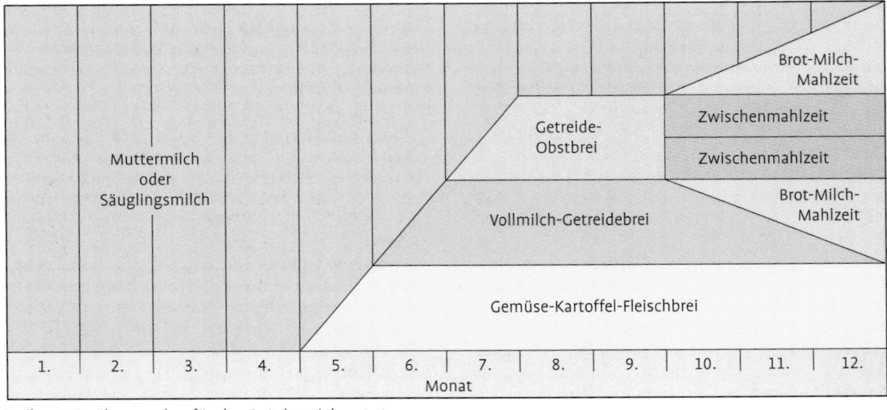

Beikost: Ernährungsplan für das 1. Lebensjahr [10]

u. Rohkost; **ernährungsphysiologische Bewertung:** Die Nährstoffversorgung kann im fortgeschrittenen Säuglingsalter (6.–12. Lebensmonat) kritisch sein. Die Bedarfsdeckung von Eisen ist auch bei sorgfältiger Auswahl u. Zubereitung der Nahrungsmittel ohne die Zufuhr von Fleisch problematisch. Zur Verbesserung der Eisenresorption aus pflanzlichen Nahrungsmitteln sollten Gemüse- u. Getreidemahlzeiten mit Vitamin-C-haltigen Obstsäften ergänzt werden. Rohmilch u. Rohmilchprodukte sind aufgrund einer möglichen bakteriellen Kontamination für die Zubereitung der Beikost nicht geeignet; ebensowenig rohes, über mehrere Stunden eingeweichtes Getreide (Frischkornbrei), da der Säugling noch nicht über ein ausgeprägtes Enzymsystem verfügt (Verdauungsprobleme). Rohes Getreide sollte nicht vor dem 2. Lebensjahr gegeben werden, rohes Gemüse gegen Ende des 1. Lebensjahres (jedoch nicht vor 9 Monaten). Häufig fehlt ein Fettzusatz zu den Breimahlzeiten, so dass keine bedarfsgerechte Fettzufuhr erfolgt. Bei veganer Ernährung für Säuglinge u. Kleinkinder besteht das Risiko einer ernsthaften Nährstoffunterversorgung (Energie, Vitamin B_2, B_{12}, D, Calcium, Eisen u. Zink); in Einzelfällen kann es zu Rachitis, Kwashiorkor, Eisenmangelanämien u. Vitamin-B-Defiziten kommen.

Bein|well: s. Symphytum officinale.

Bein|wickel: Wickel* nach Sebastian Kneipp; Kombination von Fuß- u. Wadenwickel bis zum Knie, evtl. mit Weiterführung bis zur Hüfte (verlängerter B.); **Kontraindikation:** s. Wadenwickel.

Belastungs|störung, post|traumatische: Abk. PTBS; psychische Störung nach extrem belastendem Ereignis (z. B. Folter, Vergewaltigung, Unfall, Katastrophe), die mit starker Furcht u. Hilflosigkeit einhergeht u. frühestens 1 Monat nach dem Trauma diagnostiziert werden kann; innerhalb des ersten Monats ist es eine akute Belastungsreaktion; **Symptom:** häufiges u. intensives Wiedererleben des Traumas (drängende Erinnerungen, Alp- u. Tagträume, phobische Ängste), emotionale Taubheit (besonders Teilnahms- u. Freudlosigkeit, Gleichgültigkeit) bei gleichzeitig erhöhter Erregung (mit Schlafstörung, Reizbarkeit, Schreckhaftigkeit, Vigilanzsteigerung), Vermeiden von Erinnerungsstimuli; **Komplikation:** depressives Syndrom*, Suizidalität; **Therapie:** kognitive Verhaltenstherapie*, rational-emotive Therapie*, EMDR*, ggf. Serotoninwiederaufnahme-Hemmer (SSRI). Vgl. Coping, Krisenintervention, Lebensereignisse, kritische.

Beleuchtungs|stärke: Formelzeichen E; Maß für den auftreffenden Lichtstrom* pro Fläche (in m^2); abgeleitete SI-Einheit: Lux (Abk. lx).

Bella|donna *f*: s. Atropa belladonna.

Bella|donna|ex|trakt (Extractum*) *m*: s. Atropa belladonna.

Benedikten|kraut: s. Cnicus benedictus.

Beratung, psycho|soziale: psychotherapeutisch ausgerichtetes Gespräch, dessen zugrundeliegendes Konzept vorwiegend psychosoziale Faktoren als störungsauslösend bzw. krankheitsauslösend u. krankheitsaufrechterhaltend annimmt; dient der Ausbildung psychosozialer Bewältigungskompetenz. In Abgrenzung zur Individualsystematik pharmako- u. psychotherapeutischer Verfahren werden psychische Störungen u. Erkrankungen v. a. an Widersprüchen u. Ambivalenzen innerhalb sozialer Lebensbindungen festgemacht. Beratungsziel ist die Vermittlung psychosozialer Reflexivität u. Handlungsfertigkeit durch Aufklärung psychosozialer Abwehrprozesse bzw. Training individueller u. sozialer Bewältigungsstrategien (vgl. Abwehrmechanismus). In der klinischen Psychologie stehen psychosoziale Beratungen in Einzel- u. Gruppengesprächen im Mittelpunkt. Sie werden von Psychologen geleitet.

Berberis aquifolium *f*: s. Mahonia aquifolium.

Berberis vulgaris L. *f*: Berberitze; Pflanze aus der Familie der Berberidaceae (Sauerdorngewächse); **Arzneidroge:** Wurzelstammrinde (Berberidis radicis cortex), Stammrinde (Berberidis cortex), Wurzeln (Berberidis radix)), Früchte (Berberidis fructus); **Inhaltsstoffe:** Früchte: Vitamin C; Rinde, Wurzel, Wurzelrinde: bis zu 13 % Isochinolinalkaloide (Berberin, Columbamin, Palmatin, Jatrorrhizin, Oxyacanthin); **Wirkung:** Rinde, Wurzel, Wurzelrinde: cholagog, hypotensiv; Rinde: sedativ, antiarrhythmisch, immunstimulierend u. antibakteriell; **Verwendung:** von der **Kommision E** negativ monographiert; **traditionell** Früchte als Tee bei Nieren- u. Harnwegproblemen, Magenkrämpfen, Obstipation, Sodbrennen, Appetitmangel, zur Kreislufstimulation; Wurzel, Rinde u. Wurzelrinde als Tinkturen außerdem bei Verdauungsstörungen, Leber-, Gallenblasen-, Nieren- u. Harnwegproblemen, zur Fiebersenkung, bei Beschwerden des Respirationstraktes, des Herzens u. des Kreislaufsystems; die Wirksamkeit bei den beanspruchten Anwendungsgebieten ist nicht belegt. In der **Anthroposophischen Medizin** u. a. bei Sinusitiden u. Blasenentzündungen; **Nebenwirkungen:** Benommenheit, Nasenbluten, Hautreizungen, Dyspnoe, Hypotension, Erbrechen, Diarrhö u. Nierenreizung (Nephritis) bei >4 g Droge (entspricht 0,5 g Berberin) sowie Vergiftungen mit Todesfolge möglich; Dosierungen unterhalb von 500 mg Berberin gelten als verträglich; **Kontraindikation:** Schwangerschaft, Stillzeit; infektiöse u. entzündliche gastrointestinale Erkrankungen; **Homöopathie:** Zubereitungen aus getrockneter Wurzelrinde, Rinde der ober- u. unterirdischen Teile u. von den Fruchtstielen frischer, reifer Beeren, z. B. bei harnsaurer Diathese, Nieren-, Blasenbeschwerden entsprechend des Arzneimittelbildes des Patienten.

Berberitze: s. Berberis vulgaris.

Berechnungs|einheit: Abk. BE; syn. Broteinheit*.

B

Bergonié-Maske (Jean Alban B., Radiologe, Bordeaux, 1857–1925): maskenförmige Gummielektrode, die sich einer Gesichtshälfte plastisch anpasst u. somit alle 3 Äste des N. trigeminus erfassen kann; **Anwendung:** in der Elektrotherapie zur Galvanisation* (Intensität: sensibel schwellig, Richtwert 1,0 mA/10 cm^2) bei Trigeminusneuralgie; veraltetes Verfahren, jedoch hat die Galvanisation bei neuralgischen Beschwerden eine nachgewiesene analgetische Wirkung durch Repletion („Sättigung") der Schmerzmediatorenspeicher.

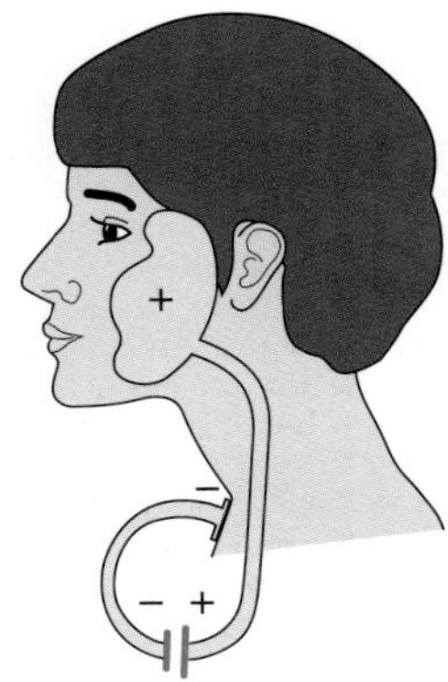

Bergonié-Maske

Bericht, gelenkter: Teil des bewährten Vorgehens in der homöopathischen Anamnese*, der sich an den spontanen Bericht anschließt u. darauf zielt, vollständige Angaben über Symptome zu erhalten, d. h. deren Art, Ort, Ursache (Ätiologie) u. Modalitäten genau zu erfragen.

Bernard-Ströme (Claude B., Physiologe, Paris, 1813–1878): niederfrequente Reizstromtherapie mit einweg- u. vollweggleichgerichteten Wechselstromimpulsen in Kombination mit einer galvanischen Strombasis (sog. diadynamische Ströme); Anwendung verschiedener Frequenzmodulationen (Sinushalbwellen mit 10 ms Impulsbreite, zwischen 50 Hz u. 100 Hz, konstant od. wechselnd), die auch die Stromformbezeichnungen determinieren, mit schmerzlindernder (Stromform DF), durchblutungsfördernder (Stromform DF + CP), muskelstimulierender (Stromform MF) u. resorptiver Wirkung (Stromform CP).

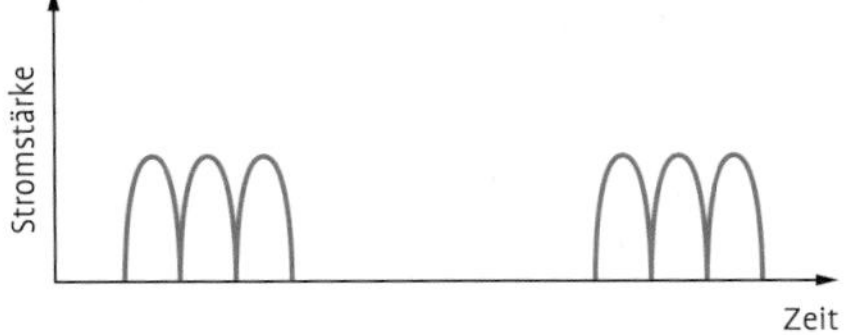

Bernard-Ströme: einweggleichgerichtete Wechselstromform

Beruhigungs|bad: Voll- od. Dreiviertelbad mit nicht zu warmer Temperatur (ca. 36–38 °C) zur Erleichterung des Einschlafens u. zur Beruhigung; durch medizinische Badezusätze wie z. B. Baldrian, Melisse (Citronellöl) od. Hopfen wird die sedierende Wirkung verstärkt. Vgl. Kräuterbad.

Beschäftigungs|therapeut *m*: s. Ergotherapeut.

Beschäftigungs|therapie *f*: s. Ergotherapie.

Besen|ginster: s. Cytisus scoparius.

Besessenheits|kult: Form der Religion, die durch einen Initiationsvorgang charakterisiert ist u. in deren Zentrum die Identifizierung eines Geistes u. die Kontaktaufnahme zu ihm steht, um einen wechselseitigen Austauschprozess in Gang zu setzen; **Formen: 1. Adorzismus:** authentische Besessenheit, bei der ein Geist vom Klienten u. seiner Umgebung als Wohltäter akzeptiert wird; i. Allg. werden dem Geist Opfer gebracht u. im Ritual eine festliche Atmosphäre hergestellt. Im Gegenzug werden Wünsche bezüglich Genesung, Wohlgelingen od. der Beendigung von Unglück geäußert. **2. Exorzismus:** Besessenheitskulte, in deren Zentrum eine bösartige Besessenheit steht, die mit exorzistischen Techniken (s. Exorzist) behandelt wird. Luc de Heusch hat eine analoge Zuordnung zu Adorzismus od. Exorzismus auch für den Schamanismus (s. Schamane) vorgeschlagen, da die strukturellen Gemeinsamkeiten sehr weitgehend, die inhaltlichen Zielsetzungen jedoch völlig unterschiedlich sind. Vgl. Ekstase, Priesterheiler.

Betäubung, örtliche: s. Lokalanästhesie.

Betel|nuss|palme: s. Areca catechu.

Bett|fahr|rad: Gerät zur dosierten Mobilisation der Beine bei Bettlägerigen, z. B. zur Prophylaxe* von Beinvenenthrombosen bzw. zur allgemeinen Konditionierung sowie zur Physiotherapie u. Rehabilitation.

Betula *f*: Birke; Bäume aus der Familie der Betulaceae (Birkengewächse); Betula pendula Roth (Hängebirke), Betula pubescens Ehrhardt (Moorbirke); **Arzneidroge:** Laubblätter (Betulae folium, Birkenblätter); **Inhaltsstoffe:** mindestens 1,5 % Flavonoide (berechnet auf die getrocknete Droge, insbesondere Hyperosid), Phenolkarbonsäuren, Triterpenester u. Gerbstoffe; **Wirkung:** diuretisch; **Verwendung:** nach **Kommission E** zur Durchspülungstherapie der ableitenden Harnwege, insbesondere bei Entzündungen u. Nierengrieß, adjuvant zur Therapie bakterieller Infekte der ableitenden Harnwege u. bei rheumatischen Beschwerden; **traditionell** auch bei Gicht, Ödemen, Hautkrankheiten u. zur Stoffwechselanregung; in der **Anthroposophischen Medizin** äußerlich bei degenerativen Hauterkrankungen u. Ekzemen sowie innerlich unterstützend bei rheumatischen Erkrankungen; **Dosierung:** 2–3 g getrocknete Droge 2–3-mal täglich als Teeaufguss; Tinktur (1 : 10): 2 ml 3-mal täglich; gleichzeitig reichliche Flüssigkeitszufuhr; Frischpflanzenpresssäfte; **Ne-**

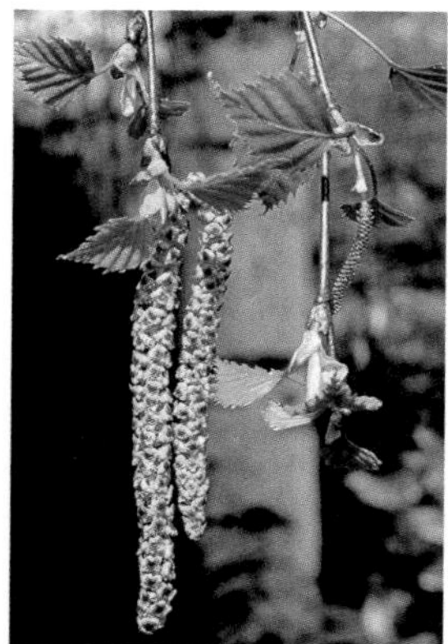

Betula: Blütenstand [1]

benwirkungen: keine bekannt; **Kontraindikation:** Ödeme bei Herz- od. Niereninsuffizienz.

BEV: Abk. für **Bio**elektronik* nach **V**incent.

Bewegungs|bad: Wasserbad mit gleichzeitiger Bewegungstherapie*; durch Auftrieb, Wärme u. Viskosität (Widerstand gegen Bewegungen) bietet das B. gegenüber der Trockengymnastik Vorteile v. a. bei Patienten mit Bewegungsbehinderungen u. -einschränkungen durch entzündliche u. degenerative Gelenk- u. Wirbelsäulenerkrankungen, neurologischen Bewegungsstörungen sowie i. R. der Rehabilitation nach Unfall od. Operation.

Bewegungs|muster: Sequenz von ineinandergreifenden, komplexen Bewegungsabläufen (z. B. Laufen, Aufstehen), die im Gehirn gespeichert sind u. durch Intention abgerufen werden können; durch Psychoaffektion (z. B. Depression) können B. supprimiert werden; pathologische B. sind Ausdruck v. a. einer zentralnervösen Fehlsteuerung (angeboren od. erworben) bzw. einer Reaktion auf Fehlafferenzen (z. B. durch Schmerz, Entzündung) aus der Peripherie (Gelenk-, Muskelaffektion). B. werden therapeutisch genutzt (Bahnung der Bewegung im Stereotyp) durch ganzheitliche Konzepte, die das Bewegungslernen u. die Bewegungskontrolle zum Inhalt haben (z. B. Vojta*-Methode, Bobath*-Methode, PNF*); Prinzip dieser Methoden ist die Erleichterung der gestörten Efferenz durch Stimulation der Afferenz.

Bewegungs|therapie (Therapie*) *f*: auch Kinesiotherapie, Kinesitherapie; Sammelbez. für Sporttherapie*, Training (medizinische Trainingstherapie), Ergotherapie*, Physiotherapie* (somatisch od. psychosomatisch orientiert), Psychomotorik*, Tanztherapie*, Hippotherapie* u. a.; therapeutische Nutzung von gezielten, dosierten Bewegungsmustern als formative u. funktionsregulierende Reize in Form von Koordinationsübungen, Kraft-, Schnelligkeits- u. Ausdauertraining für alle Organsysteme, d. h. Muskulatur, Knochen, Nervensystem (einschließlich der Psyche), Herz-Kreislaufsystem, Atmungssystem, endokrines System u. Blutsystem; **Anwendung:** bei Funktionsstörungen des neuromuskulären bzw. muskuloskelettalen Systems bzw. bei gestörten sensomotorischen Leistungen u. neurologischen Defiziten (z. B. bei Parkinson-Syndrom, Multipler Sklerose, Schlaganfall), Kommunikationsstörungen, Stress, physischen Störungen, Lernstörungen.

Bewegungs|therapie, konzentrative (↑) *f*: Abk. KBT; körperorientiertes psychotherapeutisches Verfahren aus dem Bereich der humanistischen Psychologie, bei dem durch spezielle Übungen eine Aktualisierung verschiedener körperlicher Erlebnisse wie Spannungs- u. Temperaturgefühl, Empfindung von weich u. hart usw. erreicht u. eine bewusste Selbstwahrnehmung u. U. gestörter körperlicher Bewegungsprozesse gefördert werden soll; so kann z. B. das Gefühl, „weiche Knie“ zu haben, zum Erlebnis labiler „Standhaftigkeit“ führen, welches als Resultat einer aus der Kindheit stammenden überfordernden Fassade gedeutet werden kann. Als Folge des Erfahrungsprozesses des eigenen Körpers u. seiner Körperlichkeit lässt sich u. U. eine Korrektur des Selbstbildes entwickeln (Dreischritt: Wahrnehmen – Wahrhaben – Wahrmachen). Vgl. Feldenkrais-Methode, Körpertherapie.

Bewegungs|umfang: Bez. für die Beweglichkeit eines Gelenkes in einer Ebene; messbar mit einem Goniometer od. der apparativen dreidimensionalen Bewegungsfunktionsanalyse. Der B. wird z. B. gemessen nach TEP-Implantation.

BFD: Abk. für **b**ioelektronische **F**unktions**d**iagnostik*.

Bibernelle: s. Pimpinella.

Biblio|therapie (Therapie*) *f*: Form der Psychotherapie*, bei der ausgewählte literarische Texte in Einzel- od. Gruppensitzungen gelesen u. diskutiert werden; Anwendung auch prophylaktisch i. R. der Ordnungstherapie*; durch die Auseinandersetzung mit der beschriebenen Situation od. Person (auch wiederholt) können Lebensmodelle überprüft u. neue Konzepte vermittelt werden. Vgl. Poesietherapie.

Bicom Therapie (↑) *f*: Form der Bioresonanztherapie* mit dem Bicom-Gerät u. speziellen Bicom-Elektroden. Vgl. Mora-Therapie, Multicom-Therapie.

Bienen|harz: s. Propolis.

Bienen|königinnen|futter|saft: s. Gelée royale.

Bier|hefe: s. Faex medicinalis.

Bier-Stauung (August B., Chirurg, Berlin, 1861–1949): zu therapeutischen Zwecken durchgeführte venöse Stauung entzündeter Körpergebiete, mit der eine schnellere Heilung erzielt werden sollte; historische u. nicht wirksame Methode.

Bilde|kräfte: in der Anthroposophischen Medizin* Bez. für die im Menschen plastisch tätigen form- u. gestaltgebenden Kräfte; B. stehen beim Gesun-

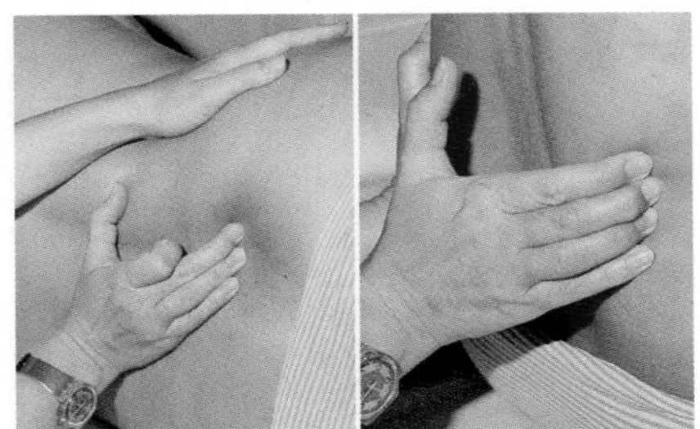

Bindegewebemassage Abb. 1: Unterhautfaszien-griff [3]

den unter der Regie von Ich*-Organisation u. Seelenleib*. Vgl. Lebensleib.

Bild|erleben, kata|thymes: syn. Katathym Imaginative Psychotherapie, Symboldrama, Tagtraumtechnik; tiefenpsychologisch angelegte Form der Psychotherapie* (nach H. C. Leuner), basierend auf sog. Schlummerbildchen (spontan entstehende innere Bilder vor dem Einschlafen); nach einleitender Entspannung wird der Patient angeregt, Bilder vor seinem inneren Auge entstehen zu lassen u. diese dann fortlaufend zu beschreiben. Die Einbeziehung aller Sinnesempfindungen führt zu einer Steigerung der Erlebnisqualität. Angestrebt wird eine symbolische Durcharbeitung von Problemen, Konflikten, Fehlhaltungen u. neurotischen Reaktionsweisen. **Anwendung:** Die Anwendungsbreite ist groß, abhängig von der Erfahrung des Therapeuten: Neurosen*, Persönlichkeitsstörungen, psychosomatische Störungen, Krisenintervention*, Lebenskrisen.

Bilsen|kraut, Schwarzes: s. Hyoscyamus niger.

Binde|gewebe|massage (Massage*) *f*: Form der Reflexzonenmassage* (nach E. Dicke, weiterentwickelt von H. Teirich-Leube), bei der durch eine spezielle Grifftechnik (langsames u. ausgedehntes Streichen der Haut mit einer od. zwei Fingerkuppen) tangentiale Druck- u. Zugreize auf das subkutane Bindegewebe bzw. die Faszie (mit dem Unterhautfasziengriff, s. Abb. 1) ausgeübt werden; neben einer lokalen Wirkung (Lockerung von Verspannungen u. Verhärtungen) soll eine segmentalreflektorische Beeinflussung innerer Organe (kutaneoviszeraler Reflex, s. Abb. 2) sowie der autonomen Reaktionslage durch Reizung vegetativer Rezeptoren im Bindegewebe (Meissner-Tastkörperchen, Vater-Pacini-Lamellenkörperchen; auch Anregung der Schweißsekretion) erzielt werden. **Anwendung:** 1. lokale Detonisierung umschriebener Verhärtungen (zirkumskripte Sklerodermie); 2. reflektorische Beeinflussung funktioneller Organstörungen; 3. Beeinflussung der vegetativen Reaktionslage (sympathikolytisch), z. B. bei Algodystrophie, peripherer arterieller Verschlusskrankheit u. neurogenen Schmerzen. Vgl. Segmentmassage.

Binde|mittel: s. Dickungs- und Geliermittel.

Bio-: Wortteil mit der Bedeutung Leben, Lebensvorgänge; von gr. βίος.

Bio|ak|kumulation (↑; lat. accumulare anhäufen) *f*: Anreicherung chemischer Substanzen in belebten Komponenten des Ökosystems, wobei steigende

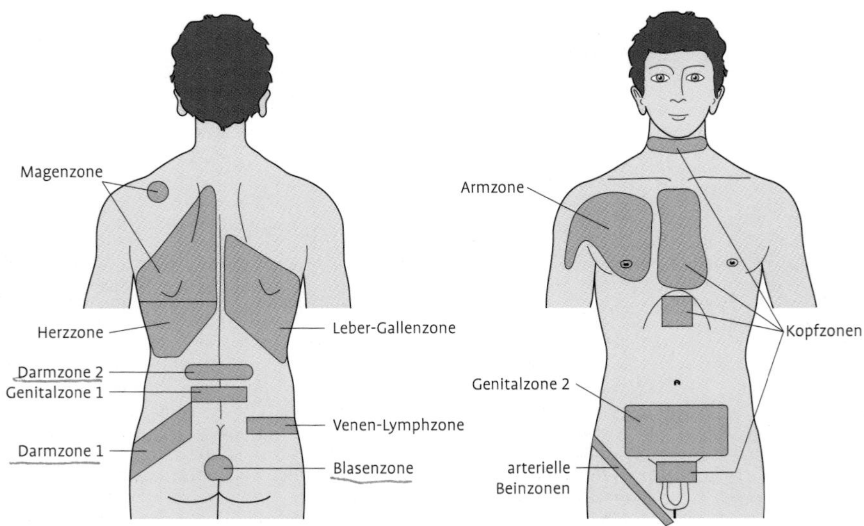

Bindegewebemassage Abb. 2: Bindegewebezonen in der Haut; Darmzone 1 bei Obstipation; Darmzone 2 bei Diarrhö; Genitalzone 1 bei Dysmenorrhö; Genitalzone 2 bei Hypomenorrhö

B

Biochemie nach Schüßler
Funktionsmittel

lateinische Bezeichnung	deutsche Bezeichnung	chemische Summenformel	Anwendungsgebiete
1. Calcium fluoratum	Calciumfluorid, Flussspat	CaF_2	Bindegewebeschwäche, Krampfadern, Hämorrhoiden, Knochen- und Zahnerkrankungen
2. Calcium phosphoricum	Calciumphosphat, phosphorsaurer Kalk	$CaHPO_4 \times 2\,H_2O$	Aufbau- und Kräftigungsmittel, Knochenbrüche, Rachitis, Rekonvaleszenz
3. Ferrum phosphoricum	Eisenphosphat	$FePO_4 \times 4\,H_2O$	1. Entzündungsstadium, Blutarmut, Durchblutungsstörung, Konzentrationsmangel
4. Kalium chloratum	Kaliumchlorid	KCl	2. Entzündungsstadium, Entzündungen allgemein
5. Kalium phosphoricum	Kaliumphosphat	KH_2PO_4	Erschöpfungszustände, Herzbeschwerden, Übererregbarkeit
6. Kalium sulfuricum	Kaliumsulfat	K_2SO_4	3. Entzündungsstadium, Förderung von Ausscheidung und Entgiftung
7. Magnesium phosphoricum	Magnesiumphosphat	$MgHPO_4 \times 3\,H_2O$	Krämpfe, Neuralgie, Herzenge, Migräne
8. Natrium chloratum (muriaticum)	Natriumchlorid, Kochsalz	$NaCl$	Regulierung des Wasser- und Säure-Basen-Haushalts, Blutarmut, Erkrankungen des rheumatischen Formenkreises
9. Natrium phosphoricum	Natriumphosphat	$Na_2HPO_4 \times 12\,H_2O$	Stoffwechselstörungen, Erkrankungen des rheumatischen Formenkreises, Ischialgie, Gallen- und Nierensteine
10. Natrium sulfuricum	Natriumsulfat	Na_2SO_4	Förderung von Abbau- und Ausscheidungsvorgängen, Fettsucht, Leber-Galle-Erkrankungen
11. Silicea	Quarz, Kieselsäure	$SiO_2 \times H_2O$	Regeneration, eitrige Entzündungen, Erkrankungen von Haut, Haaren und Nägeln
12. Calcium sulfuricum	Calciumsulfat, Gips	$CaSO_4 \times 2\,H_2O$	chronische Eiterungen, Erkrankungen des rheumatischen Formenkreises

Konzentrationen der Substanzen resultieren; meist i. S. der selektiven Aufnahme unphysiologischer od. toxischer Elemente od. chemischer Verbindungen aus der unbelebten Natur u. Weitergabe über eine Nahrungskette* (Pflanze, Tier, Mensch). Voraussetzung der B. ist eine relativ lange Verweildauer der Substanzen im Organismus (lange biologische Halbwertzeit) bzw. eine insgesamt geringe od. selektive Elimination (z. B. Speicherung in bestimmten Organen od. Elimination über die Milch). Für die B. relevante chemische Substanzen sind Cadmium*, Quecksilber* u. a. Schwermetalle sowie polychlorierte Biphenyle u. a. halogenierte Kohlenwasserstoffe, die z. T. über die Muttermilch in erheblich konzentrierter Form ausgeschieden werden. Vgl. Umwelttoxikologie.

Bio-Aura (↑; Aura*) *f*: syn. Bioplasma; s. Aura.

Bio|chemie nach Schüßler (↑; Wilhelm Heinrich Sch., Arzt, Oldenburg, 1821–1898) *f*: syn. biochemische Behandlung; therapeutischer Einsatz von Salzen der Erdalkalimetalle (Magnesium, Calcium), Alkalimetalle (Kalium, Natrium) sowie Eisen u. Silicium als sog. Funktionsmittel; basiert auf Schüßlers Untersuchungen der Asche Verstorbener, die (je nach vorliegender Krankheit) ein Fehlen od. eine von der Norm abweichende Zusammensetzung bestimmter Mineralien aufwies, u. auf seiner Auffassung von Krankheit als Folge des sog. Fehlens von Lebenssalzen. Schüßler kannte bereits 3 Stufen von Entzündungsvorgängen (sie entsprechen heute dem serösen, fibrinösen u. sog. harten Entzündungszustand) u. verabreichte entsprechend den Symptomenbildern die aus seiner Sicht geeigneten Salze. Er entwickelte eine bioche-

B

mische Behandlung mit zunächst 12 Mineralsalzen in homöopathischer Dosierung (s. Tab.); später wurden noch 12 Ergänzungsmittel beschrieben (Verbindungen aus Arsen, Iod, Zink u. a.). Die B. n. Sch. unterscheidet neben den Funktionsmitteln auch Konstitutions- u. Regulationsmittel, die je nach Anamnese, Symptomenbild u. Verlauf der Erkrankung eingesetzt werden. Die Zeitdauer der Einnahme wird von dem Zustand der Erkrankung bestimmt: je chronischer ein Zustand, desto länger die Einnahmedauer, aber in niedriger täglicher Dosierung. Wissenschaftlich umstrittenes Verfahren, das vorwiegend i. R. der Selbsttherapie Anwendung findet.

Bio|dynamik (↑; gr. δύναμις Kraft, Macht) *f*: **1.** Wissenschaft, die sich mit physikalischen Kräften u. Wechselwirkungen sowie deren Bewegungs- u. Zustandsänderungen befasst (z. B. Beschleunigung); **2.** komplementärmedizinisches Konzept mit psychosomatischem Hintergrund u. der Kombination von Massage* u. Psychotherapie*; ausgehend von der Vorstellung, dass Emotionen u. Gefühle stoffliche Rückstände im Darm hinterlassen, soll dessen Ausscheidungsfunktion angeregt werden. Nachgewiesen sind die Auswirkungen von Stress auf die Verdauungsfunktion. Spekulativ u. wissenschaftlich nicht gesichert sind die Behauptungen, dass aus den Darmgeräuschen Hinweise auf die psychosomatische Situation des Menschen zu gewinnen sind.

Bio|elektronik nach Vincent (↑; gr. ἤλεκτρον Bernstein, an dem zuerst elektrostatische Kräfte beobachtet wurden; Louis-Claude V., Hydrologe, Libanon, Paris) *f*: Abk. BEV; Diagnoseverfahren, das 3 Faktoren misst u. in einen regulationsphysiologischen Zusammenhang stellt: **1.** Elektronenpotential rH2 (Potentialfaktor), **2.** spezifischer Widerstand r (dielektrischer Faktor), **3.** Wasserstoff-Ionenpotential (pH); die Messtrias pH-rH2-r wurde von Vincent 1946 i. R. seiner Tätigkeit als Hydrologe zur Verbesserung der Trinkwasseruntersuchungen eingeführt. 1952/53 wies er die Bedeutung seiner Entwicklung im Libanon auch an Kranken als Diagnostikum nach. Die Faktoren werden jeweils in Blut, Speichel u. Urin getrennt gemessen. Die Messwerte werden in ein sog. Bioelektronigramm eingetragen, das ein Koordinatensystem darstellt u. in 4 bioelektronische sog. Terrainzonen eingeteilt werden kann. Diese entsprechen (in Anlehnung an das klassische Terrainkonzept von Claude Bernard) einem bevorzugten Dispositionsterrain für definierte Mikroorganismen (z. B.: Quadrant 3 = alkalisch-oxidiert = Viruserkrankungen, degenerative Prozesse); **Ziel:** Aussagen über die Anfälligkeit z. B. für bakterielle u. virale Erkrankungen, für Herz-Kreislauf- u. Krebserkrankungen in einem möglichst frühen Stadium zu erhalten; es werden vorwiegend ernährungstherapeutische Konsequenzen aus den Befunden gezogen (z. B. Empfehlung bestimmter Wasserqualitäten, basischer Nahrungsmittel, Vermeidung eiweißreicher Kost, bestimmter Medikamente). Die Methode wird auch für Untersuchungen an Lebensmitteln, Leitungswasser usw. in Bezug auf die Eigenschaften gesundheitsfördernd u. empfehlenswert herangezogen. Wissenschaftlich umstrittenes Verfahren mit geringer Verbreitung.

Bio|en|ergetik (↑; gr. ἐνέργεια Tätigkeit, Wirksamkeit) *f*: syn. bioenergetische Analyse*.

Bio|feed|back (↑; engl. feedback Rückkopplung) *n*: Bez. für eine in der Verhaltenstherapie* angewendete wissenschaftlich fundierte Methode, bei dem physiologische Parameter (z. B. mit Elektromyographie, Elektrokardiographie, Elektroenzephalographie) erfasst u. der bewussten Wahrnehmung zugänglich gemacht werden; die Rückmeldung kann auf optischem u. akustischem Weg erfolgen u. dient zur Selbstkontrolle bzw. Modifizierung der gemessenen physiologischen Abläufe. **Anwendung:** nachgewiesene Effekte bei Migräne, psychogenen Lähmungen, Spannungskopfschmerzen; zur Unterstützung von Entspannungstechniken* (z. B. bei Angstpatienten, s. Angst) u. bei psychosomatischen Erkrankungen (zur Steigerung des Körperempfindens) sowie bei Durchblutungsstörungen aufgrund von Diabetes mellitus. Vgl. Autogenes Training.

Bio|graphie|arbeit (↑): anthroposophische Therapieform zur Bewältigung psychischer u. körperlicher Krisen bzw. Erkrankungen, die sich aus der biographischen Anamnese* ergibt; die Einsicht in biographische Hindernisse, Ressourcen, Rhythmen u. Spiegelungen aktueller Ereignisse zu Ereignissen in früheren Lebensphasen soll dazu führen, die eigene Biographie als Ganzes zu betrachten u. im Sinne der Salutogenese* bewusster begreifen zu können.

Bio|information (↑; lat. informare gestalten, darstellen) *f*: elektromagnetische Bioinformation; Synthese zwischen elektromagnetischen Wechselwirkungen im lebenden Organismus einerseits u. der kybernetischen Natur des Organismus als offenes, adaptives, autoregulatives (s. Autoregulation) u. komplex-vernetztes, selbstreferentielles System andererseits; „bioinformationell" bedeutet allgemein „Informationen u. Funktionsordnungen übertragender, dialogisierender Vorgang". Die Übertragung von Bioinformation auf den Organismus kann sowohl zu diagnostischen Zwecken, z. B. beim Medikamententest der Elektroakupunktur* nach Voll, als auch zu therapeutischen Zwecken dienen (Hochpotenzarzneimittel der klassischen Homöopathie*). Die Reaktionen des Organismus auf bioinformationelle Testungen werden je nach angewandter Messmethode unterschiedlich registriert u. interpretiert. Wissenschaftlich ist der Wert bioinformationeller Testungen umstritten. Vgl. Bioresonanztherapie, Kinesiologie, angewandte.

Bio|klimato|logie (↑; gr. κλῖμα Gegend; -logie*) *f*: Teilgebiet der Medizinmeteorologie, das sich mit der Wirkung des Klimas* auf Menschen (auch Tiere u. Pflanzen) befasst u. diese therapeutisch zu nutzen sucht; die Wechselwirkungen zwischen Wetter u. Mensch werden in der sog. Biosynoptik erforscht.

Bio|kommunikation (↑; lat. communicare gemeinsam tun, besprechen) *f*: Begriff, der die Vorgänge der Informationsübertragung in lebendigen Systemen beschreibt; es werden u. a. elektromagnetische, langreichweitige Wechselwirkungen in u. zwischen den Zellen u. höheren Organisationsebenen diskutiert. Wichtige Teilbereiche der B. unter Zellen u. Zellverbänden sind die Steuerung biochemischer Stoffwechselvorgänge u. Membranpotentiale (zur Sicherstellung der Transportvorgänge), Repair-Mechanismen, Immunregulation, Wachstumsvorgänge usw. Es ist wissenschaftlich umstritten, welche Rolle den Biophotonen* u. den kohärenten Wellenfeldern i. R. der B. zugeschrieben werden kann. Vgl. Biodynamik.

Bio|kybernetik (↑) *f*: Teilgebiet der Kybernetik (Wissenschaft von Regelungs- u. Steuerungsvorgängen), das sich allgemein mit Biosystemen beschäftigt; Beispiele für Arbeitsgebiete der B. sind die Kompartementtheorie (z. B. Pharmakokinetik) u. die Neuronenmodelle (z. B. Theorie neuronaler Netze). Vgl. Medizin, biokybernetische.

Bio|logisches Grund|gesetz (↑; -logie*): s. Arndt-Schulz-Gesetz.

Bio|medizin (↑; lat. ars medicina ärztliche Kunst) *f*: auf biologisch-mechanische od. biologisch-technische Dimensionen reduzierte Medizin, die den Menschen als mit einer Maschine vergleichbar betrachtet; das Erkenntnisinteresse einer technisch verstandenen B. u. das der Ethnomedizin* unterscheidet sich stark. Der B. geht es v. a. um die Formulierung von Krankheiten als Entitäten u. den jeweiligen Abweichungen von einem Soll- od. Normalwert; in der Ethnomedizin wird v. a. die Krankheit als sozialer u. kultureller Prozess formuliert.

Bio|metrie, leuko|zytäre (↑; gr. μέτρον Maß) *f*: Bez. für einen von Pinel eingeführten spekulativen hämatologischen Labortest zur Krebs(früh)erkennung; obsolet. Vgl. Krebs (Tab. dort).

Bionomy: syn. Ortho-Bionomy; von dem Osteopathen Arthur-Lincoln Pauls begründete, erweiterte Form der Manuellen Medizin* mit inhaltlichen Bezügen zur Osteopathie*, dem japanischen Judo, zur Feldenkrais*-Methode, Auraarbeit u. a.; im Mittelpunkt der B. steht die Auffassung, dass die sich entwickelnden Symptome einer Krankheit einen biologischen Sinn haben u. Ausdruck von Kompensation od. Fehlinterpretation sind. In der praktischen Umsetzung bedeutet dies, dass mit den verschiedenen zum Einsatz kommenden Behandlungstechniken nie „gegen das vorliegende Symptom", sondern immer „in die Richtung der freien, schmerzlosen, uneingeschränkten Bewegung" gearbeitet wird. Damit soll dem Körper durch Symptomübertreibung die Fehlanpassung bewusst gemacht werden. Parallelen finden sich hierbei zu modernen Formen der Cranio*-Sacral-Therapie. Die Behandlungstechniken werden in 7 Phasen unterteilt; die letzten beiden Phasen verlassen die bekannten osteopathischen Techniken u. stellen subjektive Körperwahrnehmungen dar, die sich an die energetischen Dimensionen (z. B. Aura*) des Patienten wenden sollen. **Anwendung:** z. B. bei funktionellen Bewegungsstörungen, psychosomatischen Störungen, hormonal-vegetativer Dysregulation, Sehstörungen; wissenschaftlich nicht belegtes, spekulatives Verfahren mit geringer Verbreitung.

Bio|photonen (Bio-*; gr. φώς Licht) *n pl*: elektromagnetische Wellen in lebendigen Systemen u. deren Zellen u. Zellverbänden, die als ultraschwache Photonenemission durch extreme Lichtverstärkertechniken sichtbar gemacht werden können; nach einem hypothetischen Modell von Li u. Popp (1983, 1988 u. 1992) handelt es sich um eine Zellstrahlung, die vorwiegend aus der Desoxyribonukleinsäure (Abk. DNA) der Zellkerne stammt. Dort sollen sich optisch angeregte Moleküle, sog. Exciplexe, bilden, die als metastabile Bindungszustände von Basenpaaren der DNA permanent Strahlungsenergie an ihre Umgebung abgeben. B. sollen eine wesentliche Grundlage der Biokommunikation* sein u. haben infolge ihrer Kohärenz eine lange Reichweite.

Bio|plasma (↑; gr. πλάσμα Gebilde) *n*: syn. Bio-Aura; s. Aura.

Bio|resonanz|therapie (↑; lat. resonare widerhallen; Therapie*) *f*: Abk. BRT; von dem Arzt Franz Morell 1977 eingeführte Methode, die mit sog. patienteneigenen Schwingungen behandelt; biophysikalische Schwingungen (Frequenzen) des Patienten sollen mit Hilfe eines Geräts (Mora-, Bicom-Gerät) gemessen u. dann dem Körper modifiziert wieder über eine zweite Elektrode zurückgegeben werden. Bei allen Formen der BRT mit körpereigenen Signalen wird versucht, die pathologische Information über verschiedene Formen von Elektroden möglichst topographisch genau (Elektrodenanpassung) abzunehmen. Aus dem Frequenzgemisch sollen die pathophysiologischen Irritationssignale getrennt u. durch inverse Schwingungen (i. S. von sog. Spiegelbildschwingungen) gelöscht werden. Therapieprinzip ist die Bioresonanz (Mitschwingen elektromagnetischer Schwingungen), d. h., es sollen bei einem Aufeinandertreffen von Schwingungen ähnlicher od. gleicher Frequenz nicht nur Auslöschphänomene*, sondern auch Verstärkungsvorgänge stattfinden. Somit gibt die BRT auch vor, geschwächte physiologische Schwingungen des Organismus verstärken zu können. Der Schwerpunkt liegt in der Behandlung, die BRT ist aber auch ein Diagnoseverfahren, das vorwiegend bei der Allergietestung eingesetzt wird. Nach Feststellung einer Belastung soll das invertierte Allergen sofort hinsichtlich seiner Messwertverbesserung überprüft werden können. Neben den Formen der

B

BRT mit patienteneigenen Schwingungen gibt es auch Weiterentwicklungen, die mit „externen" Signalen arbeiten. Hierzu zählen die von Ludwig u. Morell eingeführten Verfahren mit externen elektromagnetischen Signalen u. die Multicom*-Therapie. **Anwendung:** insbesondere bei Allergien, chronischen Schmerzzuständen, chronisch-degenerativen Erkrankungen, chronischer Infektneigung; **Kontraindikation:** morphologisch irreversible Schäden. Wissenschaftlich nicht belegtes Verfahren. Vgl. Bicom-Therapie, Mora-Therapie.

Bio|rhythmus (↑; gr. ῥυθμός Gleichmaß, Takt) *m*: periodische Schwankungen der Körperfunktionen, die durch exogene u. endogene Faktoren beeinflusst werden (s. Rhythmen, biologische); exogene u. endogene Rhythmen werden synchronisiert, so z. B. der endogene (d. h. auch unter Ausschluss aller exogenen Zeitgeber nachweisbare) 25-Stunden-Rhythmus verschiedener Körperfunktionen (Körperkerntemperatur, Schalentemperatur, Puls, Blutdruck, Konzentrationsfähigkeit usw.) durch den exogenen 24-Stunden-Rhythmus. Der B. spielt eine wichtige Rolle für die Anwendung physikalischer Reize (z. B. führen Kaltreize in der morgendlichen Aufwärmphase zu einer stärkeren Vasokonstriktion als abends), aber auch für den Zeitpunkt der Medikamentengabe u. wird in der Anthroposophischen Medizin*, der Homöopathie* (s. Periodizität, Zeitmodalität) u. Traditionellen Chinesischen Medizin* bei der Diagnostik u. Therapie von Erkrankungen berücksichtigt (s. Chronobiologie, chinesische). Vgl. Chronobiologie.

Bi|oscillator (lat. bis zweifach; oscillare schwingen) *m*: s. Harmonik.

Biotin *n*: veraltet Vitamin B_7, Vitamin H; wasserlösliches Vitamin, cyclisches Harnstoffderivat mit einem Thiophanring u. 3 asymmetrischen C-Atome, so dass 8 Stereoisomere möglich sind; in der Natur kommt nur das biologisch aktive D-(+)-Biotin vor; Biosynthese durch die Darmflora; **biochemische Funktion:** Coenzym einer Reihe von Carboxylase-, Transcarboxylase- u. Decarboxylasereaktionen (CO_2-Übertragung), somit wichtig für die Glukoneogenese sowie beim Abbau einiger essentieller Aminosäuren u. in der Biosynthese von Fettsäuren; **Vorkommen in Nahrungsmitteln:** häufig nur in geringen Konzentrationen; besonders in Rinderleber, Eigelb, Sojabohnen, Nüssen, Hülsenfrüchten, Getreide u. Pilzen; **Bedarf** für Erwachsene (D.A.CH. 2000): Schätzwert ca. 30-60 µg/d; **Mangelerscheinungen:** bei extremen Ernährungsgewohnheiten (z. B. häufiger Verzehr von rohen Eiern, infolge des im Eiklar enthaltenen Avidins, das B. bindet), Alkoholkrankheit, Erkrankungen des Magen-Darm-Trakts, chronischer Hämodialyse, langfristiger Behandlung mit Antikonvulsiva u. lange andauernder parenteraler Ernährung ohne Biotinsupplementierung kann die Bedarfsdeckung gefährdet sein; es kommt zu Dermatitis, Haarausfall, Anorexie, Übelkeit, Depressionen u. Störungen der Fortpflanzung. Ein Zusammenhang mit dem plötzlichen Tod im Kindesalter wird diskutiert; **Hypervitaminose:** weder alimentär noch bei therapeutischer Anwendung hoher Dosierungen bekannt.

Bio|verfügbarkeit (Bio-*): **1.** (pharmakologisch) Bez. für die Geschwindigkeit u. das Ausmaß, in denen der therapeutisch wirksame Anteil eines Arzneimittels* aus den jeweiligen Arzneiformen* freigesetzt u. resorbiert bzw. am Wirkungsort verfügbar wird; **2.** (ernährungsphysiologisch) prozentualer Anteil der nach Abschluss der Verdauung vom Darm ins Blut tatsächlich resorbierten Bestandteile der Nahrung. Abhängig von Verarbeitungsgrad, Zusammensetzung u. Erhitzungsgrad der Kost, Gesundheitszustand, antinutritiven Faktoren, Art u. Struktur der Proteine; bei Mineralstoffen u. Vitaminen von Anwesenheit u. Menge an z. B. Ballaststoffen u. Phytinsäure.

Bircher-Benner-Kost (Maximilian B.-B., Arzt, Zürich, 1867–1939): ovo-lakto-vegetabile Ernährungsform (s. Vegetarismus) zur Mobilisierung der Selbstheilungskräfte, Anregung der Darmfunktion u. wachsenden Ökonomisierung des gesamten Stoffwechsels; Einteilung der Nahrungsmittel nach ihren sog. Sonnenlichtwerten in Gruppen (Ordnungen); ein Ordnungsverlust der Nahrungsmittel kann durch jede physikalische od. chemische Behandlung eintreten; unerhitzte, pflanzliche Frischkost stellt die höchste Stufe, erhitzte Fleischgerichte die unterste Stufe der Nahrungsenergie dar. Pflanzliche Nahrungsmittel aus kontrolliert-ökologischem Anbau mit einem hohen Anteil an Rohkost* (etwa die Hälfte der Nahrung), schonend erhitztes Vollgetreide u. Gemüse sowie Bircher*-Müsli werden bevorzugt u. ergänzt durch kleine Mengen an Milchprodukten u. Eiern. Zucker, Weißmehl, konservierte Nahrungsmittel, Alkohol, schwarzer Tee u. Kaffee werden abgelehnt. Erlaubt sind 3 Mahlzeiten am Tag ohne Zwischenmahlzeiten. **Ernährungsphysiologische Bewertung:** ausreichende Nährstoffzufuhr, als Dauerkost geeignet.

Bircher-Müsli (↑): nährstoffreiche Mahlzeit (meist) zum Frühstück aus eingeweichten Getreideflocken, rohem Obst, Zitronensaft, Sahne, Honig sowie evtl. Mandeln u. Nüssen. Vgl. Bircher-Benner-Kost.

Birke: s. Betula.

Birken|teer: s. Pflanzenteere.

Bi-Syn|drome (gr. σύνδρομος mitlaufend, begleitend) *n pl*: wörtliche Übersetzung: Versperrungs- od. Blockierungssyndrome; in der Traditionellen Chinesischen Medizin* zusammenfassende Bezeichnung: **1.** für schmerzhafte rheumatische Erkrankungen mit Gelenk- u. Gliederschmerzen; **2.** für schmerzhafte Erkrankungen nach ihrer Topographie im Organismus (z. B. Brust-Bi, Herz-Bi, Haut-Bi, Knochen-Bi, Gefäß-Bi); **3.** gelegentlich auch als zusätzliche Klassifikation der Bi-Erkrankungen nach schmerzhaften Veränderungen an den Fünf* Speicherorganen (als Herz-Bi, Milz-Bi usw.). Nach der beteiligten äußeren Störung unterscheidet man Wind-Bi-Erkrankungen mit wandernden Schmerzen, Nässe-Bi-Erkrankungen mit festsitzenden Schmerzen u. Kälte-Bi-Erkrankungen mit starken stechenden Schmerzen.

Bitter|fenchel: s. Foeniculum vulgare.

Bitter|holz: s. Quassia amara.

Bitter|klee: s. Menyanthes trifoliata.

Bitter|mittel: s. Amara.

Bitter|orange: s. Citrus aurantium ssp. aurantium.

Bitter|salz: s. Magnesiumsulfat.

Bitter|süß: s. Solanum dulcamara.

Blähungen: Oberbegriff für Flatulenz* (vermehrter Gasabgang aus dem Anus), Meteorismus* (Vermehrung von intraintestinalem Gas) u. Gefühl des Patienten, durch Gas aufgetrieben zu sein; **Vorkommen:** z. B. bei Nahrungsmittelunverträglichkeit*, Reizdarmsyndrom*, funktioneller Dyspepsie*; **Therapie: 1.** Phytotherapie: ätherische Öle aus Carum* carvi, Foeniculum* vulgare, Pimpinella* anisum u. Mentha* x piperita; **2.** Homöopathie: u. a. Holzkohle*, Lycopodium* clavatum.

Blasen|entzündung: s. Zystitis.

Blasen|erkrankungen: s. Harnabflussbehinderungen, Harnblasenentleerungsstörungen, Harnwegerkrankungen, Harnweginfektion, Zystitis; Harnblase, überaktive.

Blasen|tang: s. Fucus.

Blasen|zug: s. Vesikation.

Blei: chemisches Element, Symbol Pb (Plumbum), OZ 82, relative Atommasse A_r 207,2; zur Kohlenstoffgruppe gehörendes, 2- u. 4-wertiges, blaugraues Schwermetall; toxisches Spurenelement; **Vorkommen in Nahrungsmitteln:** gelangt durch Industrie, Verwendung bleihaltiger Anstriche u. Kraftstoffe über die Umwelt (Luft, Straßen- u. Hausstaub) in Lebensmittel; besonders hoher Gehalt in pflanzlichen Lebensmitteln (Blattgemüse, Pilze) sowie Leber, Nieren, Innereien, Würste u. Fisch; **Intoxikation:** Bei Aufnahme über den Verdauungstrakt, die Atemwege, Haut u. Schleimhäute sind Pb u. seine Derivate akut giftig, auch eine Langzeitinkorporation geringer Dosen (z. B. aus Bleirohren) ist toxisch. Bereits Spuren führen zur Beeinträchtigung der Blutbildung u. der Funktion des Nervensystems; es kann zu Anämien, Schlafstörungen, Kopfschmerzen, Schwindel, Reizbarkeit, Organ- u. Skelettschäden kommen. Pb reichert sich als Summationsgift im Organismus an u. wirkt embryotoxisch. In Deutschland werden zurzeit durchschnittlich 200–300 μg Pb pro Tag oral mit der Nahrung aufgenommen, von denen 10 % (bei Kindern 50 %) resorbiert werden (durch die WHO vorgeschlagener Grenzwert ca. 430 μg/d oral); dazu kommen täglich ca. 6–12 μg über die Atemwege resorbiertes Pb. Das vom Organismus resorbierte Pb wird zu 90 % in den Knochen abgelagert; die biologische Halbwertzeit bezogen auf Knochengewebe beträgt ca. 10 Jahre. **Referenzbereich:** <120 μg/l Vollblut bei Männern, <90 μg/l bei Frauen, <60 μg/l bei Kindern; **Verwendung:** in der **Anthroposophischen Medizin** entsprechend der Wesensgliederdiagnose u. a. zur Verbesserung der psychischen Abgrenzungsfähigkeit (vgl. Metalltherapie); **Homöopathie:** Zubereitungen entsprechend des individuellen Arzneimittelbildes*, z. B. bei Magen-Darm-Koliken mit Obstipation, Muskelatrophie u. -zittern sowie Kräfteverfall.

Blitz|guss: in der Kneipp*-Therapie verwendeter spezieller Guss*, bei dem das Wasser im Gegensatz zum Flachguss* durch eine Hochdruckdüse aus einer Entfernung von mindestens 3 m auf den Körper gebracht wird, wobei eine starke mechanische Reiz- u. Massagewirkung erzielt wird; der von Sebastian Kneipp angewendete kalte B. wird kaum noch verwendet, statt dessen der heiße B. nach Fey, meist auf den Rücken (sog. Rückenblitz) bei Verspannungen der Rückenmuskulatur.

Blockade: in der energetische Medizin u. Homöopathie Bez. für das Ausbleiben einer angemessenen Reaktion auf die Anwendung energetischer Verfahren od. eines homöopathischen Arzneimittels z. B. nach einer vorausgegangenen Impfung, akuten Erkrankung od. Einnahme chemischer Mittel; der Begriff wird in ähnlichem Sinne auch in der Akupunktur* od. der Neuraltherapie* benutzt; in der Homöopathie wird die Wiederherstellung der Reaktionsfähigkeit durch Anwendung einer Nosode* als Lösen der B. interpretiert. Vgl. Antidotierung, Heilungshindernis.

Blockierung: reversible Sperre des Bewegungsablaufes im Gelenk, die eine od. mehrere Bewegungsrichtungen betrifft u. nicht durch eine Kontraktur bedingt ist.

Blüten|staub: s. Pollen.

Blut|dia|gnostik, holistische (gr. διαγνωστικός fähig zu unterscheiden) *f*: s. Aurasskopie, Auras-Test, Bluttropfentest, holistischer.

Blut|druck, niedriger: s. Hypotonie.

Blut|egel: s. Hirudo medicinalis, Haementeria officinalis.

Blut|entziehung: Bez. für verschiedene Methoden, dem Organismus Blut u. damit auch Schadstoffe u. „Energie“ zu entziehen; Teil der ausleitenden Therapie*.

Blut|erguss: s. Hämatom.

Blut|hoch|druck: s. Hypertonie.

Blut|kristall|ana|lyse (gr. κρύσταλλος Eis; ἀναλύειν auflösen) *f*: s. Kristallisationstest.

Blut|reinigung: aus der Humoralpathologie* stammende u. dort nicht mehr gebräuchliche Bez. für eine Kur mit diuretisch u. laxierend wirkenden Drogen, bei der sog. Schlackenstoffe aus dem Körper herausgelöst, in das Blut transportiert u. über die Ausscheidungsorgane aus dem Körper entfernt werden sollen, um die Heilung von Krankheiten zu fördern; Heilpflanzen, die hierzu verwendet wurden, sind u. a. Betula, Urtica, Nasturtium officinale, Fragaria vesca, Fumaria officinalis, Gänseblümchen (Bellis perennis), Ononis spinosa, Sambucus nigra, Tussilago farfara, Arctium, Taraxacum officinale, Viscum album, Sauerampfer (Rumex acetosa), Achillea millefolium, Schnittlauch (Allium schoenoprasum), Viola tricolor, Juniperus communis, Galium odoratum, Juglans regia, Cichorium intybus var. intibus, Ysop (Hyssopus officinalis), Equisetum arvense. Vgl. Antidyskratikum, Laxanzien, Therapie, ausleitende.

Blut|test, elektro|magnetischer *m*: Abk. EMB; diagnostisches u. therapeutisches Verfahren des Arztes Dieter Aschoff zur Erkennung der elektromagnetischen „Krankheitsinformationen" aus dem Blut des Patienten; im Gegensatz zur Elektroakupunktur* nach Voll werden hierbei nicht primär Veränderungen an Akupunkturpunkten gemessen, sondern das Blutpräparat durch einen elektromagnetischen Schwingkreis verstärkt u. durch Auflage von Testmaterialien (z. B. Medikamente) eine Rückführung der Messwerte (Widerstandsmessung) an Akupunkturpunkten einer Hand zur Norm versucht. Der Schwingkreis ist jedoch bei dieser Methode weder mit der Testperson noch mit dem Ohm-Meter leitend verbunden. Ziel der Therapie ist der Ausgleich von sog. Krankheitsschwingungen durch geeignete sog. Medikamentenschwingungen. Nach Auffassung von Aschoff ist die Gesundheit des Menschen an die magnetische Ausrichtung der Spin-Achsen (Spin: Drehung) gebunden. Diese Ausrichtung soll sich nach dem Magnetfeld der Erde (magnetischer sog. sechster Sinn) orientieren. Im Blut von Krebspatienten liegen demnach Änderungen des Spin-Zustands vor (s. Krebs, Tab. dort). Der Test gilt als wissenschaftlich nicht anerkannt u. spekulativ; geringe Verbreitung.

Blut|tropfen|test, holistischer *m*: Abk. HBT; Blutuntersuchung, die auf der Annahme basiert, dass alle Informationen des Körpers im Blut vorhanden sind u. dieses daher Auskunft über die energetische Gesamtsituation u. über erkrankte Körperteile geben kann; nach Lancettenstich wird der dritte Bluttropfen aus dem vierten Finger (Fingerbeeren-Mitte) der dominanten Handseite entnommen u. per Mikropipette auf die Mitte eines Diaglases aufgebracht u. ein zweites Diaglas vorsichtig aufgelegt. In Verbindung mit den Erkenntnissen aus der Traditionellen Chinesischen Medizin* u. der dort bekannten sog. Organuhr wird die Morphologie u. Richtung des ausgeflossenen Bluttropfens nach der sog. N-Uhr-Position bestimmt u. gedeutet. Fließt z. B. der Bluttropfen in Richtung der sog. Drei-Uhr-Position, soll eine energetische Belastung des Nierenmeridians vorliegen. Wissenschaftlich nicht nachvollziehbares Verfahren mit geringer Verbreitung; Form des modernen Okkultismus*.

Blutung: Hämorrhagie; Austritt von Blut aus den Gefäßen in das umgebende Gewebe od. an die Körperoberfläche; **Formen: 1.** Rhexisblutung (Zerreißungsblutung) als Folge von Gefäßeinrissen, bedingt durch Wunden*, Arrosion (Zerstörung von Organen, besonders von Gefäßwänden u. Knochen, durch Entzündung, Geschwüre, Aneurysmen, maligne Tumoren), Gefäßwanderkrankungen (z. B. Arteriosklerose*), Ruptur infolge starker Druckunterschiede (z. B. bei Hypertonie*); **2.** Diapedeseblutung (sog. Durchtrittsblutung); Austritt von Blutbestandteilen durch die äußerlich intakte Gefäßwand infolge Hämostase bzw. bei hämorrhagischer Diathese*. **Symptom:** bei äußerer B. sichtbar: **1.** arterielle B.: helles, pulssynchron spritzendes Blut; **2.** venöse B.: dunkelrotes Blut im Schwall; **3.** parenchymatöse B. bei flächenhaften Schnitt- od. Risswunden mit B. aus allen eröffneten Gefäßen; bei innerer B. (z. B. gastrointestinale B.) Blutdruckabfall infolge von Volumenverlust, Tachykardie, Hämoglobinabfall, evtl. Schock; **4.** bei chronischer B. Anämie als Leitsymptom. **Therapie: 1.** lokale Blutstillung, ggf. Volumenersatz (Bluttransfusion) u. Behandlung der zugrundeliegenden Störung; **2.** Phytotherapie: **traditionell** Zubereitungen aus Senecio nemorensis, Viscum album, Achillea millefolium, Potentilla erecta; **3.** Homöopathie: Arnica* montana (nach Verletzung), Capsella* bursa-pastoris, Phosphor*, Achillea* millefolium. Vgl. Hautblutung.

Blut|untersuchung, kapillar|dynamische: syn. Kaelin-Test, Steigbildmethode; Verfahren der Anthroposophischen Medizin*, mit dem bestimmte Krankheitstendenzen erkannt werden sollen, indem auf spezielles Fließpapier aufgebrachtes Blut durch kapilläre Saugwirkung aufsteigt u. die entstandenen Formen nach Trocknung durch eine nachsteigende Metallsalzlösung sichtbar gemacht u. intuitiv sowie durch Erfahrung insbesondere hinsichtlich einer Krebsdisposition gedeutet werden; Beispiele für derartige Phänomene sind rundliche, harmonische u. pflanzenähnliche, „tierähnliche u. dramatischere", verzerrte, bizarre u. chaotische sowie „typisch bösartige" Formen. Neben Zeitpunkt u. Art des Durchbruchs durch die sog. primäre Blutlinie sollen v. a. die Unregelmäßigkeiten bei der Auflösung dieser Blutlinie zur Interpretation von Organmustern u. Lokalisation von Tumoren bzw. deren Präkanzerosen wichtig sein. Die Methode ist bisher nicht validiert.

Blut|wäsche nach Wehrli (Frederico W., Arzt, Locarno): s. Oxidationstherapie, hämatogene.

Blut|wurz: s. Potentilla erecta.

BMI: Abk. für **B**ody*-**m**ass-**I**ndex.

Boas-Druck|punkt: druckempfindliche Stelle links neben dem 10.–12. Brustwirbelkörper bei Ulcus ventriculi (s. Ulkus, gastroduodenales). Vgl. Head-Zonen.

Bobath-Methode (Karel B., Neurol., London, 1905–1991; Bertie B., Krankengymnastin, London, 1907–1991) *f*: syn. Bobath-Konzept; physiotherapeutisches Verfahren auf entwicklungsneurologischer Basis, das zur Behandlung der infantilen Zerebralparese entwickelt wurde; **Technik:** Gebrauchsbewegungsschulung unter Vermeidung spastischer Muster; Einbeziehung von Stell- u. Gleichgewichtsreflexen über sog. Schlüsselpunkte

(Nacken, Schulter-, Beckengürtel) erleichtern durch: **1.** Beeinflussung des Muskeltonus (Hypo- bzw. Hypertonus) durch fazilitierende Bewegungen u. Stellungen zur verbesserten Funktion, Haltungskontrolle u. selektiven Bewegung; **2.** Bahnung physiologischer Bewegungsabläufe im sensomotorischen Lernprozess; **Anwendung:** für Kinder mit angeborenen u. erworbenen Hirnschäden, inzwischen auch eingesetzt zur Behandlung/Rehabilitation von Erwachsenen mit erworbenen zentralen sensomotorischen Regulationsstörungen (z. B. Apoplexie). Vgl. Kabat-Methode, Vojta-Methode.

Bocks|horn|klee, Griechischer: s. Trigonella foenum-graecum.

Body|building (engl. für Körperformung): Krafttraining an speziell entwickelten Geräten od. mit Hanteln, das auf die Entwicklung bestimmter Muskeln od. Muskelgruppen ausgerichtet ist.

Body-mass-Index (engl. für Körpermassenzahl) *m*: Abk. BMI; syn. Quetelet-Index; Verhältniszahl zur Beurteilung des relativen Körpergewichts; Ermittlung durch Berechnung (s. Abb. 1) od. mit Hilfe eines Nomogramms (s. Abb. 2); Beurteilungsschemata (s. Tab. 1 u. 2) berücksichtigen Alter u. Geschlecht. Vgl. Normalgewicht.

$$\text{BMI} = \frac{\text{Körpergewicht (kg)}}{\text{Körperlänge}^2\ (\text{m}^2)}$$

Body-mass-Index Abb. 1

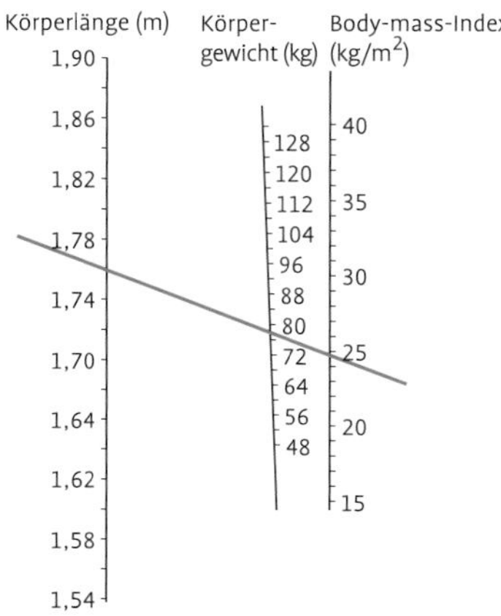

Body-mass-Index Abb. 2: Nomogramm zur Ermittlung des BMI durch Verlängerung einer Geraden, die sich durch Körpergröße u. -gewicht ergibt

Body|work (engl. Körperarbeit): Sammelbez. für Maßnahmen der physikalischen Medizin, die im Wesentlichen zur Entspannung eingesetzt werden; z. B. Alexander*-Technik, Massage*, Reflexzonenmassage*.

Body-mass-Index Tab. 1
Bewertung nach der höchsten Lebenserwartung ohne Berücksichtigung des Alters

Klassifikation	BMI (kg/m²)
Untergewicht	<18,5
Normalgewicht	18,5 - 24,9
Übergewicht	25,0 - 29,9
Adipositas	
Grad I	30,0 - 34,9
Grad II	35,0 - 39,9
Grad III	≥40,0

Body-mass-Index Tab. 2
Bewertung nach der höchsten Lebenserwartung unter Berücksichtigung des Alters

Altersgruppe (Jahre)	wünschenswerter BMI
19 - 24	19 - 24
25 - 34	20 - 25
35 - 44	21 - 26
45 - 54	22 - 27
55 - 64	23 - 28
≥65	24 - 29

Bogomoletz-Verfahren (Alexander Alexandrowitsch B., Physiologe, Kiew, 1881–1946): therapeutisches Verfahren zur Steigerung der körpereigenen Abwehr mit einem Serum (Bogomoletz-Serum), das nach Verabreichung verschiedener menschlicher Gewebe (z. B. Milz, Knochenmark) an Tiere (z. B. Esel, Kaninchen) aus deren Serum gewonnen wurde; wurde früher mit großem Erfolg gegen Infektionen u. zur Wundheilung eingesetzt; später wurden die (bis heute wissenschaftlich nicht belegten) regenerativen u. revitalisierenden Funktionen beschrieben, die insbesondere von F. Wiedemann weiterentwickelt wurden (s. Wiedemann-Kur). Das B.-V. hat nur noch historische Bedeutung.

Bohne: s. Phaseolus vulgaris.

Boldo *f*: s. Peumus boldus.

Bolen-Heitan-Test *m*: syn. Trockenblutmuster*.

Borago officinalis L. *m*: Boretsch, Borretsch, Gurkenkraut; Pflanze aus der Familie der Boraginaceae (Rauhblattgewächse); **Arzneidroge:** Borretschsamenöl (Oleum boraginis semen); **Inhaltsstoffe:** Linolsäure, γ-Linolensäure; **Wirkung:** antiphlogistisch, immunmodulierend; **Verwendung: traditionell** bei Neurodermitis; **Dosierung**: ab 240–320 mg Öl pro Tag; oral, lokale Anwendung, für mindestens 4 Wochen; **Nebenwirkungen:** keine bekannt; **Kontraindikation**: keine bekannt.

B

Borax: Natriumtetraborat, Natrium tetraboracicum; $Na_2B_4O_7 \times 10\,H_2O$, harte weiße Kristalle od. kristallines Pulver; sehr leicht löslich in siedendem Wasser u. Glyzerin, unlöslich in Ethanol; **Verwendung:** früher zu Mundspülungen (4 %ige wässrige Lösung) od. zum Betupfen der Mundschleimhaut (10–20 %ig in Glycerin); antibakterielle Wirkung fraglich; **Homöopathie:** Zubereitungen (kleines Mittel) z. B. bei Aphthen, Soor, Säuglingsschnupfen, Leitsymptom: Verschlechterung durch Abwärtsbewegung.

Boretsch: s. Borago officinalis.

Boswellia serrata Roxb. ex Colebr. *f*: Indischer Weihrauch, Salaibaum, Salaiguggul-Baum; Baum aus der Familie der Burseraceae (Balsambaumgewächse); **Arzneidroge:** Spezialextrakt aus dem Gummiharz (Olibanum, **Weihrauch**), gewonnen durch Einschnitte in die Bäume; handelsüblich in Form der sog. Harztränen; **Inhaltsstoffe:** Harzsäuren, v. a. ca. 50 % Boswelliasäuren (u. a. 11-Keto-β-Boswelliasäure) in der Harzfraktion (50–70 %); 4–8 % ätherisches Öl mit Monoterpenen; **Wirkung:** antiphlogistisch, analgetisch, immunsuppressiv, antimikrobiell, Hemmung der Komplementaktivierung; **Verwendung:** standardisierte Fertigarzneimittel mit mindestens 400 mg Indischem Weihrauch-Trockenextrakt in der Einzeldosis u. konstantem Mindestgehalt an Boswelliasäuren; zur unterstützenden Behandlung bei rheumatoider Arthritis, Colitis ulcerosa u. Morbus Crohn; Hinweis: phytotherapeutische Weihrauchpräparate sind in Deutschland nicht zugelassen; Verwendung in der **Anthroposophischen Medizin:** (homöopathisierte Präparate) i. R. der Palliativmedizin zur Entspannung u. Beruhigung. **Dosierung:** 1–3-mal täglich 400 mg standardisierter Weihrauch-Trockenextrakt; **Nebenwirkungen:** selten gastrointestinale Beschwerden, allergische Reaktionen; **Kontraindikation:** keine bekannt; **Wechselwirkung:** keine bekannt.

Bothmer-Gymnastik (Fritz Graf von B., 1922–1938) *f*: Bewegungsschulung auf der Grundlage der anthroposophischen Menschenkunde; von Bothmer entwickelte Form der Gymnastik, bei der der Übende von der Architektur der menschlichen Gestalt ausgehend lernt, die Entfaltung seiner Bewegung im Raum zu beobachten, zu führen u. weiterzuentwickeln.

Brassica alba *f*: s. Sinapis alba.

Brassica nigra (L.) Koch *f*: Schwarzer Senf; Pflanze aus der Familie der Brassicaceae (Kreuzblütler); **Arzneidroge:** gemahlene, entölte schwarze Senfsamen (Sinapis nigrae semen, Senfmehl); **Inhaltsstoffe:** Senföl, Glucosinolate (Sinigrin), fettes Öl, Schleim, Eiweiß; **Wirkung:** hyperämisierend, antimikrobiell, hautreizend; **Verwendung:** als starkes Hautreizmittel, z. B. in Form von Senfwickel od. Senfbad bei Pneumonie*, Pleuritis, Arthritis*, Lumbago*; **Dosierung:** Senfpflaster: 100 g mit wenig warmem Wasser mischen, auf Leinen auftragen u. für 10 Minuten auf die betroffene Region auflegen; nicht länger als 2 Wochen anwenden; **Nebenwirkungen:** Bläschenbildung, Hautnekrosen, selten Kontaktallergien; Husten, Niesreiz u. Asthmaanfälle durch Kontakt mit Senfmehl, Reizung des Magen-Darm-Trakts; **Kontraindikation:** s. Sinapis alba.

Braun|algen: s. Laminaria, Fucus.

Brech|mittel: syn. Emetika*.

Brech|nuss: s. Strychnos nux-vomica.

Brech|verfahren: s. Verfahren, emetisches.

Brech|wurz: s. Cephaelis ipecacuanha.

Brei|kost: **1.** Lebensmittelzubereitung von dickflüssiger Konsistenz (gekocht od. ungekocht) aus ganzen od. zerkleinerten Lebensmitteln, z. B. Getreide (Reis, Mais, Hafer, Hirse, Buchweizen), Obst od. Gemüse; **2.** Beikost* i. R. der Säuglingsernährung.

Breit|wegerich: s. Plantago major.

Brenn|nessel: s. Urtica.

Brenn|wert, physio|logischer: für den Organismus verfügbarer Energiegehalt* der Hauptnährstoffe u. von Alkohol; er beträgt für 1 g Protein 17,5 kJ (bzw. 4,2 kcal), für 1 g Kohlenhydrat 17,5 kJ bzw. 4,2 kcal), für 1 g Fett 38,5 kJ (bzw. 9,2 kcal) u. für 1 g Alkohol (Ethanol) 30 kJ (bzw. 7,1 kcal). Vgl. Grundumsatz.

Breuss-Krebs|kur (Rudolf B., Heilpraktiker, 1900–1990; Kur*) *f*: syn. Krebskur total nach Breuss; Fastenkur, bei der Krebspatienten ca. 42 Tage fasten u. in dieser Zeit (neben einer unbegrenzten Menge an Kräutertee) nur den Saft roter Bete, Möhren, Sellerie, Rettich u. Kartoffeln erhalten; die Theorie der Behandlung geht davon aus, dass der Krebs „ausgehungert" werden soll; spekulatives u. wissenschaftlich widerlegtes Verfahren.

Brigitte-Diät (Diät*) *f*: von Helga Köster (geb. 1939) entwickelte Reduktionsdiät*; energiereduzierte Mischkost* mit 4200, 5000 od. 5900 kJ/d (bzw. 1000, 1200 od. 1400 kcal/d).

Broca-Formel (Pierre P. B., Anthropologe, Chirurg., Paris, 1824–1880): Formel zur Bestimmung des sog. Normalgewichts* bei Erwachsenen (in kg): Körpergröße (in cm) minus 100; die physiologische Variationsbreite des Körpergewichts* wird mit 10–20 % angegeben; heute ist der Body*-mass-Index gebräuchlicher, da die B.-F. bei sehr großen u. sehr kleinen Menschen zu ungenau ist.

Brombeere: s. Rubus fruticosus.

Bronchial|asthma (gr. βρόγχος Luftröhre; ἆσθμα schweres Atemholen, Atemnot) *n*: s. Asthma bronchiale.

Bronchitis (↑; -itis*) *f*: Entzündung der Bronchialschleimhaut, die überwiegend die größeren Bronchien betrifft u. durch verschiedene exogene Reize (infektiös, allergisch, chemisch-irritativ, toxisch) ausgelöst wird; **Formen: 1. akute B.:** meist in Verbindung mit Rhinitis*, Laryngitis u. Tracheitis i. R. eines viralen Infekts. Primär bakterielle B. ist eher selten, häufig ist dagegen eine bakterielle Superinfektion. Auch Infektionskrankheiten wie Masern, Keuchhusten, Windpocken, Scharlach, Diphtherie,

Typhus können mit einer akuten B. beginnen. Bronchitiden durch Pilze (z. B. Candida) betreffen v. a. immunsupprimierte Patienten. Die nichtinfektiöse akute B. kann allergisch (s. Asthma bronchiale), toxisch (durch Inhalation von z. B. Schwefeldioxid, Nitrosegasen, Ozon, Kohlenwasserstoffen) od. infolge einer Stauungsbronchitis durch akute Linksherzinsuffizienz (s. Herzinsuffizienz) bedingt sein. **2. chronische B.:** Definition der WHO (1966): „Husten u. Auswurf an den meisten Tagen während mindestens je 3 Monaten in 2 aufeinanderfolgenden Jahren"; Ursachen sind insbesondere chronisches Inhalationsrauchen, außerdem beruflich od. umweltbedingte Noxen; **Therapie: 1.** strikte Tabakrauchabstinenz, reichlich Flüssigkeitszufuhr, Expektoranzien, evtl. Bronchospasmolytika, Antibiotika, bei schwerer respiratorischer Insuffizienz Sauerstoff u. evtl. intensivmedizinische Behandlung; **2.** Atmungstherapie*, Klopfmassage*, Hydrotherapie (Abklatschung*, Brustwickel* bzw. Brustguss*, Hauffe*-Schweninger-Armbad, Oberkörperwaschung*); **3.** Enzymtherapie*; **4.** Phytotherapie: Zubereitungen aus Pimpinella* anisum, Tussilago* farfara u. Thymus* vulgaris, **traditionell** z. B. auch Zubereitungen aus Cinchona pubescens, Hedera helix, Curcuma longa, Cynoglossum officinale, Sanicula europaea, Hyssopus officinalis; **5.** Homöopathie: u. a. Zubereitungen aus Aconitum* napellus (plötzlicher Beginn, Anfangsstadium), Kalium* bichromicum (Schleim zieht Fäden), Urginea* maritima (Bronchopneumonie), Bryonia* (Bewegung verschlimmert).

Brot|diät (Diät*) *f*: von Erich Menden u. Waltraute Aign entwickelte energiereduzierte Mischkost* mit hohem Brotanteil (ca. 250 g/d) zur Reduktion des Körpergewichts. Vgl. Reduktionsdiät

Brot|einheit: Abk. BE; syn. Berechnungseinheit; Maßeinheit zur Ermittlung des Gesamtkohlenhydratgehalts der Nahrung bei der Aufstellung eines Diätplans für Diabetiker: 1 BE = 10–12 g Kohlenhydrate; erleichtert den Austausch entsprechender Lebensmittel gegeneinander i. S. eines ausgewogenen u. abwechslungsreichen Speiseplans. Der glykämische Index* der Lebensmittel wird nicht berücksichtigt. Vgl. Kohlenhydrateinheit.

BRT: Abk. für **Bi**o**r**esonanz**t**herapie*.

Bruch|kraut: s. Herniaria.

Brügger-Therapie (Alois B., Neurologe, Zürich; Therapie*) *f*: Methode der funktionellen Bewegungsschulung; im Mittelpunkt steht das Gelenk-Muskel-System, das bei chronischen Fehlbelastungen (endogen u. exogen) reflektorisch mit Schmerzen als Warnsignal reagiert (sog. arthromuskuläres Schmerzsyndrom; auch schmerzbedingter Blockierungsreflex). Primär resultieren daraus Funktionsstörungen, die bei Nichtbehandlung zu Strukturveränderungen führen. **Ziel:** die physiologische Beanspruchung des Bewegungssystems, speziell die Einnahme einer physiologischen Körperhaltung, der sog. Brügger-Haltung (aufrechte Körperhaltung u. Belastungshaltung), die der sternosymphysealen Belastung entgegenwirkt u. somit die Funktionsstörung beseitigt. Durch die Korrektur der Fehlhaltung können durch Integration der aufrechten Körperhaltung in den Alltag Belastungen physiologisch toleriert werden. Elemente der B.-Th. sind Anamnese (Analyse des Alltagsverhaltens), Inspektionsbefund, Funktionsdiagnostik, Funktionstests u. Behandlungsmaßnahmen (z. B. Therabandübungen, ADL-Training, s. activities of daily living).

Bruker-Kost (Max-Otto B., Arzt, Reutlingen, 1909–2001): syn. Vollwertkost*.

Brunkow-Stemm|führung (Roswitha B., Krankengymnastin): krankengymnastische Behandlungstechnik, bei der die Extremitäten aus einer speziellen Grundstellung in verschiedene Richtungen gegen einen gedachten Widerstand geführt werden; die aufgebaute Spannung setzt sich bis in den Rumpf fort, so dass eine Ganzkörperanspannung resultiert. **Anwendung:** segmentale u. periphere Störung der Sensomotorik, auch bei zentraler Fehlsteuerung; konstitutionelle Hypermobilität mit daraus folgender Muskelschwäche.

Brunnen|kresse: s. Nasturtium officinale.

Brust|guss: Guss* nach Sebastian Kneipp im Brustbereich; **Durchführung:** wird warm od. kalt von unten beim vornübergebeugt stehenden Patienten auf die Brust gebracht; meist nach vorhergehendem Armguss*; **Anwendung:** bei koronarer Herzkrankheit (unter ärztlicher Aufsicht), Tachykardie, chronischer Bronchitis u. Schwangerschaft sowie als thermisches Regulationstraining; **Nebenwirkungen:** durch die üblicherweise vornübergeneigte Haltung bei der Anwendung kann es zu zerebraler Durchblutungsstörung, Stauungszuständen im Halsbereich u. Rückenbeschwerden kommen; **Kontraindikation:** für den kalten B. Angina pectoris.

Brust|schmerz: s. Angina pectoris; Atemwegerkrankungen; Bronchitis; Herzbeschwerden, funktionelle; Herzkrankheit, koronare; Mastodynie.

Brust|wickel: straff, bei mittlerer Atemstellung angelegter Wickel* aus 2 Tüchern von den Achselhöhlen bis unter den Rippenbogen; das Innentuch wird vorher in frisches Wasser getaucht u. ausgewrungen. Je nach Dauer der Anwendung wirkt der B. wärmeentziehend (bis ca. 20 Minuten), wärmestauend (45–90 Minuten) od. schweißtreibend (90–120 Minuten); **Anwendung:** bei Atemwegerkrankungen (Bronchitis, Pneumonie), auch mit Zusatz von Senf (Senfwickel*) od. Salben mit ätherischen Ölen, sowie bei Pleuritis u. Interkostalneuralgie.

Bryonia *f*: Zaunrübe; Pflanzen aus der Familie der Cucurbitaceae (Kürbisgewächse); Bryonia alba L. (Weiße Zaunrübe) u. Bryonia cretica L. ssp. dioica (Rotbeerige Zaunrübe); **Arzneidroge:** getrocknete rübenförmige Wurzeln (Radix Bryoniae, Bryoniae radix); **Inhaltsstoffe:** Cucurbitacine (hochoxidier-

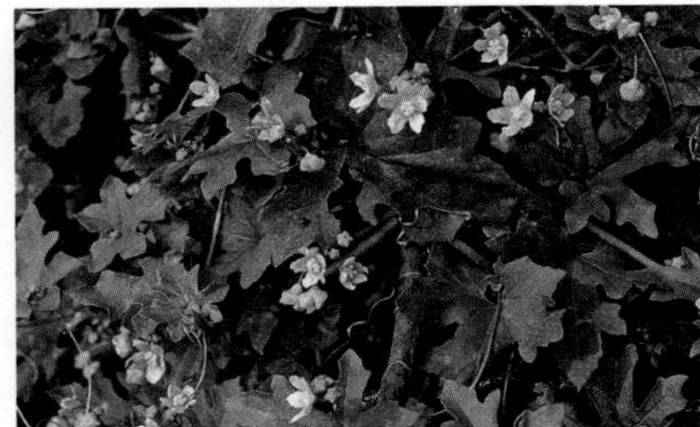

Bryonia: Pflanze [2]

te Triterpene) u. andere Triterpene; **Wirkung:** drastisch laxierend, hypoglykämisch, tumorhemmend, zytotoxisch; **Verwendung:** von der **Kommission E** negativ monographiert; früher als drastisches Abführmittel u. Diuretikum (Bryonium) sowie bei Gicht u. rheumatischen Beschwerden; eine therapeutische Verwendung der Droge bzw. daraus hergestellter Zubereitungen kann nicht empfohlen werden. Die Wirksamkeit bei den beanspruchten Anwendungsgebieten ist nicht belegt. **Nebenwirkungen:** bereits bei geringer Überdosierung evtl. Schwindel, Erbrechen, Koliken, starke Diarrhö, Nierenschäden, Abort, Erregungszustände, Krämpfe. **Homöopathie:** Zubereitungen aus der frischen, vor der Blütezeit geernteten Wurzel von Bryonia alba entsprechend des individuellen Arzneimittelbildes (großes Mittel) z. B. bei Verschlechterung durch Bewegung, Entzündungen der Atemwege, Pleuritis, Pneumonie, Peritonitis, akutem u. chronischem Rheumatismus.

BT: Abk. für **B**eschäftigungs**t**herapie; s. Ergotherapie.

Bucco: s. Barosma betulina.

Buchen|teer: s. Pflanzenteere.

Buchinger-Fasten (Otto B., deutscher Arzt, 1878–1966): s. Heilfasten.

Buch|weizen, Echter: s. Fagopyrum esculentum.

Budwig-Diät (Johanna B., deutsche Chemikerin, Apothekerin, geb. 1908; Diät*) *f*: syn. Leinöl*-Quark-Diät.

Bürsten|bad: Bad zur mechanischen u. thermischen Reizung der Haut; Bürsten von Rücken, Flanken u. Beinen des in einem warmen Halbbad sitzenden Patienten mit nachfolgendem kühlem Rückenguss* od. Vollguss*. Vgl. Trockenbürsten.

Burn|out-Syn|drom *n*: durch hohes Engagement verursachter Dauerstress, der zu physischer, emotionaler u. kognitiver Erschöpfung führt; die Betroffenen sind häufig in helfenden Berufen zu finden, d. h. die Gebenden i. R. der Interaktion, z. B. in pflegenden Berufen, Rettungssanitäter, Feuerwehrleute, Lehrer. Typische Symptome sind Schlaflosigkeit, depressive u. suizidale Gedanken, Medikamenten- u. Drogenkonsum (s. Abhängigkeit) od. auch der Rückzug aus sozialen u. beruflichen Aktivitäten. **Therapie:** **1.** Identifizierung der Stressoren, Erlernen neuer Bewältigungsstrategien, Entspannungstechniken*, eine der Überforderung entgegen wirkende realistische Zeitplanung, ggf. Veränderung der Situation (z. B. Arbeitsplatzwechsel). **2.** Psychotherapie*, Ordnungstherapie*; **3.** Phytotherapie: Lavandula* angustifolia, Hypericum* perforatum; **4.** Homöopathie: u. a. Phosphorsäure, Anamirta* cocculus (nach Nachtwachen), Strychnos* nux-vomica (sog. Managerkrankheit, Drogenkonsum). Vgl. Helfersyndrom, Stressmanagement.

Bursae-pastoris herba *f*: s. Capsella bursa-pastoris.

Busch|meister: s. Lachesis muta.

Butter|milch: nach weitgehender Entfettung (Buttergewinnung) aus saurer Milch verbleibende Flüssigkeit (Fettgehalt weniger als 1 %); der bei der Herstellung von Süßrahmbutter verbleibenden Flüssigkeit müssen Milchsäurebakterien zugegeben werden, um B. zu erhalten. **Verwendung:** als Heilnahrung* zur Schonung des Darms mit Deckung des Eiweißbedarfs, z. B. bei Dyspepsie; bei ausschließlicher Anwendung über mehr als 4 Wochen kann es zu Mangelerscheinungen der fettlöslichen Vitamine (insbesondere Vitamin A) kommen.

Butyrum Cacao *n*: s. Theobroma cacao.

C

C: s. Centesimalpotenz.
Cacao oleum *n*: s. Theobroma cacao.
Cacao semen *n*: s. Theobroma cacao.
Cactus grandi|florus *m*: s. Selenicereus grandiflorus.
Cadmium (gr. καδμεία Galmei) *n*: chemisches Element, Symbol Cd, OZ 48, relative Atommasse A_r 112,4; zur Zinkgruppe gehörendes, silberweißes, bei 321 °C schmelzendes, weiches Metall; **Vorkommen in Nahrungsmitteln:** als Umweltnoxe besonders hohe Konzentration in Austern, Leber u. Nieren; außerdem sehr hoher Gehalt in Zigarettenrauch; **Intoxikation:** Cd gelangt über industrielle Prozesse in die Umwelt u. kann bei Anreicherung zu Osteomalazie, schweren Nierenfunktionsstörungen, Beeinflussung des Stoffwechsels u. der Funktionen essentieller Spurenelemente wie Zink, Eisen, Mangan, Kupfer, Selen u. Calcium führen; **Referenzbereich:** 2,9–24,3 nmol/l Vollblut; **Verwendung:** keine.
Caigua *f*: s. Cyclanthera pedata.
Caje|put *m*: s. Melaleuca leucadendra.
Calami rhizoma *n*: s. Acorus calamus.
Calci|ferole *n pl*: syn. Vitamin* D.
Calcium (lat. calx, calcis Kalk) *n*: ältere Nomenklatur Kalzium; chemisches Element, Symbol Ca, OZ 20, relative Atommasse A_r 40,08; mit Sauerstoff u. Wasser heftig reagierendes, an der Luft unbeständiges, weiches, silberweiß glänzendes, 2-wertiges Erdalkalimetall; der Calciumbestand wird im Blut durch das Zusammenwirken von Parathormon, Vitamin D u. Calcitonin normalerweise in engen Grenzen konstant gehalten; Ca macht ca. 1,5 % des Körpergewichts aus; **biochemische Funktion:** Bestandteil von Knochen u. Zähnen (Stützfunktion); wichtig für die Blutgerinnung u. bei der neuromuskulären Erregbarkeit; beeinflusst die Durchlässigkeit der Zellmembranen; hat Signalfunktion bei der Zellaktivierung (z. B. Biosynthese u. Sekretion von Stoffen); Aktivator von Enzymen (z. B. Glukokinase, Renin); **Vorkommen in Nahrungsmitteln:** besonders calciumreiche Lebensmittel sind Milch u. Milchprodukte, aber auch einige Gemüsearten wie Broccoli, Spinat u. Grünkohl; **Bedarf** für Erwachsene (D.A.CH. 2000): im Alter von 19–25 Jahren ca. 1000 mg/d, von 26–50 Jahren ca. 900 mg/d u. ab 51 Jahren ca. 800 mg/d; **Mangelerscheinungen:** Tetanie, Entkalkung der Knochen, Osteoporose durch einseitige Ernährung, Resorptionsstörungen bei Vitamin-D-Mangel, hormonale Störungen (Hypoparathyroidismus); **Intoxikation:** bei Hyperparathyroidismus, Vitamin-D-Intoxikation, Hypophosphatämie, Auftreten von Übelkeit, Erbrechen, Müdigkeit, Obstipation, Nierenfunktionsstörungen, Polyurie, Hypopathie, Harnsteinbildung, mentalen Störungen; **Referenzbereich:** Erwachsene 2,20–2,55 mmol/l Serum, Kinder 1,75–2,70 mmol/l Serum; **Verwendung:** Calciumsalze in Kombination mit anderen Substanzen bei Osteoporose.
Calcium carbonicum *n*: Calciumcarbonat; kohlensaures Calcium, Kalk; $CaCO_3$; Vorkommen als Kalkstein, Kreide, Marmor, Aragonit, Kalkspat, Muschelschalen, Korallen, Krebssteine, Sepiaknochen; **Verwendung: traditionell** bei Gastritis, Diarrhö (Dosierung: 0,5–2 g); **Homöopathie:** Zubereitungen (Polychrest*) aus den inneren weißen Teilen zerbrochener Schalen der Auster Ostrea edulis (Calcium carbonicum Hahnemanni) als Konstitutionsmittel z. B. bei Kindern mit rezidivierenden Infekten.
Calcium phosphoricum *n*: Calciumhydrogenphosphat; feines weißes, geruch- u. geschmackloses Pulver; in Wasser u. Ethanol praktisch unlöslich, leicht löslich in verdünnter Salz- u. Salpetersäure; **Verwendung:** zur Kalktherapie bei Rachitis, Allergien; **Homöopathie:** Zubereitungen (großes Mittel) entsprechend des individuellen Arzneimittelbildes z. B. bei Knochenbrüchen, Lungenerkrankungen, Schulkopfschmerz, Wachstumsschmerzen.
Calendula officinalis L. *f*: Gartenringelblume, Ringelblume, Studentenblume; Pflanze aus der Familie der Asteraceae (Korbblütler); **Arzneidroge:** Zungenblüten od. Blütenköpfe (Calendulae flos, Ringelblumenblüten); **Inhaltsstoffe:** 2–10 % Triterpenglykoside (Saponoside A–F, Triterpenaglyka), Flavonoide, Carotinoide (insbesondere Lutein), Triterpenalkohole (z. B. Faradiol), ätherisches Öl (z. B. α-Cadinol); **Wirkung:** wässrig-alkoholische Auszüge: wundheilungsfördernd, angiogenetisch, antibakteriell, antiviral, antiinflammatorisch, immunmodulierend; **Verwendung:** zerkleinerte Droge zur Bereitung von Aufgüssen so-

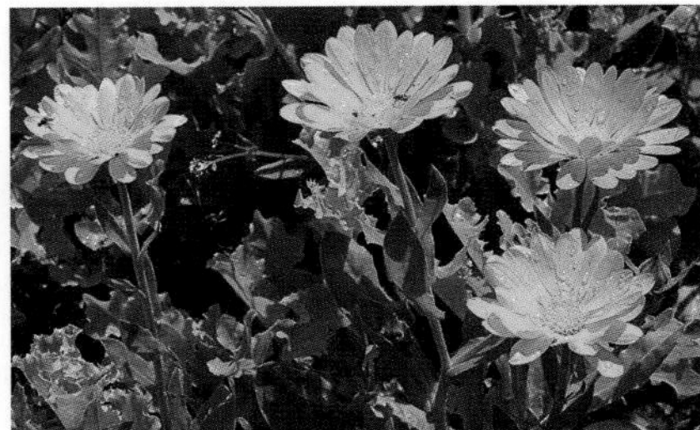

Calendula officinalis L.: Pflanze [1]

wie andere galenische Zubereitungen zur lokalen Anwendung; nach **Kommission E** bei Wunden, auch mit schlechter Heilungstendenz, Ulcus* cruris, entzündlichen Veränderungen im Mund- u. Rachenraum; **traditionell** auch als Tee gegen Leber- u. Gallebeschwerden, Menstruationsstörungen u. Krämpfe; **Dosierung:** 1–2 g Droge auf 150 ml Wasser; Tinktur: 1–2 TL auf 0,25–0,5 l Wasser zu Spülungen, Umschlägen u. zum Gurgeln; Salben entsprechend 2–5 g Droge/100 g, auf Schleimhäuten: 1–2 g Droge in 100 g Salbe; Hinweis: die Selbstherstellung von Zubereitungen wird nicht empfohlen. **Nebenwirkungen:** keine bekannt; **Kontraindikation:** bekannte Korbblütlerallergie; **Wechselwirkung:** keine bekannt.

Calligaris-Methode (Giuseppe C., Neuropathologe, 1876–1944) *f*: diagnostisches u. therapeutisches Verfahren, das ein System waagerechter u. senkrechter „Linearketten" auf der Hautoberfläche des Menschen beschreibt, welches wechselseitige Reflexbeziehungen zu Organen, Funktionen, Energiehaushalt, Gefühlen, Gedanken usw. unterhalten soll; Calligaris bezeichete dieses Phänomen als „Dermo-Mental-Reflex". Die „Linearketten" werden zur Diagnostik u. Therapie genutzt. Vielfach werden Symptome als wichtige Prozesse der geistigen Entwicklung betrachtet u. nicht antagonistisch behandelt, sondern unterstützt. Therapeutisch werden die „Linearketten" durch Elektrizität, Magnetismus u. „kinetische Energien" behandelt. Wissenschaftlich nicht gesichertes umstrittenes Verfahren. Vgl. Heilmagnetismus, Okkultismus.

Camellia sinensis (L.) O. Kuntze *f*: Thea sinensis L.; Teestrauch; Strauch aus der Familie der Theaceae (Ternstroemiaceae, Camilliaceae); **Arzneidroge:** fermentierte u. getrocknete jüngere Blätter neben Blattknospen (Folia Theae, Theae folium); je nach Behandlung werden grüner Tee (Theae viridis folium) od. schwarzer Tee (Theae nigrae folium) unterschieden; **Inhaltsstoffe:** je nach Herkunft, Aufbereitung u. Alter der Teeblätter variierend: 2,5–4,5 % Purinalkaloide (Methylxanthine: Coffein, Theobromin, Theophyllin), 10–25 % Gerbstoffe (Catechin, Epicatechin, Epigallocatechin, Gallocatechin), 0,5–1 % ätherisches Öl, Triterpensaponine vom Oleanantyp, Mineralstoffe (v. a. Kalium- u. Magnesiumsalze); **Wirkung:** zentral anregend, leicht diuretisch, antidiarrhoisch, kardiotonisch, antioxidativ; bei äußerlicher Anwendung adstringierend, antiphlogistisch; **Verwendung:** zerkleinerte Droge für wässrige Aufgüsse u. Abkochungen; innerlich zur Anregung bei geistiger u. körperlicher Ermüdung, bei unspezifischer Diarrhö, chronischer funktioneller Diarrhö, Urolithiasis, Arterioseprophylaxe; äußerlich bei nässender Dermatitis, subakutem u. chronischem Ekzem, Sonnenbrand. Für die genannten Anwendungen liegen Hinweise auf Wirksamkeit vor. **Dosierung:** zur Anregung 3-mal täglich 1 TL schwarzen od. 1/2 TL grünen Tee als Aufguss; bei Diarrhö bis 5-mal täglich 1 TL schwarzen od. 1/2 TL grünen Tee als Abkochung; **Nebenwirkungen:** bei magenempfindlichen Personen ist Magenreizung nach Verwendung von Abkochungen möglich; **Kontraindikation:** keine bekannt; **Wechselwirkung:** bei gerbstoffreichen Teezubereitungen ist eine Beeinflussung der Resorption von Arzneistoffen denkbar.

Campher *m*: s. Cinnamomum camphora.

Camphora *f*: s. Cinnamomum camphora.

Cancero|metrie nach Vernes (lat. cancer Krebs; gr. μέτρον Maß) *f*: Bez. für einen Krebstest, der Aussagen über das Vorliegen einer Krebs(früh)erkrankung machen soll; umstrittenes Verfahren ohne praktische Bedeutung. Vgl. Krebs (Tab. dort).

Candela *f*: Abk. cd; SI-Einheit der Lichtstärke*.

Cannabis sativa L. *f*: (Indischer) Hanf; Pflanze aus der Familie der Cannabinaceae; **Arzneidroge:** harzhaltige Blüten u. Triebspitzen der weiblichen Pflanzen (Herba Cannabis indicae, Cannabis); **Marihuana** ist die lateinamerikanische Bez. für die getrockneten, blühenden Zweigspitzen; als **Haschisch** wird das Harz der (weiblichen) Pflanzen bezeichnet; Marihuana u. Haschisch dienen als halluzinogenes Rauschmittel u. werden in verschiedenen Zusammensetzungen gegessen, getrunken, geschnupft u. geraucht. **Inhaltsstoffe:** verschiedene Cannabinoide, z. B. Cannabidiol, Δ^9-Tetrahydrocannabinol (THC), Cannabinol; **Wirkung:** führt individuell unterschiedlich zu Dämmerzuständen, Euphorie, Unruhe, veränderter Wahrnehmung bis zu kurzzeitigen Halluzinationen* u. erhöhter sexueller Erregbarkeit; die halluzinogenen Eigenschaften werden allein dem THC zugeschrieben. Die anderen Inhaltsstoffe, die biosynthetische Vorstufen od. (Abbau-)Produkte von THC darstellen, sollen sedierend bzw. antibiotisch wirken. Dazu gehören Cannabidiolcarbonsäure, Cannabidiol (CBD, antibiotisch wirksam) u. das durch Aromatisierung von THC entstehende Cannabinol. Werden C.-Produkte geraucht, werden einige der nicht halluzinogen wirkenden Substanzen in das halluzinogene THC umgewandelt. Die Rauschsymptome umfassen Euphorie u. verschiedene angenehme u. unangenehme Symptome. **Verwendung:** als Rauschmittel traditionell

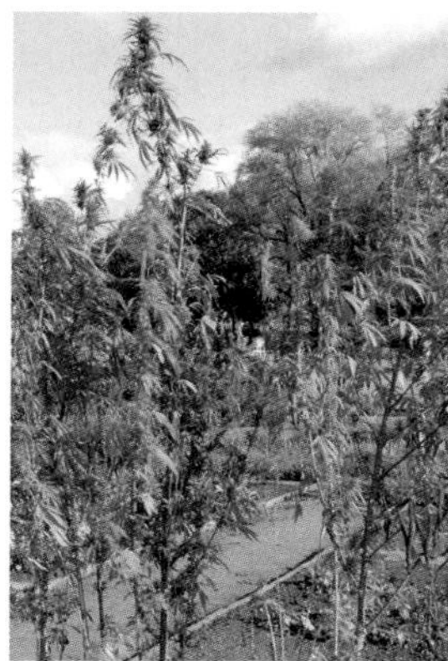

Cannabis sativa L.: Pflanze [2]

im Orient u. in Afrika geraucht; früher Hypnotikum, Antineuralgikum, Antispasmodikum bei Asthma* bronchiale, Neuralgie, Keuchhusten, Gicht; synthetisch hergestellte Cannabinoide sollen erfolgreiche Antiemetika u. Antiepileptika sein. **Nebenwirkungen:** anhaltender Missbrauch führt zur Abnahme der körperlichen u. geistigen Leistungsfähigkeit, zu Motivationsabbau, Interesselosigkeit, Apathie u. schließlich zum psychischen Verfall (Amotivationssyndrom). Cannabinoide besitzen eine immunsuppressive Wirkung u. hemmen verschiedene endokrine Systeme (z. B. Spermiogenese).

Cantharidin *n*: chemische Verbindung (Benzofuran), die in verschiedenen Ölkäferarten (Meloidae) vorkommt, v. a. in Lytta vesicatora, der sog. spanischen Fliege; **Wirkung:** starkes Reiz- u. Nervengift; beim Menschen an der Haut Blasen u. Nekrosen auslösend, bei oraler Einnahme hepato- u. nephrotoxisch (ab 5 mg); **Verwendung:** i. R. der ausleitenden Therapie* z. B. als Cantharidinpflaster*; traditionell als Aphrodisiakum; **Homöopathie:** Verwendung (kleines Mittel) entsprechend des individuellen Arzneimittelbildes z. B. bei Blasenentzündung mit brennenden Beschwerden od. Verbrennungen.

Cantharidin|pflaster: auch Cantharidenpflaster; Verfahren der ausleitenden Therapie* v. a. bei schmerzhaften u. entzündlichen akuten sowie chronischen Prozessen, insbesondere im Bereich großer Gelenke; Auftragung eines mit Cantharidin* beschichteten Pflasters auf eine Hautfläche von maximal 6 cm Durchmesser, im Normalfall für ca. 8–12 Std.; nach Entstehung einer Blase wird das Blasensekret abpunktiert (s. Vesikation); **Wirkung:** analgetisch, durchblutungsfördernd, Lymphabfluss beschleunigend; **Nebenwirkungen:** Abheilung der Blase evtl. mit Hyperpigmentierung, Narbenbildung; Reizung der ableitenden Harnwege durch nephrotoxische Wirkung des Cantharidin. Vgl. Fontanelle, Stangenpflaster.

Capsella bursa-pastoris (L.) Medicus *f*: Hirtentäschel; Pflanze aus der Familie der Brassicaceae (Kreuzblütler); **Arzneidroge:** oberirdische, blüten- u. fruchttragende Teile (Bursae-pastoris herba, Hirtentäschelkraut); **Inhaltsstoffe:** Flavonoide, biogene Amine (z. B. Acetylcholin, Tyramin), Phenylcarbonsäuren; **Wirkung:** positiv inotrop u. chronotrop, lokal hämostypisch; **Verwendung:** zerkleinerte Droge für Aufgüsse u. Tinkturen; nach **Kommission E** zur symptomatischen Behandlung leichterer Menorrhagie u. Metrorrhagie, zur lokalen Anwendung bei Nasenbluten; äußerlich bei oberflächlichen blutenden Hautverletzungen; **traditionell** auch als blutstillendes Mittel u. bei Dysmenorrhö; **Dosierung:** mittlere Tagesdosis 10–15 g Droge, für die lokale Anwendung 3–5 g Droge auf 150 ml Aufguss; Hinweis: Tinkturen müssen stets frisch zubereitet werden; **Nebenwirkungen:** keine bekannt; **Kontraindikation:** keine bekannt.

Capsicum *n*: Pflanze aus der Familie der Solanaceae (Nachtschattengewächse); Capsicum frutescens L. s.l. (Cayennepfeffer, Scharfer Paprika); **Arzneidroge:** wässrig-alkoholische od. ölige Zubereitungen aus Cayennepfefferfrüchten (Capsici fructus acer): Capsaicin-Zubereitungen; **Inhaltsstoffe:** Capsaicinoide, insbesondere Capsaicin: in Paprika 0,01–0,2 %, Cayenne-Pfeffer 0,3–1 %; außerdem Carotinoide, Flavonoide, Steroidsaponine (Gemisch = Capsicidin); **Wirkung:** Freisetzung von Substanz P (Capsaicin), dadurch Reizung von Schmerzrezeptoren, die nachfolgend desensibilisiert werden; positiver Wirksamkeitsnachweis bei mehr als 10 kontrollierten Studien zu postherpetischer u. postoperativer Neuralgie, diabetischer Polyneuropathie u. Erkrankungen des rheumatischen Formenkreises mit Capsaicin-Creme (mehrheitlich 0,075 %ig); **Hinweis:** Die schmerzstillenden Effekte können Stunden bis Wochen anhalten. **Verwendung:** nach **Kommission E** bei schmerzhaftem Muskelhartspann im Schulter-Arm-Bereich sowie im Bereich der Wirbelsäule bei Erwachsenen u. Schulkindern; **Dosierung:** äußerlich anzuwendende halbfeste Zubereitungen (0,02–0,05 % Capsaicinoide), flüssige Zubereitungen (0,005–0,01 % Capsaicinoide) u. Capsicum-Pflaster; **Nebenwirkungen:** Initialreaktionen wie Erythem, Schmerz u. Wärmegefühl klingen nach wenigen Stunden ab; gelegentlich Brennen, Stechen, entzündliche Reaktionen, selten urtikarielles Ekzem od. starke Schleimhautreizung; bei wiederholter Anwendung am gleichen Applikationsort sind eine Dermatitis u. Schädigung sensibler Nerven möglich. Es sollten gleichzeitig keine Wärmeanwendungen vorgenommen werden. **Kontraindikation:** Anwendungen auf geschädigter Haut, Schleimhäuten; Überempfindlichkeit gegenüber Paprikazubereitungen; **Homöopathie:** Verwendung entsprechend des individuellen Arzneimittelbildes z. B.

C

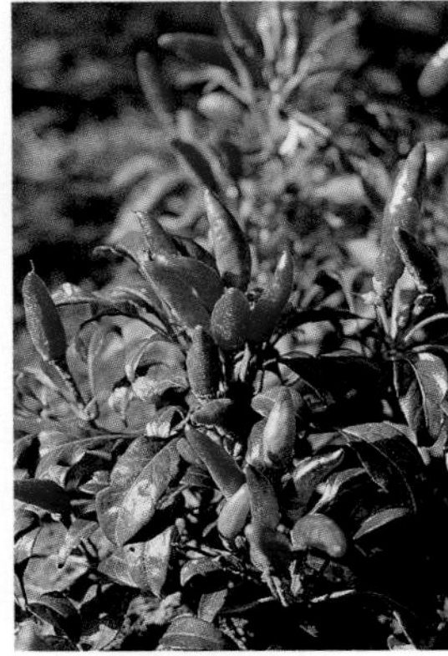

Capsicum: Pflanze [1]

bei Hämorrhoiden mit Beschwerden in Form von brennendem Gefühl.

Carbo medicinalis (lat. carbo Kohle) *m*: s. Aktivkohle.

Carbo vegetabilis (↑) *m*: s. Holzkohle.

Carcino|chrom|re|aktion (gr. καρκίνος Krebs; Chrom*; Reaktion*) *f*: Abk. CCR; sog. Präkanzerosetest (Gutschmid, 1965); spekulativer Krebstest, der Farbstoffveränderungen im Urin von Krebspatienten untersucht; **Durchführung:** 18 ml Morgenurin des Patienten u. 2 ml (dem Nachweis von Eiweißspaltprodukten dienendes) Reagens werden für 24 Std. bei Zimmertemperatur aufbewahrt, dann 10 Min. bei 40 °C mehrmals durchgeschüttelt u. mit 3 ml Amylalkohol überschichtet. Rosa- bis Dunkelrotfärbung bedeutet positiven Befund. Wissenschaftlich bereits falsifiziertes Verfahren. Vgl. Krebs (Tab. dort).

Cardamomi fructus *m*: s. Elettaria cardamomum.

Cardio|spermum halicacabum L. *n*: Cardiospermum, Ballonrebe, Herzsame; einjährige tropische Schlingpflanze aus der Familie der Sapindaceae (Seifenbaumgewächse); **Arzneidroge:** getrocknete Blätter (Cardiospermum-halicacabum-Blätter, Ballonrebenkraut); **Inhaltsstoffe:** Halicarsäure, Phytosterole (ß-Sitosterin, Campesterin, Sigmasterin), Saponine (Triterpenglycoside), Tannine, Alkaloide, Quebrachit, Flavonoide, pentazyklische Triterpene; **Wirkung:** antiphlogistisch, juckreizlindernd, feuchtigkeitsspendend; **Verwendung: traditionell** bei juckenden, ekzematösen Hauterkrankungen, Neurodermitis (Intervallbehandlung), Insektenstichen, allergischem u. kumulativtoxischem Kontaktekzem. Die Wirksamkeit bei den genannten Anwendungen ist nicht eindeutig belegt. **Dosierung:** Zubereitungen aus 10 %iger homöopathischer Urtinktur (z. B. Salben) mehrmals täglich dünn auftragen. **Nebenwirkungen:** keine bekannt; **Kontraindikation:** keine bekannt;

Carduus benedictus *m*: s. Cnicus benedictus.

Carduus marianus *m*: s. Silybum marianum.

Carex arenaria L.: Sandriedgras; Pflanze aus der Familie der Cyperaceae (Riedgräser); **Arzneidroge:** im Frühjahr gesammelter u. getrockneter Wurzelstock (Caricis rhizoma, Sandriedgraswurzelstock); **Inhaltsstoffe:** Saponine, ätherisches Öl (Methylsalizylat, Cineol), Flavonoide, Tannine; **Wirkung:** diuretisch, diaphoretisch; **Verwendung:** getrockneter Wurzelstock für Teezubereitungen zur innerlichen Anwendung; **traditionell** zur Vorbeugung gegen Gicht, bei rheumatischen Beschwerden, Hautleiden sowie als schweiß- u. harntreibendes Mittel; die Wirksamkeit bei den beanspruchten Anwendungsgebieten ist nicht belegt. **Dosierung:** Tagesdosis: 3 g Droge als Teeaufguss; **Nebenwirkungen:** aufgrund des Saponingehalts sind lokale Reizungen möglich. **Kontraindikation:** Salicylatallergie; Schwangerschaft u. Stillzeit; **Wechselwirkung:** keine bekannt.

Caricae fructus *m*: s. Ficus carica.

Carica papaya L. *f*: Melonenbaum, Papaya; Staude aus der Familie der Caricaceae (Melonenbaumgewächse); **Arzneidroge:** Milchsaft der frischen Früchte kurz vor der Reife, Melonenbaumfrüchte, Papayafrüchte: Caricae papayae fructus (Papainum crudum, Papain); **Inhaltsstoffe:** Rohpapain (hauptsächlich Papain, zudem Chymopapain A u. B, Papayapeptidase A); **Wirkung:** ödemreduzierend, proteolytisch (verdauungsfördernd); **Verwendung:** gereinigtes Papain (auf internationale Enzymeinheiten, sog. FIP-Einheiten, standardisiert) in Fertigarzneimitteln (magensaftresistente Tabletten, Dragees, Kapseln) bei Verdauungsbeschwerden als Folge exogener Pankreasinsuffizienz, traumatischen u. postoperativen Ödemen; **Dosierung:** Verdauungsbeschwerden: 50 mg Papain zu jeder Mahlzeit; Ödeme: mehrmals täglich 230 mg Papain; **Nebenwirkungen:** in seltenen Fällen allergische Reaktionen; Verstärkung der Blutungsneigung bei Gerinnungsstörungen möglich; **Kontraindikation:** Gerinnungsstörungen, Blutungsneigung, Schwangerschaft; **Wechselwirkung:** Verstärkung der Wirkung von Antikoagulanzien möglich.

Carlina acaulis L. *f*: Eberwurz, Silberdistel; distelartige mehrjährige Staude aus der Familie der Asteraceae (Korbblütler); **Arzneidroge:** im Herbst gesammelte u. getrocknete Wurzel (Carlinae radix); **Inhaltsstoffe:** 1–2 % ätherisches Öl mit 80–90 % des Acetylenderivats Carlinaoxid; ca. 20 % Inulin; **Wirkung:** antibakteriell; **Verwendung:** als Aufguss od. andere galenische Zubereitung **traditionell** bei dyspeptischen Beschwerden, Gallenblasenbeschwerden, als Diuretikum, Diaphoretikum, Stomachikum; äußerlich bei bakteriell bedingten Hauterkrankungen u. Wunden. Die Wirksamkeit bei den angegebenen Anwendungsgebieten ist nicht hinreichend belegt.

Carnitin *n*: wasserlösliche, stark hygroskopische, am N-Atom alkylierte Hydroxycarbonsäure; gehört zu den sog. Non*-Vitaminen; **biochemische**

Funktion: Cofaktor beim Transport langkettiger Fettsäuren durch die innere Mitochondrienmembran; bei Gesunden ist dieser Transport nicht limitierend für anschließende Fettsäurenoxidation, L-C. wird dabei nicht verbraucht; **Vorkommen in Nahrungsmitteln:** Schaf-, Rind- u. Schweinefleisch; auch in Milch(produkten), Obst, Gemüse u. Vollkornerzeugnissen; errechneter **Bedarf** für einen 70 kg schweren Erwachsenen: 0,23 mg/kg Körpergewicht; tägliche Aufnahme mit der Nahrung ca. 32 mg; **Intoxikationen:** nicht bekannt; jedoch ist nicht auszuschließen, dass der Körper bei einer Tagesmenge von 5 g über 4 Wochen die Eigensynthese einschränkt od. einstellt; **Verwendung:** bei Herz-Kreislauf-Erkrankungen, degenerativen Lebererkrankungen, Kachexie (Krebs, Aids), Alzheimer-Krankheit u. Niereninsuffizienz; als Schlankheitsmittel od. zum Fettabbau bei Übergewichtigen in Form von sog. Nahrungsergänzungsmitteln* angeboten (entbehrt jeglicher wissenschaftlicher Grundlage).

Carotine *n pl*: fettlösliche Pflanzenfarbstoffe aus der Gruppe der Carotinoide*; ungesättigte Kohlenwasserstoffe; Provitamine des Vitamin* A sind α-, β- u. γ-Carotin.

Carotinoide *n pl*: Isoprenderivate, die 8–9 konjugierte Doppelbindungen enthalten u. daher intensiv rot od. gelb gefärbt sind; **Einteilung: 1.** Carotine: hitzestabil, sauerstofffrei (z. B. Lycopin in Tomaten, α- u. β-Carotin in Karotten u. Aprikosen); **2.** Xanthophylle: gelb, hitzelabil, oxygeniert (z. B. Lutein in grünen blättrigen Gemüsearten); C. werden ausschließlich von höheren Pflanzen (als Photoprotektoren der grünen Pflanzenteile u. als Farbstoffe von Blüten, Früchten, Samen u. Wurzeln) u. Mikroorganismen synthetisiert. Als Provitamin A werden sie im tierischen u. menschlichen Organismus in Retinol umgewandelt. Die wichtigsten Provitamin-A-C. sind α-, β-, γ-Carotin, wobei das β-Carotin die höchste Vitamin-A-Wirksamkeit aufweist. **Wirkung:** gesundheitsfördernd, z. B. antioxidativ, Stimulation der Immunantwort, Hemmung von Tumorentwicklung u. Mutagenese, Verhinderung von Zellkernschädigung u. lichtabhängigen Hautveränderungen. Einige C. werden als Lebensmittelfarbstoffe verwendet. Vgl. Vitamin A.

Carum carvi L. *n*: Kümmel, Wiesenkümmel; mehrjährige Pflanze aus der Familie der Apiaceae (Doldengewächse); **Arzneidroge:** Spaltfrüchte (Carvi fructus, Kümmelfrüchte) u. daraus gewonnenes ätherisches Öl (Carvi aetheroleum); **Inhaltsstoffe:** 3–7 % ätherisches Öl mit 50–65 % (D)-(+)-Carvon u. a. Monoterpenen; **Wirkung:** spasmolytisch, karminativ, antibakteriell; Hinweis: Kümmel gehört zu den stärker wirksamen karminativ wirkenden Drogen; **Verwendung:** Teeaufguss aus frisch zerquetschten Früchten sowie andere galenische Zubereitungen; zum Einnehmen nach **Kommission E** bei dyspeptischen Beschwerden (z. B. leichte Spasmen, Flatulenz, Völlegefühl),

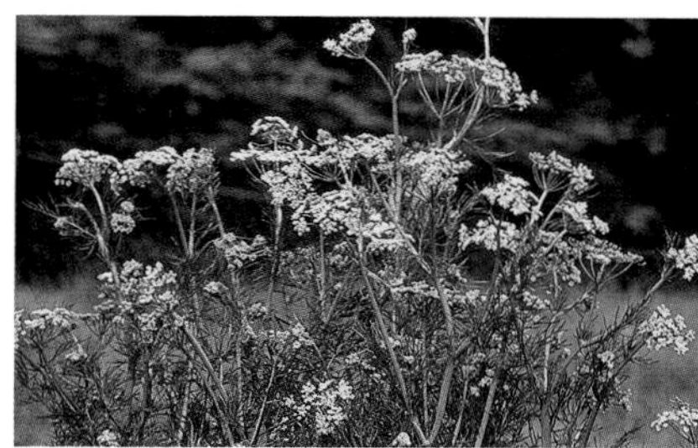

Carum carvi L. [2]

auch bei Kindern; **traditionell** ätherisches Öl zur Appetitanregung, äußerlich zum Einreiben des Abdomens bei Blähungen, v. a. bei Kindern. **Dosierung:** Tagesdosis 1,5–6 g Droge, allein od. mit anderen karminativ wirkenden Drogen, 3–6 Tropfen ätherisches Öl auf Zucker; äußerlich als 10 %ige Salbe od. Ölzubereitung; **Nebenwirkungen:** keine bekannt; **Kontraindikation:** keine bekannt; **Wechselwirkung:** keine bekannt.

Carvi aetheroleum *m pl*: s. Carum carvi.

Carvi fructus *m*: s. Carum carvi.

Caryo|phyllata officinalis *n*: s. Geum urbanum.

Caryo|phylli floris aether|oleum *n*: s. Syzygium aromaticum.

Cascara|rinde: s. Rhamnus purshiana.

Cassia angusti|folia *f*: s. Cassia senna.

Cassia senna L. *f*: Cassia acutifolia Del.; Alexandriner Sennespflanze, Khartum Sennespflanze; Strauch aus der Familie der Caesalpiniaceae (Johannisbrotgewächse); zusammen mit Cassia angustifolia Vahl (Tinnevelly-Sennespflanze) Stammpflanze der Droge; **Arzneidroge:** Fiederblättchen (Sennae folium, Sennesblätter); Früchte (Sennae fructus, Sennesfrüchte, Sennesschoten); **Inhaltsstoffe:** Blätter über 3 %; Früchte mindestens 3,4 % bis zu 5 % Anthranoide (insbesondere Sennoside A–F); **Wirkung:** laxierend, peristaltikanregend, hydragog, antiabsorptiv; **Verwendung:** geschnittene Droge, Drogenpulver od. Trockenextrakte für Aufgüsse, Abkochungen od. Kaltmazerate, flüssige od. feste Darreichungsformen zum Einnehmen; nach **Kommission E** bei Obstipation; weitere Indikationen: Erkrankungen, bei denen ein erleichterter Stuhlgang erwünscht ist (z. B. Analfissuren, Hämorrhoiden), zur Darmreinigung vor Röntgenuntersuchungen, vor u. nach rektal-analen u. Bauchoperationen; **Dosierung:** Tagesdosis 20–30 mg Hydroxyanthracenderivate; Anwendungsdauer maximal 2 Wochen; Kaltauszüge sind besser verträglich als Aufgüsse; **Nebenwirkungen:** in Einzelfällen krampfartige Magen-Darm-Beschwerden; bei längerer Anwendung Elektrolytverluste (insbesondere Kalium) mit dadurch möglicher Muskelschwäche u. Störung der Herzfunktion, Albuminurie, Hämaturie, reversible Melanosis coli; Dauereinnahme kann zu Verstärkung der Darm-

C

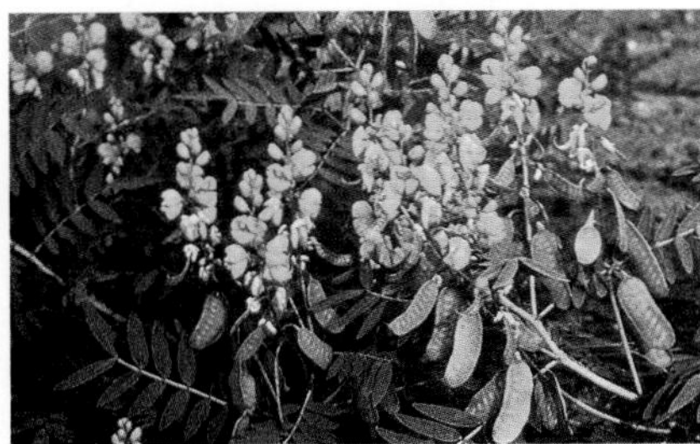

Cassia senna L.: Pflanze [2]

trägheit führen; **Kontraindikation:** Ileus jeder Genese, akute entzündliche Darmerkrankungen, Morbus Crohn, Colitis ulcerosa, Appendizitis, abdominale Schmerzen unbekannter Ursache, Kinder unter 12 Jahren, Schwangerschaft u. Stillzeit; **Wechselwirkung:** bei Kaliummangel Verstärkung der Wirkung von Herzglykosiden sowie Beeinflussung der Wirkung von Antiarrhythmika möglich; Kaliumverluste können durch Thiaziddiuretika, Nebennierenrindensteroide u. Süßholzwurzel verstärkt werden.

Castanea sativa *f*: Castanea vesca, Castanea vulgaris; Edelkastanie; Baum aus der Familie der Fagaceae (Buchengewächse); **Arzneidroge:** im Herbst gesammelte u. getrocknete Laubblätter (Castaneae folium); **Inhaltsstoffe:** 6–8 % Gerbstoffe (z. B. die Ellagitannine Tellimagrandin I u. II) u. Flavonole (Quercetin- u. Myricetinglykoside); **Wirkung:** adstringierend; **Verwendung:** Aufgüsse der Droge u. Fluidextrakte; früher **traditionell** bei Erkrankungen im Bereich der Atemwege, bei Beinbeschwerden u. Durchblutungsstörungen sowie Diarrhö u. als Gurgelmittel. Die Wirksamkeit bei den beanspruchten Anwendungsgebieten ist nicht belegt.

Castor equi *m*: Pferdewarze; warzenartiges Gebilde an der Innenseite der Vorder- u. Hinterfüße des Pferdes; **Homöopathie:** Zubereitungen (kleines Mittel), bewährte Indikation bei Kokzygodynie, Mastitis.

Catalpa ovata *f*: Japanischer Trompetenbaum; laubabwerfender Baum aus der Familie der Bignoniaceae (Trompetenbaumgewächse); **Arzneidroge:** Früchte (Catalpae fructus; japanisch Kisasage, chinesisch Zizhi); **Inhaltsstoffe:** Iridoide (Catalposid, Catalpol), Naphthochinone (Catalpalacton, Catalponol, Catalponon u. a.), Flavonoide, fettes Öl; **Wirkung:** antihepatotoxisch, antimikrobiell, antiinflammatorisch, spasmolytisch, antistresswirksam; **Verwendung:** im fernen Osten **traditionell** bei Nierenleiden, in China auch als Abortivum; die Wirksamkeit bei diesen Anwendungsgebieten ist in Europa nicht belegt. Infolge des Gehaltes an Catalpol u. Catalposid auch fraßabschreckende (antifeedant) Wirkung auf Larven.

Catha edulis *f*: s. Kat.

Cathin *n*: s. Kat.

Causa (lat. Ursache) *f*: homöopathische Bez. für die auslösende Ursache (C. occasionalis) einer Erkrankung od. Beschwerde, die nicht in einem bekannten pathophysiologischen Zusammenhang mit dieser stehen muss u. physischer, emotionaler od. geistiger Art sein kann; die C. ist für die Arzneimittelwahl* von besonderer Bedeutung, wenn Ursache u. Auswirkung in keinem angemessenen Verhältnis stehen od. die Art der Reaktion sehr ungewöhnlich für die Ursache ist.

Causticum Hahnemanni *n*: Ätzmittel aus frisch gebranntem Kalk aus Marmor, verarbeitet mit doppeltsaurem schwefelsaurem Kalium; **Homöopathie:** Zubereitungen (großes Mittel) entsprechend des individuellen Arzneimittelbildes z. B. bei Erkrankungen des rheumatischen Formenkreises mit ziehenden Schmerzen.

Cayenne|pfeffer: s. Capsicum.

CCR: Abk. für **C**arcino**c**hrom**r**eaktion*.

Ceanothus americanus L. *m*: Säckelblume; Pflanze aus der Familie der Rhamnaceae (Faulbaumgewächse); **Arzneidroge:** Blätter u. Wurzelrinde (Ceanothi folium, Ceanothi radicis cortex); **Inhaltsstoffe:** Ceanothensäure, Ceanothsäure (Blatt), Ceanothin B, D u. E (Blutdruck senkende Alkaloide), Harz (Wurzelrinde), Gerbstoffe; **Wirkung:** adstringierend; **Homöopathie:** Zubereitungen aus den getrockneten Blättern, bewährte Indikation unterstützend bei Splenomegalie, Blutungsneigung.

Cembuya orientalis *f*: s. Kombucha.

Centaurea cyanus L. *f*: Kornblume; einjährige Pflanze aus der Familie der Asteraceae (Korbblütler); **Arzneidroge:** getrocknete, von Blütenboden u. Hüllkelch abgetrennte Röhrenblüten od. gesamter getrockneter Blütenstand (Cyani flos, Kornblumenblüten); **Inhaltsstoffe:** Anthocyane (v. a. Centaurocyanin) u. Flavonoide; **Wirkung:** keine nachgewiesene od. bekannte Wirkung; **Verwendung:** als Teeaufguss, meistens in Kombination, als Schmuckdroge; **traditionell** bei Fieber, Menstruationsstörungen u. Obstipation sowie als harntreibendes u. schleimlösendes Mittel, zur Anregung des Appetits u. der Leber- u. Gallenfunktion; von der **Kommission E** negativ monographiert. **Dosierung:** 1 g pro Tasse; **Nebenwirkungen:** allergische Reaktionen; **Kontraindikation:** Schwangerschaft, Stillzeit, bei bekannter Allergie gegen Korbblütler; **Wechselwirkung:** keine bekannt.

Centaurium erythraea (L.) Persoon *n*: Centaurium minus Moench, Centaurium umbellatum Gilibert; (Echtes) Tausendgüldenkraut; Pflanze aus der Familie der Gentianaceae (Enziangewächse); **Arzneidroge:** getrocknete oberirdische Teile blühender Pflanzen (Centaurii herba, Tausendgüldenkraut); **Inhaltsstoffe:** Bitterstoffe vom Typ der Secoiridoidglykoside (Gentiopikrosid, Swertiamarin, Swerosid u. a.), Xanthone, Flavonoide, Phenolcarbonsäuren (p-Cumarsäure, Ferulasäure u. a.); **Wir-**

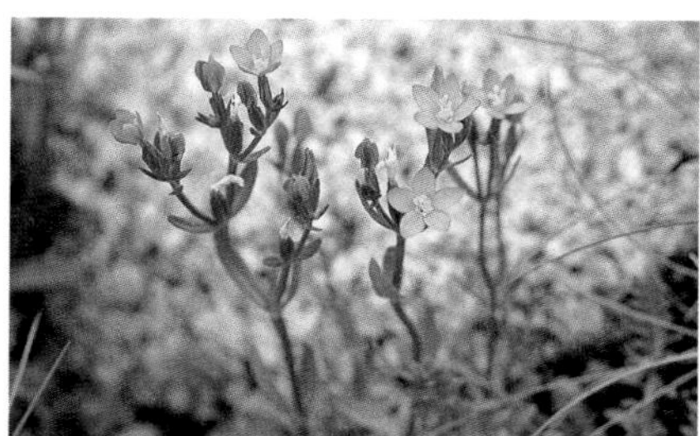

Centaurium erythraea (L.) Persoon: Blüte [2]

kung: Steigerung der Magensaftsekretion, appetitanregend; **Verwendung:** zerkleinerte Droge für Aufgüsse u. a. bitter schmeckende Zubereitungen zum Einnehmen; nach **Kommission E** bei Appetitlosigkeit, dyspeptischen Beschwerden; **Dosierung:** mittlere Tagesdosis 6 g Droge, Extrakt 1–2 g, Zubereitungen entsprechend; **Nebenwirkungen:** keine bekannt; **Kontraindikation:** Magen-Darm-Geschwüre; **Wechselwirkung:** keine bekannt.

Centella asiatica L. Urb. *f*: Hydrocotyle asiatica L.; Asiatischer Wassernabel, Indischer Wassernabel; Pflanze aus der Familie der Apiaceae (Doldengewächse); **Arzneidroge:** oberirdische Teile (Hydrocotylidis herba, Wassernabelkraut); **Inhaltsstoffe:** 1–8 % Saponine (Asiaticosid, Derivate der Triterpensäuren Asiatsäure, Madecassia-Säure u. Madiatsäure), ätherisches Öl, Flavonoide, Flavonderivate, Sesquiterpene, Stigmasterol, Sitosterol; **Wirkung:** antiphlogistisch, antibiotisch, antibakteriell, antimykotisch, wundheilungsfördernd; **Verwendung:** wässriger Aufguss (1 : 10) od. ethanolisch-wässrige Tinktur (1 : 10) zur Herstellung von Teilbädern od. Umschlägen, Salben mit ethanolisch-wässriger Tinktur; **traditionell** bei Störungen der Wundheilung, leichten Verbrennungen, Ekzemen, Geschwüren, hypertrophen Narben, adjuvant bei Venenerkrankungen, Psoriasis, Dermatomykose; Untersuchungen zur Wirksamkeit bei diesen Indikationen liegen vor. **Dosierung:** 1-mal täglich Teilbad mit einem wässrigen Aufguss od. bis zu 3-mal täglich Umschläge mit ethanolisch-wässriger Tinktur; **Nebenwirkungen:** gelegentlich Kontaktallergie, Hautbrennen; **Kontraindikation:** keine bekannt; **Wechselwirkung:** keine bekannt.

Centesimal|potenz (lat. centesima Hundertstel; Potenz*) *f*: Abk. C-Potenz; homöopathisches Arzneimittel, dessen Verdünnungsverhältnis bei jedem Potenzierungsschritt 1 : 100 beträgt; s. Potenzierung.

Cephaelis ipecacuanha (Brot.) A. Rich. *f*: Mato-Grosso-Ipecacuanha, Brechwurz(el); zusammen mit Cephaelis acuminata Karst. (Costa-Rica-Ipecacuanha) Stauden aus der Familie der Rubiaceae (Rötegewächse); **Arzneidroge:** unterirdische Organe (Ipecacuanhae radix, Ipecacuanhawurzel); **Inhaltsstoffe:** 1,8–4 % Isochinolinalkaloide (Emetin*, Cephaelin), 30–40 % Stärke, 3–4 % saure Saponine; **Wirkung:** expektorierend, emetisch, zytotoxisch; **Verwendung:** auf einen Alkaloidgehalt von 1,9–2,1 % eingestellter Trockenextrakt (Ipecacuanhae extractum siccum normatum) u. auf einen Alkaloidgehalt von 0,19–0,21 % eingestellte Tinktur (Ipecacuanhae tinctura normata); **traditionell** als Expektorans bei akuter Bronchitis; in Sirupform u. höherer Dosierung als Emetikum* bei Vergiftungen; die Wirksamkeit als Emetikum ist belegt; **Dosierung:** Expektorans: 0,4–1,4 ml Ipecac-Sirup (Erwachsene); Emetikum: 15 ml Ipecac-Sirup, gefolgt von 1–2 Glas Wasser, kann im Bedarfsfall nach 20 Min. wiederholt werden; **Nebenwirkungen:** lokale Reizerscheinungen an Haut u. Schleimhäuten, allergische Reaktionen; bei hoher Dosierung Übelkeit, Erbrechen, starke Diarrhö u. Krämpfe; Schwindel, Hypotonie, Dyspnoe, Tachykardie; **Kontraindikation:** infektiöse u. entzündliche gastrointestinale Erkrankungen, kardiale Erkrankungen, Bewusstlosigkeit, Vergiftungen mit Ätzmitteln, Petroleum, Strychnin, Kinder unter 1 Jahr, Schwangerschaft, Stillzeit, bekannte Unverträglichkeit von C. i.; **Wechselwirkung:** Resorption anderer Arzneimittel kann behindert werden; **Homöopathie:** Verwendung entsprechend des individuellen Arzneimittelbildes z. B. bei Erbrechen, Husten, Asthma bronchiale.

Cer-Therapie (lat. Ceres Fruchtbarkeitsgöttin; Therapie*) *f*: therapeutischer Einsatz des zu den Lanthanoiden gehörenden chemischen Elements Cer; es wird aufgrund seiner stoffwechselkatalytischen Wirkungen i. R. der antihomotoxischen Therapie (s. Homotoxikologie) eingesetzt u. ist auch Bestandteil der Elementartherapie*; wissenschaftlich umstrittenes Verfahren.

Cetraria islandica (L.) Acharius s. l. *f*: Isländisches Moos; Flechte aus der Familie Parmeliaceae; **Arzneidroge:** Flechtenthallus (Lichen islandicus); **Inhaltsstoffe:** ca. 50 % schleimartige Glukane (Lichenin, Isolichenin), bitterschmeckende Flechtensäuren (Cetrarsäure, Fumarprotocetrarsäure), Bitterstoffe; **Wirkung:** reizlindernd, schwach antimikrobiell; **Verwendung:** als Teeaufguss od. Ma-

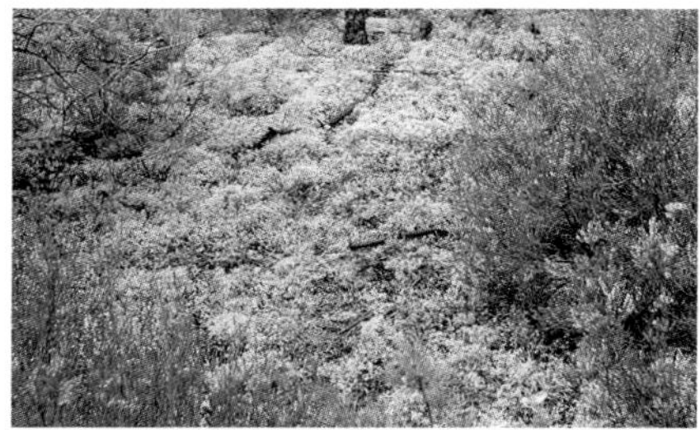

Cetraria islandica (L.) Acarius s. l.: Pflanze [2]

C

zerat (4–6 g/d, 1,5 g pro Tasse) **nach Kommission E** bei Schleimhautreizungen im Mund- u. Rachenraum, Appetitlosigkeit, trockenem Reizhusten, Dyspepsie; **traditionell** als Roborans u. äußerlich bei schlecht heilenden Wunden. **Nebenwirkungen:** keine bekannt; **Kontraindikation:** keine bekannt.

Chakra (Sanskrit Cakra Kreis) *n*: Bez. im Tantra* u. im Hatha-Yoga (s. Yoga) für besondere sog. Knotenpunkte im menschlichen Körper, die dem Meditierenden als kreisförmige Zentren erscheinen; von der Basis der Wirbelsäule kopfwärts werden 7 Chakren der Reihe nach beschrieben: **1.** Muladhara-Ch. am Damm; **2.** das Svadhisthana-Ch. im Unterbauch; **3.** Manipura-Ch. am Nabel; **4.** Anahata-Ch. in der Herzgegend; **5.** Vishuddha-Ch. am Hals; **6.** Ajna-Ch. zwischen den Augenbrauen; **7.** Sahasrara-Ch. an der Wurzel des Gaumens. Durch die 7 Ch. verläuft ein als Sushumna bezeichneter Kanal, welcher den Lebensodem enthält; um diese Achse winden sich 2 weitere Kanäle. An der Wurzel dieser Kanäle, im Muladhara Ch., befindet sich die sog. Schlangenkraft (Kundalini), die durch Übung von Yoga erweckt werden soll u. dann durch die 7 Ch. hindurch aufsteigt, um sich im Sahasrara-Ch. mit dem höheren Selbst zu vereinigen. Zu den Ch.-Therapien zählen meist esoterische Versuche der „Erweckung der schöpferischen Kraft" im menschlichen Leib. I. d. S. sind Ch. Lebensenergiezentren, Energiekörper u. Verbindungsstellen für Energien, die von nichtphysischen (z. B. Ätherleib; s. Lebensleib) zu physischen Existenzebenen des Menschen fließen sollen. Topographische Vorstellungen gehen davon aus, dass diese Ch. auf der Oberfläche des Ätherleibs liegen u. dynamische Gebilde mit unterschiedlichen Farben u. Formen sein sollen. Das Energiesystem der Ch. wird verschiedenen Organen, Drüsen, Eigenschaften, Elementen u. Funktionen zugeordnet. Unterschiedliche alternative Heilverfahren bedienen sich der Vorstellungen von Ch. (z. B. Mentaltherapie*) u. haben mit der ursprünglichen Bedeutung meist nichts mehr gemein. Vgl. Esoterik.

Chalazion (gr. χαλάζιον kleines Hagelkorn) *n*: sog. Hagelkorn; bis erbsengroßes, an den Augenlidern lokalisiertes Granulom, meist von den Glandulae tarsales (Meibom-Drüsen) ausgehend; **Ursache:** Sekretstauung nach Verschluss der Ausführungsgänge durch Entzündung, Tumor od. spontan; **Symptom:** anfangs leichte, im Gegensatz zum Hordeolum* schmerzfreie Entzündung, später indolenter derber Knoten; **Therapie: 1.** konventionell: operative Ausschälung, lokale Cortisoninjektion; **2.** Homöopathie: Zubereitungen aus Silicea, Delphinium* staphisagria, Thuja* occidentalis.

Chamaemelum nobile (L.) All. *n*: Anthemis nobilis L.; Römische Kamille; Staude aus der Familie der Asteraceae (Korbblütler); **Arzneidroge:** getrocknete Blütenköpfchen der kultivierten, gefülltblütigen Varietät (Chamomillae romanae flos, Anthemidis flos) u. das aus den Blütenköpfchen gewonnene ätherische Öl (Chamomillae romanae aetheroleum); **Inhaltsstoffe:** 0,6–2,4 % ätherisches Öl (v. a. Ester von Angelica- bzw. Tiglinsäure), Sesquiterpenlactone vom Germacranolid-Typ (Nobilin u. a.), Hydroperoxide, Polyphenole (Flavonoide, Cumarine), Polyine u. Triterpene; **Wirkung:** schwach antimikrobiell (grampositive Bakterien), leicht spasmolytisch, sedativ, antiinflammatorisch; **Verwendung:** getrocknete Droge als Teeaufguss u. a. galenische Zubereitungen (insbesondere zur topischen Anwendung); **traditionell** zur symptomatischen Behandlung von Verdauungsbeschwerden; bei Dysmenorrhö, Nervosität; äußerlich zu Wundspülungen, bei Hautreizungen u. bei Schleimhautentzündungen im Mundbereich; **Dosierung:** 1–4 g Droge in 150 ml heißem Wasser, 3-mal täglich (innerlich); **Nebenwirkungen:** innerlich: bei Asthma bronchiale Exazerbation möglich, größere Mengen können Erbrechen verursachen, äußerlich: allergische Hautreaktionen bei bis zu 20 % der Anwender; allergische Reaktionen bei Personen mit Kompositenallergie, allergische Rhinitis bei Beifußallergie; **cave:** Ch. n. sollte wegen ihres hohen allergischen Potentials u. der schlecht belegten Wirksamkeit nicht verwendet werden; **Kontraindikation:** Allergie gegen Ch. n. od. andere Korbblütler; Schwangerschaft u. Stillzeit; **Wechselwirkung:** keine bekannt.

Chamomillae romanae flos *m*: s. Chamaemelum nobile.

Chamomilla recutita (L.) Rauschert *f*: Matricaria recutita (L.) Rauschert; Echte Kamille, Gemeine Kamille; einjährige Pflanze aus der Familie der Asteraceae (Korbblütler); **Arzneidroge:** frische od. getrocknete Blütenköpfe (Matricariae flos, Kamillenblüten) u. daraus gewonnenes ätherisches Öl (Matricariae aetheroleum); **Inhaltsstoffe:** 0,3–1,4 % ätherisches Öl mit den Hauptbestandteilen (–)-α-Bisabolol (INN: Levomenol), Bisabololoxide A u. B, Matricin, β-Farnesen u. Chamazulen sowie 15 Flavonderivate (z. B. Apigenin, Apigenin-7-glucosid), Schleimstoffe, Cumarine; **Wirkung:** antiphlogistisch, spasmolytisch, wundheilungsfördernd, desodorierend, antibakteriell (vorwiegend bakteriostatisch), karminativ, ulkusprotektiv; **Verwendung:** Teeaufgüsse aus getrockneten Blüten, Fluidextrakt (1 : 2, 45–60 % Ethanol als Auszugsmittel) od. Fertigarzneimittel; nach **Kommission E** äußerlich bei Haut- u. Schleimhautentzündungen, bakteriellen Hauterkrankungen einschließlich der Mundhöhle u. des Zahnfleisches; entzündlichen Erkrankungen u. Reizzuständen der Atemwege (Inhalation) u. Erkrankungen im Anal- u. Genitalbereich (Bäder, Spülungen); innerlich bei Spasmen u. Entzündungen im Magen-Darm-Trakt; **traditionell** innerlich bei Dysmenorrhö; äußerlich zur Wundbehandlung, adjuvant bei Candida-Infektionen der Mundhöhle u. des Genitalbereiches; **Dosierung:** innerlich 3 g Droge (1 gehäufter EL) auf 150 ml Wasser, 3–4-mal täglich; Fluidextrakt Einzeldosis 1–4 ml; äußerlich 3–

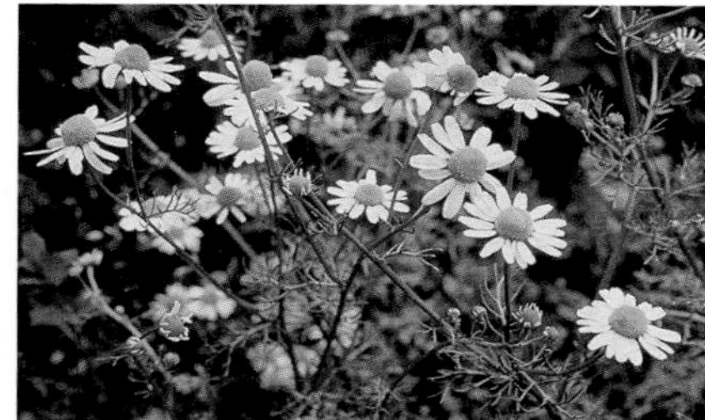
Chamomilla recutita (L.) Rauschert: Pflanze [1]

10 %iger Aufguss für Umschläge u. Spülungen, als Badezusatz 50 g Droge auf 10 l Wasser; halbfeste Zubereitungen: hydroalkoholische Extrakte entsprechend 3–10 % Droge, zur Inhalation 10–20 ml alkoholischer Extrakt pro Liter heißem Wasser; **Nebenwirkungen:** extrem selten Kontaktallergie, Pollenallergie; **Kontraindikation:** bekannte Überempfindlichkeit gegenüber Kamille od. anderen Korbblütlern; **Wechselwirkung:** keine bekannt; **Homöopathie:** Verwendung (großes Mittel) entsprechend des individuellen Arzneimittelbildes z. B. bei unruhigen Kinder, die getragen werden wollen.

Chaos|theorie *f*: mathematische Systemtheorie, die Chaos als ein spezielles, unvorhersagbar erscheinendes u. instabiles Verhalten komplexer nichtlinearer dynamischer Systeme definiert; Ch. wird von verschiedenen alternativen Medizinsystemen zur Erklärung der Krankheitsentstehung u. zur Begründung der Wirkung insbesondere von nicht nachweisbaren, sog. niedrigenergetischen Therapieformen (z. B. Bioresonanztherapie*, Homöopathie*) herangezogen.

Chelat|therapie (gr. χηλή Krebsschere; Therapie*) *f*: therapeutischer Einsatz von Chelaten (stabile Komplexe von Metallen mit organischen Verbindungen infolge einer ringförmigen Bindung; Ähnlichkeit der Formeldarstellung mit einer Krebsschere); **Anwendung:** bei Schwermetallvergiftungen aufgrund der hohen Bindungsaffinität von Metallen zum Chelatbildner (z. B. Dimercaprol u. Ca-EDTA); für die Anw. von Ch. bei Arteriosklerose zur Bindung von Calcium aus den Kalkablagerungen der Gefäßwände gibt es keinen Wirksamkeitsnachweis; **Nebenwirkungen:** Verlust anderer essentieller Spurenelemente (Eisen, Kupfer, Zink); Mobilisation von Calcium aus den Knochen (Osteoporose), Beeinträchtigung der Nierenfunktion, Allergie, Knochenmarkdepression, Blutgerinnungsstörungen. Anw. nur bei Schwermetallintoxikation sinnvoll, bei allen anderen Indikationen überwiegen die Risiken den v. a. in Erfahrungsberichten beschriebenen möglichen Nutzen.

Chelidonium majus L. *n*: Schöllkraut; Staude aus der Familie der Papaveraceae (Mohngewächse); **Arzneidroge:** oberirdische Teile (Chelidonii herba, Schöllkraut); **Inhaltsstoffe:** bis 1 % Alkaloide (z. B. Coptisin, Chelidonin, Berberin, Protopin); **Wirkung:** leicht spasmolytisch am oberen Verdauungstrakt, antiphlogistisch; **Verwendung:** alkoholische Auszüge (Tinktur 1 : 10) u. standardisierte Trockenextrakte für flüssige u. feste Darreichungsformen; nach **Kommission E** innerlich bei krampfartigen Beschwerden im Bereich der Gallenwege u. des Magen-Darm-Trakts; **Dosierung:** in flüssigen od. festen Extrakten 8–15 mg Gesamtalkaloide, berechnet als Chelidonin; z. B. 30–45 Tropfen Tinktur. Hinweis: Frischpflanzenpresssäfte sind nur in der ersten Monaten nach ihrer Herstellung wirksam; **Nebenwirkungen:** Einzelfälle von leichten bis massiven Anstiegen von Leberfunktionswerten, daher 4-wöchige Kontrolle der Funktionswerte bei langfristiger Einnahme zu empfehlen; **Kontraindikation:** bestehende od. anamnestisch bekannte Lebererkrankungen, Verschluss der Gallenwege, gleichzeitige Anwendung hepatotoxischer Stoffe, Schwangerschaft u. Stillzeit, Kinder unter 12 Jahren; bei Gallensteinleiden nur unter ärztlicher Aufsicht anwenden; **Wechselwirkung:** keine bekannt; **Homöopathie:** Verwendung (großes Mittel) entsprechend des individuellen Arzneimittelbildes z. B bei Leber- u. Galleleiden, bitterem Mundgeschmack.

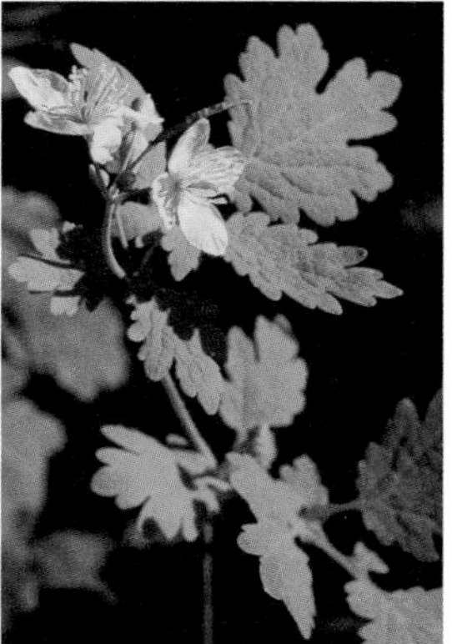
Chelidonium majus L.: Pflanze [1]

Chi: s. Qi.

Chili: s. Capsicum

China|baum: s. Cinchona pubescens.

China-Restaurant-Syn|drom *n*: Bez. für ein nach dem Verzehr von Natriumglutamat (besonders in chinesischen Gerichten eingesetzter Geschmacksverstärker*) auftretendes, reversibles Beschwerdebild, u. a. mit Herzklopfen, Schweißausbruch, Muskelzuckungen, Übelkeit, Schwächegefühl, Tränenfluss, Hitze- u. Engegefühl sowie Missempfindungen (Kribbeln) im Halsbereich.

China|rinde: s. Cinchona pubescens.

C

Chinidin *n*: dextroisomere Verbindung von Chinin* mit direkter Membranwirkung an Herzmuskelzellen u. parasympatholytischer u. alphasympatholytischer Wirkung; **Verwendung:** bei Herzrhythmusstörungen (Extrasystolen, paroxysmale Tachykardien); **Dosierung**: 200–300 mg p. o. 3–4-mal täglich; höchste Tagesdosis 2 g; **Nebenwirkungen:** Hautreaktionen, Urtikaria, Schwindel, Kopfschmerz, Seh- u. Hörstörungen, Übelkeit, Erbrechen, Diarrhö; **Kontraindikation**: AV-Block II. u. III. Grades, Bradykardie, Erregungsleitungsstörungen, Digitalisüberdosierung.

Chinin *n*: Chinolinderivat (Alkaloid aus der Chinarinde; s. Cinchona pubescens) mit blutschizontozider Wirkung; **Verwendung:** in Form von löslichen Hydrochloriden parenteral bei Malaria tropica mit chloroquin- bzw. multiresistenten Plasmodien; **Dosierung**: Tagesdosis 20–25 mg/kg Körpergewicht i. v. in 3 Dosen stark verdünnt über 7–10 Tage; Chininsulfat dient p. o. appliziert (650 mg 3-mal täglich für 10–14 Tage) ebenfalls zur Behandlung (nicht Prophylaxe!) von Malaria tropica, häufig in Kombination mit Pyrimethamin, Tetracyclinen od. Sulfonamiden. **Nebenwirkungen:** gastrointestinale Störungen, Neurotoxizität (Sehstörungen), Hautreaktionen (skarlatiniforme Exantheme); in sehr hoher Dosierung Vergiftung mit Netzhautgefäßspasmen u. Optikusschädigung bis zur Erblindung, Schwindel, Ohrensausen, Erregungszuständen, Zyanose, Herztod; **Kontraindikation**: Schwangerschaft, Chininallergie.

Chiro|praktik (gr. χείϱ Hand; πϱακτικός tätig, wirksam) *f*: sog. Rucksen; Bez. für eine in Deutschland von Heilpraktikern u. v. a. in den USA (nach D. D. Palmer) ausgeübte Form der Chirotherapie* (harte Techniken) zur Behandlung von schmerzhaften Funktionsstörungen (sog. Blockierungen*) der kleinen Wirbel- u. Extremitätengelenke; bei unsachgemäßer Ausführung Gefahr der Verletzungen nervaler, knöcherner u. muskulärer (ligamentärer) Strukturen.

Chiro|therapie (↑; Therapie*) *f*: auch Manuelle Medizin; von Ärzten (spezielle Ausbildung erforderlich, Zusatzbezeichnung) u. Physiotherapeuten ausgeübte Handgrifftechnik zur Diagnostik u. Therapie reversibler Funktionsstörungen der Wirbel- u. Extremitätengelenke; prinzipiell werden mobilisierende u. manipulierende (nur von Ärzten auszuführende!) Techniken unterschieden: **1.** Mobilisationen (sog. weiche Technik) beeinflussen reflektorische Fehlspannungen der Muskulatur (u. der Weichteile) u. damit das gestörte Gelenkspiel; **2.** Manipulationen (sog. harte Technik, Chiropraktik*, Impulsstoß) verbessern gezielt die gestörte Gelenkbewegung u. dürfen nur unter Beachtung strenger Ein- u. Ausschlusskriterien (z. B. Osteoporose, Knochentumoren, Fehlbildungen) durchgeführt werden. Vgl. Osteopathie.

Chlor (gr. χλωϱός grünlich-gelb) *n*: chemisches Element, Symbol Cl, OZ 17, relative Atommasse A_r 35,453; 1-, 3-, 5- u. 7-wertiges, stechend riechendes (schleimhautreizendes), gelbgrünes, gasförmiges Halogen, das in der Natur nur in Verbindungen (z. B. als Chlorwasserstoff od. Natriumchlorid) vorliegt; **biochemische Funktion:** als wichtigstes Anion des Extrazellulärraums an der Aufrechterhaltung des osmotischen Drucks u. der Elektroneutralität beteiligt; Bestandteil der Magensalzsäure u. des Liquors; wichtig für den Säure-Basen-Haushalt; **Vorkommen in Nahrungsmitteln:** allgemein in tierischen Lebensmitteln in höherer Konzentration als in pflanzlichen; **Bedarf** für Erwachsene (D.A.CH. 2000): geschätzter täglicher Mindestbedarf ca. 830 mg; **Mangelerscheinungen:** Wachstumsstörungen, Muskelschwäche, hypochlorämische Alkalose mit Magentetanie durch starke Durchfälle, Schwitzen, Erbrechen, Chlorid-Diarrhö-Syndrom; **Referenzbereich:** 97–110 mmol/l Serum; **Verwendung:** keine therapeutische bekannt.

Chojilla *f*: s. Croton lechleri.

Chol-: Wortteil mit der Bedeutung Galle; von gr. χολή.

Chol|agogum (↑; -agoga*) *n*: Arzneimittel zur Behandlung funktioneller Störungen im Bereich der Gallenwege, die häufig durch eine fettreiche Mahlzeit verstärkt werden; pflanzliche Cholagoga sind meist Kombinationen, die folgende Drogen bzw. Zubereitungen enthalten: Curcuma zanthorrhiza, Zingiber officinale (Gewürzwirkung); Cynara scolymus, Gentiana lutea, Cnicus benedictus, Taraxacum officinale, Achillea millefolium, Centaurium erythraea, Artemisia absinthium (Bittermittel); Chelidonium majus, Carum carvi, Mentha piperita, Chamomilla recutita (spasmolytische Wirkung); Valeriana officinalis, Cortex Berberidis radicis, Peumus boldus, Acorus calamus, Silybum marianum u. a. (unterschiedliche Wirkungsmechanismen); die Einteilung in Choleretikum u. Cholekinetikum ist nicht einheitlich.

Chole|calci|ferol *n*: syn. Vitamin D_3; s. Vitamin D.

Chole|kinetikum (Chol-*; gr. κινεῖν bewegen) *n*: Substanz, welche die Bewegung der extrahepatischen Gallengänge u. die Entleerung der Gallenblase fördert; s. Cholagogum.

Chole|lithiasis (↑; gr. λίθος Stein; -iasis*) *f*: Gallensteinleiden, Gallensteinkrankheit; durch Gallensteine* hervorgerufene häufigste Erkrankung der Gallenblase (Cholezystolithiasis) u. der Gallengänge (Choledocholithiasis); **Vorkommen:** ca. 12 % der deutschen Bevölkerung sind betroffen, Frauen doppelt so häufig wie Männer; linearer Anstieg der Ch. mit steigendem Alter; **Symptom:** zu 75 % symptomlose Zufallsbefunde bei Sonographie (sog. stumme Gallensteine); in ca. 30–50 % der Fälle dyspeptische Oberbauchbeschwerden (s. Dyspepsie, funktionelle) od. Gallenkoliken* (Leitsymptom) durch Steinpassage od. Steineinklemmung im Gallenblasenhals bzw. im Ductus cysticus mit plötzlich einsetzenden heftigen Bauchschmerzen meist im rechten Oberbauch, evtl. mit

Ausstrahlung in die rechte Schulter (vgl. Head-Zonen); **Therapie: 1.** medikamentöse Cholelitholyse (nur bei Cholesterolsteinen), Cholezystektomie, Cholelithotripsie, Steinentfernung i. R. einer endoskopischen Papillotomie; **2.** Phytotherapie: **traditionell** Zubereitungen aus Cytisus scoparius, Arctium, Agrimonia eupatoria, Orthosiphon aristatus, Olivenöl; **3.** Homöopathie: Zubereitungen aus China officinalis, Taraxacum* officinale, Chelidonium* majus; **Prävention:** Zubereitungen aus Cynara* scolymus, Taraxacum* officinale u. Olivenöl. Vgl. Cholezystitis, Cholezystopathie, Gallensteinkolik, Lebererkrankungen.

Chol|eretikum (↑; gr. ἐρέθειν reizen) *n*: Substanz, die die Leberzellen zu vermehrter Sekretion von Gallensäuren (Cholerese) anregt; z. B. Dehydrocholsäure, Ursodeoxycholsäure; vgl. Cholagogum.

Choleriker (↑) *m*: s. Temperament.

Chole|sterin *n*: s. Cholesterol.

Chole|sterol *n*: Steroidalkohol, der in allen tierischen Zellen vorkommt; kann sowohl mit der Nahrung aufgenommen (v. a. in Eidotter u. tierischem Fett) als auch endogen synthetisiert werden (bei Mischkost jeweils ca. 50 %) u. wird vom Organismus zu freien Fetten (Lipoiden) verstoffwechselt; **Vorkommen:** Ch. ist Bestandteil der Zellmembranen tierischer Zellen, von Myelinscheiden u. Lipoproteinen, Grundbaustein von Steroidhormonen, Gallensäuren u. Calciferolen (s. Vitamin D) u. Hauptbestandteil von Gallensteinen*. Durch falsche Ernährung, Bewegungsmangel, Stress, bestimmte Krankheiten, Medikamente od. Enzymstörungen kann eine Hypercholesterolämie (pathologisch erhöhter Serum-Ch.-Spiegel) entstehen u. Mitursache von Arteriosklerose* sein.

Chole|zystitis (Chol-*; gr. κύστις Blase, Harnblase; -itis*) *f*: Entzündung der Gallenblase; **Ursache:** überwiegend sekundär bei Cholelithiasis* (bei akuter Ch. v. a. durch Steineinklemmung im Ductus cysticus, bei chronischer Ch. durch andauernde mechanische Irritation bei Cholelithiasis als Vorod. Folgezustand der akuten Ch.), selten vaskuläre, infektiöse od. chemisch-toxische Ursachen; **Symptom: 1.** bei akuter Ch.: Koliken im rechten Oberbauch (s. Gallensteinkolik) mit Ausstrahlung in die rechte Schulter, Übelkeit, Erbrechen*, Hyperalgesie im Bereich des 6.-9. Brustwirbelkörpers paravertebral rechts, systemische Entzündungszeichen; **2.** bei chronischer Ch.: häufig symptomlos, evtl. dyspeptische Beschwerden (s. funktionelle Dyspepsie) od. dumpfer Oberbauchschmerz; **Therapie: 1.** Bettruhe, Nahrungskarenz, Antibiotika, Cholezystektomie möglichst im Intervall; **2.** Phytotherapie: Heublumensack*, Zubereitungen aus Mentha* x piperita u. Menthae* arvensis aetheroleum; **traditionell** auch Zubereitungen aus Helichrysum arenarium u. Olivenöl; **3.** Homöopathie: u. a. Zubereitungen aus Phosphor, Chelidonium* majus. Vgl. Cholezystopathie.

Chole|zysto|pathie (↑; ↑; -pathie*) *f*: zusammenfassende klinische Bez. für funktionelle u. organische (z. B. Cholelithiasis*) Veränderungen der Gallenblase, i. w. S. auch des Gallengangsystems; **Therapie: 1.** Heublumensack*, Mayr*-Kur, Sulfatwasser*; **2.** Phytotherapie: Zubereitungen aus Helichrysum* arenarium; **traditionell** z. B. auch aus Curcuma* xanthorrhiza, Rosa* canina, Hypericum* perforatum, Silybum* marianum; **3.** Homöopathie: Zubereitungen aus aus Berberis* vulgaris, Taraxacum* officinale, Silybum marianum, Chelidonium* majus. Vgl. Cholezystitis, Gallensteinkolik, Lebererkrankungen.

C

C4-Homöo|pathie *f*: neuere (ca. seit 1994) u. eher selten angewendete Richtung der Homöopathie*, u. a. von Jürgen Becker u. Witold Ehrler entdeckt, bei der statt der bei der Potenzierung* sonst üblichen Verreibung bis zur C3-Potenz ein Stufe weiter verrieben wird; diese Verreibung kann, besonders in Gruppen durchgeführt, auch als Arzneimittelprüfung* durchgeführt werden. Die Verreibenden geben die während der Verreibung bei ihnen auftretenden Symptome an. Dabei werden i. d. R. bei der C1-Potenz mehr körperliche, bei der C2 emotionale, bei der C3 geistige u. bei der C4 spirituelle Aspekte hervortreten. Diese spirituelle Dimension ist neu u. von vielen Homöopathen nicht akzeptiert.

Chrom (gr. χρῶμα Farbe) *n*: chemisches Element, Symbol Cr, OZ 24, relative Atommasse A_r 52,0; zur Chromgruppe gehörendes, 2-, 3- u. 6-wertiges, unedles Schwermetall; essentielles Spurenelement; biocyclische Anreicherung in der aquatischen (in Fischen bis zu 200-fache Konzentration) u. terrestrischen Nahrungskette* (Pflanze → Milch) u. Konzentration beim Menschen in Gehirn u. Lunge; **biochemische Funktion:** Bestandteil des Glukose-Toleranzfaktors, Cofaktor für die Reaktion des Insulins mit seinen Rezeptoren auf den Zellmembranen; **Vorkommen in Nahrungsmitteln:** besonders in Fleisch, Bierhefe, Käse, Vollkornprodukten u. Honig in standortabhängiger Konzentration; **Bedarf** für Erwachsene (D.A.CH. 2000): Schätzwert 30–100 µg/d; **Mangelerscheinungen:** verminderte Glukosetoleranz, erhöhte Insulinkonzentration, Hyperglykämie, Gewichtsverlust u. periphere Neuropathien durch parenterale Ernährung; **Intoxikation:** alimentär nicht bekannt; bei Inhalation von Chromstaub Durchfall, Leber- u. Nierenschäden sowie Hämolyse; **Referenzbereich:** <5 µg/l Serum. **Verwendung:** keine therapeutische bekannt.

Chrono|bio|logie (gr. χρόνος Zeit; Bio-*; -logie*) *f*: Forschungsgebiet, das sich mit der wissenschaftlichen Untersuchung biologischer Rhythmen (s. Biorhythmus) befasst. Vgl. Adaptationsphysiologie.

Chrono|bio|logie, chinesische (↑; ↑; ↑) *f*: grundlegende Auffassung der Traditionellen Chinesischen Medizin* von der Bedeutung zeitlicher Abläufe, die sich u. a. vom Yin*-Yang als Zeithorizont u. dem System* der Fünf Elemente (nach den 4 Jahreszeiten) herleitet u. bei Diagnostik u. Therapie von Erkrankungen berücksichtigt wird. Vgl. Akupunktur, Akupunktur, chronobiologische, Chronobiologie.

Chrysanthemum cinerariae|folium *n*: s. Tanacetum cinerariifolium.

Chrysanthemum parthenium *n*: s. Tanacetum parthenium.

Chrysanthemum vulgare *n*: s. Tanacetum vulgare.

Cichorium intybus L. **var. intybus** *n*: Cichorium intybus L. var. sylvestre Visiani; Zichorie, Gemeine Wegwarte; Pflanze aus der Familie der Asteraceae (Korbblütler); **Arzneidroge:** im Herbst gesammelte u. getrocknete Wurzeln (Cichorii radix, Wegwartenwurzel); **Inhaltsstoffe:** Bitterstoffe, Cichoriumsäure, Inulin, Pentosane; **Wirkung:** schwach choleretisch; **Verwendung:** zerkleinerte Droge für Aufgüsse sowie andere bitterschmeckende Zubereitungen zum Einnehmen; nach **Kommission E** bei Appetitlosigkeit, dyspeptischen Beschwerden; Cichorium intybus var. sativum liefert eine Wurzel, aus der nach Rösten u. Mahlen der coffeinfreie Zichorienkaffee als Kaffee-Ersatz hergestellt wird; **Dosierung:** mittlere Tagesdosis 3 g Droge, Zubereitungen entsprechend; **Nebenwirkungen:** selten allergische Hautreaktionen; **Kontraindikation:** Allergie gegen C. i. u. andere Korbblütler; bei Gallensteinleiden nur nach Rücksprache mit einem Arzt anwenden. **Wechselwirkung:** keine bekannt.

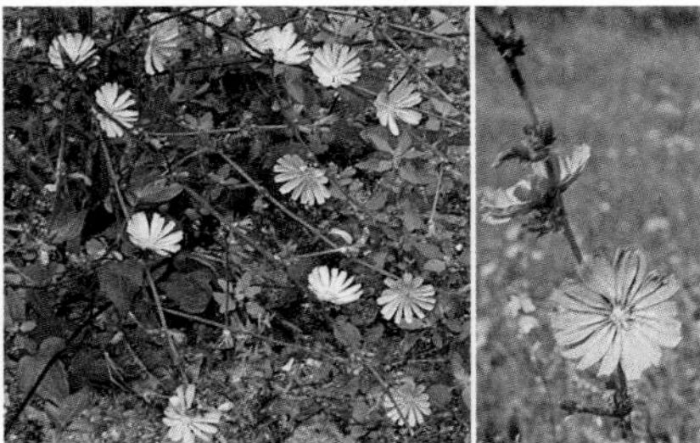

Cichorium intybus L. var. intybus: Pflanze u. Blüte [2]

Ciclo|sporin *n*: cyclisches Polypeptid mit 11 Aminosäuren; in verschiedenen Pilzen, z. B. Trichoderma polysporum u. Tolypocladium inflatum, vorkommend, zur therapeutischen Verwendung synthetisch hergestellt; immunsuppressive Wirkung durch Inhibition aktivierter Helfer- u. Killerzellen z. B. durch Blockierung der Lymphokinproduktion (Interleukin-2-Inhibitor); **Verwendung:** als T-Zell-Immunsuppressivum bei Organtransplantationen u. Autoimmunkrankheiten; **Dosierung:** 15 mg/kg Körpergewicht pro Tag für 2 Wochen, später 5–10 mg/kg Körpergewicht pro Tag; bei schweren Formen der Psoriasis 3–5 mg/kg Körpergewicht pro Tag; **Nebenwirkungen:** Nephrotoxizität, Begünstigung u. U. lebensbedrohlicher Infektionen sowie von Epstein-Barr-Virus-induzierten Lymphomen.

Cimicifuga racemosa (L.) Nuttal *f*: Traubensilberkerze, Wanzenkraut; Staude aus der Familie der Ranunculaceae (Hahnenfußgewächse); **Arzneidroge:** Wurzelstock mit Wurzeln (Cimicifugae racemosae rhizoma, Cimicifugawurzelstock, Traubensilberkerzenwurzelstock); **Inhaltsstoffe:** 4–7 % Triterpenglykoside (Actein, Cimicifugosid), Isoflavone, Isoferulasäure, Salicylsäure u. 15–20 % Harze unbekannter Struktur; **Wirkung:** Senkung der LH-Serumkonzentration, zentrale D2-Rezeptor-vermittelte Wirkungen (Senkung der Körpertemperatur), Expression von Östrogenrezeptoren im Zentralnervensystem u. im Knochen, Hemmung des Stoffwechsels von Östrogenen; in mehreren klinischen Studien wurde eine deutliche Besserung typischer Wechseljahrsbeschwerden gezeigt; **Verwendung:** nach **Kommission E** bei klimakterisch bedingten neurovegetativen Beschwerden, bei prämenstruellen u. dysmenorrhoischen Beschwerden; **traditionell** auch als Sedativum, Antipyretikum, Antirheumatikum, Antineuralgikum; **Dosierung:** 40 mg Drogenäquivalent pro Tag, Begrenzung der Anwendungsdauer auf 6 Monate wegen fehlender Langzeitstudien; **Nebenwirkungen:** gelegentlich Magenbeschwerden; **Kontraindikation:** hormonabhängige Tumoren; **Homöopathie:** Verwendung (großes Mittel) des frischen Wurzelstocks mit Wurzeln entsprechend des individuellen Arzneimittelbildes z. B. bei klimakterischen u. rheumatischen Beschwerden.

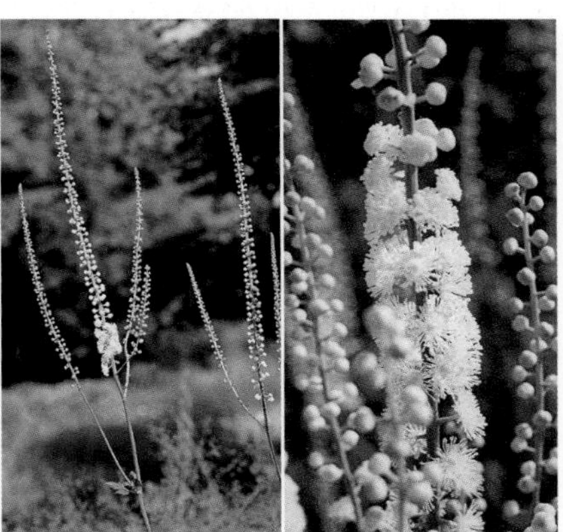

Cimicifuga racemosa (L.) Nuttal: Pflanze u. Blüte [1]

Cinae flos *m*: s. Artemisia cina.

Cinchona pubescens Vahl *f*: Cinchona ledgeriana Moens ex Trimen; (Roter) Chinabaum; Baum aus der Familie der Rubiaceae (Rötegewächse); **Arzneidroge:** getrocknete Rinde von C. p. od. deren Varietäten (Cinchonae cortex, Chinarinde); **Inhaltsstoffe:** 5–15 % bitterschmeckende Alkaloide (mindestens 30 bis maximal 60 % vom Typ des Chinins), Gerbstoffe, Bitterstoffe vom Triterpentyp; **Wirkung:** Förderung der Magensaft- u. Speichelsekretion; **Verwendung:** nach **Kommission E** bei Appetitlosigkeit, dyspeptischen Beschwerden; **traditionell** auch gegen Malaria, Pneumonie, Bronchitis, Neuralgien; **Dosierung:** 1–3 g Droge, 0,6–3 g Chinafluidextrakt mit 4–5 % Gesamtalkaloiden, Zubereitungen entsprechend; **Nebenwirkungen:** gelegentlich Überempfindlichkeitsreaktionen (Hautallergien, Fieber), selten Thombozytopenie; **Kontraindikation:** Schwangerschaft, Überempfindlichkeit gegenüber Cinchonaalkaloiden; **Wechselwirkung:** Wirkungsverstärkung von Antikoagulanzien; **Homöopathie:** Verwendung (großes Mittel) entsprechend des individuellen Arzneimittelbildes z. B. in der Rekonvaleszenz, bei Überanstrengung od. Blutverlusten.

Cineol *n*: syn. Eucalyptol; Monoterpen; häufigster Inhaltsstoff ätherischer Öle; Hauptbestandteil des Eucalyptusöls (70 %, s. Eucalyptus globulus); **Verwendung:** Sekretolytikum.

Cinis|prä|parate *n pl*: in der Anthroposophischen Medizin* verwendete Arzneimittel aus veraschten (bei 500–700 °C) Heilpflanzen nach APC*.

Cinnamomum aromaticum Nees *n*: Cinnamomum cassia Blume; Chinesischer Zimtbaum; immergrüner Baum aus der Familie der Lauraceae (Lorbeergewächse); **Arzneidroge:** durch Destillation aus den Blättern u. jungen Zweigen gewonnenes u. rektifiziertes ätherisches Öl (Cinnamomi cassiae aetheroleum, Cassia-Öl), ganze od. teilweise geschälte, getrocknete Rinde dünner Zweige (Cinnamomi chinensis cortex, Chinesische Zimtrinde); **Inhaltsstoffe:** 0,5–2,5 % ätherisches Öl (mit 42–68 % Zimtaldehyd u. 4–10 % Eugenol, phenolischen Terpenen u. Terpenkohlenwasserstoffen), bis 2 % Gerbstoffe, bis 10 % Polysaccharide; **Wirkung:** antibakteriell, fungistatisch, motilitätsfördernd; **Verwendung:** zerkleinerte Droge für Teeaufgüsse; ätherisches Öl u. a. galenische Zubereitungen zum Einnehmen; nach **Kommission E** bei Appetitlosigkeit, dyspeptischen Beschwerden (Völlegefühl, Blähungen); **Dosierung:** Tagesdosis 2–4 g Droge, 0,05–0,2 g ätherisches Öl, Zubereitungen entsprechend; **Nebenwirkungen:** häufig allergische Haut- u. Schleimhautreaktionen, Allergien vom Typ IV; **Kontraindikation:** Überempfindlichkeit gegen Zimt, Tolu- u. Perubalsam, Schwangerschaft; **Wechselwirkung:** keine bekannt. Vgl. Cinnamomum verum.

Cinnamomum camphora (L.) Siebold *n*: Kampferbaum; Baum aus der Familie der Lauraceae (Lorbeergewächse); **Arzneidroge: Camphora** (Campher, Kampfer): durch Wasserdampfdestillation aus dem Holz von gewonnener u. anschließend durch Sublimation gereinigter (rechtsdrehend) od. partialsynthetischer (optisch inaktives Racemat) Wirkstoff; **Inhaltsstoffe:** natürlicher Campher (D(+)-Campher): Cineol, Borneol, andere Monoterpene; **Wirkung:** äußerlich: bronchosekretolytisch, hyperämisierend; innerlich: kreislauftonisierend, bronchospasmolytisch; **Verwendung:** flüssige od. halbfeste Zubereitungen; nach **Kommission E** äußerlich bei Myalgien, funktionellen Herzbeschwerden, Katarrhen der Atemwege; innerlich bei Katarrhen der Atemwege, hypotoner Kreislaufregulationsstörung; **traditionell** bei stumpfen Verletzungen; **Dosierung:** innerlich: Tagesdosis 30–300 mg, Einzeldosis 10–20 mg; äußerlich: maximale Konzentration 25 %, bei Säuglingen u. Kleinkindern maximal 5 %; halbfeste Zubereitungen 10–20 %, Campherspiritus (Spiritus camphoratus) 1–10 %; **Nebenwirkungen:** gelegentlich Kontaktekzem bei äußerlicher Anwendung; **Kontraindikation:** äußerlich: geschädigte Haut; bei Säuglingen u. Kleinkindern nicht im Bereich des Gesichts auftragen: Erstickungsgefahr! **Wechselwirkung:** keine bekannt. Vgl. Spiritus camphoratus.

Cinnamomum verum J. S. Presl. *n*: Cinnamomum ceylanicum Blume; Ceylon-Zimtbaum; immergrüner Baum aus der Familie der Lauraceae (Lorbeergewächse); **Arzneidroge:** getrocknete, vom äußeren Kork u. dem darunter liegenden Parenchym befreite Rinde junger Zweige u. Schößlinge (Cinnamomi cortex, Cinnamomi ceylanici cortex, Zimtrinde) u. aus der Rinde gewonnenes ätherisches Öl (Cinnamomi aetheroleum, Zimtöl); **Inhaltsstoffe:** bis zu 5 % ätherisches Öl (65–75 % Zimtaldehyd, ca. 1–5 % Eugenol u. Zimtacetat) sowie Phenolkarbonsäuren; **Wirkung:** antibakteriell, fungistatisch, motilitätsfördernd, antiinflammatorisch; in einer Studie wurde eine günstige Wirkung von 1–6 g Zimtrinde bei Diabetes mellitus Typ 2 beschrieben; **Verwendung:** nach **Kommission E** bei Appetitlosigkeit, dyspeptischen Beschwerden, Diarrhö; **traditionell** insbesondere bei Kindern mit Erbrechen, bei Erkältung, Grippe u. Wurmbefall; **Dosierung:** Tagesdosis 2–4 g Droge, auch als Tee, 0,05–0,2 g ätherisches Öl pro Tag, Zubereitungen entsprechend; **Nebenwirkungen:** häufig allergische Haut- u. Schleimhautreaktionen (Zimtaldehyd), Allergien vom Typ IV; **Kontrain-**

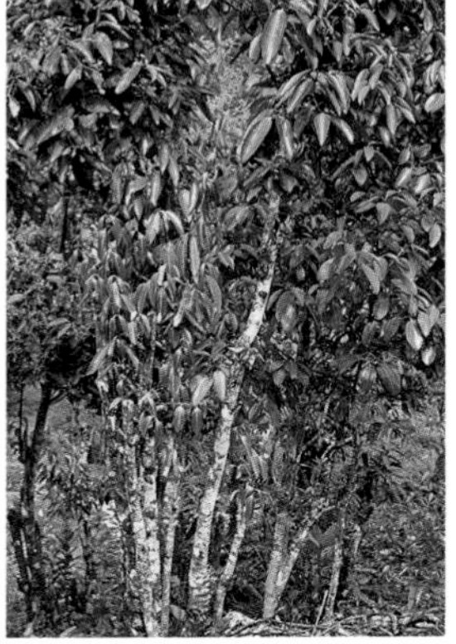

Cinnamomum verum J. S. Presl.: Pflanze [2]

dikation: Überempfindlichkeit gegenüber Zimt, Tolu- od. Perubalsam, Schwangerschaft; **Homöopathie:** bewährte Indikation bei Blutungen. Vgl. Cinnamomum aromaticum.

Citri sinensis peri|carpium *n*: s. Citrus sinensis.

Citronell|gras: s. Cymbopogon winterianus.

Citrullus colo|cynthis (L.) Schrad *m*: Koloquinthe; Pflanze aus der Familie der Cucurbitaceae (Kürbisgewächse); **Arzneidroge:** von der äußeren harten Schicht der Fruchtwand befreite reife Früchte (Fructus Colocynthidis, Colocynthidis fructus); **Inhaltsstoffe:** Bitterstoffe (bis zu 3 % Cucurbitacine); **Wirkung:** drastisches Laxans, zytotoxisch, antimitotisch; **Verwendung:** Zubereitungen ausschließlich in fixen Kombinationen bei akuter u. chronischer Obstipation verschiedener Ursache sowie bei Leber- u. Gallenleiden (Wirksamkeit bei diesem Anwendungsgebiet nicht belegt); **Nebenwirkungen:** Die teilweise Resorption von Cucurbitacinen kann zu Nierenschädigung u. hämorrhagischer Zystitis führen. Die therapeutische Verwendung ist nicht vertretbar. **Kontraindikation:** Schwangerschaft, Stillzeit; **Homöopathie:** (Colocynthis) Verwendung (großes Mittel) entsprechend des individuellen Arzneimittelbildes z. B. bei Bauchschmerzen, wenn der Patient sich zusammenkrümmt.

Citrus aurantium L. ssp. aurantium *m*: Citrus aurantium L. ssp. amara Engler; Pomeranzenbaum, Bitterorange; Pflanze aus der Familie der Rutaceae (Rautengewächse); **Arzneidroge:** von der weißen Schicht befreite Fruchtwand (Aurantii pericarpium, Pomeranzenschalen); **Inhaltsstoffe:** bis zu 2 % ätherisches Öl mit (+)-Limonen als Hauptbestandteil, Furocumarine (Bergamottin), Bitterstoffe, bitter schmeckende Flavonoide (z. B. Naringenin, Neohesperidin), 1–6 % Synephrin, Pektin; **Wirkung:** appetitanregend, Steigerung der Magensaftsekretion, leicht spasmolytisch, antimikrobiell; **Verwendung:** zerkleinerte getrocknete Droge in Teemischungen, Kombinationspräparaten u. als bitter schmeckende Tinktur; nach **Kommission E** bei Appetitlosigkeit, dyspeptischen Beschwerden; **traditionell** als Tonikum, gegen Flatulenz; **Dosierung:** mittlere Tagesdosis 4–6 g Droge, 2–3 g Tinktur, 1–2 g Trockenextrakt, Zubereitungen entsprechend; Hinweis: Zubereitungen, bei denen Synephrin (kardiotoxisch) angereichert wurde, sollten gemieden werden. **Nebenwirkungen:** selten Photosensibilisierung, insbesondere bei hellhäutigen Personen; häufiger Kontakt mit der Schale kann Erytheme, Bläschen u. Pigmentflecken verursachen; bei Zubereitungen, in denen Synephrin angereichert wurde, kann Bluthochdruck auftreten; Kinder: bei Überdosierung sind intestinale Krämpfe, Krampfanfälle u. Todesfall möglich; **Kontraindikation:** Schwangerschaft, Stillzeit; **Wechselwirkung:** Verstärkung der stimulierenden Wirkung von Coffein, coffeinhaltigen Getränken, Ephedra, Guarana, Mate.

Citrus limon (L.) Burman f. *m*: Zitronenbaum; Pflanze aus der Familie der Rutaceae (Rautengewächse); **Arzneidroge:** ätherisches Öl (Limonis aetheroleum); **Inhaltsstoffe:** (+)-Limonen; **Verwendung:** Geschmackskorrigens.

Citrus sinensis (L.) Pers *m*: Citrus aurantium ssp. sinensis (L.) Engl., Citrus aurantium dulcis; Orangenbaum, Apfelsinenbaum; Baum aus der Familie der Rutaceae (Rautengewächse); **Arzneidroge:** äußere, vom schwammigen, weißen Gewebe befreite Schicht der Fruchtwand (Citri sinensis pericarpium; Orangenschale); **Inhaltsstoffe:** ätherisches Öl, bitter schmeckende Flavonoide (z. B. Naringin, Neohesperidin), Pektin; **Wirkung:** appetitanregend; **Verwendung:** zerkleinerte Droge für Teeaufgüsse sowie andere, bitter schmeckende galenische Zubereitungen; nach **Kommission E** bei Appetitlosigkeit; **traditionell** als Tonikum, gegen Flatulenz, bei Dyspepsie, Husten u. Erkältung; **Dosierung:** Tagesdosis 10–15 g, Zubereitungen entsprechend; Hinweis: besonders für Kinder geeignet; **Nebenwirkungen:** ätherisches Öl: sehr geringes Allergierisiko bei topischer Anwendung; **Kontraindikation:** Schwangerschaft; **Wechselwirkung:** keine bekannt.

CLA: Abk. für **c**onjugated **l**inoleic **a**cid; s. Linolsäure, konjugierte.

Clavi|ceps purpurea *f*: s. Secale cornutum.

Clematis recta L. *f*: Aufrechte Waldrebe; Pflanze aus der Familie der Ranunculaceae (Hahnenfußgewächse); **Arzneidroge:** Waldrebenkraut (Herba clematidis, Clematidis herba); **Inhaltsstoffe:** Protoanemonin; **Wirkung:** antiphlogistisch, hautreizend; **Verwendung: traditionell** bei Ekzemen, Geschwüren, Gicht, Nierenleiden; Verwendung ist obsolet; **Homöopathie:** Zubereitungen entsprechend des individuellen Arzneimittelbildes (kleines Mittel) z. B. bei Hautauschlägen, Hodenentzündung, Lidrandentzündung.

Cluster|medizin *f*: Abk. CM; aus der Heinz*-Spagyrik entwickeltes, komplexes System zur Erkennung der Hintergründe pathologischer Prozesse u. deren Therapie; durch Mustererkennung von Ergebnissen aus verschiedenen Zugangsquellen (Körpersubstanzen, graphische Formen, Zeichnungen, Fotographien, Fingerabdrücke) u. Vergleich mit einem vorhandenen Datenbestand werden alle Muster zusammengefasst, die zu der Patienteninformation eine hohe Ähnlichkeit haben (Prinzip der analogen Wahrscheinlichkeit). Das diagnostisch identifizierte Störmuster soll mit sog. laborantischer Prozesse über Aufschluss- u. biologische Stressprogramme an Wasser als Informationscluster gebunden u. in Form eines Interferenzmittels als persönliches Arzneimittel hergestellt werden. Schulmedizinisch nicht anerkannte u. wissenschaftlich nicht nachvollziehbare Methode.

CM: Abk. für **C**luster**m**edizin*.

Cnicus benedictus L. *m*: Carduus benedictus; Kardobenedikte; einjähriges, distelartiges Kraut aus der Familie der Asteraceae (Korbblütler); **Arznei-**

droge: während der Blütezeit gesammelte u. getrocknete oberirdische Teile (Cnici benedicti herba, Benediktenkraut); **Inhaltsstoffe:** 0,25 % Bitterstoffe (z. B. Cnicin), Lignanlactone, Flavonoide, 0,3 % ätherisches Öl; **Wirkung:** Förderung von Speichel- u. Magensaftsekretion; **Verwendung:** zerkleinerte Droge u. Trockenextrakte für Aufgüsse, bitter schmeckende galenische Zubereitungen nach Kommission E bei Appetitlosigkeit u. dyspeptischen Beschwerden; **traditionell** auch bei Diarrhö, Ulcus ventriculi et duodeni; **Dosierung:** mittlere Tagesdosis 4–6 g Droge, Zubereitungen entsprechend; **Nebenwirkungen:** allergische Reaktionen; **Kontraindikation:** Allergie gegenüber C. b. od. anderen Korbblütlern; **Wechselwirkung:** keine bekannt.

Cobal|amin *n*: syn. Vitamin* B_{12}.

Cobalt *n*: ältere Nomenklatur Kobalt; chemisches Element, Symbol Co, OZ 27, relative Atommasse A_r 58,93; zur Eisengruppe gehörendes 2- u. 3-, seltener 1- u. 4-wertiges Schwermetall; **biochemische Funktion:** essentielles Spurenelement; Zentralatom von Vitamin* B_{12}; Aktivator der Glukokinase; Bestandteil einiger Metalloenzyme (z. B. Aldehydoxidase, Zytochrom-c-Oxidase, Tyrosinase); **Vorkommen in Nahrungsmitteln:** in unterschiedlicher Menge in fast allen Lebensmitteln; das Co enthaltende Vitamin B_{12} stammt fast ausschließlich aus tierischen Produkten; **Bedarf** für Erwachsene (D.A.CH. 2000): nicht bekannt; **Mangelerscheinungen:** in Verbindung mit Vitamin-B_{12}-Mangel kann eine perniziöse Anämie auftreten; **Intoxikation:** Appetitlosigkeit, Polyzythämie, Hyperplasie des Schilddrüsengewebes, Herzmuskelschäden; **Homöopathie:** Zubereitungen aus metallischem Cobalt (kleines Mittel) z. B. bei Neurasthenikern mit Rückenbeschwerden.

Cocain *n*: Cocainum; Methylester des Benzoylecgonins, wirksames Alkaloid der Blätter des Cocastrauchs (Erythroxylon coca); **Wirkung:** (Cocainum hydrochloricum, salzsaures C.): lokale Anästhesie, zentral euphorisierend u. stimulierend; **Verwendung:** wegen der (auch bei lokaler Anwendung bestehenden) Suchtgefahr heute nur noch selten zur Oberflächenanästhesie in der HNO-Praxis u. bei Operationen am Auge; Verordnung u. Abgabe unterstehen der Betäubungsmittel-Verschreibungsverordnung. **Nebenwirkungen:** bei suchtmäßigen Gebrauch Appetitlosigkeit, Abmagerung, Blässe, Entzündungen der Applikationsstellen, Schlafstörungen, Tremor, Kopfschmerzen, psychische Störungen sowie geistiger u. körperlicher Verfall.

Cocculi fructus *m*: s. Anamirta cocculus.

Cochlearia armoracia *f*: s. Armoracia rusticana.

Cocos nucifera L. *n*: Kokospalme; Baum aus der Familie der Arecaceae (Palmengewächse); **Arzneidroge:** durch Auspressen des getrockneten festen Teils des Endosperms gewonnenes Fett (Oleum Cocos, Kokosnussöl, Kokosfett); **Inhaltsstoffe:** Triglyceride mit relativ hohem Gehalt an freien Fettsäuren (3–5 %) u. niedrigem Gehalt an ungesättigten Säuren (44–51 % Laurinsäure, 13–19 % Myristinsäure, 7–11 % Palmitinsäure, 5,4–9,5 % Caprylsäure, 5–8 % Ölsäure, 4,5–10 % Caprinsäure, 1–3,7 % Stearinsäure, 1–2,6 % Linolsäure u. 0–0,8 % Capronsäure); das charakteristische Kokosnussaroma beruht auf δ-Lactonen von 5-Hydroxyfettsäuren (z. B. δ-Octalacton); **Wirkung:** atherogen durch Laurinsäure; tumorhemmend; **Verwendung: traditionell** in Afrika äußerlich bei Hautinfektionen; in Südostasien bei schlecht heilenden Wunden sowie Zahnerkrankungen (Wirksamkeit bei diesen Anwendungsgebieten nicht belegt); außerdem zur Seifenproduktion u. im Haushalt zum Kochen u. Braten (Kokosfett ist auch Bestandteil von Margarine).

Codein *n*: Methylmorphin; 7,8-Didehydro-4,5α-epoxy-3-methoxy-17-methylmorphinan-6α-ol (IUPAC); aus Papaver* somniferum gewonnenes Phenanthrenalkaloid mit opiatantagonistischen Eigenschaften u. zentral analgetischer u. antitussiver Wirkung; **Verwendung:** (in Kombinationen) bei mäßig starken Schmerzen, als Antitussivum bei Reizhusten; **Nebenwirkungen:** initial u. U. Übelkeit u. Erbrechen, häufig Obstipation, leichter Kopfschmerz, leichte Somnolenz; **Kontraindikation:** akuter Asthmaanfall, Koma, Ateminsuffizienz; **cave:** bei Opiatabhängigkeit; Abhängigkeitspotential.

Codex Alimentarius *m*: Sammlung von Empfehlungen für international anerkannte Lebensmittelstandards; erarbeitet von einer von der Food and Agriculture Organization of the United Nations (Abk. FAO) u. WHO gemeinsam gebildeten Kommission.

Co|enzym Q10 *n*: s. Ubichinone.

Coffea *f*: Kaffeestrauch; Sträucher aus der Familie der Rubiaceae (Rötegewächse); Coffea arabica L. sine latiore (Bergkaffee), Coffea liberica Bull ex Hiern (Liberiakaffee), Coffea canephora Pierre ex Froehner (Coffea robusta Lind., Kongokaffee, Robustkaffee) u. a.; **Arzneidroge:** gemahlene, bis zur Schwarzbräunung u. Verkohlung der äußeren Samenpartien geröstete, grüne, getrocknete Samen (Coffeae carbo, Kaffeekohle); **Inhaltsstoffe:** 0,8–1 % Coffein* neben Karamelisierungsproduk-

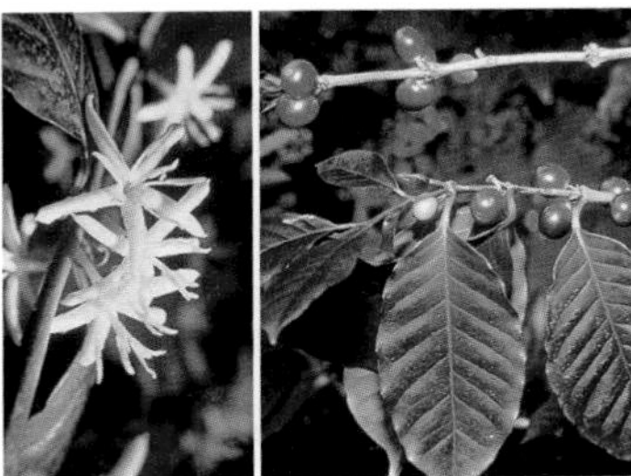

Coffea: Blüte u. Frucht [1]

C

ten; **Wirkung:** adsorbierend, adstringierend; **Verwendung:** gemahlene Kaffeekohle sowie deren Zubereitungen zum Einnehmen sowie zur lokalen Anwendung; nach **Kommission E** bei unspezifischer, akuter Diarrhö, leichten Entzündungen der Mund- u. Rachenschleimhaut (lokale Therapie); **Dosierung:** mittlere Tagesdosis 9 g, Zubereitungen entsprechend; **Nebenwirkungen:** keine bekannt; **Kontraindikation:** keine bekannt; **Wechselwirkung:** aufgrund des Adsorptionsvermögens der Kaffeekohle kann die Resorption anderer, gleichzeitig verabreichter Arzneimittel beeinträchtigt werden. **Homöopathie:** Zubereitungen aus den von der Samenschale weitgehend befreiten, reifen, getrockneten, ungerösteten Samen entsprechend des individuellen Arzneimittelbildes z. B. bei Schlaflosigkeit, Überempfindlichkeit gegen Schmerzen

Coffein *n*: Koffein; 1,3,7-Trimethylxanthin (IUPAC); Purinderivat (Xanthin: 2,6-Dihydroxypurin); leicht wasserlösliche weiße Kristallnadeln mit schwach bitterem Geschmack, enthalten in den Samen von Arten der Gattung Coffea* u. in den Blättern von Camellia* sinensis (dort früher als Thein bezeichnet, Thein ist mit C. chemisch identisch), ferner in Mate, Colanuss, Kakao u. Guarana; 1 Tasse Kaffee enthält ca. 100 mg, 1 Tasse Tee ca. 30 mg u. 1 l Colagetränk ca. 120 mg C.; **Wirkung:** Stimulation des Zentralnervensystems, Beschleunigung der Herztätigkeit, Bronchodilatation, Steigerung der Diurese, Vasodilatation (aber Tonussteigerung der Meningealgefäße, daher Einsatz von C. in der Migränetherapie); **Verwendung:** therapeutisch zur Abschwächung bzw. Unterdrückung eines Migräneanfalls, in Kombinationspräparaten z. B. mit Analgetika. Vgl. Theobromin.

Cola nitida (Vent.) Schott et Endlicher *f*: Cola acuminata; Kolabaum; Baum aus der Familie der Sterculiaceae (Sterkuliengewächse); zusammen mit anderen Cola-Arten Stammpflanze der Droge; **Arzneidroge:** von der Samenschale befreite, getrocknete Samenkerne, Keimlinge (Colae semen, Kolasamen); **Inhaltsstoffe:** mindestens 1,5 % Methylxanthine (1,5–3 % Coffein*, ca. 0,1 % Theobromin), bis 0,4 % Catechingerbstoffe; **Wirkung:** analeptisch, Förderung der Magensäureproduktion, lipolytisch, motilitätssteigernd; im Vergleich zu Coffein schwächere diuretische u. positiv chronotrope Wirkung; **Verwendung:** Drogenpulver u. a. galenische Zubereitungen zum Einnehmen; nach **Kommission E** bei geistiger u. körperlicher Ermüdung; **Dosierung:** Tagesdosis 2–6 g Kolasamen, 0,25–0,75 g Kola-Extrakt, 2,5–7,5 g Kolafluid-Extrakt, 10–30 g Kola-Tinktur; **Nebenwirkungen:** Einschlafstörungen, Übererregbarkeit, nervöse Unruhezustände, Magenbeschwerden; **Kontraindikation:** Ulcus ventriculi bzw. Ulcus duodeni; **Wechselwirkung:** Wirkungsverstärkung durch psychoanaleptisch wirksame Arzneimittel u. coffeinhaltige Getränke.

Colchicin *n*: nichtbasisches Alkaloid (Säureamid) aus Colchicum* autumnale, besonders in Knollen u. Samen; starkes Mitosegift; **cave:** Letaldosis bei Erwachsenen ca. 20 mg.

Colchicum autumnale L. *n*: Herbstzeitlose; Pflanze aus der Familie der Liliaceae (Liliengewächse); **Arzneidroge:** Samen (Colchici semen), Knollen (Colchici tuber) u. Blüten (Colchici flos); **Inhaltsstoffe:** mindestens 0,4 % Colchicin* u. 20 Nebenalkaloide; **Wirkung:** antichemotaktisch, antiphlogistisch, mitosehemmend; **Verwendung:** galenische Zubereitungen mit exakt eingestelltem Colchicingehalt nach **Kommission E** bei akutem Gichtanfall, familiärem Mittelmeerfieber; **traditionell** bei rheumatischen Beschwerden; in der **Anthroposophischen Medizin** (substanziell bzw. in homöopathisierten Verdünnungen) bei Struma, bei rheumatischen Beschwerden; Begleittherapie bei Tumorerkrankungen; **Dosierung:** phytotherapeutisch im akuten Anfall Anfangsdosis entsprechend 1 mg Colchicin, gefolgt von 0,5–1,5 mg alle 1–2 Stunden, bis zum Abklingen der Schmerzen; Tagesdosis: nicht mehr als 8 mg Colchicin; keine Wiederholung der Behandlung innerhalb von 3 Tagen; zur Behandlung des familiären Mittelmeerfiebers orale Zubereitungen entsprechend 0,5–1,5 mg Colchicin täglich; **Nebenwirkungen:** Diarrhö, Übelkeit, Erbrechen, Bauchschmerzen, Leukopenie; bei längerer Anwendung Hautveränderungen, Agranulozytose, aplastische Anämie, Myopathie, Alopezie; **cave:** bei Kindern Vergiftungsmöglichkeit durch Aufnahme geringster Mengen an Samen (Kapseln mit den Samen reifen im Frühjahr) u. a. Pflanzenteile; **Kontraindikation:** Schwangerschaft, Vorsicht bei alten u. geschwächten Patienten, Herz-, Nieren- od. gastrointestinalen Erkrankungen; **Wechselwirkung:** keine bekannt; **Homöopathie:** Verwendung entsprechend des individuellen Arzneimittelbildes z. B. bei akuter Gastroenteritis, Kollapszuständen.

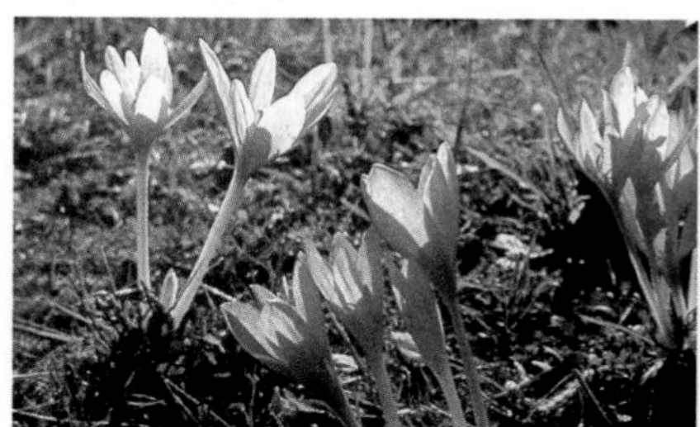

Colchicum autumnale L.: Blüte [1]

Coley-Toxin (gr. τοξικόν φάρμακον Gift) *n*: Bez. für ein bereits 1892 von William B. Coley verwendetes Bakterienlysat, das als Fiebervakzine für die Behandlung von Sarkompatienten eingesetzt wurde; es handelt sich um eine Mischung aus abgetöteten Keimen von Streptococcus Gruppe A u. Bacillus prodigiosum (heute: Serratia marcescens). Vgl. Fiebertherapie, aktive.

Colocynthidis fructus *m*: s. Citrullus colocynthis.

Colo|cynthis *f*: s. Citrullus colocythis.

Colombo radix *f*: s. Jateorhiza palmata.

Colon|hydro|therapie (gr. κῶλον Darm; ὕδωρ Wasser; Therapie*) *f*: meist mehrmalige Spülung des Dickdarms mit warmem Wasser (25–41 °C) unter geringem Druck, auch unter Zugabe von Arzneimitteln (z. B. Kamillenlösung, Kaffeekohle); Ein- u. Ausleitung über ein abgeschlossenes Rohrsystem (keine Geruchsbelästigung); **Anwendung:** bei Obstipation, i. R. einer ausleitenden Therapie*, als allgemeine Umstimmung*, insbesondere während der Fastentherapie (s. Fasten). Vgl. Darmbad, Darmreinigung.

Colon|massage (↑; Massage*) *f*: Spezialmassage des Bauches (nach P. Vogler, H. Krans), bei der 5 festgelegte Stellen des Dickdarms (s. Abb. 1) mit im Uhrzeigersinn kreisenden Bewegungen atemsynchron analwärts punktuell massiert werden (keine mechanische Beeinflussung, sondern Stimulation des Auerbach-Plexus): s. Abb. 2; **Anwendung:** zur Anregung der gestörten Peristaltik (sog. Reflextherapie; kein mechanisches Verschieben des Darminhalts); bei Colon irritabile, Obstipation u. Meteorismus; auch zum Anlernen als Selbstbehandlung geeignet. Vgl. Reflexzonenmassage.

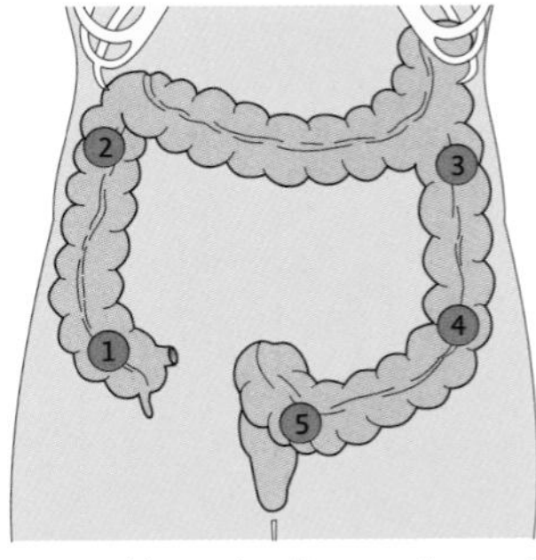

Colonmassage Abb. 1: Behandlungspunkte am Colon

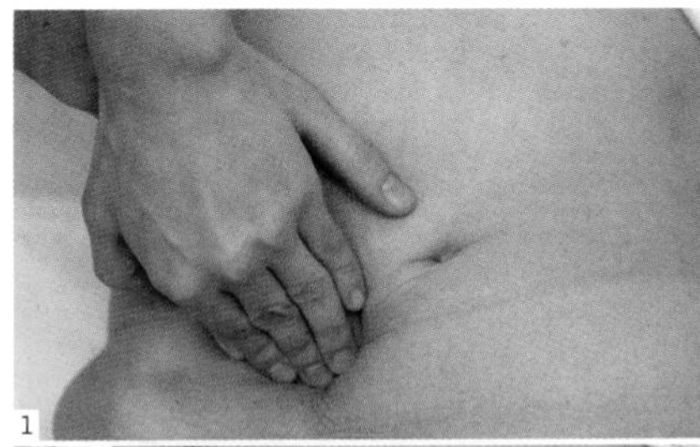

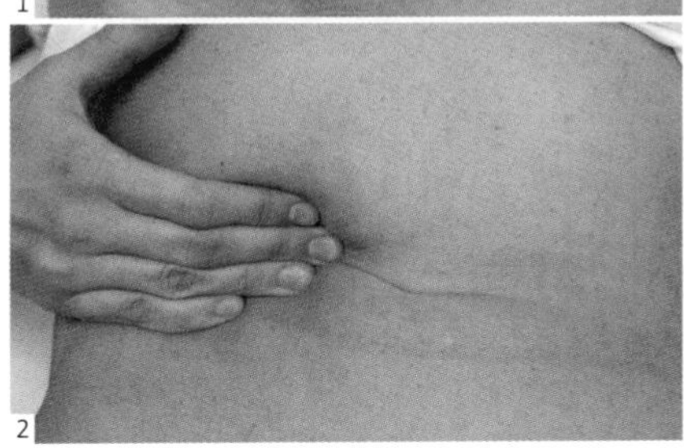

Colonmassage Abb. 2: an Massagestelle 1 u. 2. mit der Ausatmung in die Tiefe zirkulieren [3]

Colophonium *n*: s. Terebinthina.

Color|therapie (lat. color Farbe; Therapie*) *f*: syn. Farbtherapie*.

Combucha *f*: s. Kombucha.

Commiphora molmol Engler *f*: Myrrhenbaum; Baum aus der Familie der Burseraceae (Balsambaumgewächse); zusammen mit anderen Commiphora-Arten Stammpflanze der Arzneidroge; **Arzneidroge:** aus durch Verletzung der Rinde ausgetretenes u. an der Luft getrocknetes Gummiharz (Myrrha, Gummi Myrrha; Myrrhe); **Inhaltsstoffe:** 2–10 % ätherisches Öl mit Sesquiterpenkohlenwasserstoffen, -alkoholen u. -lactonen (Commiferin u. a.), Furanosesquiterpenen u. Monoterpenen; ethanollösliches Harz, Proteine, Kohlenhydrate (als Gummianteil); **Wirkung:** adstringierend, antibakteriell, antiinflammatorisch; **Verwendung:** gepulverte Droge, Tinktur (1 : 5 Ethanol 90 %) sowie andere galenische Zubereitungen zur lokalen Anwendung nach **Kommission E** bei leichten Entzündungen der Mund- u. Rachenschleimhaut; auch bei Stomatitis aphthosa, Pharyngitis, Tonsillitis, kleinen Hautentzündungen u. Wunden; **Dosierung:** 2–3-mal täglich Tinktur unverdünnt bei Entzündungen der Mund- u. Rachenschleimhaut, zum Spülen u. Gurgeln mehrmals täglich 5–10 Tropfen pro Glas Wasser; Zahnpulver: 10 % gepulverte Droge; **Nebenwirkungen:** bei unverdünnter Anwendung von Myrrhentinktur können vorübergehend leichtes Brennen u. Geschmacksirritationen auftreten. **Kontraindikation:** Schwangerschaft; **Wechselwirkung:** keine bekannt.

Commotio cerebri (lat. commotio Erschütterung; cerebrum Gehirn) *f*: sog. Gehirnerschütterung; leichtes Schädelhirntrauma (SHT I), traumatisch bedingte, reversible Schädigung des Gehirns i. S. einer Funktionsstörung ohne morphologisch fassbares Substrat; **Symptom:** retrograde u. evtl. anterograde Amnesie, bis maximal 60 Minuten andauernde Bewusstseinsstörung, Durchgangssyndrom, Kopfschmerz*, Schwindel, Übelkeit u. Erbrechen*, evtl. passagere posttraumatische Hirnleistungsschwäche u. Spätschäden; **Therapie: 1.** kurzfristige Bettruhe, Analgetika, Antiemetika, Frühmobilisation; **2.** Homöopathie: u. a. Zubereitungen aus Arnica* montana, Hypericum* perforatum, Ruta* graveolens, Natrium sulfuricum.

Compliance (engl. Einwilligung, Bereitschaft): Akzeptanzverhalten des Patienten od. eines Ratsuchenden gegenüber medizinischen Maßnahmen; Ratschläge, Empfehlungen u. Vorschriften bezüglich der Therapie werden von Patienten od. Bevölkerungsgruppen in verschiedenem Ausmaß befolgt bzw. nicht befolgt (**Non-Compliance**). C. ist von der Einsicht in die fachliche Notwendigkeit geprägt, wird vom Vertrauen in die Kompetenz des Therapeuten getragen u. ist u. a. abhängig von Persönlichkeit, Krankheitsverständnis, Leidensdruck u. kulturellem Hintergrund des Patienten, Arzt-Patient-Beziehung, Anzahl u. Schwierigkeit der Anweisungen, Art der Therapie u. evtl. erforderlichen Verhaltensänderungen. In der Ethnomedizin* wird diese Problematik als Resultat unterschiedlicher Erklärungsmodelle* von Experten u. Laien gedeutet. Vgl. Krankheitskonzept, Krankheitsverhalten.

Con|durango cortex *m*: s. Marsdenia condurango.

Coniin *n*: s. Conium maculatum.

Conium maculatum L. *n*: Gefleckter Schierling; Pflanze aus der Familie der Apiaceae (Doldenblütler, Umbelliferae); **Arzneidroge:** Schierlingskraut (Conii herba); **Inhaltsstoffe:** Alkaloide: Coniin, Conicein, Polyine, Furanocumarine; **Wirkung:** sehr stark giftig, verursacht motorische Lähmung durch Ausschalten von Nicotinrezeptoren, Tod durch Atemlähmung (Giftbecher des Sokrates); **Verwendung:** wegen der möglichen Vergiftungsgefahren ist der Gebrauch der Droge heute abzulehnen, **Homöopathie:** Verwendung (großes Mittel) entsprechend des individuellen Arzneimittelbildes z. B. bei Schwindel durch Aufsitzen, Tumoren.

Con|solida regalis *n*: s. Delphinium consolida.

Contraria contrariis curentur (lat.): „Gegensätzliches werde mit Gegensätzlichem behandelt"; therapeutische Grundregel (Galen) vieler Richtungen auch der Medizin zu Zeiten Samuel Hahnemanns sowie der heutigen Schulmedizin; in der frühen Homöopathie* zur Abgrenzung von ihrer eigenen Methode (s. Similia similibus curentur) gebraucht u. mit der Palliation* u. anschließender Verschlimmerung von Symptomen assoziiert; vgl. antipathisch.

Con|vallaria majalis L.: Maiglöckchen; ausdauernde Giftpflanze aus der Familie der Convallariaceae (Maiglöckchengewächse); **Arzneidroge:** oberirdische blühende Teile (Convallariae herba, Maiglöckchenkraut); **Inhaltsstoffe:** herzwirksame Glykoside (z. B. Convallatoxin, Convallatoxol, Convallosid; s. Digitalisglykoside); **Wirkung:** positiv inotrop auf das Arbeitsmyokard, Ökonomisierung der Herzarbeit, venentonisierend, diuretisch; **Verwendung:** in auf Wirkwert von Convallatoxin eingestelltem Maiglöckchenpulver in Fertigarzneimitteln, insbesondere Kombinationsarzneimitteln; nach **Kommission E** bei Herzinsuffizienz (Stadium NYHA II), chronischem Cor pulmonale; **Dosierung:** nach Angaben des Herstellers; **Nebenwirkungen:** Übelkeit, Erbrechen, Herzrhythmusstörungen; **Kontraindikation:** Therapie mit Digitalisglykosiden, Kaliummangelzustände; **Wechselwirkung:** Wirkungs- u. Nebenwirkungssteigerung bei gleichzeitiger Einnahme von Antiarrhythmika, Calcium, Laxantien, bei Langzeittherapie mit Glukokortikoiden.

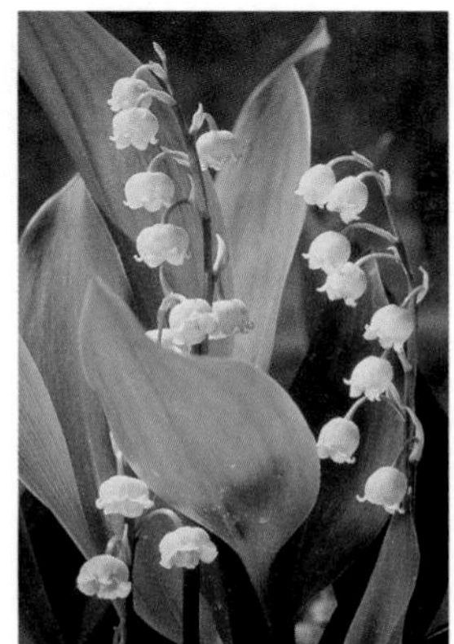

Convallaria majalis L.: Pflanze [1]

Convenience-Food (engl. für „bequeme" Kost): Bez. für meist industriell hergestellte, vorgefertigte u. haltbar gemachte Lebensmittel zur Vereinfachung der Vorratshaltung u. Verkürzung der Zubereitungszeit. Vgl. Fast-Food, Junk-Food.

Copalchi *m*: s. Croton niveus, Coutarea latifolia.

Coping (engl. to cope fertig werden mit): Begriff aus der Stressforschung, der die Fähigkeit zu adaptivem Verhalten beschreibt; in Psychiatrie u. Psychologie bezeichnet C. eine psychische Verhaltensweise zur Bewältigung von Erkrankung u. Erkrankungssituation. I. R. einer Theorie der Humanmedizin (v. Uexküll) bekommt C. den Charakter eines umfassenden Krankheits- u. Gesundheitsmodells. C. ist die Antwort des Individuums auf die Situation Erkrankung auf der physischen, psychischen u. sozialen Ebene. I. R. der Ethnomedizin* wird dieser Zusammenhang wichtig, da C. als Gesamtheit der Reaktionen auf Kranksein* ganz wesentlich in den jeweiligen kulturellen Bedeutungssystemen verankert ist. C. beinhaltet Wahrnehmung von Erkrankung, Labeling*, das Bereitstellen von Erklärungsmodellen*, Durchführung von Therapie, schließt aber auch die Auseinandersetzung mit den Resultaten der Therapie ein. Für den interkulturellen Vergleich sind dies die Variablen der kulturgebundenen Reaktion auf Erkrankung. Die Folgen des Medizintransfers* sind in diesen Dimensionen bisher wissenschaftlich kaum untersucht worden.

Coriandrum sativum L. *m*: Koriander; Pflanzen aus der Familie der Apiaceae (Doldengewächse); die Varietäten Coriandrum satium var. vulgare Alefeld (var. macrocarpum De Candolle) u. var. microcarpum De Candolle sind Stammpflanzen der Droge;

Arzneidroge: getrocknete reife Früchte (Coriandri fructus, Korianderfrüchte); **Inhaltsstoffe:** bis zu 1 % ätherisches Öl (Coriandri aetheroleum, 60–70 % D-(+)-Linalool u. weitere Monoterpene), 20 % fettes Öl, 15 % Eiweiß, Kaffeesäurederivate; **Wirkung:** leicht spasmolytisch, karminativ, appetitanregend, Förderung der Magensaftsekretion; **Verwendung:** vor Gebrauch zerquetschte u. pulverisierte Droge u. a. galenische Zubereitungen zum Einnehmen, insbesondere in Kombinationen; nach **Kommission E** bei dyspeptischen Beschwerden, Appetitlosigkeit. Die fein gemahlenen Früchte od. auch die frischen Blätter sind Bestandteil von Currygewürz-Mischungen u. Gewürz bei der Zubereitung von Soßen, Fleisch- u. Wurstwaren, Fisch, Gemüse, Brot, Lebkuchen, kandierten Früchten u. Bonbons sowie zur Aromatisierung von Aperitifs, Schnäpsen u. Likören; **Dosierung:** mittlere Tagesdosis 3 g Droge, Zubereitungen entsprechend; **Nebenwirkungen:** gelegentlich allergische Reaktionen, Photosensitivität, Kontaktdermatitis; **Kontraindikation**: keine bekannt; **Wechselwirkung:** keine bekannt.

Cortex (lat.) *m*: Rinde, Schale; äußerster Teil der Sprossachse u. der Wurzeln von Diktoylen (zweikeimblättrige Pflanzen) mit sekundärem Dickenwachstum; in der neuen pharmazeutischen Terminologie wird die Bez. des Pflanzenteils hinter den Pflanzennamen gestellt (z. B. Frangulae cortex), während die alte, oft noch gebräuchliche lateinische Nomenklatur die Bez. des Pflanzenteils dem Pflanzennamen voranstellt (Cortex Frangulae). Vgl. Lignum.

Corynanthe yohimbe *f*: s. Pausinystalia yohimbe.

Coué-Methode *f*: Verfahren zur positiven Selbstbeeinflussung u. Autosuggestion nach E. Coué; Variante des Autogenen* Trainings, die auf der körperlichen, seelischen u. geistigen Ebene mit dem Ziel Gesundheit, Harmonie, Klarheit im Denken u. mentale Stärke wirken soll; mit Gedankenkraft sollen sich Veränderungswünsche im Bereich des Möglichen erfüllen können. Vgl. Suggestion.

Counter|irritation (engl. Gegenreizung): s. Kontrairritation.

Coutarea lati|folia Sessé et Moc. ex D.C. *f*: syn. Hintonia latiflora; Pflanze aus der Familie der Rubiaceae (Rötegewächse), auch weitere Rubiaceen wie Coutarea hexandra (Jacquin) Schum., u. Exostema caribaeum (Jacquin) Roem. U. Schult liefern Copalchi; **Arzneidroge:** getrocknete Rinde der Zweige u. Äste (Copalchi cortex, Quina blanca); **Inhaltsstoffe:** Bitterstoff Copalchin, ätherisches Öl, Neoflavonoide; **Verwendung:** Abkochung innerlich bei chronischer Diarrhö u. Dysenterie; **traditionell** innerlich in den Ursprungsländern besonders bei Malaria, auch als Bittermittel bei Magen- u. Darmstörungen, als Roborans; als Ersatz für Chinarinde (s. Cinchona pubescens), Copalchi aus Hintonia latiflora unterstützend bei Diabetes mellitus; **Dosierung:** keine genauen Angaben erhältlich; **Wechselwirkung:** mit Medikamenten zur Thromboseprophylaxe.

C-Potenz (Potenz*) *f*: Kurzbez. für Centesimalpotenz*.

Crabtree-Ef|fekt (lat. efficere effectus hervorbringen) *m*: von Crabtree (1929) beschriebener Effekt, bei dem sich durch Glukose eine Senkung der Krebszellatmung einstellen soll; die Atmungsintensität soll der Vermehrungsrate der Krebszellen (sog. Virulenz) umgekehrt proportional sein, d. h. je höher z. B. die Glukosekonzentration in dem die Körperzellen umgebenden Milieu (auch im Blut) sowie in den Zellen selbst ist, desto geringer ist die Zellatmung, u. desto höher ist das Krebswachstum.

Cranio-Sacral-Therapie (lat. cranium Schädel; Os sacrum Kreuzbein; Therapie*) *f*: Abk. CST; auch Kranio-Sakral-Therapie; Diagnose- u. Therapieverfahren, das von dem amerikanischen Osteopathen William Garner Sutherland (1873–1954) zuerst in den 30er Jahren des 20. Jahrhunderts beschrieben u. von dem amerikanischen Chirurgen John E. Upledger 1970 weiterentwickelt wurde; Grundlage dieser Form von Osteopathie* ist die Annahme, dass sich der knöcherne Schädel rhythmisch in seiner anterio-posterioren Ausdehnung verkürzt u. gleichzeitig lateralwärts ausdehnt bzw. sich der Bewegungsvorgang anschließend umkehrt. Dieser kraniale Bewegungsrhythmus soll sich 8–14 mal pro Minute ereignen; er wird auf einen primären Atemrhythmus zurückgeführt, der alle Körperzellen in der oben beschriebenen Weise verändern soll. Volumen u. Druck in den Zellen werden dabei nicht verändert. Als treibende Kraft für diesen Rhythmus wird die Fluktuation des Liquors cerebrospinalis beschrieben. Zu dem kranio-sakralen System gehören v. a. die Meningen u. ihre verbundene Umgebung sowie der Liquor cerebrospinalis. **Ziel** der CST ist es, Ungleichgewichte u. Störungen des Rhythmus durch bestimmte osteopathische Behandlungstechniken zu beheben. Diese Lösungstechniken von Gewebespannungen sind vorwiegend passiv u. bestehen aus feinen Manipulationen u. Stellungskorrekturen bestimmter Schädelknochen. Diagnostisch leistet der Therapeut die Feststellung auf Normabweichungen des kranio-sakralen Rhythmus u. lokalisiert die entsprechenden Knochenelemente. **Wirkung:** Beeinflussung der Hypophyse durch die Keilbeinbewegung, Störungen in diesem Bereich führen zu endokrinen Beschwerden; ebenso soll die Kiefergelenkfunktion durch CST beeinflussbar sein (Beziehungskette zwischen Okklusion, Kiefergelenk u. Os temporale); Entspannung der Körperfaszien, Verbesserung der Blutversorgung; **Anwendung:** Schmerzen im posturalen System (Halte- u. Bewegungsapparat), Trigeminusneuralgie, Depression, hyperkinetisches Syndrom, nervöser Tic, unklarer Schwindel u. a.; **Kontraindikation:** Schädelfrakturen, intrakranielle Blutungen. Wirksamkeit im Bereich von Placeboeffekten.

C

Crataegus *m*: Weißdorn; Sträucher aus der Familie der Rosaceae (Rosengewächse); Crataegus laevigata (Poiret) De Candolle (Crataegus oxyacantha L., Zweigriffeliger Weißdorn, Gemeiner Weißdorn), Crataegus monogyna Jaquin emend. Lindmann (Eingriffeliger Weißdorn) u. a.; **Arzneidroge:** Weißdornblätter mit Blüten (Crataegi folium cum flore); **Inhaltsstoffe:** 1–2 % Flavonoide (u. a. Hyperosid, Vitexin-4'-rhamnosid, Rutin, Vitexin), 0,4–1 % oligomere Procyanidine, biogene Amine, Catechine, Triterpensäuren; **Wirkung:** positiv inotrop, chronotrop u. dromotrop sowie negativ bathmotrop; Zunahme der Koronar- u. Myokarddurchblutung, Senkung des peripheren Gefäßwiderstandes, Besserung der subjektiven Beschwerden der Herzinsuffizienz im Stadium II (NYHA); **Verwendung:** in flüssigen od. festen Darreichungsformen zum Einnehmen; nach **Kommission E** bei Herzinsuffizienz im Stadium II (NYHA); weitere Indikationen: funktionelle Herzbeschwerden, koronare Herzkrankheit, Arterioskleroseprophylaxe, benigne Herzrhythmusstörungen; **Dosierung:** Tagesdosis 300–900 mg nativer, wässrig-alkoholischer Auszug (Ethanol 45 % od. Methanol 70 %; Droge-Extrakt-Verhältnis 4–7 : 1 mit definiertem Flavonoid- od. Procyanidin-Gehalt entsprechend 30–168,7 mg oligomere Procyanidine od. 3,5–19,8 mg Flavonoide in 2 od. 3 Einzeldosen; die Anwendungsdauer sollte mindestens 6 Wochen betragen; **Nebenwirkungen:** keine bekannt; **Kontraindikation:** keine bekannt; **Wechselwirkung:** keine bekannt.

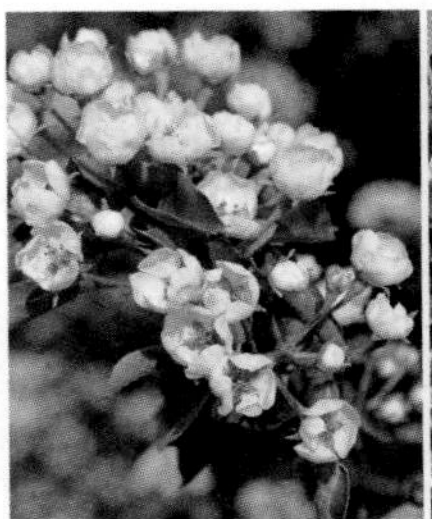
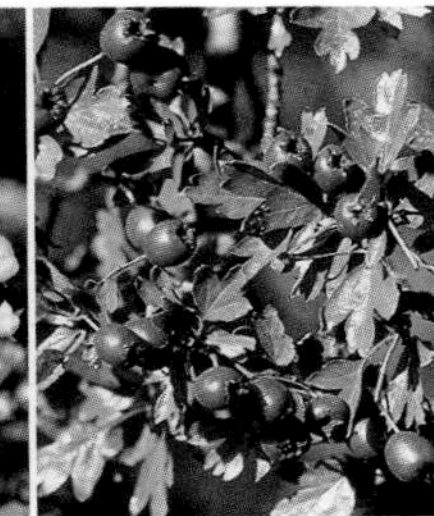

Crataegus: Blüte u. Frucht [1]

Craving (engl. to crave dringend benötigen, verlangen): umgangssprachl. Janker, Gier; Bez. für das subjektive Erleben eines sehr starken Verlangens nach Einnahme eines Arznei- od. Suchtmittels bei Abhängigkeit* od. im Zusammenhang mit Heißhungerattacken, bei denen hastig große Nahrungsmengen verschlungen werden (s. Essstörungen, psychogene); als Ursachen werden neurobiologische u. psychologische Gründe angenommen. Die Beeinflussung des C. durch psychotherapeutische u. medikamentöse Maßnahmen ist Bestandteil der Therapie.

Crocus sativus L. *m*: Safran-Krokus, Safran; Pflanze aus der Familie der Iridaceae (Schwertliliengewächse); **Arzneidroge:** durch ein kurzes Griffelstück zusammengehaltene Narbenschenkel der im Herbst blühenden Pflanze (Crocus, Croci stigma, Safran); **Inhaltsstoffe:** 0,4–1,3 % ätherisches Öl mit α- u. β-Pinen, 1,8-Cineol u. dem typischen Duftstoff Safranal, der erst bei der Trocknung der geruchlosen Narben aus dem bitter schmeckenden Terpenglucosid Pricrocrocin gebildet wird; bis 2 % Carotinoide (Crocetin, Crocin); **Wirkung:** zytotoxisch, antitumoral, sedierend; **Verwendung:** von der **Kommission E** negativ monographiert; **traditionell** als Nervenberuhigungsmittel bei Krämpfen u. Asthma; innerlich zur Regulation des Menstruationszyklus; bei dyspeptischen Beschwerden u. als Stomachikum (Bestandteil der sog. Schwedenkräutermischungen); bei Hustenanfällen u. Bronchospasmen; äußerlich bei Zahn- u. Zahnfleischschmerzen, Kopfschmerz, Hämorrhoiden u. Schlangenbissen. Die Wirksamkeit bei den beanspruchten Anwendungsgebieten ist nicht belegt. Verwendung in der Kosmetik als Färbemittel, im Haushalt als Gewürz (Safranreis, Fleischbrühen, Fischgerichte) u. zur Herstellung von Likören, Magentonika u. Wermutweinen; **Nebenwirkungen:** bei einer maximalen Tageseinnahme von 1,5 g keine Risiken; in größeren Mengen abortiv, Blutungen, Erbrechen, Erbrechen, Schwindel, thrombozytopenische Purpura; Rhinokonjunktivitis, allergisches Asthma bronchiale, anaphylaktischer Schock wurden beschrieben; **Kontraindikation:** Schwangerschaft; **Homöopathie:** Zubereitungen entsprechend des individuellen Arzneimittelbildes z. B. bei Blutungen, Neigung zu schmerzhaften Krämpfen u. rasch wechselnden Verstimmungszuständen.

Croton lechleri Müller Arg. *m*: Drachenblut, Sangre de Drago, Chojilla, Choquilla; Baum aus der Familie der Euphorbiaceae (Wolfsmilchgewächse); **Arzneidroge:** Latex (Latex crotonidis): Harz aus Verletzungen der Rinde gewonnen; **Inhaltsstoffe:** Proanthocyanidine (Antioxidantien), Tannine, Lignan (Dimethylcedrusin), Alkaloide (u.a. Taspin), Phenole, Diterpene; **Wirkung:** antiseptisch, antiviral, antibakteriell, blutstillend, wundheilungsfördernd, unterstützt die Heilung vernarbten Zellgewebes; **Verwendung:** Harzlösung **traditionell:** äußerlich bei Ekzemen, Insektenstichen, zur Vaginalspülung bei Infektionen, innerlich bei Hämorrhoiden, Aphthen, Tonsillitis, Magengeschwüren, Verdauungsproblemen, rheumatischen Beschwerden; **Dosierung:** ca. 5 ml Harz in 150 ml lauwarmem Wasser od. Milch lösen, ab 20 Tropfen pro Tag (keine genaueren Angaben erhältlich); **Nebenwirkungen:** keine bekannt; **Kontraindikation:** Schwangerschaft; **Wechselwirkung:** keine bekannt.

Croton niveus Jacquin. *m*: Croton pseudochina Schlechtendal, Croton guatemalensis; Copalchi; strauchartiger Baum aus der Familie der Euphorbiaceae (Wolfsmilchgewächse); **Arzneidroge:** getrocknete Rinde der Zweige u. Äste (Cortex Copalchi, Copalchi cortex, Mexikanische Fieberrinde, Pseudochinarinde); **Inhaltsstoffe:** Bitterstoff Copalchin, ätherisches Öl, Alkaloide, Quercetinglucoside; **Wirkung:** fiebersenkend, zur unterstützenden Therapie bei Diabetes mellitus (nicht ausreichend belegt); **Verwendung:** Abkochung innerlich bei chronischer Diarrhö u. Dysenterie; äußerlich zur Behandlung von Hämorrhoiden; **traditionell** innerlich in den Ursprungsländern besonders bei Malaria, auch als Bittermittel bei Magen- u. Darmstörungen; als Roborans, als Ersatz für Chinarinde (s. Cinchona pubescens); äußerlich bei Hämorrhoiden, Lähmungen u. rheumatischen Beschwerden; **Dosierung:** keine genauen Angaben erhältlich.

Croton|öl: Oleum crotonis; Krotonöl; Öl aus Samen des tropischen Wolfsmilchgewächses Croton tiglium; sehr starkes Abführmittel; die Anwendung ist wegen der kokarzinogenen Wirkung obsolet.

CST: Abk. für **C**ranio*-**S**acral-**T**herapie.

Cucurbita pepo L. *f*: Gartenkürbis, Ölkürbis, Gewöhnlicher Kürbis; Pflanze aus der Familie der Cucurbitaceae (Kürbisgewächse); **Arzneidroge:** Samen von C. p. u. Kulturvarietäten (Cucurbitae peponis semen; Kürbissamen); **Inhaltsstoffe:** Δ7-Phytosterole u. deren Glucoside, β- u. γ-Tocopherol, Mineralstoffe (Kalium), Spurenelemente (Selen), fettes Öl mit bis zu 64 % Linolsäure, Cucurbitin u. weitere 24 Aminosäuren; **Wirkung:** antiphlogistisch u. antikongestiv am Prostatagewebe, diuretisch, prostatotrop; **Verwendung:** ganze od. grob zerkleinerte Samen sowie andere galenische Zubereitungen nach **Kommission E** bei überaktiver Harnblase, Miktionsbeschwerden bei Prostataadenom (Stadium I u. II nach Alken); **traditionell** bei Enuresis nocturna u. diurna; **Dosierung:** mittlere Tagesdosis 10 g Samen, Zubereitungen entsprechend; **Nebenwirkungen:** keine bekannt; **Kontraindikation:** keine bekannt; **Wechselwirkung:** keine bekannt.

Cun (sprich tsunn): **1.** in der Traditionellen Chinesischen Medizin* verwendete individuelle Maßeinheit am menschlichen Körper zur genauen Lokalisation der Gefäßverläufe (s. Meridiane) u. Akupunktur-Foramina (s. Akupunktur); entspricht der Daumenbreite bzw. der Länge des mittleren Mittelfingerglieds des Patienten (gemessen von der distalen zur proximalen Beugefalte); **2.** Zoll; chinesisches Längenmaß (ca. 3,2 cm), z. B. zur Längenbestimmung von Akupunkturnadeln*.

Cuprum (lat.) *n*: s. Kupfer.

Curare *n*: Sammelbez. für Pfeilgifte, die aus wässrigen eingedickten Extrakten von Rinden (evtl. auch Blättern) südamerikanischer Lianen bestehen; **Einteilung: 1.** Tubocurare aus Chondodendron tomentosum u. a. Menispermaceenarten; enthält als Hauptkomponente (+)-Tubocurarin, das als Chlorid zur Muskelrelaxation bei chirurgischen Eingriffen, insbesondere im Bauch- u. Thoraxraum, sowie bei Elektroschock u. Tetanus verwendet wird; **2.** Calebassencurare aus Strychnosarten; enthält Strychnosalkaloide (Toxiferin, dessen partialsynthetisches Abwandlungsprodukt Alcuroniumchlorid als Muskelrelaxans bei chirurgischen Eingriffen u. Tetanus angewendet wird). Das Fleisch der Beutetiere, die durch C. bewegungsunfähig werden, ist genießbar, da orale Aufnahme von C. beim Menschen keine Wirkung zeigt.

Curcuma domestica *f*: s. Curcuma longa.

Curcuma longa L. *f*: Curcuma domestica Valeton, Gelbwurz; Kurkuma; Pflanze aus der Familie der Zingiberaceae (Ingwergewächse); **Arzneidroge:** gebrühter u. getrockneter Wurzelstock (Curcumae longae rhizoma); **Inhaltsstoffe:** 2–7 % ätherisches Öl (60 % Sesquiterpene, 25 % Zingiberen), 3–5 % Dicinnamoylmethan-derivate (Curcumin), Ferulasäure, Kaffeesäure; **Wirkung:** cholagog, verdauungsfördernd, lipidsenkend, antioxidativ; **Verwendung:** Drogenpulver od. Teezubereitung nach **Kommission E** bei dyspeptischen Beschwerden; neuere Untersuchungen: bei leichter hepatobiliärer Dysfunktion; **traditionell** auch bei Diarrhö, Bronchitis u. Gelbsucht sowie Wurmbefall; äußerlich bei Prellungen sowie bei entzündlichen u. septischen Erkrankungen von Haut u. Auge. Das gepulverte Rhizom wird als Gewürz (Hauptbestandteil des sog. Curry), zum Färben von Lebensmitteln u. zum Fernhalten von Vorratsschädlingen verwendet. **Dosierung:** 1,5–3 g Drogenpulver pro Tag, Extrakt: ab 170 mg/d; **Nebenwirkungen:** keine bekannt; **Kontraindikation:** Verschluss der Gallenwege, bei Cholezystolithiasis nur nach Rücksprache mit dem Arzt anwenden. Vgl. Curcuma xanthorrhiza.

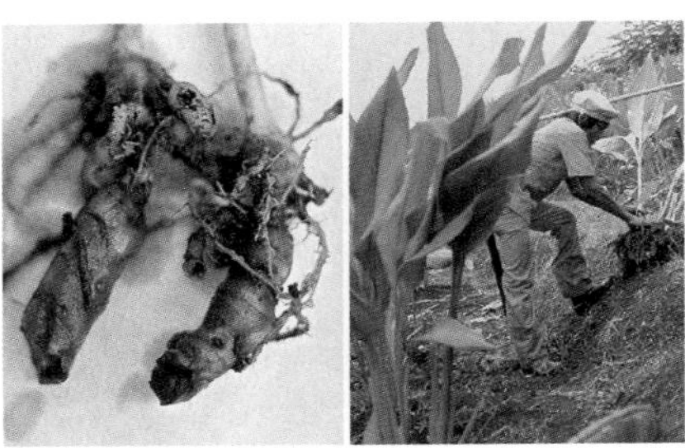

Curcuma longa L.: Wurzel u. Ernte der Planze [2]

Curcuma xanthor|rhiza Roxburgh *f*: Javanische Gelbwurz, Javanische Kurkuma; indonesische Bez. Temoe lawak; Pflanze aus der Familie der Zingiberaceae (Ingwergewächse); **Arzneidroge:** in Scheiben geschnittener, getrockneter Wurzelstock (Curcuma xanthorrizae rhizoma); **Inhaltsstoffe:** 6–11 % ätherisches Öl mit 1-Cyclo-Isoprenmyrcen (bis zu 85 %), Xanthorrhizol (β-Curcumen; bis zu 20 %) u. Sesquiterpenen; 0,8–2 % Curcuminoide; Ferulasäure, Kaffeesäurederivate; 30–40 % Stärke; **Wirkung:** choleretisch, cholekinetisch, antibakteriell, antiphlogistisch, hepatoprotektiv; **Verwendung:** zerkleinerte Droge für

C

Aufgüsse u. a. Zubereitungen nach Kommission E bei dyspeptischen Beschwerden; **traditionell** auch bei entzündlichen Erkrankungen der Gallenblase u. der Gallenwege, zur Appetitsteigerung, gegen Flatulenz; **Dosierung:** mittlere Tagesdosis 2 g Droge, Zubereitungen entsprechend; **Nebenwirkungen:** bei längerem Gebrauch Magenbeschwerden; **Kontraindikation:** Verschluss der Gallenwege, bei Gallensteinleiden nur nach Rücksprache mit einem Arzt anwenden. **Wechselwirkung:** keine bekannt.

Curcuma zedoaria (Christm.) Rosc. *f*: Zitwer; ausdauernde, krautige Pflanze aus der Familie der Zingiberaceae (Ingwergewächse); **Arzneidroge:** getrocknete knollige Teile des Wurzelstocks (Zedoariae rhizoma, Zitwerwurzelstock); **Inhaltsstoffe:** 1–1,5 % ätherisches Öl mit ca. 48 % Sesquiterpenalkoholen u. Sesquiterpenketonen (Zingiberen, Tumerone, α-Pinen, Camphen, Cineol u. a.), Curcuminoide, 50 % Stärke, 10–13 % Rohprotein; **Wirkung:** choleretisch, spasmolytisch, antiinflammatorisch; **Verwendung:** gepulverte Droge für Abkochungen; **traditionell** bei Verdauungsschwäche, Koliken; die Wirksamkeit bei den beanspruchten Anwendungsgebieten ist nicht belegt. **Dosierung:** 1–1,5 g Droge als Abkochung 3-mal täglich; **Nebenwirkungen:** keine bekannt; **Kontraindikation:** Hypermenorrhö, Schwangerschaft u. Stillzeit; **Wechselwirkung:** keine bekannt.

Cyclanthera pedata Schardt. *f*: Caigua, Caihua, Inkagurke (Achokcha); einjährige Rankpflanze aus der Familie der Curbitaceae (Kürbisgewächse) heimisch in Amazonien; **Arzneidroge:** Blätter, Früchte mit Kernen (Cyclanterae folium et fructus cum semen); **Inhaltsstoffe:** Phytosterine (u.a. Sitosterol), Triterpensaponine, 3-β-D-Glukosid, Dihydroxytryptamin, Galakturonsäure, Pektin, Peptin, Pikrin, Thiamin, L-Ascorbinsäure, Lipide, schwefelhaltige Nährstoffe; **Wirkung:** diuretisch, anti-inflammatorisch, lipidsenkend (insbesondere LDL), blutzuckersenkend, antihelminthisch; **Verwendung:** Teeaufguss, gemahlene Droge u. andere Zubereitungen **traditionell:** innerlich bei Diabetes mellitus, bei Atmungsproblemen, bei Fettstoffwechselstörungen, zur Arterioskleroseprävention, als Antihelminthikum, als Antiphlogistikum bei Tonsillitis, Otitis; äußerlich als Antiphlogistikum bei Hautverletzungen, zur Zahnreinigung; **Dosierung:** 300–900 mg gemahlene Droge pro Tag; **Nebenwirkungen:** keine bekannt; **Kontraindikation:** keine bekannt.

Cymbopogon citratus (D.C.) Stapf *n*: syn. Andropogon citratus D.C.; Lemongras, Zitronengras; ausdauernde Pflanze aus der Familie der Poaceae (Gramineae, Süßgräser); zusammen mit Cymbopogon flexuosus (Nees ex Steud.) W. Warts (Malabargras) u. Cymbopogon nardus (L.) W. Wats (Cironellgras) Stammpflanze der Citronellöle; **Arzneidroge:** getrocknete oberirdische Teile (Cymbopogonis citrat herba, Lemongras) u. aus diesen gewonnenes ätherisches Öl (Cymbopogonis citrati aetheroleum, Lemongrasöl); **Inhaltsstoffe:** 0,2–0,4 % ätherisches Öl (65–85 % Citral, 12–20 % Myrcen, Geraniol, Limonen, α-Pinen, α-Terpineol), pentacyclische Triterpene (Cymbopogon, Cymbopogonol), Flavonoide; **Wirkung:** Aufguss antipyretisch, antibakteriell, harntreibend, krampflösend u. verdauungsfördernd; Lemongrasöl antibakteriell, analgetisch; **Verwendung:** innerlich als Aufguss; äußerlich als Teeaufguss u. Öl; **traditionell** innerlich bei Appetitlosigkeit, Magen-Darm-Beschwerden mit Flatulenz u. Krämpfen, nervöser Unruhe, Schmerzen, Erbrechen, Husten, rheumatischen Beschwerden, Fieber, Erkältung, Erschöpfung; Öl äußerlich bei Kopfschmerzen, abdominalen Beschwerden, Krätze, Läusen, rheumatischen Beschwerden; zur sog. Aromamassage; die Wirksamkeit bei den beanspruchten Anwendungsgebieten ist nicht belegt. **Dosierung:** 1–2 TL der getrockneten Droge in 150 ml kochendem Wasser; Kurzzeitanwendung bis 2 Wochen; ÖL nur verdünnt anwenden; **Nebenwirkungen:** bei äußerlicher Anwendung selten allergische Reaktionen; **Kontraindikation:** Schwangerschaft u. Stillzeit; **Wechselwirkung:** keine bekannt.

Cymbopogon flexuosus (Nees ex Steud.) J. F. Watson *n*: syn. Andropogon flexuosus Nees ex Steud; Ostindisches Zitronengras, Malabargras; s. Cymbopogon citratus.

Cymbopogon nardus (L.) Rendle *n*: syn. Andropogon nardus L.; Cymbopogon afronardus Stapf, Cymbopogon validus (Stapf) Burtt Davy; Ceyloncitronell, Citronellgras, Nardusgras; s. Cymbopogon citratus.

Cymbopogon winterianus Jowitt *n*: Cymbopogon nardus var. mahapangiri; Java-Citronellgras, Java Zitronengras, Maha-Pengiri-Gras; ausdauernde Pflanze aus der Familie der Poaceae (Süßgräser); **Arzneidroge:** getrocknete oberirdische Teile (Cymbopogonis winteriani herba) u. aus diesen gewonnenes ätherisches Öl (Cymbopogonis winteriani aetheroleum, Oleum citronellae, Citronellöl, sog. Indisches Melissenöl); **Inhaltsstoffe:** ätherisches Öl mit 32–45 % Citronellal, 12–18 % Geraniol, 11–15 % Citronellol, 3–8 % Geranylacetat u. 2–4 % Citronellylacetat; **Wirkung:** motilitätshemmend, insektenrepellent; **Verwendung:** Kraut als leichtes Adstringens; Öl in Kombinationen, z. B. in Karmelitergeist, Melissengeist; **traditionell** bei innerer Unruhe, nervösen Befindlichkeitsstörungen, Magen-Darm-Beschwerden, Muskel- u. Nervenschmerzen, Erkältungskrankheiten, Erschöpfungszuständen; als Insektenabwehrmittel eingenommen od. unverdünnt (nur im Freien) auf die Haut aufgetragen. Die Wirksamkeit bei den beanspruchten Anwendungsgebieten ist nicht belegt. **Nebenwirkungen:** bei äußerlicher Anwendung sind allergische Reaktionen möglich, innerlich (Inhalation) bei höheren Dosen toxische Alveolitis. **Kontraindikation:** Schwangerschaft, Stillzeit, orale Anwendung bei Kindern.

Cynara scolymus L. *n*: Echte Artischocke; ausdauerndes Kraut aus der Familie der Asteraceae (Korbblütler); **Arzneidroge:** getrocknete Blätter (Cynarae folium, Artischockenblätter); **Inhaltsstoffe:** bis 1,45 % Kaffeoylchinasäurederivate (z. B. Cynarin), bis zu 6 % Bitterstoffe (z. B. Cynaropikrin) u. Flavonoide; **Wirkung:** choleretisch, cholesterolsenkend (Hemmung der Cholesterolbiosynthese), antioxidativ, spasmolytisch; Wirksamkeitsnachweis: in klinischen Studien konnte nach jeweils sechswöchiger Therapiedauer bei Hypercholesterolämie eine cholesterolsenkende Wirkung (ca. −18,5 %) nachgewiesen werden; **Verwendung:** als Trockenextrakt nach **Kommission E** bei dyspeptischen Beschwerden; **traditionell** zur Leberprotektion, als Medizinalwein (Vinum cynarae) bei Verdauungsbeschwerden u. als Roborans in der Rekonvaleszenz; **Dosierung:** mittlere Tagesdosis: 6 g Droge (entsprechend ca. 1320 mg wässrigem Trockenextrakt, mindestens 300 mg Trockenextrakt in der Einzeldosis), Frischpflanzenpresssaft: 2–3-mal täglich 1 EL; **Nebenwirkungen:** selten leichte gastrointestinale Beschwerden; **Kontraindikation:** Allergie gegen Korbblütler, Verschluss der Gallenwege; bei Gallensteinleiden nur nach Rücksprache mit einem Arzt verwenden.

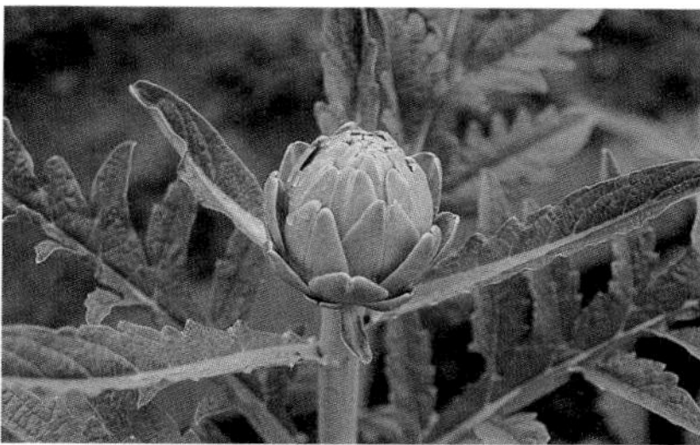

Cynara scolymus L.: Blüte [2]

Cyno|glossum officinale L. *n*: Cynoglossum clandestinum, Hundszunge; Cynoglossum clandestinum; Pflanze aus der Familie der Boraginaceae (Rauhblattgewächse); **Arzneidroge:** getrocknetes, blühendes Kraut (Cynoglossi herba), im Herbst gesammelte, getrocknete Wurzel (Cynoglossi radix); **Inhaltsstoffe:** im Kraut ca. 1,7 % Gesamtalkaloide mit 62 % Heliosupin, Pyrrolizidinalkaloide; in der Wurzel Cynoglossin, Consolidin, Concolicin, Cynoglossidin; **Verwendung: traditionell** äußerlich bei Wunden u. Geschwüren; **cave:** aufgrund des Gehalts an Pyrrolizidinalkaloiden ist von der Verwendung dringend abzuraten; Negativmonographie der Kommission E.

Cynosbati fructus *m*: veraltete Bez. für Rosae fructus (Hagebuttenschale); s. Rosa canina.

Cyperi|pedum calceolus L. **var. pubescens** (Willd.) Correll *m*: Cyperipedium pubescens; Amerikanischer Frauenschuh; Pflanze aus der Familie der Orchidaceae (Knabenkrautgewächse); **Arzneidroge:** Wurzel (Cyperipedii radix/rhizoma); **Inhaltsstoffe:** ätherisches Öl, Harz, Gerbstoffe; **Wirkung:** sedativ; **Homöopathie:** Zubereitungen (kleines Mittel) bei nervösen Schlafstörungen (Kinder u. Frauen) mit Unruhe der Extremitäten.

Cyriax-Therapie (James C., englischer Arzt; Therapie*) *f*: auch Deep friction nach Cyriax; spezielle Grifftechnik aus der Manuellen Medizin*; beinhaltet eine Querfriktion (Schmerzauslösung!) der betroffenen Struktur (Sehne, Muskel, Band) u. bedingt durch Auslösung nervaler Mechanismen (Zweitschmerz aktiviert zentrale u. absteigende Schmerzhemm-Mechanismen; auch als DNIC bezeichnet: diffuse noxische inhibitorische Kontrolle) sowie humoraler Veränderungen (Freisetzung biogener Amine, z. B. Histamin) eine Beeinflussung schmerzhafter Weichteilveränderungen.

Cytisus scoparius (L.) Link *m*: Sarothamnus scoparius; Besenginster; Pflanze aus der Familie der Fabaceae (Schmetterlingsblütler); **Arzneidroge:** im Frühjahr u. Herbst gesammelte, getrocknete, oberirdische Teile (Cytisi scoparii herba); **Inhaltsstoffe:** 0,8–1,5 % Chinolizidinalkaloide (insbesondere (–)-Spartein bis zu 90 %), Phenylalaninderivate (Tyramin, Dopamin, Methyloxytyramin), Flavonoide (Scoparin) u. Isoflavonoide (Orobol); **Wirkung:** antiarrhythmisch, leicht negativ inotrop, Erhöhung des venösen Drucks; mit einer Wirkung von Spartein ist aufgrund des sehr geringen Gehalts in der Droge nicht zu rechnen; **Verwendung:** standartisierte Auszüge bei funktionellen Herzbeschwerden; **traditionell** als Aufguss od. Fluidextrakt bei rheumatischen Beschwerden, Cholelithiasis u. Nephrolithiasis sowie als Herzstärkungsmittel; **Dosierung:** standardisierte Auszüge (maximal 1 mg Spartein/ml) entsprechend 1–1,5 g Droge pro Tag; **Nebenwirkungen:** vereinzelt Kopfschmerz, Schwindel, Pupillenerweiterung; **Kontraindikation:** Hypertonie, Schwangerschaft; **Wechselwirkung:** Aufgrund des Tyramingehalts kann eine gleichzeitige Therapie mit Monoaminooxidasehemmern zu einer Blutdruckkrise führen; therapeutische Anwendung wegen des möglichen Risikos nicht empfohlen.

D

D: s. Dezimalpotenz.

DAB: Abk. für **D**eutsches **A**rznei**b**uch (i. d. R. ergänzt um die Angabe der jeweiligen Auflage od. das Erscheinungsjahr); Vorschriftensammlung über Zubereitung, Qualität, Prüfung, Bezeichnung, Lagerung u. Abgabe einer bestimmten Auswahl von Arzneimitteln*, den sog. offizinellen Mitteln; zurzeit gilt das DAB 2005. Vgl. HAB.

DAC: Abk. für **D**eutscher **A**rzneimittel**c**odex; s. Arzneibuch.

Damiana *f*: s. Turnera diffusa.

Dampf|bad: Bad in Heißluft mit hohem Feuchtigkeitsgehalt (>70 %); **Formen: 1. Vollbad:** (russisch-römisches Bad) meist in Dreierkombination (3 Räume) mit Warmluft (40–50 °C), Heißluft (60–70 °C) u. Dampf (40–50 °C); Wirkung: Hyperämie, leichte Hyperthermie, starkes Schwitzen, Schleimhauttoilette des Nasenrachenraums u. der Atemwege, Lockerung verspannter Muskeln; **2. Teilbäder:** z. B. als Kopfdampfbad zur Inhalation bei entzündlichen Erkrankungen der oberen Atemwege, evtl. mit Zusatz von Sole, Kräutern bzw. Extrakten (Kamille, Pfefferminze, Lindenblüte); Dampfstrahler (Dampfdusche) richten Dampf auf bestimmte Körperregionen (cave: Verbrennungen). Vgl. Heißluftbad, Hydrotherapie, Sauna.

Dampf|kom|presse (lat. comprimere, compressus zusammendrücken) *f*: sehr heißer Wickel* bzw. Kompresse*; **Anwendung:** z. B. bei Kolik i. R. einer Cholelithiasis.

Dang gui: s. Angelika sinensis.

Darm|bad: auch Sudabad; selten verwendete, intensive Einlaufbehandlung mit Spülung auch höherer Darmabschnitte durch 20–30 l Wasser in einem Vollbad; durch die Resorption von Wasser im Darm kommt es neben der gründlichen Darmreinigung zu einer verstärkten Diurese; **Anwendung:** bei Obstipation u. Nephrolithiasis (entspannende Wirkung auf die glatte Muskulatur der Harnleiter) sowie i. R. der ausleitenden Therapie* u. der Umstimmungstherapie*; **Kontraindikation:** entzündliche u. bösartige Darmerkrankungen (Perforation), unklare anatomische Verhältnisse mit Verletzungsgefahr beim Einführen des Darmrohrs. Vgl. Colonhydrotherapie, Darmreinigung.

Darm|entzündung: s. Enteritis.

Darm|erkrankungen: s. Enteritis, Magen-Darm-Erkrankungen, Reizdarmsyndrom, Dyspepsie, funktionelle, Ulkus, gastroduodenales.

Darm|kolik (gr. κωλικός am Darm leidend) *f*: s. Abdominalkrämpfe.

Darm|reinigung: Darmspülung zur Entleerung des Colons bzw. Rektums; **Formen: 1.** retrograde Instillation von Flüssigkeit in das Rektum (sog. Darmeinlauf) mit Darmrohr u. Irrigator od. durch gebrauchsfertige Instillationsflüssigkeiten (Klistiere bzw. Klysmen), z. B. vor Röntgenuntersuchungen, Endoskopie, Entbindung, bei Obstipation; **2.** Darmspülung: **a)** retrograd (sog. hoher Schwenkeinlauf) unter Verwendung von viel Spülflüssigkeit zur Reinigung größerer Darmabschnitte vor Operationen; **b)** als sog. Colonlavage orthograd per os durch Trinken von bis zu 3 l einer Lösung aus Polyethylenglycol, selten auch über eine Duodenalsonde mit Einleitung bis zu 10 l physiologischer Kochsalzlösung. **Anwendung:** In der Naturheilkunde Teil der ausleitenden Therapie* (s. Darmbad, Colonhydrotherapie); außerdem Verwendung von Laxanzien* (Karlsbader* Salz od. Natriumsulfat* bei Mayr*-Kur u. Fasten*) od. den Darm entlastenden Diäten, bei denen wenig sog. Verdauungsgifte anfallen (s. Ableitungsdiät, milde); Anwendung auch bei reflektorischen Störungen auf den Bewegungsapparat u. die Kreislaufregulation infolge gestörter Darmfunktion sowie zur Verhinderung einer Resorption schädlicher Stoffe bei gestörter Mukosabarriere.

Darm|sanierung: s. Symbioselenkung.

Darm|spülung: s. Darmbad, Darmreinigung, Klistier.

Daseins|an|alyse (gr. ἀναλύειν auflösen) *f*: psychotherapeutisches Konzept (L. Binswanger, M. Boss), das sich an der Phänomenologie E. Husserls u. der ontologischen Anthropologie M. Heideggers orientiert u. der traditionellen Subjekt-Objekt-Beziehung (Therapeut-Patient-Beziehung) ein Partnerschaftsverhältnis auf gleicher Ebene entgegensetzt (die sog. Gemeinsamkeit des Daseins); im Mittelpunkt der D. steht der sog. Daseinsvollzug des Einzelnen in seinen vielfältigen Beziehungen zur Welt. Um eine psychopathologische u. psychiatrische Etikettierung zu vermeiden, wird z. B. darauf verzichtet, von Symptomen u. Krankheitsverlauf zu sprechen. Vgl. Psychotherapie.

Datura stramonium L. *f*: Weißer Stechapfel; Pflanze aus der Familie der Solanaceae (Nachtschattengewächse); **Arzneidroge:** Blätter (Stramonii folium) u. Samen (Stramonii semen); **Inhaltsstoffe:** Alkaloide, insbesondere L-Scopolamin (L-Hyoscyamin); **Verwendung:** von der **Kommission E** negativ monographiert; **traditionell** als Spasmolytikum bei Asthma bronchiale, Keuchhusten, gelegentlich als Expektorans bei Bronchitis; Räucherpulver u. Asthmazigaretten zur inhalativen Anwendung; zur Basistherapie des psychovegetativen Syndroms; **Nebenwirkungen:** anticholinerge Symptome wie Pupillenerweiterung, extremer Durst, Tachykardie, Erbrechen, Schluckschwierigkeiten, Hyperthermie, Hypertonie, Anfälle, Verwirrtheit, Koma, Harnverhalt; Vergiftungsfälle mit tödlichem Ausgang; **cave:** Missbrauchs- u. Abhängigkeitspotential; die therapeutische Verwendung der Blätter u. Samen ist angesichts der Risiken sowie nicht ausreichend belegter Wirksamkeit nicht vertretbar. **Homöopathie:** Verwendung des frischen Krautes entsprechend des individuellen Arzneimittelbildes z. B. bei Schlafstörungen, unterstützend bei manischen Psychosen.

DCI: Abk. für **D**iagnostik* **c**hronischer **I**rritationen.

De|ad|aptation (lat. de- von - weg; adaptare anpassen) *f*: Rückbildung eines Adaptats*; gezielt notwendig, wenn Fehl- od. Überanpassungen korrigiert werden sollen; z. B. Rückbildung der Linkshypertrophie des Herzmuskels bei einer günstigen Verlaufsform von Hypertonie. Vgl. Adaptation.

De|coder|dermo|graphie (gr. δέρμα Haut; γράφειν schreiben) *f*: von Bergsmann u. Jahnke entwickelte Elektrohautmessung mit 3 Elektrodenpaaren (jeweils beidseitig an Stirn, Hand u. Fuß), die als Weiterentwicklung der Impulsdermographie* anzusehen ist; automatisierte Untersuchung von 7 Messstrecken mit zunächst negativer, dann positiver 10-Hz-Impulsreizung u. Registrierung der Speicherkapazität der Haut sowie Veränderungen der Potentialdifferenzen. Das Verfahren soll einen Überblick über den Regulationszustand des Organismus geben. Als Reaktionsformen werden unterschieden: normerg, hypererg, anerg. Wissenschaftlich umstrittenes Verfahren. Vgl. Diagnostik chronischer Irritationen.

Deep friction: s. Cyriax-Therapie.

De|kokt *n*: Abkochung; wässriger Drogenauszug, bei dem die Droge mit kaltem Wasser angesetzt, zum Sieden gebracht, 5–10 Min. auf Siedetemperatur gehalten u. dann abgeseiht wird; besonders gebräuchliche Zubereitung bei Drogen mit harter Konsistenz, z. B. Holz, Wurzel, Rinde.

De|kubitus (lat. decumbere, decubitum sich niederlegen) *m*: umgangssprachl. Durchliegen; durch äußere (längerfristige) Druckeinwirkung mit Kompression von Gefäßen u. lokaler Ischämie hervorgerufene trophische Störung von Geweben (v. a. Haut u. Unterhautgewebe) mit Nekrose, Mazeration, evtl. Infektion; **Vorkommen:** v. a. bei Bettlägerigkeit, insbesondere an Körperstellen, an denen die Haut dem Knochen unmittelbar anliegt, auch unter schlecht sitzenden Prothesen u. zu engen Gipsverbänden; **Therapie: 1.** bei intakter Haut Hautpflege, bei Haut- u. Gewebedefekt sorgfältiges Säubern der Wunde, Wundtaschen u. -ränder, Auftragen od. Einbringen von entzündungshemmenden u. granulationsfördernden Substanzen, Schutz der Wundränder u. -umgebung vor Wundsekret mit entsprechenden Salben u. Tinkturen; Wechsel der Medikamente bzw. Verbandsstoffe erst, wenn nach 3–4 Tagen kontinuierlicher Behandlung keine Verbesserung eingetreten ist; evtl. chirurgische Abtragung von Nekrosen, Deckung großer Hautdefekte mit Transplantat, Verschluss tiefer Wunden; **2.** Wickel mit Salz, Behandlung mit polarisiertem weißem Licht; **3.** Phytotherapie: Behandlung mit Calendula* officinalis; **4.** Homöopathie: Zubereitungen aus Calendula officinalis, Hamamelis* virginiana, Paeonia* officinalis.

Delphinium con|solida L. *n*: Consolida regalis S. F. Gray; Rittersporn; Pflanze aus der Familie der Ranunculaceae (Hahnenfußgewächse); **Arzneidroge:** getrocknete Blüten (Flores Calcatrippae, Delphinii flos, Calcatrippae flos); **Inhaltsstoffe:** Alkaloide; **Wirkung:** kardiotoxisch u. curareartige zentrale Atemlähmung; **Verwendung:** von der **Kommission E** negativ monographiert; **traditionell** als Diuretikum, Anthelminthikum, appetitanregendes Mittel; als Schmuckdroge (weniger als 1 %) in Teemischungen sowie zum Färben von Zuckerwaren u. Wolle. Die Wirksamkeit bei den beanspruchten Anwendungsgebieten ist nicht belegt, von einer Verwendung ist dringend abzuraten. **Nebenwirkungen:** Bradykardie, Hypotonie, Herzstillstand, Atemstillstand.

Delphinium staphisagria L. *n*: Stephanskraut; Pflanze aus der Familie der Ranunculaceae (Hahnenfußgewächse); **Arzneidroge:** getrocknete reife Samen (Staphisagriae semen); **Inhaltsstoffe:** Diterpenalkaloide (Delphinin, Staphisagrin u. a.), fettes Öl, ätherisches Öl; **Wirkung:** emetisch, laxierend, spasmolytisch; **Verwendung:** osolet; **Nebenwirkungen:** Entzündungen des Gastrointestinaltrakts, Übelkeit, Harn- u. Stuhldrang, Atemnot, Kollaps; lokal: Hautentzündungen, Ekzeme, Hautrötung. **Homöopathie:** Zubereitungen entsprechend des individuellen Arzneimittelbildes z. B. Risswunden, Ekzeme.

De|mulzens (lat. demulcere streicheln) *n*: linderndes Mittel.

de|plethorisch (lat. de- von, weg; gr. πλῆθος Fülle, Masse): flüssigkeitsverschiebend, ausleitend; z. B. Massage im Bereich von Blut- u. Lymphbahnen; s. Lymphdrainagetherapie, manuelle.

De|pression (lat. deprimere, depressus niederdrücken, herabziehen) *f*: diagnostisch unspezifische Bez. für eine Störung der Affektivität, bei der ein depressives Syndrom* im Vordergrund steht; die depressive Stimmungsänderung ist in Abhängigkeit von Dauer, Intensität od. Periodik des Auftretens u. U. pathologisch. **Formen:** In Abhängigkeit von der Schwere des depressiven Syndroms, vom Vorliegen adäquater äußerer Auslöser u. organischer Erkrankungen sowie aufgrund des Verlaufs unterscheidet man: **1.** somatogene D. (als Teil einer organischen Erkrankung); **2.** endogene D. (körperlich nicht begründbare D.); **3.** psychogene D. (psychoreaktive Erkrankung). Nach ICD-10 werden nach Verlauf u. Ausprägung unterschieden: depressive Episoden, anhaltende affektive Störungen (Dysthymia, entspricht weitgehend der neurotischen Depression früherer Klassifikationssysteme), depressive Anpassungsstörungen, organisch bedingte depressive Störungen. **Therapie:** **1.** Psychotherapie*; **2.** Autogenes* Training, Lichttherapie*, Farbtherapie*, Cranio*-Sacral-Therapie, emmenagoge Verfahren*; **3.** Phytotherapie: Zubereitungen aus Hypericum* perforatum, **traditionell** Zubereitungen aus Artemisia vulgaris, Syzygium jambolana, Ilex paraguariensis, Humulus lupulus. **4.** Homöopathie: u. a. Gold (Suizidneigung), nach Kummer Kochsalz (verschlossen, Trost verschlechtert), Ignatia (wechselhaft), Phosphorsäure (fühlt sich sehr schwach), Pulsatilla (weint viel, Trost bessert); **cave:** Bei jeder Form von D. besteht ein Suizidrisiko. Vgl. Störung, saisonal-affektive.

De|pression, saisonale (↑) *f*: s. Störung, saisonal-affektive.

De-Qi (sprich de-tschi) *n*: das sog. Ankommen des Qi u. des Blutes; im westlichen Schrifttum als „propagated sensation along the channels" (Abk. PSC) bezeichnetes, in der Akupunktur* grundlegendes Phänomen, bei dem der Patient im genadelten Körperteil (aber auch weiter entfernt) Empfindungen wie Ziehen, taubes Gefühl, Spannung od. Schwere, gelegentlich auch Schmerzen od. einen schwachen elektrischen Schlag verspürt; entspricht der typischen, bei korrekter Nadelung auftretenden Hyperämie um den eingestochenen Nadelschaft. Das De-Qi kann im Elektroenzephalogramm nachgewiesen werden u. setzt eine intakte Funktion des Nervensystems voraus (es fehlt z. B. nach Lokalanästhesie u. bei Nervenläsionen); es ist abhängig von Alter u. Zustand des Patienten, von den ausgewählten Akupunktur-Foramina u. Gefäßen (s. Meridiane) u. auch vom Können (Nadeltechnik) des Akupunkteurs, der das De-Qi ebenfalls (in den die Akupunkturnadel bewegenden Fingern) spürt. Nur wenn die Akupunkturstrukturen mit optimaler Stichtechnik behandelt werden, kann ein richtiges De-Qi ausgelöst u. die entsprechende Heilwirkung erzielt werden.

De|rivat (lat. derivare ableiten) *n*: chemischer Abkömmling; Verbindung, die sich aus einer chemischen Grundsubstanz ableiten od. herstellen lässt.

De|rivation (↑) *f*: Bez. für Mittel u. Methoden der ableitenden Therapie* u. ausleitenden Therapie* mit starker Hautreizung; z. B. Baunscheidt*-Verfahren, Fontanelle*, Kauterisation*, Rubefazienzien*, Schröpfen*, Vesikation*.

Dermatitis (gr. δέρμα Haut; -itis*) *f*: entzündliche Reaktion der Haut auf einen chemischen, physikalischen, mikrobiellen od. parasitären Reiz sowie i. R. anderer Hauterkrankungen (z. B. atopisches Ekzem*, Psoriasis*); **Therapie:** **1.** Heilerde*, Milch*-Molke-Bad, Quarkauflage*; Heilfasten*; **2.** Phytotherapie: Zubereitungen aus Arnica* montana, Quercus*, Hamamelis* virginiana, Syzygium* jambolana, Chamomilla* recutita, Agrimonia* eupatoria, Plantago* lanceolata, Lamium* album, Juglans* regia; **traditionell** z. B. auch Zubereitungen aus Carlina acaulis, Curcuma longa, Avena sativa, Rubus idaeus, Illicium anisatum; **3.** Homöopathie: Zubereitungen aus Cardiospermum* halicacabum, Veronica* officinalis; cave: mit Schwefel relativ häufig Erstverschlimmerung. Vgl. Ekzem, Exanthem.

Derma|tom (↑; gr. τομή Schnitt, Abschnitt) *n*: **1.** (neurologisch) sensibel versorgtes Hautareal mit Bezug zum Rückenmarksegment u. dem zugehörigen Spinalnerven (s. Abb. S. 86); die einzelnen benachbarten D. überlappen sich (von proximal nach distal geringer). Der Ausfall einer Hinterwurzel führt daher nur zur Abnahme der Empfindlichkeit (Hypästhesie). Es gibt zervikale (8), thorakale (12), lumbale (5), sakrale (4) u. kokzygeale (1) D., die im segmentalen Fehlafferenzbezug bei Irritation der Hinterwurzelregion als sog. Hautkennzone diagnostische Wertigkeit bezüglich der Segmentzugehörigkeit besitzen. Vgl. Head-Zonen, Ursegmente. **2.** (chirurgisch) Instrument zur Gewinnung von Epidermis- u. Epidermis-Kutis-Lappen in einstellbarer Dicke als Hauttransplantat.

De|sensibilisierung, systematische (lat. de- von - weg; sensus Empfindung, Gefühl): von J. Wolpe (1958) entwickelte Methode der Verhaltenstherapie* mit dem Ziel, die Kopplung von furchtinduzierten Reizen mit Angstreaktionen (s. Angst) zu löschen; nach dem Prinzip der reziproken Hemmung werden in aufsteigender Folge (Angsthierarchie) Angstsituationen in kleinen Schritten durch Entspannung (meistens durch Progressive* Muskelrelaxation) vermieden. Eine mit Angst unvereinbare Reaktion (positives Gefühl der Entspannung) soll die unerwünschte Reaktion auf einen Stimulus zum Verschwinden bringen. Die s. D. erfolgt überwiegend als In-sensu-Behandlung. **Anwendung:** bei Phobie* u. Angststörungen. Vgl. Logotherapie, Konfrontationstherapie, Reizüberflutung.

Designer-Food: s. Lebensmittel, funktionelle.

Des|orientiertheit: Orientierungsstörungen in Bezug auf Ort, Zeit, Datum u./od. zur eigenen Person; **1.** reversible D.: z. B. bei hohem Fieber od. im Delir; **2.** irreversible D.: z. B. bei Demenzerkrankungen.

De|toxikation (lat. de- von - weg, ab, herab; gr. τοξικόν φάρμακον Gift, Pfeilgift) *f*: syn. Entgiftung*.

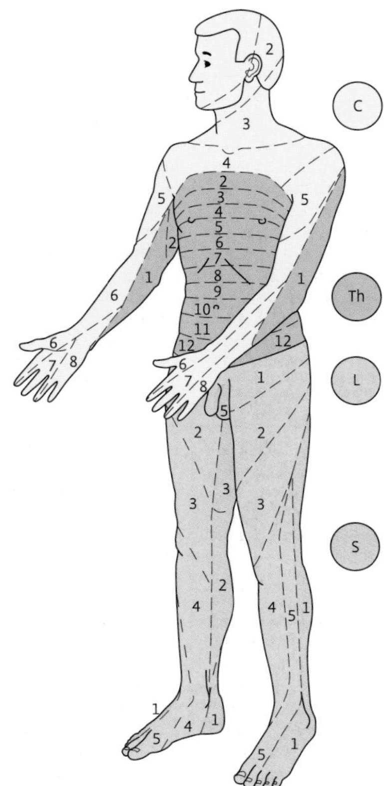

Dermatom: sensible Versorgung der Körperoberfläche (radikuläre Innervation); zervikale (C), thorakale (Th), lumbale (L) u. sakrale (S) Spinalnervenwurzeln

Deutsche Gesellschaft für Ernährung: Abk. DGE; 1953 gegründeter Verein mit Sitz in Bonn mit dem Ziel, ernährungswissenschaftliche Forschungsergebnisse zu sammeln u. auszuwerten sowie durch Anleitung zur richtigen u. vollwertigen Ernährung dazu beizutragen, Gesundheit u. Leistungsfähigkeit der Bevölkerung zu erhalten, zu fördern od. wiederherzustellen; die DGE gibt regelmäßig Empfehlungen zur Nährstoffzufuhr heraus; zusammen mit Ernährungsgesellschaften der Schweiz u. Österreich werden gemeinsame deutschsprachige Zufuhrempfehlungen herausgegeben (zuletzt D.A.CH. 2000). Vgl. Ernährungskreis.

Deutsches Arznei|buch: s. DAB.

Dezimal|potenz (Potenz*) *f*: Kurzbez. D-Potenz; homöopathisches Arzneimittel, dessen Verdünnungsverhältnis bei jedem Potenzierungsschritt 1:10 beträgt; die Einführung der D. basiert auf der Übernahme eines materiellen Dosierungskonzepts in die frühe Homöopathie, bei dem die Stärke der Arzneimittelwirkung als abhängig von der Menge der verabreichten Arzneisubstanz u. die Potenzierung* als ausschließlicher Verdünnungsvorgang betrachtet werden. Die Menge des Wirkstoffs sollte in kleineren Abständen als den üblichen 1:100-Schritten (s. Centesimalpotenz) abstufbar sein; vgl. Dosis, materielle.

Dezi|meter|wellen: s. Hochfrequenztherapie.

DGE: Abk. für **D**eutsche* **G**esellschaft für **E**rnährung.

Dhatu (Sanskrit Gewebe, Bestandteil) *m*: im Ayurveda* Bez. für Gewebe; s. Physiologie, ayurvedische.

Dia|betes mellitus (gr. διαβαίνειν hindurchgehen; lat. mellitus mit Honig versüßt) *m*: Abk. DM; Zuckerkrankheit; häufigste endokrine Störung; Krankheitsbegriff für verschiedene Formen der Glukose-Stoffwechselstörung unterschiedlicher Ätiologie u. Symptomatik mit relativem od. absolutem Mangel an Insulin als gemeinsamem Kennzeichen; ein (klinisch manifester) DM liegt vor bei einer Konzentration der venösen Nüchtern-Plasmaglukose (d.h. mindestens 8 Std. nach letzter Kalorienzufuhr) ≥7,0 mmol/l (≥126 mg/dl) od. Plasmaglukosekonzentration >11,1 mmol/l (>200 mg/dl) bei gelegentlicher Messung bzw. 2 Std. nach oraler Belastung mit 75 g Glukose. **Formen: 1. D. m. Typ 1:** zunehmender bis absoluter Insulinmangel infolge Zerstörung der B-Zellen des Pankreas, beim Typ 1A immunologisch, beim Typ 1B idiopathisch bedingt; häufig sind junge Menschen betroffen. Die Assoziation mit einer anderen Autoimmunerkrankung ist möglich. Komplikation: diabetisches Koma; **2. D. m. Typ 2:** (dominierende) Insulinresistenz mit Hyperinsulinämie bis zum Sekundärversagen mit Insulinresistenz; chronische Hyperinsulinämie u. Insulinresistenz erschöpfen die B-Zellfunktion der Langerhans-Inseln im Pankreas. Adipositas* wirkt dabei prädisponierend, häufig gekoppelt mit Hyper- od. Dyslipidämie u. arterieller Hypertonie* (metabolisches Syndrom); **3.** andere spezielle Diabetestypen; **4.** Gestationsdiabetes. **Symptom:** Blutzuckererhöhung, Zuckerausscheidung im Harn, Durst, große Harnmengen, Gewichtsabnahme trotz gesteigerter Nahrungsaufnahme, Mattigkeit u. Kraftlosigkeit, Neigung zu Dermatosen (Pruritus, Ekzem), Furunkulosen, Parodontopathien, Wundheilungsstörungen, chronischen Harnweginfektionen, Potenz- u. Menstruationsstörungen. Die Symptomatik kann von leichteren, z. T. uncharakteristischen Formen bis zum diabetischen Koma reichen. **Spätkomplikationen:** Retinopathia diabetica, diabetische Glomerulosklerose, diabetische periphere u. autonome Neuropathie (z.B. diabetischer Fuß), Arteriosklerose* (mit erhöhtem Risiko für Schlaganfall u. peripherer arterieller Verschlusskrankheit), koronare Herzkrankheit, Herzinfarkt, Arthropathie bzw. Arthritis* od. Arthrose*, Blasenstörungen, Impotenz, wahrscheinlich Mikroangiopathie der Vasa nervorum, charakteristische Hautveränderungen; **Ursache:** genetische Prädisposition; Toxine, Infektionen u. kontrainsulinäre Hormone (z. B. Glukokortikoide) fördern die Manifestation. **Therapie: 1.** orale Antidiabetika, Insulin; **2.** Ernährungstherapie* bzw. Diät*, ggf. Reduktionsdiät*, brennwertverminderte Lebensmittel*, Schlackenkost*, Sulfatwasser*, Zimt 1 g/d; **3.** Bewegungstherapie*, Sporttherapie*, evtl. Psychotherapie*; **4.** Phytotherapie: Quellstoffe, z. B. Flohsamen; **traditionell** Zubereitungen aus Senecio nemorensis, Vaccinium myrtillus, Theobroma cacao, Agropyron repens, Phaseolus vulgaris.

Diät (gr. δίαιτα Lebensweise) *f*: im hippokratischen Sinne die gesamte Lebensweise; i. e. S. Krankenernährung* zu präventiven od. kurativen Zwecken. Vgl. Ernährungstherapie, Grunddiät-System, Reduktionsdiät.

Diät|assistent (↑) *m*: geschützte Berufsbezeichnung, die nach dreijähriger Ausbildung an einer staatlich anerkannten Fachschule verliehen wird; Ausbildung u. Prüfung sind geregelt im „Gesetz über den Beruf der Diätassistentin und des Diätassistenten und zur Änderung verschiedener Gesetze über den Zugang zu anderen Heilberufen" (HeilBÄndG vom 8.3.1994, BGBl. I S. 446, zuletzt geändert durch Artikel 30 der Verordnung vom 25.11.2003 (BGBl. I S. 2304) sowie in der Ausbildungs- u. Prüfungsverordnung für Diätassistentinnen u. Diätassistenten (DiätAss-AprV vom 1.8.1994, BGBl. I S. 2088). **Aufgaben:** u. a. Leitung von Diätküchen, Beratung von Ärzten u. Patienten in Ernährungsfragen sowie eigenverantwortliche Durchführung diättherapeutischer u. ernährungsmedizinischer Maßnahmen auf ärztliche Anordnung od. im Rahmen ärztlicher Verordnung. Vgl. Diät, Krankenernährung.

Diät, bilanzierte (↑) *f*: Ernährung mit genau definierter Nährstoffzusammensetzung, deren Bestandteile fast ausschließlich industriell hergestellt werden (z. B. nährstoff- u. chemisch definierte Formeldiäten); an spezielle Ernährungserfordernisse angepasste Anwendung i. R. eines Diätplans od. Verwendung unter ständiger ärztlicher Kontrolle; Verwendung von Fertignahrung in flüssiger, gebrauchsfertiger sowie Pulver- od. Granulatform z. B. bei akuten Darmerkrankungen od. Störungen des Aminosäurestoffwechsels (diätetische Lebensmittel i. S. der Diätverordnung). Vgl. Ernährung, künstliche.

Diätetik (↑) *f*: Lehre von den verschiedenen Ernährungsformen für Gesunde u. Kranke. Vgl. Ernährungswissenschaft.

Diät, oligo|anti|gene (↑) *f*: zur Behandlung einer Nahrungsmittelallergie* eingesetzte Kost, bestehend aus einer Sorte Obst u. Fleisch, einem kohlenhydratreichen Lebensmittel u. wenigen Gemüsesorten, die möglichst zu einer Pflanzenfamilie gehören; nach jeweils 1 Woche Symptomfreiheit wird ein neues Nahrungsmittel in den Kostplan eingeführt u. täglich verzehrt. Vgl. Additionsdiät.

Dia|gnose, homöo|pathische (gr. διάγνωσις Entscheidung) *f*: s. Homöopathie, Anamnese, homöopathische.

Dia|gnostik, anthropo|sophische (↑) *f*: umfasst neben der Diagnostik des Stoffleibes* (messbare Vorgänge entsprechend der konventionellen Medizin) die Vitalität (s. Lebensleib), den Tonus bzw. die Gestimmtheit (s. Seelenleib) sowie die körperliche u. geistige Ich-Präsenz (s. Ich-Organisation); als Kriterien werden u. a. Zahnwachstum u. -status, Wachstumsdynamik des Körpers, Körperproportionen, Kurz- bzw. Weitsichtigkeit, Schlafqualität, Appetitvorlieben, Haltung, Gang, Muskeltonus, akrale Temperatur, Augenausdruck herangezogen. Neben der Erfassung des allgemeinen Zustandes der Wesensglieder (s. Medizin, anthroposophische) geht es darum, durch eine entsprechende Schulung deren Dislokation bzw. zu starke u. zu schwache Tätigkeit in den verschiedenen Organsystemen zu erfassen.

D

Dia|gnostik, ayur|vedische (↑) *f*: diagnostische Maßnahmen (Befragung, Inspektion u. körperliche Untersuchung des Patienten) i. R. von Ayurveda*; man unterscheidet die Untersuchung des Patienten von der Untersuchung der Krankheit. Bei der Untersuchung des Patienten wird zunächst die gesunde Konstitution eines Menschen betrachtet: der Zustand der Gewebe, der Körperbau, die Körpermaße, der Kräftezustand, die Verdauungskraft, die Verträglichkeit von Speisen, die psychische Stabilität u. die Altersstufe werden untersucht. Die allgemeine Untersuchung des Patienten umfasst die Einschätzung der Physiognomie, des Sehvermögens, der Stimmlage u. des Hauttyps, die Zungen- u. die Pulsdiagnostik sowie die Untersuchung des Urins u. des Stuhls. Der Krankheitszustand wird bestimmt durch Klärung, welche Doshas* aus dem Gleichgewicht geraten u. vermehrt sind, in welchem Maße die Gewebe (Dhatu*) beeinträchtigt wurden u. ob Störungen der Kanalsysteme (s. Physiologie, ayurvedische) festzustellen sind. Dann erfolgt die Bestimmung der Krankheit. Dabei werden die Krankheitszeichen u. Symptome, die Prodromi u. die ursächlichen Faktoren ermittelt bzw. erfragt. Zuletzt werden das Krankheitsstadium u. die Linderungsmittel festgestellt. Vgl. Therapie, ayurvedische.

Dia|gnostik chronischer Ir|ritationen (↑) *f*: Abk. DCI; veraltet Herddiagnostik; Oberbegriff für diagnostische Verfahren, durch die Grad u. Ausmaß einer gestörten neurovegetativen u. sensomotorischen Regulation* mit ihrem veränderten Reaktionsverhalten u. den vorliegenden Irritationssymptomen (Projektionssymptom*, reflektorische Krankheitszeichen) festgestellt sowie die Art u. Lokalisation der zugrundeliegenden chronischen Irritation* i. S. eines chronischen Irritationszentrums* identifiziert werden sollen; die klinische Abklärung durch Anamnese, Statuserhebung u. schulmedizinische Ausschlussdiagnostik steht im Vordergrund. Die apparativen Reaktionstestverfahren haben additiven Charakter u. werden zur weiteren Abklärung od. Verlaufsdiagnostik eingesetzt (s. Tab. 1 u. 2). **Anwendung:** zur Abklärung des Risikofaktors chronisches Irritationszentrum* bei chronisch-rezidivierenden Infekten (s. Herderkrankung); bei chronischen Schmerzzuständen unklarer Genese, chronischen Befindlichkeitsstörungen i. S. vegetativer Dystonien u. präventiv. Vgl. Funktionsdiagnostik, bioelektronische.

Diagnostik chronischer Irritationen Tab. 1
Schwerpunkte der Anamneseerhebung, der körperlichen Untersuchung und der apparativen Diagnostik

Anamnese und körperliche Untersuchung
rezidivierende oronasale Infektionen, urogenitale Erkrankungen
Verletzungen, Operationen, Vergiftungen
Gelenk- und Muskelschmerzen
zahnärztlicher Status, zahnärztliche Operationen, Zahnentfernung, Wurzelbehandlung
funktionelle Palpation (Adler-Druckpunkte, Haut- und Bindegewebeturgor, Triggerpunkte der Muskulatur, Muskeltonus, allgemeines Projektionssymptom, Kibler-Falten, Lymphknotenstatus, Narben)
klinische Diagnostik
Röntgen (Übersichtsaufnahmen, Einzelbilder)
pH-Wert-Messung der Haut und Hautsegmente
Bioelektronik nach Vincent, Oxymetrie

Dia|gnostik, traditionelle tibetische (↑) *f*: diagnostische Verfahren in der Traditionellen Tibetischen Medizin*, durch die Krankheit verursachende Störungen der 3 Energieprinzipien Lung, Tipa u. Bäken (s. Energielehre, tibetische) festgestellt werden können; dabei kann der Arzt eine einzelne gestörte Energieform durch Befragung od. an körperlichen Symptomen erkennen, Störungen mehrerer Energieformen nur durch Puls- u. Urindiagnostik; **Formen: 1.** das Betrachten von Zunge u. Urin; bei der Urinanalyse wird die allgemeine von der speziellen Diagnostik unterschieden; **2.** das Fühlen; wichtigste Methode ist die Pulsdiagnostik*; **3.** das Befragen; benutzt wird ein Fragenkatalog, mit dessen Hilfe Informationen zur Ernährung u. Lebensweise des Patienten gesammelt u. diagnostisch zur Einordnung in Lung-, Tipa- u. Bäken-Störungen genutzt werden. Vgl. Therapie, traditionelle tibetische.

Diagnostisches und statistisches Manual psychischer Störungen: s. DSM.

Diagonal|netz: s. Globalnetz.

Dia|phoretikum (gr. διαφορεῖν verbreiten) *n*: syn. Hidrotikum, Sudoriferum; schweißtreibendes Mittel; bestimmte Parasympathomimetika (Pilocarpin, Muscarin u. a.) u. Phytotherapeutika, z. B. Teeaufgüsse aus Holunder- od. Lindenblüten, evtl. auch schwarzer Tee od. Zitronenwasser, die in reichlicher Menge möglichst heiß getrunken werden sollen; Wärmezufuhr von außen begünstigt die Wirkung; **Anwendung:** v. a. bei beginnender Erkältung; **Kontraindikation:** Herz-Kreislauf-Erkrankungen, Diabetes mellitus, Schilddrüsenüberfunktion, hohes Lebensalter.

Diar|rhö (gr. διάρροια das Durchfließen) *f*: Durchfall; mehr als 3 dünnflüssige Stühle mit mehr als 200 g Gewicht pro Tag; **Formen: 1.** akut: z. B. bei Enterokolitis od. infektiöser Gastroenteritis (s. Enteritis, Reisediarrhö); **2.** chronisch: u. a. bei Zöliakie*, Achylia gastrica (Magensaftmangel, z. B. bei perniziöser Anämie, chronisch atrophischer Gastritis, Magenkarzinom), Pfortaderstauung, Darmtuberkulose, Reizdarmsyndrom*. **Therapie: 1.** Faex* medicinalis, Gerbstoffe*, Pektine*, Heilerde*, Ton*; **2.** Phytotherapie: Zubereitungen aus Rubus* fruticosus, Quercus*, Plantago* ovata, Alchemilla* vulgaris, Potentilla* anserina, Potentilla* erecta, Vaccinium* myrtillus, Syzygium* jambolana, Jateorhiza* palmata, Agrimonia* eupatoria, Xysmalobium* undulatum, Cinnamomum* aromaticum. **3.** Homöopathie: u. a. Arsen* (nach verdorbenem Fleisch), Cinchona pubescens, Okoubaka* aubrevillei, Schwefel. Vgl. Dyspepsie, funktionelle.

Diagnostik chronischer Irritationen Tab. 2
Übersicht der verschiedenen Reiz-Reaktions-Testverfahren

Art der Provokation	Verfahren
elektrische Reizung	Elektrohauttest, Impulsdermographie, Decoderdermographie
	Segmentelektrographie, Elektroneuraldiagnostik, Elektroakupunktur nach Voll (und Modifikationen)
thermische Reizung	Regulationsthermographie
chemische Reizung	Elektrohauttest (galvanische Reizung)
	Reaktionsweisebestimmungen nach Perger
bioinformationelle Verfahren	angewandte Kinesiologie, Physioenergetik, Medikutantests (Elektroakupunktur nach Voll, bioelektrische Funktionsdiagnostik, VRT-Vegatest), Bioresonanzverfahren (z. B. Mora-Therapie)

Dia|thermie (gr. διά hindurch; θερμός Wärme) *f*: Wärmeerzeugung im Körper durch elektrischen Strom i. R. der Hochfrequenztherapie* mit Kurz-, Dezimeter- od. Mikrowellen; bei Therapie mit Kurzwellen befinden sich die behandelten Körperteile im elektromagnetischen Feld der Spule bzw. des Kondensators, bei Therapie mit Dezimeter- od. Mikrowellen im Strahlenfeld; früher auch chirurgische Anwendung zur Elektrokoagulation.

Dia|these (gr. διάθεσις Neigung) *f*: Neigung bzw. Bereitschaft des ganzen Organismus zu bestimmten krankhaften Reaktionen od. Krankheiten; z. B. entzündliche (obere u. mittlere Atemwege) od. allergische Reaktionsbereitschaft (lymphatische D.) bei lymphatischer Konstitution* od. vermehrter Blutungsneigung (hämorrhagische D.); ursprünglich wurden in der Homöopathie mehrere D. unterschieden (z. B. lymphatische, harnsaure, dyskratische D. u. Skrofulose), von einigen Schulen heute noch. Vgl. Disposition.

Dickungs- und Gelier|mittel: auch Bindemittel; hochmolekulare, fadenförmige Moleküle, die miteinander zu lockeren Gerüsten mit sehr starkem Wasserbindungsvermögen verknäulen (z. B. Agar*, Alginsäure, Carageen, Pektin*, Xanthan); erhöhen die Viskosität u. führen zum Aufquellen u. Gelatinieren von Lebensmitteln.

Digitalis *f*: Fingerhut; Pflanzen aus der Familie der Scophulariaceae (Rachenblütler); Digitalis lanata Ehrh. (Wolliger Fingerhut), Digitalis purpurea L. (Roter Finderhut); **Arzneidroge:** getrocknete Laubblätter der im ersten Jahr gebildeten Blattrosette (Digitalis lanatae folium, Digitalis purpureae folium); **Inhaltsstoffe:** Cardenolidglykoside (s. Digitalisglykoside), in Digitalis lanata bis zu 1,5 % (mehr als 60 Einzelsubstanzen, Lanatosid C als Hauptkomponente), in Digitalis purpurea bis zu 0,6 % (mehr als 30 Einzelsubstanzen, Purpureaglykosid A bzw. das daraus entstehende Sekundärglykosid Digitoxin als Hauptkomponente); außerdem herzunwirksame Digitanolglykoside u. Steroidsaponine; **Wirkung:** positiv inotrop, negativ dromotrop, chronotrop; **Verwendung:** Cardenolidglykoside werden wegen der geringen therapeutischen Breite ausschließlich in Form der Reinsubstanz bzw. der partialsynthetisch abgeänderten Glykoside als Fertigarzneimittel verwendet; bei Herzinsuffizienz ab Stadium III (NYHA), tachykarden Arrythmieformen, Vorhofextrasystolen; **Homöopathie:** Zubereitungen entsprechend des individuellen Arzneimittelbildes, z. B. bei Herzerkrankungen, Depressionen, Migräne mit Übelkeit u. Farbensehen.

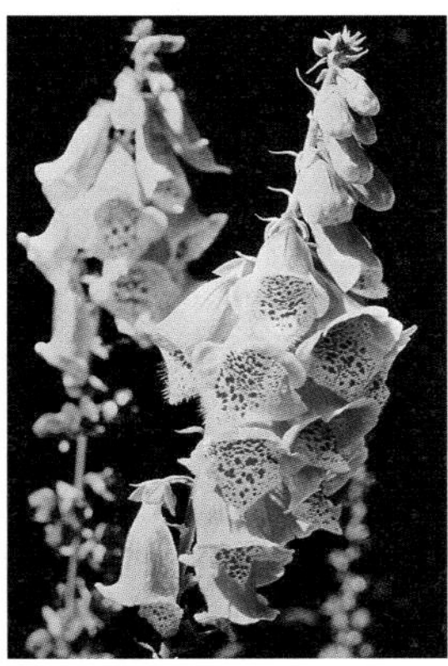

Digitalis: Blüte [2]

Digitalis|glykoside *n pl*: herzwirksame Glykoside*; Substanzen, die die Kontraktionskraft der Herzmuskulatur fördern (wirken positiv inotrop); **Vorkommen:** insgesamt sind ca. 200 D. in verschiedenen Arten der Gattung Digitalis* bekannt, die sich in ihrer grundsätzlichen Wirkung (Pharmakodynamik) nicht unterscheiden; **1.** in Digitalis lanata (Wolliger Fingerhut) v. a. die genuinen Lanataglykoside Lanatosid A, B, C, D u. E (am gebräuchlichsten ist Lanatosid C), aus denen durch hydrolytische Abspaltung von Zucker (Glukose u. Digitoxose) Aglykone od. Genine (z. B. Digitoxigenin, Gitoxigenin, Digoxigenin) entstehen; **2.** in Digitalis purpurea (Roter Fingerhut) v. a. die genuinen Purpureaglykoside A u. B, aus denen durch hydrolytische Abspaltung von Glukose u. Digitoxose die Aglykone Digitoxigenin u. Gitoxigenin entstehen. **Wirkung:** Hemmung der Membran-ATPase des Herzens. Die fast ausschließliche Wirkung auf das Herz wird damit erklärt, dass sich D. an bestimmte Rezeptorproteine der Herzmuskelzellmembran binden. Mit den D. konkurriert Kalium um dieselben Rezeptoren, d. h. es besteht geringe Digitalisempfindlichkeit bei hoher Kaliumkonzentration u. erhöhte Empfindlichkeit bei niedriger Kaliumkonzentration im Blut. Neben der Hauptwirkung (positive Inotropie) reduzieren die D. die AV-Überleitung u. wirken direkt auf die Sinusknotenfrequenz hemmend (negativ dromotrop u. chronotrop). **Pharmakokinetik:** Die verschiedenen D. unterscheiden sich hinsichtlich ihrer Resorption, Serumeiweißbindung u. Ausscheidung erheblich; allen gemeinsam ist ihre geringe therapeutische Breite u. die individuell zu ermittelnde Höhe der therapeutisch wirksamen Konzentration. **Anwendungsgebiete** sind alle Formen der Herzinsuffizienz (ab NYHA Stadium II), tachykarde Arrhythmieformen, Vorhofextrasystolen. **Digitalisvergiftung:** toxische Digitaliswirkung infolge Überdosierung von D. bei ca. 10–15 % aller Behandlungen, z. B. aufgrund von Dosierungsfehlern, unterschiedlicher individueller Empfindlichkeit (gesteigert bei chronischer Hypoxie, Myokarditis, Hypokaliämie) od. verminderter Ausscheidung der Glykoside bei Niereninsuffizienz; Symptome: **1.** kardial (90 %): Herzrhythmusstörungen (Bigeminie, Bradykardie, AV-Blockierungen, paroxysmale Vorhoftachykardien, Vorhofflimmern bzw. -flattern, Kammerflimmern); **2.** gastrointestinal (70 %): Übelkeit, Erbrechen, Diarrhö; **3.** neurozerebral (15 %): Reizbarkeit, Kopfschmerz, Verwirrtheit, Neuralgien, Augenflimmern, Wolkensehen, Rot-Gelb-Grün-Sehen.

Digitaloide *n pl*: Bez. für die in bestimmten Pflanzen (Adonis vernalis, Convallaria majalis, Urginea maritima, Nerium oleander) enthaltenen herzwirksamen Glykoside der sog. II. Ordnung, die den Digitalisglykosiden* chemisch sehr ähnlich sind.

Dill: s. Anethum graveolens.

Di|lution (lat. diluere auflösen) *f*: (homöopathisch) **1.** Arzneimittel in flüssiger Form; **2.** veraltete Bez. für Potenz, die auf das Konzept eines ausschließlichen Verdünnens der Arzneisubstanz bei der Potenzierung* zurückgeht.

Dioscorea opposita Thunb. *f*: syn. Dioscorea oppositifolia L.; Yams, Chinesische Kartoffel, chinesisch Shan yao od. Shu yu, japanisch Naga-imo; einjährige in Südostasien u. Westafrika beheimatete u. angebaute Kletterpflanze aus der Familie der Dioscoreaceae (Schmerwurzgewächse); **Arzneidroge:** im Winter gesammelter u. getrockneter Wurzelstock (Dioscoreae rhizoma, Shanyao, Yamswurzel); **Inhaltsstoffe:** 2 % Diosgenin, Saponine, Cholin, Stärke, Glykoproteine, d-Abscisin II, Mannan; Hinweis: Dehydroepiandrosteron (DHEA) u. a. Steroidhormone entstehen aus der Droge im menschlichen Organismus nicht. **Wirkung:** antidiarrhoisch, antitussiv, blutzuckersenkend, blutdrucksenkend, antibiotisch; **Verwendung:** die Droge hauptsächlich bei Diarrhö, Asthma bronchiale, Polyurie u. Diabetes mellitus; die unterirdischen Sprossknollen werden wie Kartoffeln gekocht verzehrt. **Dosierung**: keine Angaben erhältlich; **Nebenwirkungen:** Erbrechen bei höheren Dosierungen; **Kontraindikation:** Harnverhalt bei bakteriellen Harnweginfekten, östrogensensitive Erkrankungen wie Brust-, Gebärmutter- u. Eierstockkrebs, Endometriose, Uterusmyome, Schwangerschaft u. Stillzeit; **Wechselwirkung:** keine bekannt.

Dioscorea villosa L. *f*: Wilde Yamswurzel, Zottiger Yams; mehrjährige Rankpflanze aus der Familie der Dioscoraceae (Schmerwurzgewächse); **Arzneidroge:** getrockneter Wurzelstock ohne Wurzeln (Dioscoreae villosae rhizoma); **Inhaltsstoffe:** Saponine, (u.a. Diosgenin), ca. 80 % Stärke; **Wirkung:** spasmolytisch, expektorierend, antiinflammatorisch, antirheumatisch u. cholagog; **Verwendung:** der in Wasser eingeweichte u. danach gekochte Wurzelstock als Nahrungsmittel; **traditionell** als Expektorans u. bei rheumatischen Beschwerden; **Homöopathie:** Zubereitungen, bewährte Indikation bei Koliken der Verdauungsorgane.

Di|osma betulinum *f*: s. Barosma betulina.

Dis|position (lat. dispositio planmäßige Anordnung) *f*: Krankheitsbereitschaft; die angeborene od. erworbene Anfälligkeit eines Organsystems bzw. umschriebener Organsysteme für Erkrankungen. Vgl. Diathese.

Dis|soziation, kulturelle (lat. dissociatio Trennung) *f*: (ethnomedizinisch) Bez. für eine Störung des kulturellen Umfeldes einer Person; kann den Prozess des Coping* beeinträchtigen.

Dis|torsion (lat. distorsio Verdrehung, Verrenkung) *f*: Verstauchung, Zerrung; häufig durch indirekte Gewalteinwirkung (z. B. Umknicken des Fußes, Verdrehung des Kniegelenks, Stauchung der Hand) entstehende Fasereinrisse im Bandapparat; **Symptom:** Schwellung, Hämatom, Funktionseinschränkung, Druckschmerz; **Therapie: 1.** bei ausgeprägtem Befund vorübergehende Ruhigstellung, ggf. Kompressionsverband; Kühlung, Essigumschläge, Franzbranntwein, Heilerde; **2.** Phytotherapie: verdünnte Arnikatinktur äußerlich (s. Arnica montana) u. Zubereitungen aus Symphytum* officinale u. Melilotus*; **traditionell** Zubereitungen aus Cymbopogon citratus, Thymus serpyllum, Fucus, Thymian; **3.** Homöopathie: Zubereitungen aus Arnica* montana, Toxicodendron* quercifolium, Ruta* graveolens, Bryonia*.

Di|uretikum (gr. διά hindurch; οὖρον Harn; ἐρέθειν reizen) *n*: Arzneimittel, das durch direkte Wirkung an der Niere die Ausscheidung von Natriumchlorid od. Natriumbicarbonat sowie Wasser steigert u. gleichzeitig zu einer Abschwächung der pressorischen Wirkung von Noradrenalin u. Angiotensin II führt; **Anwendung:** zur Ausschwemmung von Ödemen bei Herzinsuffizienz, Leberzirrhose, Eiweißmangel u. Hirnödem; (primäre) arterielle Hypertonie; Niereninsuffizienz u. drohendes Nierenversagen; Therapie von Vergiftungen.

Divinator (lat. divinatio Gabe der Weissagung) *m*: Wahrsager; Diagnostiker mit der Fähigkeit übersinnlicher Wahrnehmung; i. R. seines magisch-religiösen Weltbildes sucht er v. a. nach der Ursache der Störung von Wohlbefinden u. Kranksein (Gott, Götter, Geister, Ahnen, Hexer usw.). Die diagnostischen Fragen lauten: Wer steht dahinter? Was beabsichtigen sie? Wie kann die Störung wieder behoben werden? Der D. bedient sich verschiedener Techniken; handelt es sich um Ekstase*, Intuition od. Träume, wird der D. auch als Seher bezeichnet; geht es um ein Auslegen (Lesen) von materiell vorhandenen Mustern (z. B. ausgeworfenen Knochenstückchen), kann der D. Orakelpriester od. auch Orakelsteller sein. Vgl. Heiler.

Docetaxel: s. Taxus baccata.

Doesch-Test *m*: spekulativer Krebs(früh)erkennungstest, bei dem im Serum von Karzinompatienten bei Kontakt mit einzelligen Testalgen (Ankistrodesmus braunii u. Euglena gracilis) ein algenwirksamer Faktor mit hoher Aktivität (soll dem Properdinsystem zugehörig sein) als Indikator für das Krebsleiden vorhanden sein soll; da sich der Algenfaktor als affin für bösartiges Gewebe auszeichnen soll, wird auch die Möglichkeit einer Art Carrier-Funktion (z. B. für Zytostatika) postuliert.

Wissenschaftlich widerlegtes Verfahren. Vgl. Krebs (Tab. dort).

Dong quai: s. Angelika sinensis.

Doppel|mittel: homöopathische Bez. für 2 Arzneimittel, die gleichzeitig verabreicht werden u. mit ihren Prüfungssymptomen*, jede von einer anderen Seite, den Krankheitssymptomen ähnlich sein sollen; die Verwendung von D. wird in der klassischen Homöopathie* allgemein abgelehnt. Vgl. Einzelmittel, Komplexmittel.

Dorf|gesundheits|arbeiter: Person, die nach dem Muster des chinesischen Barfußarztes die medizinische Versorgung der gesamten Bevölkerung durch einfachste Technologie sicherstellen soll; die WHO machte den D. 1973 zu einem wichtigen Element von Primary Health Care (Abk. PHC), der globalen Strategie zum Erreichen des Ziels „Gesundheit für alle im Jahre 2000". Aus Sicht der Ethnomedizin* stellt die PHC einen Medizintransfer* riesigen Ausmaßes dar. Inzwischen mussten auch Gesundheitsplaner u. Ärzte konstatieren, dass die Strategie der PHC weder leicht umsetzbar noch kostengünstig ist. Dorfgesundheitsarbeiter sind ebenso wie das gesamte PHC-Konzept 1995–2005 wenig erfolgreich gewesen, eine Alternative liegt allerdings bisher nicht vor. Vgl. Heiler, Medizintransfer.

Dosha (Sanskrit Makel, Verderber) *n pl:* i. R. von Ayurveda* Bez. für biologische Kräfte im Menschen; man unterscheidet die 3 D. (Sanskrit Tridosha) **Vata, Pitta** u. **Kapha.** Diese können aus unterschiedlichen Perspektiven betrachtet werden: **1.** D. regulieren normale physiologische Vorgänge (s. Physiologie, ayurvedische); **2.** Die individuelle Dosha-Konstellation bei Geburt bestimmt die Konstitution (s. Konstitutionslehre, ayurvedische); **3.** Geraten die D. aus dem (individuellen) Gleichgewicht, können sie Beschwerden hervorrufen u. einen Krankheitsprozess initiieren (s. Tab.). Darüber hinaus werden **Rajas** (Aktivität, Leidenschaft) u. **Tamas** (Schwere, Dumpfheit) als „geistige Doshas" bezeichnet, die psychische Abnormalitäten hervorrufen können; s. Pathogenese, ayurvedische. Vgl. Physiologie, ayurvedische.

Dosis, materielle (gr. δόσις Gabe) *f:* (homöopathisch) Bez. für eine Arzneimittelgabe, in der noch eine pharmakologisch aktive Menge der Ausgangssubstanz (z. B. Urtinktur*) enthalten ist; die Grenze der m. D. ist abhängig von der Stärke der biologischen Wirkung der Substanz u. liegt immer deutlich unterhalb einem der Avogadro*-Zahl entsprechenden Verdünnungsgrad, d. h. unterhalb der Potenzen D23 od. C12 (sog. Tiefpotenz). Im Bereich der m. D. wird eine Überlagerung der biochemischen Wirkungsweise mit dem ungeklärten Wirkmechanismus von homöopathischen Potenzen angenommen; s. Potenzierung.

Dost: s. Origanum vulgare.

D-Potenz (Potenz*) *f:* Kurzbez. für Dezimalpotenz*.

Drachen|blut: s. Croton lechleri.

Dragee (franz.) *n:* überzogene Tablette; Arzneiform* mit zusätzlichen Überzugsstoffen (Zucker, Fette, Glasur) zur oralen od. peroralen Anwendung.

Drainage (franz. Entwässerung) *f:* **1.** Ableitung von Flüssigkeitsansammlungen wie Wundsekret, Blut od. Eiter aus Operationswunden, Körper- od. Wundhöhlen; **2.** in der **Homöopathie** Bez. für die Anregung der Reaktionsfähigkeit eines Organs bzw. Organsystems mit einem homöopathischen Arzneimittel, i. d. R. in tiefen Potenzen; häufig gebrauchte Drainagemittel: Crataegus für das Herz-Kreislauf-System, Carduus marianus, Chelidonium, Taraxacum für Leber u. Galle, Nux vomica, Okoubaka für Magen-Darm-Trakt u. Pankreas, Hydrastis für Haut u. Schleimhäute, Berberis, Solidago für Niere u. abführendes Harnsystem, Pulsatilla für Lunge u. Lymphsystem sowie Toxicodendron* quercifolium für das Bindegewebe. Vgl. Therapie, ausleitende.

Drastikum (gr. δραστήριος tatkräftig) *n:* Arzneimittel, das i. d. R. innerhalb von 1–2 Stunden zu zahlreichen wässrigen Stuhlentleerungen führt; z. B. Extrakt aus Citrullus* colocynthis u. Bryonia*.

Dreck|im|munisierung (lat. immunis frei, verschont, unberührt): Begriff, der auf die im Mittelalter bekannte Schmutz- u. Dreckapotheke Bezug nimmt (Anwendung von Kot, Urin) u. z. T. auf die

Dosha
Einige typische Kennzeichen von Dosha-Verstärkungen

Vata-Verstärkung	Pitta-Verstärkung	Kapha-Verstärkung
Trockenheit der Haut und der Schleimhäute	Gelbverfärbung der Haut und der Schleimhäute	Blässe
Obstipation und Meteorismus	weicher heller Stuhlgang, Durchfall	Appetitlosigkeit
(Ein-)Schlafstörung	Durchschlafstörung mit Erwachen im zweiten Drittel der Nacht	vermehrtes Schlafbedürfnis
innere Unruhe und Schwäche	Reizbarkeit, Zorn	Trägheit, Schweregefühl
Sensibilitätsstörungen	entzündliche Erkrankungen	schleimige (Atemweg-)Erkrankungen

historischen Bezüge des Prinzips der modernen naturheilkundlichen Immunmodulation* abzielt.

Drei-Ebenen-Modell *n*: von G. Vithoulkas in die Homöopathie eingeführtes Modell zur Erklärung der Bewegungsrichtung von Symptomen bei Heilung u. Unterdrückung sowie zu deren Gewichtung bei der Hierarchisierung*; Symptome u. Erkrankungen werden 3 sog. Seinsebenen des Menschen (geistig, seelisch, körperlich) zugeordnet u. nach ihrer Bedeutung aufgelistet (s. Tab.). Kognitive Symptome können die höchste Bedeutung haben, körperliche die niedrigste, da der geistige Bereich als die eigentliche Heimat des Menschen u. somit dem Wesenskern des Menschen als näher liegend angesehen werden kann als der Körper. Als zugrundeliegendes Kriterium für die Bewertung u. Anordnung der Symptome u. Erkrankungen innerhalb der Seinsebenen gilt die Einschränkung der schöpferischen Freiheit u. Ausdrucksfähigkeit des Patienten, wobei neben der Lage des Schwerpunkts der Symptomatik bezüglich der Seinsebenen auch die Intensität u. Schwere der Symptome beachtet wird. Im Verlauf einer Heilung soll der Patient an Freiheit u. Kreativität gewinnen, d. h., der Schwerpunkt der Symptomatik bewegt sich vom geistigen Bereich zum körperlichen sowie innerhalb der Ebenen zu weniger einschränkenden Erkrankungen. Ein entgegengesetzter Verlauf mit einer weiteren Einschränkung der Kreativität entspricht einer Unterdrückung. Vgl. Hering-Regel.

Drei|eck|impuls: niederfrequenter Stromimpuls in Dreieckform, der v. a. in der Reizstromdiagnostik u. auch in der Reizstromtherapie (insbesondere in der Niederfrequenztherapie*, vgl. Elektrotherapie, Impulsstrom) geschädigter Nerven u. zur Muskelkräftigung eingesetzt wird.

Drei Erwärmer: Sanjiao; 3 Organ-Regionen im Körper, entsprechen der topographische Anordnung der inneren Organe im Brustkorb (Herz u. Lungen), Oberbauch (Milz u. Magen) u. Unterbauch (Niere, Harnblase, Genitalorgane, Dickdarm, Leber); **Einteilung:** der Obere Erwärmer (Herz u. Lunge), der Mittlere Erwärmer (Milz u. Magen) u. der Untere Erwärmer (Niere, Harnblase, Genitalorgane, Dickdarm, Leber).

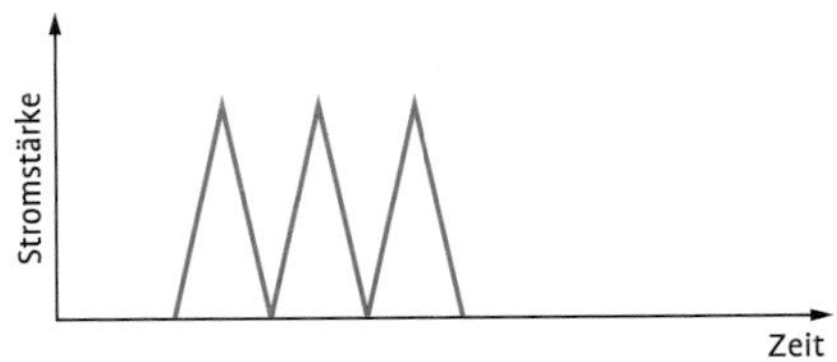

Dreieckimpuls

Drei|fach|messung: auf K. Windstosser (1974) zurückgehende Bez. für die bioelektronische Bestimmung von 3 Basalwerten (pH, spezifischer Widerstand u. Redoxpotential) im durchströmten Blut; die gewählten Parameter sind dieselben wie in der Bioelektronik* nach Vincent; sie werden auch in der Harnelektronik nach Kirchgässner als frühdiagnostische Krebsmethode verwendet (Interpretation der 3 Parameter nach Höhe u. Verhältnis zueinander hinsichtlich Krebsgefährdung u. Gesamtstoffwechsel des Materialspenders). Spekulatives u. wissenschaftlich nicht gesichertes Verfahren.

Drei|gliederung, funktionelle: von Rudolf Steiner dargestellte Funktionsgliederung der polar wirkenden Nerven-/Sinnestätigkeiten u. der Stoffwechsel-/Bewegungstätigkeiten, die durch rhythmische Vorgänge ständig in einem gesunden Gleichgewicht gehalten werden; im Nerven-Sinnessystem (Abk. NSS), in dem die Grundlage für das Wachbewusstsein liegt, dominieren Ruhe, Symmetrie u. herabgesetzte Regenerationsfähigkeit. Im Stoffwechsel-Bewegungssystem (Abk.

Drei-Ebenen-Modell
Erkrankungen in den Seinsebenen in abnehmender Bedeutung

körperliche Ebene (betroffene Organe)	emotionale Ebene	geistige Ebene
Zentralnervensystem	Depression mit Selbstmordtendenz	vollständige Geistesverwirrung
Herz	Apathie, Unlust	destruktives Delirium
Endokrinum	Traurigkeit, Schwermut	paranoide Vorstellungen, Zwänge
Leber	qualvolle Angst	Sinnestäuschungen
Lunge	Kummer	Lethargie
Urogenitalsystem	Phobien	Stumpfsinn
Knochen	Angst	Konzentrationsschwäche
Muskeln	Reizbarkeit	Vergesslichkeit
Haut	Unzufriedenheit	Zerstreutheit

StBS) herrschen Bewegungsvorgänge, Chaos (Asymmetrie), Stoffumsatz u. hohe Regenerationsfähigkeit vor. Vom NSS wirken Abbautätigkeiten auf den Leib, die Form- u. Gestaltbildner sind; das StBS ist der aufbauende Stoffpol. Beide Tätigkeitsfelder werden durch das rhythmische System (Abk. RhS), das sein Zentrum in der Atmung u. Zirkulation hat, in einem nach Organen differenzierten gesunden Gleichgewicht gehalten. Das RhS ist die Grundlage für das Gefühlsleben u. verkörpert das Prinzip der Selbstheilung. Dominanz eines Systems bedeutet Ungleichgewicht od. Einseitigkeit u. ist Anlass zum Kranksein. Vgl. Medizin, anthroposophische.

Drei|viertel|bad: Wannenbad, bei dem der Wasserspiegel bis zum Zwerchfell reicht; **Anwendung:** entsprechend den verwendeten Badezusätzen; in der Kneipp*-Therapie, besonders bei älteren Patienten wegen einer gegenüber dem Vollbad* geringeren Kreislaufbelastung ohne intrathorakalen Druckanstieg; **Kontraindikation:** größere Hautverletzungen, akute unklare Hauterkrankungen, schwere fieberhafte u. infektiöse Erkrankungen sowie schwere chronisch-venöse Insuffizienz.

Droge (franz. drogue) *f*: ursprünglich Bez. für getrocknete Arzneipflanzen od. deren Teile, die direkt od. in verschiedenen Zubereitungen als Heilmittel verwendet od. aus denen die Wirkstoffe isoliert werden; es werden darunter auch zu Abhängigkeit führende Pharmaka, die (meist illegalen) sog. Rauschdrogen u. Alkohol verstanden.

Drosera *f*: Sonnentau; fleischfressende Pflanzen aus der Familie der Droseraceae (Sonnentaugewächse); Drosera rotundifolia L. (Rundblättriger Sonnentau), Drosera ramentacea Burch ex Harv. et Sond. (Marokkanischer Sonnentau), Drosera longifolia L. p.p. (Langblättriger Sonnentau) u. Drosera intermedia Hayne (Mittlerer Sonnentau); **Arzneidroge:** oberirdische Teile (Droserae herba, Sonntaukraut); **Inhaltsstoffe:** 0,14–0,22 % 1,4-Naphthochinonderivate (v. a. 7-Methyljuglon sowie Plumbagin u. Droseron), Flavonoide, Schleimstoffe; **Wirkung:** bronchospasmolytisch, antitussiv, antibakteriell; **Verwendung:** flüssige u. feste Darreichungsformen äußerlich u. innerlich; nach **Kommission E** bei Reiz- u. Krampfhusten; weitere Indikation: schlecht heilende oberflächliche Wunden; **Dosierung:** 3–10 g in Zubereitungen; **Nebenwirkungen:** keine bekannt; **Kontraindikation:** keine bekannt; **Wechselwirkung:** keine bekannt; **Homöopathie:** Zubereitungen bei Reiz- u. Krampfhusten.

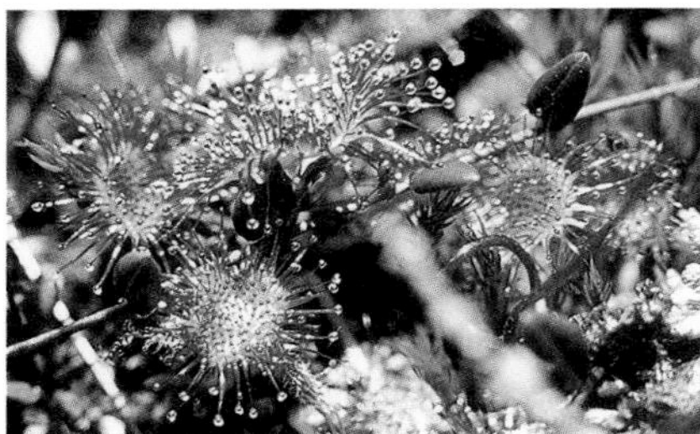

Drosera: Blüte [1]

DRT: Abk. für **d**iagnostische **R**esonanz**t**herapie*.

Druck|geschwür: s. Dekubitus.

Druck|luft|massage (Massage*) *f*: selten angewendete Form der Massage*, bei der mechanische Reize auf die Haut durch Druckluft gesetzt werden.

Druck|strahl|massage (↑) *f*: s. Unterwassermassage.

dry needling: auch deep dry needling; von Chan Gunn für das Verständnis moderner Schulmediziner entwickelte Nadeltechnik mit Akupunkturnadeln od. Injektionskanülen zur intramuskulären Stimulation u. Behandlung chronischer myofaszialer Schmerzen, verursacht z. B. durch myofasziale Triggerpunkte* (Abk. MTrP); dabei löst jede Nadelung eine spontane Zuckung (local twitch response) im MTrP aus, die eine Dekontraktion des schmerzhaften Muskelknotens zur Folge haben kann.

DSM: Abk. für **d**iagnostisches und **s**tatistisches **M**anual psychischer Störungen; von der Amerikanischen Psychiatrischen Assoziation herausgegebenes Handbuch zur Klassifikation u. Vereinheitlichung der Nomenklatur in der Psychiatrie, das in der vierten Version (**DSM-IV**) von 1994 (deutsche Ausgabe 1996) vorliegt. Vgl. ICD.

Duft|therapie (Therapie*) *f*: syn. Aromatherapie*.

Dulc|amara *f*: s. Solanum dulcamara.

Dulc|amarae stipites *fpl*: s. Solanum dulcamara.

Dupuytren-Krankheit (Baron Guillaume D., Chirurg, Paris, 1777–1835) *f*: Symptomenkomplex mit typischer Beugekontraktur der Finger (besonders IV. u. V) infolge bindegewebig-derber Verhärtung u. Schrumpfung der Palmaraponeurose mit Ausbildung derber Stränge u. Knoten; in 70–80 % Beteiligung beider Hände; **Vorkommen:** v. a. bei Männern (m : w = 5 : 1) jenseits des 5. Lebensjahrzehnts; **Ursache:** unklar; wahrscheinlich Kombination von erblicher Disposition u. äußeren Faktoren (Mikrotraumen), z. T. auch im Zusammenhang mit Erkrankungen* des rheumatischen Formenkreises od. Autoimmunkrankheiten*. Patienten mit Lebererkrankungen, Diabetes* mellitus, Epilepsie u. Alkoholkranke haben häufiger (ca. 30 %) eine D.-K. als die Gesamtbevölkerung (ca. 2 %). **Therapie: 1.** chirurgisch (Fasziotomie, Fasziektomie od. Totalentfernung der Palmaraponeurose); **2.** Hydrotherapie*, Arnica* montana u. Heilerde* äußerlich; **3.** Homöopathie: u. a. Zubereitungen aus Blei, Benzoesäure u. Causticum* Hahnemanni.

Durch|blutungs|störung: mangelnde Durchblutung eines bestimmten Gefäßbezirks (z. B. koronar, zerebral, peripher) mit Ischämie; am häufigsten sind Arterien der unteren Extremität betroffen. **Ursache:** v. a. durch Arteriosklerose*, auch Angiopathie, Angioneuropathie (z. B. bei Diabetes* mellitus), Thrombose, Embolie, Gefäßspasmus, Tumor; **Therapie: 1.** konventionell: **a)** akute D.: Heparinisierung, Analgesie, Hämodilution, Fibrinolyse, Embolektomie; **b)** chronische D.: Ausschaltung bzw. Behandlung von Risikofaktoren (Nicotinabusus, Hypertonie*, Hyperlipidämie, Diabetes mellitus, Hyperurikämie), bei D. der unteren Extremitäten Gehtraining; Thrombozytenaggregationshemmer, Antikoagulanzien, Vasodilatanzien, ggf. Angioplastie, Thrombendarteriektomie, Bypass-Operation; **2.** Hydrotherapie* (Fußbad*, Guss*, Hauffe*-Schweninger-Armbad, Kaltanwendung*), Interferenzstromtherapie*, hämatogene Oxidationstherapie*, Oxyvenierungstherapie*, Ozontherapie*, Sauerstofftherapie*, Heilmagnetismus*, Mesotherapie*, aktiviertes Eigenblut*; **3.** Phytotherapie: Zubereitungen aus Ginkgo* biloba; **traditionell** Zubereitungen aus Castanea sativa, Vinca minor, Viscum album, Galium odoratum; **4.** Homöopathie: u. a. Zubereitungen aus Secale cornutum. Vgl. Angina pectoris, Thrombophlebitis, Verschlusskrankheiten.

Durch|fall: s. Diarrhö.

Dusche: Wasseranwendung, die als Ersatz für Wechselgüsse durch regelmäßiges Wechselduschen (warm – kalt – warm – kalt) zur Abhärtung* führen kann; je nach Wasserdruck, Düsenöffnung u. -anordnung werden Regenbad, Fallbad, Ringdusche u. a. unterschieden. Vgl. Guss.

Dynamis (gr. δύναμις Kraft, Macht) *f*: syn. Lebenskraft*.

Dynamisierung (↑): syn. Potenzierung*.

Dynamo|meter (↑; gr. μέτρον Maß) *n*: Gerät zur Messung von Muskelkraft.

Dys-: Wortteil mit der Bedeutung Miss-, Un-; von gr. δυσ-.

Dys|bakterie (↑; gr. βακτηρία Stab, Stock) *f*: Verschiebung im Spektrum der bakteriellen Besiedlung der Darmsschleimhaut; auch Besiedlung mit unphysiologischen bzw. fakultativ od. obligat pathogenen Bakterien; durch Phytotherapie*, Ernährungstherapie* u. mikrobiologische Therapie* wird eine Normalisierung zur Eubakterie* angestrebt; häufig (nicht korrekt) synonym gebraucht mit dem (älteren) Begriff Dysbiose*.

Dys|biose (↑; Bio-*; -osis) *f*: Störung in der mikrobiologischen Besiedlung der Darmschleimhäute mit fakultativ od. obligat pathogenen Mikroorganismen (im Gegensatz zur Dysbakterie auch mit Pilzen, Viren u. Parasiten); Verbesserung od. Wiederherstellung einer Eubiose durch verschiedene Naturheilverfahren, insbesondere durch Phytotherapie*, Ernährungstherapie* u. mikrobiologische Therapie*.

Dys|krasie (↑; gr. κρᾶσις Mischung) *f*: Begriff aus der Humoralpathologie* u. Homöopathie*, der eine falsche Zusammensetzung von Körpersäften im Sinne der alten Humores beschreibt. Vgl. Eukrasie.

Dys|menor|rhö (↑; gr. μήν Monat; -rhö*) *f*: sog. Algomenorrhö; primär (seit der Menarche) od. sekundär schmerzhafte Menstruation (i. d. R. nur bei ovulatorischen Zyklen); z. T. kolik- bzw. wehenartige Schmerzen; **Ursache: 1.** organisch: z. B. Endometriose, Tumor, Entzündung, Zervixstenose, Uterusfehlbildungen, genitale Hypoplasie, Intrauterinpessar; **2.** funktionell: v. a. hormonale u. vegetative Störungen. **Therapie: 1.** Heilmagnetismus*; **2.** Phytotherapie: Zubereitungen aus Cimicifuga* racemosa u. Potentilla* anserina; **traditionell** Zubereitungen aus Artemisia vulgaris, Alchemilla vulgaris, Capsella bursa-pastoris, Senecio jacobaea u. Xysmalobium undulatum; **3.** Homöopathie: Zubereitungen aus Citrullus* colocynthis, Magnesium* phosphoricum u. Viburnum* opulus. Vgl. Zyklusstörungen.

Dys|pepsie, funktionelle (↑; gr. πέψις Verdauung) *f*: sog. Reizmagen; Bez. für funktionelle Störungen im Oberbauch mit Völle-, Druck- u. vorzeitigem Sättigungsgefühl, Blähungen, Sodbrennen, epigastrischen Schmerzen, Übelkeit, selten Erbrechen; **Vorkommen:** zeitweiliges Auftreten bei ca. einem Drittel der Bevölkerung; **Ursache:** unklar; evtl. Hyperazidität, Speisenunverträglichkeit, Helicobacter-pylori-Infektion, psychische Störungen, Motilitätsstörungen od. gestörte viszerale Sensibilität; **Therapie: 1.** Prokinetika, Protonenpumpenhemmer, evtl. peripher wirksame Opioide; **2.** psychologische Beratung; **3.** Entspannungstechniken, z. B. Tai*-Ji-Quan; Ernährungsumstellung; Heilerde; **4.** Phytotherapie: als Amara*, Stomachikum* od. Gerbstoff* Zubereitungen aus Marrubium* vulgare, Pimpinella* anisum, Cynara* scolymus, Melissa* officinalis, Peumus* boldus, Cinnamomum* verum, Gentiana* lutea, Alpinia* officinarum, Curcuma* longa, Haronga* madagascariensis, Zingiber* officinale, Elettaria* cardamomum, Cnicus* benedictus, Jateorhiza* palmata, Coriandrum* sativum, Carum* carvi, Taraxacum* officinale, Pomeranzenschale (s. Citrus aurantium L. ssp. aurantium), Raphanus* sativus, Rosmarinus* officinalis, Salvia* officinalis, Centaurium* erythraea, Juniperus* communis, Artemisia* absinthium, Cinnamomum* aromaticum, Curcuma* zedoaria; **traditionell** Zubereitungen aus Cynara scolymus, Ocimum basilicum, Nasturtium officinale, Chamaemelum nobile, Mentzelia, Agrimonia eupatori; **5.** Homöopathie: u. a. Zubereitungen aus Lycopodium* clavatum, Strychnos* nux-vomica, Pulsatilla. Vgl. Reizdarmsyndrom.

Dys|phonie (↑; gr. φωνή Stimme) *f*: Stimmstörung infolge Störung der Phoniation mit Veränderung des Stimmklangs u. Einschränkung der Stimmleistung; **Symptom:** Heiserkeit, belegte u. klanglose od. rauhe Stimme, evtl. Stimmlosigkeit; **Therapie: 1.** je nach Grunderkrankung Stimmruhe, pharmakologisch, operativ bzw. mikrochirurgisch sowie logopädisch; **2.** Phytotherapie: (zur Linderung der Heiserkeit) Zubereitungen aus Tussilago* farfara, Plantago* lanceolata, Verbascum*; **3.** Homöopathie: (zur Linderung der Heiserkeit) u. a. Zubereitungen aus Causticum* Hahnemanni, Drosera*, Verbascum. Vgl. Pharyngitis.

Dys|tonie (↑; gr. τόνος Spannung) *f*: fehlerhafter Spannungszustand (Tonus) von Muskeln, Gefäßen od. vegetativem Nervensystem. Vgl. Eutonie.

Dys|tonie, vegetative (↑; ↑) *f*: s. Somatisierungsstörung.

Dys|urie (↑; gr. οὖρον Harn) *f*: erschwerte (schmerzhafte) Harnentleerung, oft in Kombination mit Pollakisurie (häufige Entleerung kleiner Harnmengen, >7-mal pro Tag); **Ursache:** v. a. Harnabflussbehinderungen*, Harnweginfektion*, seltener neurologisch, funktionell od. psychogen bedingt. **Therapie:** **1.** Trinkkur*; **2.** Homöopathie: u. a. Cantharis (Brennen), Smilax* regelii (am Ende der Miktion).

E

EAV: Abk. für **E**lektroakupunktur* nach **V**oll.

Eber|esche: s. Sorbus aucuparia.

Eber|raute: s. Artemisia abrotanum.

Eber|wurz: s. Carlina acaulis.

Echinacea pallida (Nutt.) Nutt. *f*: Blassfarbene Kegelblume, Blasser Sonnenhut, Blasser Igelkopf; Pflanze aus der Familie der Asteraceae (Korbblütler); **Arzneidroge:** frische od. getrocknete, im Herbst gesammelte Wurzeln (Echinaceae pallidae radix, Echinacea pallida-Wurzel); **Inhaltsstoffe:** langkettige Ketoalkane u. Ketoalkamine, Kaffesäurederivate (u. a. ca. 1 % Echinacosid) 0,2 bis über 2 % ätherisches Öl, Polyine; **Wirkung:** phagozytosestimulierend, immunmodulierend, antiviral; **Verwendung:** nach **Kommission E** zur unterstützenden Prophylaxe u. Therapie grippeartiger Infekte; **Dosierung:** Tagesdosis 900 mg Droge; Tinktur (1 : 5) u. a. galenische Zubereitungen; Anwendungsdauer auf 14 Tage beschränken; **Kontraindikation:** progrediente Systemerkrankungen wie Tuberkulose, Multiple Sklerose, AIDS, HIV-Infektion, Autoimmunerkrankungen.

Echinacea purpurea (L.) Moench *f*: (Purpur-)Roter Sonnenhut, Purpurfarbene Kegelblume, Purpur-Rudbeckia; Pflanze aus der Familie der Asteraceae (Korbblütler); **Arzneidroge:** frische, zur Blütezeit geerntete oberirdische Pflanzenteile (Echinaceae purpureae herba, Purpurfarbenes Sonnenhutkraut); **Inhaltsstoffe:** 1,3–3,1 % Cichoriensäure, ätherisches Öl (bis 0,32 %), Polyine, Alkamide (Echinacein, Echinolon u. Echinacosid), Polysaccharide; **Wirkung:** Förderung der Wundheilung; phagozytosestimulierend; in klinischen Studien wurde bei innerlicher Anwendung eine signifikante Besserung von Symptomen bei Erkältungskrankheit nachgewiesen; **Verwendung:** nach **Kommission E** zur unterstützenden Behandlung rezidivierender Infekte im Bereich der Atemwege u. der ableitenden Harnwege; **traditionell** auch äußerlich bei schlecht heilenden, oberflächlichen Wunden; **Dosierung:** Tagesdosis 6–9 ml Frischpflanzenpresssaft, Tinkturen entsprechend 3 × 300 mg Droge od. andere galenische Zubereitungen aus dem Kraut, ethanolisch-wässriger Trockenextrakt; bei äußerlicher Anwendung halbfeste Zubereitungen mit mindestens 15 % Presssaft; die Dauer der Anwendung ist auf 14 Tage zu begrenzen; **Nebenwirkungen:** bei oraler Anwendung keine bekannt; **Kontraindikation:** Allergie auf Korbblütler; aus grundsätzlichen Erwägungen chronisch-progrediente Systemerkrankungen wie Tuberkulose, Kollagenosen, Multiple Sklerose u. a. Autoimmunerkrankungen, Leukosen, HIV-Infektion, Schwangerschaft.

Edel|stein|therapie (Therapie*) *f*: ungenaue Sammelbez. (da keine eigenständige Behandlungsform) für die Verwendung von Edelsteinen in diagnostischen u. therapeutischen Zusammenhängen, z. B. in verschiedenen bioinformativen Heilverfahren (s. Bioinformation) wie Multicom*-Therapie, Neobioelektronik* nach Schramm u. dem elektromagnetischen Bluttest*; gemeinsame Wirkungshypothese ist die elektromagnetische Informationsübertragung der Edelsteine auf den Menschen, die jedoch wissenschaftlich nicht belegt ist.

Edu-Kin|ästhetik (engl. education Erziehung; gr. κινεῖν bewegen; αἴσθησις Empfindung) *f*: Weiterentwicklung der angewandten Kinesiologie* in Richtung einer Bewegungspädagogik; geistige u. körperliche Übungsprogramme sollen u. a. zur Balance beider Gehirnhälften führen u. damit auch intellektuelle Fähigkeiten positiv beeinflussen. Wissenschaftlich umstrittenes Verfahren ohne Wirksamkeitsnachweis.

Efeu: s. Hedera helix.

Effleurage (franz. effleurer streifen) *f*: syn. Streichung*.

EFT: Abk. für **E**motional **F**reedom **T**echniques; geschützte Bez. für eine von Gary Craig entwickelte natürliche Heilmethode zur Selbstbehandlung, durch die Energieblockaden als Ursache körperlicher Krankheitssymptome od. emotionaler Probleme gelöst werden sollen; durch Konzentration auf ein bestimmtes Problem u. das gleichzeitige Beklopfen einer Serie von 12 Akupunkturpunkten* soll blockierte Energie wieder zum Fließen gebracht werden können u. so eine Befreiung von emotionalen u. körperlichen Störungen zur Folge haben.

Ehren|preis: s. Veronica officinalis.

EHT: Abk. für **E**lektro**h**aut**t**est*.

Eibe: s. Taxus baccata, Taxus brevifolia.

Eibisch, Echter: s. Althaea officinalis.

Eiche: s. Quercus.

Eichen|rinde: s. Quercus.

Eicho|therm-Behandlung (gr. θερμός Wärme, Hitze): Bez. für eine von dem Gerätebauer Helmut Eich propagierte Lichttherapie* mit einer Bestrahlungsdauer von 30–40 Min. u. einer bestimmten Bestrahlungsfolge von Hellorangelicht, UV-B- u. UV-C-Strahlen; die Hauttemperatur soll sich unter der Therapie von durchschnittlich 32 °C auf 39 °C erhöhen. Es werden lokale als auch sog. photoneuro-endokrine Effekte diskutiert; über eine sog. Energie-Potential-Erhöhung beim Menschen soll die Durchblutung, Ausscheidung, Entgiftung, Regulation u. photochemische Fermentbildung positiv beeinflusst werden. **Anwendung:** bei einem breiten Spektrum, z. B. bei atopischem Ekzem, Schmerzen unterschiedlicher Genese, Sportverletzungen, zur Prävention; Nachweise über die Wirkung liegen nicht vor. Während die Wirksamkeit bei atopischem Ekzem durch die Lichttherapie u. bei chronischen Schmerzen durch lokal thermische plausibel erscheint, wirken die Behauptungen über sog. Energie-Potential-Erhöhung beim Menschen u. die positive Beeinflussung von Entgiftung, Regulation u. photochemischer Fermentbildung spekulativ.

Eier|kur (Kur*) *f*: s. Max-Planck-Diät, Mayo-Diät.

Eigen|blut, aktiviertes: Bez. für eine durch Aqua bidestillata hämolysierte Blutmenge von 2 ml, die nach Hinzugabe von 0,5 ml 3 %igem Wasserstoffperoxid durch apparative Elektrolyse, UV-Bestrahlung u. Verschüttelung mit einem von dem Arzt Victor Höveler entwickelten Geräts (sog. Hämoaktivator) „aktiviert" werden soll; **Anwendung:** therapeutisch als Modifikation der Eigenbluttherapie*; zur allgemeinen Leistungssteigerung im Alter, bei Allergien*, Durchblutungsstörungen, Infektanfälligkeit, Stoffwechselstörungen; **Kontraindikation:** s. Eigenbluttherapie. Wissenschaftlich umstrittenes Verfahren.

Eigen|blut|therapie (Therapie*) *f*: syn. Autohämatotherapie; eine zu immunmodulativen Zwecken (sog. immunogene Umstimmung*) durchgeführte Entnahme u. Reinjektion von Eigenblut, z. T. mit Modifikationen des Bluts vor der Reinjektion; gegeben werden i. d. R. 0,5–5 ml Blut in 8–12 (meist) intramuskulären Einzelinjektionen u. 2–5-tägigen Abständen (Applikation gelegentlich subkutan an Akupunkturpunkten* od. segmentalen Maximalpunkten); **Formen: 1.** Anwendung von Eigenblut mit medikamentösen Zusätzen (Homöopathika, Phytotherapeutika, EDTA, Aqua bidestillata), z. B. Autosanguis*-Stufentherapie; **2.** Anwendung von Eigenblut als potenzierte Nosode (v. a. bei Kindern mittels oraler Gabe); **3.** Gegensensibilisierung*; **4.** hämatogene Oxidationstherapie*; **5.** Anwendung von Eigenblut mit UV-Bestrahlung (Havlicek-Verfahren); **6.** Ozontherapie*; **7.** Anwendung von aktiviertem Eigenblut*; **8.** autohomologe Immuntherapie*. **Wirkung:** Die E. mit intramuskulärer Reinjektion erzeugt eine sterile, lokale Entzündungsreaktion mit systemischer Leukozytose, Erhöhung der Körpertemperatur, gesteigertem Stoffwechsel u. Immunreaktionen sowie eine vegetative Umstimmung. Diese wurde von F. Hoff (1930, 1957) als „vegetative Gesamtumschaltung" bezeichnet u. in einem Zwei- bzw. Dreiphasenreaktionsmodell beschrieben. Den speziellen Formen liegen z. T. spekulative Erklärungsansätze zugrunde. **Anwendung:** bei allgemeiner Abwehrschwäche, chronischen Entzündungen, Infektionen, allergischen Erkrankungen u. a.; **Nebenwirkungen:** Erstverschlimmerung* der Symptome, Herdreaktivierung; **Kontraindikation:** Gerinnungsstörungen, gleichzeitige immunsuppressive Medikation, Hyperthyreose, schwere Leber- u. Nierenschäden. Vgl. Immunmodulation.

Eigen|harn|behandlung: syn. Eigenurintherapie*.

Eigen|impf|stoff: s. Autovakzine.

Eigen|urin|therapie (gr. οὖρον Urin; Therapie*) *f*: syn. Eigenharnbehandlung, Autourotherapie; therapeutische Anwendung von Eigenurin; **Formen: 1.** intramuskuläre Applikation von ca. 0,5 ml steril filtriertem od. mit Phenol versetztem Eigenurin; weitere Verabreichung nur bei therapeutischer Notwendigkeit (Steigerung der Dosierung z. B. in 0,1 ml-Stufen bis maximal 3–5 ml; Zeitintervall zwischen den Applikationen 2–3 Tage); weniger als die Eigenbluttherapie* verbreitete, zur immunogenen Umstimmung* durchgeführte Methode; als Wirkungsfaktoren werden spasmolytische, endokrin-aktive u. immunogene Ausscheidungskomponenten diskutiert. Die Gabe von durch den Harn regelmäßig ausgeschiedenen Antigenen in niedriger Dosierung soll eine Immuntoleranz auslösen; die Denaturierung der Eiweiße im Harn soll eine stärkere Antigenität des Eigenimpfstoffs bewirken. **Anwendung:** bei Infektanfälligkeit, chronischen Harnweginfekten, Gestosen im Anfangsstadium, Allergien*, Migräne, Klimakterium. **Kontraindikation:** konsumierende Erkrankungen, schwere Leber-, Nieren- u. Herz-Kreislauf-Erkrankungen; **2.** Trinken von Eigenurin (meist kurmäßig Morgenurin od. die gesamte Tagesmenge) in therapeutischer Absicht (Stoffwechselaktivierung, Entgiftung, Umstimmung); **Anwendung:** bei einem breiten Spektrum von Erkrankungen u. zur Prävention; **3.** äußerliche Anwendungen (z. B. bei Hauterkrankungen), Spülungen, Einläufe mit Eigenurin; **Nebenwirkungen:** u. a. Ekelgefühl, Diarrhö, Kopfschmerz, Müdigkeit, Schlafstörungen; **Kontraindikation:** u. a. Geschlechtskrankheiten, entzündliche Erkrankungen der Nieren u. ableitenden Harnwege, Nierenfunktionsstörungen; wissenschaftlich u. ethisch umstrittene Verfahren.

Eignungs|wert: s. Lebensmittelqualität.

Ein|glas|potenz (Potenz*) *f*: syn. Korsakoff*-Potenz.

Ein|lauf: Darmeinlauf; s. Darmreinigung.

Einzel|mittel: homöopathische Bez. für die Verabreichung nur eines, meist hochpotenzierten Arzneimittels; vor einer erneuten Gabe wird das Ende seiner Wirkung abgewartet. Die Verwendung von

E. wird gefordert, da die beobachtete Wirkung eindeutig auf das Arzneimittel zurückzuführen sein soll, als Entscheidungsgrundlage für die weitere Therapie sowie zur Erweiterung u. Verifizierung der bestehenden Materia* medica. Die Verschreibung von E. erfordert im Gegensatz zum Komplexmittel* i. d. R. eine aufwändigere u. genauere Arzneimittelwahl*. Vgl. Doppelmittel.

Eisen: chemisches Element, Symbol Fe (Ferrum), OZ 26, relative Atommasse A_r 55,85; silberweißes, an der Luft leicht oxidierbares, in Säuren lösliches, 2- u. 3-wertiges (als Fe^{2+} im Gastrointestinaltrakt resorbierbares), unedles Schwermetall der Eisengruppe; essentielles Spurenelement; **biochemische Funktion:** Bestandteil der Hämoproteine Hämoglobin u. Myoglobin sowie einiger Metalloenzyme (z. B. Cytochrome, Katalasen, Peroxidasen); **Vorkommen in Nahrungsmitteln:** in tierischen u. pflanzlichen Lebensmitteln, z. B. Fleisch u. Fleischprodukten, Getreide u. Gemüse (Wirsing, Spinat, Bohnen, Erbsen); die deutlich schlechtere Eisenresorptionsrate aus pflanzlichen Lebensmitteln kann durch gleichzeitigen Verzehr von Vitamin-C-reichen Lebensmitteln, Fleisch u. Fisch bis zu vervierfacht werden; **Bedarf** für Erwachsene (D.A.CH. 2000): 10 mg/d; menstruierende, schwangere od. stillende Frauen 15 mg/d; **Mangelerscheinungen:** Müdigkeit, Erschöpfung, Störungen der Erythropoese bis zur hypochromen mikrozytären Anämie, bei Kindern Wachstumsstörungen u. verringerte Infektionsabwehr durch Absorptionsstörungen (z. B. Diarrhö, Malabsorption, Magen- u. Dünndarmresektionen), unzureichende Zufuhr, gesteigerte Eisenverluste (z. B. Hypermenorrhö, chirurgische Eingriffe, Ulcus ventriculi), erhöhten Bedarf (z. B. Schwangerschaft, verschiedene Krankheitszustände); **Intoxikation:** genetische Disposition (Hämochromatose), überhöhte Eisenaufnahme (z. B. bei Alkoholkrankheit) u. häufige Blutübertragungen bei übersteigertem Erythrozytenabbau können zu pathologischer Eisenspeicherung in Form von Hämosiderin mit Gewebeschäden in Leber (Zirrhose), Pankreas (Diabetes mellitus) u. Herzmuskel (Herzinsuffizienz) führen; **Referenzbereich:** Frauen: 6,6–26 μmol/l, Männer: 10–28 μmol/l Serum; **Verwendung:** in der **Anthroposophischen Medizin** spezielle pharmazeutische Zubereitungen zur Stärkung der Willenskräfte u. besseren Integration der Ich*-Organisation (s. Metalltherapie); **Homöopathie:** Zubereitungen entsprechend des individuellen Arzneimittelbildes z. B. bei Migräne, entzündlichen rheumatischen Erkrankungen (Schulterbereich), Bronchitis.

Eisenhut, Blauer: s. Aconitum napellus.

Eisen|kraut: s. Verbena officinalis.

Eisen(III)-phosphat *n*: Ferrum phosphoricum, Eisenoxidphosphat, phosphorsaures Eisenoxid; $FePO_4 \times 4\,H_2O$; gelblich-weißes Pulver, unlöslich in Wasser u. Ethanol, löslich in Säuren; **Homöopathie:** Zubereitungen entsprechend des individuellen Arzneimittelbildes z. B. bei fieberhaften Infekten, Bronchialerkrankungen, Mittelohrentzündung.

Eis|packung: Packung* mit Eis od. chemischen Kältequellen zur starken Abkühlung der Hautoberfläche; in Abhängigkeit des therapeutischen Ziels wird eine Kurzzeitbehandlung (3 Min.) zur Analgesie mit reaktiver Hyperämie od. als Vorbehandlung zur Krankengymnastik (Analgesie u. Muskeldetonisierung) von einer Langzeitbehandlung (bis zu 30 Minuten) zur Entzündungsbeeinflussung unterschieden. **cave:** Bei Gewebetemperaturen unter 10 °C werden Ödeme ausgelöst. Deshalb ist eine E. bei posttraumatischem Ödem nicht adäquat (stattdessen Wasseranwendungen bei 18–20 °C). Vgl. Kryotherapie.

Eiweiß, strukturiertes pflanzliches: s. textured vegetable protein.

Ek|stase (gr. ἔκστασις Verzückung, das Aussichheraustreten) *f*: Ausnahmezustand, der dem Einwirken von Göttern, Geistern, Seelen der Verstorbenen, Heiligen u. a. zugeschrieben wird; E. ist i. d. R. in komplexe Rituale eingebunden u. somit durch die kulturellen Umstände sehr stark geprägt. Es kommen völlig unterschiedliche Erscheinungsformen zustande; so soll z. B. im Kontext des Buddhismus E. die Ichhaftigkeit des Menschen auslöschen, damit das Göttliche von ihm Besitz ergreifen kann. Im Kontext des Schamanismus wird E. als die Kontaktaufnahme mit der übersinnlichen Welt interpretiert. In Variationen ist dies ebenso in den weit verbreiteten afrikanischen Besessenheitskulten wie Wodu (auch Vodun, Voodoo), Folley od. Zar der Fall, bei denen das betroffene Medium zu Wodu, Folley od. Zar wird. Die Untersuchung von Heiltänzen bei den San (Jäger u. Sammler im heutigen Botswana) legt nahe, dass E. eine schon seit mindestens 10 000 Jahren praktizierte Technik ist.

Das am Individuum zu beobachtende Phänomen kann aus einer psychologisch-psychiatrischen Perspektive folgendermaßen beschrieben werden: Es handelt sich um einen psychischen Ausnahmezustand, der mit Veränderungen im Gesamtverhalten, Bewusstsein, Sinnesempfindungen, Mimik, Sprache u. Grobmotorik einhergeht. Das Individuum kann sich als „entrückt" erleben, die Grenzen des Ichs werden überschritten. Es gibt verschiedene Techniken zum Erreichen von E., die auf unterschiedlichen Elementen von Bewegung u. Musik beruhen. E. kann bewusst herbeigeführt u. beendet werden, seltener kann sie aber auch überraschend erfolgen bzw. unbeherrschbar sein.

Der Begriff E. beinhaltete ursprünglich auch Geisteskrankheiten u. wurde oft auch synonym mit Raserei gebraucht. Die Rezeption von E. durch die wissenschaftliche Medizin isolierte den subjektiven Aspekt. E. als subjektive Hervorbringung wurde als schwere neurotische od. psychotische Entgleisung klassifiziert, erst Ende der 30er Jahre des

20. Jahrhunderts wurde diese einseitige Perspektive kritisiert u. modifiziert. Vgl. Schamane.

Ek|zem (gr. ἐκζέειν aufkochen) *n*: sog. Juckflechte; Bez. für eine nicht kontagiöse Entzündungsreaktion der Haut mit Juckreiz; **Einteilung: 1.** nach dem Verlauf: **a)** akutes E. mit Rötung, Ödem*, Bläschen, Blasen, Erosionen u. Krusten; **b)** chronisches E. mit Schuppung, Lichenifikation, Hyperkeratosen, Rhagaden; **2.** nach den auslösenden Faktoren: **a)** exogenes E.: Kontaktekzem (allergisch od. toxisch bedingt); **b)** endogenes E.: atopisches Ekzem*, dyshidrotisches, mikrobielles, nummuläres od. seborrhoisches Ekzem sowie Lichen simplex chronicus circumscriptus. **Therapie: 1.** Behandlung der Grunderkrankung; **2.** Eichotherm*-Behandlung, Roeder*-Methode, Softlaser*, Heilerde*; **3.** Phytotherapeutie: Zubereitungen aus Solanum* dulcamara, Steinkohlenteer*; **traditionell** Zubereitungen aus Agrimonia eupatoria, Alchemilla vulgaris, Ononis spinosa, Lawsonia inermis, Chamaemelum nobile, Taraxacum officinale, Propolis; **4.** Homöopathie: Zubereitungen aus Arsen*, Calcium* carbonicum, Graphit, Kochsalz, Psorinum*, Schwefel. Vgl. Allergie.

Ek|zem, a|topisches (↑) *n*: syn. endogenes Ekzem, Neurodermitis atopica; chronisches od. chronisch-rezidivierendes Ekzem*, bedingt durch verschiedene immunologische Faktoren (Reaktionen gegen exogene od. endogene Allergene*, insbesondere gegen Milbenproteine in Hausstaub u. Tierschuppen, Störung des Immunsystems mit Überwiegen der Immunantwort von TH2-Zellen u. a.) u. durch nichtimmunologischen Faktoren (v. a. psycho- u. neurovegetative Störungen, Fettstoffwechselstörungen der Haut, bakterielle Infektionen ekzematöser Hautpartien, hautirritierende Kleidung, trockenes, kühles Klima); tritt bei einem Teil der Patienten in Kombination mit verschiedenen Formen der Atopie* auf. Die Disposition wird wahrscheinlich polygen vererbt. **Symptom:** Beginn meist im frühen Kleinkindesalter mit Pruritus*, Rötung, Schuppung, Nässen u. Krustenbildung v. a. an den Wangen u. dem behaarten Kopf (sog. Milchschorf); im Kindesalter sind meist Gelenkbeugen u. Gesäß, beim Erwachsenen neben den Gelenkbeugen v. a. Gesicht, Hals, Nacken, Schulter u. Brust die häufigsten Lokalisationen der Hautveränderungen. Die Haut ist insgesamt durch eine Unterfunktion der Talg- u. Schweißdrüsen glanzlos u. trocken, ihr Oberflächenrelief vergröbert. Die Nägel sind häufig durch ständiges Kratzen abgenutzt u. glänzend, die Augenbrauen seitlich ausgedünnt. Beeinflussung des Krankheitsbildes durch psychische (z. B. Stress) u. Umweltfaktoren (Allergene, Verschlechterung im Winter u. Frühjahr). Mit zunehmendem Alter nimmt die Intensität des a. E. ab, u. es verschwindet oft um das 30. Lebensjahr. **Therapie: 1.** konventionell: symptomatisch mit Antihistaminika, Glukokortikoiden, evtl. Benzodiazepinen, halbfetten od. fetten, glukokortikoid- u. teerhaltigen Externa; Meiden auslösender Faktoren (z. B. Milbenkotallergene); **2.** Hydrotherapie* (Öl- u. Teerbäder), Klimatherapie* (Gebirgs- od. Meeresklima, Heliotherapie*), individuelle Diät bei Nahrungsmittelallergie*, Heilfasten*; **3.** Eichotherm*-Behandlung, autohomologe Immuntherapie*; **4.** Phytotherapie: Zubereitungen aus Oenothera* biennis u. Viola* tricolor; **5.** Homöopathie: meist konstitutionelle Therapie. Vgl. Allergie.

Elektro|aku|punktur (gr. ἤλεκτρον Bernstein, an dem zuerst elektrostatische Kräfte beobachtet wurden; Akupunktur*) *f*: **1.** Weiterentwicklung der klassischen Akupunktur*, bei der die Akupunktur-Foramina über in die Haut eingestochene Nadeln od. aufgeklebte Elektroden durch niederfrequente Wechselströme gereizt werden; **2. E. nach Voll** (Abk. EAV): auch bioelektrische Funktionsdiagnostik; ohne unmittelbare Beziehung zur chinesischen Medizin, die auf der Applikation eines Reizstroms u. der Messung des Hautwiderstands an festgelegten Punkten beruht, die nicht ausschliesslich mit den klassischen Akupunktur-Foramina identisch sind. Voll entdeckte in der Akupunktur neue, der klassischen A. unbekannte Leitbahnen (z. B. den sog. Lymphmeridian) u. ordnete seinen neuen Punkten Funktionen u. Organe zu. Die Messung erfolgt an diesen Punkten mit einem Gerät, das die Leitfähigkeit des Gewebes in physikalisch definierten Einheiten misst. Der eingesetzte Gleichstrom* beträgt ca. 1 V (0,1–2) u. 9 mA (5,5–11); verwendet wird die Spezialskala eines mA-Meters, dem 0–100 Teilstriche zugeordnet werden. 50 Teilstriche werden als Norm definiert. Werte unter 50 sollen auf degenerative Prozesse in den untersuchten Organen u. Geweben, Werte über 50 auf entzündliche Veränderungen hinweisen. Ein Zeigerabfall, d. h. ein auf der Skala rückläufiger Messwert, ist ein entscheidender Hinweisgeber für eine schlechte Organfunktion u. Regulationsfähigkeit, den es auszugleichen gilt. Dies ist z. B. durch einen Medikamententest nach Voll möglich, bei dem das zum Patienten individuell passende Medikament mit entsprechender Dosierung in den Messkreis zwischen Geräteelekroden u. Patienten in sog. Metallwaben eingebracht wird, wobei versucht wird, den festgelegten Normwert annäherungsweise zu erreichen. Dabei können auch mehrere Medikamente (Homöopathika, Organpräparate, Nosoden) gleichzeitig zur Anwendung kommen, wenn der Medikamententest dies als indiziert ergibt. **Anwendung:** zum Auffinden von Entzündungsherden (s. Irritationszentrum, chronisches), bei chronischen Befindensstörungen, Schmerzsyndromen; **Kontraindikation:** u. a. substitutionspflichtige Erkrankungen, zerstörte Gewebe, chirurgische u. psychiatrische Erkrankungen. Das Verfahren gilt als wissenschaftlich nicht gesichert. Vgl. Elektrostimulationsanalgesie, Kippschwingungstherapie.

Elektro|bad (↑): Bad zur therapeutischen Nutzung des elektrischen Stroms (Gleichstrom*), soll hyperämisierend u. analgetisch wirken; **Formen:** **1.** Teilbad (s. Zellenbad); **2.** Vollbad (s. Stanger-Bad); Anwendung auch zum vermehrten perkutanen Transport von Badezusätzen (s. Iontophorese).

Elektrode (↑) *f*: Kontaktpunkt od. -fläche eines elektrischen Leiters, mit denen Strom auf die Haut appliziert bzw. von ihr abgeleitet wird; **Formen:** Metall-, Weichgummi-, Klebeelektroden. Vgl. Anode, Kathode.

Elektro|dia|gnostik (↑; gr. διαγνωστικός fähig zu unterscheiden) *f*: Bez. für diagnostische Verfahren zur Registrierung körpereigener neuromuskulärer Aktionspotentiale (s. Elektromyographie) od. zur Untersuchung insbesondere von Muskel- u. Nervenaktionen durch elektrischen Strom, um Aussagen zu myogenen od. neurogen Schädigungen machen zu können; Prüfung der Muskelantwort (Kontraktion) auf einen elektrischen Reiz, der als Gleichstromstoß (galvanischer Strom) od. in Form von Einzelstromstößen (faradischer Strom) direkt am Muskel od. indirekt am versorgenden Nerven appliziert wird. Zu beachten ist, dass der Muskel einen 10–100fach höheren Reizzeitbedarf (Chronaxie) als der Nerv (<1 ms) hat.

Elektro|fokal|test (↑; lat. focus Herd, Brennpunkt) *m*: s. Elektrohauttest.

Elektro|gymnastik (↑) *f*: Erzeugung rhythmischer Kontraktionen quergestreifter Muskulatur mit transkutan applizierten niederfrequenten Impulsen (geschwellt od. ungeschwellt); **Anwendung:** unterstützend zur Physiotherapie* bei Inaktivitätsatrophie od. denervierter (reinnervierter) Muskulatur; alleinige E. kann eine Muskelatrophie (z. B. bei Parese) nicht verhindern, deshalb immer Kombinationstherapie.

Elektro|haut|test (↑) *m*: Abk. EHT; von Gehlen u. Standel entwickelter galvanischer Reizstromtest mit Gleichstrom*, basierend auf der Annahme, dass ein reflektorisch angesprochenes (z. B. durch ein funktionsgestörtes inneres Organ) Hautareal auf einen Testreiz anders reagiert als seine Umgebung; als Reizelektrode dient ein Dachshaarpinsel, der mit Wasser getränkt wird, bzw. Rollelektroden aus Silber. Die indifferente Handelektrode ist aus Edelstahl. Die EHT-Reaktion besteht in einer Rötung der Haut über einem sog. regulatorisch vorbelasteten Areal (chronisches Irritationszentrum*), z. B. über einem Entzündungsprozess in den Kieferhöhlen. Die Störung wird allerdings nicht differenziert. Wissenschaftlich nicht gesichertes Verfahren. Der E. wurde praxisnah von Glaser u. Türk weiterentwickelt u. leicht modifiziert zur Sonderform **Elektrofokaltest**, v. a. zur Detektierung von Störfeldern (foci) im Kieferbereich. Vgl. Diagnostik chronischer Irritationen, Decoderdermographie, Impulsdermographie.

Elektro|homöo|pathie (↑; Homöopathie*) *f*: von Cesare Mattei (1809–1896) begründete Heilweise, die alle Krankheiten auf Veränderungen von Lymphe u. Blut zurückführt; therapeutische Verwendung antilymphatischer u. -angiotischer Hauptmittel sowie mehrerer Spezialmittel (z. B. Febrifugo gegen Fieber) u. 5 äußerlich (schröpfkopfartig) applizierter sog. elektrischer Flüssigkeiten in verschiedenen Farben; wegen der fehlenden Deklaration der Bestandteile, der unbekannten Zubereitungsweise u. der umstrittenen Wirksamkeit wurde die E. zu den sog. Geheimmitteln gezählt. Vgl. Iso-Komplex-Heilweise.

Elektro|kinese (↑; gr. κινεῖν bewegen) *f*: Bez. für Prozesse, die am Stromtransport beteiligt sind: Kataphorese u. Anaphorese (polabhängige Ionenwanderung dissoziierter Moleküle), Elektrophorese (polabhängige Wanderung geladener, nichtdissoziierter Moleküle, die sich Ladungsträgern anheften), Elektroosmose (Flüssigkeitsverschiebungen durch Einfluss von Gleichstrom). Vgl. Galvanisation.

Elektro|medizin (↑; lat. ars medicina ärztliche Kunst) *f*: Teilgebiet der medizinischen Technik, das sich v. a. mit elektrischen Geräten u. deren diagnostischem u. therapeutischem Einsatz am Patienten beschäftigt.

Elektro|myo|graphie (↑; gr. μῦς Muskel; γράφειν schreiben) *f*: Abk. EMG; Methode zur Registrierung der spontan bzw. bei Willkürinnervation auftretenden od. durch elektrische Stimulation provozierbaren bioelektrischen Phänomene im Muskelgewebe u. von einzelnen Muskelaktionspotentialen (Abk. MAP) durch Ableitung mit Hilfe von in den Muskel eingestochenen Nadelelektroden od. über dem Muskel platzierten Oberflächenelektroden; die Potentiale werden verstärkt, optisch u. akustisch wiedergegeben u. aufgezeichnet. **Formen:** **1.** Nadel-EMG: Differenzierung von

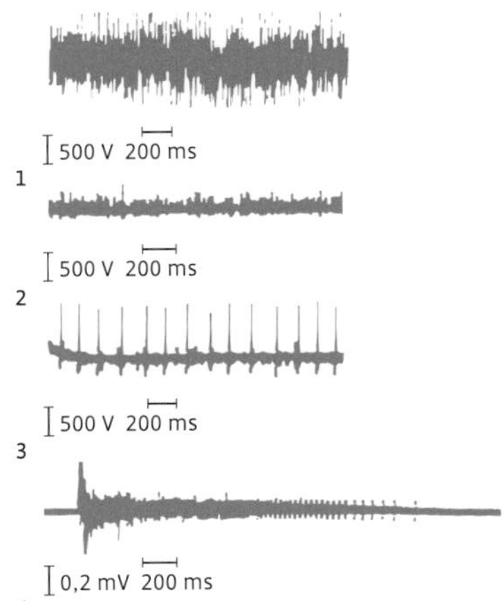

Elektromyographie: 1: normales Innervationsmuster bei maximaler Willküraktivität (Interferenzmuster); 2: Innervationsmuster bei myogener Schädigung; 3: Innervationsmuster bei neurogener Schädigung; 4: myotone Reaktion [11]

E

neurogenen u. myogenen Schädigungen; **2.** Oberflächen-EMG: Aussage zur gestörten Muskelkoordination (Dysbalance, gestörte Stereotype) u. Beurteilung von muskulärem Ermüdungsverhalten; bei Normierung der momentanen Amplituden auf die bei maximaler willkürlicher Kontraktionsstärke erreichten Amplituden (engl. maximum voluntary contraction, Abk. MVC) sind Aussagen zu dem aktuellen Beanspruchungsgrad möglich.

E

Elektro|neural|dia|gnostik (↑; Neur-*; gr. διαγνωστικός fähig zu unterscheiden) *f*: elektrischer Funktionstest nach Croon, bei dem an ca. 200 punktförmigen Stellen der Körperoberfläche (meist Akupunkturpunkten* entsprechend) mit Elektroden eine Reizung mit Wechselstrom (0,05 mA, 900 Hz) durchgeführt wird; elektrischer Widerstand u. Kapazität werden gemessen u. in ein Somatogramm eingetragen. Diagnostische Hinweise auf reflektorische Krankheitszeichen finden sich meist in Seitendifferenzen zwischen den Körperhälften u. Mittelwertabweichungen in den Messwerten. Die Therapie erfolgt ausschließlich an der pathologisch veränderten Reaktionsstelle* der Haut. Die Methode ist wissenschaftlich umstritten u. heute kaum noch verbreitet. Vgl. Elektroneuraltherapie.

Elektro|neural|therapie (↑; ↑; Therapie*) *f*: Abk. ENTH; Behandlung von bei der Elektroneuraldiagnostik* pathologisch verändert gefundenen Reaktionsstellen* zur Änderung des elektrischen Hautwiderstands u. der Kapazität definierter Hautpunkte (i. S. einer Verschiebung in Richtung der Norm) mit Dreieck- od. Exponentialstromimpulsen (0,5–2,0 mA, 400–1000 Hz); **Anwendung:** bei chronisch-degenerativen Erkrankungen, chronischen Schmerzzuständen, neurovegetativen Erschöpfungszuständen; **Kontraindikation:** akute Entzündungen, Hyperthyreose, Herzschrittmacher.

Elektrono|graphie (↑; gr. γράφειν schreiben) *f*: Sammelbez. für diagnostische Verfahren, bei denen durch Anlegen hochfrequenter Ströme Entladungsreaktionen (kontrollierte Elektronenemission) erzeugt u. als Bild dargestellt werden; die E. hebt die elektrischen Oberflächenphänomene (elektrodermale Aktivitäten wie Widerstand, Kapazität, Potential u. Leitfähigkeit) hervor u. reflektiert gleichzeitig die Wechselwirkung zwischen dem elektromagnetischen Feld des Impulses u. den elektromagnetischen Feldern der verschiedenen Organe u. Gewebe. Aktivierte elektrodermale Punkte zeigen sich als leuchtende Zonen, die aus konzentrischen Linien gebildet werden u. ein Emissionsspektrum gegen starkes Rot u. Infrarot aufweisen. Bei der Anwendung elektrischer Hochfrequenzfelder werden Lumineszenzen sichtbar, die photographisch dargestellt werden können. Beispiele hierfür sind die Kirlian*-Photographie sowie die energetische Terminalpunktdiagnostik*. Vgl. Hochfrequenzdiagnostik.

Elektro|schlaf (↑): durch Strom induzierter Schlaf; Gleichstrom* wird mit Elektroden transkutan am Schädel appliziert.

Elektro|stimulations|an|algesie (↑; lat. stimulare anstacheln; gr. ἀ (privativum) Un-, -los; -algie*) *f*: Abk. ESA; auch Neurostimulation; kompetitive Hemmung der Schmerzleitung auf segmentaler Ebene (langsam leitende Nervenfasern, C-Afferenz, A-δ-Afferenz) durch Reizung schneller leitender Nervenfasern (A-β-Afferenz) mit niederfrequenten elektrischen Impulsen; **Formen: 1.** Elektroakupunktur*; **2.** transkutane elektrische Nervenstimulation (Abk. TENS) mit Platzierung der Elektroden im Schmerzgebiet bzw. in Head*-Zonen, im Dermatom* u. an Akupunkturpunkten; **3.** bei schwersten therapieresistenten Schmerzzuständen ggf. invasive elektrische Rückenmark- od. Hirnstimulation; entsprechende Impulsparameter (Intensität, Frequenz) können auch i. S. der sog. Counter-Irritation (od. diffuse inhibitorische noxische Kontrolle, Abk. DINC) zentrale Hemmechanismen aktivieren (Hyperstimulationsanalgesie als sog. Melzack-Variante der TENS).

Elektro|therapie (↑; Therapie*) *f*: therapeutische Anwendung des elektrischen Stroms; Verwendung von konstant fließendem frequenzlosem Gleichstrom (Galvanisation*), niederfrequenten (Niederfrequenztherapie*) u. mittelfrequenten Stromimpulsen (Interferenzstromtherapie*) sowie Wechselstrom hoher Frequenz (Hochfrequenztherapie*); therapeutische **Wirkungen** sind abhängig von der Frequenz: **1.** Niederfrequenz (<1000 Hz): direkte neuromuskuläre Reizwirkung u. analgetische Wirkung; **2.** Mittelfrequenz (<300 kHz): direkte muskuläre Reizwirkung u. geringe analgetische Wirkung; **3.** Hochfrequenz (>300 kHz): selektive thermische Wirkung (Durchblutungsförderung, Muskelrelaxation, Schmerzlinderung).

Elementar|therapie (lat. elementum Grundstoff; Therapie*) *f*: Bez. für die therapeutische Verwendung von Elementen des Periodensystems; es werden Einzelelemente, Elementkombinationen, organische Verbindungen u. andere galenische Aufbereitungen eingesetzt. Die E. unterscheidet Mengenelemente, die in größeren Mengen essentiell am Stoffwechsel beteiligt sein sollen (anorganische Hauptelemente, s. Mineralstoffe), Spurenelemente* mit kleinerem Mengenanteil (50 mg/kg Körpergewicht, z. B. Mangan*, Magnesium*, Selen*; vgl. Cer-Therapie) u. die umweltbedingten (toxischen) Metalle sowie Struktur- u. Funktionselemente. **Anwendung:** bei Mangelzuständen u. Überschusserkrankungen; bei klinischen Hinweissymptomen od. zur Prophylaxe; keine methodische Systematik erkennbar; häufig wissenschaftlich umstrittener Einsatz der Einzelpräparate.

Element|therapie (↑; ↑) *f*: Bez. für Verfahren, die sich überwiegend od. ausschließlich der natürlichen Elemente Licht, Luft, Wasser u. Erde bedienen; z. B. Hydrotherapie*, Heliotherapie*, Thalassotherapie*.

Elettaria cardamomum (L.) Maton *f*: Kardamom, Malabarkardamome; Pflanze aus der Familie der Zingiberaceae (Ingwergewächse); **Arzneidroge:** von der Kapselhülle befreite Samen (Cardamomi fructus, Kardamomenfrüchte), aus den Samen destilliertes ätherisches Öl (Oleum Cardamomi, Cardamomi aetheroleum); **Inhaltsstoffe:** 4–9 % ätherisches Öl (26–41 % 1,8-Cineol u. bis 34 % α-Terpineol; **Wirkung:** virustatisch, cholagog; **Verwendung:** zerkleinerte Samen u. a. galenische Zubereitungsformen; nach **Kommission E** bei dyspeptischen Beschwerden; **traditionell** bei Appetitlosigkeit; **Dosierung:** mittlere Tagesdosis 1,5 g Droge, für Tinkturen Tagesdosis 1–2 g, Zubereitungen entsprechend; **Nebenwirkungen:** keine bekannt; **Kontraindikation:** Gallensteinleiden; **Wechselwirkung:** keine bekannt.

Eleuthero|coccus senticosus (Rupr. et Maxim. ex Maxim.) Maxim *m*: Acanthopanax senticosus; Russischer Ginseng; Strauch aus der Familie der Araliaceae (Efeugewächse); **Arzneidroge:** ganze od. geschnittene, getrocknete unterirdische Organe (Eleutherococci radix, Taigawurzel); **Inhaltsstoffe:** Oleanolsäureglykoside (Eleutheroside I-M), Phenylpropanderivate (Eleutherosid B, syn. Syringin), Cumarine (Eleutherosid B_1), Lignane (Eleutherosid D, Sesamin), Eleutherosid A u. E, β-Sitosterolglucosid, Polysaccharide; **Wirkung:** adaptogen, Steigerung der Zahl der T-Lymphozyten; **Verwendung:** nach **Kommission E** bei Müdigkeit u. Schwächegefühl, nachlassender Leistungs- u. Konzentrationsfähigkeit, Rekonvaleszenz; **traditionell** bei hypochondrischen Zuständen, psychovegetativem Syndrom, zur Unterstützung der Anpassungsfähigkeit des Organismus vor belastenden Situationen; **Dosierung:** Tagesdosis 2–3 g Droge (als Drogenpulver, für Teeaufgüsse, wässrig-alkoholische Auszüge); Anwendungsdauer auf 3 Monate begrenzen, erneute Anwendung ist nach 2 Monaten möglich; **Nebenwirkungen:** keine bekannt; **Kontraindikation:** Hypertonie (keine dokumentierten Fälle); **Wechselwirkung:** keine bekannt. Vgl. Panax.

E|liminations|diät (lat. eliminare entfernen; Diät*) *f*: syn. Weglassdiät, Auslassdiät; bei Nahrungsmittelallergie* bzw. Nahrungsmittelintoleranz* empfohlene Diät*; besteht meist aus (nicht aromatisiertem) schwarzem Tee, Mineralwasser, Traubenzucker, gekochten Kartoffeln, gekochtem Reis, evtl. milchfreier Margarine od. Maiskeimöl u. Salz zur Zubereitung; Durchführung (nach Rücksprache mit dem Arzt) möglichst bis zu weitgehender Symptomfreiheit. E. ist nur kurzfristig anwendbar, da die geringe Nahrungsmittelauswahl zu Mangelernährung* führen kann. Meist erfolgt im Anschluss eine Additionsdiät*. Bei unveränderten Beschwerden nach zweiwöchiger E. ist eine Nahrungsmittelallergie bzw. -intoleranz unwahrscheinlich.

Eluat (lat. eluere, elutus auswaschen, tilgen) *n*: durch Herauslösen von adsorbierten Stoffen gewonnene Flüssigkeit.

Elymus repens *m*: s. Agropyron repens.

EMB: Abk. für **e**lektro**m**agnetischer **B**luttest*.

EMDR: Abk. für **E**ye **M**ovement **D**esensitization and **R**eprocessing; von F. Shapiro 1987–1991 entwickelte Methode zur Behandlung posttraumatischer Belastungsstörungen* i. R. eines psychotraumatologisch orientierten Behandlungskonzepts; umfasst u. a. kognitive, körperorientierte sowie verhaltenspsychologische Elemente u. nutzt neben einem sehr fokussierten Vorgehen zur Aufarbeitung traumatischer Bilder u. Erinnerungen die bilaterale Stimulation (z. B. Augenbewegungen, die der sich bewegenden Hand des Therapeuten folgen). Konstruktive Gedanken u. Selbstbewusstsein werden gefördert u. ein neuronales Gleichgewicht hergestellt. **Anwendung:** v. a. bei Opfern von Gewalt u. bei Phobien.

Emesis (gr. ἐμεῖν sich erbrechen) *f*: s. Erbrechen.

Emetika (↑) *n pl*: syn. Brechmittel; Pharmaka, die Erbrechen bewirken; z. B. Cephaelis* ipecacuanha; vgl. Verfahren, emetisches.

Emetin *n*: Methylcephaelin; Alkaloid aus der Wurzel von Cephaelis* ipecacuanha; Protoplasma- u. Kapillargift mit emetischer u. expektorativer Wirkung; früher gebräuchlich bei Infektion mit Entamoeba histolytica; hohe Toxizität.

EMG: Abk. für **E**lektro**m**yo**g**raphie*.

Em|men|agogum (gr. ἔμμηνος monatlich; -agoga*) *n*: die Menstruation regulierendes u. den Beginn der Blutung förderndes Mittel; traditionell verwendete Drogen sind z. B. Myristica fragrans, Syzygium aromaticum (Caryophylli flos), Rosmarinus officinalis (Rosmarini folium), Pimpinella anisum, Crocus sativus, Sinapis alba sowie Drogen mit thujon- (z. B. Thuja occidentalis, Tanacetum vulgare) u. apiolhaltigen Ölen (Petroselinum crispum), die in höherer Dosierung abortiv wirken. **cave:** Die Verwendung dieser Drogen in Dosierungen, die emmenagog wirken, ist wegen toxischer Effekte abzulehnen. Vgl. Verfahren, emmenagoges.

Emodine *n pl*: syn. Anthranoide, Hydroxyanthracenderivate; Derivate des 1,8-Dihydroxy-9,10-anthrachinons, die Bestandteil vieler pflanzlicher Abführmittel (Aloe, Rhamnus frangula, Rheum officinale, Cassia senna u. a.) sind; E. entstehen autooxidativ od. unter Einwirkung pflanzeneigener Peroxidasen od. Oxidasen aus Emodinanthronen u. verursachen nach erfolgter Spaltung der Glykosidbindung die abführende Wirkung durch Verstärkung der Dickdarmperistaltik.

E|mollientia (lat. emollire weich machen) *n pl*: erweichende Mittel; z. B. warme Umschläge od. Massagetechniken, Anwendung u. a. bei lokalen Entzündungen.

E|motion (lat. emovere, emotus herausbringen, erschüttern) *f*: auf der psychischen u. physischen Ebene durch äußere u. innere Reize od. durch Kognitionen hervorgerufene Empfindung; diese führt zu zentralnervösen, neuromuskulären, neurohumoralen u. autonomen Körperreaktionen, die als emotionale Erregung bezeichnet werden. Die emotionale Erregung ist gekennzeichnet durch kurzfristige, intensive Gefühle, einen emotionalen Ausdruck (Mimik bzw. nonverbale Äußerungen), eine Orientierung an den emotional erregenden Gegenstand u. damit verbunden eine Unterbrechung der momentanen Tätigkeit. **Emotionale Intelligenz:** Dieser Begriff wurde von P. Salovey u. J. Mayer eingeführt u. bezeichnet die Fähigkeit eines Individuums, die eigenen Gefühle zu verstehen u. zu leben, die Gefühle u. Emotionen anderer Menschen zu deuten u. adäquat darauf zu reagieren. Vgl. Affekt.

Emotional Freedom Techniques: s. EFT.

Empowerment (engl. Befähigung): lebensweltlich-ökologisch orientiertes psychotherapeutisches Konzept für den Umgang mit Team- u. Gruppenmitgliedern, Klienten u. Patienten, nach dem die Eigenverantwortlichkeit des Einzelnen ermöglicht, bestärkt u. gefördert wird mit dem Ziel, Fähigkeiten zu entwickeln u. verbessern, um die eigene soziale Lebenswelt zu gestalten u. zu kontrollieren; E. geht davon aus, dass sich Menschen Problemen stellen u. diese in vorgefundenen od. erst zu schaffenden gesellschaftlichen Handlungsräumen lösen. Angestrebt wird dabei die Förderung von Selbstorganisation u. Teilhabe an Ressourcen sowie Entwicklung u. Erlernen neuer Kompetenzen in lebensweltlichen Strukturen. E. beschreibt Prozesse von Einzelnen, Gruppen u. Strukturen hin zu größerer gemeinschaftlicher Stärke u. Handlungsfähigkeit (z. B. Selbsthilfe*). Durch gegenseitige Unterstützung u. soziale Aktion sollen diskriminierende bzw. widrige Lebensbedingungen überwunden werden. Ergebnis dieser Prozesse ist meist Aufhebung von Ohnmacht u. ein gestärktes Selbstbewusstsein für die Betroffenen. **Methode:** Entwicklung eines positiven u. aktiven Gefühls des In-der-Welt-Seins; Aufbau von Fähigkeiten, Strategien u. Ressourcen, um aktiv u. gezielt individuelle u. gemeinschaftliche Ziele zu erreichen; **Anwendung:** z. B. in der Diabetologie i. R. von Patientenschulungen, in denen die Patienten lernen, sich selbstverantwortlich entsprechende Insulindosen zu verabreichen.

Emser Salz: natürlich vorkommendes Salz; befeuchtet bei Inhalation von isoosmotischen Lösungen die Atemwege u. fördert die Ziliarmotorik der Nasen- u. Trachealschleimhaut; **Verwendung:** zur begleitenden Therapie bei Bronchitis, als Lutschtabletten bei Pharyngitis; **Kontraindikation:** Asthma bronchiale bei Überempfindlichkeit u. in hohen Konzentrationen. Vgl. Sal Ems factitium.

E|mulgatoren (lat. emulgere, emulsus ausschöpfen) *m pl*: grenzflächenaktive Stoffe, die die Bildung einer Emulsion* bewirken bzw. fördern u. deren Stabilität erhöhen; die Moleküle bestehen aus einem hydrophoben u. einem hydrophilen Anteil u. setzen daher die Oberflächenspannung in den kleinen Partikeln der dispersen Phase herab. Die Emulgierung von Nahrungsfetten durch Gallensäuren (als E.) ist die Voraussetzung für ihre Resorbierbarkeit im wässrigen Milieu der Darmmukosa. **Verwendung:** in der Lebensmittelverarbeitung*: **1.** natürlicherweise in Lebensmitteln vorkommende E., z. B. Mono- u. Diglyceride von Speisefetten, Lecithin u. Stearin; **2.** synthetische E., z. B. mit Essig-, Milch-, Zitronen- od. Weinsäure veresterte Mono- u. Diglyceride; E. verbessern plastische Eigenschaften von Lebensmitteln, z. B. die Streichfähigkeit von Margarine od. die Fettverteilung in Schokolade. Lebensmittelrechtlich zählen die E. zu den Lebensmittelzusatzstoffen*; Art, Verwendung, Höchstmengenbegrenzungen u. Kenntlichmachung sind in der Zusatzstoff-Zulassungsverordnung geregelt.

E|mulsion (↑) *f*: Dispersion (instabile physikalische Mischung) von 2 od. mehr ineinander nicht löslichen Flüssigkeiten, von denen eine i. Allg. wässrig ist; unterschieden werden **1.** Öl-in-Wasser-E., deren innere, disperse Phase von hydrophoben Substanzen gebildet wird (v. a. Fette) u. deren äußere Phase (das Dispersionsmittel) eine wässrige Lösung bildet, **2.** Wasser-in-Öl-E. mit umgekehrten Verhältnissen. Vgl. Emulgatoren.

Encounter-Gruppe (engl. encounter Begegnung): Elemente von Gesprächspsychotherapie* u. Selbsterfahrungsgruppen* aufgreifende Gesprächsgruppe, deren Teilnehmer positive Veränderung u. die Verbesserung interpersonaler Kommunikation durch den Erfahrungsprozess innerhalb der Gruppe anstreben; das unmittelbare Hier u. Jetzt steht im Vordergrund der Gruppendynamik, eine ganzheitliche Sichtweise sowie das Bemühen um authentisches Verhalten u. Interaktion werden praktiziert. E.-G. finden i. d. R. unter professioneller Leitung statt, die jedoch nur minimal (in strukturierender Weise) eingreift.

Enderlein-Dia|gnostik (Günther E., Zoologe, 1872–1968; gr. διαγνωστικός fähig zu unterscheiden) *f*: Form der Dunkelfelddiagnostik des Bluts, mit dessen Hilfe Enderlein festzustellen glaubte, dass alles „Lebendige" einer Symbiose unterliegt u. dass bestimmten Strukturen im Blut, die nur im Dunkelfeldmikroskop erkennbar sind, diagnostische Bedeutung zukommt; eine zentrale Stellung nehmen bei der E.-D. die Endobionten* ein, die als korpuskuläre Partikel in Erythrozyten erkennbar sind; aus der Anzahl, Größe u. Gestalt der Endobionten, der übrigen Strukturen sowie der Form u. Anordnung der zellulären Blutbestandteile werden diagnostische Schlüsse gezogen. So sollen Symbiosestörungen u. Hinweise z. B. für verminderte Abwehr, Krebs, Darm- u. Leberbelastungen bereits im Vorfeld der Manifestation erkennbar sein. Umstrittenes Verfahren mit geringer Verbreitung u. eher historischer Bedeutung. Vgl. Bakterienzyklogenie.

Endo|bionten (Bio-*) *m pl*: von G. Enderlein geprägte Bez. für die angenommenen pflanzlichen Urkeime in den Erythrozyten; hierzu sollen die Mitochondrien bzw. pflanzliche Mikroorganismen zählen. Die Normalfunktion der E. u. ihre fermentative u. hormonale Tätigkeit sollen Gesundheit garantieren. Folgende Formen von E. werden bei der Dunkelfelddiagnostik (s. Enderlein-Diagnostik) unterschieden: Protite, Fili-Symprotite, Chondrite. E. sollen eine milieuabhängige Weiterentwicklungsfähigkeit besitzen u. auf jeder Entwicklungsstufe stehen bleiben können (Pleomorphismus). Bei Symbiosestörungen kann es zur Zerstörung der Erythrozyten kommen. In Bezug auf Krebs wird somit die Hypothese der Existenz von Krebserregern aufgestellt (spekulative Betrachtungsweise). Vgl. Bakterienzyklogenie.

En|ergie|bedarf (gr. ἐνέργεια Tätigkeit, Wirksamkeit): (ernährungsphysiologisch) Menge an Nahrungsenergie, die als ausreichend für den spezifischen Bedarf eines Menschen in Abhängigkeit von Geschlecht, Alter, Gesundheitszustand, körperlicher Leistung u. bestimmten Umweltfaktoren angesehen wird; der Gesamtenergiebedarf setzt sich aus Grundumsatz*, Leistungsumsatz* u. nahrungsinduzierter Thermogenese* zusammen; Ermittlung des E. durch Verzehrerhebungen u. Messungen des Energieverbrauchs; die Angabe über die empfohlene Höhe des E. erfolgt in Joule* (Abk. J).

En|ergie|bilanz (↑) *f*: Verhältnis von Energieaufnahme zu Energieverbrauch. Vgl. Energieumsatz, Grundumsatz.

En|ergie|dichte (↑): Bez. für den Energiegehalt* eines Lebensmittels pro Volumeneinheit (kJ/cm^3) od. Mengeneinheit (kJ/100 g).

En|ergie|fluss (↑): Bez. für die Vorstellung einer sog. fließenden Energie im Körper (s. Lebenskraft), die sowohl in östlichen (z. B. Ayurveda*; in der im Westen falsch gedeuteten Traditionellen Chinesischen Medizin*, s. Qi; Yoga) als auch in westlichen Behandlungssystemen (Körpertherapie*, Anthroposophische Medizin*) zu finden ist; häufig gehen diese unterschiedlichen Heilsysteme von einem longitudinalen Fließen der Energie aus (Kopf–Füße); z. B. sind auch die Hauptgefäße der Akupunktur* u. der Energiefluss bei Wilhelm Reich (s. Orgon, Orgontherapie) longitudinal ausgerichtet. Daneben werden auch horizontale energetische Strukturen beschrieben. Modernere Deutungen beschreiben den Energiefluss als die vegetative Ansteuerung eines Gewebes, Organs od. Körperteils. Bislang in den westlichen Wissenschaften nicht anerkannte Modellvorstellung.

En|ergie|gehalt (↑): Menge der für den Organismus verwertbaren Energie in einem Lebensmittel, die sich aus energieliefernden Nährstoffen (Protein, Fett, Kohlenhydrate u. a. organischen Verbindungen) zusammensetzt; direkte Messung mit Hilfe der Kalorimeterbombe od. Berechnung aus dem E. der einzelnen Bestandteile. Vgl. Brennwert, physiologischer.

En|ergie|lehre, tibetische (↑): Auffassung in der Traditionellen Tibetischen Medizin*, bei der die Energieprinzipien (auch als Energiefaktoren od. Säfte bezeichnet) Lung, Tipa u. Bäken unterschieden werden; **1. Lung:** gilt als die Lebenskraft, wird im Zellkern konzentriert u. kontrolliert den Stoffwechsel (Metabolismus); Lung werden Aufgaben auf grobstofflicher, feinstofflicher u. sehr feinstofflicher Ebene zugeschrieben. Der grobstoffliche Bereich umfasst die körperliche Steuerung von neuromuskulären u. neurovaskulären Vorgängen sowie Gedanken u. Gefühle. Auf der feinstofflichen Ebene ist Lung Träger des Bewusstseins im Bardo, dem Zwischenstadium des Übergangs vom Tod zur Wiedergeburt. Lung reinigt die Sinnesorgane, steuert die metabolischen Vorgänge u. die Energien Tipa u. Bäken. Lung werden die Eigenschaften rau, leicht, kühl, subtil, hart u. beweglich zugeschrieben. Weil der Geist nach tibetischem Verständnis von seinem Medium Lung untrennbar ist, zeigen sich psychische Störungen in typischen Lung-Symptomen, so wie ein Ungleichgewicht im Fluss von Lung im Körper sich auch immer im psychischen Befinden ausdrückt. Ein Übergewicht des Intellekts im Vergleich zum Gefühl od. des Gefühls im Verhältnis zum Intellekt tritt mit gleichzeitigen Störungen von Lung auf. Neben einer Schwächung der Elastizität beobachtet man eine Abstumpfung des Gedanken- u. Gefühlslebens. Typische Lung-Symptome sind u. a. ein Gefühl innerer Unruhe, instabile, wechselhafte Gemütslage, Konzentrationsschwäche, gesteigerter Redefluss, häufiges Gähnen, Schwindelgefühl, Tinnitus, Abgespanntheit, Frieren u. Zittern, Muskelkrämpfe u. durch den Körper wandernde Schmerzen, geblähtes Abdomen, Winde.

2. Tipa: gilt als die Vitalenergie, die beim Abbaustoffwechsel (Katabolismus) durch enzymatische Reaktionen freigesetzt wird; Hauptaufgabe von Tipa ist die Erwärmung der Zelle u. des Organismus. Tipa wird dem Element Feuer zugeschrieben u. ist Tatprinzip u. Rhythmus von Vergangenheit, Gegenwart u. Zukunft. Sie bewegt sich durch Blut, Schweiß, Augen, Leber, Gallenblase u. Dünndarm, beeinflusst Körpertemperatur, Appetit, Verdauung, den Teint u. regt den Intellekt an. Eine Hypertrophie der Funktionen von Tipa ruft Gefühle der Wut, des Hasses, des Neids u. des Egoismus hervor. Tipa wird mit den Eigenschaften leicht, ölig, scharf, heiß, etwas stechend, übelriechend, feucht, nass, schwach abführend u. reinigend beschrieben.

3. Bäken: gilt als die Kraft des Aufbaustoffwechsels (Anabolismus) bzw. der Eiweißsynthese; Erde u. Wasser verbinden sich zur Essenz von Bäken, der dabei als der gebärende, feuchte Schoß betrachtet wird, aus dem alles Leben entspringt. Bäken mit seinen öligen, sanften, kalten, schweren, klebrigen, stumpfen, groben, trägen, glatten u. festen Eigenschaften bringt Körper u. Geist Festigkeit u. Stabilität. Hauptaufgabe von Bäken ist die Leitung der Ernährungsphysiologie im Organismus, welche die wichtigste materielle Lebensfunktion bildet. Bäken hat als Wasser bzw. Schleim (im

Gegensatz zu Tipa) die Tendenz zur Lockerung. Folge übermäßiger Wirksamkeit von Bäken sind Apathie u. Faulheit.
Die t. E. bildet die Grundlage einer Individualmedizin. Nach Ansicht der buddhistischen Psychologie ist das grundlegende Nichtwissen die Unfähigkeit, die wahre Natur alles Wahrnehmbaren zu ergründen. Das grundlegende Nichtwissen führt zu einem falschen Verständnis des Selbst, an dem man sich festklammert u. dem eine zu große Bedeutung beigemessen wird. Die beiden negativen geistigen Zustände des Nichtwissens u. der Egozentrik bewirken den Geisteszustand gTi-mug od. den Mangel an wahrer Erkenntnis. gTi-mug ist gekennzeichnet durch zügellose Bindungen, Begierde, Verlangen, Wollust, Ehrgeiz, Machtstreben u. in der Folge von Hass, Eifersucht, Zorn, Aggression u. Gehässigkeit. Diese 3 negativen Zustände des Geistes werden die 3 Gifte genannt u. führen zu Ungleichgewichten in den 3 Energiefaktoren u. damit zu Krankheit. Daher werden als die 3 primären Krankheitsursachen auch Begierde, Hass u. Unwissenheit genannt. Von den primär Krankheit erzeugenden Ursachen bezieht sich Begierde auf Lung u. erzeugt 42 Krankheiten, Hass bezieht sich auf Tipa u. hat 26 Krankheiten zur Folge u. Verblendung bzw. Unwissenheit beziehen sich auf Bäken u. bewirken 33 Krankheiten.

En|ergie|medizin (↑; lat. ars medicina ärztliche Kunst) *f*: syn. Quantenmedizin; Bez. für eine Richtung in der Medizin, die davon ausgeht, dass sich alle basalen Lebensprozesse im materielosen Vakuum vollziehen; in allen organischen Zellen sollen sog. bioelektromagnetische Vakuumfelder wirken, die nach den Gesetzen der Quantenphysik erklärt u. verstanden werden. Dabei wird der menschliche Körper als Energiefeld aufgefasst, wobei Krankheiten durch Störungen energetischer Ströme entstehen (vgl. Orgontherapie, Analyse, bioenergetische). Die Psyche spielt bei der E. eine zentrale Rolle, da davon ausgegangen wird, dass die Vakuumenergie des Organismus hauptsächlich durch Außeneinflüsse u. den Geist beeinflusst wird; der Geist nutzt das Bewusstsein zur Informationsübermittlung ebenso, wie das Elektron durch Quanten od. Photonen Kräfte überträgt. Um alle energetischen Regulationsebenen besser einbeziehen zu können, sollen bereits bekannte Verfahren (z. B. Elektro- u. Magnetfeldtheorie), aber auch Forschungen zu Traditioneller Chinesischer Medizin* (v. a. Akupunktur*), Bioenergetik, Hypnose u. Bio- bzw. Neurofeedback energiemedizinisch weiterentwickelt werden. Erste klinische Erfolge sind im Bereich der Magnetfeldtherapie bei Knochendefekten u. Gefäßstörungen sowie mit der transkraniellen Magnetstimulation im neuropsychologischen Bereich belegt. Therapeutisches Ziel von Behandlungstechniken, die auf der Energiemedizin beruhen, ist die Beeinflussung von Energiequalitäten der Organe, möglichst vor Enstehen, aber auch bei Bestehen eines organischen Schadens. Neuere Forschungsergebnisse ergaben erste Nachweise von Energieflüssen als Reaktion auf eine Nadelakupunktur (Aufnahmen einer Durchblutungszunahme in Akupunktur-Leitbahnen mit Hilfe einer Infrarotkamera).

En|ergie|quotient (↑) *m*: Abk. EQ; Quotient aus der Zufuhr an Nahrungsenergie (gemessen in Joule* bzw. Kalorien) u. Körpergewicht*.

En|ergie|umsatz (↑): Abk. EU; ernährungsphysiologische Bez. für den Verbrauch bzw. Umsatz von Energie pro Zeiteinheit bei bestimmten Arbeitsleistungen; setzt sich aus Grundumsatz* u. Leistungsumsatz* zusammen; der EU pro Tag beträgt bei leichter Betätigung 10 000–11 000 kJ (2300–2500 kcal), bei schwerer körperlicher Arbeit 15 000–17 000 kJ (3500–4000 kcal); Messung durch Bestimmung der Arbeitsleistung (z. B. mit Ergometer) u. der Wärmeproduktion (mit Kalorimeter) od. indirekt mit Spirometer.

Energy-Drinks: Sammelbez. für kalte Getränke mit großen Mengen Coffein*; die meisten E.-D. enthalten außerdem leicht resorbierbare Zucker in hoher Konzentration. E.-D. sind nicht als Sportgetränk geeignet, da Coffein entwässernde u. entmineralisierende Wirkung hat u. als Dopingwirkstoff eingestuft wird u. der hohe Zuckergehalt zu einer Hyperglykämie mit nachfolgender reaktiver Hypoglykämie führen kann. Vgl. Paullinia cupana.

Engel|wurz: s. Angelica archangelica.

Enteritis (↑; -itis*) *f*: Darmentzündung; **Formen:** **1.** entzündliche Erkrankung des Dünndarms; **2.** Gastroenteritis (Mitbeteiligung des Magens); **3.** Enterokolitis (Mitbeteiligung des Dickdarms). **4.** allergische Enteritis; **Ursache:** Infektion mit Viren od. Bakterien od. Reaktion auf deren Toxine, nicht selten als Lebensmittelinfektion (s. Lebensmittelvergiftung); **Symptom:** Diarrhö*, Abdominalkrämpfe*, Fieber*, Kopfschmerzen*, Myalgien*, bei Gastroenteritis auch Übelkeit, Erbrechen*, Magenschmerzen; **Therapie:** **1.** Flüssigkeitssubstitution; **2.** evtl. Antibiotika; **3.** Symbioselenkung*; **4.** Phytotherapie: Zubereitungen aus Plantago* ovata, Chamomilla* recutita u. Agrimonia* eupatoria; **traditionell** z. B. auch Zubereitungen aus Fragaria vesca, Haronga madagascariensis, Hibiscus sabdariffa, Tussilago farfara, Theobroma cacao, Malva silvestris, Myristica fragrans, Commiphora molmol, Althaea rosea, Xysmalobium undulatum; **5.** Homöopathie: Zubereitungen aus Aloe*, Strychnos* nux-vomica, Chinarinde (Cinchona* pubescens), Colchicum* autumnale, Cephaelis* ipecacuanha, Podophyllum* peltatum. Vgl. Gastritis.

Entgegen|gesetztes Mittel: s. Arzneimittelbeziehung.

Entgiftung: syn. Detoxikation; **1.** (physiologisch) das Unschädlichmachen endogen entstandener toxischer Substanzen; meist durch Umwandlung in leichter ausscheidbare Stoffe, v. a. in der Leber durch Abbau, Umbau od. Koppelung an andere Substanzen; **2.** (toxikologisch) Verfahren zur me-

Energieumsatz
Energieumsatz beim Ausüben bestimmter Sportarten

Sportart	Geschwindigkeit	Energieverbrauch pro 1/2 Stunde in kJ	(bzw. kcal)	Abbau von Fettgewebe in g
Gehen	3 km/Std.	370	(88)	13
	4,5 km/Std.	420	(100)	14
Wandern	6 km/Std.	546	(130)	19
Dauerlauf	9 km/Std.	1399	(334)	48
	12 km/Std.	1491	(356)	51
Radfahren	9 km/Std.	525	(125)	19
	15 km/Std.	798	(191)	27
	21 km/Std.	1281	(306)	44
Gymnastik				
Dehnübungen		441	(105)	15
Konditionsgymnastik		987	(236)	34
Schwimmen	20 m/Min.	651	(156)	22
Skilanglauf	9 km/Std.	1323	(316)	45
Rudern	3 km/Std.	538	(129)	18
	6 km/Std.	1365	(326)	46
Tennis		756	(181)	26

chanischen Entfernung exogen zugeführter Gifte (primäre E.), zur Inaktivierung von Giften od. zur Verminderung der Giftresorption (sekundäre E.) sowie zur beschleunigten Giftelimination (tertiäre E.); vgl. Entschlackung; **3.** Neutralisation der Giftwirkung durch die Gabe von Gegengiften (z.B. Antihomotoxika, Homöopathika); **4.** auf humoralpathologischen Vorstellungen beruhende naturheilkundliche Verfahren; z.B. Aschner*-Methode, Anwendung homöopathischer u. phytotherapeutischer Arzneimittel, physikalische Verfahren zur Stoffwechselsteigerung, Anregung der Verdauungstätigkeit, Fasten*.

ENTH: Abk. für **E**lektro**n**eural**th**erapie*.

En|thalpie (gr. ἐν in - hinein; θάλπος Wärme) *f*: Begriff aus der Thermodynamik, der die Energieveränderungen von Systemen unter konstantem Druck beschreibt; die Reaktionsenthalpie ist der Betrag an Energie, der bei einer chemischen Reaktion frei wird od. zugeführt werden muss. Wird in der Bioresonanztherapie*, Chaostheorie* u. Energiemedizin* auch für die Beschreibung angeblicher Energie- bzw. Ordnungszustände des gesunden u. kranken Organismus verwendet, um sog. niedrigenergetische Methoden zu begründen.

Entmüdungs|massage (Massage*) *f*: Massagetechnik zur schnellen Regeneration nach körperlicher Belastung.

En|tropie (gr. ἐν in - hinein; τρόπος Richtung) *f*: Begriff aus der Thermodynamik, der ein Maß für den Ordnungsgrad eines Systems darstellt; nach dem zweiten Hauptsatz der Wärmelehre streben in einem abgeschlossenen System alle Vorgänge einem Zustand möglichst geringer Ordnung, d.h. maximaler E. zu. In offenen Systemen mit Stoff- u. Energieaustausch kann die E. auch abnehmen. In Verbindung mit der Bioresonanztherapie*, Chaostheorie* u. der sog. Energiemedizin* wird E. auch für die Beschreibung angeblicher Energie- bzw. Ordnungszustände im gesunden u. kranken Organismus u. deren Beeinflussung durch sog. niedrigenergetische Methoden verwendet.

Entschlackung: Ausscheidung abgelagerter Zwischen- od. Endprodukte des Stoffwechsels u.a. Substanzen (s. Verschlackung) durch therapeutische Umkehr der Stoffwechselrichtung, z.B. durch Fasten*, Anregung von Verdauungstätigkeit u. Diurese, langzeitigen Verzehr von Rohkost od. andere naturheilkundliche Ernährungstherapien (Schroth*-Kur, Mayr*-Kur, Molkekur*) in Verbindung mit viel Bewegung in sauerstoffreicher Luft; unterstützende Wirkung durch Tees, Schwitzpackungen, Sauna*, Moorbäder* u. Fangobäder bzw. -packungen (s. Fango).

Entspannung, funktionelle: Abk. FE; von der Gymnastiklehrerin Marianne Fuchs begründete, auch präventiv eingesetzte psychosomatische Behandlungsmethode mit dem Schwerpunkt des eigenen Körpererlebens durch Erlernen differenzierter Selbstwahrnehmung u. Auffinden eines Eigenrhythmus von An- u. Entspannung, von Ein- u. Ausatmung; damit sollen vorliegende neurovegetative Fehlsteuerungen selbst erspürbar sein, Veränderungen im Körpererleben verbalisiert u. dialogisiert werden u. damit ein Zugang zu psychosomatischen Zusammenhängen, Konflikten u. Fehlverhalten eröffnet werden. Konfliktaufdeckung u. Verarbeitung bieten dann eine Chance zur Überwindung körperlich-funktioneller sowie seelischer Störungen. FE ist als Therapieverfahren weitgehend anerkannt. Vgl. Progressive Muskelrelaxation.

Entspannung, pro|gressive: s. Progressive Muskelrelaxation.

Entspannungs|technik *f*: Sammelbez. für physio- u. psychotherapeutische Verfahren zur Beeinflussung autonom gesteuerter Körperfunktionen (z. B. Atmung, Herzfrequenz, Muskeltonus, Gefäßtonus, Darmmotilität) mit dem Ziel allgemeiner u. spezifischer Beruhigung u. Körperwahrnehmung; häufig Bestandteil komplexer psychotherapeutischer Methoden zur Behandlung von chronischen Schmerzen, Angst*- u. Schlafstörungen, Stress, primärer Hypertonie*. Vgl. Atemtherapie nach Middendorf, Autogenes Training, Biofeedback, Eutonie, Hypnose, Yoga, Zen-Meditation; Bewegungstherapie, konzentrative; Progressive Muskelrelaxation.

Entstauungs|therapie, kom|plexe physikalische (Therapie*) *f*: Abk. KPE; syn. physikalische Ödemtherapie; von J. Asdonk 1973 entwickelte Therapieform zur Behandlung von Lymphödemen mit Hochlagerung der betroffenen Extremität, manueller Lymphdrainagetherapie*, Kompressionsverfahren, Hautpflege, speziellen Bewegungsübungen u. die Vasomotion unterstützender physikalischer Therapie (Hydrotherapie*, Elektrotherapie*).

Entwöhnung: Therapie bei Abhängigkeit* mit dem Ziel, durch psychologische, soziale u. medizinische Unterstützung die Bindung an das Suchtmittel zu lösen u. durch biographisch sinnvolle Ziele u. Bindungen zu ersetzen; erfolgt nach abgeschlossenem Entzug* ambulant, teilstationär, stationär od. in kombinierter Form möglichst wohnortnah u. unter Einbeziehung von Partner bzw. Ehepartner u. Angehörigen, Arbeitgeber, Selbsthilfegruppen (s. Selbsthilfe) bzw. einer Beratungsstelle. Chronisch Abhängigkeitskranke benötigen zudem spezielle Übergangseinrichtungen, betreutes Wohnen u. geschützte Arbeitsplätze, um den Therapieerfolg zu stabilisieren. Nach der Sozialgesetzgebung der Bundesrepublik Deutschland erfolgt der größte Teil der Entwöhnungsbehandlungen als Rehabilitationsbehandlungen zur wesentlichen Verbesserung bzw. Wiederherstellung der Erwerbsfähigkeit. Vgl. Suchttherapie.

Entzündung: (Abwehr-)Reaktion des Organismus gegen verschiedenartige (schädigende) Reize; Ziel der E. ist es i. d. R., das schädigende Agens u. seine Folgen zu beseitigen. **Ursache:** hauptsächlich mechanische Einflüsse (Reibung, Druck, Fremdkörper), chemische Substanzen (Säuren, Basen), physikalische Faktoren (Temperatur, Strahlen), Mikroorganismen (Viren, Bakterien, Pilze, Parasiten) sowie vom Körper ausgehende (autogene) Reize wie Urämie, Zerfall von Zellen (z. B. bei malignen Tumoren) sowie Allergie. Die Kenntnis der Ursache ermöglicht eine kausal begründete Therapie. **Symptom: 1.** lokale Entzündungszeichen (sog. klassische Entzündungszeichen nach Celsus): **Rubor** (Rötung), **Calor** (Hitze), **Tumor** (Schwellung), **Dolor** (Schmerz), **Functio laesa** (gestörte Funktion); **2.** allgemeine Entzündungsreaktionen: beschleunigte Bildung von Granulozyten, Zunahme der Synthese bestimmter Plasmaproteine (Entzündungskonstellation; z. B. C-reaktives Protein), Steigerung des Stoffwechsels (Fieber*), Auslösung von Immunreaktionen, subjektiven Beschwerden wie Krankheitsgefühl u. Abgeschlagenheit. Die **Prognose** des Entzündungsvorgangs hängt von Art, Stärke u. Dauer des Entzündungsreizes, vom Ort der E. sowie von der örtlichen u. allgemeinen Reaktion des Organismus ab, so dass entweder völlige Wiederherstellung von Gestalt u. Funktion (restitutio ad integrum) od. chronische E. mit möglicher Streuung bzw. Narbenbildung folgen. **Therapie: 1.** Aschner*-Methode, Eigenbluttherapie*, Farbtherapie*, Kupferband*, Magnetfeldtherapie*, Heilfasten*; **2.** Phytotherapie: Rinde von Salix*, Boswellia* serrata, Harpagophytum* procumbens, Chamomilla* recutita.

Entzug: auch Entgiftung; Vorenthaltung von Arznei- u. Suchtmitteln bei Abhängigkeit*; während des E. kann es zu körperlichen u. psychischen Entzugssymptomen kommen, z. B. Schmerzen, Schweißausbrüchen, Blutdrucksteigerung, Tremor, epileptischen Anfällen, Schlafstörungen, Unruhe, Halluzinationen*, depressive Verstimmungen, Delir, Suizidneigung sowie zu schweren u. ggf. lebensbedrohlichen Herz-Kreislauf-Krisen. Zu deren Vermeidung od. Verringerung findet während der meist stationären Entzugsbehandlung eine psychotherapeutische u. ggf. medikamentöse Therapie statt. Die Entzugsbehandlung ist die Phase der Suchttherapie*, in der die Motivation für weitere Maßnahmen (z. B. Entwöhnung*) erarbeitet wird.

Enzian, Gelber: s. Gentiana lutea.

En|zym|therapie (gr. ἐν in - hinein; ζύμη Sauerteig; Therapie*) *f*: Behandlung von Erkrankungen mit Enzymen, die nach oraler Gabe teilweise unverändert ins Blut aufgenommen werden sollen; die proteolytische Wirkung der Enzyme soll zur Auflösung von Immunkomplexen, großmolekularen Stoffen u. Gerinnungsprodukten (die verschiedene Antigenstrukturen vor der Immunabwehr schützen sollen) genutzt werden; daraus sollen sich die pharmakologischen Wirkungen auf Entzündungen mit Ödembildung (antientzündlich, antiödematös), auf das Gerinnungssystem (Verbesserung der Blutrheologie) u. auf immunologische Parameter erklären. Zur Anwendung kommen Enzyme pflanzlicher (z. B. Bromelain, Papain) od. tierischer Herkunft (z. B Trypsinderivate) als Einzel- od. Kombinationspräparate. **Anwendung:** in der Traumatologie, bei Gefäßerkrankungen (arteriell, venös, lymphathisch), bei Organentzündungen wie Bronchitiden u. Nasennebenhöhlenentzündungen; bei Erkrankungen des rheumatischen Formenkreises, Virusinfektionen; Autoimmunkrankheiten; zur adjuvanten Tumortherapie; **Kontraindikation:** Gerinnungsstörungen, fortgeschrittene Leber- u. Nierenfunktionsstörungen, gleichzeitige Gabe von Antikoagulanzien; Schwangerschaft (relative Kontraindikation); **Nebenwirkungen:** u. U. allergische Reaktionen, Diarrhö. Wissenschaftliche Wirksamkeitsnachweise: Einige kleinere Studien zeigen positive Effekte bei posttraumatischen Schwellungszuständen der Nase u. Nasennebenhöhlen u. in der adjuvanten u. palliativen Tumortherapie (z. B. Linderung von strahlentherapie- u. chemotherapie-assoziierten Beschwerden wie Mukositis, Ödembildung); Langzeitstudien fehlen. Die postulierte Eigenschaft therapeutisch zugeführter Enzyme, nur schadhaftes Gewebe u. Vorgänge „anzugreifen", bleibt unplausibel. Vgl. Organotherapie.

Eph|edra sinica Stapf *f*: Meerträubel; chinesisch Ma Huang; xeromorpher Rutenstrauch aus der Familie der Ephedraceae (Meerträubelgewächse); **Arzneidroge:** junge Rutenzweige verschiedener Ephedra-Arten (Ephedrae herba, Meerträubelkraut); **Inhaltsstoffe:** 1–2 % Alkaloide, insbesondere L-Ephedrin; **Wirkung:** antitussiv, indirekt sympathikomimetisch, zentral stimulierend; **Verwendung:** nach **Kommission E** bei Atemwegerkrankungen mit leichtem Bronchospasmus bei Erwachsenen u. Schulkindern; in der **Traditionellen Chinesischen Medizin** bei zahlreichen Indikationen, v. a. wegen leistungssteigernder Eigenschaften; durch die Flüchtigkeit des Ephedrins Anwendung als Räucherpulver; **Nebenwirkungen:** Schlaflosigkeit, Bewegungsdrang, Reizbarkeit, Kopfschmerzen, Übelkeit, Erbrechen, Störungen beim Wasserlassen, beschleunigter Herzschlag, in höherer Dosierung drastischer Blutdruckanstieg, Herzrhythmusstörungen, Entwicklung einer Abhängigkeit; **Kontraindikation:** Angst- u. Unruhezustände, arterielle Hypertonie, Engwinkelgaukom, Hirndurchblutungsstörungen, Prostataadenom mit Restharnbildung, Phäochromozytom, Thyreotoxikose; **Wechselwirkung:** in Kombination mit Herzglykosiden od. Halothan Herzrhythmusstörungen, mit Guanethidin Verstärkung der sympathomimetischen Wirkung, mit MAO-Hemmstoffen Potenzierung der sympathomimetischen Wirkung, mit Oxytocin Entwicklung von Bluthochdruck. **Hinweis:** Ephedrin-haltige Arzneimittel sind Bestandteil der Dopingliste des Internationalen Olympischen Kommittees u. des Deutschen Sportbundes. Wegen des ungünstigen Nutzen-Risiko-Verhältnisses ist vom Gebrauch abzuraten.

Ephedrin *n*: s. Ephedra sinica.

Epi|lobium *n*: Weidenröschen; Stauden aus der Familie der Oenotheraceae (Nachtkerzengewächse); Epilobium angustifolium L. (Schmalblättriges Weidenröschen), Epilobium parviflorum Schreb. (Kleinblütiges Weidenröschen) u. a.; **Arzneidroge:** kurz vor od. während der Blüte gesammelte u. getrocknete oberirdische Teile (Epilobii herba), zur Blütezeit geerntete u. getrocknete Wurzel; **Inhaltsstoffe:** Kraut: ca. 1,5 % Flavonolglykoside, Gerbstoffe, Sterole (β-Sitosterol u. β-Sitosterolester); Wurzel: nur ca. 0,35 % Flavonolglykoside; **Verwendung:** Droge od. Auszüge **traditionell** innerlich bei Miktionsstörungen infolge benigner Prostatahyperplasie (Stadium I u. II). Die Wirksamkeit ist nicht belegt u. die Verwendung obsolet.

Epi|staxis (gr. ἐπιστάζειν darauftröpfeln) *f*: Nasenbluten; **1.** sog. habituelles Nasenbluten: v. a. bei Kindern durch lokale Ursachen wie Gefäßverletzung im Bereich des Locus Kiesselbachi, andere physikalische od. chemische Schädigung der Nasenschleimhaut, Trauma (z. B. Schädelbasisfrakturen od. Nasenseptumfrakturen), Nasenfremdkörper, Nasen- u. Nasennebenhöhlentumoren; **2.** E. als Symptom einer Allgemeinerkrankung bei akuten Infektionskrankheiten (z. B. Typhus, Grippe*), Gefäß- u. Kreislauferkrankungen (z. B. Arteriosklerose*, Hypertonie*), hämorrhagischer Diathese*, Thrombopathie, Vasopathie, Mangel an Vitamin* K, Skorbut u. a.; **Therapie: 1.** Hochlagerung des Oberkörpers, Beruhigung des Patienten, ggf. medikamentöse Senkung des Blutdrucks; bei starker E. Nasentamponade, elektro- od. laserchirurgischer Verschluss der Blutungsquelle, chirurgische Ligatur der Gefäße od. Embolisation zuführender Gefäße; **2. traditionell** Umwickeln des kleinen Fingers der betroffenen Seite mit einem Band; **3.** Phytotherapie: Spülung mit Rinde von Quercus*; **4.** Homöopathie: u. a. Zubereitungen aus Capsella* bursa-pastoris, Phosphor, Achillea* millefolium.

Equisetum arvense L. *n*: Ackerschachtelhalm, Schachtelhalm, Zinnkraut; Pflanze aus der Familie der Equisetaceae (Schachtelhalmgewächse); **Arzneidroge:** getrocknete, grüne, sterile Sprosse (Equiseti herba, Schachtelhalmkraut); **Inhaltsstoffe:** bis 10 % Kieselsäure, aliphatische Säuren (z. B. Shikimisäure, Meso-Weinsäure), Derivate der Hydroxyzimtsäure (z. B. Chlorogensäure), Flavonoide (v. a. Kämpferol- u. Quercetinglykoside); **Wirkung:** schwach diuretisch; **Verwendung:** zerkleinerte Droge als Teeaufguss u. andere galenische Zubereitungen zum Einnehmen, Abkochung u. andere galenische Zubereitungen für äußerliche Anwendung; nach **Kommission E** innerlich bei posttraumatischem u. statischem Ödem, zur Durchspülungstherapie bei bakteriellen u. entzündlichen Erkrankungen der ableitenden Harnwege, Nierengrieß; äußerlich zur unterstützenden Behandlung schlecht heilender Wunden; **traditio-**

nell bei leichte Katarrhen der oberen Atemwege, zur Wundbehandlung, bei Blähungen, Diarrhö; **Dosierung:** innerlich: Tagesdosis 6 g Droge, Zubereitungen entsprechend; äußerlich für Umschläge 10 g Droge auf 1 l Wasser; Hinweis: Bei einer Durchspülungstherapie ist eine Flüssigkeitszufuhr von mindestens 2 l Flüssigkeit pro Tag erforderlich. **Nebenwirkungen:** keine bekannt; **Kontraindikation:** keine Durchspülungstherapie bei Ödemen infolge eingeschränkter Herz- od. Nierentätigkeit; **Wechselwirkung:** keine bekannt.

Erbrechen: syn. Emesis, Vomitus; retrograde Entleerung des Magen- (evtl. auch Ösophagus-)Inhalts infolge unwillkürlicher Kontraktion von Magen-, Zwerchfellmuskulatur u. Bauchpresse; **Ursache:** **1.** reflektorische Mechanismen bei gastrointestinalen Erkrankungen, Peritonitis, Meningitis, erhöhtem Schädelinnendruck (Hirntumor), Infekt; **2.** sog. Überlauferbrechen durch Stenosen im (oberen) Gastrointestinaltrakt od. bei Insuffizienz des Magenverschlusses; **3.** induziertes E. bei psychogenen Essstörungen* od. als therapeutische Maßnahme (Emetika). **Therapie:** **1.** Behandlung der zugrundeliegenden Erkrankung; **2.** Phytotherapie: Zubereitungen aus Cinnamomum* aromaticum, Mentha* x piperita; **traditionell** Zubereitungen aus Cinnamomum verum, Cucurbita pepo; **3.** Homöopathie: u. a. Strychnos* nux-vomica, Cephaelis* ipecacuanha. Vgl. Hyperemesis gravidarum.

Erd|beere: s. Fragaria vesca.

Erd|birne: s. Smallanthus sonchifolius.

Erd|magnetismus *m*: Bez. für die magnetische Eigenschaft der Erde; Inhomogenitäten im nach dem magnetischen Nordpol ausgerichteten Erdmagnetfeld sollen, ähnlich den Erdstrahlen*, die Entstehung von Krankheiten fördern. Dagegen spricht die Beobachtung, dass viel stärkere künstliche Magnetfelder keine biologischen Auswirkungen erkennen lassen.

Erd|rauch: s. Fumaria officinalis.

Erd|strahlen: Strahlen, die durch unterirdische Wasseradern* od. tektonische Verwerfungslinien zustande kommen u. v. a. an ihren Kreuzungen schädliche Effekte auf den Organismus ausüben sollen; besonders auf Erdstrahlen sensible Personen glauben, mit Hilfe von Wünschelrute* od. Pendel* diese Bereiche erfassen zu können, indem die Erdstrahlen mit ihnen in Resonanz kommen. Ein physikalischer Nachweis konnte bislang nicht erbracht werden. E. sollen insbesondere bei regelmäßiger Exposition über mehrere Stunden (z. B. Schlaf- u. Arbeitsplatz) schädlich auf den menschlichen Organismus wirken.

E|rektions|störung (lat. erectio Aufrichtung): erektile Dysfunktion, erektile Impotenz; fehlendes Aufrichten des Penis bei sexueller Erregung; **Ursache:** **1.** psychisch bedingt (i. d. R. bei vorübergehender E.); **2.** organisch bedingt (bei der Mehrzahl der längerfristig bestehenden E.): **a)** arteriell (60–80 %, Gefäßverschlüsse, diabetische Mikroangiopathie); **b)** venös (20–40 %, mangelnde Abdichtung des Schwellkörpers); **c)** neurogen (10 %, Multiple Sklerose, Verletzung der kavernösen Nerven bei Tumorchirurgie im kleinen Becken, Diabetes mellitus); **d)** hormonal (1–5 %, Testosteronmangel, Prolaktinerhöhung). **Risikofaktoren:** Diabetes mellitus, Hyperlipidämie, Hypertonie, Nicotinabusus; **Therapie:** **1.** Beseitigung bzw. Behandlung der Risikofaktoren; **2.** Psychotherapie nach Ausschluss einer organischen Ursache; **3.** medikamentös, z. B. mit Yohimbin*, Testosteron; **4.** Schwellkörper-Autoinjektionstherapie, arterielle Revaskularisation, Penisvenenligatur, Vakuumpumpe, Penisprothesen. Vgl. Impotenz, Funktionsstörungen, sexuelle.

Erfahrungs|heil|kunde: Sammelbez. für verschiedene Verfahren der praktizierten Medizin, deren Inhalte u. Aussagen mehr auf Erfahrung als auf naturwissenschaftlich anerkannter klinischer Evaluation u. Grundlagenforschung beruhen; die theoretischen Grundlagen stützen sich auf tradierte Modelle (z. B. Ethnomedizin*, Humoralpathologie*), Geisteswissenschaft (z. B. Anthroposophische Medizin*) u. Spekulation.

Erfrierung: s. Kälteschäden.

Ergänzungs|kost: zur normalen Ernährung zusätzlich verabreichte, meist proteinreiche Nahrung, die einen ernährungsbedingten quantitativen bzw. qualitativen Mangel beheben od. ihm vorzubeugen soll; eingesetzt werden normale Lebensmittel (z. B. zusätzlich Früchtequark bei Eiweißmangel) od. z. B. Nährlösungen bei allgemeine Kachexie (s. Diät, bilanzierte).

Ergebnis, therapeutisches: Ergebnis einer Therapie, das in der völligen Wiederherstellung von Gesundheit (restitutio ad integrum), unterschiedlichen Graden von chronischem Leiden od. dem Tod liegen kann; es muss mit Erwartungen u. Anforderungen von Patient u./od. Therapeut in Einklang gebracht werden, um zu einer Heilung* zu führen. Therapeuten können ihre Ziele sehr eng an ihrer Tätigkeit definieren u. damit u. U. für den Patienten nur sehr ausgewählte Teilbereiche abdecken.

Ergo|calci|ferol *n*: syn. Vitamin D_2; s. Vitamin D.

Ergo|metrie (gr. ἔργον Arbeit; μέτρον Maß) *f*: Messung von Arbeitsleistung bestimmter Muskelgruppen u. der dabei auftretenden Veränderungen von verschiedenen autonomen Parametern der Herz- u. Kreislauffunktion u. Atmung unter dosierbarer Belastung mit Hilfe eines Ergometers (z. B. Fahrrad-, Handergometer).

Ergot|alkaloide *n pl*: syn. Mutterkornalkaloide, Secalealkaloide; von Secale* cornutum u. a. verwandten Species produzierte Indolalkaloide, die als Grundgerüst das tetracyclische Ringsystem Ergolin aufweisen; Unterteilung in Lysergsäure- u. Clavinalkaloide; Verwendung von natürlichen E. (z. B. Ergometrin, Ergotamin), halbsynthetischen Analoga (z. B. Dihydroergotamin, Bromocriptin, Methylergometrin, Methysergid) u. synthetischen Derivaten (z. B. Nicergolin, Lisurid); **Wirkung:** je nach Wirkstoff sehr unterschiedlich bezüglich der Angriffspunkte u. Stärke; **1.** Vasokonstriktion der Widerstands- u. Kapazitätsgefäße (z. B. Ergotamin); Anwendung zur Anfallkupierung der Migräne; **2.** Vasokonstriktion v. a. der Kapazitätsgefäße (z. B. Dihydroergotamin); Anwendung bei orthostatischer Dysregulation, chronisch-venöser Insuffizienz, Intervallbehandlung der Migräne u. anderen vaskulär bedingten Kopfschmerzen; **3.** Vasodilatation der Widerstandsgefäße (z. B. Dihydroergotoxin); bei Hypertonie u. Kreislaufzentralisation; **4.** Uteruskontraktion (z. B. Methylergometrin); Anwendung als Uterotonikum in der Nachgeburtsperiode; **5.** Prolaktinsuppression (z. B. Bromocriptin) bei hyperprolaktinämisch-anovulatorischem Syndrom, Laktationshemmung, Mastitis, Prolaktinom; **6.** dopaminerge Effekte (z. B. Bromocriptin) bei Parkinson-Syndrom; **7.** äquilibrierende Wirkung auf die neurochemische Erregungsübertragung im Zentralnervensystem mit positiven Auswirkungen auf die Mikrozirkulation (z. B. Dihydroergotoxin); Anwendung bei Hirnleistungsstörungen; **Nebenwirkungen:** insbesondere bei Überdosierung Zyanose, Taubheitsgefühl u. Parästhesien der Akren (Gefäßspasmen), evtl. Gangrän; Lähmungen u. Kontrakturen der Muskulatur, vegetative (Magen-Darm-Störungen) u. zentralnervöse Symptome (Kopfschmerz, Schwindel, Bewusstseinsstörungen, Krämpfe); **Kontraindikation:** periphere arterielle Gefäßerkrankungen, koronare Herzkrankheit, Leber- u. Nierenschäden, Sepsis, schwere Hypertonie, Schwangerschaft, Stillzeit; Psychosen; **Hinweis:** Aufgrund des ungünstigen Nutzen-Risiko-Verhältnisses werden natürliche Ergotalkaloide nur noch selten verwendet.

Ergot|amin (INN) *n*: s. Ergotalkaloide.

Ergo|therapeut (gr. ἔργον Arbeit; Therapie*) *m*: früher Beschäftigungs- u. Arbeitstherapeut; aufgrund einer dreijährigen Ausbildung zur Durchführung der Ergotherapie* befähigte u. zur Führung der geschützten Berufsbezeichnung E. berechtigte Person; Ausbildung u. Prüfung sind geregelt in der „Ausbildungs- und Prüfungsverordnung für Ergotherapeutinnen und Ergotherapeuten" vom 2.8.1999 (BGBl. I S. 1731) sowie in weiteren landesrechtlichen Vorschriften.

Ergo|therapie (↑; ↑) *f*: zusammenfassende Bez. für Beschäftigungstherapie u. Arbeitstherapie; **Anwendung:** zur Therapie von Störungen der Sensomotorik, der Sinnesorgane u. der geistigen u. psychischen Fähigkeiten. **Inhalt: 1. Beschäftigungstherapie:** Schulung u. Ausführung von primär manuellen Geschicklichkeiten im therapeutischen Setting bei geistigen od. schweren körperlichen Einschränkungen; **2. Arbeitstherapie:** Anwendung von Arbeit als therapeutisches Verfahren z. B. bei psychisch Kranken i. S. eines Trainings von (Einzel-)Fertigkeiten u. sozialer Kompetenz zur Vorbereitung des Erkrankten auf das Leben in der Gesellschaft; dient als Brücke zwischen Klinik u. Alltag, Belastungserprobung u. Mittel zur Rückerlangung von Selbstwertgefühl u. Identität. Ziel der Arbeitstherapie ist eine berufliche Rehabilitation auf verschiedenen Stufen, (Wieder)Herstellung der Arbeitsfähigkeit; es bestehen unterschiedliche Angebote im stationären, teilstationären u. ambulanten Bereich (z. B. Werkstätten für Behinderte, geschützte Einzelarbeitsplätze, Selbsthilfefirmen, Zuverdienstfirmen). Der Ergotherapeut* übt (je nach Defiziten, Fähigkeiten u. Motivation der Patienten) mit den Patienten Essen, Waschen, Ankleiden, Schreiben, den Umgang mit anderen Menschen sowie die Belastbarkeit am Arbeitsplatz, im täglichen Leben u. im Beruf.

Ergo|toxin *n*: Gemisch aus Ergotalkaloiden*.

Erkältungs|krankheit: oft nach Unterkühlung akut auftretende Entzündung der Atemwege u. der Mittelohren; **Ursache:** meist Virusinfektion; Herabsetzung der lokalen Durchblutung u. der Immunabwehr; **Therapie: 1.** Knieguss*; **2.** Phytotherapie: Zubereitungen aus Eucalyptus* globulus, Sambucus* nigra, Ribes* nigrum, Mentha* crispa, Pinus* mugo, Filipendula* ulmaria, Menthol; **traditionell** Zubereitungen aus Ocimum basilicum, Echinacea angustifolia, Foeniculum vulgare, Rosa canina, Hibiscus sabdariffa, Prunus spinosa. **3.** Homöopathie: u. a. Aconitum* napellus (Anfangsstadium), Atropa* belladonna, Solanum* dulcamara (nach Nässe). **Prävention:** ableitende Therapie*. Vgl. Grippe, Kälteschäden, Pharyngitis.

Erklärungs|modell *n*: bezeichnet die kulturspezifische Ausdrucksweise (Idiom) der Erfahrung von Kranksein* u. beinhaltet das Wissen erkrankter Personen u./od. ihrer Familienmitglieder über Ursache bzw. Begründungszusammenhang; Bedeutung u. Auswirkungen der Erkrankung; insbesondere von A. Kleinman 1980 ausgearbeiteter Begriff, der wissenssoziologische Erkenntnisse für die Ethnomedizin* nutzbar macht u. zu einem ihrer Grundbegriffe geworden ist; E. müssen im Gegensatz zu einer wissenschaftlichen Theorie für einen Außenstehenden weder logisch noch unbedingt zusammenhängend od. rational sein; sie können von vornherein auch ein Wissen über die Behandlung od. den Weg, der zur Behandlung einzuschlagen ist, beinhalten, ohne überhaupt bewusst artikuliert werden zu müssen. E. haben eine Auswirkung auf das Erleben typischer Symptome u. psychologischer Prozesse; die typischen sozialen Probleme, die eine Erkrankung mit sich bringt, sind durch E. vorstrukturiert. Die E. sind Ergebnis der praktischen u. theoretischen Auseinandersetzung mit der jeweiligen Lebenswelt. Welches E. zur Interpretation der eigenen Erfahrung u. als Möglichkeit, das eigene Verhalten zu orientieren, benutzt wird, ist eine Frage der Kräfte, die auf den Einzelnen einwirken. Auch die professionellen E. sind eine kulturelle Konstruktion u. immer auch Ausdruck sozialer Kräftekonstellationen. Das Wissen des Patienten über sein Kranksein erscheint dem Arzt oft als ein Glaube, nicht als eine selbständige Beschreibung von der Wirklichkeit der Krankheit. Die professionellen Erklärungsmodelle erscheinen dem Laien im Alltag (in der ärztlichen Praxis) oft als Beschreibung von natürlichen Gegebenheiten. Damit stellen sie für den Patienten zwar eine Autorität u. Orientierung dar, trotzdem werden sie nicht vollständig übernommen. Die Mehrheit der Patienten entwickelt eigene Vorstellungen über ihre Erkrankung; sie wählen aus der Vielzahl von möglichen Bedeutungen den Teil aus, der ihr Kranksein bestmöglich repräsentiert. Vgl. Compliance, Labeling.

Erkrankung: (ethnomedizinisch) Oberbegriff zu den beiden komplementären, durchaus auch widersprüchlichen Aspekten von Kranksein* u. Krankheit*; E. wird auch verwendet zur Analyse der Soziogenese von Krankheit.

Erkrankungen des rheumatischen Formen|kreises: nach der WHO-Definition (1978) Erkrankung des Bindegewebes u. schmerzhafte Störungen des Bewegungsapparats, die sämtlich potentiell zur Ausbildung chron. Symptome führen können; Oberbegriff für viele Erkrankungen unterschiedlicher Ätiologie, deren gemeinsames Merkmal eine Manifestation am Stütz- u. Bindegewebe des Bewegungsapparats u. häufige systemische Beteiligung des Bindegewebes innerer Organe (z. B. Herz, Gefäße, Lunge, Leber, Darm, Zentralnervensystem) ist. Rheumatische Erkrankungen i. e. S. sind Kollagenosen, Vaskulitiden u. Entzündungen an Gelenken u. Wirbelsäule (z. B. rheumatoide Arthritis, Spondylitis ankylosans, rheumatisches Fieber, Psoriasis-Arthritis). **Symptom:** vielfältig u. wenig spezifisch (Schmerz, Funktionsbehinderung, Steifigkeit, Deformierung, systemische Organmanifestation); **Formen:** 1. entzündlich-rheumatische Erkrankungen mit entzündlichen Immunreaktionen der mesenchymalen Gewebe, z. T. mit Autoimmunphänomenen, i. w. S. sind es degenerative Erkrankungen der Gelenke u. Wirbelsäule (Arthrose*, Spondylosis deformans, Spondylarthrose, Osteochondrose); 2. degenerativ-rheumatische Erkrankungen: gekennzeichnet durch primär regressive Veränderungen an Knorpeln u. Zwischenwirbelscheiben sowie durch reparativen Knochenumbau; 3. extraartikuläre rheumatische Erkrankungen (sog. Weichteilrheumatismus): verschiedene Symptome des periartikulären Bewegungsapparats zusammengefasst, die durch degenerative, funktionelle u. teilweise entzündliche Prozesse (z. B. Tendinosen, Tendomyosen, Fibromyalgiesyndrom, Bursopathien, Periarthropathien, Insertionstendinosen) od. metabolische Gelenkerkrankungen (Gichtarthritis, Chondrokalzinose, Hydroxylapatitkristall-Ablagerungskrankheit) verursacht sind. **Einteilung:** 1. ätiologisch (infektiös, metabolisch, autoimmun); 2. pathologisch-anatomisch (entzündlich, degenerativ, funktionell); 3. topographisch (E. d. rh. F. der Gelenke, Bänder, Sehnen, Muskeln, Faszien, Wirbelsäule, Knochen). **Therapie:** abhängig von Grunderkrankung, Krankheitsstadium u. Beschwerdebild u. a.: 1. Aurikulotherapie*, Autogenes* Training, Enzymtherapie*, Fontanelle*, Hydrotherapie* (Kataplasma*, Kneipp*-Therapie, Kurzwickel*, Moorbad*, Radonbad*, Schwefelbad*, Solebad*, Stanger*-Bad, Zellenbad*), Kryotherapie*, manuelle Lymphdrainagetherapie*, hämatogene Oxidationstherapie*, Ozontherapie*, Roeder*-Methode, immunoaugmentative Therapie*, Zilgrei*-Methode sowie bestimmte Diäten* (z. B. Schnitzer-Kost*); 2. Phytotherapie: Zubereitungen aus Arnica* montana, Betula*, Urtica*, Rosmarinus* officinalis, Guaiacum*, Menthol*, Salix*, Picea* abies, Terebinthina*; **traditionell** Zubereitungen aus Cytisus scoparius, Herniaria, Barosma betulina, Colchicum autumnale, Verbena officinalis, Fraxinus excelsior, Plantago afra, Ericaceae, Arctium, Populus, Acorus calmus. Vgl. Rheumatismus, Arthrose, Arthritis.

Erkrankung, inter|kurrente: Bez. für eine akute Erkrankung, die während der Behandlung einer chronischen Erkrankung auftritt; in der Homöopathie* muss die i. E. von einer Heilreaktion (s. Hering-Regel, Drei-Ebenen-Modell) mit vorübergehender Wiederkehr alter Symptome (v. a. bei erst kürzlich erfolgter Gabe eines hochpotenzierten Arzneimittels auftretend) abgegrenzt werden, da diese unterschiedlich behandelt werden. Eine evtl. erforderliche Therapie kann in der Wiederholung des Konstitutionsmittels* (zu häufige Dosierung kann allerdings, besonders bei Hochpotenzen, zu Prüfungssymptomen* führen) od. im Wechsel zu einem Konstitutionsmittel bestehen, das die akute Symptomatik neben der vorbestehenden mit abdeckt; symptomatisch kann mit einem nur zu den intensivsten Symptomen ähnlichen Akutmittel* in Tiefpotenz od. mit einem Allopathikum behandelt werden.

Ermutigungs|therapie (Therapie*) *f*: Therapieansatz nach Losoncy, der Klienten Verantwortungsbewusstsein, Zuversicht u. Mut vermitteln soll; ausgehend vom Wert eines mutigen Lebens, von Fähigkeiten, Stärken u. einer potentiell positiven Haltung soll der Klient eine Reorganisation durch die Entwicklung von neuen Sichtweisen von sich selbst, anderen Menschen u. der Realität erreichen. Vgl. Psychotherapie.

Ernährung: Verzehr von Lebensmitteln zur Bereitstellung von Nähr- u. Wirkstoffen sowie Flüssigkeit zum Aufbau u. zur Erhaltung der körperlichen u. geistigen Leistungsfähigkeit des Organismus sowie zum Genuss u. zur Bedürfnisbefriedigung; **bedarfsgerechte E.** erfolgt durch Aufnahme von Nahrungsmitteln* u. Flüssigkeit entsprechend des Energiebedarfs*.

Ernährung, anthropo|sophische: Ernährungsform i. S. der Anthroposophie*, die neben Gesunderhaltung u. Heilung des Körpers zur Bewusstseinsentwicklung u. zu einem bewussten Leben mit der Natur beitragen soll; Grundlage ist eine hohe Nahrungsmittelqualität, bestimmt durch den Gehalt an ätherischen Bildekräften, die Geschmack, Bekömmlichkeit u. Nährwert der Nahrungsmittel ausmachen. Vorwiegend lakto-vegetabile Kost (s. Vegetarismus) mit Vollgetreide als Nahrungsgrundlage; bevorzugt werden regionale, saisonale u. „individuell" geeignete Nahrungsmittel aus biologisch-dynamischem Anbau, denen ein hoher Gehalt an ätherischen Bildekräften zugeschrieben wird. Dreigliederung der Nahrungspflanzen in Wurzel, Blatt/Stängel u. Blüte/Frucht analog der Dreigliederung beim Menschen in Nerven/Sinne, Herz/Lunge u. Fortpflanzung/Stoffwechsel; entsprechend der Zuordnung heilende od. auch anregende Wirkungen der jeweiligen Pflanzenteile auf die menschlichen Körpersysteme; bei Obst- u. Gemüseauswahl Berücksichtigung der Ausgewogenheit der Dreigliedrigkeit. Gemieden werden v. a. Fertigprodukte, Alkohol. **Ernährungsphysiologische Bewertung:** ausreichende Nährstoffzufuhr ist möglich; als Dauerkost geeignet.

Ernährung, ayurvedische: Ernährungsform im Ayurveda*, bei der neben den Nahrungsmitteln selbst auch die Art u. Weise der Nahrungsaufnahme sowie soziale u. psychische Faktoren der Ernährung berücksichtigt werden; **Einteilung:** Nahrungsmittel werden entsprechend ihrer vorherrschenden Geschmacksrichtung einer von **6 Geschmacksrichtungen** zugeteilt: süß, sauer, salzig, scharf, bitter u. adstringierend (s. Tab. 1). Es sollen alle 6 Geschmacksrichtungen in der Ernährung zu finden sein, je nach Jahreszeit u. vorherrschendem Dosha* in der Konstitution (s. Konstitutionslehre, ayurvedische) u. Erkrankung können aber einzelne Geschmacksrichtungen stärker betont werden. **Essensregeln:** u. a. nur essen, wenn Hunger besteht u. ohne sich völlig satt zu essen, mittags die Hauptmahlzeit u. abends leichte Kost zu sich nehmen; in ruhiger Umgebung u. nie in erregtem Zustand essen, während des Kauens nicht sprechen. Heute ist ayurvedische Kost überwiegend lakto-vegetarisch (s. Vegetarismus). Historisch gesehen u. auch aus prinzipiellen Erwä-

Ernährung, ayurvedische Tab. 1
Nahrungsmittelauswahl für die Geschmacksrichtungen

Geschmacksrichtung	Nahrungsmittel (Auswahl)
süß	Rohrzucker, Milch, Weizen, süßes Obst
sauer	Zitrone, Sauerampfer, Sauermilchprodukte
salzig	Steinsalz, Kräutersalz
scharf	(Schwarzer) Pfeffer, Ingwer, Rettich
bitter	Chicorée, Endivien
adstringierend	Schlehe, Muskat, Salbei

Ernährung, ayurvedische Tab. 2
Auswahl einiger Gewürze aus ayurvedischer Sicht

Gewürz	botanischer Name	verwendeter Bestandteil	Wirkung/Einsatz
Asa foetida („Teufelsdreck", Stinkasant)	Ferula assa-foetida	gemahlener eingetrockneter Milchsaft der Wurzeln	bei Obstipation und Blähungen
Curcuma (Gelbwurz)	Curcuma longa	gemahlene Wurzel	bei Reizmagensyndrom, Störungen des Galleflusses und bei Hauterkrankungen
Ingwer	Zingiber officinale	Wurzelrhizom	appetitanregend; bei Erkältung und Übelkeit
Kardamom	Elettaria cardamomum	„Schoten" mit Körnern darin	Hustenreiz dämpfend; wirkt gegen Brennen
Koriander	Coriandrum sativum	Samen (auch gemahlen)	dämpft übermäßigen Durst; gegen Durchfall und Harnweginfekte
Kreuzkümmel (Cumin)	Cuminum cyminum	Samen	appetitanregend; gegen Völlegefühl und Blähungen
Pfeffer, schwarz	Piper nigrum	(gemahlene) Körner	appetit- und stoffwechselanregend; bei Schnupfen
Zimt	Cinnamomum zeylanicum	(gemahlene) Zimtrinde	schleimlösend; gegen Mundgeruch

gungen ist der Genuss von Fleisch u. Fisch i. R. von Ayurveda nicht verboten, z. B. wird bei Erkrankungen, die mit einer starken Auszehrung einhergehen, der Genuss von Fleisch u. Fleischbrühe sogar als therapeutische Maßnahme empfohlen. Unter den Getränken spielen Milch u. Milchprodukte (z. B. Buttermilch od. sog. „Lassi", ein Joghurtgetränk) eine große Rolle, auch verschiedene Fruchtsäfte u. alkoholische Getränke, in Maßen u. angepasst an Konstitution u. Erkrankung, werden empfohlen. Als vorzüglichstes Getränk gilt allerdings Wasser. Im Allg. wird empfohlen, zwischen Essen u. Trinken einen Abstand von ca. einer halben Stunde einzuhalten, aber auch diese Empfehlung muss je nach Konstitution u. Erkrankung individuell angepasst werden. Der angemessene Einsatz von Gewürzen unterstützt den Organismus bei der Nahrungsverwertung u. gilt als prophylaktische Maßnahme (s. Tab. 2). Das kurze Anrösten der Gewürze in geklärtem Butterfett (sog. Ghi) wird empfohlen, damit die ätherischen Öle der Gewürze richtig zur Geltung kommen. **Ernährungsphysiologische Bewertung:** als Dauerkost geeignet. Vgl. Gesundheitsförderung, ayurvedische; Physiologie, ayurvedische.

Ernährung, bilanzierte: s. Diät, bilanzierte.

Ernährung, enterale: s. Ernährung, künstliche.

Ernährung, hyper|kalorische: über dem individuellen Energiebedarf* liegende Nahrungsaufnahme. Vgl. Überernährung.

Ernährung, hypo|kalorische: unter dem individuellen Energiebedarf* liegende Nahrungsaufnahme. Vgl. Unterernährung.

Ernährung, künstliche: therapeutische Maßnahmen zur Nahrungszufuhr auf nicht natürlichem Weg bei Unfähigkeit des Patienten zu physiologischer Nahrungsaufnahme; **Formen:** **1.** enterale Ernährung meist über eine Sonde, z. B. bei Hirnoperationen, Apoplexie, Zwangsernährung; Verwendung weitgehend industriell hergestellter sog. bilanzierter Diäten*: **a)** nährstoffdefinierte Formeldiäten bei intakter Verdauung u. Resorption; **b)** chemisch definierte Formeldiäten bei gestörter Verdauung, aber intakter Resorption; **2.** parenterale Ernährung unter Umgehung des Verdauungstrakts (intravenös) bei stark eingeschränkter od. fehlender Funktion des Magen-Darm-Trakts, z. B. nach Operationen.

Ernährung, makro|biotische: s. Makrobiotik.

Ernährung, mediterrane: syn. Mittelmeerkost; Ernährungsform in den Mittelmeerländern, die reich an verschiedenen Gemüsesorten, Getreideerzeugnissen, Obst u. pflanzlichen Ölen (v. a. Olivenöl) ist u. einen relativ geringen Anteil an tierischen Fetten u. Fleisch hat; m. E. wird häufig zur Prophylaxe von Koronarerkrankungen u. bestimmten Krebserkrankungen (besonders Dickdarm- u. Brustkrebs) empfohlen, da in epidemiologischen Studien gezeigt werden konnte, dass die genannten Erkrankungen in den Mittelmeerländern seltener als in Mittel- u. Nordeuropa bzw. Nordamerika vorkommen. Die präventive Wirkung wird auf den hohen Gehalt an Antioxidanzien*, wasserlöslichen Ballaststoffen (z. B. Pektin), Omega-3-Fettsäuren (s. Fettsäuren, essentielle), sekundären Pflanzenstoffen* sowie den in Olivenöl in hoher Konzentration vorkommenden, einfach ungesättigten Fettsäuren (besonders Ölsäure) bei relativ niedriger Zufuhr von Arachidonsäure aus tierischen Fetten zurückgeführt. Vgl. Ernährung, präventive.

Ernährung, par|enterale: s. Ernährung, künstliche.

Ernährung, prä|ventive: Ernährung, die durch eine optimale Zufuhr aller Nährstoffe dazu beitragen soll, soweit wie möglich alle ernährungsbedingten Risikofaktoren zu beseitigen u. nicht ernährungsbedingte Risikofaktoren möglichst auszugleichen, um so der Gesunderhaltung zu dienen; im Gegensatz dazu wird die Ernährungstherapie* bei bereits bestehenden Erkrankungen eingesetzt. Im Vergleich zur deutschen (sog.) Durchschnittskost wird eine höhere Zufuhr an Ballaststoffen*, Antioxidanzien*, sekundären Pflanzenstoffen*, einfach ungesättigten Fettsäuren (besonders Ölsäure, zu 75 % in Olivenöl enthalten) u. mehrfach ungesättigten Fettsäuren (besonders die Omega-3-Fettsäure Eicosapentaensäure) empfohlen: Steigerung des Getreide-, Obst- u. Gemüseverzehrs (auch als Rohkost), regelmäßiger Verzehr von Kaltwasserfischen (z. B. Hering, Makrele, Lachs), Erhöhung der Zufuhr an pflanzlichen Ölen, verminderte Zufuhr an tierischen Fetten sowie Fleisch u. Fleischprodukten. Vgl. Ernährung, vollwertige; Ernährung, mediterrane; Vollwert-Ernährung; Five-a-day-Programm.

Ernährungs|formen, alternative: von der üblichen Ernährung abweichende Kost, die neben gesund-

Ernährungsformen, alternative Auswahl
Bircher-Benner-Kost
anthroposophische Ernährung
ayurvedische Ernährung
traditionelle chinesische Ernährung
Evers-Diät
Grunddiät-System
Hay-Trennkost
Makrobiotik
Mazdaznan-Ernährungslehre
Reform-Ernährung
Rohkost-Ernährung
Schnitzer-Kost
Vegetarismus
Vollwert-Ernährung
Vollwertkost
Waerland-Kost

heitlichen Aspekten weitergehende ganzheitliche Ziele verfolgt (z. B. Erhaltung der Umwelt, soziale Gerechtigkeit, persönliche Bewusstseinsentwicklung); häufige gemeinsame Merkmale der a. E. (Beispiele s. Tab.) sind Bevorzugung pflanzlicher Lebensmittel u. Produkte aus ökologischer Landwirtschaft, Ablehnung übertriebener Lebensmittelverarbeitung, Vermeidung von Lebensmittelzusatzstoffen u. Bevorzugung regionaler u. saisonaler Produkte. Im Gegensatz zur Reduktionsdiät* u. Ernährungskur* werden die a. E. über einen längeren Zeitraum angewendet.

Ernährungs|kreis: Orientierungshilfe für eine Lebensmittelauswahl, z. B. entsprechend den Empfehlungen der Deutschen Gesellschaft für Ernährung (DGE-Ernährungskreis), der aus 7 Kreissegmenten besteht, die den empfohlenen prozentualen Anteil der entsprechenden Lebensmittelgruppe in der täglichen Ernährung sowie die Vielfalt in den einzelnen Gruppen symbolisiert (s. Abb., s. Tab. S. 116). Vgl. Ernährung, vollwertige.

Ernährungs|kur (Kur*) *f*: Ernährungstherapie* von begrenzter Dauer mit Durchführung einer bestimmten Ernährungsweise zur Wiederherstellung der Gesundheit (z. B. Mayr*-Kur, Schroth*-Kur) bzw. zur Reduktion des Körpergewichts (s. Reduktionsdiät).

Ernährungs|medizin (lat. ars medicina ärztliche Kunst) *f*: Teilgebiet der Medizin, das sich mit der Prävention, Diagnostik u. Therapie ernährungsabhängiger od. -bedingter Erkrankungen beschäftigt; s. Ernährungstherapie.

Ernährungs|öko|logie (gr. οἶκος Haus; -logie*) *f*: interdisziplinäres Teilgebiet der Ernährungswissenschaft*, das sich mit den Wechselwirkungen zwischen Ernährung, dem einzelnen Menschen, der Umwelt u. der Gesellschaft befasst, um realisierbare, zukunftsweisende Ernährungskonzepte zu entwickeln, die sich durch hohe Gesundheits-, Umwelt- u. Sozialverträglichkeit auszeichnen. Vgl. Vollwert-Ernährung.

Ernährungs|physio|logie (gr. φύσις Natur; -logie*) *f*: Teilgebiet der Ernährungswissenschaft*, das sich mit den normalen Lebensvorgängen u. Funktionen des menschlichen Organismus wie Nahrungsaufnahme, Verdauung, Resorption u. Ausscheidung von Nahrungsinhaltsstoffen sowie mit dem Stoffwechsel befasst.

Ernährungs|psycho|logie (Psych-*; -logie*) *f*: Teilgebiet der Ernährungswissenschaft*, das sich mit

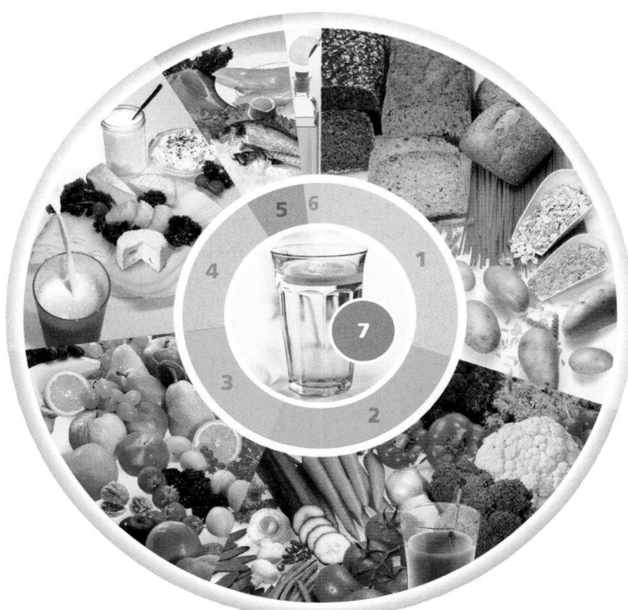

Ernährungskreis: nach Empfehlungen der Deutschen Gesellschaft für Ernährung (DGE-Ernährungskreis) mengenmäßige Verteilung der 7 Lebensmittelgruppen: Gruppe 1: Getreide, Getreideprodukte (z. B. Brot, Nudeln, Müsli), Kartoffeln; Gruppe 2: Gemüse u. Salat; Gruppe 3: Obst; Gruppe 4: Milch u. Milchprodukte; Gruppe 5: Fleisch, Wurst, Fisch u. Ei; Gruppe 6: Öle u. Fette; Gruppe 7: Getränke, v. a. Mineralwasser, Obstsäfte mit Wasser gemischt, Kräuter- u. Früchtetee [6]

Ernährungskreis
Verzehrempfehlungen der Deutschen Gesellschaft für Ernährung

Gruppe		Mengenvorschläge zur Orientierung
1	Getreide, Getreideprodukte[1], Kartoffeln (täglich)	Brot (200–300 g, entsprechend 4–6 Scheiben) **oder** Brot (150–250 g, entsprechend 3–5 Scheiben) und Getreideflocken (50–60 g) Kartoffeln (200–250 g, gegart) **oder** Teigwaren (200–250 g, gegart) **oder** Reis (150–180 g, gegart)
2	Gemüse und Salat (täglich)	mindestens 400 g Gemüse Gemüse (300 g, gegart) und Rohkost/Salat (100 g) **oder** Gemüse (200 g, gegart) und Rohkost/Salat (200 g)
3	Obst (täglich)	mindestens 2–3 Portionen Obst (200–250 g)
4	Milch- und Milchprodukte[2] (täglich)	Milch oder Joghurt (200–250 g) Käse (50–60 g)
5	Fleisch[2], Wurst[2], Fisch und Eier (wöchentlich)	Fleisch und Wurst (300–600 g) Fisch: fettarmer Seefisch (80–150 g) und fettreicher Seefisch (70 g) Ei: bis zu 3 Stück (einschließlich verarbeitetes Ei)
6	Fette und Öle (täglich)	Butter, Margarine (15–30 g) Öl, z. B. Raps-, Soja-, Walnussöl (10–15 g)
7	Getränke[3] (täglich)	mindestens 1,5 l Flüssigkeit

[1] Produkte aus Vollkorn bevorzugen;
[2] fettarme Produkte bevorzugen;
[3] energiearme Getränke bevorzugen

den psychischen Beweggründen (z. B. Triebe, Bedürfnisse, Motive) der Nahrungsaufnahme u. Ernährungsgestaltung befasst. Vgl. Essstörungen, psychogene.

Ernährungs|pyramide: Orientierungshilfe für eine ausgewogene Lebensmittelauswahl; besteht aus 4 aufeinander aufbauenden Stufen, die den empfohlenen Anteil der entsprechenden Nahrungsmittel in der täglichen Ernährung symbolisieren sollen: **1.** unterste Stufe: Vollkornprodukte (z. B. Brot, Cerealien, Reis u. Nudeln) als Basis der täglichen Ernährung; **2.** zweite Stufe: Obst u. Gemüse; **3.** dritte Stufe: Milch-, Fleisch- u. Fischprodukte; **4.** oberste Stufe: Fett, Öle u. Süßigkeiten, von denen nur wenig gegessen werden sollte; ersetzt durch den Ernährungskreis*.

Ernährungs|störungen: Störung der Ernährungsfunktionen (Nahrungsaufnahme, Verdauung, Resorption, intermediärer Stoffwechsel) als Folge von quantitativ bzw. qualitativ unzureichender Ernährung. Vgl. Zöliakie, Essstörungen, psychogene.

Ernährungs|system *n*: Weg eines Lebensmittels vom Anbau über Ernte, Lagerung, Verarbeitung, Verpackung, Vermarktung u. Transport, Zubereitung u. Verzehr sowie Entsorgung (organische Reste u. Verpackungsmüll), besonders bezüglich der Einflüsse auf Umwelt u. Gesellschaft; **ökologisches E.:** Konzept eines Ernährungssystems, das u. a. anerkannt ökologische Landwirtschaft, Regionalisierung der Märkte u. Vollwert*-Ernährung miteinander verbindet; Ziel ist die Produktion von gesundheitlich zuträglichen Lebensmitteln mit umwelt- u. sozialverträglicher Technologie.

Ernährungs|therapie (Therapie*) *f*: Behandlung definierter organischer Erkrankungen u. Stoffwechselstörungen durch Veränderung der Ernährung auf Dauer od. als Ernährungskur*; Beispiele: Nahrungskarenz bei Verdauungsinsuffizienz, angepasste Kohlenhydratzufuhr bei Diabetes mellitus, Vermeidung bestimmter Nahrungsmittel bei Unverträglichkeiten od. ausreichende Zufuhr bei Fehl- od. Mangelernährung (s. Zivilisationskrankheiten); i. R. von Naturheilverfahren, die einen Zusammenhang zwischen Nahrungsmittelaufnahme u. Erkrankung postulieren, Versuch der Beeinflussung von Organsystemen durch therapeutisches Fasten* u. naturheilkundliche Ernährungstherapien (z. B. Mayr*-Kur, Schroth*-Kur, Molkekur*).

Ernährungs|wissenschaft: Wissenschaft von der Nahrung u. den darin enthaltenen Nährstoffen u. a. Bestandteilen, deren Wirkung, Interaktion u. Bilanz im Verhältnis zu Gesundheit u. Krankheit sowie die Lehre von den im Organismus bei der Verdauung ablaufenden biochemischen Prozessen; die E. befasst sich außerdem mit den wirtschaftlichen, toxikologischen, mikrobiologischen, kulturellen, psychologischen u. ökologischen Zusammenhängen der Ernährung. Vgl. Ernährungsmedizin, Ökotrophologie.

Ernährung, traditionelle chinesische: Ernährungsform i. S. der Traditionellen Chinesischen Medizin*; Einteilung der Nahrungsmittel hinsichtlich ihrer thermischen Wirkung (heiß, warm, neutral, erfrischend, kalt) sowie nach dem System* der Fünf Elemente (Holz, Feuer, Erde, Metall, Wasser), wobei die Geschmacksrichtungen (sauer, bitter, süß, scharf, salzig) diesen zugeordnet werden; **Prinzip:** individuelle u. der Jahreszeit entsprechende Speisenzusammensetzung, Einsatz von möglichst sanften u. neutralen Garmethoden, ausgewogener Einsatz der Geschmacksrichtungen u. Farben (grün, rot, gelb, weiß, blau); vorwiegend vegetabile Ernährungsform mit Vollgetreide u. gekochtem Gemüse als Schwerpunkt (Rohkost nur in geringem Maß); Meiden industriell verarbeiteter, bestrahlter, tiefgekühlter od. in der Mikrowelle zubereiteter Produkte; **ernährungsphysiologische Bewertung:** Es gelten die Vorteile einer vegetarisch orientierten Ernährungsform (s. Vegetarismus) mit ausreichender Nährstoffzufuhr; als Dauerkost geeignet; geringer Rohkostanteil erscheint problematisch.

Ernährung, traditionelle tibetische: Ernährungsform i. S. der Traditionellen Tibetischen Medizin*; danach setzt sich jedes Nahrungsmittel aus den 5 Elementen Erde, Wasser, Feuer, Luft od. Wind u. Raum zusammen; auf dieser Grundlage lässt sich eine für jedes der 3 Energieprinzipien (s. Energielehre, tibetische) günstige od. ungünstige Nahrungsweise definieren. Vgl. Therapie, traditionelle tibetische.

Ernährung, voll|wertige: auf Erkenntnissen der Ernährungswissenschaft* u. Ernährungsmedizin* basierende, von der Deutschen* Gesellschaft für Ernährung (Abk. DGE) empfohlene Ernährungsform, die alle essentiellen Nährstoffe in bedarfsgerechter Menge enthält; als Leitlinien dienen die 10 Regeln der DGE: **1.** vielseitig, aber nicht zuviel; **2.** weniger Fett u. fettreiche Lebensmittel; **3.** würzig, aber nicht salzig; **4.** wenig Süßes; **5.** mehr Vollkornprodukte; **6.** reichlich Gemüse, Kartoffeln u. Obst; **7.** weniger tierisches Eiweiß; **8.** Trinken mit Verstand; **9.** öfters kleinere Mahlzeiten; **10.** schmackhafte u. nährstoffschonende Zubereitung. Ergänzend erfolgt eine Einteilung der Nahrungsmittel in 7 Lebensmittelgruppen (s. Ernährungskreis). Vgl. Vollwert-Ernährung.

Erschöpfungs|zustände: Sammelbez. für allgemeine geistige u. körperliche Ermüdungserscheinungen, Abgeschlagenheit, Konzentrationsmangel u. Schwäche; **Therapie: 1.** Hydrotherapie* (z. B. Armguss*, Gesichtsguss*), Kneipp*-Kur; **2.** hämatogene Oxidationstherapie*, Elektroneuraltherapie*, Mesotherapie*, Moxibustion*, immuno-augmentative Therapie*; **3.** Phytotherapie: Zubereitungen aus Panax*, Coffea*, Cola* nitida, Ilex* paraguariensis, Cinnamomum* aromaticum; **traditionell** Zubereitungen aus Artemisia vulgaris, Eleutherococcus senticosus, Avena sativa, Apium graveolens, Glycine max; **4.** Homöopathie: u. a. Zubereitungen aus Chinarinde (s. Cinchona pubescens), viele Säuren z. B. Arsen, Phosphor, Phosphorsäure. Vgl. Burnout-Syndrom.

Erst|re|aktion (Reaktion*) *f*: syn. Erstverschlimmerung*.

Erst|verschlimmerung: syn. Erstreaktion; Verschlechterung der Symptome u. des Krankheitszustandes nach Beginn der Therapie (vgl. Kurkrise); in der **Homöopathie*** häufig erwartet u. als Zeichen für die richtige Auswahl des Mittels gedeutet; je nach Akuität bzw. Chronizität der Erkrankung u. Reaktionsfähigkeit (Vitalität) des Organismus kann die E. innerhalb von Minuten od. Stunden einsetzen u. abklingen od. bis zu 14 Tage verzögert beginnen u. sich über mehrere Wochen erstrecken. In akuten Fällen erscheint sie im Vergleich zur Krankheitssymptomatik sehr schwach u. wird i. d. R. nicht bemerkt. Eine E. wird als prognostisch günstig beurteilt, weil sich einerseits nur Symptome verschlimmern, die bereits beim Patienten vorhanden waren u. daher auf eine hohe Übereinstimmung des gewählten Arzneimittels zum Patientenzustand hinweisen u. sich andererseits der Organismus für eine Heilung als hinreichend reaktionsfähig erweist. Die E. wird als eine die natürliche Krankheit überlagernde Kunstkrankheit* betrachtet, die sich wegen der minimalen Dosierung nicht in zusätzlich auftretenden Symptomen äußert od. als Übersteuerung körpereigener Regulationsvorgänge mit Anregung der Gegenregulation erklärt. Eine zu heftige E. kann ein Zeichen von bereits manifesten, gravierenden Gewebezerstörungen od. falscher, i. d. R. zu niedriger, Potenzwahl sein. Das Auftreten völlig neuer Symptome nach Gabe des Simile* deutet auf einen notwendigen Wechsel des Arzneimittels od. eine Arzneimittelprüfung* hin. Der Begriff wird gelegentlich auch i. R. einer Therapie mit anderen Naturheilmitteln gebraucht.

Erucae semen *n*: s. Sinapis alba.

Erythr|oxylon coca Lam. *n*: s. Cocain.

Erythro|zyten|lauf|bild (gr. ἐρυθρός rot, rötlich; κύτος Zelle): Bez. für einen spekulativen optischen Bluttest nach Desel zur Krebs(früh)erkennung; die Formen des Blutlaufbildes (Dichtigkeit des Blutes,

Abrinnspuren, Verteilungsrichtung, Musterbildung u. a.) sollen, i. S. einer holistischen Systembeziehung des Bluts mit seinem Träger, Hinweise auf eine Krebserkrankung erteilen. Vgl. Krebs (Tab. dort), Trockenblutmuster.

Erythro|zyten|test, optischer (↑; ↑) *m*: Abk. OET; ein von dem Arzt A. Linke entwickeltes Verfahren zur Krebs(früh)erkennung, bei dem speziell präparierte u. gefärbte Blutausstriche unter dem Phasenkontrastmikroskop beurteilt werden; das Verfahren basiert auf der Annahme, dass sich auf der Erythrozytenoberfläche adsorptiv verschiedenste Proteine aus Fremd- u. Zellzerfallsprodukten im Falle einer neoplastischen Entwicklung binden; diese verändern die Erythrozyten so sehr, dass sie in der Milz abgebaut werden. Durch die Entwicklung von bestimmten Untersuchungsindikatoren (Phasenkontrastwert, Erythrozytenveränderungsindex) u. anhand eines Klassifikationssystem sollen Aussagen über die immunologische Aktivität u. die Existenz von intoxikations- u. strahlenbedingten Fremdproteinen sowie von proliferativen Prozessen möglich sein. Wissenschaftlich nicht gesichertes, umstrittenes Verfahren. Vgl. Krebs (Tab. dort).

ESA: Abk. für **E**lektro**s**timulations**a**nalgesie*.

Esche: s. Fraxinus excelsior.

Eschscholzia californica Cham. *f*: Eschscholtzia californica; Goldmohn, Kalifornischer Mohn; Pflanze aus der Familie der Papaveraceae (Mohngewächse); **Arzneidroge:** zur Blütezeit gesammelte u. getrocknete oberirdische Teile (Eschscholtziae herba, kalifornischer Goldmohn); **Inhaltsstoffe:** Alkaloide vom Protopin-Typ mit Californidin als Hauptalkaloid; **Wirkung:** sedativ, anxiolytisch, spasmolytisch; **Verwendung:** Extrakte **traditionell** innerlich zur Behandlung von Schlafstörungen, Neuropathien, nervöser Übererregbarkeit u. Enuresis nocturna bei Kindern sowie bei Leber- u. Gallenerkrankungen; Dekokt äußerlich gegen Kopfläuse; die Wirksamkeit bei den beanspruchten Anwendungsgebieten ist nicht belegt. **Homöopathie:** bewährte Indikation zur Behandlung von Schlafstörungen. Vgl. Papaver somniferum.

ESCOP: Abk. für **E**uropean **S**cientific **C**ooperative **O**n **P**hytotherapy; 1989 gegründete Dachorganisation nationaler wissenschaftlicher Phytotherapiegesellschaften in Europa mit 13 Mitgliedern: Fachgesellschaften von Deutschland, Dänemark, Frankreich, Großbritannien, Irland, Italien, Niederlande, Norwegen, Österreich, Spanien, Schweden, Schweiz, Türkei. Ziel: Schaffung harmonisierter Bewertungskriterien für Phytopharmaka in Europa, Unterstützung der Forschung auf dem Gebiet der Phytotherapie, Beiträge zur Förderung ihrer Akzeptanz auf europäischer Ebene; Aufgabe: Erstellung von Monographie-Vorschlägen für Arzneipflanzen u. deren Zubereitungen.

Esoterik (gr. ἐσώτερος innerer) *f*: allgemeine Bez. für Geheimlehren, die nur Eingeweihten zugänglich sind; heute meist ein Sammelbegriff für ein breites Spektrum verschiedenartiger Weltanschauungen, welche die spirituelle Entwicklung des Individuums betonen, jedoch keine organisierte Religion i. e. S. sind; der „Eingeweihtenstatus“ ist häufig bei esoterischen Sekten u. einzelnen Behandlungsverfahren anzutreffen. Im Gegensatz hierzu steht die antike exoterische Philosophen-Schule, die auch von Außenstehenden verstanden werden konnte. Vgl. Okkultismus.

essentiell (lat. essentia Wesen): **1.** idiopathisch, wirklich, selbständig; z. B. als Attribut eines Krankheitsbilds ohne erkennbare Ursache; **2.** (physiologisch) lebensnotwendige Nahrungsstoffe, die dem Organismus zugeführt werden müssen, da er sie nicht od. nur unzureichend selbst synthetisieren kann; z. B. Vitamine, Mineralstoffe, Wasser, bestimmte Aminosäuren u. Fettsäuren.

Essenz (↑) *f*: **1.** flüssiger Ausgangsstoff (Urtinktur) aus dem Saft von frischen, ganzen Pflanzen od. Pflanzenteilen, versetzt mit 90 %igem Alkohol, zur Herstellung homöopathischer Arzneimittel; **2.** Bez. für eine Art der abstrahierten Arzneimittelbeschreibung i. S. eines Wesenskerns eines Arzneimittels in der Homöopathie*; die idealtypische Darstellung der Arzneimittelbilder u. der dazugehörigen Menschentypen beruht auf klinisch häufig beobachteten Charakteristika z. B. bezüglich Lebensgefühl, Persönlichkeit, Körperbau, charakteristischen Symptomen, betroffenen Organen. Die E. umfasst verschiedene Stufen arzneimitteltypischer Krankheitsverläufe; vgl. Hering-Regel, Drei-Ebenen-Modell.

Essig: Acetum; 5–15 %ige Lösung von Essigsäure* (mit verschiedenen Zusatz- u. Aromastoffen) in Wasser, die durch Vergären von alkoholhaltigen Flüssigkeiten mit Essigsäurebakterien (Gärungsessig) od. durch Verdünnen konzentrierter Essigsäure (Essenzessig) gewonnen wird; **Verwendung:** als Würz- u. Konservierungsmittel; seit dem Altertum auch als Arzneimittel bei einer Vielzahl von Indikationen; klinische Wirksamkeitsnachweise liegen nicht vor.

Essig-Rose: s. Rosa damascena.

Essig|säure: Acidum aceticum; CH_3COOH; organische Säure, stechend riechende, farblose Flüssigkeit; kristallisiert in konzentrierter Form (Eisessig) bei niedriger Temperatur; Schmelzpunkt: +16,7 °C, Siedepunkt: 118 °C; Salze: Acetate; Gewinnung durch aerobe Essiggärung alkoholischer Flüssigkeiten sowie durch Holzdestillation (Holzessig) od. Synthese aus Acetylen bzw. Methanol u. Kohlenmonoxid. Die E. ist in Form von sog. aktivierter E. (Acetyl-CoA) wichtiges Zwischenprodukt des intermediären Stoffwechsels. **Anwendung:** äußerlich als Ätzmittel bei Warzen u. Hühneraugen (konzentrierte E.), zu Umschlägen bei Entzündung u. Quetschung (5–6 %ig), als Hyperämisierungsmittel, zu Abreibungen bei Nachtschweiß u. als Antidot bei Laugenverätzung (1–3 %ig);

innerlich als Antidot (1–2 %ig) u. Antiseptikum (1–5 %ig). Vgl. Essig.

Ess|störungen, psycho|gene: Störungen der Nahrungsaufnahme (Dysorexie) bzw. des Körpergewichts* (Dysponderosis) ohne organische Ursachen (s. Ernährungsstörung), die sich in verschiedenen klinischen Bildern manifestieren u. ineinander übergehen können (Dysorexie-Dysponderosis-Kontinuum, s. Abb.); **Einteilung** nach den Folgen: **1.** Anorexia nervosa (extreme Magerkeit durch Fasten); **2.** Anorexia nervosa mit Erbrechen u. Laxanzien- bzw. Diuretika-Abusus (bulimische Magersucht); **3.** Bulimia nervosa bei Normalgewicht*: exzessive, meist hochkalorische Nahrungsmengen werden in kurzer Zeit zugeführt (Essanfall) u. anschließend Maßnahmen ergriffen, um das Körpergewicht in einem (sub)normalen Rahmen zu halten (z. B. periodisches Fasten, exzessive körperliche Aktivität, selbstinduziertes Erbrechen od. Missbrauch von Laxanzien u. Diuretika); **4.** latente Adipositas*; **5.** Adipositas mit vermehrter Nahrungsaufnahme; **6.** Binge eating disorder (Abk. BED): subjektiv unkontrollierbare Essanfälle mindestens 2-mal pro Woche über 6 Monate; in kurzer Zeit wird viel u. wahllos gegessen bis zu unangenehmem Völlegefühl, das von Schuld- u. Schamgefühlen begleitet ist; oft in Kombination mit Adipositas vorkommend.

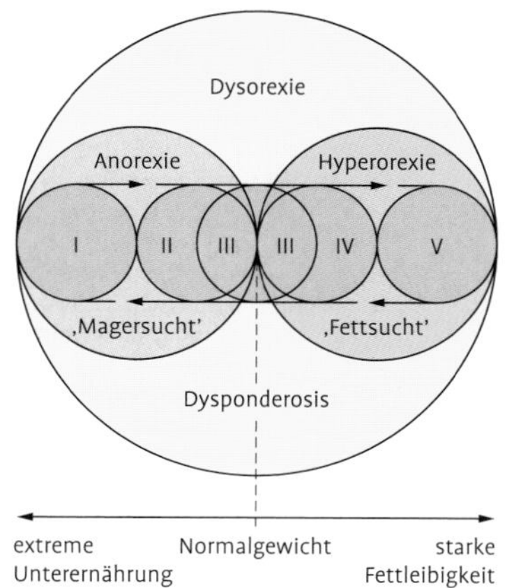

Essstörungen, psychogene: Einteilung der Folgen im sog. Dysorexie-Dysponderosis-Kontinuum

ET: Abk. für **e**lektrophysiologische **T**erminalpunktdiagnostik*.

ETD: Abk. für **e**nergetische **T**erminalpunkt**d**iagnostik*.

Ethno|medizin (gr. ἔθνος Volk; lat. ars medicina ärztliche Kunst) *f*: Begriff, der wörtlich der im 19. Jahrhundert aufgekommenen Bez. Volksmedizin, der im Volk überlieferten Heilkunde, entspricht; entstand aus dem Interesse von Ärzten an der Medizin kolonisierter Völker (die als primitive Medizin bezeichnet wurde) u. der einheimischen Volksmedizin. Die linear-evolutionistische Auffassung der Entwicklung von einer primitiven Medizin zur sog. modernen Medizin geriet in den 50er Jahren des 20. Jahrhunderts in die Kritik u. wurde durch die Untersuchung von Medizinsystemen* in den 70er Jahren des 20. Jahrhunderts abgelöst.
Der Begriff E. hat in Deutschland weite Verbreitung gefunden, obwohl Herkunft u. Standort keineswegs abschließend geklärt sind. Während in den USA u. England die medical anthropology u. in Frankreich die anthropologie médicale eine in der universitären Forschung u. Lehre vertretene sozialwissenschaftliche Fachrichtung ist, konnte die E. in Deutschland bisher nicht als eigenständiges Fach allgemeine Anerkennung finden. Aus dem Blickwinkel der Medizin heraus u. in enger inhaltlicher Anlehnung an die Konzepte der US-amerikanischen medical anthropology wurde der Terminus „kulturvergleichende medizinische Anthropologie" (Abk. KMA) geprägt. Von ethnologischer Seite aus wird die Bez. Medizinethnologie favorisiert, die gleichzeitig die inhaltliche u. methodische Bestimmung durch die Ethnologie als Sozialwissenschaft u. die Notwendigkeit der Kombination verschiedener wissenschaftlicher Perspektiven betont. Daneben findet sich auch der Begriff Medizinanthropologie od. medizinische Anthropologie. So bleibt E. in Deutschland ein interdisziplinäres Arbeitsfeld, das von unterschiedlichen Disziplinen aus definiert u. mit unterschiedlichen Schwerpunkten betrieben wird.
Inhaltlich geht es in der E. nicht mehr nur um alle „Formen der Heilkunde außerhalb der akademischen Medizin" (Hauschild 1976); in den letzten Jahren wird auch die akademische Medizin selbst zum Untersuchungsgegenstand der E. (s. Syndrom, kulturgebundenes). Damit hat E. sich über die Untersuchung des Umgangs mit Gesundheit u. Krankheit in der anderen, fremden Kultur hinaus entwickelt. Die Grundlage dafür ist ihre methodische Verankerung in den Kulturwissenschaften. Heute untersucht die E. alle Medizinsysteme in ihren biologischen u. kulturellen Dimensionen. Durch die Unterscheidung von Krankheit* u. Kranksein* stellt sie das kulturell Spezifische einer Erkrankung heraus: Die psychosoziale Erfahrung u. Bedeutung der wahrgenommenen Erkrankung ist Ausdruck der jeweils spezifischen Wirklichkeit des Menschen. So entstehen Konzeptionen von Gesundheit u. Erkrankung (s. Erklärungsmodell), welche die Vorstellungen u. Aktivitäten des Menschen leiten u. die innerhalb eines gewachsenen Medizinsystems sinnvoll sind. Daher zielt E. nicht auf Wertung einzelner Medizinsysteme, v. a. nicht im Hinblick auf die Effizienz eines naturwissenschaftlich-technischen Ansatzes. Heilung* ist eine Funktion des Medizinsystems als Ganzem; Coping* bezeichnet die Fähigkeit des Einzelnen, sein Erkrankungsproblem bewältigen zu können.

Auf dieser Basis kritisiert E., insbesondere die kulturvergleichende medizinische Anthropologie, eine kulturblinde Gesundheitserziehung, speziell in Zusammenhang mit medizinischen Interventionen in den sog. Entwicklungsländern, wo Medizintransfer* zum Zusammentreffen von Medizinsystemen auf verschiedenen Ebenen führt. Vgl. Dissoziation, kulturelle.

Ethno|psychiatrie (↑; Psych-*; gr. ἰατρός Arzt) *f*: syn. transkulturelle Psychiatrie*.

Ethno|psycho|ana|lyse (↑; ↑; gr. ἀναλύειν auflösen) *f*: Zweig der Psychoanalyse*, der zentrale Fragen wie Macht, Sexualität u. Aggression in einem kulturtheoretisch reflektierten Zusammenhang betrachtet. Vgl. Ethnomedizin, Ethnopsychologie.

Ethno|psycho|logie (↑; ↑; -logie*) *f*: syn. kulturvergleichende Psychologie, transkulturelle Psychologie; eng mit der Ethnomedizin* u. der transkulturellen Psychiatrie* verbundene Fachrichtung, die sich „mit Unterschieden u. Ähnlichkeiten des individuellen psychosozialen Handelns in verschiedenen Kulturen u. ethnischen Gruppen" (Kagitcibasi/Berry, 1989) beschäftigt; ebenso wie die Ethnomedizin geht die E. von der kulturspezifischen Rationalität (dem, was in einer gegebenen Kultur als rational, vernünftig, stimmig, passend angesehen wird) der von ihr untersuchten Phänomene aus; dazu gehören Konzepte von Emotion*, Verhalten, Personentwicklung (kulturabhängige, typische Stadien, z. B. Kindheit, Jugend, Erwachsenenalter, Alter) u. Gesundheit, Konzepte von psychischen Störungen, Psychodiagnostik, Therapieformen u. Heilungsrituale in anderen Kulturen. Viele Themen, z. B. kulturgebundenes Syndrom*, Schamanismus (s. Schamane), Ekstase* od. Psychotherapie*, werden sowohl in der E. als auch in der Ethnomedizin u. in der transkulturellen Psychiatrie untersucht.

Eto|posid (INN) *n*: 4' Desmethylepipodophyllotoxinethylidenglucosid (IUPAC); semisynthetisches Derivat des Podophyllotoxins (Bestandteil von Podophyllin*) mit antimitotischen u. antineoplastischen Eigenschaften; **Verwendung:** bei Bronchialkarzinom, Lymphogranulomatose, Non-Hodgkin-Lymphomen u. a.; **Kontraindikation:** u. a. akute Infektionen, akute Knochenmarkdepression.

Eu-: Wortteil mit der Bedeutung gut, normal; von gr. εὖ.

Eu|bakterie (↑; gr. βακτηρία Stab, Stock) *f*: in der mikrobiologischen Therapie angenommener normaler Zustand der mikrobiologischen, bakteriellen Darmflora, die keine krankmachenden Auswirkungen auf die Gesundheit des Menschen hat. Es existiert bislang keine genaue Beschreibung der vermutlich sehr individuellen E. z. B. aus Dickdarm-Biopsaten. Vgl. Dysbakterie, Symbioselenkung.

Eu|calyptus globulus La Billardière *m*: Eukalyptus, Gewöhnlicher Fieberbaum; Baum aus der Familie der Myrtaceae (Myrtengewächse); **Arzneidroge:** Laubblätter älterer Bäume (Eucalypti folium, Eukalyptusblätter) sowie Eukalyptusöl aus frischen Blättern od. Zweigspitzen (Eucalypti aetheroleum); **Inhaltsstoffe:** 1,3–3,5 % ätherisches Öl (mit 70–80 % 1,8-Cineol*), Gerbstoffe, Flavonoide; **Wirkung:** sekretomotorisch, expektorierend, schwach spasmolytisch; **Verwendung:** als Ätherisch-Öl-Droge nach **Kommission E** bei Erkältungskrankheiten der Atemwege; **traditionell** auch als Antiseptikum bei Zystitis; **Dosierung:** Tagesdosis 4–6 g Droge, Zubereitungen entsprechend; Tagesdosis der Tinktur 3–9 g; **Nebenwirkungen:** selten Übelkeit, Erbrechen, Diarrhö; **cave:** Eucalyptus-Zubereitungen bei Säuglingen u. Kleinkindern nicht im Bereich des Gesichtes, speziell der Nase auftragen, da es zu Erstickungsanfällen kommen kann; **Kontraindikation:** bei innerer Anwendung: entzündliche Erkrankungen im Bereich der Gallenwege u. des Magen-Darm-Trakts, schwere Lebererkrankungen; **Wechselwirkung:** Eukalyptusöl bewirkt eine Induktion des Enzymsystems der Leber; die Wirkung anderer Arzneimittel kann deshalb abgeschwächt bzw. verkürzt werden; **Homöopathie:** Verwendung (kleines Mittel) entsprechend des individuellen Arzneimittelbildes z. B. bei Bronchitis u. Nierenbeckenentzündung.

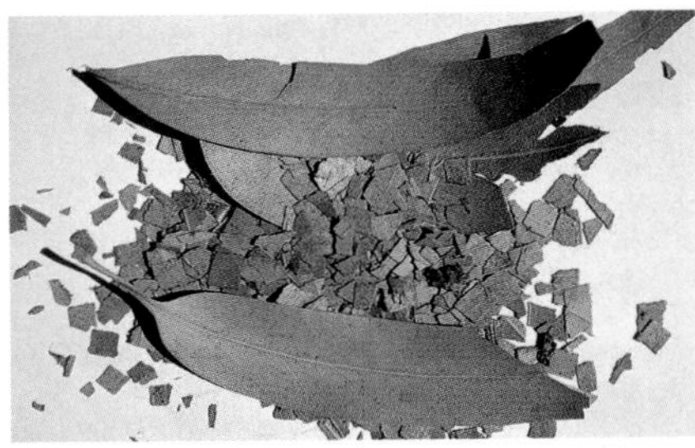

Eucalyptus globulus La Billardière: getrocknete Blätter [2]

Eugenia caryo|phyllata *f*: s. Syzygium aromaticum.

Eugenia jambolana *f*: s. Syzygium jambolana.

Eugenol *n*: Hauptinhaltsstoff des Nelkenöls; s. Syzygium aromaticum.

Eu|kalyptus *m*: s. Eucalyptus globulus.

Eu|krasie (Eu-*; gr. κρᾶσις Mischung) *f*: Bez. der Humoralpathologie* für die ausgeglichene Verteilung u. Zusammensetzung der Körpersäfte. Vgl. Dyskrasie.

Eupatorium perfoliatum L. *n*: Wasserdost; Pflanze aus der Familie der Asteraceae (Korbblütler); **Arzneidroge:** Wasserdostenkraut (Eupatorii perfoliati herba); **Inhaltsstoffe:** zytotoxische Sesquiterpenlactone, Flavone; **Wirkung:** Amara*, diaphoretisch; **Homöopathie:** Zubereitungen aus dem frischen, bei Blütebeginn gesammelten Kraut, bewährte Indikation bei grippalen Infekten mit Gliederschmerzen.

Euphorbia resinifera Berger *f*: Pflanze aus der Familie der Euphorbiaceae (Wolfsmilchgewächse);

Arzneidroge: eingetrockneter Milchsaft aus Stamm u. Zweigen (Euphorbium, Gummiresina Euphorbium); **Inhaltsstoffe:** Euphorbole (Triterpenderivate), Harz, Kautschuk, Bitterstoff, Säuren; **Wirkung:** giftig, kokarzinogen (Phorbole); **Homöopathie:** Zubereitungen (kleines Mittel) entsprechend des individuellen Arzneimittelbildes z. B. bei brennenden Schmerzen, Erysipel.

Euphorbium *n*: s. Euphorbia resinifera.

Euphrasia officinalis *f*: s. Euphrasia rostkoviana.

Euphrasia rostkoviana Hayne *f*: Euphrasia stricta; Augentrost; einjähriges Kraut aus der Familie der Scophulariaceae (Rachenblütler); Sammelbez. Euphrasia officinalis zusammen mit anderen Euphrasia-Arten; **Arzneidroge:** während der Blüte gesammelte u. getrocknete oberirdische Teile (Euphrasiae herba); **Inhaltsstoffe:** Iridoidglykoside (z. B. Aucubin, Ixorosid), Phenolcarbonsäuren; **Wirkung:** adstringierend; **Verwendung:** von der **Kommission E** negativ monographiert; Teeaufgüsse u. a. galenische Zubereitungen **traditionell** äußerlich zu Waschungen, Umschlägen sowie innerlich bei Husten, Rhinitis, trockenen Nasenschleimhäuten u. Hauterkrankungen; außerdem als Magenmittel. Die Wirksamkeit bei den beanspruchten Anwendungsgebieten ist nicht belegt. **Homöopathie:** Zubereitungen aus ganzen blühenden, frischen Pflanzen (kleines Mittel) bei Entzündungen der Augen u. der oberen Atemwege.

Eu|rythmie (Eu-*; gr. ῥυθμός Gleichmaß, Takt) *f*: Bewegungskunst, die von Rudolf Steiner (1861–1925) auf den Grundlagen der Anthroposophie* entwickelt wurde; Modifikationen als Bühnenkunst, pädagogische E. (Waldorfschulen) u. Heileurythmie*.

Eu|spongia officinalis *f*: Badeschwamm; Spongidae; pharmazeutisch verwendeter Teil: Hornkieselschwamm aus dem Meer mit elastisch-weichem Skelett (Spongia marina); **Inhaltsstoffe:** Skleroprotein Spongin, 0,4–0,5 % Brom u. 0,5-1,2 % Iod sowie Einlagerungen von Kieselsäure- u. Kalkkristallen; **Homöopathie:** Zubereitungen (kleines Mittel) aus geröstetem Meerschwamm (mindestens 0,4 % Iod) z. B. bei Heiserkeit, nächtlichem Reizhusten u. Pseudokrupp.

Eu|tonie (↑; gr. τόνος Spannung) *f*: **1.** ausgeglichener somatischer u. psychischer Spannungszustand (Tonus) des Organismus; Entspannungstechniken* zielen auf diesen harmonischen Zustand (psychophysischer Tonus) ab u. sind bei Fehlspannung (Dystonie) indiziert; **2.** auch Alexander*-Technik. Vgl. Psychotonik.

Evers-Diät (Joseph E., deutscher Arzt, 1894–1975; Diät*) *f*: ursprünglich zur Behandlung der Multiplen Sklerose empfohlene Diät unter der Annahme, dass der Mensch aufgrund seiner Gebissbeschaffenheit von Natur aus ein Früchte- u. Wurzelesser ist u. daher vorwiegend rohe (nicht erhitzte), naturbelassene pflanzliche Lebensmittel verzehrt werden sollen; heute Ernährungsform, bei der die Gesunderhaltung des Organismus u. die Behandlung ernährungsabhängiger Erkrankungen im Mittelpunkt stehen; **Formen: 1.** E.-D. bei schweren Stoffwechselerkrankungen: 100 % Rohkost; erlaubt sind rohe Früchte, rohe Wurzeln, Nüsse, grobe Haferflocken, Vollkornbrot, gekeimter Roggen u. Weizen, Wurzelgemüse u. Knollen, rohe Milch, Sahne, Butter, Quark, Eier u. Honig; gelegentlich Wein u. Bier; streng verboten sind raffiniertes Fett, rohes u. gekochtes Blatt-, Stängel- u. Krautgemüse, Kartoffeln, Kaffee, Kakao, Tee, Zucker, Salz, Essig, Senf, Pfeffer u. Süßstoff; bei Verbesserung des Krankheitsbildes (maximal 1-mal wöchentlich) roher Schinken u. roher Speck, Spiegeleier, leicht angebratenes Fleisch u. Fisch; **2.** E.-D. für Geheilte u. Gesunde: 80 % Rohkost, 20 % ausgewählte erhitzte Vollwertnahrungsmittel; Verzehr von Früchten, Wurzeln, Milch u. Milchprodukten (0,5–1 l/d) immer in rohem Zustand; in kleinen Mengen rohes od. leicht angebratenes Fleisch, mäßiger Verzehr von Kartoffeln, Blatt-, Stängel- u. Krautgemüse bei nährstoffschonender Zubereitung; gelegentlich erlaubt sind Kaffee u. Alkohol; strikt zu meiden sind denaturierte Produkte wie Auszugsmehl, Zucker, erhitzte Milch u. Margarine; **ernährungsphysiologische Bewertung:** ausreichende Nährstoffzufuhr ist möglich; als Dauerkost geeignet.

Ex|anthem (gr. ἐξανθεῖν aufblühen) *n*: entzündlicher Hautausschlag auf großen Bereichen der äußeren Haut mit einem bestimmten zeitlichen Ablauf (Beginn, Höhepunkt, Ende), währenddessen verschiedene Effloreszenzen hervortreten können; die klassischen Exantheme der Kindheit sind Masern, Röteln, Scharlach, Exanthema subitum u. Erythema infectiosum acutum. Bei unklaren Exanthemen ist immer auch an Arzneimittelexantheme* zu denken. **Therapie: 1.** Umschläge aus Heilerde* u. Quark; **2.** Heilfasten*; **3.** Phytotherapie: **traditionell** Zubereitungen aus Allium* ursinum, Plantago* major, Rubus* fruticosus, Potentilla* anserina, Rubus* idaeus, Smilax* regelii, Prunus* spinosa. Vgl. Ekzem.

Ex|orzist (gr. ἐξορκιστής Beschwörer) *m*: Heiler*, der mit einem religiösen Verfahren versucht, dämonische Mächte aus einem Menschen, Ort od. Gegenstand auszutreiben; im ethnomedizinischen Kontext treibt der E. Geister, negative Kräfte od. auch bestimmte Partikel aus dem Klienten heraus. Es gibt vielfältige Verfahren, bei denen Besprechen von Körperstellen, Bespucken, Heraussaugen von imaginären od. materialisierten Gegenständen (sog. Extraktionszauber) eine Rolle spielen. Der E. betreibt seine Tätigkeit häufig mit der Hilfe von Göttern od. Geistern, das Austreiben der negativen Kräfte gestaltet sich als Kampf. Vgl. Priesterheiler, Besessenheitskult.

Ex|pektoranzien (lat. ex aus, heraus; pectus Brust) *n pl*: auswurffördernde Mittel; in der Phytotherapie* mukotrope Substanzen (besonders mit ätherischen Ölen*, z. B. in Piceae folium) u. Detergenzien (v. a. Saponindrogen, z. B. Hedera helix, Primulae radix); außerdem fördern große Trinkmengen u. Inhalation* von Kochsalzlösungen das Abhusten. Als „reinigende" Pharmaka sind E. auch Mittel der ausleitenden Therapie*.

Experiencing: s. Focusing.

Ex|ploration (lat. explorare erproben) *f*: Erkundung, Untersuchung; **1.** Bez. für die eingehende psychiatrische Befragung des Patienten zur Erkundung seiner Lebensgeschichte u. psychischen Erlebensweise sowie zur Erfassung psychopathologischer Auffälligkeiten; **2.** Bez. für bestimmte körperliche Untersuchungen (z. B. rektale, vaginale E.) i. S. einer Austastung.

Ex|ponential|strom (lat. exponere herausstellen, darstellen): Stromform, die durch niederfrequente Einzelimpulse mit exponentiell ansteigender Stromstärke u. unterschiedlich langer Impulsdauer (i. d. R. 300–800 ms) gekennzeichnet ist; **Anwendung:** zur Reizung denervierter bzw. regenerierender quergestreifter Muskulatur (s. Abb.). Die Schwere der Schädigung bestimmt die Stromparameter Impulsdauer u. Frequenz: je geschädigter der Muskel ist, desto länger ist die Impulsdauer, desto niedriger die Frequenz u. desto flacher der Anstieg der Stromstärke. Vgl. Schwellstrom, Elektrotherapie.

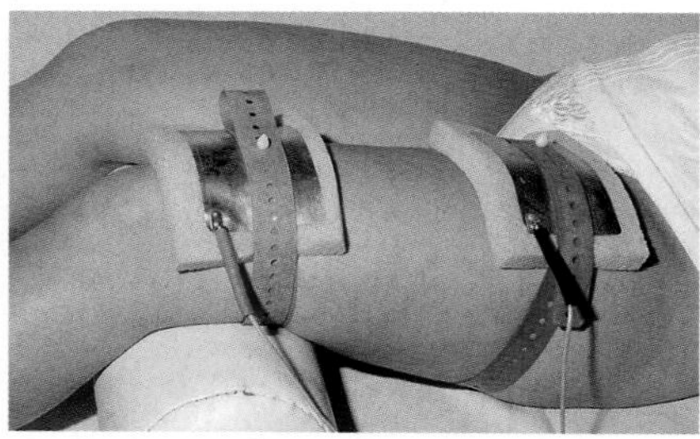

Exponentialstrom: Übungsbehandlung des atrophischen Musculus quadrizeps [3]

Ex|positions|therapie (lat. expositio Aussetzung, Darstellung; Therapie*) *f*: syn. Konfrontationstherapie*.

Ex|tensions|gerät (lat. extendere ausdehnen): s. Glisson-Schlinge.

Ex|tractum (lat. extrahere, extractum herausziehen) *n*: s. Extrakt.

Ex|trakt (lat. extrahere, extractum herausziehen) *m*: Pflanzenauszug; **Formen: 1.** Fluidextrakt (Extractum fluidum): durch Perkolation* hergestellter, gießbarer Drogenauszug, bei dem in einem bis maximal 2 Teilen E. die Extraktivstoffe aus einem Teil Droge enthalten sind; **2.** Dickextrakt (Extractum spissum): mikrobiologisch instabile, zähflüssige, plastische Masse, deren Wirkstoffgehalt durch Zusatz indifferenter Hilfsstoffe eingestellt werden kann; **3.** Trockenextrakt (Extractum siccum): durch weiteres Einengen u. Trocknen gewonnener E., der i. d. R. mit einem indifferenten Hilfsstoff auf einen bestimmten Wirkstoffgehalt eingestellt wird. Die Zusammensetzung der Extraktivstoffe ist von der Art der Lösungsmittel (Ethanol-Wasser-Gemische) abhängig. E. werden meist zur Herstellung von Fertigarzneimitteln verwendet.

Ex|traktions|zauber (↑): s. Exorzist.

Eye Movement Desensitization and Reprocessing: s. EMDR.

F

Fächer|blatt|baum: s. Ginkgo-biloba.

Färber|ginster: s. Genista tinctoria.

Färber|röte: s. Rubia tinctorum.

Faex medicinalis (lat. faex, faecis Hefe) *f*: medizinische Hefe; entbitterte Bäcker- od. Bierhefe (Saccharomyces cerevisiae Meyen) u./od. Futterhefe (Candida utilis Henneberg Rodden et Kreyer van Rey); **Inhaltsstoffe:** Vitamine (speziell der B-Gruppe), Glukane, Mannane, 2–3 % Lipide, Phytosterole, Proteine; **Wirkung:** antibakteriell, phagozytosestimulierend; **Verwendung:** nach **Kommission E** bei Appetitlosigkeit, als Zusatztherapie bei chronischen Formen von Acne vulgaris u. Furunkulose; **Dosierung:** Tagesdosis 6 g; Zubereitungen entsprechend; bei Vitamin-B-Mangel 10–20 g/d; **Nebenwirkungen:** in seltenen Fällen migräneartige Kopfschmerzen; gelegentlich Blähungen; **Kontraindikation:** keine bekannt; **Wechselwirkung:** bei gleichzeitiger Einnahme von Monoaminoxidase-Hemmstoffen ist Blutdruckerhöhung möglich.

Fago|pyrum esculentum Moench *n*: Echter Buchweizen; Pflanze aus der Familie der Polygonaceae (Knöterichgewächse); **Arzneidroge:** Buchweizenkraut (Fagopyri herba); **Inhaltsstoffe:** bis zu 6 % Flavonoide (davon bis zu 90 % Rutin), Kaffeesäurederivate, Phenylcarbonsäurederivate; **Wirkung:** Verbesserung der Mikrozirkulation in Kapillaren u. Venolen; **Verwendung:** Fertigarzneimittel mit Rutin in gut bioverfügbarer Form bei chronisch-venöser Insuffizienz Stadium I–II, Mikrozirkulationsstörungen, Arterioskleroseprophylaxe; **Dosierung:** mindestens 150 mg Rutin pro Tag in Tee od. Fertigarzneimitteln; **Nebenwirkungen:** selten Kopfschmerzen, Photosensibilisierung nach Sonneneinstrahlung; **Kontraindikation:** keine bekannt.

Faktor, anti|nutritiver *m*: Substanz, die wichtige Vorgänge des Stoffwechsels hemmt od. blockiert; z. B. Blausäure, Proteaseinhibitoren, Hämagglutinine, Saponine, Allergene, Aflatoxine.

Fall|aufnahme: syn. Symptomenerhebung; umfasst neben der homöopathischen Anamnese* den Gesamteindruck, die körperliche Untersuchung u. labormedizinische Untersuchungen (z. B. Urin u. Stuhl) od. die Auswertung als Hilfsmittel eingesetzter standardisierter Fragebögen; bei der F. sollte neben der Arzneimittelwahl* das Behandlungskonzept (mögliche Folgemittel, Miasmen usw.) erstellt werden.

Fall, verwirrter: Bez. in der Homöopathie* für einen Krankheitsfall, bei dem die charakteristischen Symptome durch allopathische od. homöopathische Arzneimittel beseitigt wurden, ohne dass der Gesamtzustand verbessert (s. Heilung) od. verschlechtert (s. Unterdrückung) wurde; der Mangel an prägnanten Symptomen erschwert die Wahl eines den Gesamtzustand erfassenden Arzneimittels (vgl. Arzneimittelwahl), so dass auf die Aufzeichnungen der Erstanamnese u. auf frühere Symptome zurückgegriffen werden muss.

Familien|ana|mnese (gr. ἀνάμνησις Erinnerung) *f*: s. Anamnese, homöopathische.

Familien|therapie (Therapie*) *f*: Abk. FT; Form der Psychotherapie*, deren zugrunde liegendes Konzept die Störung eines psychisch Erkrankten als Symptom dysfunktionaler familiärer Interaktionen u. nicht als individuelles Problem auffasst u. daher die Familie in den therapeutischen Prozess einbezieht; innerhalb der FT gibt es verschiedene Schulen mit konzeptionell unterschiedlichen Schwerpunkten: **1.** psychoanalytische FT: arbeitet an den „Schnittstellen von äußeren u. inneren Konflikten“ (A. Massing); **2.** systemische Therapie*: Konfliktverarbeitung im interpersonalen Raum auf der Verhaltensebene; **3.** integrative FT: verbindet u. a. strukturelle, kommunikationstheoretische u. entwicklungsorientierte Ansätze (V. Satir). Zentrales Anliegen u. zugleich wichtigste Methode der FT ist es, aus der Analyse der Bedingungen u. Triebkräfte der familiären Beziehungen die einzelnen Familienmitglieder zu Veränderungen ihrer Einstellungen, Wahrnehmungen u. Verhaltensweisen untereinander, insbesondere aber zum psychisch Erkrankten, zu veranlassen.

Fango (ital. Schmutz, Schlamm) *m*: Mineralschlamm aus heißen Quellen vulkanischen Ursprungs (z. B. Eifelfango); bindet als feinpulverisierte Masse Wasser u. Wärme u. wird kalt, körperwarm od. heiß zu Packungen* od. Bädern* verwendet; **Anwendung:** äußerlich (Dauer ca. 20–30 Minuten mit Nachruhe) bei Schmerzen, rheumatischen Beschwerden u. Entzündungen. Vgl. Schlammbad.

Faradisation (Michael Faraday, Phys., London, 1791–1867) *f*: kurzdauernde (1 ms), niederfrequente Impulsstrombehandlung zur Dauerkontraktion einzelner Muskeln bei inkompletter Denervation. Vgl. Elektrogymnastik, Impulsstrom, Galvanisation.

Farb|aku|punktur (Akupunktur*) *f*: s. Farbtherapie.

Farb|licht|therapie (Therapie*) *f*: syn. Farbtherapie*.

Farb|stoffe: (ernährungswissenschaftlich) Lebensmittelzusatzstoffe*, die zum Färben u. Erzielen von Farbeffekten bei bestimmten Lebensmitteln eingesetzt werden; **1.** natürliche F.: z. B. Betacarotin (s. Carotinoide), Curcuma* longa, Vitamin B_2, Chlorophylle, Zuckercouleur (s. Tab.); **2.** naturidentische F.: in der Natur vorkommend, jedoch chemisch synthetisiert; **3.** synthetische F.: chemisch synthetisiert; Art, Verwendung, Höchstmengenbegrenzungen u. Kenntlichmachung sind in der Zusatzstoff-Zulassungsverordnung geregelt.

Farbstoffe Natürliche Farbstoffe	
1.	**Carotinoide**
1.1	Polyenkohlenwasserstoffe
1.2	Polyenalkohole
1.3	Polyenketone
1.4	Polyenepoxide
1.5	Polycarbonsäuren und Polycarbonsäureester
2.	**Chinonfarbstoffe**
2.1	Benzochinone
2.2	Naphthochinone
2.3	Anthrachinonfarbstoffe
3.	**γ-Pyronfarbstoffe**
3.1	Flavone
3.2	Flavonole
3.3	Xanthone
4.	**Anthocyane**
5.	**Pyrrolfarbstoffe**
5.1	Porphyrine
5.2	eisenhaltige Pyrrolfarbstoffe
5.3	magnesiumhaltige Pyrrolfarbstoffe
5.4	andere Pyrrolfarbstoffe
6.	**andere Farbstoffe**
6.1	Betacyane
6.2	Flavine
6.3	Phenoxazonfarbstoffe
6.4	Curcuma longa

Farb|therapie (Therapie*) *f*: syn. Colortherapie, Farblichttherapie; therapeutischer Einsatz von Farben; z. B. die Anwendung von Rot- u. Blaulicht i. S. einer Wärme- u. UV-Behandlung u. die Nutzung der psychologischen Wirkungen von Farben in der konventionellen Medizin; im Bereich unkonventioneller medizinischer Verfahren soll die biologische „Information" bestimmter Schwingungsfrequenzen des Farblichts genutzt werden, um z. B. tonisierende (Gelb, Orange, Rot) od. sedierende (Blau, Grün, Violett) Wirkungen zu erreichen. Bei der Mora-Colortherapie (s. Mora-Therapie) werden Farbschwingungen zu Heilzwecken eingesetzt. Bevorzugte Applikationsstellen des Farblichts sind Akupunkturpunkte*, wobei den Farben eine energetische Wirkung an diesen Punkten zugesprochen wird (Farbakupunktur nach Peter Mandel, Farb-Lo-Punkt-Behandlung mit den Frequenzen der Klänge u. Spektralfarben zugeordneten, spezifischen Frequenzen, den sog. Schwebungsfrequenzen). Zur Farbapplikation werden spezielle Geräte verwendet. Ebenso wird eine Verbindung zwischen Farben u. den Chakren* hergestellt; bestimmte Yoga-Positionen sollen die Farben der Chakren beeinflussen. **Anwendung:** v. a. in der Schmerztherapie* u. bei Depressionen*, bei Allergien*, Schlafstörungen, chronischen Entzündungen; wissenschaftlich umstrittenes, klinisch nicht anerkanntes Verfahren.

Farfarae folium *n*: s. Tussilago farfara.

Fasten: freiwilliger Verzicht auf Nahrung u. Genussmittel für begrenzte Zeit mit Deckung des Energie- u. Substratbedarfs aus körpereigenen Depots (Energieaufnahme 0–1300 kJ bzw. 0–300 kcal); unverzichtbar sind reichliche Flüssigkeitszufuhr, Förderung aller Ausscheidungsvorgänge sowie ein ausgewogenes Verhältnis von Bewegung u. Ruhe; **Formen:** Wasserfasten, Teefas-

Fasten Kontraindikationen
psychische Störungen
Krankheiten mit negativer Stickstoffbilanz
hämolytische Anämien
insulinpflichtiger Diabetes
Nebenniereninsuffizienz
schwere Leberfunktionsstörungen
manifeste Herzinsuffizienz
Myokarditis
akute Magen-Darm-Ulcera
Schilddrüsenüberfunktion
Malignome
Rekonvaleszenz
chronische Niereninsuffizienz
Schwangerschaft
Kinder unter 10 Jahren
Personen über 65 Jahren mit altersbedingten Erkrankungen

ten*, Molkekur*, Saftfasten*, Schleimfasten, modifiziertes Fasten*, Nulldiät*, Heilfasten* (z. B. kombiniertes Fasten nach Buchinger mit Gemüsebrühe am Mittag; s. Fasten, therapeutisches), religiös od. politisch motiviertes F.; sog. **F. für Gesunde** als erlebnisstarke Form der Erwachsenenbildung zur Gesundheitsförderung u. Verhaltensänderung mit Training zum Konsumverzicht u. Auftakt zur Ernährungsumstellung (Kurzzeitfasten von 5–10 Tagen); **Kontraindikation:** s. Tab. Vgl. Fastenkrise.

Fasten|krise (gr. κρίσις Entscheidung, Trennung) *f*: Bez. für während des Fastens* auftretende Symptome wie Reizbarkeit, depressive Verstimmung, flüchtiges Krankheitsgefühl, die am nächsten Tag meist einem auffälligen Wohlbefinden weichen; vermutlich durch subtoxische Stoffe, die meist aus dem Bindegewebe mobilisiert werden, hervorgerufen. Vgl. Entschlackung.

Fasten, modifiziertes: auch proteinsubstituiertes Fasten; in den USA entwickelte Methode des Fastens* zur Reduktion von Übergewicht*, bei der täglich 33–50 g biologisch hochwertiges Eiweiß, 25–45 g Kohlenhydrate, 1–7 g Fett, 2–3 l Flüssigkeit sowie die empfohlene Menge an Vitaminen u. Mineralstoffen als Formelprodukte aufgenommen werden; nicht empfehlenswert für Kinder u. Jugendliche, da gefährliche Hypoglykämien auftreten können. Vgl. Nulldiät, Reduktionsdiät.

Fasten, therapeutisches: medizinisch indizierte Form des Langzeitfastens (5–32 Tage; s. Fasten); Durchführung meist als stationäres Heilverfahren in spezialisierten Kliniken; **Anwendung:** bei metabolischem Syndrom, ernährungsabhängigen chronischen Erkrankungen u. Allergien*, Herz- u. Gefäßerkrankungen (s. Tab.). Vgl. Ernährungstherapie.

Fasten, therapeutisches

Indikationen[1]	Anmerkungen und Empfehlungen
Adipositas	als Einstieg zur Gewichtsreduktion
Diabetes mellitus	nicht bei Diabetes mellitus Typ 1
Hypertonie	Medikation ggf. reduzieren
Hyperurikämie	vorübergehender Anstieg möglich; Laborkontrolle nötig
akute Gichtanfälle	1–3-tägiges Tee-, Heilbrunnen- oder Saftfasten, keine Nulldiät

[1] Therapieerfolge möglich bei chronisch gestörtem Gewebestoffwechsel (z. B. Furunkulose), Haut- und Schleimhauterkrankungen (Allergie), Erkrankungen des rheumatischen Formenkreises, Neurodermitis u. a. Entzündungskrankheiten, chronischer Hepatitis, rezidivierender Lymphangitis, psychosomatischen Beschwerden, Prader-Labhart-Willi-Syndrom

Fasten, totales: s. Nulldiät.

Fast-Food (engl. schnelles Essen): Bez. für von der Gastronomie als Haupt- od. Zwischenmahlzeit standardisiert angebotene Gerichte, die sich durch Schnelligkeit in Zubereitung u. relativ niedrigen Preis auszeichnen; erhältlich meist im sog. Schnellrestaurant od. Schnellimbiss mit hoher Besucherfrequenz u. schnellem Service. Nachteil von F.-F. ist die oft fettreiche u. ballaststoffarme Zusammensetzung; regelmäßiger Konsum ist eine häufige Ursache für Fehl- u. Überernährung (Adipositas) in den Industrienationen. Vgl. Convenience-Food, Junk-Food.

Faul|baum: s. Rhamnus frangula, Rhamnus purshiana.

Faul|baum|rinde, Amerikanische: s. Rhamnus purshiana.

FE: Abk. für **f**unktionelle **E**ntspannung*.

Fehl|ernährung: relativer od. absoluter Mangel bzw. Überschuss eines od. mehrerer Nährstoffe* od. der Nahrungsenergie (s. Energiebedarf) durch Überernährung* od. Unterernährung*, wobei die Nahrungszufuhr so stark vom ernährungsphysiologischen Optimum abweicht, dass es zu vorübergehenden Veränderungen im Stoffwechsel u. schließlich zu einer Beeinträchtigung der Gesundheit bzw. Leistungsfähigkeit kommt. Vgl. Mangelernährung.

Feige: s. Ficus carica.

Feig|warzen|krankheit: in der Miasmenlehre* Samuel Hahnemanns (1755–1843) von der Erstmanifestation abgeleitete Bez. für das Miasma der Sykose*; entspricht der heutigen Bezeichnung Gonorrhö.

Feld, bio|energetisches: syn. Aura*.

Feldenkrais-Methode (Moshé F., Physiker, Tel Aviv, 1904–1984) *f*: Form der Körpertherapie* zur Verbesserung der Körperwahrnehmung u. indirekt der gesamtheitlichen Selbstwahrnehmung durch passives u. aktives Ausführen von Bewegungsabfolgen („Bewusstheit durch Bewegung"); körperliche u. geistige Einschränkungen sollen erkannt u. durch Einzel- u. Gruppenunterricht sowie später ohne Anleitung durch einen Feldenkrais-Lehrer als sog. Selbstentwicklung überwunden werden. Zu Verkrampfung führende Bewegungsabläufe werden abgelegt, gesundheitsfördernde aufgespürt u. erlernt. **Anwendung:** u. a. bei körperlichen Behinderungen, bei Verletzungen des Nervensystems, bei Multipler Sklerose (Verringerung von Stress u. Angstgefühlen nachgewiesen).

Feld|thymian: s. Thymus serpyllum.

Felke-Kur („Erdmann" Leopold Emanuel F., Pfarrer, Naturheiler, Sobernheim, 1856–1926; Kur*) *f*: Kurform nach dem biblischen Grundsatz „Erde muss aus Erde kommen" mit Anwendung von Lehmpackungen u. -wickeln, Massagen, Wasserbehandlungen, Gymnastik sowie Rohkost*, vegetarischer Kost (s. Vegetarismus) od. Fasten* u. ggf. auch homöopathischen Komplexmitteln.

Fenchel|öl: s. Foeniculum vulgare.

Fermentation (lat. fermentum Sauerteig, Gärungsmittel) *f*: durch Enzyme (Fermente) bewirkte chemische Umwandlung bzw. Zerlegung bestimmter Stoffe (biochemische Reaktionen), spezielles Gärungsverfahren, das Beschaffenheit, Geschmack, Nährwert u. Aroma von Lebensmitteln verändert; vorwiegend anaerober, enzymatischer Kohlenhydratabbau durch Gärungserreger (Bakterien, Hefen, Schimmelpilze); z. B. alkoholische Gärung, Milchsäure- u. Essigsäuregärung (Herstellung von Essig aus z. B. Wein, Bier od. Malz; Herstellung von Sauerteig).

F

Fern|dia|gnose (gr. διάγνωσις Entscheidung) *f*: Diagnose, die i. d. R. von Personen gestellt wird, die den Menschen als Schwingungs- u. Strahlungsphänomen betrachten u. seine Krankheit trotz geographischer Entfernung (z. B. durch Pendeln*) erkennen bzw. heilen (s. Fernheilen) wollen; u. U. werden Telefon, Fernseher, andere Utensilien u. Kartenmaterialien benutzt, um einen Kontakt zu den Klienten herzustellen. Als Erklärungsansätze werden u. a. Okkultismus*, Radiästhesie*, Telepathie*, Astrologie* od. der Glauben herangezogen. Wissenschaftlich betrachtet ist die F. eine Form des modernen Okkultismus.

Fern|heilen: Behandlungsform, die Krankheiten u. Beschwerden anderer Lebewesen (Menschen, Tiere) trotz geographischer Entfernung heilen will; oft werden Medien (Fotografien, Briefe, biologisches Material von dem zu heilenden Patienten) angefordert od. mit Gebeten od. okkulten Ritualen Fernheilungen veranlasst. Moderne Form des Okkultismus*. Vgl. Geistheilung, Ferndiagnose.

Fern|störung: syn. Fernwirkung; Bez. für ein Projektionssymptom*, das von einem lokalen, subklinischen u. chronischen Prozess i. S. eines chronischen Irritationszentrums* u. einem oft weit entfernten Körperareal unterhalten wird; z. B. Schläfenkopfschmerz bei symptomlosem Gallenblasenstein, funktionelle Herzbeschwerden bei Restostitiden im 5er-Gebiet der Zähne, die in sog. energetischer Beziehung zum Herz stehen sollen. Vgl. Diagnostik chronischer Irritationen; Irritation, chronische.

Fern|wirkung: **1.** syn. Fernstörung*; **2.** (physiotherapeutisch) Auswirkung von therapeutischen Maßnahmen an Reflexzonen, Somatotopien* u. Meridianen* (z. B. Reflexzonenmassage, Bindegewebemassage*, Ganglienblockade, Nutzung der konsensuellen Gefäßreaktion; kontralaterale Behandlung) auf weiter entfernte Körperbereiche; vgl. Reflexzonentherapie, Segmentmassage, Fernheilen.

Ferrum (lat.) *n*: s. Eisen.

Ferrum phosphoricum *n*: s. Eisen(III)-phosphat.

Fertig|arznei|mittel: im Voraus hergestellte, abgepackte Arzneimittel (früher Spezialität; s. Generika) mit charakteristischer Aufmachung u. beigelegter Gebrauchsinformation (mit Angaben über enthaltene Arzneistoffe, Indikation, Kontraindikation, Dosierung, Hinweise); F. müssen vom Bundesinstitut für Arzneimittel u. Medizinprodukte zugelassen sein.

Fertig|gerichte: s. Convenience-Food.

Fetisch (portugiesisch feitiço Zaubermittel) *m*: (ethnomedizinisch) Gegenstand, dem eine bestimmte Kraft innewohnt, die durch Geschenke od. Opfer aktiviert werden kann; das Objekt entfaltet helfende od. schützende Kräfte od. kann anderen Schaden bringen; allein ist es wert- u. machtlos. Vgl. Amulett.

Fetischeur (franz. féticheur) *m*: Heiler*, der sich auf das Herstellen von Fetischen* versteht; ihm wird große Macht zugeschrieben, denn er muss bewirken, dass höhere Mächte einen Teil ihrer Kräfte in das Objekt inkorporieren. Vgl. Priesterheiler.

Fett|ersatz|stoffe: Substanzen, die tierisches u. pflanzliches Nahrungsfett in Nahrungsmitteln ersetzen u. akalorisch od. wesentlich brennwertärmer als Fett sind; **Formen:** nach ihrer Herstellung: **1.** mikropartikulierte Eiweiße, die aus Eiweiß u. Eiweißmischungen hergestellt werden; aufgrund ihrer Hitzeempfindlichkeit nur begrenzt einsetzbar (z. B. in Milchprodukten, Mayonnaisen od. Brotaufstrichen); gesundheitlich nicht bedenklich (Zulassung nicht erforderlich); wird als „Milcheiweiß" deklariert; **2.** Hydrolyseprodukte mit Gelcharakter auf Kohlenhydratbasis (z. B. in Backwaren, Dips, Eiscremes, Salatsoßen); ebenfalls unbedenklich; wird als „Stärke" deklariert; **3.** künstlich hergestellte Verbindungen aus Zucker u. Fettsäuren (Saccharose-Polyester), die aufgrund ihrer Unverdaulichkeit energetisch nicht verwertbar sind; aufgrund noch nicht abschätzbarer gesundheitlicher Folgen (z. B. Auswirkungen auf die Aufnahme anderer Nährstoffe) in Deutschland nicht zugelassen.

Fett|säuren, essentielle: mehrfach ungesättigte Fettsäuren, die im Organismus nicht synthetisiert werden können u. daher mit der Nahrung zugeführt werden müssen; höher ungesättigte Fettsäuren (Polyensäuren) können im Körper in sehr geringer Menge durch Umwandlung niederer Homologe gebildet werden, z. B. kann Docosahexaensäure (sechsfach ungesättigt) durch eine Desaturase aus Eicosapentaensäure (fünffach ungesättigt) u. Arachidonsäure aus Linolsäure gebildet werden; Vorkommen der e. F.: v. a. in Gonaden u. ZNS, in Strukturlipiden von Zellen u. in der Membran von Mitochondrien; von besonderer Bedeutung sind die **Omegafettsäuren:** bei entsprechender Zufuhr die Konzentration der Triglyceride im Serum senken u. vorbeugend gegen Thrombose wirken; **Vorkommen in Nahrungsmitteln:** Fischöl von Kaltwasserfischen wie Hering od. Lachs (Omega-3-Fettsäuren Eicosapentaensäure, Docosahexaensäure), pflanzliche Öle, v. a. Leinöl (Omega-3-Fettsäure α-Linolensäure; auch im Leinöl u. im Portulak), Distel-, Sonnenblumenöl (Omega-6-Fettsäure Linolsäure), Olivenöl (Omega-9-Fettsäure Ölsäure); **Mangel** an e. F. tritt v. a. infolge fettfreier Diät od. fettfreier parenteraler Ernährung auf u. kann insbesondere beim Fehlen von Arachidonsäure, Linolensäure u. Linolsäure zu Hautveränderungen (Hyperkeratose, Alopezie), Thrombozytopenie u. Wachstumsstörungen führen. **Anwendung:** bei Ekzemen, Psoriasis, Verbrennungen, Furunkeln sowie in der Kosmetik. Omega-3-Fettsäuren u. die entsprechenden Fischöle werden zur Prophylaxe von Herz-Kreislauf-Erkrankungen u. Störungen des Fettstoffwechsels empfohlen u. wirken sich positiv auf das Krankheitsbild der rheumatoiden Arthritis aus.

Fett|sucht: s. Adipositas.

Fichte, Gemeine: s. Picea abies.

Ficus carica L. *m*: Feige; Baum aus der Familie der Moraceae (Maulbeergewächse); **Arzneidroge:** reife, getrocknete Fruchtstände (Caricae fructus, Feigen); **Inhaltsstoffe:** Früchte: Furanocumarine (Psoralen, Bergapten); Carotinoide, Lipide, Vitamine B u. C, Glykosylflavone; **Wirkung:** laxierend; **Verwendung:** Früchte allein od. zusammen mit Manna, Sennesfrüchten od. Rizinusöl als mildes Laxans; die Wirksamkeit ist nicht ausreichend belegt. Getrocknet, geröstet u. pulverisiert liefert F. c. den Feigen- od. Gesundheitstee (Caricae tostae) u. das Karlsbader Kaffeegewürz. **Nebenwirkungen:** selten allergische Reaktionen.

Fieber: Erhöhung der Körpertemperatur als Folge einer Sollwertverstellung im hypothalamischen Wärmeregulationszentrum (im Unterschied zur Hyperthermie*); kann Abwehrvorgänge des Körpers unterstützen, z. T. über eine Beschleunigung biochemischer Reaktionen; vorteilhaften Effekten von mäßigem F. stehen subjektive Beschwerden (Krankheitsgefühl, Inappetenz, Kopfschmerz) u. objektive Nachteile (Katabolismus, Proteolyse von Muskeleiweiß) gegenüber. **Einteilung:** bis 38 °C subfebrile Temperatur, bis 39 °C mäßiges F., über 39 °C hohes F.; F. steigt selten über 41 °C. **Symptom:** Unter Fieberanstieg bei Infektionen können Säuglinge u. Kleinkinder mit zerebralen Krampfanfällen (Fieberkrämpfe) reagieren; bei älteren Kindern wird Fieberanstieg begleitet von Frösteln, kühlen Gliedern, Kreislaufzentralisation; bei Erwachsenen Schüttelfrost. Nach Erreichen der sog. Fieberhöhe gelegentlich Bewusstseins- u. Sinnestrübung (Fieberdelir); Fieberabfall: langsam (Lysis) im Verlauf von Tagen; schnell (Krisis) im Verlauf von Stunden, evtl. von Kreislaufdysregulation begleitet. **Formen: 1.** Febris continua (Continua): meist über 39 °C u. nicht um mehr als 1 °C schwankend während Tagen; z. B. bei Typhus abdominalis, Fleckfieber, Brucellose, infektiöser Endokarditis, Virusinfektionen; **2.** Febris remittens (remittierendes F.): stärker schwankend, aber stets über Normaltemperatur; Hinweis auf Lokal- od. Hohlrauminfektionen; z. B. Sinusitis, Harnweginfektion, Segmentpneumonie; **3.** Febris intermittens (intermittierendes F.): Fieberspitzen wechselnd mit Unter- od. Normaltemperatur; Hinweis auf pyogene Infektionen, evtl. schubweise Toxin- od. Erregereinschwemmung in das Blut (septisches F., Abszessfieber); **4.** Relapsfieber: kurze Fieberperioden, unterbrochen von einem bis mehreren fieberfreien Tagen; z. B. Malaria, Rückfallfieber. **Therapie: 1.** Infektionstherapie, Nekrosenentfernung, Antipyretika; **2.** Apfelessiggetränk*, Saftfasten*, Teefasten*, Wadenwickel*; **3.** Phytotherapie: Tiliae flos, Sambuci flos; **traditionell** Zubereitungen aus Berberis vulgaris, Menyanthes trifoliata, Tussilago farfara, Aesculus hippocastanum, Centaurium erythraea; **4.** Homöopathie: Aconitum* napellus, Atropa* belladonna, Cinchona* pubescens (Wechselfieber), Eisen(III)-phosphat, Pulsatilla*, Bryonia* alba. Vgl. Pyretikum, Fiebertherapie, aktive.

Fieber|baum: s. Eucalyptus globulus.

Fieber|behandlung: s. Fiebertherapie, aktive.

Fieber|klee: s. Menyanthes trifoliata.

Fieber|kraut: s. Tanacetum parthenium.

Fieber|therapie, aktive (Therapie*) *f*: Verabreichung von fiebererzeugenden Stoffen (s. Pyretikum) zu therapeutischen Zwecken; Ziel der a. F. ist es, die (patho-)physiologischen Funktionen des Fiebers* bei der Bewältigung von Erkrankungen wie chronischen Infektionen, Krebserkrankungen, Neurodermitis u. a. zu nutzen. Als Wirkungsprinzip wird einerseits die immunogene u. vegetative Umstimmungsreaktion des Organismus, andererseits die allgemeine Stoffwechselsteigerung u. thermische Auswirkung z. B. auf Tumorzellen diskutiert. Als fiebererzeugende Mittel werden meist Bestandteile von Bakterien (z. B. Lipopolysaccharide, Coley*-Toxin) od. Pflanzenextrakte (z. B. aus Echinacea angustifolia od. Viscum album*) verwendet; die Präparate selbst sollen i. d. R. keine pyrogene Wirkung besitzen, sondern nur die endogene Pyrogenaktivität induzieren helfen. **Anwendung:** in der Onkologie; bei Colitis ulcerosa, Enteritis regionalis Crohn, chronischer Bronchitis, allergischen Erkrankungen (chronische Urtikaria, Neurodermitis), chronischen Infektionskrankheiten; **Nebenwirkungen:** grippeähnliche Kopf- u. Rückenschmerzen, Übelkeit u. Erbrechen, Schüttelfrost, Kreislaufkomplikationen, Thrombosen, Lungenembolie, allergische Reaktionen; **Kontraindikation:** akute Infektionen, Herz-Kreislauf-Insuffizienz, Zustand nach Herzinfarkt, arterielle Hypertonie, Schwangerschaft. Wissenschaftlich umstrittenes Verfahren ohne Wirksamkeitsnachweis. Hinweise auf Verbesserung der Lebensqualität von Tumorpatienten durch Gabe von Mistelpräparaten bei Kältegefühl (s. Misteltherapie). Vgl. Hyperthermie, künstliche.

Filipendula ulmaria (L.) Maxiwovicz *f*: Spiraea ulmaria L.; Mädesüß, Spierstaude; Pflanze aus der Familie der Rosaceae (Rosengewächse); **Arzneidroge:** getrocknete Blüten (Spiraeae ulmariae flos, Filipendulae ulmariae flos, Mädesüßblüten) u. oberirdische Teile blühender Pflanzen (Spiraeae ulmariae herba, Filipendula ulmariae herba, Mädesüßkraut); **Inhaltsstoffe:** ätherisches Öl (mit ca. 75 % Salicylaldehyd), bis 5 % Flavonoide (u. a. Spiraeosid), Phenylglykoside (Glykoside des Salicylaldehyds u. des Salicylsäuremethylesters), Gerbstoffe; **Wirkung:** antiphlogistisch, adstringierend, antipyretisch; **Verwendung:** zerkleinerte Droge als Teeaufguss u. a. galenische Zubereitungen; nach **Kommission E** adjuvant bei Erkältungskrankheiten; **traditionell** als schweißtreibendes Mittel, auch bei rheumatischen Beschwerden; **Dosierung:** Tagesdosis 2,5–3,5 g Mädesüßblüten bzw. 4–5 g Mädesüßkraut (Erwachsene u. Kinder ab 10 Jahre), Zubereitungen entsprechend; Hinweis: Mädesüßblüten wirken stärker als Mädesüßkraut; auch für Kinder ab 1 Jahr geeignet; **Nebenwirkungen:** keine bekannt; **Kontraindikation:** bekannte Salicylatüberempfindlichkeit; **Wechselwirkung:** keine bekannt.

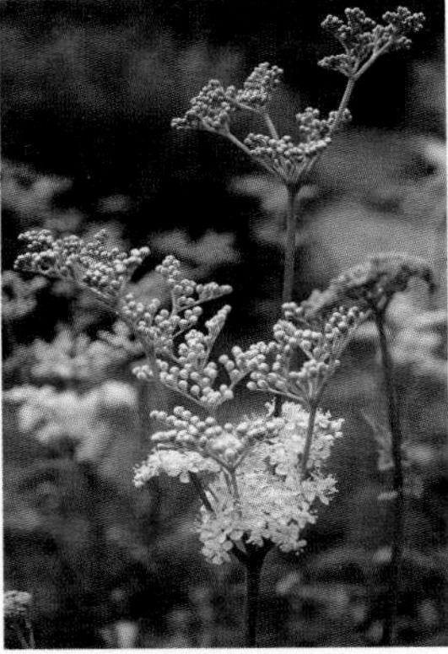

Filipendula ulmaria (L.) Maxiwovicz: Blüte [2]

Fincke-Potenz (Potenz*) *f*: syn. Fluxionsverfahren*.

Finger|hut: s. Digitalis.

Finger, schnellender: Tendovaginitis stenosans der Beugesehnen; stenosierende Veränderungen der Sehnenscheiden der Finger- od. des Daumenbeugers meist in Höhe der Grundgelenke, evtl. mit spindelförmiger Auftreibung der Sehne; **Ursache:** chronische Reiz- od. Überlastungszustände, Erkrankungen des rheumatischen Formenkreises; **Symptom:** ruckartiges Schnappen beim Bewegen des Fingers, in ausgeprägten Fällen schmerzhafte Streck- od. Beugehemmung, druckschmerzhaftes Knötchen an der Stenosestelle; **Therapie:** **1.** operative Spaltung der Beugesehnenscheide; **2.** im Anfangsstadium manuelle Lymphdrainagetherapie*, Manuelle Medizin*, Neuraltherapie*.

Finsen-Methode (Niels R. F., Arzt, Kopenhagen, 1860–1904) *f*: nicht mehr verwendete Form der Lichttherapie* zur Behandlung von Hautkrankheiten mit Licht einer Kohlebogenlampe (sog. Finsen-Licht, kurzwellige Ultraviolettstrahlung) in Kombination mit Rotlichtbestrahlung.

Fisch|öl: fettes Öl von Hochseefischen; reich an essentiellen Omega-3-Fettsäuren (Eicosapentaensäure, Docosahexaensäure); **Wirkung:** Regulation der Serumlipidkonzentration, Verminderung der Thrombozytenaggregation; **Verwendung:** in Form von Konzentraten (z. B. Lachsölkonzentrat) zur Senkung v. a. einer erhöhten Triglyceridkonzentration im Blut, falls diätetische Maßnahmen nicht ausreichen; **Nebenwirkungen:** bei hoher Dosierung Aufstoßen u. Erbrechen; **Kontraindikation:** Erkrankungen von Leber, Gallenblase u. Bauchspeicheldrüse, Störungen der Fettverdauung.

Fit for Life: syn. Sonnenkost; von Harvey u. Marilyn Diamond ursprünglich zur Gewichtsabnahme entwickelte gemäßigte Form der Rohkost*-Ernährung, basierend auf den Grundlagen der Natural* Hygiene zur Pflege, Gesunderhaltung u. Entgiftung des Körpers von sog. Schlacken; **Prinzip:** Einhaltung natürlicher Körperzyklen, d. h. Beachtung von je 8-stündigen Funktionsphasen (Nahrungsaufnahme, Ausnutzung u. Ausscheidung); getrennter Verzehr von kohlenhydrat- u. proteinreichen Lebensmitteln (vgl. Hay-Trennkost); vorwiegend vegetabile Kost (vgl. Vegetarismus) mit einem hohen Anteil an Rohkost, ca. 70 % der Nahrung aus sog. Sonnenkost (Obst, Gemüse, Salate), mit Obst als Hauptnahrungsmittel; die übrigen 30 % aus konzentrierter Nahrung (alles außer Obst, Gemüse u. Salate); zu meiden sind Milch, Fleisch, denaturierte Produkte, Kaffee, Tee u. Alkohol. **Ernährungsphysiologische Bewertung:** zum großen Teil falsche, wissenschaftlich nicht haltbare Aussagen; als Dauerkost nicht empfehlenswert, da der hohe Rohkostanteil für viele Menschen auf Dauer nicht gut verträglich ist u. die Nachteile einer veganen Ernährung (s. Veganer) auftreten (z. B. Vitamin D- u. Vitamin B_{12}-Mangel). Vgl. Schlackenkost

Fitzgerald-Zonen (William H. F., amerikanischer Arzt): jede Körperhälfte ist in 5 Längszonen eingeteilt, die vom Kopf bis in die Finger- bzw. Fußspitzen verlaufen (s. Abb.); zusätzlich gibt es 3 Querzonen (Kopf u. Hals, Brust u. Oberbauch, Bauch u. Becken), die ihre Entsprechungen an Händen u. Füßen haben; durch Reizung der Haut sollen die zu der jeweiligen Zone gehörenden Organe beeinflussbar sein. Im Gegensatz zu den Head*-Zonen entbehrt die Systematik neurologischer Grundlagen. Ausweitung des Konzepts durch Eunice Ingham auf die Fußreflexzonentherapie*. Vgl. Somatotopie.

Five-a-day-Pro|gramm *n*: Fünf-am-Tag-Programm; Bez. für eine aus den USA stammende staatliche Kampagne zur Ernährungsaufklärung, deren einzige Regel es ist, 5-mal täglich Obst u. Gemüse zu verzehren (evtl. auch in Form von Säften, jedoch maximal 2-mal täglich), ohne jegliche andere Einschränkungen; Ziel ist es, der Bevölkerung eine

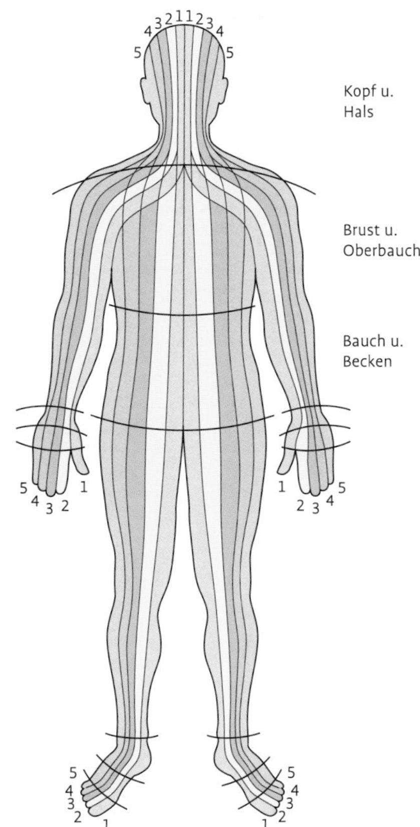

Fitzgerald-Zonen: 5 Längszonen pro Körperhälfte, 3 Querzonen

präventive Ernährung* näherzubringen; beruht auf der Annahme positiver Effekte durch den hohen Gehalt an Antioxidanzien, sekundären Pflanzeninhaltsstoffen u. Ballaststoffen u. darauf, dass durch den hohen Wassergehalt von Obst u. Gemüse Sättigungseffekte erzielt werden u. so andere Lebensmittel verdrängt werden. Ergebnisse über den Erfolg des Programms (Reduktion ernährungsabhängiger Krankheiten) liegen noch nicht vor; es wird von der Deutschen* Gesellschaft für Ernährung u. der Deutschen Krebsgesellschaft empfohlen.

Flach|guss: Abgießung mit einem drucklosen Wasserstrahl aus Gefäß, Gieskanne od. weitlumigem Schlauch zur intensiven thermischen Reizung (kalt od. warm) ohne mechanische Hautirritation (im Gegensatz zu Blitzguss* u. Dusche*); besonders entwickelt u. gefördert durch Sebastian Kneipp i. R. der Kneipp*-Therapie als Knie-, Schenkel-, Unter-, Arm-, Ober-, Brust- od. Gesichtsguss. Vgl. Guss.

Flatulenz (lat. flatus Wind, Blähung) *f*: Blähungen; Aufblähung des Magens bzw. des Darms mit reichlich Abgang von Darmgasen (nervös, organisch od. nahrungsbedingt); vgl. Blähungen, Meteorismus.

Flavonoide *n pl*: Bez. für eine Gruppe von meist gelb gefärbten, stickstofffreien phenolischen Pflanzenstoffen mit Phenylchroman-Grundgerüst; je nach Oxidationsgrad werden Flavone, Flavonole, Flavanone u. Isoflavone unterschieden; Vorkommen im Pflanzenzellsaft in gelöster, glykosidischer Form, in meist methoxylierter Form als nichtflüchtige Komponenten in Sekretgängen, Holzparenchym od. Blättern; **Verwendung:** bei Venenerkrankungen (Rutosid), koronaren u. peripheren Durchblutungsstörungen (Crataegus-F. u. Ginkgo-F.), Lebererkrankungen (Flavonoidkomplex aus Silybum marianum); aquaretische (F. aus Betulae folium u. Equiseti herba) u. spasmolytische (F. aus Matricariae flos u. Passiflora incarnata) Wirkung.

Flechte: **1.** (botanisch) Symbiose aus Algen u. Pilzen (s. Lichen); **2.** (dermatologisch) umgangssprachliche Bez. für verschiedene Dermatosen, z. B. Schuppenflechte (s. Psoriasis), Schmetterlingsflechte (chronischer diskoider Lupus erythematodes), Knötchenflechte (Lichen ruber planus).

Fliegen|pilz: s. Amanita muscaria.

Fliege, spanische: s. Cantharidin.

Floh|samen: s. Plantago afra.

Floh|samen, indische: s. Plantago ovata.

Flores (lat. flos, floris Blume, Blüte) *m pl*: Abk. Flor.; Blüten, Blütenstände; alte, oft noch gebräuchliche, vor den Pflanzennamen gestellte Bez. für als Arzneidroge verwendete Blüten; s. Flos.

Flos (lat.) *m*: Abk. Fl.; Blüte; in der Pharmazie neue (statt Flores), im Singular hinter den Pflanzennamen gestellte Bez. für Blüten, Blütenstände od. -teile, die als Droge* verwendet werden (z. B. Arnicae flos).

Fluidum (lat. fluidus fließend, flüssig) *n*: Flüssigkeit.

Fluor *n*: chemisches Element, Symbol F, OZ 9, relative Atommasse A_r 18,998; 1-, 3-, 5- u. 7-wertiges, blassgrünes, schwer zu verflüssigendes Gas (Halogen), das in der Natur nur in Verbindungen vorliegt (z. B. Fluorwasserstoff od. Calciumfluorid); **biochemische Funktion:** erhöht die Stabilität von Knochen u. Zähnen; fördert die Remineralisierung der Zahnoberfläche; **Vorkommen in Nahrungsmitteln:** besonders in Meerestieren (z. B. Hering, Makrele, Lachs) u. in Schwarzteeblättern; in unterschiedlicher Konzentration im Trinkwasser; **Bedarf** für Erwachsene (D.A.CH 2000): Richtwerte zur angemessenen Fluoridgesamtzufuhr (Nahrung, Trinkwasser u. Supplemente) liegen bei 1,5–4,0 mg/d, für Fluoridsupplemente zur Kariesprophylaxe bei 1,0 mg/d; **Mangelerscheinungen:** bisher nicht bekannt; **Intoxikation:** z. B. durch hohen Fluorgehalt im Trinkwasser bzw. überhöhte Supplementierung Zahnschmelz- u. Skelettfluorose sowie Störungen der Muskel- u. Nierenfunktion. **Verwendung:** keine therapeutische bekannt. Vgl. Fluoride.

Fluoride *n pl*: Salze des chemischen Elements Fluor*; **Verwendung:** Kariesprophylaxe u. zur Therapie bei Osteoporose.

Fluss|säure: s. Acidum hydrofluoricum.

Fluxions|verfahren (lat. fluxus das Fließen): syn. Fincke-Verfahren; in Deutschland nicht zugelassenes Verfahren der Flüssigpotenzierung homöopathischer Arzneimittel, bei dem ein kontinuierlicher od. pulsierender Strahl des Verdünnungsmediums durch eine od. mehrere Düsen in das bereits volle Gefäß gepresst wird; die so entstehenden Turbulenzen bewirken den Potenzierungseffekt; das fertige Arzneimittel wird in kontinuierlich steigender Potenz am Überlauf aufgefangen; v. a. bei sehr hohen Potenzen gebräuchlich; vgl. Potenzierung.

F

Focusing: besondere Art des inneren, gefühlsmäßigen Erlebens (Introspektion), die von E. T. Gendlin (1962) vor dem Hintergrund der Existenzialphilosophie u. der klientenzentrierten Psychotherapie von C. R. Rogers (vgl. Gesprächspsychotherapie) entwickelt wurde; der Patient richtet seine Aufmerksamkeit auf das körperliche Erleben des Problems, um es in seiner ganzen Komplexität zu fühlen u. Veränderungen einzuleiten. Aktivitäten, die zu Persönlichkeitsveränderungen führen sollen, sind: **1.** das individuelle, konkrete Erleben (Experiencing) des unbearbeiteten, aktuell ablaufenden Geschehens; **2.** das Fühlen der körperlichen Qualität (Felt sense) des mit einer Situation od. Person verbundenen Experiencing; **3.** die fokale Komplettierung als Ergänzung der im Experiencing einbezogenen Bedeutungen, um den Lebensprozess voranzutreiben. Patient u. Therapeut sollen ihr eigenes gefühlsmäßiges Erleben fokussieren. Der Therapeut unterstützt den Prozess durch einfühlsames Verstehen, Achten auf Signale des Patienten u. klientenzentriertes Zuhören. F. mobilisiert die Selbstheilungskräfte u. ist in verschiedene Therapieformen integrierbar. Vgl. Körpertherapie.

Foeniculum vulgare Miller var. vulgare (Miller) Thellung *n*: Bitterfenchel, Fenchel; Pflanze aus der Familie der Apiaceae (Doldengewächse); **Arzneidroge:** Spaltfrüchte (Foeniculi fructus, Fenchelfrüchte); **Inhaltsstoffe:** nach DAB mindestens 4 % ätherisches Öl (mit 50–70 % trans-Anethol u. 12–18 % Fenchon), maximal 5 % Estragol, ca. 20 % fettes Öl); **Wirkung:** spasmolytisch, karminativ u. schwach antimikrobiell, Erhöhung der mukoziliären Aktivität; **Verwendung:** zerkleinerte Droge für Teeaufgüsse, teeähnliche u. a. galenische Produkte nach **Kommission E** bei dyspeptischen Beschwerden, Katarrhen der oberen Atemwege; **traditionell** bei Appetitlosigkeit, Säuglingsdyspepsie mit Diarrhö; **Dosierung:** Tagesdosis: Tee 5–7 g (2–5 g pro Tasse, Früchte unmittelbar vor Gebrauch anquetschen); Fencheltinktur 5–7,5 g, Zubereitungen entsprechend; **Nebenwirkungen:** in Einzelfällen allergische Reaktionen der Haut u. Atemwege; **Kontraindikation:** als Teezubereitung keine bekannt; andere Zubereitungsformen nicht in der Schwangerschaft; **Wechselwirkung:** keine bekannt; **Homöopathie:** Verwendung der getrockneten Früchte wie in der Allopathie. **Arzneidroge:** ätherisches Öl, hergestellt aus Foeniculi fructus (Foeniculi aetheroleum, Fenchelöl); **Inhaltsstoffe:** Hauptbestandteile zusammen 62–88 % Anethol u. Fenchon), maximal 5 % Estragol; **Wirkung:** ätherisches Öle sowie galenische Zubereitungen zur Förderung der Magen-Darm-Motilität, sekretolytisch, spasmolytisch, karminativ u. antimikrobiell; **Verwendung:** nach **Kommission E** bei dyspeptischen Beschwerden, Katarrhen der oberen Atemwege (Fenchelsirup u. Fenchelhonig in der Kinderheilkunde); **Dosierung:** Tagesdosis: 0,1–0,6 ml entspr. 0,1–0,6 g Droge; Zubereitungen entsprechend; Fenchelhonig od. -sirup mit 0,5 % Fenchelöl 10–20 g (Säuglinge u. Kinder); **cave:** Fenchelöl sollte ohne Rücksprache mit dem Arzt od. Apotheker nicht länger als 2 Wochen eingenommen werden. Bei Fenchelhonig müssen Diabetiker die Hinweise des Herstellers beachten. **Nebenwirkungen:** in Einzelfällen allergische Reaktionen der Haut u. Atemwege; **Kontraindikation:** reines Fenchelöl nicht während der Schwangerschaft, bei Säuglingen, Kleinkindern; für Fenchelhonig keine bekannt; **Wechselwirkung:** keine bekannt.

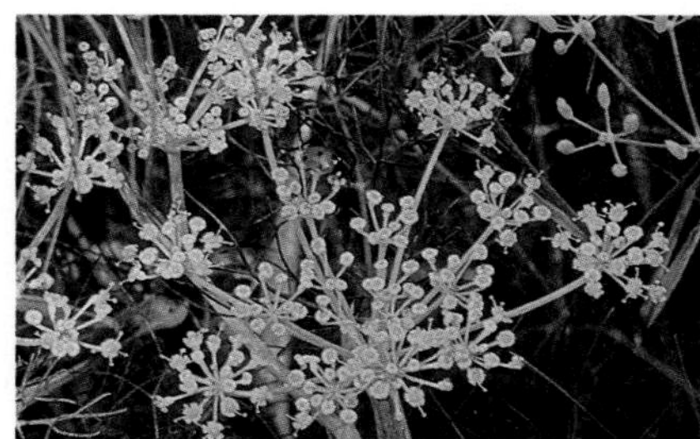

Foeniculum vulgare Miller var. vulgare (Miller) Thellung: Blüte [2]

Foenu|graeci semen *n*: s. Trigonella foenum-graecum.

Fokal|therapie (lat. focus Herd, Brennpunkt; Therapie*) *f*: syn. Kurztherapie (nach M. Balint u. D. H. Malan); auf psychoanalytischer Grundlage entwickelte Form der Psychotherapie*, bei der im Gegensatz zur Psychoanalyse* die Analyse von Widerstand u. Übertragung in den Hintergrund treten u. stattdessen vor Beginn der Therapie das zu behandelnde Problem definiert (fokussiert) u. damit in das Zentrum der Behandlung gestellt wird; die Stundenzahl der Behandlung beträgt zwischen 15

u. 40, i. d. R. bei einer Frequenz von 1 Stunde wöchentlich od. 14-täglich.

Fokus (↑) *m*: syn. chronisches Irritationszentrum*.

Fol.: Abk. für Folium (Blatt) od. Folia (Blätter) bei Rezepturen.

Folge|mittel: Bez. in der Homöopathie für ein Arzneimittel, das gut auf ein vorangegangenes Mittel folgt, d. h. dieses in seiner Wirkung ergänzt (s. Arzneimittelbeziehung).

Folia (lat.) *n pl*: Abk. Fol.; Blätter; in der alten pharmazeutischen Nomenklatur noch gebräuchliche, vor den Pflanzennamen gestellte Bez. für Pflanzenblätter als Arzneidrogen; s. Folium.

Folium (lat.) *n*: Abk. Fol.; Blatt; oberirdischer Pflanzenteil der Sprosspflanzen, der der Assimilation u. Transpiration dient; in der neuen pharmazeutischen Terminologie wird die Bez. des Pflanzenteils im Singular hinter den Pflanzennamen gestellt (z. B. Salviae folium).

folk illness: Bez. der ethnomedizinischen Forschung der 50er u. 60er Jahre des 20. Jahrhunderts, die Krankheit als eine Variable des jeweiligen Medizinsystems* u. seiner Subsysteme begreift; die Bez. bezieht sich auf etwas Fremdes (im Gegensatz zum „Eigenen"), das im eigenen Begriff von Krankheit nicht unterzubringen ist. Nach der Definition von Arthur J. Rubel ist f. i. eine Bez. für „Syndrome, an denen Mitglieder einer bestimmten Gruppe behaupten zu leiden u. für die ihre Kultur eine Ätiologie, Diagnostik, präventive Maßnahmen u. Verfahren zur Heilung zur Verfügung stellt". Das Fremde wird nicht von vornherein abgewertet, sondern ernst genommen. f. i. wird wissenschaftlichen Verfahren unterworfen, ohne damit jedoch den Status des Exotischen vollständig zu verlieren. Die Entstehung von f. i. wird aus der Interaktion von individuellem Gesundheitszustand u. sozialen Gruppenerwartungen abgeleitet. Der individuelle Erkrankungsprozess trifft also auf die gesellschaftlichen Rollenerwartungen; damit erhält Krankheit ihre kulturspezifische Ausformung; in den 70er u. 80er Jahren des 20. Jahrhunderts abgelöst durch den Begriff kulturgebundenes Syndrom*.

Fol|säure: syn. Pteroylglutaminsäure; veraltet Vitamin B_9, Vitamin B_C; Sammelbez. für Verbindungen aus einem Pteridinring, einem p-Aminobenzoesäure u. einem od. mehreren Glutaminsäureresten; hitze- u. lichtempfindliches, wasserlösliches Vitamin; **biochemische Funktion:** Die biologisch aktive Form der F. ist die Tetrahydrofolsäure, die als Coenzym an der Übertragung von C1-Bruchstücken (Methyl-, Formyl-, Formiatreste) sowie an der Nukleinsäuresynthese (Purin, Thymin) beteiligt ist. **Vorkommen in Nahrungsmitteln:** besonders in Bierhefe, Leber, Niere, Hühnerei, grünem Blattgemüse u. anderen Gemüsearten (Spargel, Tomaten); **Bedarf** für Erwachsene (D.A.CH. 2000): 400 μg Nahrungsfolat (Folatäquivalent = Monoglutamat + 0,2 × Polyglutamat); vgl. Nährstoffzufuhr, empfohlene; **Mangelerscheinungen:** F. zählt allgemein zu den kritischen Nährstoffen in fast allen Bevölkerungsgruppen. Zu den Risikogruppen zählen besonders Säuglinge, die mit adaptierter Milch ernährt werden, Kinder in der Pubertät, Schwangere, Stillende u. Alkoholkranke. Mangel- u. Fehlernährung, gesteigerter Bedarf u. Medikamenteneinnahme (z. B. Antikonvulsiva, hormonale Kontrazeptiva, Chemotherapeutika u. Zytostatika) können eine megaloplastische Anämie, Leuko- od. Thrombopenie, erhöhte Homocysteinwerte (Risikofaktor für koronare Herzerkrankungen, Apoplex), Schleimhautveränderungen in Mundhöhle u. Magen-Darm-Trakt, Durchfälle, Resorptionsstörungen, neurologische Veränderungen, Wachstums- u. Fortpflanzungsstörungen sowie Fehlbildungen des Fetus u. Frühgeburten hervorrufen. **Hypervitaminose:** alimentär nicht bekannt; bei therapeutischer Anwendung hoher Dosierungen können gastrointestinale Störungen, Schlaflosigkeit, psychische Störungen u. selten Allergien auftreten; bei Epilepsie können hohe Dosierungen epileptogen wirken bzw. die Wirkung von Antiepileptika abschwächen.

Fontanelle (franz. kleine Quelle) *f*: **1.** Knochenlücke am kindlichen Schädel; **2.** künstlich (mit Cantharidenpflaster* od. Elektrokauter) erzeugte Hautwunde, die mit Salpetersäure gereizt wird u. in der eine Erbse, eine Glaskugel od. ein Steinchen mit einem Klebeband zum Offenhalten (bis zu 3 Monate) befestigt wird; die entstandene Entzündung führt zur Absonderung eitriger Flüssigkeit (sog. Quelle). **Anwendung:** nur noch selten als ausleitende Therapie* bei Erkrankungen, die i. S. der Humoralpathologie* mit Vorhandensein schlechter Säfte interpretiert werden (z. B. rheumatische Entzündungen, lokale Geschwüre), od. als Reiz*- und Reaktionstherapie zur Immunstimulation u. bei Schmerzzuständen, insbesondere verursacht durch Gelenkveränderungen (Arthrose*).

Food-Design (engl. Entwicklung von Lebensmitteln): Bereich der Lebensmitteltechnologie, der sich mit der Entwicklung neuartiger Produkte aus isolierten pflanzlichen bzw. tierischen Rohstoffen sowie Hilfsstoffen u. Lebensmittelzusatzstoffen* befasst. Vgl. Lebensmittel, neuartige.

Formel|diät (Diät*) *f*: s. Diät, bilanzierte.

Formen|zeichnen: in der anthroposophischen Kunsttherapie (s. Therapie, künstlerische) angewendete Methode geführter Zeichenübungen zur Gestaltung einfacher bis komplexer Bewegungsformen (z. B. Flechtbänder) mit Graphitstiften, Wachsmalblöcken u. a.; Ziel ist die Förderung der Achtsamkeit; bei Einseitigkeiten soll das lebendige Zusammenspiel zwischen Willenstätigkeit u. der Vorstellung gefördert werden.

Fragaria moschata *f*: s. Fragaria vesca.

Fragaria vesca L. *f*: Erdbeere, Walderdbeere; mehrjährige Pflanze aus der Familie der Rosaceae (Rosengewächse); zusammen mit Fragaria moschata West. (Moschuserdbeere), Fragaria viridis West.

(Hügelerdbeere) u. a. Fragaria-Arten Stammpflanze der **Arzneidroge:** während der Blütezeit gesammelte u. getrocknete Blätter (Fragariae folium, Erdbeerblätter); **Inhaltsstoffe:** Salicylsäure, Zimtsäure, Kaffeesäure, Chlorogensäure; Flavonoide (Rutosid), Gerbstoffe (kondensierte oligomere Proanthocyanidine); **Wirkung:** adstringierend, diuretisch u. proteolytisch; **Verwendung:** Abkochungen der Blätter; **traditionell** äußerlich bei Exanthemen, als Gurgelmittel bei Pharyngitis, innerlich bei Diarrhö, Entzündungen im Magen-Darm-Trakt, Asthma bronchiale, Erkrankungen des rheumatischen Formenkreises u. Gicht sowie Lebererkrankungen. Die Wirksamkeit bei den beanspruchten Anwendungsgebieten ist nicht belegt. **Nebenwirkungen:** allergische Reaktionen möglich; **Homöopathie:** Zubereitungen (kleines Mittel), bewährte Indikation bei Urtikaria.

F

Fragaria viridis *f*: s. Fragaria vesca.

Fraktur|heilung (lat. frangere, fractum brechen, zerbrechen): Ausheilung eines Knochens nach Fraktur od. Osteotomie; **Therapie: 1.** Akupunktur*, Magnetfeldtherapie*; **2.** Homöopathie: u. a. Zubereitungen aus Calcium* phosphoricum, Symphytum* officinale.

Frangula alnus *f*: s. Rhamnus frangula.

Franz|brannt|wein: s. Spiritus Vini gallici.

Frauen|mantel: s. Alchemilla vulgaris.

Frauen|schuh, amerikanischer: s. Cypripedium calceolus.

Fraxinus excelsior L. *n*: Esche; Baum aus der Familie der Oleaceae (Ölbaumgewächse); **Arzneidroge:** von Mai bis Juni gesammelte, getrocknete Laubblätter (Fraxini folium) u. Rinde jüngerer Zweige (Fraxini cortex, Eschenrinde); **Inhaltsstoffe:** in den Blättern Flavonoide (Rutosid, Kämpferol- u. Quercetinglucoside), Gerbstoffe, Phenolcarbonsäuren, Schleimstoffe, D-Mannitol, Triterpene, Sterole, Alkane u. iridoide Verbindungen; in der Rinde Cumaringlykoside u. a. Cumarinderivate sowie Secoiridoide; **Wirkung:** Blätter: aquaretisch, Rinde: antiexsudativ, antiphlogistisch u. analgetisch; **Verwendung:** zerkleinerte Blätter als Teeaufguss u. a. galenische Zubereitungen; **traditionell** bei rheumatischen Beschwerden, Gicht, Blasenleiden, als Abführmittel u. Diuretikum; äußerlich bei Wunden u. Ulcus cruris; Zubereitungen aus der Rinde bei Fieber u. als Tonikum. Die Wirksamkeit bei den beanspruchten Anwendungsgebieten ist nicht belegt. **Nebenwirkungen:** evtl. allergische Reaktionen.

Fraxinus ornus L. *n*: Fraxinus rotundifolia; Blumen-Esche, Manna-Esche; Baum aus der Familie der Oleaceae (Ölbaumgewächse); **Arzneidroge:** durch Einschnitte in die Stamm- u. Astrinde gewonnener u. an der Luft getrockneter Saft (**Manna**); **Inhaltsstoffe:** 70–90 % D-Mannitol; Stachyose, Fruktose; **Wirkung:** laxierend; **Verwendung:** zerkleinerte Droge u. a. galenische Zubereitungen zum Einnehmen; nach **Kommission E** bei Obstipation u. Erkrankungen, bei denen eine erleichterte Darmentleerung mit weichem Stuhl erwünscht ist (z. B. Analfissuren, Hämorrhoiden, nach rektal-analen operativen Eingriffen); **Dosierung:** für Erwachsene 20–30 g Droge, für Kinder 2–16 g Droge; Zubereitungen entsprechend; **Nebenwirkungen:** evtl. Übelkeit u. Blähungen; **Kontraindikation:** Darmverschluss (Ileus); **Wechselwirkung:** keine bekannt.

Fremd|stoffe: (ernährungswissenschaftlich) anthropogene Substanzen; Substanzen, die nicht natürlicherweise in Lebensmitteln vorkommen, sondern durch Fremdeinwirkung (meist menschliche) in diese eingebracht werden, mit einer möglichen schädlichen Wirkung auf Menschen, andere Lebewesen, Ökosysteme od. Sachgüter; **Einteilung: 1.** F. aus Lebensmittelzusatzstoffen* u. Rückständen, aus Substanzen, die absichtlich zur Ertragssteigerung in der Tierhaltung od. Lagerung von Lebensmitteln eingesetzt werden (z. B. Verbindungen aus Dünge-, Tierarznei-, Pflanzenschutz- u. Schädlingsbekämpfungsmitteln); **2.** F. aus Verunreinigungen bzw. Kontaminanten, die an die Umwelt abgegeben werden u. ungewollt über Luft, Wasser, Boden, Pflanzen u. Tier in Nahrungsmittel gelangen (Schwermetalle, Schwefeldioxide, Radionuklide, Organochlorverbindungen aus technischen Prozessen, Nitrate aus Düngemitteln u. a.). Vgl. Schadstoffe, biogene.

Fremd|sug|gestion (lat. suggestio Eingebung, Einflüsterung) *f*: s. Suggestion.

Friktion (lat fricere reiben) *f*: spezifischer Massagegriff zur Beeinflussung von sog. Muskelhärten u. zur Therapie eines myofaszialen Triggerpunkts*; zirkulierende Grifftechnik mit an- u. abschwellendem Druck; Ausführung mit Zeige- u. Mittelfingerkuppe u. Daumen (s. Abb.). Vgl. Massage.

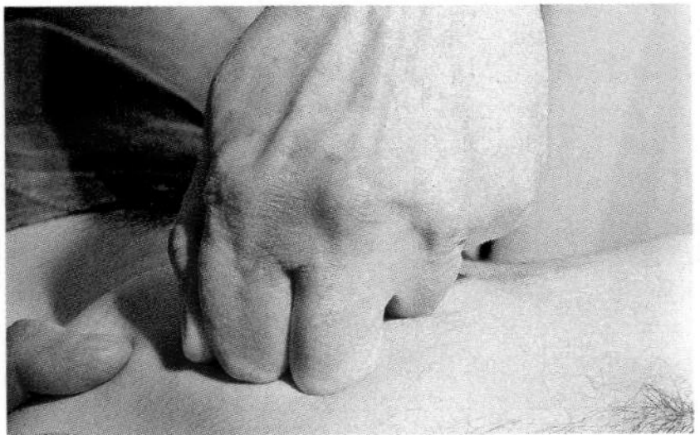

Friktion [3]

Frisch|korn|mahl|zeit: erhitzte od. unerhitzte Speise aus entspelzten ganzen od. grob zerkleinerten Getreidekörnern, der bei bestimmten alternativen Ernährungsformen* eine große Bedeutung zukommt (z. B. Bircher*-Benner-Kost, Vollwert*-Ernährung, Vollwertkost*); meist ergänzt mit Obst od. Gemüse, Milch u. Milchprodukten, Nüssen, Ölsamen u. eingeweichtem Trockenobst; s. Frischkornmüsli.

Frisch|korn|müsli: unerhitzte Frischkornmahlzeit* aus geschrotetem od. gequetschtem Getreide, das für 8–12 Std. in Wasser od. Sauermilchprodukten an einem kühlen Ort eingeweicht wird (mit Ausnahme von Hafer, der keine Einweichzeit benötigt); unmittelbar vor dem Verzehr wird das Getreide je nach Wahl mit frischem Obst, Milchprodukten, Nüssen, Samen, eingeweichtem Trockenobst u. Gewürzen angerichtet.

Frisch|kost: syn. Rohkost*.

Frisch|zell|therapie (lat. cella Kammer, Raum; Therapie*) *f*: s. Organotherapie.

Frost|beule: s. Kälteschäden.

Frucht: s. Fructus.

Fructus (lat.) *m*: Frucht, Früchte; Bez. für Früchte, die als Droge* verwendet werden (z. B. Foeniculi fructus); wird in der neueren pharmazeutischen Nomenklatur hinter den Pflanzennamen gestellt.

Frühlings|adonis|röschen: s. Adonis vernalis.

Frühlings|schlüssel|blume: s. Primula veris.

FT: Abk. für **F**amilien**t**herapie*.

Fuchs|kreuz|kraut: s. Senecio nemorensis.

Fucus *m*: Tang; Thallus von Fucus vesiculosus L. (Blasentang) od. Ascophyllum nodosum (L.) Le Jolis (Knotentang) sowie anderer Fucusarten; Algen aus der Familie der Fucaceae (Braunalgen); **Inhaltsstoffe:** Halogenide (0,015 % Brom u. 0,03–1,0 % Gesamtiod, davon 40–80 % in Proteinen u. Lipiden organisch gebunden, Polysaccharide (bis zu 30 % Alginsäure), Fucane u. Fucoidine, polyphenolische Verbindungen, hoher Gehalt an Natriumsalzen u. evtl. Schwermetallen; **Wirkung:** laxierend (Algin); **Verwendung:** als Aufguss u. a. galenische Zubereitungen; **traditionell** bei Hypothyreose, Adipositas, Arteriosklerose, Verdauungsstörungen, rheumatischen Beschwerden; die Wirksamkeit bei den genannten Erkrankungen ist nicht gesichert. **Nebenwirkungen:** Gefahr einer Induktion bzw. Verschlimmerung einer Hyperthyreose (oberhalb einer Dosierung von 150 mg Iod pro Tag), Verschlimmerung von Akne, Behinderung der Eisenresorption (bei längerer Anwendung), Verschlechterung bei Niereninsuffizienz, Herzinsuffizienz, Hypertonie, Ödemneigung, selten Überempfindlichkeitsreaktionen; **Kontraindikation:** alle Erkrankungen, bei denen eine verminderte Natriumzufuhr erforderlich ist (z. B. Herzinsuffizienz, Niereninsuffizienz, Hypertonie), Hyperthyreose, Akne, Iodallergie, Eisenmangelanämie; **Wechselwirkung:** Verminderung der Wirkung von Diuretika; **Homöopathie:** Zubereitungen aus dem gereinigten, getrockneten Thallus, bewährte Indikation bei Übergewicht u. Struma. Vgl. Laminaria.

Fucus vesiculosus *m*: s. Fucus.

Fülle: Bez. aus der Humoralpathologie* u. fernöstlichen Medizinsystemen (s. Medizin, traditionelle chinesische) für einen Zustand, bei dem im gesamten Organismus od. an umschriebenen Stellen (konstitutionelle od. lokale F.) zu viel Blut bzw. Substanz (Übergewicht, Blutstauungen od. umschriebene Gewebevermehrung, z. B. als Pannikulose) u. gleichzeitig eine Plethora* vorliegen; F. disponiert zu Unterdrückung der inneren Wärme, ungesunden Ausscheidungen, Ansammlung roher Säfte, Säfteverderbnis u. Fäulnis, Gefäßverstopfung u. -zerreißungen, Blutungen u. Entzündungen. Im weiteren Verlauf neigen füllige Konstitutionen zu verhärtenden u. sklerotischen Erkrankungen mit Ähnlichkeiten zum metabolischen Syndrom. **Therapie:** ableitende Therapie*, ausleitende Therapie*, diätetische Maßnahmen (Diät*), Anregung zu ausreichender körperlicher Aktivität. Das Gegenteil von F. wird als „leere“ Konstitution* (z. B. Ischämie) bezeichnet.

Fünf Speicher|organe (gr. ὄργανον Werkzeug) *n pl*: in der Traditionellen Chinesischen Medizin* Bez. für Leber, Herz, Milz, Lunge u. Niere (zusätzlich Perikard), deren gemeinsame Funktion die Speicherung von Xue* (Blut), Jing* (Essenz) u. Qi* (Atemluft) ist. Vgl. Außerordentliche Eingeweide, Sechs Hohlorgane, Syndromdiagnostik, differenzierende.

Fumaria officinalis L. *f*: (Gemeiner) Erdrauch; Kraut aus der Familie der Papaveraceae (Mohngewächse); **Arzneidroge:** während der Blütezeit gesammelte, getrocknete oberirdische Teile (Fumariae herba); **Inhaltsstoffe:** ca. 1 % Benzylisochinolinalkaloide (z. B. Protoberberine, Protopine, Spirobenzylisochinoline, Indenbenzazepine); Flavonglykoside, Kaffeesäurederivate; **Wirkung:** leicht spasmolytisch im Bereich des oberen Gastrointestinaltrakts; **Verwendung:** zerkleinerte Droge u. deren galenische Zubereitungen nach **Kommission E** bei krampfartigen Beschwerden im Bereich der Gallenblase u. Gallenwege sowie des Magen-Darm-Trakts; **traditionell** auch bei Obstipation, Lebererkrankungen, Blasenleiden, Arthritis u. als Tonikum; **Dosierung:** als Aufguss u. a. galenische Zubereitungen; 2–4 g/d, Zubereitungen entsprechend; **Nebenwirkungen:** keine bekannt; **Kontraindikation:** keine bekannt; **Wechselwirkung:** keine bekannt; **Homöopathie:** Zubereitungen (kleines Mittel) z. B. bei chronischem, juckendem Ekzem u. Leberstörungen.

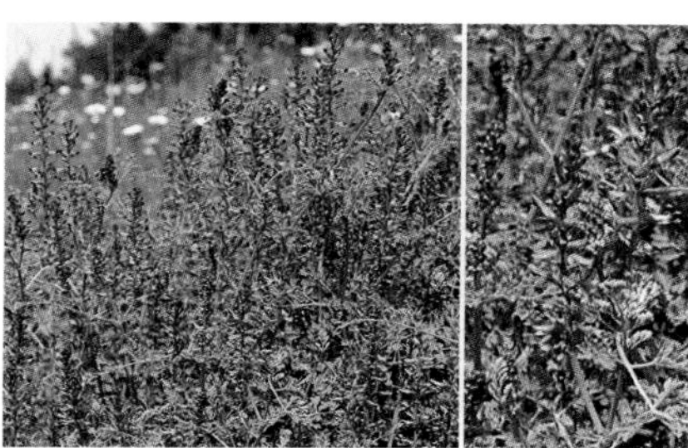

Fumaria officinalis L.: Pflanze u. Blüte [2]

Functional-Food (engl.): s. Lebensmittel, funktionelle.

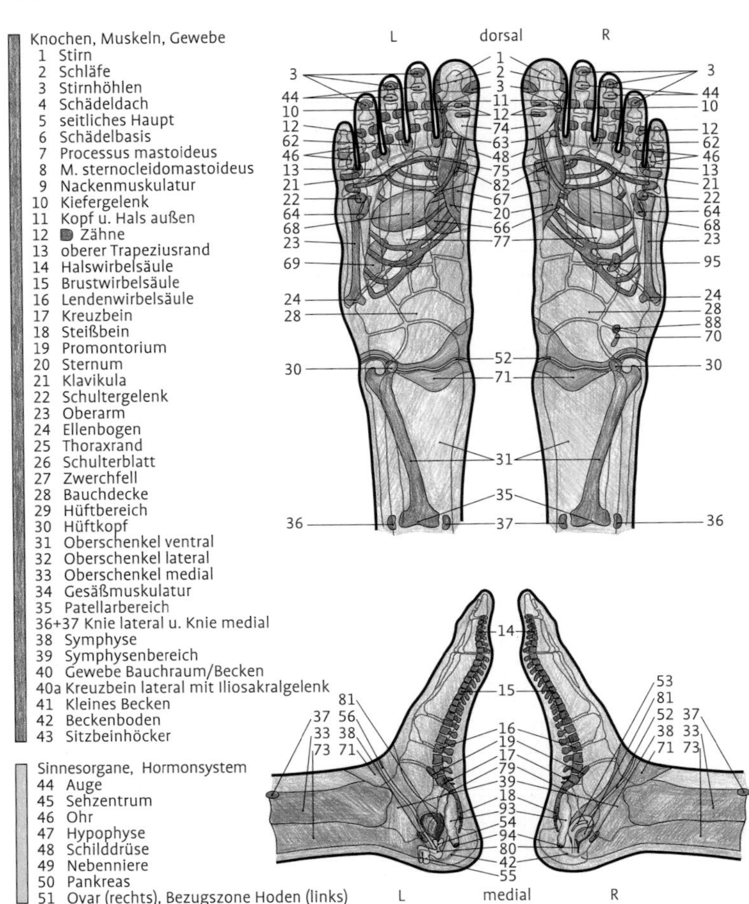

Fußreflexzonentherapie Abb. 1: Übersicht über die Reflexzonen der Füße [4]

Fungus japonicus *m*: s. Kombucha.

Funktions|dia|gnostik, bio|elektronische (lat. functio Verrichtung, Funktion; gr. διαγνωστικός fähig zu unterscheiden) *f*: Abk. BFD; syn. bioelektrische Funktions- (bzw. Regulations)diagnostik nach Pflaum; diagnostisches Verfahren, das aus der Elektroakupunktur* nach Voll (Abk. EAV) entwickelt wurde in dem Bestreben, die aus der EAV bekannten ca. 300 Messpunkte deutlich zu reduzieren; die BFD arbeitet mit 58 Messpunkten (sog. Terminalpunkte der Akupunktur* u. einige wenige Punkte an Hand u. Fuß) u. orientiert sich am sog. Zeigerendstand. Testgriffel u. Handelektrode bestehen aus Silber; Elektrodendruck ca. 250 pond; Messstrom ist ein niederfrequenter Gleichstrom*. Die sog. bioenergetische Regulation wird durch Messung eines Ausgangswerts, der Reaktion auf einen elektrischen Reiz u. der Erholungsphase nach Stimulation bestimmt. Neben der Punktmessung gibt es auch einen Medikamententest. Allgemein soll über die Punktmessung eine topische Diagnostik* chronischer Irritationen od. Einblick in die Regulationsfähigkeit u. Belastbarkeit des Organismus gewonnen werden. Schließlich soll eine Verlaufsbeobachtung von Therapieerfolgen auf die Autoregulation* möglich sein. Technische Probleme: Ortung der Messpunkte, Anpressdruck, Hautfeuchtigkeit. Umstrittenes Verfahren. Vgl. Somatotopie, VRT-Vegatest.

Funktions|leib (↑): s. Lebensleib.

Funktions|störungen, sexuelle (↑): syn. sexuelle Dysfunktion; Störung im Ablauf des sexuellen Reaktionszyklus, die von den Betroffenen (bzw. von den jeweiligen Partnern) als nachteilig empfunden

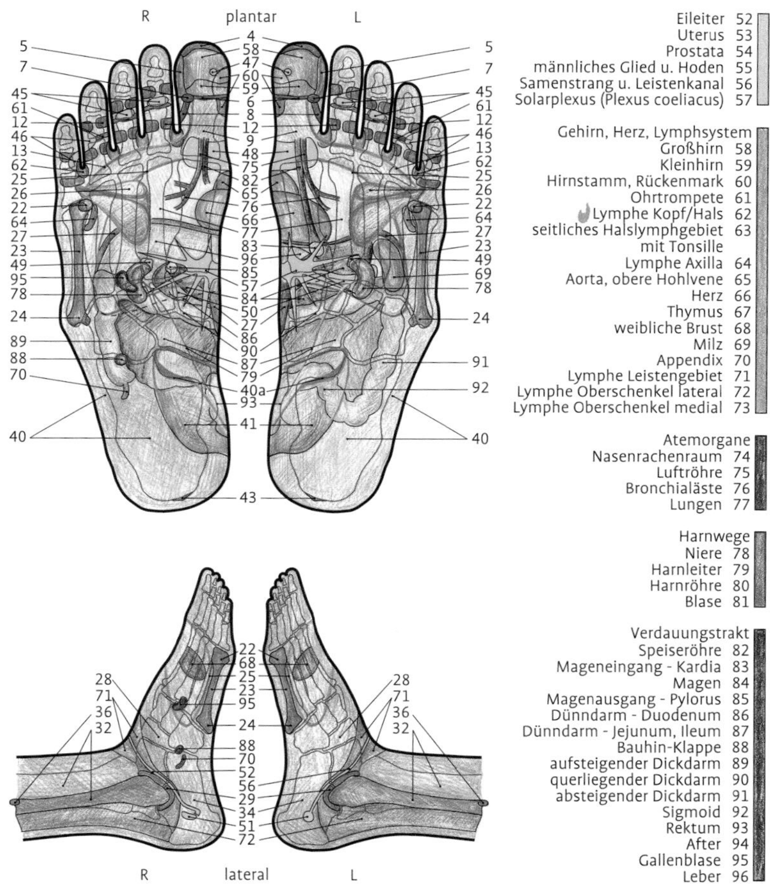

Fußreflexzonentherapie Abb. 2: Übersicht über die Reflexzonen der Füße [4]

wird; **Ursache:** i. d. R. keine eindeutige somatische Ursache; u. U. (reversible) Nebenwirkung von bestimmten Medikamenten (Neuroleptika, Antidepressiva, Lithium, Tranquilizer); **Formen:** (identische Systematik für beide Geschlechter): **1.** Störung des sexuellen Verlangens: Libidostörung; **2.** Störung der Erregungsphase: fehlende Erektion beim Mann (s. Erektionsstörung), fehlende Lubrikation der Vagina bei der Frau; **3.** Störung der Kontrolle über den Zeitpunkt des Orgasmus: subjektiv zu frühe od. zu späte Ejakulation beim Mann (Ejaculatio praecox bzw. Ejaculatio retardata), subjektiv zu später Orgasmus bei der Frau (früher unter dem Begriff der Frigidität subsumiert); **4.** Fehlen des Orgasmus: beim Mann auch als fehlende Ejakulation (Ejaculatio deficiens) bezeichnet, bei der Frau als Anorgasmie. **Therapie:** **1.** Aufklärung u. Beratung, u. U. verbunden mit Paartherapie* u. Sexualtherapie*; **2.** Phytotherapie: **traditionell** z. B. mit Zubereitungen aus Turnera* diffusa, Panax* u. Ptychopetalum* (s. Aphrodisiaka). **Vorkommen:** häufig bei psychogenen Störungen u. Erkrankungen (Konfliktreaktion, neurotische Entwicklung, Persönlichkeitsstörung, psychosomatische Erkrankungen), v. a. aber bei endogenen Psychosen. Besonders im Vorfeld noch unerkannter (larvierter) depressiver Zustände finden sich häufig Störungen von sexuellem Verlangen u. Potenz. Vgl. Depression, Impotenz.

Furcht: sog. Realangst; Reaktion bei tatsächlich vorhandener Bedrohung; s. Angst.

Furunkel (lat. furunculus kleiner Dieb, eitrige Entzündung) *m*: meist aus einer Follikulitis hervorgehende akute eitrige Entzündung (überwiegend durch Staphylococcus aureus) eines Haarfollikels u. seiner Talgdrüse (Perifollikulitis) als schmerzhafter, bis zu einigen Zentimetern großer, geröteter Knoten mit zentralem Eiterpfropf u. starkem Ödem der Umgebung; v. a. an Nacken, Gesäß, Oberschenkelinnenseiten u. im äußeren Gehörgang lokalisiert; häufiger bei Menschen mit geschwächter Abwehrlage (z. B. bei Diabetes mellitus, chronischen Infektions- u. Stoffwechselkrankheiten, Immundefekten) od. Ekzemen; **Therapie:** **1.** Ruhigstellung, Antibiotika; nach Demarkierung Inzision u. ggf. Nekroseausräumung; lokal Antiseptika; **2.** Phytotherapie: Zubereitungen aus Trigonella* foenum-graecum, Larix* decidua, Terebinthina*, Thymianöl; **traditionell** Zubereitungen aus Plantago major, Echinacea angustifolia, Malva silvestris, Sanicula europaea, Smilax regelii; **3.** Homöopathie: u. a. Zubereitungen aus Hepar* sulfuris, Lachesis* muta (Lachesis mutus), Quecksilber, Schwefel. **cave:** bei Lokalisation im Gesicht (Nase, Oberlippe) Gefahr der Sinusthrombose, Meningitis u. Sepsis (keine Manipulation!).

Fuß|aku|punktur (Akupunktur*) *f*: s. Akupunktur.

Fuß|bad: in der Kneipp*-Therapie verwendetes Teilbad* bis handbreit unter die Kniekehle; **Anwendung:** kaltes u. Wechselfußbad bei Varikose, Ödemneigung, Lymphödem, Überhitzung, Kreislaufregulationsstörungen, Fußschweiß, Einschlafstörungen, akutem Gichtanfall u. Distorsion im Fuß- u. Knöchelbereich sowie zur Abhärtung gegen Infektionen; ansteigendes warmes F. bei arterieller Verschlusskrankheit (Stadium I–II), überaktiver Harnblase, kalten Füßen u. beginnenden Infekten; **Kontraindikation:** für das kalte F. kalte Füße, überaktive Harnblase, Menstruation, arterielle Verschlusskrankheit (Stadium III–IV) u. akute Erkältungskrankheit, für das warme F. chronisch-venöse Insuffizienz.

Fuß|blatt: s. Podophyllum peltatum.

Fuß|re|flex|zonen|therapie (lat. reflectere, reflexus zurückbiegen; Therapie*) *f*: Reflexzonentherapie* am Fuß nach W. Fitzgerald, weiterentwickelt von H. Marquard; manuelle Behandlung (mit spezieller Grifftechnik) bestimmter Areale an den Füßen (sog. reflektierende Zonen), die im Sinne einer Somatotopie* mit anderen Körperregionen in Beziehung stehen sollen (s. Abb. 1 s. S. 134, Abb. 2 s. S. 135), aber bislang nicht über die Wirkung des bekannten Nervensystems nachgewiesen wurden. Die Methode hat sich auf der Grundlage von Jahrtausende altem Wissen in der Neuzeit zu einer weit verbreiteten Therapie weiterentwickelt, die eine große Indikationsbreite aufweist, wissenschaftlich bislang aber kaum untersucht wurde. Studien an Gesunden dokumentieren z. B. Steigerung der Nierendurchblutung bei Massage der Nierenzone. Korrespondierende Reflexzonen gibt es auch an den Händen. Vgl. Reflexzonenmassage.

Fuß|wickel: Wickel*, der den Fuß bis über die Knöchel umfasst; Einwicklung mit feuchten Tüchern od. den sog. nassen Socken (feuchte Leinensocken, über die ggf. trockene Wollstrümpfe gezogen werden); **Anwendung:** als Einschlafhilfe.

G

Gänse|finger|kraut: s. Potentilla anserina.

Gärung: s. Fermentation.

Galakt|agogum (gr. γάλα, γάλακτος Milch; -agoga*) *n*: syn. Laktagogum; die Milchsekretion förderndes Mittel; traditionell verwendete Drogen sind z. B. die Früchte von Foeniculum* vulgare, Pimpinella* anisum u. Carum* carvi.

Galangae rhizoma *n*: s. Alpinia officinarum.

Galeopsis segetum Nekker *n*: Galeopsis ochroleuca Lamarck; (Gelber) Hohlzahn; Kraut aus der Familie der Lamiaceae (Lippenblütler); **Arzneidroge:** zur Blütezeit gesammelte, getrocknete oberirdische Teile (Galeopsidis herba, Hohlzahnkraut); **Inhaltsstoffe:** bis 1 % Kieselsäure, ca. 5 % Lamiaceen-Gerbstoffe, Saponine, Iridoide (z. B. Harpagid), Flavonoide; **Wirkung:** adstringierend, expektorierend; **Verwendung:** zerkleinerte Droge für Aufgüsse; nach **Kommission E** bei leichten Katarrhen der Atemwege; **traditionell** auch bei leichten Entzündungen der Atemwege u. Blutarmut; **Dosierung:** mittlere Tagesdosis 6 g Droge; **Nebenwirkungen:** keine bekannt; **Kontraindikation:** keine bekannt; **Wechselwirkung:** keine bekannt.

Galgant: s. Alpinia officinarum.

Galium odoratum (L.) Scop. *n*: Asperula odorata L.; Waldmeister; Staude aus der Familie der Rubiaceae (Rötegewächse); **Arzneidroge:** frische od. getrocknete, während od. kurz vor der Blütezeit gesammelte oberirdische Teile (Galii odorati herba); **Inhaltsstoffe:** Cumarin (entsteht beim Verwelken aus o-Cumarsäure bzw. ihrem Glucosid (Melilotosid) mit charakteristischem Geruch), Iridoide, Phenolcarbonsäuren; **Verwendung:** von der **Kommission E** negativ monographiert; als Aromatikum im Haushalt zur Herstellung von Maibowle. **Nebenwirkungen:** bei übermäßigem Genuss von Waldmeisterzubereitungen Kopfschmerzen; Cumarin wirkt im Tierversuch an Ratten karzinogen; Maibowle sollte einen Cumaringehalt von 5 ppm nicht übersteigen (= 3 g frisches Galium odoratum für 1 l Bowle).

Gallen|blasen|entzündung: s. Cholezystitis.

Gallen|blasen|erkrankung: s. Cholezystopathie.

Gallen|steine: Konkrementbildung der (übersättigten) Galle um einen Kristallisationskern in Gallengängen bzw. Gallenblase; als sog. Solitärstein od. multipel bzw. als Gallengrieß (kleinste G.); führt zu Cholelithiasis*; **Formen:** nach den möglichen Bestandteilen (Cholesterol*, Calciumcarbonat, Bilirubin od. Protein) werden unterschieden: **1.** Cholesterolsteine; **2.** Pigmentsteine; **3.** Calciumbilirubinatsteine. **Ursache:** **1.** Produktion von lithogener (cholesterolreicher) Lebergalle mit vermindertem Lecithin- u. Gallensäuregehalt (z. B. bei cholesterolreicher Ernährung, hormonaler Kontrazeption, Adipositas); **2.** Entzündung im Gallensystem; die in der Galle auftretenden Eiweiße wirken als Kondensationskerne; **3.** Gallestauung, z. B. nach totaler Vagotomie mit verminderter Motilität der Gallenblase; **4.** vermehrter Anfall von Bilirubin, z. B. bei hämolytischen Anämien.

Gallen|stein|kolik (gr. κωλικός am Darm leidend) *f*: krampfartige Beschwerden mit Schmerzen im Bereich der Gallenblase u. Gallengänge; **Therapie:** **1.** Hydrotherapie (Dampfkompresse*, Kurzwickel*, Lendenwickel*, Leibwaschung*), Periostmassage*; **2.** Phytotherapie: Zubereitungen aus Fumaria* officinalis, Mentha* x piperita, Chelidonium* majus, Scopolia* carniolica, Artemisia* absinthium; **3.** Homöopathie: Zubereitungen aus Citrullus* colocynthi, Lycopodium* clavatum, Magnesium* phosphoricum, Silybum* marianum, Dioscorea* opposita. Vgl. Cholelithiasis.

Galphimia glauca (Poir.) Cav. *f*: Thryallis glauca (Poir.) O. Kuntze; Pflanze aus der Familie der Malpighiaceae (Malpighiengewächse); **Arzneidroge:** getrocknete Blätter u. Blütenstände; **Verwendung: traditionell** in Südamerika als Wundheilmittel; **Homöopathie:** Zubereitungen, bewährte Indikation bei Heuschnupfen.

Galvanisation (Luigi Galvani, Anatom, Physiker, Bologna, 1737–1798) *f*: Form der Elektrotherapie* mit konstant fließendem Gleichstrom*; **Applikationsformen:** Hautelektroden (Anode, Kathode); Elektroden im Wannenbad: hydroelektrisches Bad als Teil- (Zellenbad*) od. Vollbad (Stanger*-Bad); **Wirkung:** **1.** physikalisch-chemisch: Elektrokinese, Elektrolyse unter den Elektroden (deshalb Unterpolsterung wichtig), Elektrotonus (Hyperpolarisation unter Anode, Depolarisation unter Kathode); **2.** humoral: Depletion von Neurotransmittern (CGRP, Substanz P); **3.** therapeutisch: Analgesie (Repletion der Schmerzmediatoren), Hyperämie, Verbesserung der Trophik; **cave:** direkter Hautkontakt der Elektroden (Verätzung); Kontraindikation bei Herzschrittmacher für Teil- u. Vollbad; bei Metallimplantaten im Körper (z. B. TEP) sind Teil- u. Vollbäder möglich. Vgl. Faradisation.

Ganglion (gr. γαγγλίον Überbein) *n*: **1.** Nervenknoten; in den Verlauf peripherer Nerven eingeschaltete Anhäufung von Ganglienzellen, die zu einer Verdickung des Nervs führt u. von einer Bindegewebekapsel umgeben ist; **2.** Überbein, einzeln od. multipel vorkommende Geschwulstbildung im Bereich der Gelenkkapsel od. des Sehnengleitgewebes; **Lokalisation:** v. a. an der Streckseite des Handgelenks u. Fußrücken, intraspinal (von Wirbelgelenken ausgehend); **Symptom:** langsames Wachstum mit Hervortreten bei bestimmten Gelenkstellungen, verbunden mit Schmerzen; **Therapie: 1.** Punktion od. operative Exstirpation (Rezidivrate ca. 25 %); **2.** Homöopathie: Zubereitungen aus Calcium* carbonicum, Ruta* graveolens, Silicium*.

Ganzheits|medizin (lat. ars medicina ärztliche Kunst) *f*: syn. holistische Medizin, medizinischer Holismus; **1.** umgangssprachliche Bez. für eine Medizin, die sich um alle Bereiche des Menschen (insbesondere Körper, Geist u. Seele) u. seiner Umwelt bemüht mit der Betonung von Subjektivität u. Individualität; das biopsychosoziale Modell vom Menschen berücksichtigt auch persönliche Lebensgewohnheiten, Ideale u. Wertvorstellungen. **2.** i. e. S. nicht auf Naturwissenschaften basierende Medizinsysteme* (z. B. Ayurveda*, Humoralpathologie*, Anthroposophische Medizin*, Traditionelle Chinesische Medizin*); abzugrenzen sind hiervon esoterische Spekulationen des New Age u. spekulative Übertragungen moderner Physik (z. B. Chaostheorie, Quantenphysik) auf das Gesundheits- u. Krankheitsverständnis; vgl. Erfahrungsheilkunde. **3.** auch Bez. für eine Kombination konventioneller (schulmedizinischer) u. ergänzender, naturheilkundlich begründeter Therapieverfahren; vgl. Medizin, integrative.

Ganz|körper|hyper|thermie, extra|korporale (Hyper-*; gr. θερμός Wärme) *f*: onkologisches Therapieverfahren zur direkten zytotoxischen Wirkung auf Tumorzellen in der S-Phase des Zellzyklus aufgrund ihrer im Vergleich mit normalen Zellen höheren Temperaturempfindlichkeit sowie zur Immunmodulation, dann meist als milde Ganzkörperhyperthermie; wird vorwiegend in Kombination mit einer Chemotherapie od. Strahlentherapie durchgeführt. Am häufigsten praktiziert wird heute die lokoregionäre Hyperthermie* mit Kurzwellen, danach die milde Ganzkörper-Infrarothyperthermie. Vgl. Fiebertherapie, aktive; Hyperthermie, künstliche.

Garabato: s. Uncaria tomentosa.

Garten|bohne: s. Phaseolus vulgaris.

Garten|raute: s. Ruta graveolens.

Garten|ringel|blume: s. Calendula officinalis.

Gas|in|jektion (lat. inicere, iniectus hineintun, einflößen) *f*: s. Ozontherapie.

Gastritis (gr. γαστήρ Magen, Bauch; -itis*) *f*: Entzündung der Magenschleimhaut; **Symptom:** Völlegefühl, Schmerzen, Brechreiz, Übelkeit bei akuter G., bei chronischer G. oft keine Beschwerden; **Formen: 1. Typ A** (ca. 5 % aller Gastritiden): Autoimmunkrankheit mit Antikörpern gegen Belegzellen u. Intrinsic-Faktor; evtl. autosomal-dominant erblich; besonders bei Nordeuropäern vorkommend; diffuse atrophische G. im Bereich von Korpus u. Fundus; führt zu Achlorhydrie u. perniziöser Anämie; gehäuftes Auftreten zusammen mit anderen Autoimmunendokrinopathien; wahrscheinlich erhöhtes Karzinomrisiko; **2. Typ B** (ca. 80 % aller Gastritiden): chronisch aktive G., verursacht durch eine Infektion mit Helicobacter pylori; in mehr als 90 % ätiopathogenetischer Faktor für die Entstehung eines Ulcus ventriculi od. Ulcus duodeni; erhöhtes Risiko für die Entwicklung eines Magenkarzinoms od. MALT-Lymphoms; **3. Typ C** (ca. 10 % aller Gastritiden): meist durch alkalischen duodenogastralen Gallereflux verursacht. Von einer chronischen Gastritis sollte nur gesprochen werden, wenn die Diagnose durch histologische Untersuchung der Magenschleimhaut gesichert ist. **Therapie: 1.** Protonenpumpeninhibitoren; Eradikationstherapie (Antibiotika, Protonenpumpenhemmer u. ggf. Wismut) bei gastroduodenalem Ulkus*, MALT-Lymphom, Riesenfaltengastritis sowie bei Kindern u. jungen Erwachsenen mit familiärer Belastung für Magenkarzinome; **2.** Phytotherapie: Zubereitungen aus Althaea* officinalis, Lini semen (s. Linum usitatissimum), Agrimonia* eupatoria; **traditionell** Zubereitungen aus Angelica archangelica, Condurango cortex, Chamaemelum nobile, Mentzelia cordifolia; **3.** Homöopathie: Zubereitungen aus Capsicum*, China, Colchicum* autumnale, Pulsatilla* pratensis, Phosphor*, Podophyllum* peltatum, Bryonia*. Vgl. Enteritis, Dyspepsie, funktionelle.

Geburts|system *n*: (ethnomedizinisch) Bez. für denjenigen Anteil eines Medizinsystems*, der nicht nur den Gebärvorgang, sondern den gesamten Verlauf der Geburt beinhaltet, sowie dessen Einbettung in das jeweilige kulturelle System; die Geburt im ethnomedizinischen Sinne umfasst also das Ende der Schwangerschaft, das Gebären u. die erste Zeit mit dem Kind. Jede Gesellschaft hat ihre sozialen Organisationen u. Technologien im Umgang mit Geburt. Dazu gehört ein System von Ideen u. Verhalten für das Coping* mit der Lebenskrise Geburt. Medizintransfer* kann zu einer bedenklichen Beeinträchtigung eines G. durch Modernisierung der Geburtsbetreuung führen; die Beschränkung der Geburtshilfe auf den Gebärvorgang gerät in Konflikt mit anderen, kulturell festgelegten Formen des Umgangs mit der Geburt (Sich, 1982).

Gefäß|krankheit: s. Verschlusskrankheiten.

Gefrier|kost: s. Tiefkühlkost.

Gegen|sensibilisierung (lat. sensibilis der Empfindung fähig): Abk. GS; syn. Theurer-Therapie; Verfahren der Eigenbluttherapie* nach Karl E. Theurer (1956), bei dem das Eigenblut des Menschen mit Aluminiumhydroxid u. Kieselsäure als sog. Serumaktivator versetzt wird u. daraus potenzierte Eigenblutpräparate (von D2–D12) hergestellt werden; hierbei werden endogene Krankheitsprodukte u. insbesondere Antikörper zu eigener Antigenität „verfremdet", so dass es zur Bildung von Antikörpern, Anti-Antikörpern u. Anti-Idiotyp-Antikörpern kommt; darüber hinaus sollen Abwehrproteinasen produziert werden. Das Prinzip zur Bildung von blockierenden Antikörpern soll zum Desensibilisierungserfolg der Behandlung beitragen u. zur spezifischen Senkung von bereits vorhandenen Antikörpertitern bzw. anderer allergisierender Krankheitsstoffe führen. Gabe der homöopathisierten Präparate in aufsteigender Dosierung; Applikation entweder subkutan od. oral. **Anwendung:** bei Rhinitis allergica, Asthma bronchiale, diversen Hauterkrankungen; **Kontraindikation:** gleichzeitige immunsuppressive Therapie. Wirkungsmechanismus u. klinische Wirkung des Verfahrens sind wissenschaftlich umstritten.

Gegen|übertragung: s. Übertragung.

Gehirn|erschütterung: s. Commotio cerebri.

Geistes- und Gemüts|sym|ptome (Symptom*) *n pl*: in der Homöopathie Bez. für krankheitsbegleitende Veränderungen im geistig-seelischen Bereich; diese werden manchmal noch vor der körperlichen Manifestation einer Erkrankung wahrnehmbar. Bei deutlicher Ausprägung werden sie wegen ihrer hohen Arzneimittelspezifität bei der Arzneimittelwahl* entsprechend hoch gewichtet (s. Hierarchisierung). Ausnahmen sind Krankheitszustände, deren Schwerpunkt im Geistes- u. Gemütsbereich liegen, bei denen die G.- u. G. trotz deutlicher Ausprägung weniger verwertbar sind. Problematisch in der Bewertung sind die vielfältigen möglichen Interpretationen u. Fehlinterpretationen der G.- u. G. sowie die fehlende Möglichkeit einer objektiven Überprüfung.

Geist|heilung: transkulturelle Erscheinung, bei der eine Heilung durch Geistheiler erfolgt, die sich als Medium, Vermittler „kosmischer od. göttlicher Energien" sehen; bekannte Formen sind z. B. das Handauflegen* u. das Fernheilen*. Vgl. Schamane.

Gelb|wurz: s. Curcuma longa.

Gelb|wurzel, Kanadische: s. Hydrastis canadensis.

Gelb|wurz, Javanische: s. Curcuma xanthorrhiza.

Gelée royale *n*: Bienenköniginnenfuttersaft; Sekret der Kopfdrüsen von Honigbienen, Apis* mellifera; **Inhaltsstoffe:** 12–15 % Proteine (u. a. Royalisin) 3–6 % Lipide, Vitamine des B-Komplexes, Enzyme (z. B. Cholinesterase, Phosphatase), 10–16 % Zucker, Biopterin, Hydroxy-2-decensäure, kortikosteroidartige Substanzen, Proteine (Royalisin); **Wirkung:** antiinflammatorisch, antibakteriell, wundheilungsfördernd; **Verwendung: traditionell** innerlich als Roborans, zur Immunstimulation, bei Hyperlipidämie u. Hautkrankheiten; in Kosmetika zur Steigerung der Hautdurchblutung; Hinweise auf Wirksamkeit bei Hyperlipidämie; **Dosierung:** bei Hyperlipidämie 50–100 mg/d; **Nebenwirkungen:** allergische Reaktionen, insbesondere bei Asthma bronchiale; Hautreizungen, Kontaktallergie; **Kontraindikation:** bekannte Neigung zu allergischen Reaktionen, Asthma bronchiale.

Gelenk|erkrankungen: Funktionseinschränkungen im Bereich eines od. mehrerer Gelenke; **Ursache:** Verletzungen od. degenerative, entzündliche u. rheumatische Veränderungen; s. Arthritis, Arthrose, Erkrankungen des rheumatischen Formenkreises.

Gelenk|pflege: krankengymnastische Übungen zur Funktionserhaltung von Gelenken bei Arthrose*, Arthritis* u. zur Kontrakturprophylaxe*.

G

Gelidium amansii *n*: s. Agar.

Gelier|mittel: s. Dickungs- und Geliermittel.

Gelo|punktur (lat. gelare erstarren machen, verdichten; lat. punctio Einstich) *f*: Verfahren nach W. Preusser (Bestandteil der Gelosentherapie*) mit dem Ziel, Gelosen* durch Nadelstichmanipulation zur Rückbildung zu bringen; **Technik:** Einölen der betreffenden Hautareale, Einstechen (ca. 1 mm tief) einer Akupunkturnadel od. feinen Injektionskanüle über dem getasteten Gelosenknoten. Erfolgskontrolle durch leicht massierenden Finger, der den Knoten nach der Behandlung nicht mehr tasten darf. Nach dieser Prozedur sollte ein leichtes „Durchstreifen" des Gewebes möglich sein. Bei der Verwendung von Kanülen ist die gleichzeitige Applikation von phyto- od. homöopathischen Arzneimitteln in die Areale u. deren zugehörige Reflexzonen möglich. Die Behandlungsfolge wird gern als sog. Rundweg durchgeführt, d. h., vom Kiefer-Hals-Bereich über Brust-, Bauch-, Kreuz- u. Lendenregion u. wieder kranialwärts paravertebral bis zur Schulter-Hals-Region werden Gelosen gesucht u. behandelt. **Anwendung:** s. Gelosentherapie. Wissenschaftlich umstrittenes Verfahren. Vgl. Gelotripsie, Akupunktur.

Gelose (↑; -osis*) *f*: Veränderung des Subkutangewebes v. a. durch degenerative Alterungsprozesse; in der unkonventionellen Medizin Bez. (H. Schade, 1919) für palpable Kolloidveränderungen in Haut, Bindegewebe od. Muskeln (Irritation der Verschieblichkeit, Faltbarkeit u. Dehnbarkeit sowie erhöhte Elastizität u. verminderte Eindrückbarkeit, insbesondere am Rücken), die durch fehlerhafte Regulierung der Durchblutung, der Gefäßpermeabilität u. des bindegewebigen Wachstums zu Wassereinlagerung (Quellung) od. Wasserabgabe (Einziehung) führen u. auf einen unausgeglichenen Zustand infolge der Erkrankung eines der jeweiligen Reflexzone (Bindegewebezonen nach Dicke) zugeordneten Organs hinweisen sollen. G. können verschiedene Qualitäten haben: **heiße G.** bezeichnen einen Zustand der Fülle u. treten meist am Anfang einer Erkrankung auf; **kalte G.** (leere G.) deuten auf chronische Prozesse od. Schwächezustände hin; dazwischen liegen die sog.

Übergangsgelosen. Wenn die G. verhärtete Faserzüge von Skelettmuskulatur u. Faszien (als myofaszialer Maximalpunkt) darstellt; sollte sie als Tendomyose u. myofaszialem Triggerpunkt bezeichnet werden. **Therapie:** Überführung des kolloidalen Gelzustandes der Gewebe in einen Solzustand durch Massage (Bindegewebemassage*, Gelotripsie*), Wärmeanwendung, ausleitende Therapien* (z. B. Schröpfen*), Neuraltherapie*, Gelopunktur* od. Gelosentherapie*.

Gelosen|therapie (↑; ↑; Therapie*) *f*: Behandlung einer Gelose* durch Massage od. Stichmanipulation bis zur vollständigen Rückbildung der Tastbefunde; reflektorische bzw. regulatorische Beeinflussung der autonomen vegetativen Peripherie mit den Symptomen des peripheren Irritationssyndroms* durch Gelosen soll ihre Behandlungsbedürftigkeit erklären. Die Gelopunktur* ist ein Teil einer allgemeinen G., die als autoregulatives Verfahren Aspekte der manuellen Behandlung (sog. Gelenkblockierungen), Immunmodulation*, Toxinausleitung u. der Ordnungstherapie* beinhaltet. **Anwendung:** bei lokalen Schmerzzuständen, Arthrose, Lumbago, Ischialgie, Kopfschmerz, psychovegetativem Syndrom; in der Geriatrie u. der Prävention; **Kontraindikation:** infizierte, tumoröse Areale, Gerinnungsstörungen, bekannte Allergien gegen Begleitmedikationen. Vgl. Gelotripsie.

Gelo|tripsie (↑; gr. τρίβειν reiben, abnützen) *f*: von Max Lange eingeführte Methode zur Behandlung einer Gelose*; als technische Hilfe verwendete Max Lange ein stielartiges Holzstück mit abgerundetem Kopf, mit dem er die Gelose* zerdrückte. Heute erfolgt die G. durch sterile Nadeln (s. Gelopunktur) od. lokale, knetende Massage der Punkte. Lange war der Auffassung, dass die Gelosen nicht im Bindegewebe, sondern in der Muskulatur liegen. Im Bereich der Massage stellt die G. eine Sonderform der Reibung*, d. h. eine tiefe Friktionstechnik dar, die am Ort der stärksten Muskelverhärtung (myofaszialer Triggerpunkt*) durchgeführt wird u. oft zu lokaler Hämatombildung bei der Zerreibung der Gewebeverhärtungen führt. Vgl. Gelosentherapie.

Gelsemium sempervirens (L.) Jaume St.-Hil. *n*: Falscher Jasmin; Gelber Jasmin, Giftjasmin; Schlingstrauch aus der Familie der Loganiaceae (Loganiengewächse); **Arzneidroge:** getrockneter Wurzelstock mit Wurzeln (Gelsemii rhizoma, Gelsemiumwurzelstock); **Inhaltsstoffe:** Indolalkaloide (Gelsemin, Gelsemicin, Gelsedin, Sempervirin), ätherisches Öl u. Gerbstoffe; **Wirkung:** auf das Zentralnervensystem erst anregend, dann dämpfend; analgetisch; **Verwendung:** Die Verwendung in der Phytotherapie ist obsolet. **Nebenwirkungen:** Intoxikationen durch den Alkaloidgehalt; Anzeichen von Vergiftungserscheinungen sind Kopfschmerzen, Lidsenkung, Mydriasis, Doppelbilder, Asthenie, Bradykardie, Depression; Todesfälle wurden berichtet; topisch: Kontaktdermatitis; **Homöopathie:** Zubereitungen (großes Mittel) entsprechend des individuellen Arzneimittelbildes z. B. bei Kopfschmerz (Leitsymptom „wie ein Band um den Kopf"), nervösen Störungen, grippalen Infekten, Lähmungen.

Gemeinschaft, therapeutische: (ethnomedizinisch) soziale Gruppe, die Therapiemaßnahmen berät, vorbereitet u. möglicherweise selbst durchführt; sie hat eine Vermittlerfunktion zwischen dem Leidenden u. Spezialisten; besondere Bedeutung in nichtwestlichen Kulturen, in denen Krankheit weniger als individuelles denn als kollektives Phänomen aufgefasst wird. In westlichen Medizinsystemes z. B. eine sich i. R. eines sozio- u. milieutherapeutisch ausgerichteten Konzepts bildende soziale Gruppe von Patienten u. Angehörigen aller therapeutischen u. pflegerischen Berufsgruppen, die innerhalb einer therapeutischen Institution zusammen leben u. arbeiten mit dem Ziel, den Reintegrationsprozess in die Gesellschaft zu erleichtern.

Gemma (lat. Knospe) *f*: Bez. für phytotherapeutisch angewendete Blattknospen (z. B. Populi gemmae, Blattknospen der Pappel).

Gemüts|sym|ptome (Symptom*) *n pl*: s. Geistes- und Gemütssymptome.

Generika *n pl*: Fertigarzneimittel*, die unter einem (nicht geschützten) Freinamen (sog. Generic name) im Handel sind; Darreichungsform sowie Art u. Menge des Wirkstoffgehaltes entsprechen dem Originalpräparat, dessen Patentschutz abgelaufen ist.

Genista tinctoria L. *f*: Färberginster; Halbstrauch aus der Familie der Fabaceae (Schmetterlingsblütler); **Arzneidroge:** zur Blütezeit gesammelte u. getrocknete oberirdische Teile (Genistae tinctoriae herba); **Inhaltsstoffe:** 0,3–0,8 % Chinolizidinalkaloide mit Anagyrin, Cytisin u. N-Methylcytisin als Hauptalkaloide, Flavonoide, besonders Derivate des Luteolins; Isoflavone (Genistein), Gerbstoffe; **Verwendung: traditionell** als Diuretikum; früher als gelbes Färbemittel; **Nebenwirkungen:** bei hoher Dosierung Diarrhö od. Cytisinvergiftung.

Genius epidemicus (lat. genius Schutzgeist) *m*: Bez. für eine kleine Auswahl von homöopathischen Arzneimitteln, die sich bei einer gehäuft auftretenden akuten Erkrankung (Epidemie, z. B. Grippe) für die überwiegende Mehrzahl der Fälle als passend erweist; praktisch lässt sich der G. e. ermitteln, indem die Symptome mehrerer Patienten zusammengefasst u. repertorisiert werden (s. Repertorisierung). Diese Art der Arzneimittelwahl ist v. a. dann sinnvoll, wenn die Krankheitsbilder von klinischen Symptomen ohne nennenswerte individuelle Abweichungen bestimmt sind u. eine konstitutionelle Behandlung nicht beabsichtigt wird. Vgl. Krankheit, festständige; Indikation, bewährte.

Gen|technik (gr. γενής hervorbringend, erzeugend) *f*: s. Lebensmittel, gentechnisch hergestellte.

Gentiana lutea L. *f*: Gelber Enzian; ausdauernde Gebirgspflanze aus der Familie der Gentianaceae (Enziangewächse); **Arzneidroge:** Wurzel u. Wurzelstock (Gentianae radix, Enzianwurzel); **Inhaltsstoffe:** 2–3 % Bitterstoffe (Amarogentin, Gentiopikrosid), 5–8 % bitter schmeckende Gentiobiose; Bitterwert ≥10 000; **Wirkung:** Anregung der Speichelsekretion, reflektorische Anregung der Magensaftsekretion, appetitanregend, Beschleunigung der Magenentleerung, choleretisch, roborierend, immunmodulierend; **Verwendung:** als Bittermittel (Teeaufguss, Tinktur, Extrakt); nach **Kommission E** bei Appetitlosigkeit, dyspeptischen Beschwerden wie Völlegefühl u. Blähungen; **traditionell** als Roborans u. Tonikum für Patienten mit körperlichen u. seelischen Schwächezuständen, bei mangelnder Magensaftsekretion, leichten Sekretionsstörungen der Bauchspeicheldrüse, bei Rekonvaleszenz, nach längeren Infektionskrankheiten; Herstellung von Enzianschnaps durch Destillation der vergorenen Zucker aus fermentierten Wurzeln (enthält keine Bitterstoffe mehr); **Dosierung:** Tagesdosis für Tee 2–4 g getrocknete Droge (Aufguss od. Kaltansatz), Tinktur 1–3 g (Einzeldosis 0,5–1 g), für Fluidextrakt 2–4 g; **Nebenwirkungen:** selten Kopfschmerz; **Kontraindikation:** gastroduodenales Ulkus*.

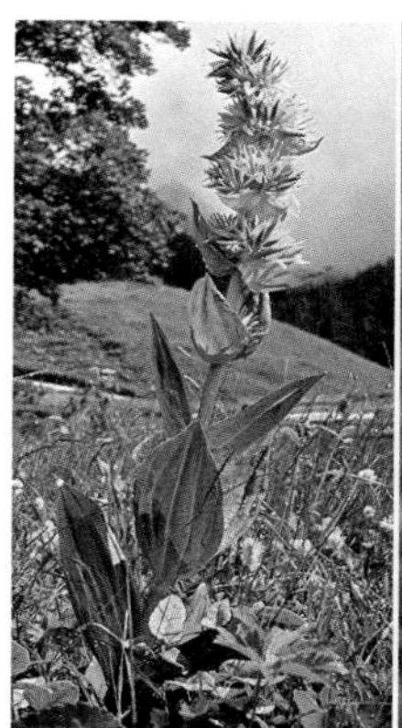

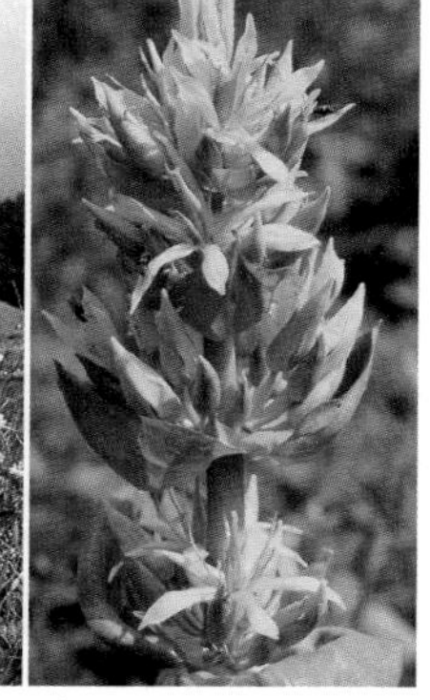

Gentiana lutea L.: Pflanze u. Blüte [1]

Genuss|mittel: Lebensmittel*, die nicht zur Deckung des Energie- u. Nährstoffbedarfs, sondern aufgrund ihres Geschmacks bzw. wegen ihrer anregenden od. beruhigenden Wirkung konsumiert werden; z. B. Kaffee, Tee, Kakao, alkoholische Getränke u. Tabakwaren; im Zusammenhang mit der Entstehung von Zivilisationskrankheiten* sind insbesondere Nicotin (Tumoren, Herz-Kreislauf-Erkrankungen) u. Alkohol (Lebererkrankungen, Alkoholkrankheit) von Bedeutung, i. w. S. auch Zucker, da die genussorientierte Ernährungsweise (Süßgeschmack) zu überhöhter Nahrungsenergiezufuhr u. Übergewicht führen kann.

Genuss|wert: s. Lebensmittelqualität.

Geo|pathie (gr. γῆ Erde, Boden, Gebiet; -pathie*) *f*: Bez. für ein umfangreiches, physikalisch nicht nachgewiesenes System von Hypothesen zur Wirksamkeit geologischer Formationen (z. B. sog. Wasseradern*, Erdstrahlen*) auf biologische Systeme u. die Gesundheit des Menschen. Vgl. Erfahrungsheilkunde.

Gerb|stoffe: Oligo- u. Polyphenole pflanzlicher Herkunft (z. B. in Eichenrinde, Ratanhiawurzel, Tormentillwurzelstock) mit der Eigenschaft, Kollagen zu binden (Gerben von Haut zu Leder); Einteilung medizinisch verwendeter G. in Catechin-G., Tannin-G. u. Lamiaceen-G.; **Wirkung:** Bildung einer Koagulationsmembran auf Schleimhäuten, adstringierend, reizmildernd, antiphlogistisch, antimikrobiell, sekretionshemmend; **Verwendung:** äußerlich zur Wundbehandlung, bei Entzündungen, Hämorrhoiden; innerlich bei dyspeptischen Beschwerden, Diarrhö.

Germer, Weißer: s. Veratrum album.

Gerson-Diät (Max Bernhard G., Arzt, Bielefeld, USA, 1881–1959; Diät*) *f*: Diätform, die zunächst als Therapie der Lungentuberkulose, später als sog. Krebsdiät* zur Entgiftung des Organismus durch salzarme Kost propagiert wurde; Verzehr großer Mengen an frisch u. salzlos zubereiteten Säften aus Früchten, Gemüsen u. Blättern, die bei der Herstellung nicht mit Metallen in Kontakt kommen sollen; Verbot von Fleisch, Fisch, Milch, Eiern, Mehlspeisen, Fett, Kakao u. Kaffee; Therapieerfolge bisher wissenschaftlich nicht nachgewiesen.

Gersten|korn: s. Hordeolum.

Geruchs|kor|rigenzien (lat. corrigere berichtigen, verbessern) *n pl*: Arznei- u. Lebensmitteln* zugesetzte Stoffe zur Verbesserung des Geruchs (u. des Geschmacks). Vgl. Aromastoffe.

Gesamtheit der Sym|ptome (Symptom*): auch Totalität der Symptome; Begriff in der Homöopathie* für die Zusammenfassung aller Symptome eines Patienten, insbesondere der seit Beginn einer Erkrankung vorhandenen, neu aufgetretenen od. veränderten; gelegentlich kann auch ein einzelnes, den Fall wesenhaft kennzeichnendes Symptom als G. d. S. verstanden werden. Vgl. Schlüsselsymptom.

Gesamt|thymus|extrakt (gr. θύμος Brustdrüse; Extractum*) *m*: auch THX; erstmals von dem schwedischen Arzt Elis Sandberg 1938 entwickelter Thymusextrakt aus Kalbsbriesdrüsen (von ihm als Nr. X bezeichnet); der G. enthält etwa 30 unterschiedliche Thymusfaktoren (v. a. Polypeptide) u. wird in einer Menge von 5 ml streng intramuskulär (meist intraglutäal) kurgemäß appliziert. **Wirkung:** Verschiedene Thymusfaktoren (syn. Thymuspeptide, Thymosine) sind für die Ausreifung von T-Lymphozyten wichtig u. wirken immunmodulativ; auch endokrine Funktionen werden diskutiert; insbesondere wird eine Suppressionswirkung von Thymuslymphozyten vermutet. **An-**

wendung: bei Abwehrschwäche, Autoimmunkrankheiten, Allergien*, Arthritis*; Arthrose*, in der Geriatrie zur adjuvanten Tumortherapie; **Nebenwirkungen:** lokale Reaktionen, grippeähnliche Symptome, Fieber, allergische Reaktion vom Soforttyp; **cave:** nie intravenös applizieren; **Kontraindikationen:** totale Knochenmarkaplasie, Hyperthyreose, Basedow-Krankheit, Neigung zu Hypoglykämie u. Hypokalzämie, Kortikosteroid- od. Antikoagulanzientherapie; erstes Trimenon der Schwangerschaft. Wissenschaftlich nicht gesichert; Hinweise auf Verbesserung der Lebensqualität von Tumorpatienten in der palliativen Situation (myeloprotektive, antiemetische u. analgetische Effekte).

G

Geschmacks|stoffe: bei Zimmertemperatur i. Allg. nicht flüchtige saure, süße, bittere od. salzig schmeckende Verbindungen, die nur mit den Geschmacksrezeptoren wahrgenommen werden. Vgl. Aromastoffe.

Geschmacks|verstärker: Lebensmittelzusatzstoffe*, die in geringen Mengen den Eigengeschmack u. die Würzung von Lebensmitteln verstärken od. betonen, ohne selbst einen auffallenden Geschmack zu besitzen; z. B. Natriumglutamat (s. China-Restaurant-Syndrom), Maltol.

Geschwür: s. Hautulzeration, Ulcus cruris, Ulkus, gastroduodenales.

Gesichts|aku|punktur (Akupunktur*) *f:* s. Akupunktur.

Gesichts|guss: Guss* nach Kneipp im Gesichtsbereich zur Erfrischung u. Anregung; **Durchführung:** der von unten kommende Wasserstrahl kreist auf dem vornübergebeugten Gesicht um Nase, Mund u. Augen; **Anwendung:** kalt als thermisches Regulationstraining, zur Abhärtung* gegen Infektionen, bei Kopfschmerz u. Migräne, Müdigkeit sowie beginnender Alterssichtigkeit; **Kontraindikation:** für den kalten G. akute Erkältungskrankheit.

Gesprächs|psycho|therapie (Psych-*; Therapie*) *f:* Abk. GT; syn. klientenzentrierte Psychotherapie; **1.** Form der Beratung bzw. Psychotherapie* nach C. R. Rogers, bei der das Verhalten des Beraters bzw. Therapeuten durch Echtheit (Authentizität), nicht an Bedingungen gebundene Akzeptanz bzw. Wertschätzung des Klienten u. Empathie (einfühlendes Verstehen) gekennzeichnet ist; der therapeutische Prozess wird dabei vom Therapeuten auf nichtdirektive Art als Beziehungsangebot eingeleitet. Gelingt die Beziehung, führt sie zu einer Änderung des Selbstkonzepts u. damit zu einer Reduktion bzw. Auflösung eigener Widersprüche u. inkongruenten Erlebens beim Klienten. **Anwendung:** in stationären u. ambulanten Therapiesettings, in der Seelsorge, in der Notfallpsychologie. **2.** i. w. S. jede Form der Psychotherapie auf der Grundlage eines Gesprächs.

Gestalt|therapie (Therapie*) *f:* von F. S. Perls (1893–1970) entwickelte tiefenpsychologische (s. Tiefenpsychologie) Form der Psychotherapie* mit einem gegenwarts- u. personenzentrierten Ansatz („Hier und Jetzt", „Ich und Du"), einem ganzheitlichen Verständnis von Körper, Geist u. Seele u. der Betonung von Selbstverantwortlichkeit u. Selbstregulierungsfähigkeit des Menschen; über direktes Erleben („Was fühle, denke, tue, vermeide ich jetzt?") sollen Blockierungen im Wahrnehmen, Erleben u. Handeln aufgelöst u. die vorhandenen Potentiale freigesetzt werden (Therapieziel: Selbstbewusstheit). **Anwendung:** als Einzel-, Gruppen-, Paar- u. Familientherapie; u. a. bei neurotischen u. psychosomatischen Störungen u. bei der Therapie mit Abhängigen.

Gestaltungs|therapie (↑) *f:* s. Therapie, künstlerische.

Gesundheit: **1.** i. w. S. nach der Definition der WHO der Zustand völligen körperlichen, geistigen, seelischen u. sozialen Wohlbefindens; **2.** im sozialversicherungsrechtlichen Sinn der Zustand, aus dem Arbeits- bzw. Erwerbsfähigkeit resultiert; **3.** i. e. S. das subjektive Empfinden des Fehlens körperlicher, geistiger u. seelischer Störungen od. Veränderungen bzw. ein Zustand, in dem Erkrankungen u. pathologische Veränderungen nicht nachgewiesen werden können; **4.** im ethnomedizinischen Kontext ein kulturabhängiger Begriff, der sich jeweils auf spezifische Konzeptionen wie Körper u. Geist bezieht, u. als aktiver Prozess definiert wird, in dem die beteiligten Menschen aufgrund ihrer Erfahrungen u. Handlungen eine Bedeutungszuweisung zu den Polen Normalität od. Störung vornehmen; wesentliche Bestandteile des ethnomedizinischen Gesundheitsmodells sind gesundheitsbezogene Überzeugungen u. Haltungen innerhalb eines spezifischen kulturellen od. sozialen Kontextes. Es berücksichtigt subjektive Interpretationen von Gesundheit u. strebt nach einem Verständnis des gesundheitlichen Handelns im Rahmen von Alltagssituationen. Vgl. Compliance, Gesundheitsrecht, Krankheit.

Gesundheit, essbare: von Michael L. Möller (Arzt, geb. 1937) geprägte Bez. für Rohkost*-Ernährung unter weitgehender Anlehnung an die Instinktotherapie* nach Burger; die Ursachen für die Prägung der Essgewohnheiten werden in der ersten Mahlzeit im Leben eines Menschen (sog. Mutter-Mahl) gesehen. Änderungen der Essgewohnheiten werden danach erschwert, da sie immer eine Auseinandersetzung mit der Mutter bedeuten.

Gesundheits|förderung, ayur|vedische: i. R. von Ayurveda* wird von einem umfassenden Gesundheitsbegriff ausgegangen; nach ayurvedischer Auffassung ist ein Mensch gesund, dessen Doshas* u. Agni* regelrecht funktionieren, dessen Dhatus* im Gleichmaß sind u. der gut ausscheidet (s. Malas). Die Sinne sollen gut funktionieren, der Geist zufrieden sein u. der Mensch glücklich u. geachtet in seinen sozialen Bezügen leben. Gesundheitsförderung ist neben der Behandlung von Krankheiten ein grundsätzliches Ziel des Ayurveda. Die Konzepte zur a. G. werden in 3 Bereichen zusammengefasst: **1.** gesunde Lebensführung im Tagesverlauf (Dinacarya): beinhaltet u. a. Empfehlungen zu Wachen u. Schlafen im Einklang mit biologischen Rhythmen, zur Körperpflege (Reinigung der Zunge, regelmäßige Öleinreibung des Körpers zur allgemeinen Prophylaxe), zur körperliche Bewegung nach individuellen Möglichkeiten u. Erfordernissen (u. a. werden körperliche Übungen aus dem Yoga*, sog. Asanas* u. Atemübungen, sog. Pranayama* empfohlen). **2.** gesunde Lebensführung in den Jahreszeiten (Rtucarya): Neben der angemessenen Körperpflege soll auch bei Kleidung u. Leibesübung die Jahreszeit berücksichtigt werden. **3.** rechtes Verhalten bezüglich individueller, gesellschaftlicher u. religiöser Aspekte (Sadvrtta): Empfohlen werden u. a. Achtung vor allen Lebewesen, Wahrhaftigkeit, Respekt vor anderen Religionen, Pflege der eigenen Spiritualität. In der Ernährung werden sowohl tageszeitliche als auch jahreszeitliche Rhythmen berücksichtigt (s. Ernährung, ayurvedische). Nahrung, Schlaf u. individuell angemessene sexuelle Aktivität gelten im Ayurveda als die 3 Säulen des Lebens. Spezielle Empfehlungen für eine erfüllte Sexualität u. zur allgemeinen Stärkung u. Vorbeugung, einschließlich der Verabreichung entsprechender Arzneien, werden unter den Spezialdisziplinen Vajikarana* u. Rasayana* entwickelt. Zur spezifischen Gesundheitsförderung dienen außerdem auch regelmäßige Panchakarma-Kuren (s. Panchakarma). Ein Merkmal des Ayurveda ist, dass alle Empfehlungen auf das Individuum mit seiner individuellen Konstitution u. möglichen Imbalancen od. Erkrankungen ausgerichtet werden (s. Konstitutionslehre, ayurvedische): Die Art der körperlichen Übung (Ausdauerbewegung od. dynamische Bewegung) od. die Gewürze, die empfohlen werden, sind immer von der individuellen Situation des Menschen abhängig. Vgl. Physiologie, ayurvedische; Therapie, ayurvedische.

Gesundheits|recht: Bez. für die Gesamtheit der dem Schutz der Volksgesundheit u. des Rechts auf Leben u. körperliche Unversehrtheit nach Art. 2 Abs. 2 Grundgesetz dienenden Bestimmungen; **1.** die Vorschriften des Zivilrechts (z. B. Arzthaftung, Aufklärungspflicht) u. des Strafrechts (z. B. zu Körperverletzung, Schwangerschaftsabbruch, Schweigepflicht, Sterbehilfe), welche die Gesundheit* u. das Selbstbestimmungsrecht des Patienten sowie die Arzt-Patient-Beziehung schützen; **2.** das Recht der Gesetzlichen Krankenversicherung (GKV) einschließlich des Kassenarztrechts; (z. B. Organisations-, Finanzierungs-, Mitgliedschafts- u. Leistungserbringungsrecht; geregelt im SGB V in der Fassung vom 20.12.1988, zuletzt geändert durch Gesetz vom 22.6.2005, BGBl. I, S. 1720); **3.** das Recht der sonstigen Sozialversicherungssysteme; **4.** das Berufszulassungsrecht der Heilberufe; **5.** das Berufsausübungsrecht; **6.** die dem präventiven u. repressiven Gesundheitsschutz dienenden Rechtsnormen (wie dem Betäubungsmittelgesetz u. dem Infektionsschutzgesetz) sowie das Recht des öffentlichen Gesundheitswesens; **7.** das Arzneimittel-, Medizinprodukte-, Lebensmittel- u. Diätrecht (geregelt im Arzneimittelgesetz, Medizinproduktegesetz, Lebensmittel- und Bedarfsgegenständegesetz); **8.** das Recht des Arbeitsschutzes; **9.** sonstige Bestimmungen des Straf-, Umwelt- u. Datenschutzrechts von gesundheitsrechtlicher Relevanz (wie das Atomgesetz, Datenschutzgesetz, Embryonenschutzgesetz, Gentechnologiegesetz, Bundesimmissionsschutzgesetz). Vgl. Medizinrecht.

Gesundheits|training *n*: Schulung, i. d. R. in Gruppen u. mit praktischen Anteilen, die auf den Erhalt u. die Optimierung des individuellen Gesundheitsgefühls sowie der psychophysiologischen Fähigkeiten u. Fertigkeiten des Menschen zur aktiven Gesundheitsförderung im Alltag gerichtet ist; Ziel ist es, physiologische (z. B. Atmung, Bewegung, Ernährung, Entspannung), psychologische (z. B. Gefühle) sowie soziale u. kognitive (z. B. Gesundheitsbewusstsein, Konflikt- u. Stressbewältigung, Umweltverhalten, Lebensorientierung, Umgang mit Genussgiften) Verhaltenskomponenten in Richtung Gesundheit zu verbessern u. ein praxisbezogenes Lebensstilmanagement für u. mit dem Individuum zu entwickeln. Vgl. Autoregulation, Gesundheitsverhalten; Medizin, autoregulative.

Gesundheits|verhalten: Gesamtheit der für die Gesundheit* eines Menschen relevanten Verhaltensweisen (z. B. Ernährungsgewohnheiten, Suchtmittelkonsum, Freizeitgestaltung); bestimmt von individuellen u. kollektiven Normen, vom Informationsgrad (s. Laientheorien), von individuellen Erfahrungen mit eigener od. fremder Krankheit (s. Krankheitskonzept) u. von psychosozialen Rahmenbedingungen sowie durch die Medien u. die Gesundheitspolitik. Vgl. Krankheitsverhalten, Ordnungstherapie.

Gesundheits|verträglichkeit: ernährungsmedizinische Bez. für das Maß zur Bewertung der Auswirkungen der Ernährung auf den körperlichen, geistigen u. seelischen Gesundheitszustand des Menschen in Abhängigkeit von den direkten Einflüssen der verzehrten Nahrung. Vgl. Lebensmittelqualität.

Geum urbanum L. *n*: Caryophyllata officinalis; Nelkenwurz; Halbrosettenstaude aus der Familie der Rosaceae (Rosengewächse); **Arzneidroge:** getrocknetes blühendes Kraut (Gei urbani herba, Caryophyllatae herba) u. unterirdische Teile (Gei urbani rhizoma, Caryophyllatae rhizoma); **Inhaltsstoffe:** ca. 20 % Gerbstoffe in den Blättern u. 28 % in den Rhizomen (v. a. Gallotannine), Sesquiterpene (Germacranolide) in den Blättern, in den Wurzeln ätherisches Öl, Kohlenhydrate, organische Säuren (Äpfel-, Chlorogen-, Zitronen- u. Kaffeesäure); **Wirkung:** adstringierend; **Verwendung:** obsolet.

Gewebe|nosode (Nosode*) *f*: aus Gewebeextrakten hergestellte Nosode*, die meist zur Entgiftung* eingesetzt wird; die Elektroakupunktur* nach Voll u. ähnliche Verfahren verwenden häufig Nosoden in aufsteigender Reihenfolge (KUF-Reihen genannt), ebenso die Homotoxikologie*. Vgl. Homöopathie.

Gewichts|re|duktions|pro|gramm (lat. reductio Zurückführung) *n*: s. Reduktionsdiät.

Gewürz|nelken|baum: s. Syzygium aromaticum.

Gewürz|sumach *n*: s. Rhus aromatica.

Gicht: in akuten Schüben od. primär chronisch verlaufende Purinstoffwechselstörung, die durch Hyperurikämie u. Abscheidung von Salzen der Harnsäure an verschiedenen Körperstellen, besonders im Bereich der Gelenke (Arthritis* urica) charakterisiert ist; **Formen: 1.** primäre G.: angeborener Stoffwechseldefekt (zu 95 % sind Männer betroffen); 12–25 % der Verwandten von Gichtkranken sind hyperurikämisch, aber nur 0,1–0,8 % der Gesamtbevölkerung. Exogene Faktoren haben eine manifestationsfördernde u. anfallauslösende Wirkung (purin- u. aminosäurereiche Nahrung, Alkoholgenuss, körperliche Anstrengung, Unterkühlung); **2.** sekundäre G.: bei Erkrankung mit gesteigertem Purinstoffwechsel (gesteigerter Zelluntergang), z. B. bei Psoriasis*, Leukämie, Hämolyse, Tumoren od. bei Einnahme von Medikamenten (z. B. Thiazid-Diuretika, Tuberkulostatika) u. bei Nierenfunktionsstörungen (verminderte Ausscheidung); **klinische Stadien: 1.** asymptomatische Hyperurikämie; **2.** akuter Gichtanfall (primäre Gelenkgicht) mit uncharakteristischen Symptomen; Beginn meist nachts od. frühmorgens mit heftigen Schmerzen, in zwei Drittel der Fälle im Großzehengrundgelenk (Podagra), seltener im Sprung- od. Fußwurzelgelenk, Knie (Gonagra), Finger- od. Handgelenk (Chiragra), Schulter- u. Sternoklavikulargelenk. Das betroffene Gelenk ist hochrot, oft teigig geschwollen, heiß u. sehr druckschmerzhaft; u. U. Übergreifen der Entzündungserscheinungen auf die Umgebung; Dauer des Anfalls meist bis zum Morgen, evtl. auch einige Tage; Frösteln u. mäßiges Fieber (38,5–39 °C); in den nächsten Nächten meist Rezidive, wobei u. U. mehrere Gelenke nacheinander befallen werden; **3.** interkritische Phase: klinisch symptomlos bei persistierender Hyperurikämie (Rezidivwahrscheinlichkeit 60 % innerhalb von 10 Jahren); **4.** chronisch-tophöse G.: massive extraartikuläre Uratablagerungen; Prädilektionsstellen dieser sog. Gichttophi sind Ohrknorpel (Helix u. Anthelix), Augenlider, Nasenflügel, Schleimbeutel, Streckseiten der Ellenbogengelenke; Gelenktophi mit irreversiblen Gelenkdestruktionen. **Therapie: 1.** konventionell: im Anfall nichtsteroidale Antiphlogistika, Colchicin* als Differentialtherapeutikum, in schweren Fällen Glukokortikoide; Dauertherapie der Hyperurikämie als Rezidivprophylaxe mit Urikostatika od. Urikosurika; **2.** physikalisch Ruhigstellung, feuchte kalte Umschläge, Fußbad; Umschläge mit Arnica montana, Heilerde; **3.** diätetisch (purinreiche Kost, Kaffee u. Alkohol meiden); **4.** Phytotherapie: **traditionell** Zubereitungen aus Arnica montana, Menyanthes trifoliata, Herniaria, Hedera helix, Fraxinus excelsior, Solidago, Ericaceae, Arctium, Taraxacum officinale, Armoracia rusticana, Primula veris, Sassafras albidum, Apium graveolens, Ledum palustre, Juniperus communis; **5.** Homöopathie: u. a. Zubereitungen aus Benzoesäure (Urin riecht stark), Urtica*, Colchicum* autumnale, Ledum* palustre, Lycopodium* clavatum, Harpagophytum* procumbens.

Giebel-Rohr: Kunststoffrohr aus ineinander steckbaren Segmenten (mit jeweils 100 ml Rauminhalt) zur stufenweisen Vergrößerung des Totraums des Respirationstrakts; Anwendung i. R. der Atmungstherapie*; die Mundatmung durch das Rohr bei verschlossener Nase führt zur Erhöhung des alveolären CO_2-Partialdrucks; dadurch verstärkter Atemantrieb u. Steigerung der Ventilation.

Gift|abwehr|krankheit: syn. Homotoxikose; aus der Homotoxikologie* stammende Bez. für eine Krankheit als Ausdruck einer biologisch „zweckmäßigen Abwehrmaßnahme“ gegen sog. Menschengifte od. eines daraus enstandenen Folgeschadens; die G. entsteht über mehrere unterschiedliche Entwicklungsphasen, die als 6 homotoxische Phasen von H.-H. Reckeweg beschrieben wurden (s. Phasenlehre).

Gift|sumach *n*: s. Toxicodendron quercifolium.

Gingivitis gravidarum (lat. gingiva Zahnfleisch; -itis*) *f*: Entzündung des Zahnfleischs während der Schwangerschaft; **Therapie:** Phytotherapie: **traditionell** Anwendung von Heilerde u. Kaffeekohle mit Zitronensaft; Homöopathie: Zubereitungen aus Quecksilberzyanid*.

Ginkgo biloba L. *m*: Ginkgobaum, Fächerblattbaum, Silberbaum; zweihäusiger Baum; einzige Art aus der Familie der Ginkgoaceae (Ginkgogewächse); **Arzneidroge:** aus den getrockneten grünen Blättern hergestellter Ginkgo-biloba-Extrakt (Ginkgo extractum); **Inhaltsstoffe:** in dem arzneilichen Extrakt (Trockenextrakt (35–67 : 1), extrahiert mit Aceton-Wasser) 22–27 % Flavonolglykoside (bestimmt als Quercetin), 5–7 % Terpenlaktone (davon ca. 2,8–3,5 % Ginkgolide A, B u. C), 4–10 % Proanthocyanidine sowie 2,6–3,2 % Bilobalid, 0,4–2 % Biflavone, weniger als 5 ppm Ginkgolsäurene; **Wirkung:** Steigerung der Hypoxitoleranz v. a. des Hirngewebes, Hemmung der Entwicklung eines traumatisch od. toxisch bedingten Hirnödems, Verminderung des Retinaödems u. von Netzhaut-Läsionen, Steigerung der Gedächtnisleistung u. des Lernvermögens, Förderung der Durchblutung, insbesondere der Mirkozirkulation, Verbesserung der Fließeigenschaften des Blutes, Inaktivierung toxischer Sauerstoffradikale, Hemmung der Thrombozytenaggregation u. -adhäsion, neuroprotektive Wirkung; **Verwendung:** flüssige od. feste Darreichungsformen zum Einnehmen; nach **Kommission E** zur symptomatischen Behandlung von hirnorganisch bedingten Hirnleistungsstörungen i. R. eines therapeutischen Gesamtkonzeptes beim dementiellen Syndrom; Verbesserung der schmerzfreien Gehstrecke bei peripherer arterieller Verschlusskrankheit im Stadium II nach Fontaine i. R. physikalisch-therapeutischer Maßnahmen; Schwindel, Tinnitus aurium; **Dosierung:** bei Hirnleistungsstörungen 120–240 mg Trockenextrakt pro Tag in 2 od. 3 Einzeldosen über mindestens 8 Wochen; nach 3 Monaten ist zu prüfen, ob die Weiterführung der Therapie gerechtfertigt ist; bei peripheren arteriellen Durchblutungsstörungen (über mindestens 6 Wochen), Tinnitus aurium od. Schwindel (über maximal 6 Wochen) 120–160 mg Trockenextrakt pro Tag in 2 od. 3 Einzeldosen; **Nebenwirkungen:** sehr selten leichte Magen-Darm-Beschwerden, Kopfschmerz od. allergische Hautreaktionen; **Kontraindikation:** Überempfindlichkeit gegenüber Ginkgo-biloba-Zubereitungen; **Wechselwirkung:** Ginkgo-Präparate sollten nicht gleichzeitig mit Acetylsalicylsäure od. blutgerinnungshemmenden Arzneimitteln eingenommen werden; der Zusammenhang zwischen Blutungsereignissen u. der Einnahme von Ginkgo-Extrakt ist jedoch nicht gesichert.

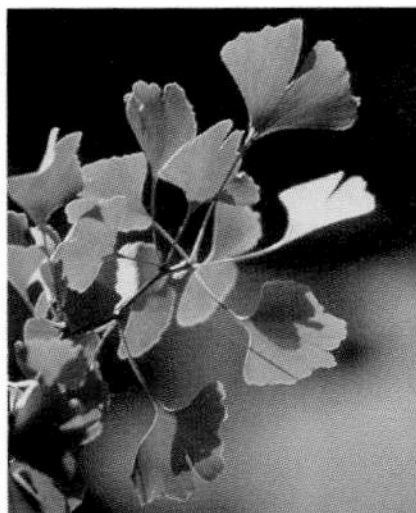
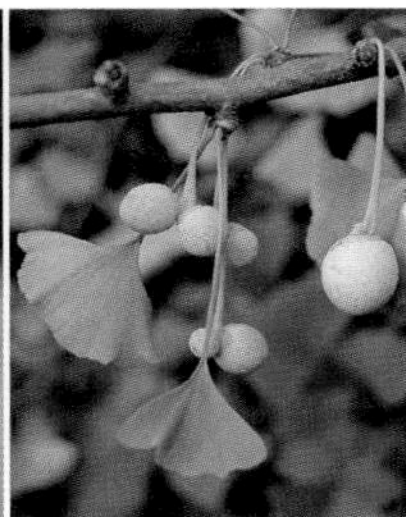

Ginkgo biloba L.: Blatt u. Frucht [1]

Ginseng *m*: s. Eleutherococcus senticosus, Panax.

Gips|kraut: s. Gypsophila.

Glaubersalz (Johann R. Glauber, Chemiker., Arzt, Amsterdam, 1604-1668): s. Natriumsulfat.

Gleich|schall: Ultraschall* konstanter Intensität.

Gleich|strom: auch galvanischer Strom; elektrischer Strom mit konstanter Flussrichtung der Ladungsträger (Elektronen od. Ionen); Reizung von Nerven u. Muskeln besonders beim Ein- u. Ausschalten möglich. Vgl. Galvanisation, Wechselstrom.

Glisson-Schlinge (Francis G., Arzt, Anatom, London, Cambridge, 1597–1677): Vorrichtung zur Entlastung eines erkrankten Wirbelsäulenabschnitts bei Kyphose, Skoliose od. Bandscheibenschaden; besteht aus Kopf- u. Schultergurten, die an einem Flaschenzug befestigt sind u. eine Extension der Wirbelsäule erlauben; **Anwendung:** z. B. vorübergehend zum Anlegen eines Gipsverbands od. Stützkorsetts bei vertikaler Haltung des Körpers od. für längere Zeit im Sitzen u. bei Bettlage mit Gegenzug; manualmedizinische (chirotherapeutische) Techniken (Traktionen) sollten die G.-Sch. im HWS-Bereich ersetzen, da der Zug

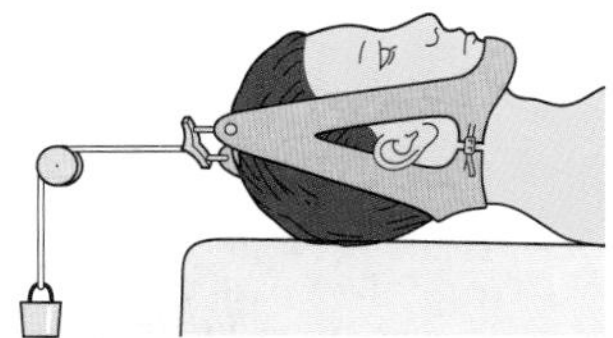

Glisson-Schlinge

nicht struktur- u. funktionsbezogen individuell dosiert werden kann. Vgl. Chirotherapie.

G

Global|netz (lat. globus Kugel): auch Globalgitternetz; Bez. der Radiästhesie* für ein angenommenes Gitter von Netzlinien (in einem Abstand von 2 m × 2,5 m mit einer Breite von 0,3 m) auf der Erdoberfläche in Nord-Süd- bzw. Ost-West-Richtung, in deren Nähe körperliche Reaktionen erfahrbar sein sollen; diagonal dazu soll das **Diagonalnetz** (in einem Abstand von 3,75 m × 3,75 m u. einer Linienbreite von 0,10 m) liegen. Den Netzlinien (insbesondere den Kreuzungen) werden pathogene Eigenschaften zugeschrieben. Die Existenz solcher Netze ist nicht nachgewiesen. Vgl. Geopathie, Erdstrahlen, Wasserader, Wünschelrute.

Globuli (lat. kleine Kugel) *m*: Streukügelchen; mit homöopathischen Lösungen imprägnierte Saccharosekügelchen; in der Homöopathie* für hochpotenzierte Arzneimittel gebräuchlichste Darreichungsform; Vorteile gegenüber anderen Formen sind Dosisverkleinerung (ein Tropfen Flüssigpotenz imprägniert viele Globuli), leichte Dosierbarkeit u. keine Weiterpotenzierung durch unbeabsichtigtes Verschütteln beim Transport. Es werden verschiedene Größen verwendet, so enthalten 1 g bei der Größe 1 (für Q-Potenzen gebräuchlich) des HAB ca. 500 Globuli, Größe 3 (für C- u. D-Potenzen gebräuchlich) ca. 120 G., die von Hahnemann bevorzugte Größe ca. 1600 Globuli.

Glocken|bilsen|kraut: s. Scopolia carniolica.

Glonoinum *n*: syn. Nitroglycerol*.

Glücks|rute: syn. Wünschelrute*.

Glukosinolate *n pl*: sekundäre Pflanzenstoffe*, die aus einer Glukoseeinheit, einer schwefelhaltigen Gruppierung mit Aglukonrest u. einer Sulfatgruppe bestehen; G. geben Kruziferengemüse wie Senf, Meerettich, Kohl u. a. den typischen Geschmack u. sind hitzelabil; biologische Wirkung durch die enzymatischen Abbauprodukte Isothiocyanate, Thiocyanate u. Indole; gesundheitsfördernde **Wirkungen:** antimikrobiell, antikanzerogen.

Glycine max (L.) Merill *n*: Soja hispida Moench; Sojabohne; einjähriges Kraut aus der Familie der Fabaceae (Schmetterlingsblütler); Sojabohnen enthalten bis zu 25 % Öl, 24 % Kohlenhydrate u. 50 % Protein (Sojaprotein, s. u.); **Arzneidroge:** aus den Samen gewonnenes Phospholipidgemisch bzw. angereicherter Extrakt (Lecithinum ex soja, **Sojalecithin**); **Inhaltsstoffe:** 73–79 % 3-sn-(Phosphatidyl)-cholin, 7 % Phosphatidylethanolamin u. 5 % Phosphatidylinosit mit überwiegend ungesättigten Fettsäuren (ca. 70 % Linolsäure, 6–8 % Linolensäure, 6–12 % Ölsäure, Tocopherole u. a.); **Wirkung:** lipidsenkend, hepatoprotektiv; **Verwendung:** Fertigarzneimittel: Zubereitungen aus Sojalecithin zum Einnehmen; nach **Kommission E** bei leichteren Fettstoffwechselstörungen, insbesondere Hypercholesterolämie, sofern diätetische Maßnahmen allein nicht ausreichen, Verbesserung des subjektiven Beschwerdebildes bei Appetitlosigkeit, Druckgefühl im rechten Oberbauch bei toxisch-nutritiven Leberschäden u. chronischer Hepatitis; Sojalecithin dient in der Pharmazie u. Kosmetik auch als Emulgator zur Herstellung von Fettemulsionen; **Dosierung:** Tagesdosis 1,5–2,7 g Phospholipide aus Sojabohnen mit 73–79 % 3-sn-(Phosphatidyl)-cholin; **Nebenwirkungen:** selten Magenbeschwerden, weicher Stuhl, Diarrhö; **Kontraindikation:** keine bekannt; **Wechselwirkung:** keine bekannt. **Arzneidroge:** aus der rohen Sojabohne durch Entfernung des Fettanteils u. der unverdaulichen Anteile nach einem Anreichungsprozess gewonnenes Protein (**Sojaprotein**); **Inhaltsstoffe:** u. a. alle essentiellen Aminosäuren, 1–3 mg Isoflavonglukoside pro Gramm Protein (die im Jejunum zu den Isoflavonen Genistein, Daidzein u. Glyceollin hydrolysiert werden), 0,5–14 mg Oxalate pro Gramm Protein; **Wirkung:** Glyceollin: vermutlich schwache antiöstrogene Effekte (prämenopausale Frauen), Isoflavone: schwache östrogene Effekte (postmenopausale Frauen), leicht lipidsenkend; **Verwendung:** Zufuhr über Nahrungsmittel (Sojamehl, fermentierte Sojaprodukte, geröstete od. gekochte Sojabohnen, Sojamilch, Sojasoße, Sojapaste u. a.), als Pulver u. als Trockenextrakt mit standardisiertem Isoflavongehalt in verschiedenen arzneilichen Zubereitungsformen zum Einnehmen; z. B. zur unterstützenden Therapie bei Hyperlipidämie, menopausalen Beschwerden, zur Prävention von Osteoporose u. Brustkrebs (vermutlich nur bei Zufuhr bereits in der Pubertät); die unreifen Samen werden in Ostasien als Gemüse gekocht u. zu Tofu* verarbeitet. **Dosierung:** 20–60 mg Sojaproteine/d (entsprechend 34–76 mg Isoflavone/d); Isoflavongehalte von Nahrungsmitteln: Sojamehl 2,6 mg/g, fermentierte Sojabohnen 1,3 mg/g, gekochte Sojabohnen 0,6 mg/g, Sojamilch 0,4 mg/g, Sojapaste 0,4 mg/g, Sojasauce 0,016 mg/g; **Nebenwirkungen:** sojahaltige Nahrungsmittel verursachen sehr häufig gastrointestinale Beschwerden (Obstipation, Blähungen, Übelkeit); allergische Hautreaktionen, Juckreiz, Auslösung von Asthmaanfällen bei Einatmen von Sojastaub, insbesondere der von Kernhüllen; gehäuft Magenkrebs bei hoher Zufuhr von fermentierten Sojaprodukten; Abnahme der Nebenschilddrüsenaktivität bei postmenopausalen Frauen. **Kontraindikation:** Brustkrebs, Zustand nach Brustkrebs, Brustkrebs in der Familie, Therapie mit Tamoxifen, familiär gehäuftes Auftreten von Brustkrebs, zystische Fibrose (Kinder), Nierensteine; Vorsicht bei Schilddrüsenunterfunktion, bekannter Allergie gegenüber den Samenschalen u. bei Kuhmilchallergie (Kinder); Schwangerschaft (bei Mengen, die über die in der Ernährung übliche hinausgehen); **Wechselwirkung:** bei gestörter Darmflora nach Antibiotikaeinnahme verminderte Freisetzung der Isoflavone, Störung der Eisenresorption.

Glycyrrhiza glabra L. *f*: Süßholz; Strauch aus der Familie der Fabaceae (Schmetterlingsblütler); **Arzneidroge:** Wurzel u. Ausläufer (Liquiritiae radix, Süßholzwurzel); **Inhaltsstoffe:** 2–15 % Triterpensaponine (Glycyrrhizinsäure als Kalium- u. Calciumsalz (Glycyrrhizin), 0,65–2 % Flavonoide (darunter Isoliquiritigenin, Liquiritin), Isoflavone, Polysaccharide, Cumarine, ca. 10 % Phytosterole; **Wirkung:** spasmolytisch, sekretolytisch, beschleunigend auf die Abheilung von Magenulzera; **Verwendung:** klein geschnittene Droge, Drogenpulver, Trockenextrakte für Teeaufgüsse, Abkochungen, flüssige u. feste Formen zum Einnehmen; nach **Kommission E** bei Katarrhen der oberen Atemwege, Ulcus ventriculi u. Ulcus duodeni; nach **ESCOP** zur unterstützenden Behandlung von Gastritis, Ulcus ventriculi u. Ulcus duodeni, als Expektorans bei Husten u. Katarrhen der oberen Atemwege; **Dosierung:** Tagesdosis 5–15 g Droge, entsprechend 200–600 mg Glycyrrhizin; Tagesdosis Succus* Liquirithiae 0,5–1 g bei Katarrhen der oberen Atemwege, 1,5–3 g bei Ulcus ventriculi od. Ulcus duodeni; Zubereitungen entsprechend; ohne ärztlichen Rat nicht länger als 4–6 Wochen einnehmen; **Nebenwirkungen:** bei längerer Anwendung u. Dosierung von Glycyrrhizin über 600 mg/d (z. B. bei exzessivem Verzehr von Lakritze) mineralokortikoide Effekte mit Ödemen, Natrium- u. Wasserretention, Kaliumverlust mit Hypertonie, Hypokaliämie, selten Myoglobinurie; **Kontraindikation:** Erkrankungen der Leber, Leberzirrhose, arterielle Hypertonie, Hypokaliämie, schwere Niereninsuffizienz, Schwangerschaft; **Wechselwirkung:** Kaliumverluste durch andere Arzneimittel, z. B. Thiazid- u. Schleifendiuretika, können verstärkt werden; Zunahme der Empfindlichkeit gegenüber Digitalisglykosiden.

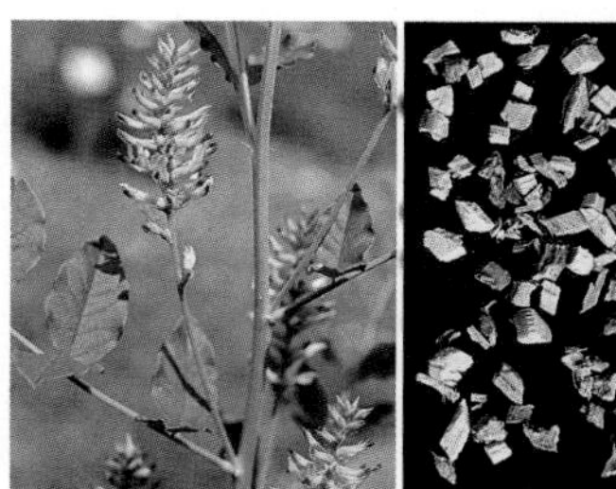

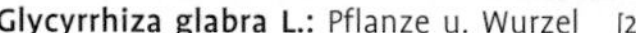

Glycyrrhiza glabra L.: Pflanze u. Wurzel [2]

Glykoside *n pl*: Verbindungen, bei denen die halbacetalische Hydroxylgruppe am C-Atom 1 von Monosacchariden mit Hydroxyl- bzw. Aminogruppen glykosidisch (d. h. unter Wasserabspaltung) verknüpft ist; **1.** mit der OH-Gruppe eines anderen Monosaccharids unter Bildung eines Disaccharids (z. B. Saccharose); **2.** mit der OH-Gruppe eines Nicht-Kohlenhydrats unter Bildung eines O-Glykosids (z. B. Strophanthin); **3.** mit einer NH_2-Gruppe unter Bildung eines N-Glykosids (z. B. Nukleotide, Ribonukleinsäure, Desoxyribonukleinsäure); der Nicht-Kohlenhydratanteil in glykosidischen Naturstoffen wird Aglykon od. Genin genannt u. ist die für das Glykosid spezifisch wirksame Gruppe. Weitere wichtige G.: Nicotinamid-Adenin-Dinucleotid (Abk. NAD), Nicotinamid-Adenin-Dinucleotid-Phosphat (Abk. NADP), Flavin-Adenin-Dinucleotid (Abk. FAD), Streptomycin, Digitalisglykoside*.

Gnaphalii flos *m*: s. Antennaria dioica.

Gnaphalium polycephalum *n*: s. Pseudognaphalium obtusifolium.

Gnostik (gr. γνῶσις Erkenntnis) *f*: **1.** geheimes, spirituelles Wissen bei frühchristlichen u. esoterischen Sekten; **2.** das „Durch-und-Durch"-Erkennen von Ursachen als Ziel eines „Diagnostizierens" vor der Therapie.

Gold: chemisches Element, Symbol Au (Aurum), OZ 79, relative Atommasse A_r 196,97; zur Kupfergruppe gehörendes, gelblich glänzendes Edelmetall; außerordentlich widerstandsfähig gegen Luft, Wasser, Säuren u. Alkalien; löslich in Königswasser od. Kaliumcyanidlösung in Gegenwart von Luftsauerstoff; **Verwendung:** in der Zahnmedizin als Legierung mit Silber u. Kupfer für Füllungen, Kronen, Klammern u. Brücken; systemisch: organische Goldverbindungen (z. B. Natriumaurothiamalat) bei chronischer rheumatoider Arthritis; **Nebenwirkungen:** bei systemischer Anwendung allergische u. toxische Haut- u. Schleimhautreaktionen, Störungen der Hämatopoese, Nieren- u. Leberschäden; **Homöopathie:** Zubereitungen (großes Mittel) entsprechend des individuellen Arzneimittelbildes z. B. bei Augenkrankheiten, Hypertonie, rheumatischen Beschwerden, antisyphillitisch. In der **Anthroposophischen Medizin** Verwendung entsprechend der Wesensgliederdiagnose z. B. bei Depression, Herzrhythmusstörungen (s. Metalltherapie).

Goldmohn: s. Eschscholzia californica.

Goldrute: s. Solidago.

Goldtherapie (Therapie*) *f*: s. Aureotherapie.

Gomasio: Mischung aus ungeschälten, gerösteten Sesamsamen u. Meersalz. Vgl. Makrobiotik.

Graminis flos *m*: s. Heublumen.

Graminis rhizoma *n*: s. Agropyron repens.

Graphit *m*: Graphites, Plumbago; Reißblei, Wasserblei, Pottlot; Modifikation von Kohlenstoff; natürliches Vorkommen in grau-schwarzen, amorphen, undurchsichtigen Massen, die sich fettig anfühlen u. einen schwachen Metallglanz haben; kristallisiert hexagonal, Härte 0,5–1; verbrennt in reinem Sauerstoff bei ca. 690 °C; **Homöopathie:** Zubereitungen aus natürlich vorkommendem G. entsprechend des individuellen Arzneimittelbildes z. B. bei Dyspepsie, Ekzemen, Hordeolum, Keloid.

Grauspießglanz: s. Antimonium crudum.

Grindelia *f*: zweijährige Pflanzen aus der Familie der Asteraceae (Korbblütler); Grindelia robusta Nuttal, Grindelia squarrosa (Pursh) Dunal u. a. Grindelia-Arten; **Arzneidroge:** während der Blüte geerntete u. getrocknete Stängelspitzen u. Blätter (Grindeliae herba, Grindeliakraut); **Inhaltsstoffe:** 0,3 % ätherisches Öl, ca. 20 % Harz (mit Grindeliasäure u. Oxigrindeliasäure, Polyine (z. B. Matricarianol), Triterpensaponine, Gerbstoffe u. Phenolcarbonsäuren, Bitterstoffe; **Wirkung:** antibakteriell, leicht spasmolytisch; **Verwendung:** zerkleinerte Droge für Teeaufgüsse u. a. galenische Zubereitungen; zum Einnehmen nach **Kommission E** bei Katarrhen der oberen Atemwege; **traditionell** auch bei Bronchitis u. rheumatischen Beschwerden; äußerlich bei Dermatitis u. Wunden; **Dosierung:** Tagesdosis 4–6 g Droge, 1,5–3 ml Tinktur (1 : 10 od. 1 : 5); **Nebenwirkungen:** selten Reizungen der Magenschleimhaut; **Kontraindikation:** keine bekannt; **Wechselwirkung:** keine bekannt; **Homöopathie:** Zubereitungen (kleines Mittel) entsprechend des individuellen Arzneimittelbildes z. B. bei asthmatischen Erkrankungen mit schwer löslichem Schleim.

Grippe: Influenza; durch Tröpfcheninfektion mit dem Influenza-Virus ausgelöste akute, endemisch, epidemisch od. pandemisch auftretende Infektionskrankheit des Respirationstrakts; **Symptom:** plötzlicher Beginn mit hohem Fieber*, Frösteln, Rachenbeschwerden, Kopf-, Glieder-, Muskel- u. Kreuzschmerzen, Heiserkeit u. trockener Husten, evtl. Erbrechen, Leibschmerzen u. Durchfälle (Darmgrippe); jedes Organ(system) kann toxisch geschädigt werden, was zum Auftreten unterschiedlicher Symptome führen kann: u. a. Hypotonie*, Bradykardie, Leberschwellung, hämorrhagische Diathese* (Nasenbluten, Bluthusten), Albuminurie bzw. Erythrozyturie, Exanthem* u. Enanthem. Bei unkompliziertem Verlauf bilden sich die Erscheinungen nach wenigen (4–8) Tagen zurück; lange Rekonvaleszenz (vgl. Rekonvaleszenz, verzögerte); Komplikationen v. a. bei älteren Patienten u. durch Sekundärinfektionen: **1.** Bronchitis*, Bronchopneumonie, Pneumonie* (Ursache von 80–100 % der Grippetodesfälle); **2.** Sinusitis*, Otitis media; **3.** Kreislaufinsuffizienz durch infektiös-toxische Myokarditis od. toxische Schädigung der Kapillaren; **4.** Beteiligung des Nervensystems (Neuritis*, Neuralgie*, Meningitis). **Vorkommen:** betroffen sind alle Altersgruppen; selten sporadisches, häufiger epidemisches Auftreten (alle 1–3 Jahre) mit Häufung in den Wintermonaten; pandemisch in Abständen von Jahrzehnten: 1889–1892 als „russischer Schnupfen"; 1918–1920 als „spanische Grippe" (500 Mio. Erkrankungen,

22 Mio. Tote); 1957–1958 als „asiatische Grippe"; 1968–1969 als „Hongkong-Grippe"; Kontagionsindex in Epidemiezentren um 30 %, bei Pandemien höher; Immunität nur für wenige Monate, immer nur gegen die typenspezifische Virusvariante; **Therapie: 1.** symptomatisch (antipyretisch, antiphlogistisch); bei toxischem Verlauf Rekonvaleszentenserum; Humanhyperimmunglobulin gegen G.; bei Sekundärinfektion Antibiotika; **2.** Phytotherapie: **traditionell** Zubereitungen aus Cinnamomum verum, Echinacea angustifolia; **3.** Homöopathie: v. a. Zubereitungen aus Aconitum* napellus (Anfangsstadium), Eupatorium* perfoliatum, Gelsemium* sempervirens, Veratrum* album (Kollapsneigung), Atropa* belladonna (roter Kopf, weite Pupillen); **Prophylaxe:** Schutzimpfung (möglichst vor Beginn der Influenzasaison; jährliche Wiederimpfung; Impfschutz: ca. 1 Jahr). Vgl. Erkältungskrankheit.

Grote-Bedeutungs|dia|gnose (gr. διάγνωσις Entscheidung) *f*: s. Bedeutungsdiagnose.

Grounding (engl.): syn. Körpererdung*.

Grund|diät-System (Diät*) *n*: von Helmut Anemueller (geb. 1920) entwickeltes System verschiedener Ernährungstherapien, die jeweils von einer Grunddiät ausgehen u. bei besonderen Indikationen (z. B. Übergewicht, Fettstoffwechselstörungen od. Hypertonie) zu Grunddiät-Varianten abgewandelt werden können (energiereduziert, kohlenhydratdefiniert, fettmodifiziert, natriumarm, purinarm, gastroenterologisch); **Prinzip:** quantitativ u. qualitativ geordnete Nahrung mit Bevorzugung von naturbelassenen Lebensmitteln u. minimalem Verzehr von Zucker, Auszugsmehlen, raffinierten Fetten u. Ölen bei begrenzter Nahrungsenergiezufuhr; **Anwendung:** zur Beeinflussung der physiologischen Grundfunktionen (Stoffwechsel, Kreislauf, Abwehr), Prävention u. Therapie ernährungsabhängiger Risikobefunde u. Erkrankungen sowie zur Langzeit-Ernährungstherapie als Naturheilverfahren; **ernährungsphysiologische Bewertung:** ausreichende Nährstoffzufuhr; als Dauerkost geeignet.

Grund|gesetz, bio|logisches: s. Arndt-Schulz-Gesetz.

Grund|regulations|system (lat. regula Richtschnur, Norm) *n*: Bez. für ein erstmals 1953 von A. Pischinger als sog. System des Unspezifischen im Gegensatz zur sog. spezifischen Organpathologie beschriebenes System, welches anatomisch aus der Funktionseinheit der Zellen des lockeren Bindegewebes, der Kapillaren, der peripheren Nerven u. der Interzellulärsubstanz (Grundsubstanz*) besteht; bildet die Transitstrecke zwischen Kapillaren u. Parenchymzellen u. beeinflusst die Stoffwechselvorgänge (insbesondere die peripher-autonomen Grundfunktionen wie Elektrolythaushalt, Säure-Basen-Haushalt usw.). Aufgrund der gesamtorganismischen Funktionsorientierung des Modells, seiner humoralpathologischen Dimension u. seines deutlichen Bezugs zum Prozess der Entzündung wurde das G. schon bald zum Erklärungsmodell einer Vielzahl komplementärer Heilverfahren (wissenschaftliche Weiterentwicklung v. a. durch G. Kellner u. H. Heine). Die z. T. weitreichenden Interpretationen für die klinische Bedeutung des morphologischen Systems u. das oft spekulative Potential der wissenschaftlichen Darstellung werden kontrovers diskutiert.

Grund|substanz (lat. substantia Wesen, Beschaffenheit, Stoff) *f*: syn. extrazelluläre Matrix; Bez. für die Interzellularsubstanz im Grundregulationssystem*; besteht molekularbiologisch aus einem Netz von Zuckerpolymeren, von denen (entweder frei od. in Form von Eiweiß- u. Lipidbindungen) die G. sowie der Zuckeroberflächenfilm der Zellen gebildet werden. Die netzförmigen Proteoglykane (s. Abb.), die situationsgerecht von Fibrozyten synthetisiert werden, sind zusammen mit den Strukturglykoproteinen (Kollagen, Elastin, Fibronektin u. a.) für den mechanisch-elastischen Zusammenhalt der Gewebe verantwortlich (nach H. Heine). Ihre Rolle als sog. Molekularsieb u. in Bezug auf den Interzellulärstoffwechsel (Ionenaustausch, Wasserbindung, Eiweißstoffwechsel usw.) wird kontrovers diskutiert.

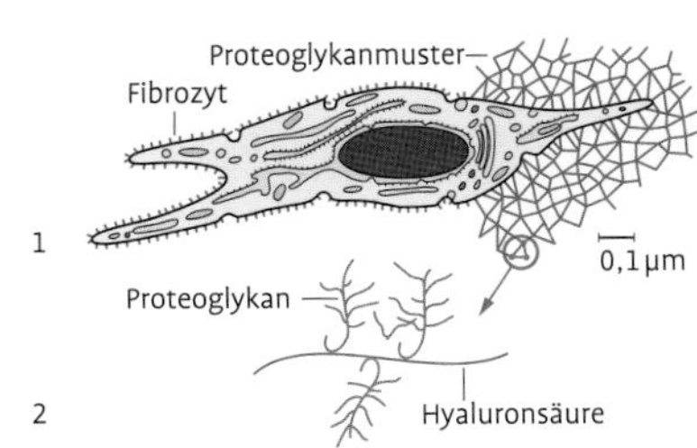

Grundsubstanz: 1: synthetisierender Fibrozyt mit netzförmigem Proteoglykanmuster; 2: Ausschnittvergrößerung des Netzes

Grund|umsatz: Abk. GU; syn. Basalumsatz, Erhaltungsumsatz, Ruheumsatz; durchschnittliche Energiemenge, die bei völliger Ruhe im Liegen, 12 Stunden nach der letzten Nahrungsaufnahme, leicht bekleidet, bei einer Umgebungstemperatur von 20 °C zur Erhaltung der Organfunktionen (Ruhestoffwechsel der Gewebe, Herzarbeit, Atmungstätigkeit, Leistung der Drüsen u. glatten Muskulatur) notwendig ist; abhängig von Alter, Geschlecht, Körperoberfläche u. -gewicht sowie bestimmten Stoffwechsellagen, z. B. Hormonfunktion (besonders Schilddrüsenhormone); Methoden zur Ermittlung des GU sind z. B. direkte Kalorimetrie mit Respirationskalorimeter od. indirekte Kalorimetrie mit Spirometer. Erhöhung des GU u. a. bei Schwangerschaft, Fieber, Tumoren, Schilddrüsenüberfunktion, Hunger. Vgl. Energieumsatz, Leistungsumsatz.

Gruppen|dynamik (gr. δύναμις Kraft, Macht) *f*: **1.** Bez. für einen innerhalb der Sozialpsychologie entwickelten Forschungsansatz, der sich mit den verschiedenen Formen von Gruppenbildung sowie deren Entstehungsbedingungen u. -ursachen beschäftigt; ferner richten sich die Untersuchungen auf das Kräftespiel innerhalb eines Gruppenverbands, auf das Verhalten einer Gruppe selbst u. die Wechselbeziehungen zwischen einzelnen Gruppen (Interaktionen). **2.** Bez. für die Beziehungen u. das Kräftespiel innerhalb einer Gruppe. Vgl. Gruppenpsychotherapie.

Gruppen|psycho|therapie (Psych-*; Therapie*) *f*: Form der Psychotherapie* in einer Gruppe, bei der die Gruppendynamik* therapeutisch eingesetzt wird; es gibt geschlossene (feste Mitglieder) u. offene (wechselnde Mitglieder) Gruppen; als G. werden z. B. Gesprächspsychotherapie*, Gestalttherapie*, Psychodrama*, themenzentrierte Interaktion* u. Verhaltenstherapie* durchgeführt. Vgl. Selbsterfahrungsgruppe.

Gruppen|therapie, ana|lytische (Therapie*) *f*: Sammelbez. für psychoanalytisch orientierte, in Gruppen stattfindende Formen der Psychotherapie*; **Formen: 1.** Psychoanalyse in Gruppen: die Reaktion des Einzelnen in der Gruppe ist von vorrangigem Interesse; **2.** Gruppen-Psychoanalyse: die Entwicklung der Gruppe steht im Vordergrund des therapeutischen Interesses, die einzelnen Gruppenmitglieder können sich unbeeinflusst durch den Therapeuten entwickeln. Mit beiden Formen der a. G. ist beabsichtigt, das Mit- u. Gegeneinander der Gruppenmitglieder im „Hier u. Jetzt" der Gruppe u. damit eingefahrene Verhaltensweisen u. Abwehrmechanismen wahrnehmbar zu machen u. im Gruppenprozess durchzuarbeiten. Das Ziel besteht darin, mit größerer Einsicht u. Bewusstheit innere Veränderungen zuzulassen. Vgl. Gruppendynamik, Gruppenpsychotherapie, Psychoanalyse.

GS: Abk. für **G**egen**s**ensibilisierung*.

GT: Abk. für **G**esprächspsycho**t**herapie*.

Guaiacum *n*: Guajakbaum; Bäume aus der Familie der Zygophyllaceae (Jochblattgewächse); Guaiacum officinale L. u. Guaiacum sanctum L.; **Arzneidroge:** Kern- u. Splintholz (Guaiaci lignum, Pockholz); **Inhaltsstoffe:** 15–25 % Harz, Saponine, 12–15 % Lignane (u. a. (–)-Guajaretsäure, Dihydroguajaretsäure, Dehydroguajalignan), ätherisches Öl, Phytosterole, Triterpene; **Wirkung:** diuretisch (aquaretisch); **Verwendung:** zerkleinerte Droge als Abkochung u. a. galenische Zubereitungen; nach **Kommission E** adjuvant bei rheumatischen Beschwerden; **traditionell** Bestandteil der diuretischen Mischung „Species Lignorum"; Guajakharztinktur zum Nachweis von Blut in Harn od. Stuhl (Haemoccult-Test); als Antioxidans zur Konservierung tierischer Fette; **Dosierung:** mittlere Tagesdosis 4,5 g Droge, für die aquaretische Wirkung 6–12 g Droge, Zubereitungen entsprechend; **Nebenwirkungen:** keine bekannt; **Kontraindikation:** keine bekannt; **Wechselwirkung:** keine bekannt; **Homöopathie:** Zubereitungen aus dem durch Ausschwelen od. natürlich aus dem Kernholz austretenden Harz (kleines Mittel) entsprechend des individuellen Arzneimittelbildes z. B. bei Mandel- u. Rachenentzündung, Entzündungen der Bronchien.

Guajak: s. Guaiacum.

Guarana *f*: s. Paullinia cupana.

Gua Sha: Gua Sha Fa (chinesisch: gua schaben, sha Hautrötung, fa Methode); traditionelle chinesiche Form einer Massage, bei der ein Plättchen (traditionell aus Büffelhorn) über die Haut gezogen wird; hierdurch entstehen petechienartige Kapillarblutungen, die zu flächenhaften Hautblutungen verschmelzen können u. nach wenigen Tagen verschwinden. **Anwendung:** Da die Wirkung reflektorisch über Head*-Zonen bzw. Mackenzie-Zonen beansprucht wird, sind auch die Indikationen dementsprechend breit, u. a. bei Beschwerden des Bewegungsapparates, Muskel-, Gelenk- u. anderen Arten von Schmerzen, aber auch Erkältungskrankheiten u. Erkrankungen des Verdauungstrakts. Technik u. vermutlich auch Wirkung sind einer Schröpfmassage* mit deutlichem Unterdruck od. einer sehr kräftigen Bindegewebemassage* vergleichbar, der Patient empfindet jedoch eine deutlich stärkere Irritation.

Gummi arabicum *n*: getrocknetes Sekret, das durch Anritzen des Stamms von Acacia senegal u. a. Acacia-Arten gewonnen wird; **Inhaltsstoffe:** Ca-, Mg- u. K-Salze der Arabinsäure, saures Polysaccharid aus Arabinose, Rhamnose, Galaktose, Glukuronsäure; löst sich in doppelter Menge Wasser zu hochvisköser Flüssigkeit; **Verwendung:** als Emulgator, Stabilisator, Klebemittel u. Rezepturhilfsmittel.

Gummi|resina *f*: s. Euphorbia resinifera.

Gurken|kraut: s. Borago officinalis.

Guss: Wasseranwendung nach Kneipp mit unterschiedlicher Temperatur (Kalt-, Warm-, Wechselguss) u. Dauer auf verschiedene Körperteile (Knie-, Schenkel-, Unter-, Rücken-, Arm-, Brust-, Ober-, Voll-, Gesichtsguss); Ausführung ohne Druck meist als Flachguss*, gelegentlich auch als Blitzguss*. Nach dem G. wird das Wasser mit den Händen abgestreift, sofort Kleidung angezogen u. durch Bewegung die Wiedererwärmung gefördert. **Anwendung:** als Reiz- u. Regulationstherapie zum Ausgleich vegetativer Störungen u. bei Durchblutungsstörungen; **Kontraindikation:** für den kalten G. akut kalte Extremitäten, akute Infektionen. Vgl. Kneipp-Therapie.

GVO: Abk. für **g**entechnisch **v**eränderte **O**rganismen; s. Lebensmittel, gentechnisch hergestellte.

Gypsophila *f*: Stauden aus der Familie der Caryophyllaceae (Nelkengewächse); Gypsophila paniculata L. (Schleierkraut, Gipskraut) u. a. Gypsophila-Arten; **Arzneidroge:** geschälte, getrocknete Wurzeln mit kurzen Wurzelstöcken (Gypsophilae radix, Saponariae albae radix, Weiße Seifenwurzel); **Inhaltsstoffe:** bis zu 20 % Saponine (Triterpensaponine, besonders Gypsosid A); **Wirkung:** schleimhautreizend; **Verwendung:** zerkleinerte

Droge für Teeaufgüsse u. a. galenische Zubereitungen zum Einnehmen; nach **Kommission E** bei Katarrhen der oberen Atemwege; **traditionell** bei Husten; **Dosierung:** Tagesdosis 30–150 mg Droge, 3–15 mg Gypsophila-Saponin; Zubereitungen entsprechend; **Nebenwirkungen:** selten Reizungen der Magenschleimhaut; **Kontraindikation:** keine bekannt; **Wechselwirkung:** keine bekannt.

Gypsophila paniculata *f*: s. Gypsophila.

G

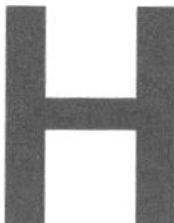

Haar|ausfall: s. Alopezie.

Haar|mineral|ana|lyse (gr. ἀναλύειν auflösen) *f*: diagnostisches Verfahren zum Nachweis von ernährungs- bzw. umweltbedingten Mangelzuständen an Mineralstoffen* u. Spurenelementen* sowie der Exposition gegenüber toxischen Schwermetallen durch (z. B. spektralanalytische) Untersuchung von Haarproben; die Interpretation der Befunde bezüglich ihrer Bedeutung für Diagnostik u. Therapie geht zum Teil über die wissenschaftlich akzeptierte Evidenz hinaus.

HAB: Abk. für **H**omöopathisches **A**rznei**b**uch; Sammlung anerkannter Regeln über die Qualität, Prüfung, Lagerung, Abgabe u. Bezeichnung von homöopathischen Arzneimitteln u. den bei ihrer Herstellung verwendeten Stoffen; zurzeit gilt das HAB von 2001; im Gegensatz zum HAB von 1978 ist es nicht mehr Teil des Deutschen Arzneibuchs (s. DAB) u. somit nicht rechtsverbindlich. Vgl. Arzneimittellehre, homöopathische.

HACA-Krebs|test *m*: spekulativer Labortest von Guettner zur Krebs(früh)erkennung aus dem Urin. Vgl. Krebs (Tab. dort).

Hämatom (gr. αἷμα, αἵματος Blut; gr. -ωμα Geschwulst) *n*: sog. Bluterguss; durch Trauma entstandene Blutansammlung im Weichteilgewebe od. in einer vorgebildeten Körperhöhle (z. B. Hämarthros, Hämatothorax); bei längerem Bestehen erfolgt eine bindegewebige Umbildung (sog. organisiertes H.). **Therapie:** (bei oberflächlichen H. der Haut): **1.** Behandlung mit Hirudin*, Heilerde*, Eis-Auflage; **2.** Phytotherapie: Arnica* montana, Melilotus*; **3.** Homöopathie: Zubereitungen aus Arnica montana, Calendula* officinalis, Hamamelis* virginiana.

Haem|enteria officinalis (↑) *f*: syn. Placobdella officinalis; Blutegel (s. Hirudinea), 5–8 cm lang; **Vorkommen:** Mittelamerika; wird in Mexiko zum Blutschröpfen benutzt; Haementeria ghilianii (größte Art, bis 30 cm) im Amazonasgebiet.

Hämo|aktivator (↑) *m*: s. Eigenblut, aktiviertes.

Hämo|lyse|test, pro|vozierter (↑; gr. λύσις Auflösung) *m*: spekulativer hämatologischer Labortest zur Krebs(früh)erkennung nach Mattei. Vgl. Krebs (Tab. dort).

Hämor|rhagie (↑; gr. ῥαγῆναι reißen, brechen) *f*: s. Blutung.

Hämor|rhoiden (gr. αἱμορροίδες Blutfluss) *fpl*: knotenförmige Erweiterungen der Äste der Arteria bzw. Vena rectalis superior im Bereich der arteriell u. venös durchbluteten Corpora cavernosa recti; früher als innere H. bezeichnet (im Gegensatz zu den sog. äußeren H., bei denen es sich jedoch um subkutane perianale Hämatome nach Venenruptur handelt); **Symptom:** v. a. Darmblutungen (helles Blut) u. Juckreiz (Pruritus ani), evtl. schleimige Sekretion (ab Grad 3), dumpfes Druckgefühl, Brennen u. Schmerzen im Rektum; u. U. zusätzlich Analprolaps, Proktitis, Analekzem u. lokale Ulzerationen; **Ursache:** multifaktoriell; Bindegewebeschwäche, chronische Obstipation, verlängertes Pressen bei der Defäkation, Hypertonus des Analsphinkters; **Einteilung:** Grad 1: leichte, äußerlich nicht sicht- u. tastbare Vorwölbung; Grad 2: beim Pressen prolabierende H. mit spontaner Reposition; Grad 3: Bestehenbleiben des Prolapses, der jedoch digital reponiert werden kann; Grad 4: digital nicht reponible (permanente) große Hämorrhoidalknoten; **Therapie:** **1.** konservativ Stuhlregulierung, Analhygiene, Sitzbad u. Unterkörperwaschung, lokal entzündungshemmende Salben u. Suppositorien; ggf. Gewichtsreduktion; **2.** bei H. Grad 1 u. Grad 2 Sklerosierungsbehandlung (entsprechend der Venenverödung), Infrarotkoagulation od. Kryohämorrhoidektomie; bei Grad 2–4 ggf. operative submuköse Hämorrhoidektomie; **3.** Phytotherapie: Balsamum peruvianum (s. Myroxylon balsamum), Zubereitungen aus Hamamelis* virginiana, Fraxinus* ornus, Ruscus* aculeatus, Sennae folium (s. Cassia senna), Melilotus*; **4.** Homöopathie: Zubereitungen aus Aloe*, Strychnos* nux-vomica, Silybum* marianum, Aesculus* hippocastanum, Schwefel. Vgl. Symptomenkomplex, analer.

Hänge|birke: s. Betula.

Hafer: s. Avena sativa.

Hagebutte: s. Rosa canina.

Hagel|korn: s. Chalazion.

Halb|bad: Teilbad nach Kneipp, bei dem das Wasser dem in der Badewanne liegend-sitzenden Patienten bis zur Magengegend reichen soll; **Anwendung:** kaltes H. v. a. zur Abhärtung*, bei Venenbeschwerden u. Einschlafstörungen; **Kontraindikation:** für kaltes H. akut kalte Füße, Menstruation,

Harnweginfektion, akute Erkältungskrankheit. Vgl. Kneipp-Therapie.

Halluzination (lat. alucinatio Verwirrung) *f*: Sinnestäuschung, Wahrnehmung ohne entsprechende Reize; die Wahrnehmung wird für real gehalten. Vgl. Halluzinogene, Ekstase.

Halluzino|gene (↑; gr. γενής hervorbringend, erzeugend) *n pl*: syn. Psychotomimetika, Psychodelika, Psychodysleptika, Psychosomimetika; umgangssprachl. Rauschmittel; psychotrope Substanzen*, die Sinnestäuschungen verursachen od. Sinneseindrücke verändern; z. B. LSD, Mescalin, Cannabis* sativa, Psilocybin (Wirkstoff in Pilzen). H. können psychotische Zustände hervorrufen. Vgl. Halluzination.

Hamamelis virginiana L. *f*: Virginische Zaubernuss; sommergrüner Strauch aus der Familie der Hamamelidaceae (Hamamelisgewächse); **Arzneidroge:** Wasserdampfdestillat der frisch geschnittenen u. teilweise getrockneten Zweige bzw. Blätter (Hamamelidis aqua, Hamamelidis corticis aqua, Hamameliswasser); getrocknete zerkleinerte Rinde der Stämme u. Zweige (Hamamelidis cortex, Zauberstrauchrinde) u. getrocknete Blätter (Hamamelidis folium, Zauberstrauchblätter); **Inhaltsstoffe:** Rinde: 8–12 % Gerbstoffe, v. a. β- u. γ-Hamamelitannin, außerdem Ellagitannin, Catechinderivate, ätherisches Öl; Blätter: 3–8 % Gerbstoffe (v. a. Catechingerbstoffe), Flavonoide, oligomere Proanthocyanidine Kaffeesäurederivate u. bis 5 % ätherisches Öl; Hamameliswasser: ätherisches Öl; **Wirkung:** adstringierend, antiinflammatorisch, lokal hämostyptisch; juckreizstillend; **Verwendung:** Blätter u. Rinde: zerkleinerte Droge od. Drogenauszüge zur äußerlichen u. innerlichen Anwendung; Hamameliswasser (unverdünnt od. 1 : 3 mit Wasser verdünnt) zur äußerlichen u. innerlichen Anwendung; nach **Kommission E** bei leichten Hautverletzungen, lokalen Entzündungen der Haut u. Schleimhäute, Hämorrhoiden, Varikose; **traditionell** Hamameliswasser bei Hautirritationen u. rauher Haut, Quetschungen, Verstauchungen, zur Schmerzlinderung u. bei Sonnenbrand; Hamamelisrinde u. -blätter innerlich bei akuter Diarrhö u. Menstruationsbeschwerden sowie äußerlich bei Prellungen u. entzündeten Schwellungen; **Nebenwirkungen:** gelegentlich Magenreizungen; **Kontraindikation:** keine bekannt; **Wechselwirkung:** keine bekannt.

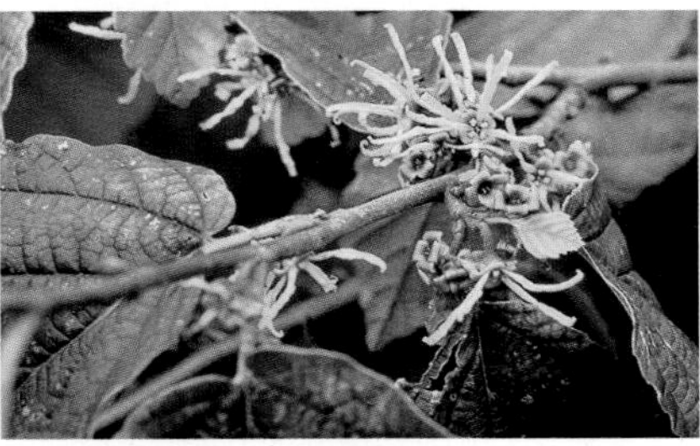

Hamamelis virginiana L.: Blüte [1]

Hand|aku|punktur (Akupunktur*) *f*: s. Akupunktur.

Hand|auflegen: tradierte Form menschlicher Zuwendung im Krankheitsfall, wodurch vorwiegend Beruhigung u. zärtliche Zuwendung erfolgt; durch professionelles H. sollen Krankheiten (z. B. durch Geistheilung* od. „Kraftübertragung") geheilt werden. Vgl. Heilmagnetismus, Reiki.

Hand|wickel: Wickel* nach Kneipp mit zum Dreieck gefalteten Tüchern (Innentuch feucht-kalt) um Hand u. Handgelenk; **Anwendung:** s. Armbad.

Hanf, Indischer: s. Cannabis sativa.

Hapto|nomie (gr. ἅπτειν haften) *f*: von F. Veldman entwickelte Form der Kontaktaufnahme zu anderen Menschen durch Berührung; dadurch soll deren Behaglichkeit erhöht werden u. eine Bindung zu den Mitmenschen hergestellt bzw. erhalten werden. **Anwendung:** insbesondere in der Geburtshilfe mit Kontaktaufnahme zum ungeborenen Kind (prä- u. postnatale Eltern-Kind-Begleitung), zur Begleitung behinderter od. kranker Menschen (Haptosynesie) u. in der Psychotherapie (Haptopsychotherapie); die haptonomische Begleitung soll von der Pränatalphase bis zum Alter das Gefühl des Willkommenseins, der Einzigartigkeit u. der grundlegenden Sicherheit zur Entwicklung des Selbst unterstützen.

Harmonik (gr. ἁρμονία Einklang, Harmonie) *f*: syn. harmonikale Therapie; von dem Arzt Hans Weiers eingeführte therapeutische Nutzung der harmonikalen Grundlagen von Musik unter Verwendung eines Bioscillatos; Grundlage des Verfahrens ist der harmonisch-therapeutische Ausgleich von Krankheitssymptomen mit der Quint-Proportion 2 : 3, die eine besondere Beziehung zum musikalischen Balance-Empfinden haben soll. Erzeugt wird diese Proportion durch Verwendung zweier in Form od. Frequenz unterschiedlicher Energieformen. Beziehungen zu chronobiologischen Grundrhythmen werden diskutiert. **Anwendung:** bei einem breiten Spektrum von Erkrankungen; **Kontraindikation:** Herzschrittmacher. Wissenschaftlich umstrittenes Verfahren mit geringer Verbreitung.

Harn|abfluss|behinderungen: syn. obstruktive Harntransportstörungen; durch Einengung, Verlegung, Abknickung od. kompletten Verschluss der Harnwege, Blasenentleerungsstörung od. Obstruktion an Blasenhals bzw. Urethra gestörter Harnabgang; **Ursache:** **1.** angeboren (z. B. Stenose); **2.** erworben (z. B. Tumor, benigne Prostatahyperplasie*); **Symptom:** Schmerzen durch Erhöhung des Blaseninnendrucks (s. Dysurie), Harnstauung, evtl. Anurie. Vgl. Harnblasenentleerungsstörungen, Harnwegerkrankungen, Nephrolithiasis.

Harn|blasen|entleerungs|störungen: Sammelbez. für mechanische, funktionelle, neuro- od. psychogenen Miktionsstörungen mit Dysurie*, Harnverhaltung u./od. Bildung von Restharn. Vgl. Prostatahyperplasie, benigne; Harnabflussbehinderungen.

Harn|blasen|entzündung: s. Zystitis.

Harn|blase, über|aktive: Bez. für den Symptomenkomplex Pollakisurie (häufige Entleerung kleiner Harnmengen), imperativer Harndrang u. Nykturie (vermehrtes nächtliches Wasserlassen) mit od. ohne Dranginkontinenz bei Abwesenheit von Harnweginfektion* u. lokalen pathologischen Faktoren; **Therapie: 1.** Hydrotherapie* (Fußbad*, Sitzbad*), Trinkkur; **2.** Phytotherapie: Zubereitungen aus Cucurbita* pepo; **3.** Homöopathie: Zubereitungen aus Cantharis, Pulsatilla* pratensis, Smilax* regelii. Vgl. Zystitis.

Harn|elektronik nach Kirchgässner (gr. ἤλεκτρον Bernstein, an dem zuerst elektrostatische Kräfte beobachtet wurden) *f*: s. Dreifachmessung.

Harn|steine: s. Nephrolithiasis.

Harn|weg|erkrankungen: Sammelbez. für Erkrankungen der ableitenden Harnwege. Vgl. Harnabflussbehinderungen, Harnblasenentleerungsstörungen, Harnweginfektion, Nephrolithiasis, Nierenerkrankungen, Zystitis, Harnblase, überaktive, Prostatahyperplasie, benigne.

Harn|weg|in|fektion (lat. inficere hineintun, anstecken) *f*: entzündliche Erkrankung der Harnwege; **Ursache:** überwiegend durch autogene bakterielle Infektion (Enddarm als Keimreservoir), meist aszendierend, selten hämatogen, lymphogen od. per continuitatem; **Symptom:** signifikante Bakteriurie, schmerzhafte Miktion, Dysurie*, u. U. Schmerzen im Nierenlager, Fieber, Krankheitsgefühl; **Formen: 1.** untere H. (Zystitis*, Urethritis); **2.** obere H. (Pyelonephritis). **Therapie: 1.** Einmal- od. Kurzzeittherapie mit einem harnwegspezifischen Antibiotikum bei unkomplizierter H., bei fieberhaftem Verlauf u. fehlendem Therapieerfolg weitere Abklärung bzw. Langzeittherapie; **2.** Schaukeldiät* (bei bakterieller H.); **3.** Phytotherapie: Zubereitungen aus Arctostaphylos* uva-ursi, Betula*, Urtica*, Echinacea* purpurea, Solidago*, Ononis* spinosa, Tropaeolum* majus, Levisticum* officinale, Armoracia* rusticana, Orthosiphon* aristatus, Agropyron* repens, Santalum* album, Equisetum* arvense, Asparagus* officinalis, **traditionell** auch z. B. aus Ocimum basilicum, Barosma betulina, Althaea rosea u. Juniperus communis; **4.** Homöopathie: Zubereitungen aus Nasturtium* officinale, Cantharis, Solidago*, Populus*, Petasites*, Petroselinum* crispum, Lamium* album, Terebinthina*, Geum* urbanum, Viola* tricolor. **Prävention:** Eigenurintherapie*.

Haronga madagascariensis Lamarck ex Poiret *f*: Harongastrauch, Harunganastrauch; immergrünes Holzgewächs aus der Familie der Hypericaceae (Johanniskrautgewächse); **Arzneidroge:** Rinde u. Blätter (Harunganae madagascariensis cortex/folium, Harongarinde/-blätter); **Inhaltsstoffe:** Rinde: ca. 0,1 % 1,8-Dihydroxyanthracenderivate (u. a. Harunganin, Madagascin), Blätter: dimere 1,8-Dihydroxyanthracenderivate wie Hypericin u. Pseudohypericin; **Wirkung:** Steigerung der Sekretion von Magensaft u. Pankreassekret, choleretisch, cholekinetisch; **Verwendung:** Tinktur u. Extrakte zum Einnehmen; nach **Kommission E** bei dyspeptischen Beschwerden, leichter exokriner Pankreasinsuffizienz; **Dosierung:** Tagesdosis 7,5–15 mg eines ethanolisch-wässrigen Trockenextrakts entsprechend 25–50 mg Droge; andere Zubereitungen entsprechend; nicht länger als 2 Monate anwenden; **Nebenwirkungen:** bei hellhäutigen Personen evtl. Photosensibilisierung; **Kontraindikation:** akute Pankreatitis, akute Schübe einer chronisch rezidivierenden Pankreatitis, schwere Leberfunktionsstörungen, Gallensteinleiden, Verschluss der Gallenwege, Ileus; **Wechselwirkung:** keine bekannt.

Harpago|phytum pro|cumbens (Burchell) De Candolle *n*: Südafrikanische Teufelskralle; Pflanze aus der Familie der Pedaliaceae (Sesamgewächse); **Arzneidroge:** sekundäre Speicherwurzel (Harpagophyti radix, Teufelskrallenwurzel); **Inhaltsstoffe:** Bitterstoffe vom Iridoidtyp (0,1–2,0 % Harpagosid, Procumbid), Phenylethanolderivate (Verbascosid, Isoacteosid), freie Zimtsäure, Flavonoide; **Wirkung:** appetitanregend, choleretisch, antiphlogistisch, schwach analgetisch; **Verwendung:** zerkleinerte Droge als Teeaufguss, auf Harpagosid standardisierte ethanolisch-wässrige Trockenextrakte, Extrakte in Fertigarzneimitteln; nach **Kommission E** bei Appetitlosigkeit, dyspeptischen Beschwerden, zur unterstützenden Therapie bei degenerativen Erkrankungen des Bewegungsapparats; nach **ESCOP** bei Rückenschmerzen; weitere mögliche Indikationen: zur unterstützenden Behandlung bei rheumatoider Arthritis, Weichteilrheumatismus, Kopfschmerzen; **Dosierung:** Tagesdosis 1,5 g/d bei Appetitlosigkeit, bitterschmeckende Zubereitungen; sonstige Indikationen: 4,5 g Droge mit 300 ml kochendem Wasser übergießen, mehrere Stunden stehen lassen u. über den Tag verteilt trinken; zu bevorzugen sind Fertigarzneimittel mit 800–2400 mg Trockenextrakt entsprechend 50–100 mg Harpagosid pro Tag; **Nebenwirkungen:** keine bekannt; **Kontraindikati-**

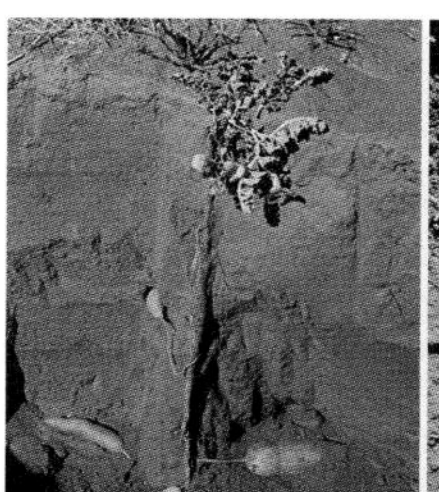

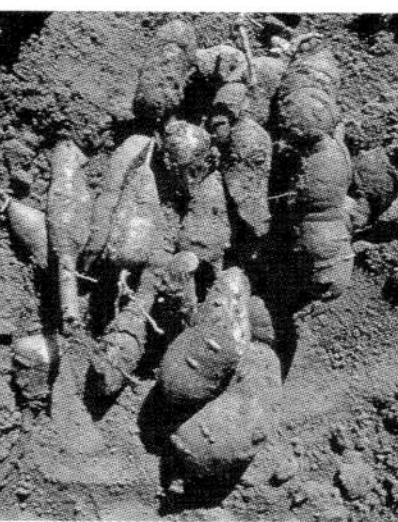

Harpagophytum procumbens (Burchell) De Candolle: Pflanze u. Wurzel [2]

on: Ulcus ventriculi u. Ulcus duodeni; bei Gallensteinleiden nur nach Rücksprache mit dem Arzt einnehmen; **Wechselwirkung:** keine bekannt.

Harungana madagascariensis *f*: s. Haronga madagascariensis.

Harz|tränen: s. Boswellia serrata.

Haschisch (arabisch Kraut) *n*: s. Cannabis sativa.

Hatha-Yoga *m*: s. Yoga.

Hauffe-Schweninger-Arm|bad (Georg H., Arzt, Berlin, geb. 1872; Ernst Sch., Arzt, Berlin, 1850–1924): ansteigendes Armbad*, dessen Temperatur von ca. 32 °C in 15–20 Min. auf 39 °C ansteigt; soll reflektorisch zu einer Erweiterung der Koronargefäße führen; **Anwendung:** bei spastischer Bronchitis, arterieller Verschlusskrankheit u. beginnender Infektion.

H

Hau|hechel, Dornige: s. Ononis spinosa.

Hauschka-Massage (Magarete H., Ärztin, Boll, 1896–1980; Massage*) *f*: syn. rhythmische Massage*.

Haut|aus|schlag: s. Ekzem, Exanthem.

Haut|blutung: Austritt von Blut aus den Gefäßen in Haut od. Schleimhaut infolge Trauma od. hämorrhagischer Diathese*; **Formen: 1.** Petechien: kleinste punktförmige Kapillarblutungen; **2.** Purpura: multiple, exanthematische, meist symmetrische H.; **3.** Vibices: streifenförmig angeordnete Purpura; **4.** Sugillation: flächenhafte, bis 3 cm große H. (insbesondere bei Gerinnungsstörungen); **5.** Suffusion (syn. Ekchymose): große flächenhafte H.; **6.** Hämatom*: tiefgehende (evtl. bis ins Muskelgewebe reichende), massive, meist die Haut vorwölbende Blutung. Vgl. Blutung

Haut|entzündung: s. Dermatitis.

Haut|jucken: s. Pruritus.

Haut|ulzeration (lat. ulcus Geschwür) *f*: Ulcus; Geschwür; Substanzdefekt der Haut od. Schleimhaut (u. darüberhinausgehender Schichten); meist mit intensiver Entzündungsreaktion verbunden; **Therapie: 1.** Anlegen einer Fontanelle*; **2.** Phytotherapie: traditionell Zubereitungen aus Usnea*, Trigonella, Plantago* major, Lawsonia* inermis, Ilex* paraguariensis, Agrimonia* eupatoria, Equisetum* arvense, Alcea* rosea, Propolis*. Vgl. Dekubitus, Ulcus cruris.

Haut|verletzung: s. Wunde.

Haut|widerstand|messung: diagnostisches Verfahren, bei dem der elektrische Hautwiderstand in sog. Projektionszonen (d. h. in reflektorisch veränderten Hautzonen) registriert wird; erstmals systematisch von Regelsberger untersucht, der herausgefunden hat, dass der Leitwert der Haut in Reflexzonen erkrankter Organe erhöht (u. damit der Hautwiderstand vermindert) ist; Messung mit Gleichstrom*; Interpretation der Befunde aufgrund vielfältiger Störungsmöglichkeiten (z. B. Tagesschwankungen, bioklimatische u. sonstige Einflüsse) äußerst umstritten.

Hay-Trenn|kost (Howard H., amerikanischer Arzt, 1866–1940): vorwiegend lakto-vegetabile Ernährungsform (s. Vegetarismus); **Prinzip:** Aufgrund der Annahme, dass Kohlenhydrate u. Eiweiß im menschlichen Organismus nicht gleichzeitig verwertet werden können, werden Proteine u. Kohlenhydrate weitgehend getrennt aufgenommen, um zur Entlastung u. Schaffung optimaler Bedingungen für die Verdauungsenzyme, zur Verhinderung der Übersäuerung des Organismus u. zur Erhöhung der Leistungsfähigkeit beizutragen. Der Verzehr von vorwiegend protein- bzw. kohlenhydratreichen Nahrungsmitteln wird jeweils mit dem neutraler Nahrungsmittel (Gemüse, Obst, Salate, Fette) kombiniert; Bevorzugung von naturbelassenen, möglichst wenig verarbeiteten Nahrungsmitteln ohne Zusatzstoffe sowie von basenbildender Nahrung; Meiden von stark verarbeiteten Produkten, getrockneten Hülsenfrüchten, Erdnüssen, Genussmitteln*, scharfen Gewürzen u. verschiedenen anderen Lebensmitteln (z. B. Rhabarber, Preiselbeeren); **ernährungsphysiologische Bewertung:** als Dauerkost geeignet; die Trennung von Kohlenhydraten u. Proteinen ist nicht immer durchführbar u. wissenschaftlich nicht begründet.

HBT: 1. Abk. für **h**olistischer **B**luttropfen**t**est*; **2.** Abk. für **H**istamin-**B**indehaut-**T**est nach Remky; syn. Remky*-Test.

Head-Zonen (Sir Henry H., Neurologe, London, 1861–1940): Areale auf der Körperoberfläche, auf die bei Erkrankungen innerer Organe sowie auch der Muskeln u. Gelenke Schmerzen übertragen werden (referred pain); diese Areale liegen im Innervationsgebiet der spinalen Segmente, die die nozizeptiven Signale über Verschaltungen als Afferenzen aus einem (erkrankten) Organ empfangen u. autonome u. motorische Reflexe auslösen (s. Abb.). Sie entsprechen nicht den Dermatomen*, sondern sind dermatomüberschreitend. H.-Z. liefern bei viszeralen Affektionen bedeutsame diagnostische Zusatzinformationen, vermutlich auch als sog. bindegewebige Zonen für die gezieltere Indikation einer Bindegewebemassage*, des Schröpfens* od. anderer ausleitender Verfahren (s. Therapie, ausleitende). Vgl. Fitzgerald-Zonen, Fußreflexzonentherapie, Somatotopie.

Hebamme, traditionelle: Bez. für Frauen, die nach Schätzungen der WHO an 60–80 % aller Geburten in Afrika, Asien u. Lateinamerika teilnehmen, wobei es eine große Variationsbreite in Anschauungen, Vorgehensweisen u. gesellschaftlicher Stellung gibt; oft handelt es sich um ältere Frauen, die selbst Kinder bekommen u. großgezogen u. ihre Fähigkeiten i. R. ihrer Familie erworben haben. Man kann sie als die Expertinnen ihres jeweiligen Geburtssystems* bezeichnen. Neben einer großen Zahl von unterschiedlichen lokalen Namen gibt es einige, die weite Verbreitung gefunden haben. In vielen frankophonen Ländern werden t. H. als Matrone bezeichnet, in vielen spanisch sprechenden Ländern als Partera, in Pakistan, Afghanistan, Bangladesh, Indien u. Mauritius als Dai. Die WHO sieht in den t. H. schon seit langer Zeit eine ihrer wichtigsten Zielgruppen zur Verbesserung der Ge-

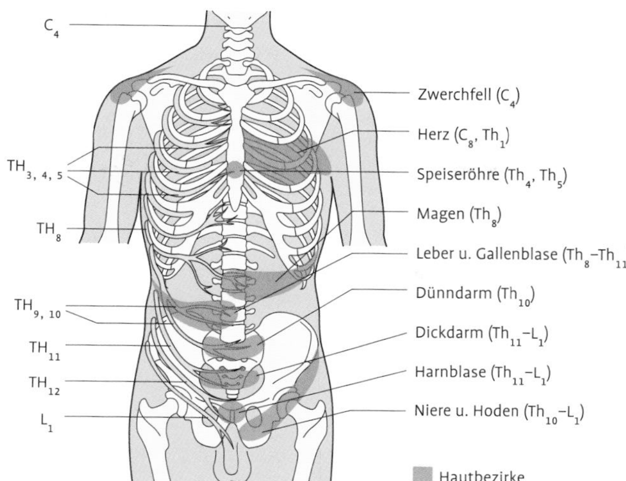

Head-Zonen: segmentale Versorgung innerer Organe u. Hautbezirke, in denen bei Erkrankung dieser Organe durch viszerokutane Reflexe Hyperästhesie u. Hyperalgesie sowie Verquellungen od. Einziehungen auftreten können

sundheitsversorgung. Dieses Eingreifen in traditionelle Geburtssysteme ist nicht unproblematisch. Vgl. Coping, Medizintransfer.

Hedera helix L. *f*: Efeu; Kletterpflanze aus der Familie der Araliaceae (Efeugewächse); **Arzneidroge:** Blätter (Hederae helicis folium, Efeublätter); **Inhaltsstoffe:** Terpensaponine (2,5–6 %), insbesondere α-Hederin u. seine Vorstufe Hederacosid C, die als wirksamkeitsbestimmende Inhaltsstoffe gelten; **Wirkung:** spasmolytisch, antiinflammatorisch; α-Hederin wirkt indirekt β-sympathomimetisch; die expektorierende Wirkung soll über die durch die Saponine gereizten vagalen Nerven der Magenschleimhaut ausgelöst werden, reflektorisch sollen über sensorische vagale Fasern des Vagus die bronchialen Schleimdrüsen stimuliert u. die Viskosität des Bronchialsekretes vermindert werden. Klinische Studien mit positivem Wirksamkeitsnachweis bei Patienten mit chronisch-obstruktiver Bronchitis u. Asthma bronchiale liegen vor; **Verwendung:** Fertigarzneimittel mit standardisiertem Extrakt nach **Kommission E** bei Katarrhen der Atemwege, Husten mit Hypersekretion zähen Schleims sowie zur symptomatischen Behandlung chronisch entzündlicher Bronchialerkrankungen; **traditionell** bei Bronchitis, Keuchhusten, Erkrankungen des rheumatischen Formenkreises, Gicht, Leber- u. Gallenleiden; **Dosierung:** Tagesdosis: 0,25–0,42 g Droge, Extrakt in äquivalenter Dosierung; **Nebenwirkungen:** bei Patienten mit empfindlichem Magen können bei hohen Dosen Magenbeschwerden, Brechreiz u. Erbrechen auftreten; **Kontraindikation:** keine bekannt; **Homöopathie:** Verwendung der frischen, unverholzten Triebe (kleines Mittel) z. B. bei Asthma bronchiale, Erkrankungen des rheumatischen Formenkreises.

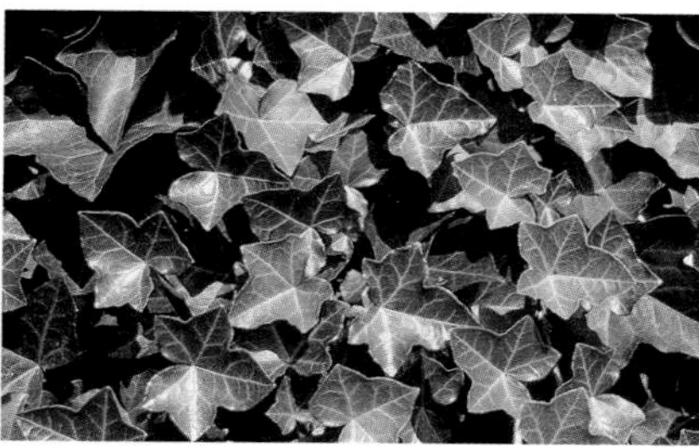

Hedera helix L.: Pflanze [1]

Hefe: s. Faex medicinalis.

Heidel|beere: s. Vaccinium myrtillus.

Heil|an|ästhesie (gr. ἀν- Un-, -los, -leer; αἴσθησις Empfindung) *f*: ältere Bez. für Neuraltherapie*.

Heiler: (ethnomedizinisch) Person, die sich mit der kulturspezifischen Art des Heilens in ihrem jeweiligen Medizinsystem* befasst; sie unterscheidet sich von Laien durch einen höheren Spezialisierungsgrad, auch wenn die Grenze Laie – Heiler letztlich fließend ist. H. sind in der ethnomedizinischen u. medizinischen Literatur lange Zeit unter der Perspektive von Arzt-Äquivalenten der westlichen Medizin betrachtet worden; die neuere Literatur versucht, durch neutrale Begriffe inhaltliche Zuschreibungen zu vermeiden.

Die Bez. **traditioneller H.** ist als ethnomedizinischer Fachbegriff obsolet, auch wenn er noch weite Verbreitung hat. Traditionell als Gegenbegriff zu

modern unterstellt, dass traditionelle Gesellschaften od. traditionelle H. statisch vorzustellen sind. H. sind zwar in ihre spezifische Geschichte u. Kultur (u. in diesem Sinne in ihre Tradition) eingebunden, diese Tradition war u. ist jedoch eine dynamische.
Heute gebräuchlich ist auch der allgemeine Begriff **Experte** (ähnlich: Spezialist, Wissender, Weiser) od. medizinischer Experte. Im Gegensatz zu Begriffen wie Medizinmann* od. Schamane* ist er nicht auf eine spezielle Kultur festgelegt; er beschreibt nur ein besonderes Wissen u. eine besondere soziale Stellung. Die weitere Klärung geht von den Analysen der Funktionen dieses Experten in unterschiedlichen Gruppen aus. Es darf nicht übersehen werden, dass auch der Ausdruck Experte eine Abstraktion des ethnomedizinischen Begriffs von Heilerpersönlichkeit ist u. viele Kulturen keinen entsprechenden Ausdruck kennen, weil ihre H. an ganz spezifische Bedingungen gekoppelt tätig sind. Aus der Perspektive der westlichen Medizin lassen sich die Experten in **Diagnostiker** u. **Therapeuten** unterteilen; diese Aufteilung u. auch die weitere Differenzierung ist in erster Linie analytisch. Vornehmlich Diagnostiker sind Divinator*, Seher u. Orakelpriester; vornehmlich Therapeuten sind Kultführer, Priesterheiler*, Schamane, Fetischeur*, Exorzist*, witch* doctor, Kräuterheiler*, Knochenheiler* u. die traditionelle Hebamme*.
In der Realität sind häufig unterschiedliche Funktionen zu einem Heilertypus verknüpft. Die Verknüpfung findet sich auch in den jeweiligen Erklärungsmodellen* der H. wieder: Jedes Medizinsystem hat seine Typen von H., z. B. ist der **Hakim** eine islamische Heilerpersönlichkeit, Spezialist einer auf galenisch-arabischen Traditionen beruhenden Humoraltheorie. Kranksein wird als Überschuss od. Mangel von Körpersäften od. den Qualitäten heiß – kalt, trocken – feucht angesehen; die (pflanzliche) Therapie zielt auf die Wiederherstellung des verlorenen Gleichgewichts. Der **Zima** ist ein Priesterheiler bei den westafrikanischen Songhay. Er führt einen Besessenheitskult* (Folley-Kult) an, bei dem viele schamanistische Elemente zu finden sind. Zeitlich versetzt kann er sich als witch doctor betätigen, u. schließlich kann er Kräuterheiler u. Fetischeur sein. Es gibt Heilerpersönlichkeiten, die Elemente unterschiedlicher medizinischer Systeme verknüpfen, z. B. der Dorfgesundheitsarbeiter* u. der injection* doctor.
Als Heilerpersönlichkeiten lassen sich auch die medizinischen Experten der westlichen Medizin beschreiben: z. B. Arzt, Heilpraktiker, medizinisch-technischer Assistent, Krankenschwester.

Heil|erde: terrestrisches Peloid* in wechselnder Zusammensetzung mit adsorbierender u. ggf. lokal reizender Wirkung; **Anwendung:** innerlich u. äußerlich, z. B. bei funktionellen Magen-Darm-Beschwerden, insbesondere Durchfallerkrankungen sowie bei nässenden u. entzündlichen Hautveränderungen.

Heil|eu|rythmie (Eurythmie*) *f*: aus der Bewegungskunst Eurythmie* entwickelte, in der Anthroposophischen Medizin* angewendete Therapie, deren Bewegungselemente aus der kranken Wesenheit des Menschen geisteswissenschaftlich abgelesen wurden u. auf diese zurückwirken; beinhaltet die Übung einzelner Lautgesten von Vokalen od. Konsonanten, Rhythmen, bestimmter Lautfolgen od. Spruchworte in spezifischen Bewegungen, die individuell auf den kranken Menschen abgestimmt werden; **Anwendung:** häufig z. B. bei psychosomatischen Beschwerden, Depression, chronischen Schmerzen. Vgl. Therapie, künstlerische.

Heil|fasten: **1.** Bez. für unterschiedliche Formen des Fastens unter ärztlicher Kontrolle bei bestimmten Krankheiten; s. Fasten, therapeutisches; **2.** Fasten* für Gesunde z. B. als Möglichkeit der Selbsterfahrung; i. e. S. von Otto Buchinger entwickelte tiefgreifende internistische, psychosomatisch orientierte Heilmethode als Langzeitfasten (14–32 Tage) in spezialisierten Fastenkliniken mit umfassendem Fastenverständnis (Impuls zur Veränderung des Lebensstils u. zur Neuorientierung gegenüber der Welt u. Transzendenz).

Heil|gase: Bez. für frei aufsteigende Begleitgase des Quellwassers* u. der reinen Gasquellen, soweit der wissenschaftliche Nachweis krankheitsheilender, -lindernder u. -verhütender Qualitäten erbracht ist; balneotherapeutisch werden v. a. Schwefelgase (häufig in Stickstoffgasquellen bei Abwesenheit von Sauerstoff als Spurenelement) u. Radon verabreicht. Vgl. Bad.

Heil|hypnose (Hypnose*) *f*: s. Hypnotherapie.

Heil|klima (Klima*) *n*: besondere atmosphärische Bedingungen, die durch schonende od. anregende Reize heilsame Anpassungsreaktionen menschlicher Funktionssysteme vermitteln; biotrop wirken besonders thermische, hygrische, photoaktinische u. luftchemische Wetterfaktoren sowie der Höhenreiz (Sauerstoffpartialdruck); typische Merkmale eines H. sind z. B. hohe Luftreinheit, geringe zirkadiane Temperaturschwankungen (Mittelgebirge), Abwesenheit von Allergenen u. seltenes Vorkommen von Nebel u. Inversionswetterlagen (oberhalb 300 m). Man unterscheidet Meeresküsten-, Mittelgebirgs- (Höhe bis 1000 m) u. Hochgebirgsklima. Der Nachweis eines H. durch ein meteorologisches Gutachten u. das Vorhandensein bestimmter Kureinrichtungen sind Voraussetzungen für die Anerkennung als Klimakurort*. **Anwendung:** Erkrankungen der Atemwege (alle Klimalagen), von Herz u. Kreislauf (Mittelgebirge, Meeresküste), Allergien*, neuro-vegetative Störungen, Rekonvaleszenz, Erkrankungen des Kindesalters (Mittelgebirge, Meeresküste).

Heil|kost, schleim|freie: von dem Arzt Arnold Ehret (1866–1922) entwickelte vegane (s. Veganer) Rohkost*-Ernährung zur Reinigung des Körpers von sog. verstopfendem Schleim (unverdaute, nicht ausgeschiedene Nahrungsbestandteile); Hauptnahrungsmittel ist rohes Obst, ergänzt durch rohe Salate u. Gemüse; Fleisch, Milch, Milchprodukten u. stärkehaltige Lebensmitteln werden gemieden; Kochen wird nicht generell abgelehnt. **Ernährungsphysiologische Bewertung:** einseitige Ernährung, als Dauerkost nicht geeignet. Vgl. Vegetarismus.

Heil|kräuter-Essenz-Therapie (lat. essentia Wesen; Therapie*) *f*: s. Aquarome.

Heil|kunde|system *n*: s. Medizinsystem.

Heil|magnetismus *m*: syn. magnetische Heilung, Magnetopathie, Mesmerismus; Bez. für ein Verfahren, bei dem ein Heilmagnetiseur, der über magnetische Kräfte verfügen soll, durch Handauflegen* od. durch Bestreichen der Haut mit Magneten od. den Händen eine therapeutische Wirkung ausübt; das Verfahren basiert auf der Annahme F. A. Mesmers, dass ein „tierischer Magnetismus" besteht als „ein das ganze Weltall durchströmendes Fluidum, durch dessen Bewegungen ein tierischer Körper auf einen anderen wirke". Von Reichenbach wurde eine „odisch-magnetische Kraft" beschrieben u. der Fundamentalsatz „alles strahlt" formuliert; diese das gesamte Universum durchdringende Kraft, das Od bzw. das Lebensfluidum, wurde später auch als Lebensaura (s. Aura) bezeichnet. Bei der heilmagnetischen Behandlung werden eine positive (tonisierende) u. negative (ableitende) Form unterschieden, die durch differenzierte Techniken gekennzeichnet sind. Der Therapeut kann einerseits die pathologischen Schwingungen vom Patienten auf sich ableiten u. andererseits auch Teile seiner Lebensenergie auf den Patienten übertragen. Es werden dabei besondere „Striche" u. Griffe sowie bestimmte Zusatzbehandlungen verwendet. Bevor mit der eigentlichen Behandlung begonnen wird, führt der Magnetiseur einen sog. Rapport durch, d. h. er wäscht u. trocknet seine Hände u. reibt seine Handinnenflächen gegeneinander, bis sie „heiß" sind; er fixiert seinen Patienten mit seinem „odischen Blick" u. beginnt dann mit seinen Strichen u. Griffen. **Anwendung:** v. a. bei funktionellen Störungen (z. B. Schmerzen, Durchblutungsstörungen, Appetitlosigkeit*, Schlafstörungen, Menstruationsbeschwerden). H. gilt heute als Vorläufer suggestiver psychotherapeutischer Verfahren, insbesondere der Hypnose*. Vgl. Auramassage, Magnettherapie, Mikromagnetik, medizinische.

Heil|mittel: **1.** syn. Arzneimittel*; **2.** nach der Definition der Gesetzlichen Krankenversicherung Mittel zur Behandlung von Krankheiten, die (im Gegensatz zu Arzneimitteln) v. a. äußerlich angewendet werden (z. B. physikalische Therapie). Vgl. Hilfsmittel.

Heil|mittel|lehre, ayur|vedische: Beschreibung u. Erklärung der Wirkungen von Heilmitteln im weitesten Sinne; z. T. geschieht dies in Form von Aufstellungen von Heilmittelgruppen mit Angaben zu Indikationen u. Wirkungen. Nach klassischer ayurvedischer Lehrmeinung kann alles, was über die Sinnesorgane auf den Menschen einwirkt, ein Heilmittel sein. Auch Farben, Aromen, Klänge u. Berührung können Heilmittel sein u. werden nach ihrer Wirkung klassifiziert u. ggf. individuell empfohlen. Vgl. Ayurveda, Pharmakotherapie, ayurvedische; Therapie, ayurvedische.

Heil|mittel, typische: in der Anthroposophischen Medizin* entwickelte Arzneimittel u. zentrale Verordnungsform zur Behandlung typischer Krankheiten (s. Krankheitstypus; z. B. Sklerose); t. H. bestehen überwiegend aus Kombinationen von natürlichen Mineralien bzw. Pflanzen u. Pflanzenteilen (Wurzel, Blatt, Blüte u. a.), die in pharmazeutischen Prozessen zu Heilmitteln zusammengefügt werden. Die fertige Arznei wird als neue, in dieser Form in der Natur nicht vorkommende Substanz aufgefasst. Vgl. Pharmazie, anthroposophische.

Heil|nahrung: **1.** zu Heilzwecken genutzte Krankenernährung*; **2.** Säuglingsheilnahrung zur Behandlung von Enteritiden, die sich v. a. durch niedrige Osmolalität, teilweise veränderte Proteinanteile (Proteinhydrolysate, Zusatz von Aminosäuren), verminderten Fettgehalt u. Bevorzugung von mittelkettigen Triglyceriden sowie durch Laktosearmut u. Anreicherung mit Ballaststoffen (meist auch Glutenfreiheit) auszeichnet.

Heil|päd|agogik (gr. παῖς Kind; ἀγωγή Erziehung) *f*: Teilgebiet der Pädagogik u. Psychiatrie, das sich mit der Erziehung u. Unterrichtung bzw. Förderung u. Integration geistig od. körperlich behinderter Menschen sowie von verhaltensschwierigen bzw. verhaltensauffälligen u. sozial benachteiligten Menschen befasst.

Heil|praktiker (gr. πρακτικός tätig): geschützte Bez. für Personen, die die Heilkunde ohne ärztliche Approbation berufsmäßig mit staatlicher Erlaubnis ausüben; Rechtsgrundlage ist das Heilpraktikergesetz (Abk. HPG) vom 17.2.1939 in der Fassung vom 2.3.1974 (BGBl. I, S. 469) u. die entsprechende Durchführungsverordnung vom 18.2.1939 (RGBl. I, S. 259), zuletzt geändert durch Verordnung vom 14.12.2002 (BGBl. I, S. 4456). Die gleichzeitige Heilkundeausübung als H. u. als Arzt ist unzulässig; die Berufsordnungen verbieten darüber hinaus das Zusammenwirken von Arzt u. H. Grundsätzlich darf der H. alle Behandlungs- u. Untersuchungsmethoden ausführen; ausgenommen sind die Behandlung übertragbarer Krankheiten (Infektionsschutzgesetz), Geburtshilfe (Hebammengesetz), Organentnahme (Transplantationsgesetz), Leichenschau, die Verordnung von verschreibungspflichtigen Medikamenten u. Betäubungsmitteln sowie die eigenverantwortliche Anwendung von Röntgenstrahlen (Röntgenverordnung). Der H. hat bei Anwendung ärztlicher (insbesondere invasiver) Methoden grundsätzlich dieselben Sorgfaltsanforderungen zu erfüllen wie ein Arzt; die Aufklärungs- u. Dokumentationspflicht besteht auch für ihn.

Heil|schlaf: durch Medikamente (z. B. Barbiturate, Tranquilizer), Suggestion* od. elektrische Schlafinduktion bewirkter, meist über einen längeren Zeitraum (Schlafkur über Tage bis Wochen) stattfindender u. nur kurzzeitig (z. B. zu Mahlzeiten od. Körperpflege) unterbrochener Schlaf zu therapeutischen Zwecken; **Anwendung:** v. a. bei psychischen Erkrankungen. Umstrittenes Verfahren.

Heil|seil: Bez. für einen Faden od. Silberdraht, der i. R. einer ausleitenden Therapie* durch eine mit einer Nadel künstlich angelegte Wunde gezogen wird; der sich infizierende u. z. T. über Wochen serös sezernierende u. eitrige Stichkanal wird mit dem H. in dieser Zeit ständig irritiert u. an der Abheilung gehindert. Damit sollen die körpereigenen „Schadstoffe" ausgeleitet werden u. neben einer immunstimulierenden Wirkung je nach Lokalisation des H. unterschiedliche reflexive Einflüsse zur Geltung kommen. Es werden auch Vorstellungen einer lokalen „Lymphdrainage" mit dem Verfahren verbunden. Das Heilseilverfahren ist nicht mehr indiziert u. wird kaum noch praktiziert. Vgl. Aschner-Methode.

Heil|stollen|behandlung: Therapie in einem Bergstollen unter Nutzung bestimmter Umgebungsfaktoren (Luftqualität, Temperatur, Feuchtigkeit, Strahlung). Vgl. Klimatherapie, Hormesis.

Heilung: **1.** (allgemein) vollständige (Restitutio ad integrum) od. nur teilweise (Defektheilung) Wiederherstellung der körperlichen, seelischen bzw. geistigen Gesundheit (bzw. des Ausgangszustands) nach einer Erkrankung; die Definition hängt vom jeweiligen Verständnis von Gesundheit u. Krankheit ab. **2.** (homöopathisch) je nach Umfang des Therapieziels Bez. für das Verschwinden einzelner Symptome od. völlige Beschwerdefreiheit; tiefgreifende H. soll i. d. R. einem Verlauf folgen, der durch die Hering*-Regel od. das Drei*-Ebenen-Modell näherungsweise formuliert wird. Vgl. Unterdrückung. **3.** (ethnomedizinisch) Bez. für die Gesamtheit aller Aspekte der Behandlung von Kranksein*; wird dem schulmedizinischen Handeln, dem Kurieren von Krankheit, entgegengesetzt. H. ist ein komplexer Prozess, der auf den sehr unterschiedlichen, aber miteinander verwobenen Ebenen von Körper, Geist, Gesellschaft u. Kultur abläuft. Die Suche nach H. basiert auf den zur Verfügung stehenden natürlichen u. gesellschaftlichen Heilmöglichkeiten u. den Erklärungsmodellen* des Erkrankten bzw. der therapeutischen Gemeinschaft* (vgl. Laienwissen). Durch die Interpretation des Krankseins nach Art u. Schwere ergeben sich Konsequenzen, die zum Hinzuziehen eines medizinischen Experten führen können.

Heilung, magnetische: syn. Heilmagnetismus*.

Heilungs|hindernis: in der Homöopathie* häufig beobachteter Einfluss auf den Patienten, dessen Vermeidung erst die durchgreifende Wirkung einer evtl. bereits zuvor mit unbefriedigendem Resultat angewendeten Therapie ermöglicht; H. können allgemeiner Natur (falsche Lebensweise, psychische Belastungen) od. durch Störfelder, Umweltgifte (z. B. Amalgam) od. Arzneimittel bedingt sein. Typische H. sind Impfungen od. gleichzeitige Anwendung von Allopathika mit stark in die Autoregulation des Organismus eingreifender Wirkung sowie von Drogen, Kaffee, Kampfer u. ätherischen Ölen (s. Antidotierung, Arzneimittelbeziehung). Die Bedeutung des H. ist abhängig von seiner Stärke, der allgemeinen Vitalität des Patienten sowie der Arzneimittelwahl u. -dosierung. Eine Lösung des H. erfolgt durch Vermeidung od. Entfernung der hindernden Faktoren od. (z. B. bei Impfungen) durch Anwendung einer Nosode* (s. Impfnosode). Vgl. Blockade.

Heil|verfahren, alternative: Sammelbez. für Therapieformen, die außerhalb der (konventionellen) Schulmedizin stehen u. alternativ zu ihr eingesetzt werden, obwohl sie nur teilweise als gleichwertige u. naturwissenschaftlich anerkannte Behandlungsmethoden gelten; anerkannte a. H. wollen sich v. a. durch folgende Aspekte auszeichnen: **1.** Behandlung des gesamten Organismus vor der Behandlung einzelner gestörter Organfunktionen (s. Ganzheitsmedizin); **2.** Förderung von Selbstheilungstendenzen vor exogen (z. B. medikamentös) induzierter Sanierung erkrankter Systeme; **3.** Unschädlichkeit der Therapie; **4.** die Befindlichkeit* des Patienten als wesentliches Maß für den Therapieerfolg. Tendenziöser Begriff, der durch andere Bezeichnungen ersetzt werden sollte: vgl. Alternativmedizin, Komplementärmedizin, Naturheilkunde, Medizin, integrative.

Heil|wasser: zu Bädern, Trinkkuren u. Inhalationen genutztes natürliches Quellwasser (aus natürlichen od. künstlich geschaffenen Heilquellen), das sich von gewöhnlichem Süßwasser durch einen Mindestgehalt an gelösten Mineralien (mindestens 1 g/l, z. B. Chlorid-, Hydrogencarbonat-, Sulfatquellen; s. Mineralwasser, natürliches), anderen Elementen od. Verbindungen (Eisen, Arsen, Iod, Fluor, Schwefel, Radium, Radon, Kohlensäure) od. eine höhere Temperatur (s. Thermalquelle) unterscheidet; aufgrund der physikalischen Eigenschaften soll H. Heilzwecken dienen; z. T. durch klinische Gutachten nachgewiesen; **Anwendung:** zur Beseitigung, Linderung od. Verhütung von Krankheiten; H. ist ein zulassungspflichtiges Arzneimittel u. unterliegt dem Arzneimittelgesetz*.

Heinz-Spagyrik (Ulrich Jürgen H., deutscher Heilpraktiker) *f*: diagnostisches u. therapeutisches Verfahren der Spagyrik*, bei dem aus dem Kristallisationsmuster eines spagyrisch behandelten, eingetrockneten Blutstropfens die Erkrankung des Patienten u. das passende Heilmittel abgeleitet werden; wissenschaftlich nicht nachvollziehbare Methode.

Heiserkeit: s. Dysphonie.

Heiß|luft|bad: trockene Heißluftbehandlung als Vollbad (Sauna*); früher auch als Teilbad mit Heißluftduschen od. -kästen mit Glühlampen bzw. Heizwiderständen (Lufttemperatur 70–90 °C; heute nicht mehr verwendet).

Heiß|luft|dampf|bad: s. Dampfbad.

Hekla lava *f*: Lava vom Hekla-Vulkan (Island); **Inhaltsstoffe:** Aluminium-, Calcium-, Magnesiumsilikate, Eisenoxid; **Homöopathie:** Zubereitungen, bewährte Indikation bei Fersensporn, Zahnungsbeschwerden.

Helfer|syn|drom *n*: von W. Schmidbauer (1977) auf psychoanalytischer Grundlage beschriebener Komplex psychischer Symptome in sozialen Berufen, der auf unbewusste Kompensation eigener Hilfsbedürftigkeit durch aufopfernde Hilfe zurückgeführt wird. Vgl. Burnout-Syndrom.

Heli|chrysum arenarium (L.) Moench *n*: Gelbes Katzenpfötchen, Ruhrkraut, Sand-Strohblume; Pflanze aus der Familie der Asteraceae (Korbblütler); **Arzneidroge:** kurz vor dem völligen Aufblühen gesammelte u. getrocknete Blütenstände (Helichrysi flos, Ruhrkrautblüten); **Inhaltsstoffe:** Flavonoide (Isosalipurposid, Helichrysin A u. B), Phthalide, Phenolcarbonsäuren, Phytosterole; **Wirkung:** schwach choleretisch; **Verwendung:** zerkleinerte Droge für Aufgüsse u. a. galenische Zubereitungen; nach **Kommission E** bei dyspeptischen Beschwerden; **Dosierung:** mittlere Tagesdosis 3 g Droge, Zubereitungen entsprechend; meist in Kombination mit anderen pflanzlichen Cholagoga verwendet; **Nebenwirkungen:** keine bekannt; **Kontraindikation:** Verschluss der Gallenwege, Gallensteine; **Wechselwirkung:** keine bekannt.

Helio|therapie (gr. ἥλιος Sonne; Therapie*) *f*: Behandlung durch Sonnenlicht mit direkter Wirkung auf erkrankte Haut (z. B. bei Acne vulgaris u. atopischem Ekzem) u. indirekter Beeinflussung physiologischer Regelsysteme (z. B. Immunsystem, Endokrinium). Vgl. Lichttherapie.

Helminthiasis (gr. ἕλμινς, ἕλμινθος Wurm; -iasis*) *f*: s. Wurmerkrankungen.

Hemmungs|gymnastik *f*: nicht mehr gebräuchliche krankengymnastische Übungsbehandlung zur Hemmung ataktischer Zwangsbewegungen (z. B. bei Chorea), überschießender Abwehr- u. Affektbewegungen od. stereotyper Muskelzuckungen; meist ohne relevanten Therapieeffekt.

Henna|strauch: s. Lawsonia inermis.

Hepar sulfuris (gr. ἧπαρ Leber) *n*: Calcium sulfuratum Hahnemanni; Kalkschwefelleber; Gemisch gleicher Teile des feingepulverten weißen Inneren der Austernschalen u. Schwefelblumen; wird längere Zeit im geschlossenen Tiegel in Weißglühhitze gehalten u. nach dem Erkalten in verschlossenen Gläsern aufbewahrt (bis D3 deutlicher H_2S-Geruch); **Homöopathie:** Zubereitungen (großes Mittel) entsprechend des individuellen Arzneimittelbildes z. B. bei eitrigen Haut- u. Schleimhauterkrankungen, Folgen von Quecksilberexposition.

Hepatica nobilis Gars. **var. acuta** *f*: syn. Anemone acutiloba, Hepatica nobilis var. obtusa; Anemone americana, Anemone hepatica L.; Leberblümchen; ausdauernde Staude aus der Familie der Ranunculaceae (Hahnenfußgewächse); **Arzneidroge:** frische od. getrocknete oberirdische Teile (Hepaticae nobilis herba); **Inhaltsstoffe:** Lactonglucoside (Ranunculin, Protoanemonin, Anemonin), Flavonolglykoside, Anthocyane, Hepatisaponin; **Wirkung:** antimikrobiell, fiebersenkend; **Verwendung: traditionell** innerlich bei Leber- u. Gallenbeschwerden; bei Magen- u. Verdauungsbeschwerden, bei Varikosis, zur kardiovaskulären Stimulation, als allgemeines Tonikum u. Sedativum; äußerlich bei Hämorrhoiden. Die Wirksamkeit bei den genannten Anwendungsgebieten ist nicht belegt; **cave:** Wegen der ungünstigen Risko-Nutzen-Profils wird die Anwendung nicht empfohlen. **Nebenwirkungen:** Das in der frischen Pflanze enthaltene Protoanemonin (wird beim Trocknen zerstört) führt bei Haut- u. Schleimhautkontakt zu heftigen Reizerscheinungen (Harnfußdermatitis), bei innerlicher Anwendung in höherer Dosierung Reizung von Niere u. ableitenden Harnwegen, Diarrhö u. gastrointestinale Störungen einschließlich Koliken; **Kontraindikation:** Schwangerschaft u. Stillzeit; **Wechselwirkung:** keine bekannt; **Homöopathie:** Zubereitungen, bewährte Indikation bei Rachenkatarrh mit Fremdkörpergefühl.

Herba (lat.) *f*: Kraut; in der neueren Nomenklatur der Pharmazie hinter den Pflanzennamen (in der alten lateinischen Nomenklatur davor) gestellte Bez. für getrocknete oberirdische Teile meist krautiger Pflanzen; je nach Erntezeit können neben Blättern u. Stängeln auch Blüten od. Früchte enthalten sein. Der Stängelanteil sollte bei Herbadrogen möglichst gering sein.

Herbst|zeitlose: s. Colchicum autumnale.

Herd: syn. chronisches Irritationszentrum*.

Herd|dia|gnostik (gr. διαγνωστικός fähig zu unterscheiden) *f*: s. Diagnostik chronischer Irritationen.

Herd|erkrankung: Konzept, in dem eine chronische Erkrankung als durch einen Herd (s. Irritationszentrum, chronisches) ausgelöst u. unterhalten verstanden wird; das ältere, auch in der konventionellen Medizin bekannte Konzept eines mikrobiologisch aktiven Herdes spielt dabei eine untergeordnete Rolle. Z. B. können neuroendokrine, immunologische u. sensomotorische Regulationsstörungen (erhöhter Muskeltonus, chronische Entzündung, gestörte Gewebetrophik usw.) Allgemein- u. Fernsymptome verursachen. Häufigste angenommene Herde: nicht abbaubares Material wie Metalle, chronische Entzündungen v. a. im Kopfbereich, Urogenitaltrakt u. in der Gallenblase.

Hering-Regel (Constantin H., Arzt, Philadelphia, 1800–1880): homöopathische Richtlinie zur Beurteilung eines Fallverlaufs; während einer Heilung* bewegt sich der Schwerpunkt der Symptomatik in folgende Richtungen: **1.** von innen nach außen; **2.** von oben nach unten; **3.** von lebenswichtigeren zu unwichtigeren Organen od. Organsystemen; **4.** von zentralen zu peripheren Organteilen u.

H

5. in der umgekehrten zeitlichen Reihenfolge zur Krankheitsentwicklung (die Psyche wird in diesem Zusammenhang als lebenswichtiges, zentrales Organ betrachtet). Im Unterschied zum konventionellen Heilungsverständnis wird ein Verschieben der Symptomatik zu immer belangloseren Manifestationen des Krankseins erwartet. Ein sog. Aufarbeiten früherer gesundheitlicher Probleme mit der Wiederkehr alter Symptome (auch im psychischen Bereich) in meist abgeschwächter Form wird besonders positiv bewertet. Die alten Symptome dürfen nicht unterdrückt, sondern nur im Sinne einer ganzheitlichen Heilung, z. B. homöopathisch behandelt werden. Der Patient muss darüber informiert werden, da er das Auftreten dieser Symptome, z. B. Ekzeme, sonst falsch interpretiert u. diese evtl. unterdrückt. Vgl. Drei-Ebenen-Modell.

H

Herniaria *f*: Bruchkraut; ein- bis mehrjährige Kräuter aus der Familie der Caryophyllaceae (Nelkengewächse); Herniaria glabra L. (Glattes Bruchkraut), Herniaria hirsuta L. (Behaartes Bruchkraut); **Arzneidroge:** während der Blütezeit gesammelte u. getrocknete oberirdische Teile (Herniariae herba); **Inhaltsstoffe:** Triterpensaponine (besonders Glykoside der Medicagen-, Gypsogen- u. 16α-Hydroxymedicagensäure), Flavonoide, Tannine u. Cumarine; **Wirkung:** schwach spasmolytisch, diuretisch, adstringierend; **Verwendung: traditionell** als Aufguss u. a. galenische Zubereitungen bei Erkrankungen der Niere, ableitenden Harnwege u. Atemwege, Neuritis, Gicht u. rheumatischen Beschwerden. Die Wirksamkeit ist bei den beanspruchten Anwendungsgebieten nicht ausreichend belegt. **Nebenwirkungen:** keine bekannt; **Kontraindikation:** Schwangerschaft, Stillzeit.

Herz|beschwerden, funktionelle: auch nervöse Herzbeschwerden; gehäuft im 4. Lebensjahrzehnt anfallartig auftretende Beschwerden ohne organische Ursache mit thorakalen Schmerzen, Tachykardie u. Angst, die sich bei selbstunsicheren, angstneurotischen u. depressiven Persönlichkeiten bis zur Herzneurose verstärken können; **Therapie: 1.** Auflage einer Herzkompresse*; **2.** Sophrologie*; **3.** Phytotherapie: Zubereitungen aus Leonurus* cardiaca; **traditionell** Zubereitungen aus Valeriana officinalis, Selenicereus grandiflorus, Melissa officinalis, Asparagus officinalis; **4.** Homöopathie: u. a. Zubereitungen aus Selenicereus* grandiflorus, Nitroglycerol*, Coffea*, Crataegus*. Vgl. Somatisierungsstörung.

Herz|enge: s. Angina pectoris.

Herz|gespann: s. Leonurus cardiaca.

Herz|glykoside *n pl*: ungenaue Bez. für herzwirksame Glykoside, die z. B. in Digitalis-, Strophanthus-, Scilla- u. Convallaria-Arten vorkommen; s. Digitalisglykoside.

Herz|in|suf|fizienz (lat. in un-; sufficiens hinreichend, genügend) *f*: syn. Myokardinsuffizienz; Insufficientia cordis; Herzmuskelschwäche; unzureichende Funktion des Herzens, bei der das Herz nicht mehr imstande ist, eine den Anforderungen entsprechende Förderleistung zu erbringen; **Einteilung:** nach dem betroffenen Herzabschnitt in Rechtsherz-, Linksherz- u. Globalinsuffizienz, nach der Stabilität eines durch physiologischen u. therapeutischen Mechanismen beeinflussten Gleichgewichts in kompensierte u. dekompensierte H., nach dem Verlauf in akute bzw. chronische H., nach dem Schweregrad in Ruhe- bzw. Belastungsinsuffizienz od. nach der New York Heart Association (Abk. NYHA) in 4 Gruppen (NYHA-Stadien I–IV); **Ursache:** Herzinfarkt, Kardiomyopathie, angeborene od. erworbene Herzfehler, arterielle od. pulmonale Hypertonie*, Herzrhythmusstörungen, koronare Herzkrankheit, Myokarditis u. a.; **Symptom:** bei Dekompensation Stauungszeichen im großen u. kleinen Kreislauf (Lungenödem, periphere Ödeme*, Stauungen aller Organe), Verminderung der Blutversorgung der Kreislaufperipherie, Herzvergrößerung, Tachykardie*, Zyanose, Nykturie; **Therapie: 1.** pharmakologisch ACE-Hemmer, Diuretika, Digitalisglykoside*, organische Nitrate u. a.; **2.** bei NYHA-Stadien I u. II: Kneipp-Therapie, Ernährungstherapie, ausleitende Therapie; **3.** Phytotherapie bei NYHA-Stadien I u. II: Zubereitungen aus Crataegus*; **4.** Homöopathie bei NYHA-Stadien I u. II: Zubereitungen aus Digitalis*, Apocynum* cannabinum, Convallaria* majalis, Prunus* laurocerasus, Strophanthus.

Herz|jagen: s. Tachykardie.

Herz|klopfen: s. Herzbeschwerden, funktionelle.

Herz|kom|presse (lat. comprimere, compressus zusammendrücken) *f*: spezieller Wickel* aus einem kleinen angefeuchteten, mehrfach gefalteten Tuch, das mit einem trockenen Leinen- od. Wolltuch bedeckt wird; Auflage auf die linke Brustseite; **Anwendung:** kalte H. v. a. bei Herzklopfen, heiße H. bei Herzschmerzen; **Kontraindikation:** Angina pectoris (kalte H.).

Herz|krankheit, koronare: Abk. KHK; syn. stenosierende Koronarsklerose, ischämische Herzerkrankung; Erkrankung mit Mangeldurchblutung des Myokards infolge Koronarsklerose u./od. Koronarspasmus; **Ursache:** meist Arteriosklerose* der Herzkranzgefäße; **Komplikation: 1.** asymptomatische (latente) KHK (sog. stumme Ischämie); **2.** symptomatische (manifeste) KHK: Angina* pectoris, Herzinfarkt, Herzinsuffizienz*, Herzrhythmusstörungen, akuter Herztod.

Herz|same: s. Cardiospermum halicacabum.

Hesperidin *n*: Hesperitin-7-rutinosid; Glykosid, z. B. in Zitrusfrüchten; **Wirkung:** Steigerung des venösen Tonus, Steigerung der vaskulären Reaktion auf adrenerge Stimulation, antiinflammatorisch, peripher analgetisch; **Anwendung: traditionell** bei akuten inneren Hämorrhoiden, zur Behandlung von Varizen u. venöser Stase. Die Wirksamkeit bei den genannten Anwendungsgebieten ist nicht ausreichend belegt. **Dosierung:** 100–300 mg oral als Nahrungsergänzungsmittel, Anwendungsdauer auf 3 Monate begrenzen; **Nebenwirkungen:** abdominale Schmerzen, Diarrhö, Gastritis, Kopfschmerzen; **Kontraindikation:** Schwangerschaft, Stillzeit.

Hetero|sug|gestion (gr. ἕτερος anders beschaffen, verschieden; Suggestion*) *f*: s. Suggestion.

Hetero|vakzine (↑; lat. vacca Kuh) *f*: Arzneimittel (Impfstoff) aus inaktivierten patientenfremden Mikroorganismen; im Gegensatz zur Autovakzine wirkt die H. nicht so spezifisch. **Anwendung:** s. Autovakzine.

Heu|blumen: Graminis flos; Blüten von Kleearten u. a. blühenden Wiesenpflanzen, Früchte u. a. oberirdische Teile von Pflanzen aus der Familie der Poacea (Süßgräser); **Inhaltsstoffe:** je nach Erntestandort u. enthaltenen Pflanzen ätherische Öle, Gerbstoffe, Cumarin, Furanocumarine; **Wirkung:** lokal hyperämisierend, antiphlogistisch, analgetisch; **Verwendung:** zur lokalen Wärmetherapie (z. B. in der Kneipp*-Therapie) als Heublumensack*; auch als Heublumenbad*; nach **Kommission E** bei degenerativen Erkrankungen des rheumatischen Formenkreises; **traditionell** bei stumpfen Verletzungen zur Hämatomresorption; **Dosierung:** 1–2-mal täglich als feucht-heiße Kompresse (42 °C) äußerlich für 40–50 Min. anwenden; **Nebenwirkungen:** sehr selten allergische Hautreaktionen, Heuschnupfen; **Kontraindikation:** offene Verletzungen, akute Entzündungen, akute rheumatische Schübe; **Wechselwirkung:** keine bekannt.

Heu|blumen|bad: Bad unter Verwendung von Badezusätzen mit Extrakten bzw. ätherischen Ölen aus Heublumen*; als traditionell angewendetes Arzneibad* zur Behandlung chronisch-degenerativer Erkrankungen des Bewegungsapparats u. zur Förderung des Stoffwechsels; auch Bez. für den Badezusatz selbst.

Heu|blumen|sack: in der Kneipp*-Therapie häufig angewendete feucht-heiße (42 °C) Packung* mit gedämpften Heublumen* zur lokalen Wärmetherapie; **Durchführung:** Der gefüllte Sack wird angefeuchtet u. in einem Kartoffeldämpfer ca. 30–45 Min. gedämpft. Nach mehrmaligem Aufschütteln wird der heiße Sack vorsichtig direkt auf die zu behandelnde Stelle gelegt, nach einer Weile zur Gewöhnung mit einem Tuch fixiert u. zur Umgebung hin abgedeckt. Der H. bleibt ca. 30–60 Min. liegen (bis zum Nachlassen des Wärmegefühls). **Anwendung:** bei nicht akuten rheumatischen Beschwerden, Erkrankungen der Leber u. Gallengänge, Magen-Darm-Störungen, Verspannungen der Rückenmuskulatur, Ischialgie, Lumbago, spastischen Zuständen im Urogenitalbereich; **Kontraindikation:** stark entzündliche Prozesse.

Heu|fieber: s. Pollinosis.

Hexen|schuss: s. Lumbago.

Hexerei: Phänomen, hinter dem ein Vorstellungskomplex steht, der bestimmten Menschen (Hexer, Hexen) einen schädlichen Einfluss auf Menschen, Tiere od. die Umgebung zuschreibt; H. beruht allein auf den Hexen innewohnenden (meist vererbten) negativen Kräften. Im Unterschied dazu steht der **Schadenszauber**, bei dem der Schaden mit bewusster Absicht zugefügt wird od. zugefügt werden soll. Die Hexe fügt ebenfalls Schaden zu, allerdings nur aufgrund ihrer Eigenart als Hexe u. ist daher nicht in vollem Umfang verantwortlich zu machen für ihr Handeln. Z. B. werden Hexen in Westafrika nur enttarnt, aber nicht getötet od. sonst hart bestraft. Hexerei ist eingebettet in einen größeren Komplex von Verhaltensweisen wie etwa nächtliche Flüge u. Verwandlungen; (Schadens) Zauberer haben diesen Kontext nicht. Zur H. gehört, dass ihr eine wichtige Rolle bei der Verursachung einer Erkrankung zugeschrieben wird; als Grundmuster sind dabei häufig folgende Elemente zu finden: Hexer/Hexen lauern Männern, Frauen od. Kindern auf, um sich ihrer zu bemächtigen u. sie aufzufressen. Oft wird diese Vorstellung über das Doppel, einer bestimmten Art Seele, vermittelt: Hexer/Hexen od. ihr Doppel gehen nachts umher u. fangen das Doppel von Mitmenschen, das im Traum den Körper verlassen hat. Der Mensch wird krank u. ohne Hilfe des witch* doctor stirbt er. In der neueren Ethnologie wird die Fragestellung diskutiert, inwieweit H. auch ein Ventil für soziale Spannungen ist; in der westlichen Gesellschaft ist H. ein weitgehend historisches Phänomen.

HF-Dia|gnostik (gr. διαγνωστικός fähig zu unterscheiden) *f*: Abk. für **H**och**f**requenzdiagnostik*.

Hibiscus sabdariffa L. *m*: Hibiskus; einjährige krautige Pflanze aus der Familie der Malvaceae (Malvengewächse); **Arzneidroge:** zur Fruchtzeit geerntete, getrocknete Kelche u. Außenkelche (Hibisci flos, Hibiskusblüten, Malventee); **Inhaltsstoffe:** 15–30 % Pflanzensäuren (z. B. Zitronen-, Äpfel-, Wein- u. Hibiskussäure; laut DAB mindestens 10 % Säuren, berechnet als Zitronensäure), Anthocyane, Flavonoide, Phytosterole, Schleimpolysaccharide u. Pektine; **Wirkung:** mild laxierend, schleimlösend; **Verwendung:** als Teeaufguss od. andere galenische Zubereitungen **traditionell** zur Appetitanregung, bei Erkältungen, Entzündungen der oberen Atemwege u. des Magens; zur Schleimlösung, als mildes Laxans u. Diuretikum; bei Kreislaufbeschwerden. Die Wirksamkeit bei den beanspruchten Anwendungsgebieten ist nicht belegt. **Dosierung:** 1,5 g in 150 ml kochendem Wasser 5–10 Min. ziehen lassen; **Nebenwirkungen:** keine bekannt; **Kontraindikation:** Schwangerschaft u. Stillzeit; **Wechselwirkung:** bekannt.

Hibiskus: s. Hibiscus sabdariffa.

Hidrotikum (gr. ἱδρώς Schweiß) *n*: syn. Diaphoretikum*.

Hierarchisierung: homöopathisches Verfahren bei der Arzneimittelwahl* zur Gewichtung der einzelnen Symptome des Patienten; die zugrundeliegenden Kriterien sind der Krankheitswert des jeweiligen Symptoms u. seine Trennschärfe bei der Abgrenzung verschiedener Arzneimittelbilder. Die konkrete Vorgehensweise variiert je nach Autor u. Behandler. Allgemein gilt: ungewöhnliche (trennscharfe), schwerwiegende (eine gesunde Lebensführung beeinträchtigende), intensive, differenzierte u. affektbesetzte Symptome sind von größerem Gewicht. In der Hierarchie für die Arzneimittelwahl sind die charakteristischen Symptome (§ 153-Symptome) am bedeutendsten in absteigender Wertigkeit gefolgt von Geistes- u. Gemütsymptomen, Allgemeinsymptomen u. Lokalsymptomen. Die Ursache der Erkrankung wird je nach Intensität u. eindeutiger Zuordnung in der H. individuell eingeordnet (s. Tab.). Bei chronisch kranken Patienten kann zusätzlich eine Einteilung der Symptome nach ihrem zeitlichen Auftreten in jüngere, noch vorhandene alte u. vergangene alte Symptome erfolgen. Formale Hierarchien stellen nur eine grobe Richtschnur für die Gewichtung der Symptome im konkreten Einzelfall dar, da die Einordnung eines Symptoms erheblich von der Einschätzung seiner Behandlungsbedürftigkeit u. seiner Stellung im Gesamtzusammenhang der üb-

Hierarchisierung
Einteilung der Symptome

1. nach Künzli
- auffallend, ungewöhnlich
  - an sich
  - als Modalität
  - als Empfindung
  - in der Ausbreitung
  - bezüglich Beginn, Ende
  - Kombination konträrer Symptome
  - Fehlen erwarteter Symptome
- Geistes- und Gemütssymptome
- Allgemeinsymptome
  - ganzer Körper
  - Modalitäten
    - Nahrungsmittel: Abneigung, Verlangen
    - Menstruation, Sexualsymptome
    - Schlaf, Träume
    - Wundverhalten
    - Lateralität
- Causa
- Begleitsymptome
- alternierende Symptome, Periodizität
- Lokalsymptome

2. nach Köhler (modifiziert)
- Präzision der Symptome
  - charakteristische, auffallende, ungewöhnliche Symptome
  - spontan und energisch geäußerte Symptome
  - vollständige Symptome
  - lange bestehende und sich verstärkende, besonders konstitutionelle/diathetische Symptome
  - neue, sich verstärkende Symptome
- Bedeutung für die Person
  - Ätiologie
  - ganzheitliche Symptome, Allgemeinsymptome
    - Sensationen und Modalitäten am ganzen Menschen
    - Sexualität, Menstruation
    - Nahrungsmittelverlangen, -abneigungen
    - Beschaffenheit von Ausscheidungen und Absonderungen
    - Schlaf, Träume
  - organgebundene und lokale Symptome

3. nach Vithoulkas
- Allgemeinsymptome
  - geistig
  - emotional
  - physisch
  - allgemein, Abneigung, Verlangen
  - Sexualität
  - Schlaf
  - Lokalsymptome

4. nach Jayasurya
- Allgemeinsymptome
  - mental
    - Wille, Liebe/Hass, Phobien
    - Auffassung, Erkennen der Realität
    - Gedächtnis
  - physisch
    - Abneigung, Verlangen
    - Menstruation (Art, Wirkung)
- Lokalsymptome
  - ungewöhnlich, absonderlich
  - üblich, normal bei der jeweiligen Krankheit
- Konstitutionstyp
  - Miasmen, Familiengeschichte
- Modalitäten
- körperlicher Befund
  - allgemein
  - lokal
- Charakter von Absonderungen
- Tendenz zu Gewebeveränderungen, erbliche Normabweichungen
- Ergebnisse spezieller Untersuchungen

rigen Symptomatik abhängt. Vgl. Drei-Ebenen-Modell.

Hildegard-Medizin (Hildegard von Bingen, Benediktinernonne, 1098–1179; lat. ars medicina ärztliche Kunst) *f*: religiös geprägtes Heilsystem, das die seelisch-leibliche Ganzheit des Menschen berücksichtigt; 6 goldene Lebensregeln (sex rei naturales; s. Tab.) sollen eine Ordnung u. ein Lebensgefühl vermitteln, an denen sich die allgemeine Lebensführung u. die Behandlung von Krankheiten orientieren soll. Wissenschaftlich umstrittenes Verfahren, das sich vielfach an kommerziellen Interessen ausrichtet.

Hildegard-Medizin
Die 6 goldenen Lebensregeln

1. Heilmittel aus der Schöpfung: In der gesamten Schöpfung, in den Bäumen, Kräutern, Pflanzen, Tieren, Vögeln, Fischen, ja sogar in den Edelsteinen sind geheime Subtilitäten (Heilungskräfte) verborgen, die man nicht wissen kann, wenn sie uns nicht von Gott geoffenbart werden.
2. Eure Lebensmittel sollen eure Heilkräfte sein.
3. Ruhe und Bewegung zur Bewältigung von Leistungsverlust durch Stress
4. Schlafen und Wachen zur Regeneration des gesamten Organismus
5. Ausleitungsverfahren zum Reinigen schlechter Körpersäfte in Blut und Bindegewebe: Aderlass, Schröpfen, Moxibustion
6. seelische Reinigung zur Wandlung von seelischen Risikofaktoren (Lastern) zu seelischen Heilungskräften (Tugenden)

Hilfs|mittel: in der Definition der Gesetzlichen Krankenversicherung (§ 33 SGB V) Körperersatzstücke, orthopädische od. andere Geräte (einschließlich Hörhilfen sowie Brillen u. a. Sehhilfen) zum Ausgleich od. zur Vorbeugung eines körperlichen Funktionsdefizits (Behinderung) od. zur Sicherung des Erfolgs einer Heilbehandlung; vgl. Heilmittel.

Himbeere: s. Rubus idaeus.

Hippo|castani semen (gr. ἵππος Pferd) *n*: s. Aesculus hippocastanum.

Hippophae rhamnoides L. *fpl*: Sanddorn; Strauch od. Baum aus der Familie der Elaeagnaceae (Ölweidengewächse); Subspecies (ssp.) rhamnoides (im Küstenbereich) u. fluviatilis (in Bergen u. Flusstälern); **Arzneidroge:** im Zustand der Vollreife geerntete, frische od. getrocknete Früchte (Hippophae rhamnoides fructus; Erntezeit zwischen August u. dem ersten Schnee); Öl aus den Samen (Sanddornöl); auch das Öl aus der Außenfrucht wird verwendet sowie gelegentlich Blüten u. Blätter; **Inhaltsstoffe:** bis 1,4 % Vitamin C in den frischen Früchten (besonders in Hippophae rhamnoides ssp. fluviatilis); organische Säuren (Äpfel-, China- u. Essigsäure), Carotinoide (β-Carotin, γ-Carotin, Lycopen), Flavonoide (Kaempherol, Isorhamnetin, Quercetintri- u. tetraglykoside), Mannit, Quebrachit, Vitamin A, B_1, B_2, B_6, fettes Öl (in der Außenfrucht ca. 7 % mit 47 % gesättigten u. 53 % ungesättigten Fettsäuren); im Samenfett überwiegen mit 79 % die ungesättigten Fettsäuren (39,6 % Linolsäure, 21,8 % Linolensäure, 17,4 % Ölsäure); **Wirkung:** Sanddornöl leberprotektiv, ulkusprotektiv u. -heilend; Verbesserung der Verträglichkeit von Chemotherapien, Extrakte antioxidativ, ulkusprotektiv u. wundheilungsfördernd; Samenöl: hepatoprotektiv; **Verwendung:** fettes Öl der Samen, Blätter für Teeaufgüsse; äußerlich bei Strahlenschäden der Haut u. Schleimhäute (Röntgenstrahlen, Sonnenbrand) u. zur Wundbehandlung; innerlich zur Prävention von Infekten, zur allgemeinen Immunstimulation, bei Arteriosklerose u. a. Alterserscheinungen, bei Ulcus ventriculi u. Refluxösophagitis; zur Verbesserung der Verträglichkeit von Chemotherapien. Die Wirksamkeit bei den genannten Anwendungsgebieten ist nicht belegt. **Dosierung:** innerlich: täglich 1–2 Tassen Tee aus den Blättern od. 1–3 Kapseln mit 500 mg Sanddornöl od. 3-mal 3–5 ml Sanddornöl; äußerlich: Sanddornöl aus 1–3 Kapseln 3–4-mal täglich auftragen; **Nebenwirkungen:** keine bekannt; **Kontraindikation:** Schwangerschaft u. Stillzeit (Dosierungen höher als bei der Ernährung üblich); **Wechselwirkung:** keine bekannt.

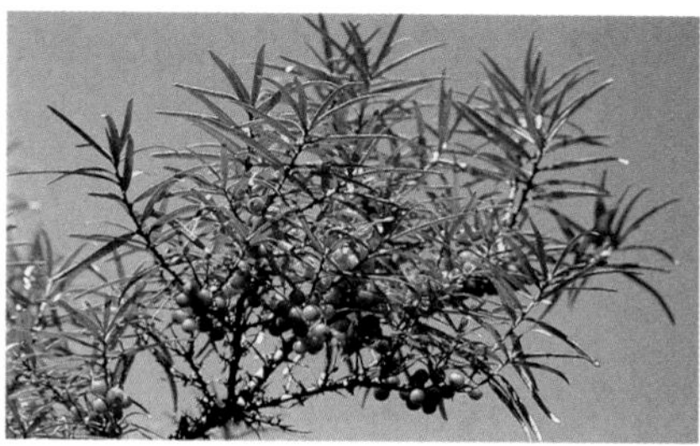

Hippophae rhamnoides L.: Frucht [1]

Hippo|therapie (gr. ἵππος Pferd; Therapie*) *f*: Reiten als Therapie von bewegungsgestörten Kindern u. Erwachsenen mit z. B. Sitz-, Halte- u. Bewegungsübungen unter Anleitung; **Anwendung:** bei zentraler Fehlsteuerung, funktioneller muskulärer Fehlspannung, arthrogener Bewegungsstörung; auch bei psychischen Erkrankungen, z. B. Autismus. Vgl. Bewegungstherapie, Physiotherapie.

Hirten|täschel: s. Capsella bursa-pastoris.

Hirudin (lat. hirudo Blutegel) *n*: Polypeptid aus dem Speichel von Blutegeln (s. Hirudinea), das die Blutgerinnung hemmt; H. ist ein Thrombininaktivator, der die Plazentaschranke überwinden u. in die

Muttermilch übergehen kann; Gwinnung aus Blutegeln od. gentechnologisch; **Verwendung:** äußerlich bei oberflächlichen Blutergüssen, Venenentzündungen, Entzündungen im Bereich von Krampfadern.

Hirudinea (↑) *f*: Blutegel; aquatische od. terrestrische Annelida (Ringelwürmer) mit meist temporär-ektoparasitischer, z. T. auch temporär-endoparasitischer Lebensweise; typisch sind Haftscheiben an beiden Körperenden; **Gattungen:** Hirudo, Haementeria, Haemadipsa, Dinobdella, Limnatis. Vgl. Haementeria officinalis, Hirudo medicinalis.

Hirudo medicinalis (↑) *f*: medizinischer Blutegel; ektoparasitärer, an Mensch u. Tier blutsaugender Ringelwurm (s. Hirudinea); **Verbreitung:** Europa; im Süßwasser, zeitweise in feuchter Erde (Eiablage); **Verwendung:** Das Ansetzen von H. m. soll entstauend, krampflösend u. blutreinigend wirken; früher als Äquivalent zum Aderlass*, heute v. a. als Teil der ableitenden Therapie* od. ausleitenden Therapie* bei umschriebenen Erkrankungen mit der Symptomatik von Fülle* im Bereich der Körperoberfläche, seltener auch zur reflektorischen Einflussnahme bei chronischen Entzündungen innerer Organsysteme; typische Indikationen sind degenerative Erkrankungen des Bewegungsapparats (besonders Arthrosen u. weichteilrheumatische Erkrankungen, heute seltener auch Thrombophlebitis u. postthrombotisches Syndrom). Bei einer Blutmahlzeit werden 5–8 ml Blut aufgenommen; die Wunde blutet durch das im Speichel enthaltene Hirudin* ca. 2–20 Std. nach, wobei bis zu 40 ml Blut ausgeleitet werden können. **Nebenwirkungen:** Geringe entzündliche Reaktionen an der Bissstelle sind normal. In Einzelfällen dehnen sich diese auf die Umgebung aus u. müssen lokal kühlend, selten antibiotisch behandelt werden.

Hist|amin-Binde|haut-Test *m*: Abk. HBT; syn. Remky*-Test.

Hoch|druck: s. Hypertonie.

Hoch|frequenz|dia|gnostik (gr. διαγνωστικός fähig zu unterscheiden) *f*: Kurzbez. HF-Diagnostik; Verwendung hochfrequenter elektromagnetischer Signale zur Erzeugung elektromagnetischer Felder zu diagnostischen Zwecken; die Verteilung u. Veränderung der elektrischen Wechselfeldstärke u. Wechselfelddichte (entscheidende diagnostische Indikatoren) werden überwiegend durch Leitfähigkeit u. relative Dielekrizitätskonstante bestimmt. Beispiel: Anthroposkopie*. Vgl. Elektronographie.

Hoch|frequenz|therapie (Therapie*) *f*: syn. Kurzwellentherapie; Form der Elektrotherapie* mit Anwendung hochfrequenter, kurzwelliger elektromagnetischer Energie (Wechselstrom* mit einer Frequenz von mehr als 0,5 MHz), die im Körper in Wärme (kinetische Energie) übergeht (s. Diathermie); **Joule-Widerstandswärme** entsteht im elektrischen Feld zwischen den Platten eines Kondensators, im (mit der Frequenz wechselnden) Magnetfeld einer Spule (Kurzwellen mit einer Wellenlänge von 11,06 m u. einer Frequenz von 27,12 MHz) u. im wellenförmig sich ausbreitenden elektromagnetischen Feld eines Strahlers (Dezimeterwellen, Wellenlänge 0,69 m, Frequenz 433,92 MHz; Mikrowellen, Wellenlänge 0,124 m, Frequenz 2450 MHz); die **Joule-Leitungsstromwärme** (Langwellendiathermie) wird nicht mehr genutzt. Im inhomogenen Gewebe des Körpers ist die Tiefenwirkung der Erwärmung aufgrund ungleicher Absorption u. Reflexion der Primärenergie an den Grenzflächen ungleich, ebenso die Wärmeverteilung durch Abtransport mit dem Blutstrom. Durch Wahl verschiedener Frequenzen od. Applikatoren kann die Tiefenwirkung der Wärme (v. a. beim Kondensatorfeld) gesteuert werden (s. Tab.). **Anwendung:** zur Behandlung bei z. B. Arthrose, chronischer Bronchitis, Prostatitis, Adnexitis, Dysmenorrhö. Vgl. Elektrotherapie.

Höchst|mengen|verordnungen: Verordnungen, die maximale Grenz- u. Belastungswerte für das zulässige Maß an Schadstoffen in od. auf Lebensmitteln, Arzneimitteln, Tabakerzeugnissen od. Kosmetikprodukten festlegen; z. B. Schadstoff-Höchstmengenverordnung, Rückstands-Höchst-

Hochfrequenztherapie
Übersicht über die technischen Daten

Bezeichnung	Wellenlänge	Frequenz	Methode	Eindringtiefe
Langwelle	300 m	1 MHz	Diathermie (nicht mehr zugelassen)	
Kurzwelle	11,06 m	27,12 MHz	Kondensatorfeld, Spulenfeld	Subkutis, Muskel (oberflächlich)
Ultrakurzwelle	10–1 m	30–300 MHz	nicht in Gebrauch	
Dezimeterwelle	0,69 m	433,92 MHz	Rundstrahler, Muldenelektrode	Muskel (oberflächlich), Muskel (tief)
Mikrowelle	0,124 m	2450 MHz	Strahlenfeld	Muskel (oberflächlich)

mengenverordnung, Aflatoxin-Höchstmengenverordnung, Mykotoxin-Höchstmengenverordnung.

Höllen|stein: s. Argentum nitricum.

Hohl|zahn: s. Galeopsis segetum.

Holismus, medizinischer (gr. ὅλος ganz, vollständig) *m*: syn. Ganzheitsmedizin*.

Holunder, Schwarzer: s. Sambucus nigra.

Holz|kohle: Carbo vegetabilis; Herstellung der Arzneidroge (Carbo Ligni pulveratus, gepulverte Holzkohle) durch nochmaliges Glühen gewöhnlicher H. in geschlossenen Gefäßen; **Verwendung: traditionell** innerlich bei Meteorismus, Flatulenz, infektiösen Darmerkrankungen u. bei Vergiftungen; äußerlich als Wundstreupulver; **Dosierung:** 520–975 mg nach den Mahlzeiten; andere Medikamente erst im Abstand von 2 Stunden einnehmen; **Nebenwirkungen:** Verschluss im Gastrointestinaltrakt, verlängerte gastrointestinale Transitzeit, pulmonale Aspiration bei Erbrechen, hypernatriämische Dehydratation; **Kontraindikation:** Verschlüsse im Gastrointestinaltrakt; **Wechselwirkung:** Reduktion bzw. Aufhebung der Resorption vieler Arzneimittel u. von Mikronährstoffen; **Homöopathie:** Zubereitungen aus ausgeglühter Kohle von Rotbuchen- od. Birkenholz (großes Mittel) entsprechend des individuellen Arzneimittelbildes z. B. bei Bronchitis, Kreislaufschwäche, Roemheld-Syndrom, Venenstauung.

Homöo|pathie (gr. ὁμοῖος gleich, ähnlich; -pathie*) *f*: durch Samuel Hahnemann (1755–1843) begründetes, in seinem „ Organon* der Heilkunst" beschriebenes, medikamentöses Therapieprinzip, das Krankheitserscheinungen nicht durch exogene Zufuhr direkt gegen die Symptome gerichteter Substanzen behandelt (s. antipathisch), sondern bei dem (meist in niedriger Dosierung, s. Potenzierung) Substanzen eingesetzt werden, die in einer homöopathischen Arzneimittelprüfung* den Krankheitserscheinungen ähnliche Symptome verursachen (z. B. Thallium in niedrigster Dosierung zur Behandlung der Alopezie); dieses sog. Ähnlichkeitsprinzip* (Similia similibus curentur) wird in der klassischen H. ergänzt durch ein komplexes System von Zuschreibungen (s. Miasmenlehre) sowohl im Hinblick auf Patienteneigenschaften (Konstitutionstypen) als auch auf die eingesetzten Arzneimittel (Pflanze, Tier, Mineral), das bei der individuellen Verordnung berücksichtigt wird. Meist wird neben der Heilung akuter od. chronischer Erkrankungen eine Stärkung der Konstitution* angestrebt. Die Auswahl des homöopathischen Arzneimittels erfolgt entsprechend seinem Arzneimittelbild*, das sich aufgrund homöopathischer Arzneimittelprüfungen, Vergiftungssymptomen u. Beobachtungen unter Behandlung ergibt, individuell entsprechend der Gesamtheit der Symptome des Patienten, die dem Arzneimittelbild entsprechen sollte u. mit der homöopathischen Anamnese erfasst wird. Die schulmedizinische Diagnose (Krankheitsdiagnose) bietet dem behandelnden Homöopathen Informationen über die Therapierbarkeit u. Prognose der diagnostizierten Erkrankung sowie zur Dosierung des Arzneimittels; sie kann jedoch nur selten einen Hinweis für die Arzneimittelwahl* liefern, da sie zu unspezifisch ist u. i. d. R. sehr vielen Arzneimittelbildern zugeordnet werden kann. Krankheit wird innerhalb der H. als ein bei jedem Patienten individueller Zustand des Organismus verstanden, der zum Auftreten von Symptomen führt.
Zur näheren Beschreibung des Krankheitszustandes selbst u. seines Verhalten unter homöopathischer Behandlung existieren verschiedenene **Wirkmodelle: 1.** Die Verstimmung einer sog. Lebenskraft* (Hahnemann), die den Unterschied des Belebten vom Unbelebten ausmacht, nicht direkt erkennbar u. nicht vom Organismus getrennt zu denken ist, äußert sich in Symptomen. Die H. der Anfangszeit erhob den Anspruch, mit ihren potenzierten Arzneimitteln die Lebenskraft direkt anzusprechen. Dieser vitalistische Ansatz gilt heute als überholt. **2.** Ein sog. Abwehrmechanismus (Vithoulkas) als Beschreibung des Verhaltens bei Störungen der Hömöostase führt zum Entstehen von Symptomen bei dem Versuch, auch unter dem Einfluss von Stressoren den bestmöglichen Zustand des Organismus zu erreichen u. aufrechtzuerhalten. Dieses an kybernetische Ansätze angelehnte Modell betont v. a. die Sinnhaftigkeit von Krankheitssymptomen u. begründet die Schädlichkeit ihrer Unterdrückung*. **3.** Krankheit als Verzerrung einer psycho-neuro-endokrino-immunologischen Achse od. der Gesamtheit aller Steuer- u. Regelungsvorgänge im Organismus. Allen Ansätzen gemeinsam ist das Postulat einer einheitlichen Reaktionslage des gesamten Organismus. Damit wird die Bedeutung auch krankheitsferner Symptome (Allgemeinsymptome, Begleitsymptome, Geistes- u. Gemütssymptome) bei der Bestimmung dieses allen Symptomen gemeinsam zugrunde liegenden Zustandes begründet sowie die besondere Art der Verlaufsbeurteilung; nicht die Besserung einzelner Symptome ist der Indikator einer Heilung, sondern die Verschiebung der Hauptmanifestation des zugrundeliegenden Krankseins zu weniger lebensbeeinträchtigenden Formen (s. Hering-Regel, Drei-Ebenen-Modell).
Geschichte: Die H. fand schon zu Lebzeiten Hahnemanns eine weite Verbreitung auch über Deutschland hinaus u. ist heute weltweit verbreitet mit einer besonderen Bedeutung in Indien, wo sie seit 1973 gleichwertig neben der konventionellen u. ayurvedischen Medizin steht. Bedeutsame Homöopathen sind neben vielen anderen C. M. F. von Boenninghausen (1785–1864) durch die von ihm entwickelte u. in seinem „Therapeutischen Taschenbuch" dargelegte Form der Arzneimittelwahl, bei der ein möglichst charakteristisches, vollständiges Symptom, das sich aus der Lokalisation, einer Empfindung u. der Modalität (einschließlich Causa) zusammensetzt, u. ein od. mehrere Begleitsymptome entscheidend sind. C. He-

H

ring (1800–1880) erlernte die Homöopathie in Deutschland, bevor er 1833 nach Amerika auswanderte und v. a. durch zahlreiche Arzneimittelprüfungen u. seine Sammlung der Leitsymptome der Arzneimittel („Guiding Symptoms") bekannt wurde. J. T. Kent (1849–1916, USA) ist durch seine Vorlesungen über das Organon (deutscher Titel „Zur Theorie der Homöopathie"), seine Materia* medica, bei der er besonderen Wert auf die Beschreibung der Gemütssymptome der Arzneimittel legte, insbesondere aber durch sein sehr differenziertes, weltweit am weitesten verbreitetes Repertorium bekannt. Kent entwickelte zudem die Gabe von Homöopathika in Potenzschritten (C30, C200, C1000, XM, LM, MM). Die Homöopathie entwickelte sich an vielen Stellen der Welt unterschiedlich weiter. : C4*-Homöopathie, Drei*-Ebenen-Modell, Isopathie*, Komplexhomöopathie*, Miasmenlehre*. Der **wissenschaftliche Wirknachweis** ist trotz inzwischen zahlreicher durchgeführter Studien nicht gelungen, so dass die Schulmedizin von Placebo-Wirkungen ausgeht, während homöopathische Forscher neue Erklärungsmodelle für die im Alltag u. in Studien unterschiedlichen Beobachtungen entwickeln u. erforschen, so z. B. die aus der Quantentheorie bekannte Verschränkung. Der Wirkmechanismus der Potenzierung ist naturwissenschaftlich derzeit nicht erklärbar. Die auf das physikalische Moment des Schüttelns u. Verreibens hypothetisch zurückgeführten informationstragenden Veränderungen des Lösungsmittels wurden erstmals 1965 von Bernard formuliert (Imprint*-Theorie). **Ausbildung:** Zum Erwerb der ärztlichen Zusatzbezeichnung Homöopathie sind in Deutschland 2 Jahre klinische Tätigkeit, ein Kurs mit 160 Stunden sowie 6 Monate Weiterbildung bei einem Weiterbildungsbefugten, ersatzweise 100 Stunden Fallseminare erforderlich. Vgl. Allopathie.

homöo|pathisch (↑; ↑): in der Homöopathie Bez. für die Eigenschaft eines Arzneimittels, mit Symptomen aus seinem Arzneimittelbild* zu Krankheitssymptomen eines gegebenen Falls ähnlich zu sein, d. h. diese in hinreichender Ähnlichkeit am Gesunden erzeugen zu können; vgl. allopathisch, antipathisch, Ähnlichkeitsprinzip.

Homöo|pathisches Arznei|buch (↑; ↑): s. HAB.

Homöo|psorikum (↑; ↑) *n*: s. Arzneimittel, antispsorisches.

Homöo|sin|iatrie (↑; gr. σινιάζειν sieben, sichten; ἰατρός Arzt) *f*: Bez. für die möglichen Beziehungen zwischen Akupunktur* u. Homöopathie* hinsichtlich eines gemeinsamen diagnostischen bzw. therapeutischen Vorgehens; als Begründer u. Namensgeber dieser Methodenkombination gilt der Arzt de la Fuye (Paris); in Deutschland war es der Arzt A. Weihe, der 1886 den Zusammenhang zwischen verschiedenen Druckpunkten u. einzelnen Homöopathika beschrieb (s. Weihe-Druckpunkte) u. von der Grundvorstellung ausging, dass jede organische u. seelische Störung auch schmerzhafte Hautpunkte entstehen lässt. Diese sollten hinsichtlich ihrer Modalität* einem homöopathischen Arzneimittel entsprechen bzw. sich durch ein solches zum Verschwinden bringen lassen. In jüngster Zeit wird der Begriff Homöopathikainjektion bzw. Injektionsakupunktur* verwendet. Der H. liegt kein einheitliches Vorgehen bzw. keine gemeinsame Lehrvorstellung zugrunde.

Homöo|stase (↑; gr. στάσις Stillstand, Stauung) *f*: syn. Homöostasie, Homöostasis; vom Organismus durch Autoregulationsprozesse angestrebter (biologischer) Gleichgewichtszustand; die Regulationsprozesse betreffen Organe, Blut sowie endokrines System u. Nervensystem. Die Konstanz des inneren Milieus der Zellumgebung wird extrazelluläre H. genannt. Im Kontext systemtheoretischer Ansätze der Gesundheitspsychologie bezeichnet H. den dynamischen Gleichgewichtszustand, den das sich selbst u. seine Umwelttransaktionen regulierende Individuum anstrebt. Hierbei wird ein prozessuales u. autoregulativ geprägtes Gesundheitsverständnis zugrunde gelegt. Vgl. Autoregulation.

Homöo|therapie (↑; Therapie*) *f*: meist synonym für Homöopathie* verwendete Bez., die u. U. eine indikationsorientierte Abgrenzung von der reinen Homöopathie zum Ausdruck bringen soll.

Homoion (↑) *n*: Bez. der Homotoxikologie* für ein Antihomotoxikum*, wenn es aufgrund der Ähnlichkeit, Verdünnung u. Potenzierung als für den Organismus nicht-toxische Substanz zur Behandlung eines Homotoxins* zum Einsatz kommt.

Homo|toxiko|logie (lat. homo Mensch; gr. τοξικόν φάρμακον Pfeilgift; -logie*) *f*: von dem homöopathischen Arzt Hans-Heinrich Reckeweg (1905–1985) aufgestellte Krankheitslehre, die in sog. Homotoxinen* (endogen od. exogen auf den Menschen einwirkende Gifte) die Ursache von Erkrankungen sieht; die H. beruht auf der Annahme, dass alle Krankheiten als biologisch zweckmäßige Abwehrvorgänge u. Kompensationsprozesse gegen „Homotoxine" zu interpretieren sind. Die Abwehrvorgänge teilte Reckeweg in 6 Phasen der Homotoxinabwehr ein (s. Phasenlehre); er befasste sich insbesondere mit der Symptomverschiebung von Krankheiten, ein Vorgang, den er als Vikariation* bezeichnete. Die Behandlung (sog. antihomotoxische Therapie) soll das Abwehrsystem stimulieren u. die Homotoxine neutralisieren u. entgiften. Die H. bezeichnet als anatomisches Korrelat der Entgiftung das sog. System der großen Abwehr u. ordnet diesem das Monozyten-Makrophagen-System, die Hypophysen-Nebennierenrinden-Achse, die neurale Abwehr sowie das Leber- u. Bindegewebe zu. Die antihomotoxische Therapie versteht sich als eine „erweiterte Homöopathie", die (im Gegensatz zur klassischen Homöopathie*) vorwiegend Komplexpräparate (Kombinationspräparate verschiedener Einzelmittel; Potenzaccorde, d. h. verschiedene Potenzen homöopathischer Einzelmittel; Homaccorde, d. h. Potenzaccorde verschiedener Einzelmittel) u. seltener Einzelmittel verordnet u. indikationsorientiert vorgeht. Neben klassischen homöopathischen Mitteln enthalten die antihomotoxischen Arzneien auch Nosoden*, potenzierte Organzubereitungen, homöopathisch verdünnte u. potenzierte herkömmliche Medikamente (Allopathika), sowie Kombinationen aus allen genannten Substanzen. Das Wirkprinzip der Isopathie* steht im Vordergrund. Einzelne Mittel wurden in Studien erfolgreich angewendet, z. B. bei Schwindel, bei Mukositis unter Chemotherapie bei Kindern.

Homo|toxikose (↑; ↑; -osis*) *f*: syn. Giftabwehrkrankheit*.

Homo|toxin (↑; ↑) *n*: endogen (innen entstanden) od. exogen (von außen) auf den Menschen einwirkendes Gift; s. Homotoxikologie.

Homo|toxin|lehre (↑; ↑): syn. Homotoxikologie*.

Honig: Mel; von Apis* mellifera (Honigbiene) gebildetes, in den Waben abgelagertes Stoffgemisch; **Inhaltsstoffe:** 70–80 % Invertzucker, Dextrin, Eiweiß, organische Säuren, Enzyme, Wasserstoffperoxid, Vitamin B_2, Carotin, Acetylcholin, Pollen, Wachs, Antioxidanzien (mehr im dunklen H.); abhängig von der Pflanzenart, aus der der Honig gewonnen wurde; **Wirkung:** antitussiv, antibakteriell, antifungal, wundheilungsfördernd; **Verwendung:** von Pollen, Wachs, Schmutz, Eiweißstoffen u. a. Verunreinigungen befreiter sog. gereinigter H. (Mel depuratum) **traditionell** innerlich bei dyspeptischen Beschwerden, Diarrhö, Husten, als Expektorans; äußerlich zur Wundbehandlung u. bei leichten Verbrennungen (unverdünnt); **Nebenwirkungen:** orale Anwendung: allergische Reaktionen; lokale Anwendung: starke Austrocknung von Wunden, dadurch Heilungsverzögerung; cave: mit Clostridium botulinum-Sporen verunreinigter Honig kann Kinder bis 1 Jahr bei oraler Anwendung gefährden (Infektionsgefahr); **Kontraindikation:** Pollenallergie; **Wechselwirkung:** keine bekannt.

Honig|biene: s. Apis mellifera.

Hopfen: s. Humulus lupulus.

Hopi-Kerze: syn. Ohrkerze*.

Hordeolum (Dim. von lat. hordeum Gerste) *n*: sog. Gerstenkorn; Abszess der Liddrüsen; **Formen:** **1.** H. externum: akut-eitrige, bakterielle Entzündung der Zeis-Drüsen (Talgdrüsen) od. Moll-Drüsen (Schweißdrüsen), auch multipel bzw. rezidivierend vorkommend (Hordeolosis); **2.** H. internum: eitrige Entzündung der Meibom-Drüsen am Tarsus (Lidinnenseite). **Therapie:** **1.** Wärmeapplikation, evtl. lokal Antibiotika, bei H. internum häufig Stichinzision notwendig; **2.** Homöopathie: Zubereitungen aus Augentrost, Hepar sulfuris, Silicium, Stephanskraut. Vgl. Chalazion.

Hormesis (gr. ὁρμάειν antreiben, erregen) *f*: syn. adaptive Reaktion; Bez. für die potentielle Eigenschaft von Zellen, nach Exposition mit Strahlung (Radioaktivität, UV-Licht) od. Umweltgiften in geringer Dosierung Schutzmechanismen zu aktivieren, die pathologische Veränderungen, wie sie bei höherer Dosierung auftreten, verhindern können; diese Schutzmechanismen sollen in der Produktion spezieller Proteine bestehen, die an dem DNA-Reparatursystem beteiligt sind, in der verbesserten Entgiftung von freien Radikalen u. einer Stimulierung des Immunsystems. H. ist die theoretische Grundlage z. B. für die Heilstollenbehandlung* u. das Radonbad*. Einzelne Autoren gehen sogar davon aus, dass eine gewisse Grundexposition notwendig für das Überleben ist. Die H.-Hypothese widerspricht der als annähernd linear angenommenen Dosis-Wirkungskurve ohne Schwellendosis für ionisierende Strahlung u. der Ansicht, dass bereits ein Treffer eine Mutation erzeugen kann, die zur malignen Umwandlung der Zelle führen kann.

HOT: Abk. für **h**ämatogene **O**xidations**t**herapie*.

Huf|lattich: s. Tussilago farfara.

Humin|stoffe: Hauptinhaltsstoffe des Torfs*.

Humoral|patho|logie (lat. umor Flüssigkeit, Feuchtigkeit; Patho-*; -logie*) *f*: seit der Antike bis in das 19. Jahrhundert vorherrschendes Modell zur Nosologie u. Anthropologie in der Medizin, Philosophie u. Kunst; den Eigenschaften u. Prinzipien der 4 Elemente antiker Naturphilosophie Erde, Wasser, Luft u. Feuer entsprechen im Menschen die 4 Körpersäfte (Humores) schwarze Galle, Schleim, Blut u. gelbe Galle (s. Tab. auf S. 168). Ihnen sind die Organsysteme u. Funktionen der Milz, des Gehirns, des Herzens u. der Leber/Galle zugeordnet, später auch das melancholische, phlegmatische, sanguinische u. cholerische Temperament*. Von großer Bedeutung sind die speziellen Qualitäten des mehr Trockenen u. Kalten (schwarze Galle), des mehr Feuchten u. Kalten (Schleim), des mehr Feuchten u. Warmen (Blut) sowie des mehr Trockenen u. Warmen (gelbe Galle). Diese Qualitäten werden gleichzeitig auf einer körperlichen u. seelischen sowie einer physischen u. einer metaphysischen Ebene untersucht. Sie dienen auch zur Charakterisierung von Heilpflanzen u. Nahrungsmitteln. Bei einer Dyskrasie* ist das Verhältnis dieser Säfte untereinander gestört. Als **Calorinesen** werden Krankheiten mit zuviel od. zuwenig „Wärmestoffen" bezeichnet. In einer stark vereinfachten bzw. materialistisch geprägten H. werden die Säfte nur noch als mehr od. weniger „giftig" (im Sinne von Schlackenstoffen od. Materia* peccans) verstanden, die aus dem Organismus entfernt werden müssen. Teilweise hat dies zu stark übertriebenen Anwendungen einer ableitenden Therapie* u./od. ausleitenden Therapie* geführt.

Humoral|therapie (↑; Therapie*) *f*: syn. Aschner*-Methode.

Humulus lupulus L. *m*: Hopfen; Schlingpflanze aus der Familie der Cannabinaceae (Hanfgewächse); **Arzneidroge:** Blütenstände (Lupuli strobulus, Hopfenzapfen); **Inhaltsstoffe:** 15–30 % Harz (mit den instabilen Bitterstoffen Humulon, Lupulon u. dem daraus entstehenden 2-Methyl-3-buten-ol),

H

Humoralpathologie
Schema von Galen

	Blut – rot und süß warm und feucht Luft Herz Frühling Kindheit kontinuierliches Fieber	
gelbe Galle – bitter warm und trocken Feuer Leber Sommer Jugend Tertiana-Fieber männliches Prinzip		Schleim – weiß und salzig kalt und feucht Wasser Gehirn Winter Greisenalter Quotidiana-Fieber weibliches Prinzip
	schwarze Galle – scharf (sauer) kalt und trocken Erde Milz Herbst Mannesalter Quartana-Fieber	

Proanthocyanidine, Phenolsäuren, 0,5–1,5 % Flavonoide, 0,3–5% ätherisches Öl; **Wirkung:** beruhigend, schlafffördernd; **Verwendung:** geschnittene Droge, Drogenpulver od. Trockenextraktpulver für Aufgüsse u. Abkochungen nach **Kommission E** bei Unruhe u. Angstzuständen, Schlafstörungen; **traditionell** auch als Amarum bei Appetitlosigkeit u. nervösen Magenbeschwerden, überaktiver Harnblase, Enuresis nocturna; **Dosierung:**

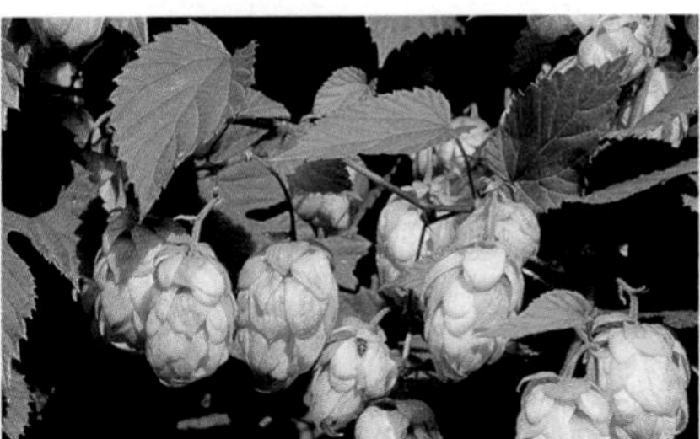

Humulus lupulus L.: Frucht [1]

Einzeldosis 0,5 g pro Tasse 2–4-mal pro Tag od., wegen des Geschmacks, vorwiegend Kombinationen mit anderen sedativ wirkenden Drogen, 1–2 ml der Tinktur (1 : 5) ein- bis mehrmals pro Tag, Zubereitungen entsprechend 1–3-mal täglich; **Nebenwirkungen:** keine bekannt; **Kontraindikation:** keine bekannt; **Wechselwirkung:** keine bekannt.

Hunde|milch: s. Lac caninum.

Hunds|würger, Hanf|artiger: s. Apocynum cannabinum.

Hunds|zunge: s. Cynoglossum officinale.

Huneke-Phänomen (Ferdinand H., Arzt, 1891–1966) *n*: syn. Sekundenphänomen*.

Hunger: durch Nahrungsmangel ausgelöstes physiologisches Bedürfnis, das den Menschen, wenn möglich, zur Nahrungsaufnahme veranlasst; als Auslösemechanismus wird u. a. eine Abnahme der verfügbaren Glukosemenge im Organismus (unabhängig von der Blutzuckerkonzentration) diskutiert, wahrscheinlich gemessen mit Glukorezeptoren in Zwischenhirn, Dünndarm, Leber u. Magen; außerdem Anstieg der Wärmeproduktion des Körpers (bei Abnahme der Umgebungstemperatur) u. Abnahme von Stoffwechselprodukten der Fettaufspaltung (Lipolyse). Neuere Erkenntnisse zeigen eine neuroendokrine komplizierte Regulation durch Zentren des Hypothalamus, die sowohl metabolische als auch zirkadiane Signale erhalten; weitere Sensoren u. Vermittler des Energiestatus sind Neurotransmitter, Hormone, Nukleoside, die Orosensorik, der Verdauungstrakt u. seine Hormone sowie Chemo- u. Osmorezeptoren. Vgl. Appetit, Sättigung.

Hunger|kur (Kur*) *f*: s. Fasten.

Husten: forcierte Exspiration gegen die zunächst verschlossene, dann plötzlich geöffnete Glottis, wobei die ausströmende Atemluft Geschwindigkeiten von bis zu 1000 km/h erreicht; reflektorische Antwort auf die Reizung der tracheobronchialen Schleimhaut bzw. pathologisches Symptom; **Vorkommen:** meist bei Erkrankungen der Atemwege u. intrathorakalen Erkrankungen, bei sensibler Vagusreizung z. B. im Bereich der Meningen, dem äußerem Gehörgang, dem Gastrointestinaltrakt u. der Nieren sowie psychogen; **Therapie: 1.** Phytotherapie: Plantago* lanceolata, Althaea* officinalis, Tussilago* farfara, Malva* silvestris, Drosera*; **traditionell** Zubereitungen aus Euphrasia rostkoviana, Gypsophilat, Origanum majorana, Agropyron repens, Crataegus laevigata, Hyssopus officinalis; **2.** Homöopathie: u. a. Zubereitungen aus Atropa* belladonna, Euspongia* officinalis, Kupfer*, Polygala* senega, Drosera*. Vgl. Bronchitis, Erkältungskrankheit, Keuchhusten, Pseudokrupp.

Hydrargyrum (gr.) *n*: s. Quecksilber.

Hydrastis canadensis L. *f*: Kanadische Gelbwurzel; Pflanze aus der Familie der Ranunculaceae (Hahnenfußgewächse); **Arzneidroge:** Wurzelstock (Hydrastis rhizoma); **Inhaltsstoffe:** Hydrastin, Berberin, Canadin, Meconin, Phytosterin, Zucker, Harz, Fett; **Wirkung:** hämostyptisch; **Verwendung:** als Hämostatikum bei uterinen Blutungen (Extractum Hydrastis fluidum); **Homöopathie:** Zubereitungen (kleines Mittel) entsprechend des individuellen Arzneimittelbildes z. B. bei zähen, eitrigen Sekreten, Gallenerkrankungen.

Hydro|cotyle asiatica *f*: s. Centella asiatica.

Hydro|cotylidis herba *f*: s. Centella asiatica.

Hydro|therapie (gr. ὕδωϱ Wasser; Therapie*) *f*: methodische Anwendung von Wasser verschiedener Temperatur u. Erscheinungsform: fest (Kryotherapie*), flüssig (Wasser od. wasserhaltige, kalte od. warme Stoffe) od. als Wasserdampf; zur H. gehören Waschungen*, Wickel* u. Auflagen, Packungen*, Güsse*, medizinische Bäder* (mit Zusätzen), Teilbäder* (Arm-, Fuß-, Sitzbäder). Vgl. Bad, Balneotherapie, Kneipp-Therapie.

Hyoscyamin *n*: Esteralkaloid der Tropanreihe; Vorkommen v. a. in den Pflanzen der Gattungen Atropa, Datura u. Hyoscyamus aus der Familie der Nachtschattengewächse (Solanaceae). Beim Trocknen der pflanzlichen Organe geht H. durch Racemisierung der Säurekomponente zum Teil in das optisch inaktive Atropin* (syn. DL-Hyoscyamin) über.

Hyoscyamus niger L. *m*: Schwarzes Bilsenkraut; Pflanze aus der Familie der Solanaceae (Nachtschattengewächse); **Arzneidroge:** Laubblätter (Hyoscyami folium, Bilsenkrautblätter); **Inhaltsstoffe:** mindestens 0,05 % Tropanalkaloide (v. a. L-Hyoscyamin u. L-Scopolamin); **Wirkung:** parasympatholytisch, anticholinerg, spasmolytisch auf die glatte Muskulatur, zentral sedierend; **Verwendung:** eingestelltes Hyoscyamuspulver sowie galenische Zubereitungen nach **Kommission E** bei Spasmen im Bereich des Magen-Darm-Trakts; **traditionell** bei nervösen Herzbeschwerden; **Dosierung:** mittere Einzeldosis 0,5 g eingestelltes Hyoscyaminpulver entsprechend 0,25–0,35 mg Gesamtalkaloide, maximale Einzeldosis 1,0 g eingestelltes Hyoscyaminpulver entspechend 0,5–0,7 mg Gesamtalkaloiden; **Nebenwirkungen:**

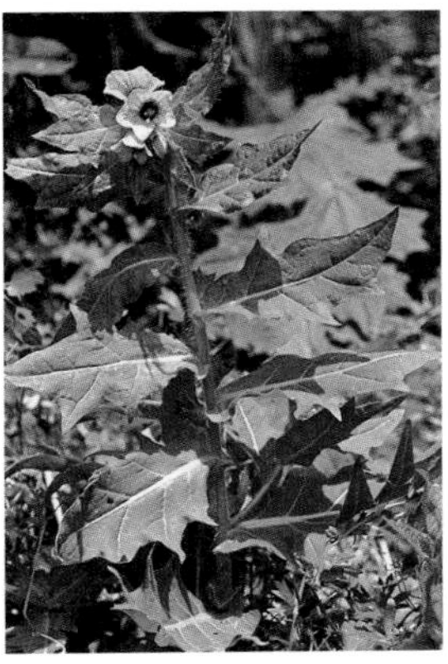

Hyoscyamus niger L.: Pflanze [2]

Mundtrockenheit, Akkommodationsstörungen, Tachykardie, Miktionsstörungen; **Kontraindikation:** tachykarde Arrhythmien, Prostataadenom mit Restharnbildung, Engwinkelglaukom, akutes Lungenödem, mechanische Stenosen im Bereich des Magen-Darm-Trakts, Megakolon; **Wechselwirkung:** Verstärkung der anticholinergen Wirkung von trizyklischen Antidepressiva, Amantadin, Antihistaminika, Phenothiazinen, Procainamid, Chinidin; **Homöopathie:** Verwendung (großes Mittel) entsprechend des individuellen Arzneimittelbildes z. B. bei Erregung mit Halluzinationen.

Hyper-: Wortteil mit der Bedeutung über (- hinaus), oberhalb; von gr. ὑπέϱ.

Hyper|ämie, re|aktive (↑; gr. αἷμα Blut) *f*: Steigerung der Durchblutung eines Organs od. Körperteils, insbesondere der Extremitäten, nach vorübergehender Drosselung der Blutversorgung; i. R. der Kneipp*-Therapie erhöhte Durchblutung der Haut mit angenehm empfundenem Wärmegefühl als Reaktion auf eine kurze Kaltanwendung*.

Hyper|cholesterol|ämie (↑) *f*: s. Cholesterol.

Hyper|emesis gravidarum (↑; gr. ἐμεῖν sich erbrechen) *f*: übermäßiges Schwangerschaftserbrechen im 1. Trimenon; gilt als Folge schwangerschaftsbedingter hormonaler, metabolischer u. immunologischer Umstellungen u. z. T. als psychosomatische Erkrankung; **Therapie: 1.** konventionell: stationäre Infusionstherapie (Volumen- u. Elektrolytsubstitution), Antiemetika, Sedativa; **2.** Psychotherapie; **3.** Akupunktur*, Akupressur* (mit Band an palmarer Seite des Unterarms 2 Daumenbreiten proximal der Hangelenksfalte), Ernährungstherapie; **4.** Homöopathie: u. a. Zubereitungen aus Chelidonium* majus, Colchicum* autumnale, Strychnos* nux-vomica, Sepia* officinalis u. Nicotiana* tabacum. Vgl. Erbrechen.

Hypericum perforatum L. *n*: Johanniskraut; Pflanze aus der Familie der Hypericaceae (Johanniskrautgewächse); **Arzneidroge:** blühende oberirdische Pflanzenteile (Hyperici herba, Johanniskraut); **Inhaltsstoffe:** 0,1–0,3 % Gesamthypericine (u. a. Hypericin, Pseudohypericin, Protohypericin, Protopseudohypericin), 2–4 % Phloroglucinderivate (z. B. Hyperforin), wenig ätherisches Öl, 2–4 % Flavonoide, Biflavonoide (wie Biapigenin, Amentoflavon), 6–15 % Gerbstoffe u. Xanthone; **Wirkung:** mild antidepressiv (innerliche Anwendung); antiphlogistisch, wundheilungsfördernd, durchblutungsfördernd, antibakteriell (ölige Zubereitungen); **Verwendung:** geschnittene Droge, Drogenpulver, flüssige u. feste Zubereitungen zur oralen Anwendung; äußerlich als mit fetten Ölen hergestelltes Johanniskrautöl; nach **Kommission E** zur innerlichen Anwendung bei psychovegetativen Störungen, milden bis mittelschweren depressiven Episoden, Angstzuständen, nervöser Unruhe; äußerliche Anwendung bei scharfen u. stumpfen Verletzungen, Verbrennungen 1. Grades, Myalgien; **traditionell** bei überaktiver Harnblase, Enuresis nocturna; **Dosierung**: 2–4 g Droge als Teeaufguss pro Tag bei psychovegetativen Störungen; alle Indikationen nach **Kommission E:** 900 mg Gesamtextrakt pro Tag; Kinder (6–12 Jahre) bis 450 mg/d nur unter ärztlicher Aufsicht; volle Ausprägung des therapeutischen Effekts frühestens nach 3-wöchiger Therapie; **Nebenwirkungen:** innerliche Anwendung: Photosensibilisierung bei hellhäutigen Personen möglich; **Kontraindikation:** Zustand nach Organtransplantation, HIV-positive Patienten unter Protease-1-Inhibitoren-Therapie; Allergie gegen die Inhaltsstoffe, bekannte Lichtüberempfindlichkeit der Haut; keine Anwendung bei Kindern unter 6 Jahren od. während Schwangerschaft u. Stillzeit wegen fehlender Untersuchungen. **Wechselwirkung:** Abschwächung der Wirksamkeit von Antikoagulantien vom Cumarintyp (Warfarin, Phenprocoumon), Ciclosporin, Tacrolimus, Indinavir u. a. HIV-Protease-Inhibitoren, Irinotecan u. a. Zytostatika, Amitriptylin, Nortriptylin, Midazolam, Alprazolam, Theophyllin, Nevirapin, Simvastatin, Methadon u. Fexofenadin; bei Nefazodon, Paroxetin u. Sertralin kann die Wirksamkeit verstärkt sein. **Homöopathie:** bewährte Indikation z. B. bei Nervenverletzungen u. -schmerzen, als Wundheilmittel.

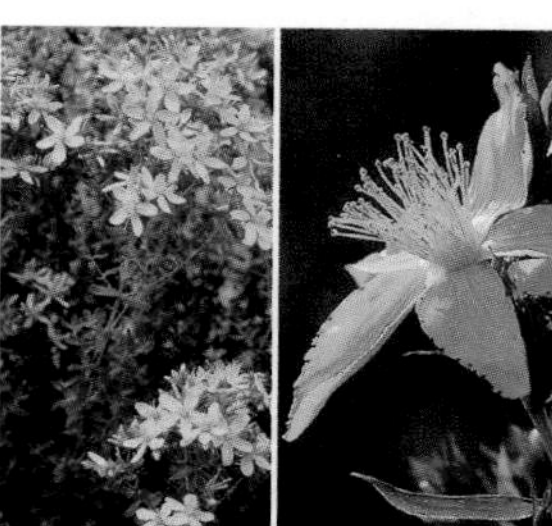

Hypericum perforatum L.: Pflanze u. Blüte [1]

Hyper|stimulationsanalgesie (↑; lat. stimulare anstacheln; gr. ἀ- Un-, -los; -algie*) *f*: s. Elektrostimulationsanalgesie.

Hyper|thermie (↑; gr. θερμός Wärme) *f*: Erhöhung der Körpertemperatur ohne Veränderung der Regelgröße der hypothalamischen Wärmeregulation (im Gegensatz zum Fieber*) durch vermehrte Wärmezufuhr od. Wärmebildung bzw. verminderte Wärmeabgabe. Vgl. Fiebertherapie, aktive; Hyperthermie, künstliche.

Hyper|thermie, künstliche (↑; ↑) *f*: künstliche, mit physikalischen Mitteln von außen bewirkte Erhöhung der Körpertemperatur über die Normaltemperatur; **Formen: 1.** Überwärmungsbad* mit langsamem Anstieg der Wassertemperatur bis auf ca. 42,0 °C (Extremfälle bis 45,0 °C), Infrarotstrahlung; Hochfrequenztherapie* für eine Überwärmung umschriebener Gewebe in der Körpertiefe; **Indikation:** Versuch einer allgemeinen Umstimmung* sowie einer Anregung verschiedener Stoffwechselfunktionen u. chronisch entzündlicher Prozesse, die zu einer Abheilung geführt werden sollen; in Verbindung mit Kaltanwendungen* wird eine Abhärtung* angestrebt. Verstärktes Schwitzen wird auch als Form der ausleitenden Therapie* angesehen. **2.** als Überwärmungstherapie Verfahren der Onkologie, das die erhöhte Sensibilität überwärmter Zellen gegenüber ionisierender Strahlung bzw. Zytostatika ausnutzt; durchführbar als k. H. des ganzen Körpers (extrakorporale Ganzkörperhyperthermie*), größerer Körperabschnitte, lokal begrenzter Hautbezirke od. als interstitielle Hyperthermie mit selektiver Erhitzung des Tumors. **Hinweis:** Durch Sauna* u. lokale Wärmeanwendung (z. B. Packung*, Wickel*) wird die zentrale Körpertemperatur i. d. R. nicht od. kaum verändert. Vgl. Fiebertherapie, aktive.

Hyper|thyreose (↑; gr. θυρεός Schild, Schilddrüse; -osis*) *f*: Überfunktion der Schilddrüse mit gesteigerter Produktion u. Sekretion der Schilddrüsenhormone; führt zu pathol. gesteigertem Stoffwechsel im gesamten Organismus (Hypermetabolismus); **Formen: 1.** H. bei Immunthyreopathien (insbesondere Basedow-Krankheit); **2.** H. bei anderen Entzündungen der Schilddrüse (z. B. subakute Thyroiditis de Quervain, Strahlenthyroiditis); **3.** H. infolge funktioneller Autonomie (disseminiert bzw. multifokal od. unifokal); **4.** H. bei Neoplasien (autonomes Adenom der Schilddrüse, bestimmte Formen des Schilddrüsenkarzinoms); **5.** durch Thyreotropin (hypophysär) bzw. durch Substanzen mit thyreotropinähnlicher Aktivität (paraneoplastisch) verursachte H.; **6.** durch Iod* induzierte H.; **7.** H. infolge exogener Schilddrüsenhormonzufuhr. **Ursache:** Basedow-Krankheit, autonomes Adenom od. disseminierte Autonomie der Schilddrüse; **Symptom:** als führende Symptome Augensymptome (Exophthalmus, sog. Glanzauge u. a.), Struma, Tachykardie, motorisch-psychische Unruhe mit feinschlägigem Tremor, Affektlabilität, warm-feuchte Haut, Hyperhidrose, Schweißausbrüche, Bevorzugung kalter Temperaturen, Durchfälle, Gewichtsabnahme trotz Heißhunger (erhöhter Grundumsatz), Haarausfall, Muskelschwäche, bei längerer Dauer Herzmuskelschädigung; oft gleichzeitig Funktionsstörung anderer endokriner Drüsen. Das klinische Bild kann sehr verschiedenartig sein. **Therapie: 1.** je nach Ätiologie medikamentös mit Thyreostatika, ggf. operativ mit thyreostatischer Prämedikation (Strumektomie bei Euthyreose) od. Radioiodtherapie; **2.** Phytotherapie: bei leichten Formen Zubereitungen aus Leonurus* cardiaca, Lycopus*; **traditionell** Zubereitungen aus Laminaria, Fucus; **3.** Homöopathie: u. a. Zubereitungen aus Euspongia* officinalis, Iod*.

Hyper|tonie (↑; gr. τόνος Spannung) *f*: syn. Hypertonus, arterielle Hypertension, sog. Bluthochdruck; Hochdruckkrankheit; dauernde Erhöhung des Blutdrucks auf Werte von systolisch >140 mmHg u. diastolisch >90 mmHg; Kriterien für die Diagnose einer H. sind erhöhte Blutdruckwerte bei dreimaliger Messung zu mindestens 2 verschiedenen Zeitpunkten. **Einteilung: 1.** nach der Ätiologie in **a)** primäre (essentielle) H. mit unbekannter Ursache; **b)** sekundäre (symptomatische) H.: renal, endokrin, medikamentös od. alimentär, kardiovaskulär od. neurogen bedingt sowie Schwangerschaftshypertonie. **2.** nach der diastolischen Höhe des Blutdrucks (WHO-Definition) in sog. Grenzwerthypertonie (85–89 mmHg), milde H. (90–104 mmHg), mittelschwere H. (105–114 mmHg), schwere H. (>115 mmHg); **3.** nach Endorganschäden in WHO-Grad I (klinisch keine nachweisbare Schädigung von Herz, Niere u. Gehirn, normaler Augenhintergrund), WHO-Grad II (Schädigungen an Herz, Niere od. Gehirn, Augenhintergrundveränderungen, WHO-Grad III (Schädigung mehrerer Organe, Augenhintergrundveränderungen). **Symptom:** unspezifische u. sehr variabel ausgeprägte Symptome u. a. mit Schwindel*, Kopfschmerz*, Sehstörungen; Verlauf häufig auch symptomarm bzw. asymptomatisch bis zum Auftreten von Symptomen als Folge von Organschäden (v. a. frühzeitige Entwicklung einer Arteriosklerose* mit koronarer Herzkrankheit*, zerebraler Durchblutungsstörung, arteriosklerotisch bedingten Schrumpfnieren mit Niereninsuffizienz u. peripheren arteriellen Verschlusskrankheiten*). Bei der sog. **malignen** H. kommt es infolge einer ständigen diastolischen Blutdruckerhöhung auf Werte über 120 mmHg zur Entwicklung der Retinopathia hypertensiva mit Papillenödem u. einer rasch progredienten Niereninsuffizienz (verläuft unbehandelt häufig innerhalb von 1–2 Jahren tödlich). **Therapie: 1.** bei primärer H.: symptomatisch mit Antihypertensiva; bei älteren Patienten (über 65 Jahre) bestehen unterschiedliche Auffassungen über die Höhe eines behandlungsbedürftigen Bluthochdrucks (z. B. erst bei systolischen Werten über 180 mmHg u. diastolischen Werten über 100 mmHg); bei sekundärer H.: v. a. Behandlung der Grunderkrankung; **2.** Autogenes* Training, Ernährungstherapie* bzw. verschiedenen Diäten (s. Grunddiät-System, Reduktionsdiät), Hydrotherapie* (z. B. Kneipp*-Therapie, Kurzwickel*, Lendenwickel*), Progressive* Muskelrelaxation, Qi* Gong, Tai*-Ji-Quan; **3.** Phytotherapie: Crataegus*; **traditionell** Zubereitungen aus Rhododendron ferrugineum, Senecio nemorensis, Viscum album, Leonurus cardiaca, Blättern des Olivenbaums; **4.** Homöopathie: Zubereitungen aus Allium* sativum, Secale* cornutum, Rauwolfia* serpentina, Crataegus.

Hyper|vit|aminosen (↑; -osis*) *f*: durch Überdosierung von Vitaminen (fast ausschließlich in isolierter, synthetischer Form) hervorgerufene Erkrankungen; tritt hauptsächlich bei den fettlöslichen Vitaminen A u. D auf, selten auch bei den Vitaminen E u. K, da die fettlöslichen im Gegensatz zu den wasserlöslichen Vitaminen im Körper gespeichert werden können. Vgl. Megavitamintherapie.

Hypnose (gr. ὕπνος Schlaf) *f*: Verfahren zur Erzeugung eines gesenkten (hypnoiden) Bewusstseinszustands mit Minderung der Sensibilität der Sinnesorgane (Ausnahme: Gehör), Einengung der Aufmerksamkeit, Minderung des Realitätsbezugs, Hemmung komplexer Denkvorgänge mit dem Ziel, ein niedrigeres Erregungsniveau zu erreichen; verursacht wird die H. fremdsuggestiv durch Verbalsuggestionen, meist verbunden mit der sog. Fixationsmethode (visuelle Fixierung eines Objekts). Wichtig ist eine positive Bindung zwischen Hypnotisiertem u. Hypnotiseur. **Anwendung:** als Psychotherapie*; Studien zeigen Hinweise auf eine Wirksamkeit der H. bei Schmerzen, Angszustände, Schlaflosigkeit, Hypertonie, Adipositas, Reizdarmsyndrom, Asthma, Hautkrankheiten sowie in der begleitenden Behandlung von Tumorpatienten bei Übelkeit u. Erbrechen (s. Hypnotherapie). Vgl. Suggestion.

Hypno|therapie (↑; Therapie*) *f*: therapeutische Anwendung (nach Milton Erikson) der Hypnose*, meist in Verbindung mit anderen psychotherapeutischen Verfahren; dabei soll zum einen der hypnotische Zustand selbst bereits einen therapeutischen Faktor darstellen (allgemeine neuronale Erholung), zum anderen soll der sog. leerhypnotische Zustand mit einer spezifischen therapeutischen Suggestion* verbunden werden; **Anwendung:** z. B. zur Schmerzbehandlung (Reduzierung der Schmerzstärke u. damit verbunden des Medikamentenkonsums), bei psychosomatischen Erkrankungen, Abhängigkeit*, Angstneurosen (s. Neurose), psychogenen Essstörungen*. Bei der H. als eigenständige Therapieform soll der Klient veranlasst werden, Fähigkeiten zur Problemlösung zu mobilisieren u. damit seinen Verhaltensspielraum zu erweitern sowie die allgemeine Funktionsfähigkeit zu verbessern; nach Induktion der Hypnose soll eine Suchhaltung entwickelt werden, die zu einem inneren Dialog mit unbewussten Persönlichkeitsanteilen führt. Vgl. Psychotherapie.

Hypo-: Wortteil mit der Bedeutung unter, unterhalb; von gr. ὑπό.

Hypo|chondrie (gr. ὑποχόνδρια Gegend unter den Rippen) *f*: unbegründete Angst*, körperlich krank zu sein od. zu werden mit gesteigerter Selbstbeobachtung u. Überbewertung von Körperwahrnehmungen als Krankheitszeichen. Vgl. Kranksein.

Hypo|tonie (↑; gr. τόνος Spannung) *f*: syn. Hypotension, Hypotonus; erniedrigter Blutdruck; vorübergehend od. dauerhaft niedriger systolischer Blutdruck unter 100 mmHg; **Formen: 1.** primäre H. (syn. konstitutionelle od. idiopathische H., unklare Genese): hypotone Kreislaufregulation mit Kollapsneigung, Hyperhidrose, kalten Extremitäten, meist Bradykardie u. Herzklopfen sowie Neigung zur Hypoglykämie (v. a. bei asthenischer Konstitution*); **2.** sekundäre (syn. symptomatische H.): bei bekannter Grunderkrankung wie z. B. Herzinsuffizienz, Fieber, Hypovolämie sowie in Schwangerschaft u. Rekonvaleszenz); **3.** orthostatische H. (syn. Orthostasesyndrom): Störung der orthostatischen Regulation mit Blutdruckabfall infolge Blutverschiebung in Beine u. Splanchnikusgebiet beim Übergang vom Liegen od. Hocken zum Stehen mit zerebraler Mangeldurchblutung (Schwarzwerden vor den Augen, Ohrensausen, Schwindel, ggf. Synkope); v. a. bei jüngeren Frauen u. Personen mit asthenisch-leptosomem Konstitutionstyp sowie bei längerer Immobilisation, Infekten u. hormonaler Dysfunktion. **Therapie: 1.** bei primärer H. nach Versagen anderer Maßnahmen Pharmakotherapie (z. B. Ergotalkaloide, Sympathomimetika), bei sekundärer H. v. a. Behandlung der Grunderkrankung; **2.** Akupunktur*, Bewegungstherapie*, Ernährungstherapie*, Klimatherapie*, Heliotherapie*, Kneipp*-Therapie, Sauna*, Schröpfen*, Trockenbürsten*, Heilfasten*, kochsalzarme Ernährung, Ordnungstherapie*, Autogenes* Training; **3.** Phytotherapie: Zubereitungen aus Cytisus* scoparius, Coffea*, Cinnamomum* camphora, Rosmarinus* officinalis, Crataegus*; **4.** Homöopathie: u. a. Zubereitungen aus Haplopappus baylahuen, Veratrum* album. Vgl. Somatisierungsstörung.

Hypo|vit|aminose (↑; -osis*) *f*: durch Vitaminmangel entstandene Erkrankung leichter Art (schwere Form: Avitaminose*); häufigste **Ursache:** alimentärer Vitaminmangel (z. B. einseitige Ernährung, Unterernährung), Störung der Darmflora (z. B. durch Antibiotika, orale Kontrazeptiva, mangelnde Verdauung), Störung der Resorption (starke Durchfälle, Darmresektion), erhöhter Bedarf (z. B. Schwangerschaft) u. Lebererkrankungen; meist ist eine H. durch Zufuhr des fehlenden Vitamins* reversibel.

Hyp|oxis rooperi Moore *f*: Afrikanische Hypoxis; Pflanze aus der Familie der Hypoxidaceae (Amaryllidaceae); **Arzneidroge:** Wurzel (Hypoxis rooperi radix, Hypoxis rooperi-Wurzel); **Inhaltsstoffe:** Phytosterolgemisch: Hauptkomponenten β-Sitosterol, β-Sitosteringlukosid, Campesterol, Ergosterol; **Wirkung:** antikongestiv, antiphlogistisch, antiexsudativ; **Verwendung:** Fertigpräparate zum Einnehmen, die den isolierten Phytosterolextrakt enthalten be Prostataadenom (Stadium I–II); **Dosierung:** 50–100 mg Phytosterolgemisch täglich; **Nebenwirkungen:** keine bekannt; **Kontraindikation:** keine bekannt; **Wechselwirkung:** keine bekannt.

I

-iasis: auch -iase; Wortteil mit der Bedeutung Krankheit, krankhafter Zustand, aus dem Griechischen übernommen; Befall von Parasiten od. Ungeziefer.

IAT: Abk. für **i**mmuno-**a**ugmentative **T**herapie*.

Iatro|magie *f*: syn. magische Medizin*.

Iatro|theo|logie *f*: syn. religiöse Medizin*.

Iberis amara L.: Bittere Schleifenblume, Bitterer Bauernsenf; einjährige Pflanze aus der Familie der Brassicaceae (Kreuzblütler); **Arzneidroge:** frische, blühende Pflanze (Iberis amara totalis, Bitterer Bauernsenf); **Inhaltsstoffe:** Flavonolglykoside; Glukosinolate (Glukoiberin, Glukocheirolin, Glukoibervirin), in Spuren Cucurbitacine; **Wirkung:** spasmolytisch, antiinflammatorisch, antiulzerogen, tonisierend auf die Muskulatur von Magen u. Dünndarm; **Verwendung:** ethanolisch-wässriger Auszug bei motilitätsbedingten Magen-Darm-Störungen mit Spasmen, funktioneller Dyspepsie, Gastritis, Reizdarmsyndrom; **Dosierung:** Tagesdosis 0,45–0,90 ml; Hinweis: Verwendung nur noch in Kombinationspräparaten; **Nebenwirkungen:** keine bekannt; **Kontraindikation:** keine bekannt; **Wechselwirkung:** keine bekannt; **Homöopathie:** Zubereitungen entsprechend des individuellen Arzneimittelbildes z. B. bei Herzrhythmusstörungen u. Herzschwäche.

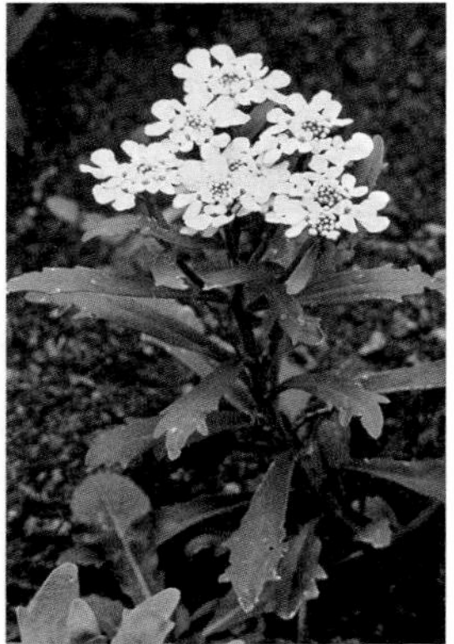

Iberis amara L.: Pflanze [1]

ICD: Abk. für (engl.) **I**nternational Statistical **C**lassification of **D**iseases and Related Health Problems (WHO); für medizinstatistische Zwecke entwickeltes (bis zu sechsstelliges) Verzeichnis der Krankheiten, Verletzungen u. Todesursachen; die einzelnen Gruppen sind nach verschiedenen Prinzipien (z. B. Ätiologie, Morphologie, klinische Fächer, Organe, Regionen) eingeteilt. Die ICD wird seit der 6. zehnjährlichen Revision in der Verantwortung der WHO weiterentwickelt u. liegt in der 10. Revision (**ICD-10**) vor. **Anwendung:** Verschlüsselung von Diagnosen in der Gesetzlichen Krankenversicherung (seit 1.1.2000 nach § 295 Abs. 1 S. 2 SGB V verbindlich) u. Sozialversicherung. Vgl. DSM.

ICF: Abk. für (engl.) **I**nternational **C**lassification of **F**unctioning, Disability and Health; Internationale Klassifikation der Funktionsfähigkeit, Behinderung u. Gesundheit; 2001 durch die WHO verabschiedet; Klassifikation von Folgeerscheinungen von Krankheit u. Behinderung; standardisierte Beschreibung funktionaler Aspekte von Gesundheit u. Behinderung unter Berücksichtigung des Lebenshintergrunds einer Person (umwelt- u. personbezogene Kontextfaktoren) in Ergänzung zu ICD*. **Aufbau:** Teilklassifikationen sind Körperfunktionen, Körperstrukturen, Aktivitäten u. Teilhabe sowie Umweltfaktoren. Personbezogene Faktoren sind wegen großer soziokultureller Unterschiede nicht klassifiziert. Durch Einbeziehung der Ebenen Körper, Individuum u. Teilhabe an Lebensbereichen unter Berücksichtigung des Kontextes (umwelt- u. personbezogene Faktoren) können Schädigungen u. Beeinträchtigungen der Gesundheit beschrieben werden, durch Einbeziehung von Beurteilungsmerkmalen grundsätzlich auch das Ausmaß einer Gesundheitsstörung bzw. Behinderung. Vgl. Modell, biopsychosoziales.

Ich-Leib: s. Ich-Organisation.

Ich-Organisation *f*: auch Ich-Leib; höchste Organisationsstufe des viergliedrigen Leibes (s. Medizin, anthroposophische, Tab. dort) als Träger der geistigen Individualität im Leiblichen, vermittelt durch alle Wärmeprozesse; die I.-O. ist für die gesamte Steuerung im Organismus u. die Prägung bis in die stofflich zelluläre Ebene (Individualleib) verantwortlich. Sie äußert sich u. a. in der Präsenz (Geistesgegenwart), Gang u. Haltung.

-id: auch -ides, -ideus, -idea; Wortteil mit der Bedeutung ähnlich sein, gleichen; von gr. εἰδής.

Ideal|gewicht (↑): umstrittene Richtgröße für das Körpergewicht*, bei der die Lebenserwartung (statistisch) am höchsten liegen soll; **Berechnung: 1.** nach der Broca*-Formel abzüglich 10 % für Männer bzw. 15 % für Frauen; **2.** nach dem Body*-mass-Index: BMI 20–25 kg/m^2, optimal 22 kg/m^2; **3.** durch Daten einer amerikanischen Lebensversicherungsgesellschaft mit einem Bereich deutlich unter dem Normalgewicht*; wissenschaftlich umstritten.

IDG: Abk. für **I**mpuls**d**ermo**g**raphie*.

Idio|syn|krasie *f*: angeborene Überempfindlichkeit gegenüber bestimmten Stoffen bereits beim ersten Kontakt, z. B. Iod*, Eiweiß, Cocain*, Coffein*; **Ursache:** Enzymdefekt; nicht zu verwechseln mit Allergie*.

Igel|kopf, Blasser: s. Echinacea pallida.

IKH: Abk. für **I**so*-**K**omplex-**H**eilweise.

Ilex paraguariensis De Saint Hilaire *m*: Mate, Stechpalme; immergrüner Baum aus der Familie der Aquifoliaceae (Stechpalmengewächse); **Arzneidroge:** einer Vorröstung (Zapekierung) unterzogene od. nur getrocknete Blätter u. Blattstängel (Mate folium, Mateblätter); **Inhaltsstoffe:** 0,2–2 % Coffein, (zur Hälfte an Gerbstoffe gebunden), bis 0,45 % Theobromin, Theophyllin, 4–16 % Gerbstoffe, Flavonoide, Vitamine (B_1, B_2, C); **Wirkung:** analeptisch, diuretisch, positiv inotrop, positiv chronotrop, lipolytisch, appetitdämpfend; **Verwendung:** zerkleinerte Droge für Aufgüsse, Drogenpulver u. a. galenische Zubereitungen; nach **Kommission E** bei geistiger u. körperlicher Ermüdung; weitere mögliche Indikationen: Kopfschmerzen, Hypotonie, als Diuretikum; **Dosierung:** 2–4 g getrocknete Droge für 150 ml kochendes Wasser, maximal 3 Tassen pro Tag; **Nebenwirkungen:** insbesondere in höheren Dosierungen Schlafstörungen, Nervosität, Ruhelosigkeit, Übelkeit, Erbrechen, beschleunigter Herzschlag, Arrhythmien, Blutdruckanstieg, Muskelkrämpfe, Tinnitus, Kopfschmerzen, Krämpfe; bei plötzlichem Absetzen Entzugserscheinungen (Abhängigkeit von Coffein); bei ständiger Überdosierung erhöhtes Risiko von Tumoren der Speiseröhre, Mundschleimhaut, Rachen, Niere, Harnblase u. Lunge; **Kontraindikation:** Depressionen, Angstzustände, Herzrhythmusstörungen, gastroduodenales Ulkus; Stillzeit; **Wechselwirkung:** Verstärkung der Wirkungen coffeinhaltiger Drogen, Nicotin, Cocain, Ephedrin, Sympathomimetika; Wirkungsverstärkung durch Grapefruit-Saft.

Illicium anisatum L. *n*: Illicium japonicum, Illicium religiosum; Shikimi; Strauch od. kleiner immergrüner Baum aus der Familie der Illiciaceae (Sternanisgewächse); **Arzneidroge:** Früchte (Shikimi fructus); **Inhaltsstoffe:** Sesquiterpenlactone in Form von Dilactonen des Anisatin-, Majucin- u. Pseudoanisatintyps, 0,5–1 % ätherisches Öl (mit Myristicin), Shikimisäure; **Wirkung:** Anisatin wirkt, ähnlich wie Picrotoxin*, als nicht-kompetitiver Gammaaminobuttersäure-Antagonist konvulsiv; **Verwendung:** Früchte **traditionell** bei Magenbeschwerden, Flatulenz u. insbesondere bei religiösen Zeremonien als Stimulans; ätherisches Öl gegen Koliken bei Kindern, bei Zahnschmerzen u. Dermatitiden; **Nebenwirkungen:** Intoxikationen mit Erbrechen, Durchfällen, klonischen u. tonischen Krämpfen, Versagen des Harnflusses, Atemstillstand; aufgrund der Anisatinwirkung ist die therapeutische Anwendung problematisch u. nicht vertretbar.

Illicium verum Hooker filius *n*: Illicium stellatum; Sternanis; Baum aus der Familie der Illiciaceae (Sternanisgewächse); **Arzneidroge:** getrocknete Früchte (Anisi stellati fructus, Sternanisfrüchte) u. daraus gewonnenes ätherisches Öl (Anisi stellati aetheroleum); **Inhaltsstoffe:** 5–8 % ätherisches Öl (mit 80–90 % trans-Anethol, Limonen, α-Pinen, Linalool), 20 % fettes Öl, Gerbstoffe; **Wirkung:** bronchosekretolytisch, spasmolytisch (Magen-Darm-Trakt); **Verwendung:** unmittelbar vor Verwendung zerkleinerte Droge sowie andere galenische Zubereitungen zum Einnehmen, v. a. als ethanolisch-wässrige Tinktur; nach **Kommission E** bei Katarrhen der Atemwege, dyspeptischen Beschwerden; **Dosierung:** mittlere Tagesdosis 3 g Droge od. 0,3 g ätherisches Öl (12 Tropfen), Zubereitungen entsprechend; **Nebenwirkungen:** keine bekannt; **Kontraindikation:** keine bekannt; **Wechselwirkung:** keine bekannt. Vgl. Pimpinella anisum.

Immer|grün: s. Vinca minor.

Im|mersion (lat. immergere, immersus eintauchen) *f*: Eintauchen des Körpers in Medium, z. B. Wasser od. Moorbrei, mit entsprechenden Wirkungen; s. Bad.

Im|mun|modulation (lat. immunis frei, verschont, unberührt; modulari rhythmisch abmessen) *f*: therapeutisches Vorgehen zur Veränderung der Immunantwort (z. B. auf den Kontakt mit einem Antigen, aber auch bei autoimmunen u. bösartigen Erkrankungen) durch verschiedene Substanzen i. S. einer positiven Unterstützung (Immunstimulation*) od. negativen Beeinflussung (Immunsuppression); als Immunmodulatoren kommen v. a. Medikamente zum Einsatz, die primär das unspezifische Immunsystem aktivieren (s. Tab.). Vgl. Immunstimulanzien, Immuntherapie.

Im|mun|stimulanzien (↑; lat. stimulare anstacheln, antreiben) *n pl*: Sammelbez. für Substanzen, die das Immunsystem auf unterschiedliche Weise aktivieren u. die zur Förderung der Immunabwehr (s. Immunstimulation) sowie bei Immundefektzuständen therapeutisch angewendet werden; in der Naturheilkunde z. B. Arzneipflanzen bzw. pflanzliche Inhaltsstoffe (z. B. Viscum* album, Lektine), Extrakte aus Mikroorganismen u. andere Naturstoffe wie Thymus- u. andere Organextrakte, pro-

Immunmodulation Übersicht über verschiedene Immunmodulatoren	
Herkunft des Immunmodulators	Arten der Immunmodulatoren
körpereigen, körperähnlich	Eigenblut (Eigenbluttherapie) Autovakzine Zellgewebe (Organotherapie) Enzyme (Enzymtherapie) Zellbotenstoffe (z. B. Interleukine, Interferone)
pflanzlich	Polysaccharide, Flavonoide, Cumarine (z. B. Echinacea, Eleutherococcus, Thuja) Lektine (z. B. Viscum album)
mikrobiell	Präparate bakterieller Herkunft (z. B. Coley-Toxin) Präparate viraler Herkunft (z. B. Parapoxvirus)
chemisch-synthetisch	z. B. Levamisol, Polynukleotide, Imuthiol, Pyrimidine
sonstige Immuntherapeutika	z. B. Interleukin-Antagonisten, LAK-Zelltherapie, Hormone, diverse Immunsuppressiva, Tumorvakzine

teolytische Enzyme; ansonsten Impfstoffe u. körpereigene Substanzen wie Zytokine u. Wachstumsfaktoren. Zum Teil wird der Begriff durch die Bezeichnung Immunmodulatoren ersetzt. Vgl. Immunmodulation.

Im|mu̲n|stimulation (↑; ↑) *f*: meist unspezifische Aktivierung des Immunsystems zur Erhöhung der Abwehrbereitschaft gegen Infektionen od. Mikrometastasen bei Krebserkrankungen durch Immunstimulanzien* od. physikalische Reize (z. B. Wärme, Kälte, Bewegung, klimatische Faktoren, UV-Licht) sowie Schonung u. Erholung; unklar ist, welche Immunparameter im einzelnen über längere Zeit günstig beeinflusst werden. Vgl. Immunmodulation.

Im|mu̲n|therapie (↑; Therapie*) *f*: Beeinflussung immunologischer Reaktionen durch medikamentöse Maßnahmen; **1.** durch Immunsuppressiva (z. B. Kortikosteroide, Zytostatika); **2.** durch Zufuhr von Immunglobulinen (z. B. Gammaglobulin); **3.** durch aktive spezifische (z. B. Schutzimpfung) od. unspezifische Immunstimulation*.

Im|mu̲n|therapie, auto|homo|lo̲ge (↑; ↑) *f*: Abk. AHIT; von dem Arzt H. Kief modifizierte Form der Eigenbluttherapie* bzw. Eigenurintherapie*, bei der aus dem Serum bzw. Urin des Patienten Lösungsprodukte wie makromolekulare Proteine u. Peptide (z. B. Zytokine, Hormone) gewonnen u. nach gezielter Anreicherung od. Vermehrung an den Materialspender (meist als Injektion, aber auch oral, in Nasentropfen od. als Inhalation) zurückgegeben werden; die Wirkung soll u. a. desensibilisierend u. regulativ-substitutiv sein. **Anwendung:** bei Allergien*, atopischem Ekzem, Asthma bronchiale, chronischen Infekten, sekundären Immunopathien u. i. R. einer Regenerationstherapie*; **Kontraindikation:** Autoimmunkrankheiten. Wissenschaftlich umstrittenes Verfahren ohne ausreichenden Wirksamkeitsnachweis.

Impf|nosode (Nosode*) *f*: aus einem Impfstoff hergestellte Nosode*, die bei angenommener Blockade* nach einer Impfung die Reaktionsfähigkeit des Organismus auf sein Konstitutionsmittel* wiederherstellen soll, od. die gegen aufgetretene Impffolgen eingesetzt wird; bei den meisten I. liegt keine homöopathische Arzneimittelprüfung* vor, so dass auf das unsichere Konzept der Isopathie* zurückgegriffen werden muß. Verlässlicher ist die Verschreibung eines genauer bekannten Arzneimittels, das die Reaktionssymptome des Patienten im Arzneimittelbild* enthält.

Ịm|potenz (lat. impotẹntia Unvermögen) *f*: Sammelbez. für die Unfähigkeit zur Fortpflanzung (Impotentia generandi) sowie für Störungen der intakten Sexualfunktion bei beiden Geschlechtern (Impotentia coeundi); s. Erektionsstörung, Funktionsstörungen, sexuelle.

Imprint-Theori̲e (engl. imprint Abdruck) *f*: Bez. für eine Lernprozesshypothese, die bei der Deutung u. Diskussion von Wirkungsmechanismen hochpotenzierter Homöopathika (s. Homöopathie) herangezogen wird; Bernard formulierte erstmals 1965 die Hypothese, dass bei wässrigem Lösungsmittel Elektrolyte während des Vorgangs der Potenzierung* „polymerähnliche Strukturen" im Lösungsmittel entstehen lassen, die sich replizieren können. Die Hypothese war Anlass für viele Untersuchungen mit dem Ziel, messbare Unterschiede zwischen Lösungsmittel u. potenzierter Arznei aufzufinden. Die Potenzierung ist naturwissenschaftlich derzeit nicht erklärbar. Die auf das physikalische Moment des Schüttelns u. Verreibens hypothetisch zurückgeführten informationstragenden Veränderungen des Lösungsmittels werden auch seit der I.-Th. von anderen Vertretern (Popp 1985, Gutmann u. a. 1986, Endler 1989 usw.) postuliert.

Impụls|dermo|graphie (lat. impẹllere, impụlsus anstoßen, antreiben; gr. δέρμα Haut; γράφειν schreiben) *f*: Abk. IDG; Verfahren der Elektrodermalmessung zur Diagnostik* chronischer Irritationen, mit dem Ziel, die Regulationsfähigkeit des Organismus aufzuzeigen; **Technik:** Erzeugung eines automatischen Wechselreizes von 10-Hz-Impulsen (Dreieck-, Rechteck- u. Sägezahnimpulse), Registrierung der elektrischen Speicherkapazität der Haut über Körperelektroden u. der Veränderungen der Potentialdifferenzen i. S. einer systematischen Leitwertmessung des ganzen Körpers nach einem im Uhrzeigersinn umlaufenden Schema.

Das Verfahren hat heute keine praktische Bedeutung mehr; Weiterentwicklung der IDG zur Decoderdermographie*.

Impuls|galvanisation (↑) *f*: Verfahren der Elektrotherapie* mit Stromimpulsen aus Gleichstrom* od. Wechselstrom*; **Anwendung:** v. a. zur Schmerzlinderung u. als sog. gepulste elektrische Stimulation mit einer sterilen Behandlungselektrode, zur Wundheilung (Wundreinigung u. Bakterizidie im Bereich der Kathode; Epithelialisierung unter der Anode) bei Ulcus cruris. Vgl. Galvanisation.

Impuls|schall (↑): Ultraschall* mit inkonstanter, meist sinusförmig wechselnder Intensität; relevante Parameter sind Impulspause u. Amplitudenhöhe; bei hochfrequentem I. besteht auch bei hoher Energiedosis keine thermische Belastung der Oberfläche.

I

Impuls|strom (↑): syn. Reizstrom; **1.** niederfrequente Stromimpulse, deren Impulsparameter (Impulsform, Amplitude, Impulsdauer, Impulspause, Frequenz) über die therapeutischen Wirkungen (Analgesie, Muskeldetonisierung od. -tonisierung, Resorption) entscheiden; **2.** Bez. für den v. a. in der Elektrodiagnostik* u. Elektrotherapie* angewendeten Exponentialstrom* od. Rechteckstrom*; ruft eine direkte neuromuskuläre Reizung hervor. Vgl. Faradisation.

Impuls|therapie (↑; Therapie*) *f*: syn. Kippschwingungstherapie*.

In|dex, glyk|ämischer (lat. index Anzeiger) *m*: Abk. GI; Kenngröße, die die Blutzuckerwirksamkeit von Lebensmitteln im Vergleich zu reinem Traubenzucker (Glukose) angibt; Berechnung anhand des Verhältnisses der Flächen unter 2 Blutzuckerkurven, die nach Verzehr von je 25–50 g Kohlenhydraten aus dem Testlebensmittel u. aus Glukose entstehen, wobei die Fläche nach Aufnahme von Glukose gleich 100 gesetzt wird. Bei kohlenhydratarmen Lebensmitteln müssen allerdings sehr große Testmengen verzehrt werden (z. B. bei Karotten 1,6 kg), praxisnah ist daher die Bestimmung der glykämischen Last*, da neben dem g. I. auch der Kohlenhydratgehalt der Lebensmittel berücksichtigt wird (s. Abb.) u. damit eine bessere Vergleichsmöglichkeit für unterschiedliche Lebensmittel besteht.

In|dikation, bewährte (lat. indicare anzeigen) *f*: Zuordnung eines homöopathischen Arzneimittels (od. einer sehr kleinen Auswahl von Arzneimitteln) zu einer gegebenen Causa*, klinischen Diagnose od. Kombination von Symptomen (vgl. Schlüsselsymptom), für die es sich in den meisten Fällen als ein zur Heilung hinreichend ähnliches Mittel erwiesen hat; die Arzneimittelwahl* nach b. I. eignet sich für Fälle, in denen eine eingehendere Arzneimittelwahl nicht beabsichtigt ist od. die keine über die b. I. hinausgehenden Symptome aufweisen (s. Krankheit, einseitige). Wegen möglicher neu auftretender Symptome wird i. d. R. die Anwendung von Tiefpotenzen empfohlen. Vgl. Genius epidemicus, Krankheit, festständige.

In|dikation, klinische (↑) *f*: Grund zur Anwendung eines homöopathischen Arzneimittels nach einer klinischen Diagnose in seinem Arzneimittelbild*; wegen der geringen Zahl von in Arzneimittelbilder aufgenommenen Diagnosen u. mangelnder Beachtung krankheitsferner Symptome bei der Arzneimittelwahl* ist eine Verschreibung nach k. I., außer bei seltenen Syndromen mit ausgefallener Symptomatik, nicht sehr zuverlässig. Eine häufig bestätigte k. I. stellt eine bewährte Indikation* dar. Vgl. Krankheit, festständige.

Individualisierung (mlat. individuum Person): Begriff der Homöopathie*, der den Anspruch bezeichnet, das für jeden Patienten zu seinem individuellen Gesamtzustand in allen Feinheiten ähnlichste Arzneimittel zu wählen (s. Ähnlichkeitsprinzip); v. a. abgrenzend gegenüber der diagnoseorientierten Indikationsstellung der Schulmedizin u. gegenüber nicht an der Gesamtheit* der Symptome orientierten homöopathischen Strategien der Arzneimittelwahl* mit eingegrenztem Ähnlichkeitsbezug, z. B. auf bestimmte Krankheitsentitäten (s. Indikation, klinische), Gewebearten, Organe od. Organsysteme.

Individual|psycho|logie (↑; Psych-*; -logie*) *f*: Form der Tiefenpsychologie* u. Psychotherapie* (A. Ad-

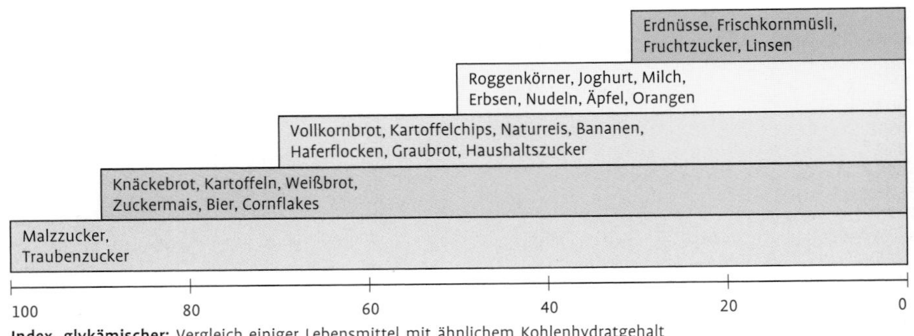

Index, glykämischer: Vergleich einiger Lebensmittel mit ähnlichem Kohlenhydratgehalt

ler, 1870–1937), die in Abgrenzung von Freud den Menschen nicht als ein vorwiegend binnenseelisches Wesen, sondern als Individuum betrachtet, welches aus seinen sozialen Bezügen (Familie, Gemeinschaft, Gesellschaft) heraus als Gemeinschaftswesen verstanden wird u. bei dem sich in wechselwirksamer Bezogenheit u. Beeinflussung von Individuum u. Gemeinschaft frühkindlich der individuelle Lebensstil herausbildet; zur Erklärung von neurotischen Fehlentwicklungen dienen insbesondere die Begriffe Minderwertigkeitsgefühl (z. B. durch naturbedingte Hilflosigkeit, soziale Benachteiligung) u. kompensatorisches Macht- u. Geltungsstreben. Das therapeutische Ziel besteht darin, den Patienten durch Analyse u. Verstehen seines Lebensstils nachreifen zu lassen, so dass er gemeinschaftsfähiger wird.

In|fekt, grippaler (lat. inficere hineintun, anstecken) *m*: unspezifische Sammelbez. für fieberhafte Allgemeinerkrankungen mit unterschiedlicher Ätiologie, meist mit mehr od. weniger starker Beteiligung der oberen Atemwege od. (seltener) des Magen-Darm-Trakts; s. Bronchitis, Erkältungskrankheit, Grippe.

In|fektions|krankheiten (↑): Krankheiten, die durch Infektion (Übertragung, Haftenbleiben u. Eindringen von Mikroorganismen, z. B. Viren, Bakterien, Pilze od. Protozoen, in einen Makroorganismus u. Vermehrung in ihm) entstehen, unabhängig davon, ob sie ansteckend sind od. nicht; **Therapie:** insbesondere im Anfangsstadium einer I. od. zur Prophylaxe: hydrotherapeutische Maßnahmen (Fußbad*, Hauffe*-Schweninger-Armbad, nasse Abreibung*), Aromatherapie*, Eigenbluttherapie*, aktive Fiebertherapie*, Immunstimulation*, autohomologe Immuntherapie*, immuno-augmentative Therapie, Mora*-Therapie, Serumtherapie*, Behandlung mit ozonisiertem Wasser*, Homöopathie*.

In|filtrations|an|ästhesie (lat. in hinein; filtrum Seihtuch; gr. ἀναισθησία Unempfindlichkeit) *f*: s. Lokalanästhesie, Neuraltherapie.

In|fluenza (lat. influere hineinfließen, sich einschleichen) *f*: s. Grippe.

Infra|rot|laser (lat. infra unten, unterhalb von) *m*: syn. MID-Laser, Mid-Power-Laser; Laser* mit einem Licht von 900 nm Wellenlänge; wird überwiegend an Akupunkturpunkten od. flächig bei Wunden u. Hauteffloreszenzen eingesetzt. Die verschiedenen biologischen Wirkungshypothesen entsprechen denen des Softlasers*; im Gegensatz zu diesem ist die Eindringtiefe aber größer. **Anwendung:** s. Softlaser; **Nebenwirkungen:** Gefahr der Netzhautschädigung. Wissenschaftlich umstrittenes Verfahren.

Infra|rot|strahlung (↑): Kurzbez. IR-Strahlung; elektromagnetische Strahlung mit Wellenlängen >780 nm (unsichtbar, wird als Wärme wahrgenommen) in den Bereichen Infrarot A (780–1400 nm), Infrarot B (1400–3000 nm), Infrarot C (>3000 nm); bei Absorption der Strahlen erfolgt die Umwandlung in thermische Energie. Da kurzwellige IR-Strahlung tiefer in die Haut eindringt, wird der therapeutische Einsatz von Infrarot-A-Strahlern bevorzugt. **Anwendung:** Thermotherapie zur Durchblutungssteigerung der Haut u. zur reflektorischen muskulären Detonisierung.

In|fusum (lat. infundere, infusus hineingießen) *n*: Aufguss zur Lösung von Inhaltsstoffen aus Arzneidrogen.

Ingwer: s. Zingiber officinale.

In|halation (lat. inhalare hauchen) *f*: Einatmung; i. e. S. Aufnahme von Gasen, Dämpfen, Aerosolen u. Stäuben in den Respirationstrakt; therapeutische Anwendung auch mit gezielter Applikation spezifischer Medikamente bei Erkrankungen der oberen u. unteren Atemwege; s. Arosoltherapie.

In|halations|therapie (↑; Therapie*) *f*: syn. Aerosoltherapie*.

Inhalts|stoffe, anti|nutritive: s. Schadstoffe, biogene.

Inhalts|stoffe, nicht|nutritive: nicht mehr gebräuchliche Bez. für bioaktive Substanzen*.

injection doctor (engl.): Bez. für einen Heiler*, der auf Straßen u. Märkten herumzieht u. Spritzen gibt, ohne notwendigerweise die Inhaltsstoffe, Dosierungen u. Verfallsdaten zu kennen (oft kann er nicht lesen); als Folge einer Übernahme kulturfremder Praktiken in das vorhandene Medizinsystem* (s. Medizintransfer) bekommt die Spritze eine andere kulturelle Bedeutung: Für große Teile Afrikas kann man sagen, dass die Beliebtheit von Spritzen (in Analogie zu jedem beliebigen Fetisch*) auf einer Gewissheit beruht, die Kenntnisse, Macht u. Prestige des „weißen Arztes“ im Gegenstand der Spritze inkorporiert sieht.

In|jektions|aku|punktur (lat. inicere, iniectus hineintun, einflößen; Akupunktur*) *f*: Form der Akupunktur*, bei der phytotherapeutische, homöopathische od. chemisch-pharmakologische Substanzen in die klassischen od. neueren Akupunktur-Foramina injiziert werden; anstatt der sonst üblichen Akupunkturnadeln* wird dabei eine Injektionskanüle auf einer Spritze verwendet. Vgl. Homöosiniatrie.

Inka|gurke: s. Cyclanthera pedata.

INN: Abk. für (engl.) **I**nternational **N**on-proprietary **N**ame; in einer von der WHO* herausgegebenen Liste enthaltener internationaler Freiname pharmazeutischer Grundstoffe.

Insekten|stich|re|aktion: durch den Stich verschiedener Insekten (z. B. Faltenwespen, Honigbienen, Mücken, Bremsen, Ameisen, Flöhe) hervorgerufene örtliche od. systemische Reaktion; **Symptom:** Schwellung u. Rötung der Haut od. Schleimhaut mit Juckreiz u. evtl. Schmerzen; **Therapie:** **1.** pharmakologisch: lokal Glukokortikoide, systemisch zusätzlich bei starker Lokalreaktion Histamin-H1-Rezeptorenblocker; **2.** kühlende Umschläge (z. B. mit essigsaurer Tonerde*), Eispackungen, Heilerde; **3.** Akupunktur*; **4.** Phytotherapie: Zubereitungen aus Menthae* arvensis aetheroleum, Arnica* montana; **traditionell** Zubereitungen aus Malva silvestris, Plantago lanceolata, Ledum palustre; **5.** Homöopathie: Zubereitungen aus Apis* mellifera, Ledum* palustre.

In|somnie (lat. insomnia Schlaflosigkeit) *f*: syn. Asomnie; Schlaflosigkeit; über längere Zeit (mindestens 1 Monat) andauernde Schlafstörung* mit ungenügender Schlafdauer, unzureichend erholsamem Schlaf u. subjektivem Leidensdruck bzw. Beeinträchtigung der sozialen bzw. beruflichen Leistungsfähigkeit; **Formen: 1.** Einschlafstörung: primär bei Erkrankung der Schlafzentren, sekundär z. B. bei Einwirkung von Licht od. Lärm, nach Einnahme von Drogen (z. B. Amphetamine, Ecstasy), bei Schmerzen, Stress, Sorgen, Angst*; **2.** Durchschlafstörung: beeinträchtigte Schlafkontinuität (häufig im Alter u. bei hohem Fieber), morgendliches Früherwachen (häufig i. R. eines depressiven Syndroms*).

I

Instinkto|therapie (Therapie*) *f*: von Guy-Claude Burger entwickelte Rohkost*-Ernährung mit Verzehr von rohem Fleisch, Fisch u. Insekten unter Ausschluss von Milchprodukten, ausgehend von der Annahme, dass bei reiner Rohkost-Ernährung die prähistorisch entwickelten Instinkte wieder freigesetzt werden; die Auswahl der Nahrungsmittel erfolgt durch Riechen u. Schmecken. Vgl. Gesundheit, essbare.

In|suf|fizienz, chronisch-venöse (lat. in un-; sufficiens hinreichend, genügend) *f*: Abk. CVI; früher variköser Symptomenkomplex, Status varicosus; Form der venösen Insuffizienz der unteren Extremitäten (s. Varizen) mit Störung des venösen Rücktransports aus den tiefen Venen (vgl. Varikosis); **Einteilung:** Grad I: Venenerweiterungen an den Seiten der Füße (Corona phlebectatica paraplantaris), am Abend Knöchelödeme; Grad II: Hyperpigmentierungen (Purpura jaune d'ocre), abakterielle Entzündungen (Hypodermitis), Induration von Dermis u. Subkutis (Dermatoliposklerose), Depigmentierungen (Capillaritis alba); Grad III: florides od. abgeheiltes Ulcus* cruris; **Symptom:** leichte Ermüdbarkeit, Spannungs- u. Schweregefühl in den Beinen, Brennen der Fußsohlen, beim Stehen zunehmende Beschwerden, Besserung beim Laufen, perimalleoläres bzw. prätibiales Ödem, das bei horizontaler Lagerung der Beine wieder zurückgeht; bei länger bestehendem Ödem kann sich eine Dermatoliposklerose (Unterschenkelverschwielung, sog. harte Beine) entwickeln; außerdem Schuppung, Hyperkeratose, häufig Entwicklung eines mikrobiellen Ekzems; **Therapie: 1.** Kompressionsbehandlung, Lauftraining, bei ausgeprägten Varizen* evtl. Sklerotherapie, Varizenstripping; **2.** Phytotherapie: Zubereitungen aus Aesculus* hippocastanum, Ruscus* aculeatus, Melilotus*, Arnica* montana.

Integration, posturale (lat. integer unversehrt) *f*: von J. Painter in den 70er Jahren des 20. Jahrhunderts entwickelte Methode ganzheitlicher Körperarbeit (s. Körpertherapie), die aus mehreren Elementen (u. a. bioenergetische Analyse*, Bewusstmachung von Körper(fehl)haltungen, Bindegewebearbeit, Heilatmung, Gesprächstherapie) besteht; p. I. arbeitet unter aktiver Teilnahme des Klienten an der Veränderung der körperlichen, geistigen u. seelischen Haltung, indem starre Strukturen in Körper- u. Gefühlsbereichen durchgearbeitet u. gelöst u. somit Antriebskraft u. Dynamik gesteigert werden. **Anwendung:** bei Schmerzen, Verspannungen, depressiven Störungen (s. Depression) u. psychosomatischen Erkrankungen (s. Psychosomatik).

Integration, strukturelle (↑) *f*: syn. Rolfing*.

Intensiv|kost (lat. intentio Spannung): s. Schnitzer-Kost.

Intention, paradoxe (lat. intentare drohend ausstrecken) *f*: s. Logotherapie.

Inter|aktion, themen|zentrierte (lat. inter zwischen, inmitten; agere, actus treiben, bewegen) *f*: Abk. TZI; von R. Cohn entwickeltes, therapeutische u. pädagogische Elemente verbindende Form einer speziellen Gruppenpsychotherapie*, bei der anhand von vorgegebenen od. selbstgewählten Themen u. unter Berücksichtigung von Gruppeninteressen mitmenschliche Erfahrungen angestrebt werden, die sich unmittelbar verhaltensbeeinflussend (i. S. sozialen Lernens) auswirken; die Faktoren der Gruppeninteraktion werden durch das Dreieck Persönlichkeit (Ich), Thema (Es) u. Gruppe (Wir) bestimmt. Die Gruppenatmosphäre ist akzeptierend, die Themen mit positiver Ausrichtung gewählt, z. B. zur Überwindung von Störungen. Bestimmte Kommunikationsregeln fördern ein lebendiges Lernen u. die individuelle Kommunikationsfähigkeit. Vgl. Gruppendynamik, Selbsterfahrungsgruppe.

Inter|ferenz|strom|therapie (↑; lat. ferre tragen, bringen; Therapie*) *f*: Form der Elektrotherapie* des Mittelfrequenzbereichs (1000 Hz–300 000 Hz bzw. 300 KHz), bei der 2 mittelfrequente Stromquellen mit gleicher Amplitude u. nur geringem Frequenzunterschied (z. B. 3900 u. 4000 Hz) Überlagerungen i. S. von stehenden Wellen im Körper erzeugen; dadurch Erhöhung der Stromintensität im Körper bei geringer Hautbelastung; **Anwendung:** vornehmlich zur Muskeltonisierung bzw. Eutonisierung, auch z. B. bei Durchblutungsstörungen, Myalgie u. degenerativen Wirbelsäulenerkrankungen.

International Classification of Functioning, Disability and Health: s. ICF.

Internationale Klassifikation der Krankheiten: s. ICD.

Intro|spektion (lat. introspectare hineinsehen) *f*: Selbstbeobachtung der eigenen Erlebnis- u. Verhaltensweisen.

Inula helenium L. *f*: (Echter) Alant; ausdauernde Pflanze aus der Familie der Asteraceae (Korbblütler); **Arzneidroge:** getrocknete, zerkleinerte Wurzel (Helenii radix); **Inhaltsstoffe:** 1–3 % ätherisches Öl mit Sesquiterpenlactonen (Alantolacton,

Isoalantolacton), Pektinen u. bis zu 44 % Inulin; **Verwendung:** Teeaufgüsse u. a. galenische Zubereitungen **traditionell** bei Erkrankungen der Atemwege, des Magen-Darm-Trakts, der Nieren u. ableitenden Harnwege; äußerlich als Umschlag bei Exanthemen u. Infektionen der Haut; wegen nicht ausreichend belegter Wirksamkeit kann eine therapeutische Anwendung nicht empfohlen werden. **Nebenwirkungen:** Sesquiterpenlactone wirken schleimhautreizend; allergische Kontaktdermatitiden; bei Überdosierung Erbrechen, Durchfall, Krämpfe, Lähmungserscheinungen.

Iod (gr. ἰοειδής veilchenfarben) *n*: Jod; chemisches Element, Symbol I (ältere Nomenklatur J), OZ 53, relative Atommasse A_r 126,90; 1-, 3-, 5- u. 7-wertiges Halogen, das in der Natur nur in Verbindungen (z. B. Iodwasserstoff od. Kaliumiodid) vorliegt; in reinem Zustand grau-schwarz glänzende Kristalle; 24 Isotope; essentielles Spurenelement; **biochemische Funktion:** essentieller Bestandteil der Schilddrüsenhormone Tri- u. Tetraiodthyronin; beeinflusst somit Wachstum u. Teilung von Zellen; **Vorkommen in Nahrungsmitteln:** hoher Iodgehalt nur in Meeresfrüchten (z. B. Seefisch, Muscheln, Seetang), Lebertran u. iodiertem Speisesalz, steigende Mengen auch in Milch u. Eiern bei entsprechender Fütterung der Tiere; **Bedarf** für Erwachsene (D.A.CH. 2000): im Alter von 19–50 Jahren 200 μg/d, ab 51 Jahren 180 μg/d; **Mangelerscheinungen:** endemischer Kropf (Struma), Entwicklungsstörungen des Fetus bei Iodmangel während der Schwangerschaft, Kretinismus; häufig alimentär bedingt, besonders in Iodmangelgebieten u. in Phasen erhöhten Hormonstoffwechsels (z. B. Wachstum, Pubertät, Schwangerschaft, Stillzeit); **Intoxikation:** Iodakne u. Allergien durch überhöhte medikamentöse Aufnahme; **Referenzbereich:** anorganisches Iodid 8–41 nmol/l, proteingebundenes I. 276–630 nmol/l Serum; **Verwendung:** äußerlich als Antiseptikum (bakterizid, fungizid), innerlich zur Prophylaxe einer Struma; radioaktive Isotope (v. a. I-128, I-131) werden in der Schilddrüsendiagnostik u. zur Radioiodtherapie verwendet. **Homöopathie:** Zubereitungen (großes Mittel) entsprechend des individuellen Arzneimittelbildes z. B. bei Abmagerung trotz gutem Appetit.

Ionen|therapie (gr. ἰών wandernd; Therapie*) *f*: syn. Iontophorese*.

Ionto|phorese (↑; gr. φορεῖν tragen) *f*: syn. Ionentherapie; Form der topischen Arzneimittelapplikation mit gezieltem Einschleusen von Ionen od. undissoziierten, aber ionisierbaren (Molekularionen) Arzneimitteln durch die intakte Haut mit galvanischem Strom; die unter der aktiven Elektrode liegenden Wirkstoffe wandern in Richtung auf die Gegenelektrode. Verschiedene Dosierungsparameter bestimmen die Wirksamkeit: Elektrodengröße (100–200 cm^2), Stromintensität (1 mA/10 cm^2), Behandlungsdauer (30–60 Min.), Arzneimittelkonzentration (1–3 %ige Lösungen, hydrophile Gele), pH-Wert der Arzneimittellösung (4,5–5,5), Anzahl der Behandlungsserien (10–15 Behandlungen) mit täglicher Applikation; **Anwendung:** bei entzündlichen Gelenkerkrankungen, Weichteilaffektionen, bei Hyperhidrose an den Händen u. Füßen als Leitungswasseriontophorese (d. h. ohne Einsatz von Arzneimitteln u. mit den Ionen des Leitungswassers als Stromträger).

Ipecacuanha *f*: s. Cephaelis ipecacuanha.

Iris *f*: Schwertlilie; Stauden aus der Familie der Iridaceae (Schwertliliengewächse); Iris germanica, Iris pallida, Iris florentina; **Arzneidroge:** geschälter u. getrockneter Wurzelstock (Iridis rhizoma, Schwertlilienwurzelstock, Iriswurzel, Veilchenwurzel); **Inhaltsstoffe:** 0,1–0,2 % ätherisches Öl (mit 10–20 % Ironen (hauptsächlich α-, β-, γ-Iron), Isoflavonoide (Irilon, Irisolon, Irigenin, Tectoridin), mono- u. bicyclische Triterpene, C-Glucosylxanthone, phenolische Verbindungen (Acetovanillon, Protocatechusäure u. a.), 20–50 % Stärke (Irisin); **Wirkung:** expektorierend; **Verwendung:** als Bestandteil von Teemischungen u. a. galenischen Zubereitungen; **traditionell** als Expektorans u. Mucilaginosum bei Erkältungskrankheiten, Bronchitis, Asthma bronchiale, bei Brechreiz u. Ekelgefühl, Kreislaufschwäche, Blähungen, Kopfschmerz, Migräne, Entzündungen im Magen-Darm-Trakt; die Wirksamkeit bei diesen Anwendungsgebieten ist nicht belegt. **Dosierung:** keine Angaben erhältlich; **Nebenwirkungen:** keine bekannt; **Kontraindikation:** Schwangerschaft u. Stillzeit; **Wechselwirkung:** keine bekannt; **Homöopathie:** Zubereitungen aus frischen unterirdischen Teilen von Iris versicolor entsprechend des individuellen Arzneimittelbildes z. B. bei Migräne, Sodbrennen.

Iris|dia|gnostik (gr. ἶρις, ἴριδος Regenbogen, Regenbogenhaut; διαγνωστικός fähig zu unterscheiden) *f*: syn. Augendiagnostik*.

Iris florentina *f*: s. Iris.

Iris germanica *f*: s. Iris.

Iris pallida *f*: s. Iris.

Iris|topo|graphie (↑; gr. τόπος Ort; γράφειν schreiben) *f*: syn. Iriszirkel*.

Iris versicolor *f*: s. Iris.

Iris|zirkel (↑): syn. Iristopographie; Bez. aus der frühen Iridologie (von Peczely, 1822–1911) für eine sog. Iristopographie, derzufolge jedes Organ eine bestimmte Lokalisation im Bereich der menschlichen Regenbogenhaut besitzen soll; nach dieser Tafel von 1881 projiziert sich die jeweilige Körperhälfte seitengleich in die Iris; das Herz ist z. B. links bei 3 Uhr lokalisiert. Diese Einteilung wurde mehrmals modifiziert; seit den 30er Jahren des 20. Jahrhunderts sind es vorwiegend die farblichen u. strukturellen Iriszeichen, die Iridologen zu diagnostischen Schlussfolgerungen veranlassen (s. Augendiagnostik). W. Lang (1954) sieht die Iristopographie vorwiegend als ein Entsprechungssystem der anatomischen Einteilung des Sympathikus, die Iriszeichen somit als Sympathikuszeichen. Aschner deutet die Irisphänomene primär als humoralpathologische Zeichen der Konstitution*. Augendiagnostiker der Gegenwart orientieren sich vorwiegend an den von Schnabel, Angerer u. Deck entwickelten Klassifikationen.

Ir|ritation, chronische (lat. irritare reizen) *f*: Bez. für eine dauerhafte Störung, verursacht z. B. durch chronische Belastungsfaktoren, Störfaktoren aus In- u. Umwelt, die auf den Organismus u. seine neurovegetative, psychoendokrine, immunologische sowie sensomotorische Autoregulation* meist mit geringer Intensität, aber dauerhaft einwirken; jede Form traumatischer Nerven- u. Gewebeverletzung kann sich als ch. I. entwickeln (sympathische Reflexdystrophie, ephaptische Entladungen an durchtrennten Nervenfasern usw.). Die Topographie einer peripheren Irritation ist somit das Mesenchym mit seinen vegetativen Endformationen. Die ständige Irritation des vegetativen Terminalretikulums führt zur Veränderung des Vasomotorentonus u. zur gestörten Kapillarfiltration. Dies kann Hypoxämie u. anaeroben Stoffwechsel zur Folge haben. Bei persistierender Reizsituation kommt es zur Syntheseumstellung der Fibroblasten u. somit zur Veränderung des Kolloidzustandes des Bindegewebes (klinisch: Turgorveränderungen) u. zur Einbeziehung höherer neurovegetativer Integrationsstufen mit Störungen der segmentalen u. zentralnervösen Steuerung u. dem klinischen Bild des peripheren Irritationssyndroms*. Die zunächst subklinische u. regional begrenzte Dysfunktion (regionale Desintegration) kann zu einem progredienten Versagen der autonomen Peripherie mit entsprechend inadäquater Beantwortung von Reizbelastungen führen. Dies wird bei der Diagnostik* chronischer Irritationen genutzt. Bezieht man die Grundregulation (vgl. Grundregulationssystem) in die Ätiologie mit ein, so erweitert sich das Spektrum möglicher Irritationen u. a. auf folgende Faktoren: Infektionen, Toxine, Fremdeiweiß, lokale allergische Reaktionen, Sauerstoffmangel, mechanische Reize. Der Ort einer ch. I. wird als chronisches Irritationszentrum*, in der älteren Literatur als Herd od. Störfeld bezeichnet.

Ir|ritations|sym|ptom (↑; Symptom*) *n*: syn. Projektionssymptom*.

Ir|ritations|syn|drom, peri|pheres (↑) *n*: Bez. für die klinischen Zeichen einer anhaltenden pathologischen Erregung im autonomen bzw. zerebrospinalen Nervensystem i. S. von Dysästhesie (Hypersensitivität, Missempfindung, Schmerz), Dyskinesie (z. B. Tonusveränderungen der Gefäße, Muskeln), Dyskrasie (Stoffwechselstörungen), Dystrophie (z. B. Turgorveränderungen der Haut) u. Dysthymie (Verstimmung). Vgl. Irritation, chronische.

Ir|ritations|zentrum, chronisches (↑) *n*: syn. Fokus, Herd, Reizzentrum, Störfeld; **1.** (histologisch) Bez. für eine subchronische Entzündung um nichtabbaufähiges Material herum im weichen Bindegewebe mit lymphozytär-plasmazellulären Infiltraten u. Desaggregation der Grundsubstanz* (G. Kellner); **2.** (klinisch) Bez. für eine lokale oligosymptomatische, subklinische Entzündung mit der möglichen Entwicklung von Fernstörungen* (A. Stacher); **3.** (regulationsphysiologisch) Bez. für einen Ort maximaler Irritationen unterschiedlicher Ätiologie, geringer Reizintensität u. langer Wirkungsdauer mit diskreten reflektorischen Krankheitszeichen (s. Projektionssymptom) u. der Möglichkeit zur Entwicklung eines peripheren Irritationssyndroms* unter Einfluss einer Sekundärnoxe; **Ursache:** angenommen werden traumatische Nervenverletzungen, Narben, Entzündungen aller Art, Infektionen, Toxine, Fremdeiweiß, allergische Reaktionen, Sauerstoffmangel, mechanische Reize. Vgl. Diagnostik chronischer Irritationen, Neuraltherapie.

Ir|ritations|zone (↑) *f*: syn. Reizzone; Bez. für das Ausbreitungsgebiet einer chronischen Irritation* innerhalb der neurovegetativen Peripherie; z. B. Head*-Zonen, Mackenzie-Zonen, Störungsfeld nach Kibler, Periostzone nach Vogler u. a.; unterschieden werden eine Bindegewebe-, Gefäß- u. Segmentzone. Das Phänomen der I. zählt zu den reflektorischen Krankheitszeichen (s. Projektionssymptom).

Ischi|algie (gr. ἰσχίον Hüftgelenk, Hüfte; -algie*) *f*: Schmerzen im Versorgungsbereich des N. ischiadicus; **Ursache:** Reizung bzw. Kompression des Nerven od. seiner Wurzeln (z. B. infolge Irritation bzw. Kompression im Bereich $L_4/L_5/S_1$), Erkrankungen der Wirbelsäule, Neuritis* bei Infektionskrankheiten, Traumen, Frakturen, Hüftgelenkluxation, unsachgemäßer intramuskulärer Injektion sowie i. R. einer Polyneuropathie (z. B. bei Diabetes* mellitus); **Symptom:** Schmerzen in der Lendengegend, die in das betroffene Bein bis zum Fußaußenrand ausstrahlen, evtl. mit Verstärkung beim Niesen, Husten od. Pressen, typische Schonhaltung des Patienten mit leicht angewinkeltem u. außenrotiertem Bein, lokale Druck- u. Klopfempfindlichkeit der Wirbelsäule mit Verspannung der Muskulatur, Druckschmerzhaftigkeit im Verlauf des Nervus ischiadicus, Sensibilitätsstörungen u. evtl. Lähmung der Zehenmuskulatur; **Therapie:** **1.** Analgetika, Wärme (z. B. Fango*, Heublumensack*), entlastende Lagerung, Bandscheibenoperation bei häufigen, Wochen anhaltenden od. beidseitigen Schmerzen sowie motorischen Ausfällen u. Blasen- bzw. Mastdarmstörungen; **2.** Elektrotherapie*, Gelosentherapie*, Massage*; **3.** Phytotherapie: **traditionell** Zubereitungen aus Rhododendron* ferrugineum; **4.** Homöopathie: Zubereitungen aus Toxicodendron* quercifolium, Citrullus* colocynthi, Pseudognaphalium* obtusifolium, Bryonia*. Vgl. Kreuzschmerz, Lumbago, Wirbelsäulenbeschwerden.

Iso-Kom|plex-Heil|weise (gr. ἴσος gleich, ähnlich; lat. complexus Umfassen): Abk. IKH; Form der Komplexmittelhomöopathie, die sich von der klassischen Homöopathie* unterscheidet in: **1.** Zubereitung der Präparate teilweise nach spagyrischen Regeln (s. Spagyrik); **2.** Verwendung von nur pflanzlichen Materialien, deren Extrakte u. Urtinkturen zu einem Komplexmittel* gemischt werden; **3.** v. a. additive Effekte einzelner Pflanzen bei der Zusammensetzung der Urtinkturen; **4.** Überwiegen der praktischen Erfahrungen (fehlende Theoriebildung); **5.** keine Zuordnung zum iso- od. homöopathischen Wirkungsprinzip möglich; **Einteilung:** Stoffmittel, Lymphmittel, Ader- od. Blutmittel, Gewebemittel, Konstitutionsmittel, Fluide.

iso|metrisch (gr. ἴσος gleich, ähnlich; μέτρον Maß): Spannungsänderung des Muskels bei gleichbleibender Länge der Muskelfasern (statische Kontraktion); reine Isometrie ist unphysiologisch, da Muskelischämie provoziert wird; zur Kräftigung des Muskels ist eine dynamische Stabilisation (Bewegung mit Haltearbeit) notwendig.

Ison (↑) *n*: von Samuel Hahnemann geprägter Begriff, der ein Arzneimittel bezeichnet, das die Erkrankung ausgelöst hat u. zur Behandlung in homöopathischer Potenzierung verabreicht wird; vgl. Isopathie, Homoion.

Iso|pathie (↑; -pathie*) *f*: auch Isotherapie; von J. J. W. Lux (1776–1849) begründetes, vereinfachendes Konzept der Homöopathie*, demzufolge die Krankheit verursachende Substanz, in potenzierter Form (sog. Ison im Gegensatz zum Homoion in der Homöopathie) verabreicht, dieselbe Krankheit heilen soll; historisch geht I. zurück auf Versuche, die 3 klassischen Miasmen direkt mit den Nosoden* der ihnen zugeordneten Krankheiten zu behandeln (s. Miasmenlehre). Als Standardvorgehen in der Praxis hat sich die I. nicht bewährt, jedoch wird im Zusammenhang mit Blockaden u. Arzneimittelkrankheiten spekulativ darauf zurückgegriffen (s. Tautopathie). Klinische Studien zu isopathischer Behandlung allergischer Erkrankungen mit dem jeweiligen Allergen deuten auf einen desensibilisierenden Effekt hin. Eine experimentelle Sonderform der I. stellt die **Autoisopathie** dar, bei der die Ausgangssubstanz zum Potenzieren vom Erkrankten selbst gewonnen wird (sog. Autonosode). Vgl. Homotoxikologie.

Iso|valerian|säure: charakteristischer Bestandteil von Valeriana* officinalis; verantwortlich für den typischen Geruch.

-itis: Wortteil mit der Bedeutung Entzündung; aus dem Griechischen übernommen.

IUPAC: Abk. für (engl.) **I**nternational **U**nion of **P**ure and **A**pplied **C**hemistry; Internationale Union für Reine und Angewandte Chemie (Basel).

J

Jacobaea vulgaris *f*: s. Senecio jacobaea.
Jakobs|kreuz|kraut: s. Senecio jacobaea.
Jambosa caryo|phyllus *f*: s. Syzygium aromaticum.
Jambul|baum: s. Syzygium jambolana.
Jasmin, Falscher: s. Gelsemium sempervirens.
Jateo|rhiza palmata (Lam.) Miers *f*: Pflanze aus der Familie der Menispermaceae (Mondsamengewächse); **Arzneidroge:** Nebenwurzeln (Colombo radix, Kolombowurzel); **Inhaltsstoffe:** Alkaloide vom Berberintyp u. Bitterstoffe; **Verwendung:** traditionell bei Verdauungsstörungen mit Diarrhö. Die Verwendung ist osolet.
Jing (sprich dsching) *n*: sog. Essenz; im originalen chinesischen Schriftzeichen Bez. für das menschliche Spermium u. die Eizelle, in der Traditionellen Chinesischen Medizin* auch Bez. für die Substanz (i. S. eines unveränderlich Zugrundeliegenden) des menschlichen Organismus; nach dem Ursprung unterscheidet man eine angeborene, von den Eltern vererbte (vorgeburtliche), u. eine erworbene, aus der Nahrung stammende (nachgeburtliche) Substanz (= Nahrung) bzw. Essenz, welche die angeborene ständig ergänzen muss.
Jin-Ye (sprich dschin-je) *n*: in der Traditionellen Chinesischen Medizin* Bez. für die sog. Körpersäfte (alle Flüssigkeiten des Körpers, z. B. Speichel, Eingeweide- u. Magensaft, Urin); diese bestehen aus 2 Teilen, dem sog. Jin, dem klaren u. dünnen Anteil, u. dem sog. Ye, dem trüben u. dickflüssigen Anteil. Sie werden durch die Funktionen von Lunge, Milz, Niere, Harnblase u. in den Drei* Erwärmern erzeugt, in den Stoffwechsel eingebaut od. ausgeschieden u. tragen zudem zur Bildung des Bluts (s. Xue) bei. Unter pathologischen Bedingungen entsteht über eine Störung des Jin-Ye im Organismus Schleim, der zu vielfältigen Krankheitssymptomen (u. a. Darmerkrankungen, Blasenerkrankungen, Herzbeschwerden, psychische Störungen, Erkrankungen des rheumatischen Formenkreises, Gelenkerkrankungen, Schmerzkrankheiten, Adipositas) führen kann.
Jod *n*: s. Iod.
Johannis|beere, Schwarze: s. Ribes nigrum.
Johannis|kraut: s. Hypericum perforatum.
Johannis|kraut|öl: syn. Rotöl; Ölmazerat aus frischen Blüten von Hypericum* perforatum.
Jo-Jo-Ef|fekt *m*: auch weight cycling; Bez. für den unerwünschten häufigen Wechsel zwischen hohem u. relativ niedrigem Körpergewicht* bei wiederholten nur kurz andauernden Reduktionsdiäten (sog. Crash-Diäten); eine langfristige Gewichtsabnahme wird erschwert u. gesundheitliche Schädigungen sind nicht auszuschließen. Vgl. Reduktionsdiät, Adipositas.
Joule (James J., englischer Physiker, 1818-1889) *n*: Einheitszeichen J; **1.** abgeleitete SI-Einheit der Arbeit, Energie u. Wärmemenge; weitere SI-Einheit: Newtonmeter (Nm); 1 J = 1 Nm = 1 VAs (Volt × Ampere × Sekunde) = 1 Ws (Watt × Sekunde); **2.** Maßeinheit des chemischen Nährwerts*, der früher in Kalorien* (cal) angegeben wurden; 1 J = 0,239 cal.
Juck|reiz: s. Pruritus.
Juglans regia L. *n*: Echte Walnuss; Baum aus der Familie der Juglandaceae (Walnussgewächse); **Arzneidroge:** Laubblätter (Juglandis folium, Walnussblätter); **Inhaltsstoffe:** ca. 10 % Gerbstoffe (Ellagitannine), ca. 3–4 % Flavonoide, Juglon (5-Hydroxy-1,4-naphthochinon), Hydrojuglon, Phenolcarbonsäuren; **Wirkung:** adstringierend, antiphlogistisch; **Verwendung:** zerkleinerte Droge für Abkochungen sowie andere galenische Zubereitungen zur äußerlichen Anwendung; nach **Kommission E** bei leichten, oberflächlichen Entzündungen der Haut, Hyperhidrose; **Dosierung:** 2–3 g Droge auf 100 ml Wasser für Umschläge u. Teilbäder, Zubereitungen entsprechend; **Nebenwirkungen:** keine bekannt; **Kontraindikation:** keine bekannt; **Wechselwirkung:** keine bekannt.
Jungfer im Grünen: s. Nigella damascena.
Juniperus communis L. *m*: (Gewöhnlicher) Wacholder; immergrüner Strauch aus der Familie der Cupressaceae (Zypressengewächse); **Arzneidroge:** Beerenzapfen (Juniperi fructus, sog. Wacholderbeeren) u. daraus gewonnenes ätherisches Öl; **Inhaltsstoffe:** in den Zapfen mindestens 1 % ätherisches Öl (mit α- u. β-Pinen, Myrcen, Sabinen, Thujen, Limonen), Sesquiterpenkohlenwasserstoffe (Caryophyllen, Cadinen, Elemen), 5–10 % Terpinen-4-ol, Flavonglykoside, Gerbstoffe, Zucker, harz- u. wachsartige Bestandteile, Leucanthocyanidine; **Wirkung:** diuretisch, spasmolytisch, motilitätsfördernd, sekretionsfördernd; **Verwendung:**

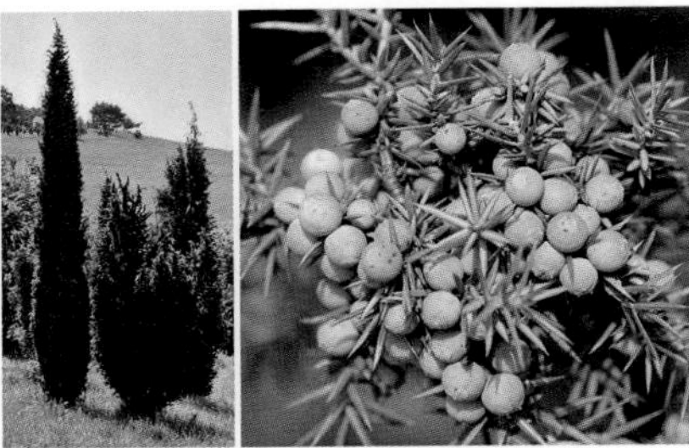

Juniperus communis L.: Pflanze u. Frucht [1]

ganze, gequetschte od. gepulverte Droge für Aufgüsse u. Abkochungen, alkoholische Extrakte; reines ätherisches Öl in Weichgelatinekapseln; flüssige u. feste Darreichungsformen ausschließlich zur oralen Anwendung; flüssige auch zur äußerlichen Anwendung; nach **Kommission E** bei dyspeptischen Beschwerden; traditionell zur Durchspülungstherapie bei bakteriellen u. entzündlichen Erkrankungen der ableitenden Harnwege; rheumatische Beschwerden, Muskelverspannungen (äußerliche Anwendung); als Gewürz u. zur Spirituosenherstellung (Gin, Genever). **Dosierung:** Tagesdosis 2 g bis maximal 10 g getrocknete Wacholderbeeren, entsprechend 20–100 mg ätherisches Öl; Hinweis: Kombinationen mit anderen pflanzlichen Drogen wie Birkenblätter (Betulae folium) od. Orthosiphonblätter (Orthosiphon* aristatus) in Blasen- u. Nierentees sowie entsprechende Zubereitungen sind sinnvoll; **Nebenwirkungen:** Nierenschäden möglich bei langandauernder Anwendung od. Überdosierung (über 150 mg/d des ätherischen Öls), v. a. bei Verwendung pharmazeutisch ungeeigneter Qualitäten; **Kontraindikation:** Schwangerschaft, entzündliche Nierenerkrankungen; **Wechselwirkung:** keine bekannt.

Junk-Food (engl. wertloses Essen): Bez. für ernährungsphysiologisch ungünstige Nahrung von gesundheitlich minderer Qualität; meist billige (nicht immer preiswerte), zu fette, zu süße od. zu salzige Nahrung, die sich v. a. in Schnellimbissketten sowie in Billigangeboten von Supermärkten findet; vgl. Fast-Food.

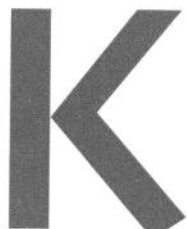

Kabat-Methode (Hermann K., amerikanischer Neurologe) *f*: syn. Komplexbewegungen (unter Nutzung der PNF*); krankengymnastische Methode zur Förderung einer gestörten Efferenz durch Stimulation der Afferenz u. Bahnung von Bewegungsabläufen; afferente Stimuli werden durch spezielle Grifftechniken, Dehn-, Druck- u. Zugreize, Setzen von Führungswiderstand, Kommandogabe unter Mitbeteiligung der höheren Sinnesorgane (Gehör, Gesichtssinn) gegeben. Ausführung der dreidimensionalen Komplexbewegungen in der ersten u. zweiten Diagonale der Extremitäten mit unterschiedlicher Ausgangsstellung (gestreckt, gebeugt); **Anwendung:** bei Störungen der spinalmotorischen Kraftregulation, bei Muskelschwäche (arthrogen, inter- u. intramuskuläre Koordinationsstörungen). Vgl. Bobath-Methode, Vojta-Methode.

Kaelin-Test (Werner K., Wollerau, Schweiz, 1888–1973) *m*: syn. kapillardynamische Blutuntersuchung*.

Kälte|schäden: durch Einwirkung von Kälte hervorgerufene Störungen; **Formen: 1.** Erfrierung; **2.** Unterkühlung, i. w. S. auch Erkältungskrankheit*; **3.** lokale K.: z. B. Frostbeulen (Pernio); chronischer Kälteschaden an der Haut der Akren, evtl. auch der Wangen; rundliche, teigige, livide, bei Erwärmung juckende u. brennende Schwellung; u. U. im Zentrum Hämorrhagien, Blasen, Nekrosen, Geschwüre. **Therapie:** bei lokalen K. **1.** Phytotherapie: Balsamum peruvianum (s. Myroxylon balsamum); **traditionell** mit Zubereitungen aus Capsicum, Quercus, Geum urbanum, Populus, Equisetum arvense; **2.** Homöopathie: Zubereitungen aus u. a. Amanita* muscaria. Vgl. Kälteurtikaria.

Kälte|therapie (Therapie*) *f*: s. Kryotherapie.

Kälte|urtikaria (lat. urtica Brennnessel) *f*: durch Kälteeinwirkung (kalte Gegenstände, kaltes Wasser od. kalte Luft hervorgerufene physikalische Urtikaria (sog. Nesselsucht).

Therapie: 1. Versuch mit Antibiotika (Remission od. Besserung bei bis zu 70 %), Antihistaminika, Kältedesensibilisierung; bei familiärer K. Stanozolol; **2.** Akupunktur*, Eigenbluttherapie*, Ernährungstherapie*; mikrobiologische Therapie*; **3.** Homöopathie: u. a. Zubereitungen aus Toxicodendron* quercifolium, Solanum* dulcamara. Vgl. Kälteschäden.

Käse|pappel: s. Malva silvestris.

Kaffee: s. Coffea.

Kakao|butter: s. Theobroma cacao.

Kakao|samen: s. Theobroma cacao.

Kalabar|bohne: Calabar semen; Gottesgerichtsbohne; Samen von Physostigma venenosum Balf., Pflanze aus der Familie der Fabaceae od. Leguminosae (Hülsenfrüchtler); **Inhaltsstoffe:** toxische Indolalkaloide, besonders Physostigmin; **Wirkung:** indirekt wirkendes Parasympathomimetikum; **Verwendung: traditionell** bei Sehstörungen, Obstipation, Epilepsie, Cholera u. Tetanus. Die Verwendung ist obsolet.

Kalium *n*: chemisches Element, Symbol K, OZ 19, relative Atommasse A_r 39,10; an der Luft unbeständiges, mit Sauerstoff u. Wasser heftig reagierendes, einwertiges, silberweißes Alkalimetall (Schmelzpunkt 63,5 °C), das (in Verbindungen) in den meisten Mineralien enthalten ist; **biochemische Funktion:** als häufigstes Kation im Intrazellulärraum an der Aufrechterhaltung des osmotischen Drucks u. des zellulären Ruhepotentials sowie an der Regulation von neuromuskulärer Reizbarkeit u. Muskelkontraktion beteiligt; wichtig für das Säure-Basen-Gleichgewicht; Bestandteil der Verdauungssäfte u. Aktivator einiger Enzyme (z. B. Oxidasen, Pyruvatkinase, glykolytische Enzyme); **Vorkommen in Nahrungsmitteln:** in tierischen u. pflanzlichen Lebensmitteln; besonders kaliumreiche Nahrungsmittel sind Kartoffeln, Gemüse (z. B. Spinat, Kohl), Hülsenfrüchte u. Obst (insbesondere Bananen); **Bedarf** für Erwachsene (D.A.CH. 2000): geschätzter täglicher Mindestbedarf ca. 2 g; eine Zufuhr von 2–4 g gilt als ausreichend; reichliche Kaliumzufuhr wirkt blutdrucksenkend; **Mangelerscheinungen:** Muskelschwäche bis hin zur Muskellähmung, Störungen der Herztätigkeit (Herzrhythmusstörungen bis Kammerflimmern), metabolische Alkalose z. B. durch unzureichende Zufuhr (einseitige Ernährung, Unterernährung) od. ungenügende Absorption (gestörte Kaliumrückresorption bei einigen Nierenerkrankungen); **Intoxikation:** durch übermäßige Zufuhr bzw. chronische Niereninsuffizienz kann es zu Muskel-, Nerven- u. Herz-Kreislauf-Störungen, Ohrensausen, Taubheit, Verwirrtheit u. Halluzinationen* kommen; **Referenzbereich:** 3,6–5,4 mmol/l Serum. **Verwendung:** keine therapeutische bekannt.

Kalium bichromicum *n*: Kaliumdichromat; $K_2Cr_2O_3$; große dunkelgelbrote Kristalle, die beim Erhitzen zu einer braunroten Flüssigkeit schmelzen (Schmelzpunkt 396 °C), löslich in 8 Teilen Wasser, unlöslich in Ethanol; **Homöopathie:** Zubereitungen (großes Mittel) entsprechend des individuellen Arzneimittelbildes z. B. bei eitrigen Haut- u. Schleimhauterkrankungen mit zähen, fadenziehenden Sekreten.

Kalium carbonicum *n*: Kaliumcarbonat; kohlensaures Kalium; K_2CO_3; Schmelzpunkt 891 °C; weißes, körniges, hygroskopisches Pulver, leicht löslich in Wasser, unlöslich in Ethanol; die Substanz verwandelt sich an der Luft unter CO_2-Aufnahme langsam in das schwerer lösliche Kaliumhydrogencarbonat; **Homöopathie:** Zubereitungen (großes Mittel) entsprechend des individuellen Arzneimittelbildes z. B. bei stechenden Schmerzen.

Kalium chloratum *n*: Kaliumchlorid; Kalium muriaticum; KCl; farbloses Kristall od. weißes, kristallines Pulver von salzigem, schwach bitterem Geschmack; löslich in 3 Teilen Wasser, unlöslich in Ethanol; **Verwendung:** als Zusatz zu Infusionslösungen bei Kaliummangel; **traditionell** bei Fieberzuständen (Sal febrifugum Sylvii); **Homöopathie:** Zubereitungen entsprechend des individuellen Arzneimittelbildes z. B. bei Akne, Konjunktivitis, Sinusitis, Otitis.

Kalium phosphoricum *n*: Kaliumhydrogenphosphat; KH_2PO_4; farblose Kristalle, leicht löslich in Wasser, unlöslich in Ethanol; **Verwendung: traditionell** als Abführmittel; **Homöopathie:** Zubereitungen entsprechend des individuellen Arzneimittelbildes z. B. bei Erschöpfungszuständen, Nervenschwäche.

Kalk: s. Calcium carbonicum.

Kalk|schwefel|leber: s. Hepar sulfuris.

Kalmus *m*: s. Acorus calamus.

Kalorie (lat. calor Wärme) *f*: Kurzbez. cal; üblicherweise Kilokalorie (1 kcal = 1000 cal); nicht mehr zugelassene Einheit der Wärme (Wärmeenergie), 1 cal ist die erforderliche Wärmemenge, um 1 g Wasser von 14,5 °C auf 15,5 °C bei einem Luftdruck von 760 mmHg zu erwärmen; ersetzt durch Joule* (1 cal = 4,186 J).

Kalt|anwendung: hydrotherapeutische Maßnahme mit kühlender bzw. reizender Wirkung; Durchführung als (Teil-) Bad*, Wickel*, Dusche*, Waschung* od. Guss*; bei kurzdauernder K. tritt nach anfänglicher Vasokonstriktion eine reaktive Hyperämie ein. **Anwendung:** zur Abhärtung* u. bei arteriellen od. venösen Durchblutungsstörungen. Vgl. Reiz- und Reaktionstherapie, Kryotherapie.

Kalzium *n*: s. Calcium.

Kamille, Echte: s. Chamomilla recutita.

Kamille, Römische: s. Chamaemelum nobile.

Kampfer: s. Cinnamomum camphora.

Kampfer|spiritus: s. Spiritus camphoratus.

Kanthariden|pflaster: Cantharidinpflaster*.

Kapha: s. Dosha.

Kapuziner|kresse: s. Tropaeolum majus.

Kardamom: s. Elettaria cardamomum.

Kardo|bene|dikte: s. Cnicus benedictus.

Karlsbader Salz: Sal Carolinum; Gemisch aus Natriumsulfat*, Magnesiumsulfat* u. Kaliumsulfat, Natriumhydrogensulfat u. Natriumchlorid; **Verwendung:** in lauwarmem Wasser gelöst als Laxans i. R. der ableitenden Therapie* u. als Grundlage von Trinkkuren* am Kurort. Vgl. Laxanzien, Sal Carolinum factitium.

Karma *n*: Bez. für ein spirituelles Konzept bzw. potentielles Schicksalsgesetz, nach dem menschliche Begegnungen u. Leiden nicht zufällig sind, sondern in Zusammenhang mit einem früheren Erdenleben stehen (beinhaltet Glaube an Reinkarnation*); die Taten des Einzelnen haben demnach Auswirkungen für ein zukünftiges Erdenleben. Karmaglaube hat Bedeutung für die Anthroposophische Medizin*, Traditionelle Tibetische Medizin* u. Ayurvedische Medizin.

Karminativum (lat. carminare reinigen) *n*: Mittel gegen Darmblähungen; z. B. Früchte von Pimpinella* anisum, Foeniculum* vulgare, Carum* carvi, Coriandrum* sativum, Juniperus* communis; Wirkung durch Gasentfernung aus dem Magen u. Darm infolge Erschlaffung der oberen u. unteren Magenöffnung, Durchblutungsförderung im oberen Bereich des Magen-Darm-Trakts u. Anregung der Darmperistaltik.

Karotine *n pl*: s. Carotine.

Kartoffel|auflage: Packung* mit ungeschälten, weich gedämpften Kartoffeln; die warmen Kartoffeln werden in einem Sack breitgedrückt, so dass keine Knollen mehr fühlbar sind, dann vorsichtig auf die zu behandelnde Körperstelle gelegt u. ähnlich einem Wickel* angedrückt; **Anwendung:** s. Heublumensack.

Kartoffel, Chinesische: s. Dioscorea opposita.

Kartoffel-Ei-Diät (Diät*) *f*: von Reinhold Kluthe u. Herbert Quirin entwickelte, selektiv proteinarme Diät zur Behandlung von Nierenerkrankungen; **Prinzip:** Die Mischung aus 65 % Kartoffel- u. 35 % Eiprotein entspricht der höchsten bisher festgestellten biologischen Wertigkeit* von Nahrungsmittelproteinen u. ermöglicht die Reduzierung der Eiweißzufuhr auf 0,3–0,4 g/kg Körpergewicht (ca. 20–30 g Gesamteiweiß pro Tag). **Ernährungsphysiologische Bewertung:** Anwendung bei der Ernährung von Patienten mit schwerer Niereninsuffizienz, allerdings durch die Möglichkeit der Dialysebehandlung kaum noch von Bedeutung, da eine solche Diät dauerhaft praktisch nicht zumutbar ist. Vgl. Schwedendiät.

Karzino|gramm (gr. καρκίνος Krebs; γράφειν schreiben) *n*: s. Summationsdiagnostik.

Kastanie: s. Castanea sativa.

Kat *n*: auch Khat, Qat; Bestandteile (Blätter, Rinde) des Katstrauches (Catha edulis) aus der Familie der

Celastraceae (Spindelbaumgewächse); **Inhaltsstoffe:** Norpseudoephedrin (syn. Cathin, Cathinon); **Wirkung:** zentral stimulierende, leicht euphorisierend, appetitdämpfend; **Verwendung:** wird verbreitet in Nord- u. Ostafrika sowie auf der südlichen arabischen Halbinsel (Jemen) in frischem Zustand gekaut od. als Tee bzw. mit Honig vergoren getrunken; **Nebenwirkungen:** Hyperaktivität, Erregtheit, Aggressivität, Angst, erhöhter Blutdruck, Tachykardie, manisches Verhalten, bei chronischem Gebrauch Schlaflosigkeit, Krankheitsgefühl, Konzentrationsschwäche, Hyperthermie, Schweißausbrüche, Impotenz, Mundschleimhautentzündung, Ösophagitis, Gastritis, Obstipation, Paradontose, Migräne, Schlaganfall, Herzinfarkt, Lungenödem, Leberzirrhose; **cave:** kann zu Abhängigkeit* führen.

Kata|plasma (gr. καταπλάσμα Aufgestrichenes, Pflaster) *n*: heißer Breiumschlag auf pflanzlicher (z. B. Leinsamen, Zingiber officinale) od. mineralischer Basis (z. B. Fango*, Heilerde*); **Anwendung:** zur Schmerzlinderung u. bei oberflächlich gelegenen Entzündungen u. Eiterungen; außerdem bei Erkrankungen des rheumatischen Formenkreises, Neuralgien sowie nach Unfall- u. Sportverletzungen; durch Auflegen auf bestimmte Hautareale (Head*-Zonen) sollen auch Funktionsstörungen innerer Organe beeinflusst werden. **Kontraindikation:** Venenleiden, Ekzeme, akute rheumatische Schübe.

Kathode (gr. κάθοδος Rückkehr) *f*: negative Elektrode eines elektrischen Stromkreises, die Kationen anzieht u. Elektronen freisetzt (z. B. Glühkathode, Photokathode). Vgl. Anode.

Katzen|bart: s. Orthosiphon aristatus.

Katzen|kralle: s. Uncaria tomentosa.

Katzen|pfötchen, Gelbes: s. Helichrysum arenarium.

Katzen|pfötchen, Gemeines: s. Antennaria dioica.

Kaustik (gr. καυστικός brennend, ätzend) *f*: syn. Kauterisation*.

Kauterisation (↑) *f*: syn. Kaustik; Gewebezerstörung durch Brenn- od. Ätzmittel; selten Anwendung i. R. der ausleitenden Therapie* zum Offenhalten von gesetzten Hautwunden; s. Baunscheidt-Verfahren, Derivation, Fontanelle.

Kava-Kava *f*: Piperis methystici rhizoma; Wurzelstock von Piper methysticum G. Forster (Rauschpfeffer); strauchartige Pflanze aus der Familie der Piperaceae (Pfeffergewächse); **Inhaltsstoffe:** ca. 5 % Kavalactone (insbesondere Kavain, Dihydrokavain, Methysticin, Yangonin); **Wirkung:** anxiolytisch; **Verwendung:** standardisierte Fertigarzneimittel nach **Kommission E** bei nervösen Angst-, Spannungs- u. Unruhezuständen; **traditionell** auch bei überaktiver Blase u. Enuresis nocturna; **Dosierung:** Zubereitungen entsprechend 60–120 mg Kavapyronen, volle Wirkung erst nach 2 Wochen; Anwendung nicht länger als 3 Monate; **Hinweis:** Wegen vereinzelter Fälle von Hepatotoxizität ruht gegenwärtig die Zulassung für Kava-Wurzel u. daraus hergestellte Fertigarzneimittel (Stand 2006); **Nebenwirkungen:** bei längerer Einnahme reversible Gelbfärbung der Haut, selten Akkommodationsstörungen, allergische Hautreaktion; **Kontraindikation:** Schwangerschaft, Stillzeit, Depression; **Wechselwirkung:** Wirkungsverstärkung von zentral wirksamen Substanzen wie Alkohol, Barbituraten u. Psychopharmaka ist möglich; **Homöopathie:** Verwendung des frischen Wurzelstocks u. der Wurzeln (kleines Mittel) entsprechend des individuellen Arzneimittelbildes z. B. bei geistiger u. körperlicher Erschöpfung.

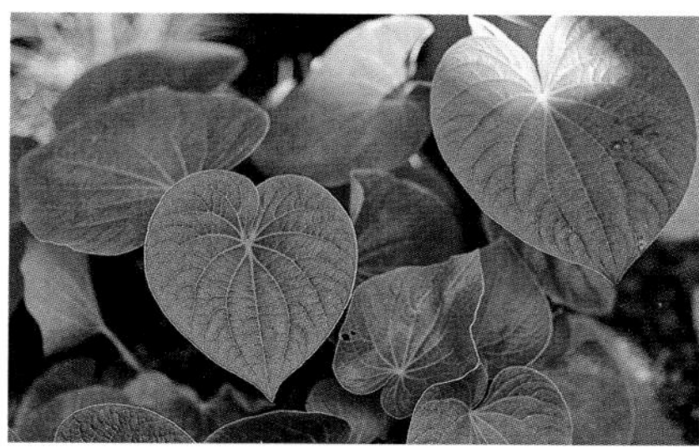

Kava-Kava: Pflanze [1]

KBT: Abk. für **k**onzentrative **B**ewegungs**t**herapie*.

KE: Abk. für **K**ohlenhydrat**e**inheit*.

Kegel|blume, Blasse: s. Echinacea pallida.

Kegel|blume, Purpur|farbene: s. Echinacea purpurea.

Keloid (gr. κήλη Geschwulst; -id*) *n*: Wulstnarbe; derbe, platte od. strangförmige, manchmal juckende Bindegewebewucherungen, die sich bei individueller u. ethnischer Disposition Wochen bis Monate nach Verletzungen im Bereich von Narben od. spontan entwickeln; im Gegensatz zu hypertrophen Narben Ausdehnung über die ursprüngliche Narbe hinaus auf unbeschädigte Haut (sog. Krebsscherenrelief); **Therapie: 1.** intraläsionale Injektion von Glukokortikoiden, Kryochirurgie, Röntgenbestrahlung, Druckverband mit Silikonfolie, Laserabtragung, evtl. chirurgische Durchtrennung der Stränge bei Narbenkontrakturen; **2.** Homöopathie: Zubereitungen aus Graphit*.

Kent-Repertorium (James Tyler K., Arzt, Chicago, 1849–1916) *n*: in der Homöopathie das am weitesten verbreitete Repertorium* zur Arzneimittelwahl*.

Kermes|beere: s. Phytolacca americana.

Keuch|husten: Pertussis; durch Bordetella pertussis hervorgerufene u. durch Tröpfcheninfektion übertragene Infektionskrankheit, die mit charakteristischen Hustenanfällen einhergeht; **Vorkommen:** in ungeimpfter Population sind v. a. jüngere Kinder betroffen, bei hoher Impfrate Säuglinge u. Erwachsene. Die Ansteckungsgefahr ist im katarrhalischen Stadium am größten u. klingt mit der 6. Krankheitswoche ab. Der Kontagionsindex ist sehr hoch (80–90 %). Nach überstandener Erkrankung besteht Immunität, die allerdings innerhalb von Jahrzehnten nachlässt (Zweiterkrankung der Erwachsenen). **Einteilung:** **1.** Inkubationszeit: 1–2 Wochen; **2.** Stadium catarrhale (1–2 Wochen): Rhinopharyngitis, manchmal auch Konjunktivitis, subfebrile Temperatur, meist nachts zunächst noch uncharakteristischer Husten, der allmählich in Krampfhusten übergeht; **3.** Stadium convulsivum (4–6 Wochen): typische Keuchhustenanfälle (nachts häufiger als tagsüber) mit heftigen stakkatoartigen Hustenstößen mit vorgestreckter Zunge, anschließend juchzendes, ziehendes, weithin hörbares Inspirium infolge Verengung der Stimmritze; Wiederholung der Hustenanfälle (Reprise) in kurzen Abständen mit zunehmender Dyspnoe u. Zyanose sowie prallgefüllten Schädel- u. Halsvenen bis zur Gefahr der exspiratorischen Apnoe (Stickhusten), schließlich Entleerung des zähen, glasigen Schleims häufig mit Erbrechen; anschließend Periode mit verminderter Hustenreizschwelle (hustenrefraktäre Phase). Die Zahl der Hustenanfälle schwankt zwischen 5 u. 50 pro 24 Stunden. **4.** Stadium decrementi (Dauer 2–6 Wochen): allmählich abnehmende Krankheitserscheinungen, nur noch Bronchitis. Abortive (abgekürzt verlaufende) Verlaufsformen sind besonders nach Schutzimpfung u. bei Zweiterkrankung häufig. **Therapie:** **1.** bei älteren Kindern meist Expektoranzien ausreichend, im 1. Lebensjahr Erythromycin (auch zur Pneumonieprophylaxe), Sicherstellung der Atmung, häufige kleine Mahlzeiten; **2.** Phytotherapie: Plantago* lanceolata; **traditionell** Zubereitungen aus Marrubium vulgare, Althaea officinalis, Ribes nigrum, Primula veris, Drosera, Viola tricolor, Thymus vulgaris; **3.** Homöopathie: u. a. Zubereitungen aus Euspongia* officinalis, Kupfer*, Drosera*. **Prophylaxe:** Expositionsprophylaxe (Isolierung) bei Säuglingen; Schutzimpfung der gesunden Säuglinge, bei bereits erfolgter Exposition Antibiotikaprophylaxe mit Erythromycin.

Keusch|lamm: s. Vitex agnus castus.

KG: Abk. für **K**ranken**g**ymnastik; s. Physiotherapie.

Khat: s. Kat.

Khellin (INN) *n*: 4,9-Dimethoxy-7-methyl-5H-furo[3,2-g][1]benzopyran-5-on (IUPAC); spasmolytisch wirkende Substanz, die zusammen mit Visnagin u. a. Furanochromonderivaten in den Khellafrüchten (s. Ammi visnaga) vorkommt; **Verwendung:** Vasodilatation, Bronchodilatation. Die Verwendung wird wegen der Nebenwirkungen nicht empfohlen. **Nebenwirkungen:** Anstieg der Leberenzyme, Leberschäden; **Kontraindikation:** Schwangerschaft, Stillzeit.

KHK: Abk. für **k**oronare **H**erz**k**rankheit*.

Kiefer: s. Pinus sylvestris.

Kin|ästhesie (gr. κινεῖν bewegen; αἴσθησις Empfindung) *f*: Empfindung der Bewegung des Körpers u. seiner Körperlichkeit als Qualität der Propriozeption* sowie der Stimmung.

Kinesio|logie, angewandte (↑; -logie*) *f*: Abk. AK; auf den amerikanischen Chiropraktiker Georg Goodheart zurückgehendes diagnostisches u. therapeutisches Verfahren, basierend auf der Entdeckung, dass ein als schwach getesteter Muskel mit speziellen Behandlungstechniken wieder zu stärken sei; Goodheart entwickelte einen kinesiologischen Muskeltest, der Störungen auf psychischer, struktureller u. stoffwechselbezogener Ebene durch ein plötzliches Nachlassen in der verfügbaren Haltearbeit der willkürlichen Muskulatur (i. d. R. des Arms) aufzeigen soll. Der Muskeltest wird z. B. genutzt, um Funktionsstörungen von Körperregionen zu lokalisieren; dies geschieht durch gleichzeitige Berührung bestimmter Körperregionen, über deren Funktion das Gegenhalten bzw. Nachlassen des Muskels Auskunft geben soll. Darüber hinaus wird mit verschiedenen Substanzen (z. B. Medikamente) auf 3 unterschiedlichen Ebenen (Struktur-, Stoffwechsel- u. Emotionsebene) auf Belastung (z. B. bei Allergien, Herdbelastungen) hin getestet. Die jeweilige Therapie (z. B. Massagen, Medikamente) soll durch den Muskeltest kontrolliert werden können. Kein Ersatz für notwendige Labor- u. körperliche Untersuchungen; die Validität des Verfahrens konnte bislang in keiner wissenschaftlich belastbaren Untersuchung nachgewiesen werden. Vgl. Edu-Kinästhetik.

Kinesio|logie, holistische (↑; ↑) *f*: syn. Physioenergetik* nach van Assche.

Kinesio|therapie (↑; Therapie*) *f*: s. Bewegungstherapie.

Kipp|schwingungs|therapie (Therapie*) *f*: syn. Impulstherapie, (niederfrequente) Pulstherapie; Bez. für die Behandlung mit niederfrequentem Strom eines Geräts der Elektroakupunktur* nach Voll (Abk. EAV); eingesetzt werden niederfrequente Strompulse mit 10 Hz Festfrequenz, einstellbaren spezifischen Frequenzen od. einer Frequenzschaukel. Ziel der Behandlung soll die Beseitigung von „Energiestörungen“ bzw. „Energieblockaden“ od. der lokale Ausgleich eines „Energiemangels“ sein. Es sind 3 **Pulsformen** wählbar: **1.** Wechselpulse (frühere Bez. Wechselkippschwingungs-Impuls od. Aufbau mit Leitfähigkeitserhöhung), **2.** positive Pulse, **3.** negative Pulse. Als Therapiearten sind das sog. Berollen (Flächentherapie mit Rollelektrode), das sog. Schraffieren (hin- u. herbewegen auf Schmerzpunkten), das sog. Moxen (kurze starke Stromstöße mit Punktelektrode) u. das sog. Durchfluten (Plattenelektroden mit Kribbelintensität) bekannt. **Anwendung:** s. Elektroakupunktur. Von der K. zu unterscheiden ist die **Leitwerttherapie**; sie soll i. S. einer Auf- od. Abbautherapie versuchen, den Leitwerte-Normbereich (80–85 Teilstriche) der Apparatur von Voll „einzustellen“; Ziel ist das Erreichen eines sog. normenergetischen Zustands. Wissenschaftlich umstrittenes Verfahren ohne Wirksamkeitsnachweis.

Kirlian-Photo|graphie (Semjon Davidowitsch K., russischer Elektriker, geb. 1938; gr. φῶς, φωτός Licht, Helligkeit; γράφειν schreiben) *f*: diagnostisches Verfahren, bei dem der Patient meist Hand od. Fuß, die von Entspannungsladungen durchflossen werden, mit Hilfe einer Apparatur auf einen photographischen Film bringt; diese Korona* bzw. Entladungskorona um die Hautränder, die das bioenergetische Feld des Patienten darstellen soll, zeigt sich auf Farbbildern in eindrucksvollen Farben u. wird zur Diagnostik von Erkrankungen u. zum Nachweis eines Behandlungserfolgs herangezogen. Aura-Photographien bzw. solche, die die Abbildung der Aura vorgeben, bilden i. d. R. eine Strahlenerscheinung um den gesamten Körper herum ab. Neuere wissenschaftliche Bewertungen attestieren der K.-Ph. einen begrenzten diagnostischen Wert, da ihre Zuverlässigkeit besser als rein zufallsbedingt ist. Dennoch wird die K.-Ph. wird von der Schulmedizin als ungeeignet abgelehnt. Vgl. Terminalpunktdiagnostik, energetische.

Kirsch|lorbeer: s. Prunus laurocerasus.

Kisasage: s. Catalpa ovata.

Klang|therapie (Therapie*) *f*: therapeutischer Einsatz von Klängen unterschiedlicher Klanghöhen u. Frequenzen (z. B. Töne, Musik, Sprache, Gebete u. Mantren der Religionsgemeinschaften); angestrebt wird eine Beeinflussung der körpereigenen Schwingungen u. eine Harmonisierung von gestörten Rhythmusfunktionen. **Anwendung:** z. B. bei Stressfolgeerkrankungen. Wissenschaftlich nicht belegtes Verfahren.

Klapper|schlangen|wurzel: s. Polygala senega.

Klapp-Kriechen (Rudolf K., Chirurg, Orthopäde, Marburg, Berlin, 1873–1949): aktive Gymnastik in Form verschiedener Kriechübungen mit wechselnder Be- u. Entlastung der Wirbelsäulengelenke; **Anwendung:** v. a. zur Behandlung leichter Wirbelsäulenveränderungen (Skoliosen) u. Rückenschmerzen.

Klatsch|mohn: s. Papaver rhoeas.

Klette: s. Arctium.

Klima (gr. κλῖμα Gegend, Landstrich) *n*: Gesamtheit der äußeren physikalischen Lebensbedingungen an einem bestimmten Ort der Erdoberfläche; **Einteilung:** Makro- bzw. Großraumklima (Kontinente, Länder, Landschaften), Meso- od. Ortsklima u. Mikroklima (direkt den Menschen umgebend); ferner Land- od. Kontinentalklima mit heißem Sommer u. strengem Winter, See- od. maritimes K. mit kühlem Sommer u. mildem Winter, Gebirgs-(Höhen-)Klima (Mittelgebirgsklima bis 1000 m Höhe) mit viel Niederschlägen u. lokalen Winden; das alpine K. ist dem polaren ähnlich, aber mit geringerem Winter- u. Sommerunterschied bei Wärme u. Licht. Das tropische K. ist durch scharfe Trennung von Trocken- u. Regenzeit gekennzeichnet. Vgl. Heilklima, Klimatherapie, Klimakurort.

Klima|kammer (↑): Raum, in dem Klimaelemente (z. B. Temperatur, Luftdruck, Luftfeuchtigkeit) künstlich erzeugt u. verändert werden können; **Anwendung:** therapeutischer Einsatz v. a. bei Erkrankungen der Atemwege (Asthma* bronchiale, Keuchhusten*), bei Tinnitus aurium.

Klimakterium (gr. κλιμακτήρ kritischer Punkt im menschlichen Leben) *n*: Klimax; Wechseljahre der Frau; durch das Erlöschen der zyklischen Ovarialfunktion bedingte Übergangsphase von der vollen Geschlechtsreife bis zum Senium; zentrales Ereignis ist die Menopause (durchschnittlich im 50.–52. Lebensjahr): Zeitpunkt der letzten spontanen Menstruation, der retrospektiv 1 Jahr lang keine weitere ovariell gesteuerte uterine Blutung folgt; **Symptom:** etwa ein Drittel aller Frauen im K. ist subjektiv symptomfrei, ein Drittel gibt subjektiv vegetative Beschwerden an, bei einem weiteren Drittel erreichen die Beschwerden Krankheitswert (s. Syndrom, klimakterisches).

Klima|kur|ort (gr. κλῖμα Gegend, Landstrich): Ort, dessen Klima* (unterstützt durch Kureinrichtungen) heilsamen Einfluss auf bestimmte Erkrankungen nimmt; s. Heilklima.

Klima|therapie (↑; Therapie*) *f*: auch Klimatotherapie; therapeutische Nutzung der klimatischen Wirkungs- bzw. Reizfaktoren auf bestimmte Krankheiten. Vgl. Heilklima, Klimakurort.

Klistier (gr. κλύζειν reinigen, wegspülen) *n*: syn. Klysma; Darmeinlauf, Darmausspülung; Flüssigkeit, die rektal in den Mastdarm eingebracht wird; **Anwendung:** zur Darmreinigung* u. als spezielle Applikationsform von Medikamenten zur therapeutischen rektalen Instillation.

Klopf|massage (Massage*) *f*: syn. Tapotement, Tapping; **1.** klassische Massagetechnik, durch die die Durchblutung der Haut u. darunterliegender Muskeln mit kurzem, schnellem Klopfen, aber auch Hacken od. Klatschen gefördert wird (s. Abb.); durch Fazilitation von Mechanorezeptoren der Muskulatur erfolgt der Aufbau eines Muskeltonus; vgl. Massage; **2.** physikalische Maßnahme i. R. der Atmungstherapie* insbesondere zur bronchialen Sekretmobilisation; **Anwendung:** z. B. bei zystischer Fibrose.

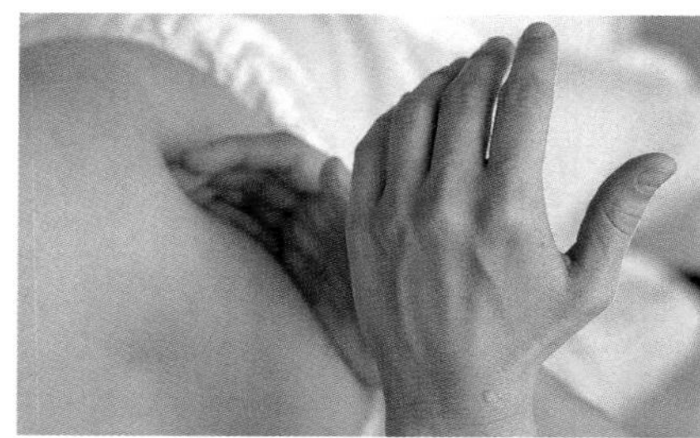

Klopfmassage: Hackung [3]

Klysma (gr.) *n*: syn. Klistier*.

Kneipp-Arzt (Sebastian K., Pfarrer, Wörishofen, 1821–1897): Arzt, der als Badearzt* die Kneipp*-

K

Kur leitet bzw. als niedergelassener Arzt nach den Grundsätzen von Kneipp behandelt; in Österreich offizielle Berufsbezeichnung; Zusammenschluss der Kneipp-Ärzte im 1894 zu Wörishofen gegründeten Kneipp-Ärzte-Bund.

Kneipp-Bade|meister (↑): medizinischer Assistenzberuf mit Spezialausbildung (Ausbildungsdauer 4 Monate) für die Verabreichung hydrotherapeutischer Kneipp-Anwendungen u. die Überwachung der Verträglichkeit beim Patienten; s. Kneipp-Therapie.

Kneipp-Kur (↑; Kur*) *f*: offizielle Kurform, bei der in spezialisierten Kurorten u. Heilbädern ein umfassendes Konzept der Kneipp*-Therapie angeboten u. insbesondere hydrotherapeutische Maßnahmen nach einem individuellen Kurplan durchgeführt werden; **Anwendung:** bei funktionellen Beschwerden, Herz-Kreislauf-Erkrankungen, Erkrankungen des rheumatischen Formenkreises u. psychovegetativem Syndrom.

Kneipp-Therapie (↑; Therapie*) *f*: Anwendung von Hydrotherapie* (besonders Güsse*, Bäder*, Wassertreten*, Waschungen*, Wickel* u. Packungen*) zusammen mit Phytotherapie* u. nach Kneipp mit weiteren Empfehlungen für gesunde Lebensführung; heute zusammen mit Bewegungstherapie*, Ernährungstherapie* u. Ordnungstherapie* (die sog. 5 Säulen der K.-Th.; (s. Tab.); Durchführung i. R. einer Kneipp*-Kur, ambulant od. in Selbsthilfegruppen; **Anwendung:** zur Gesunderhaltung (Prävention), Therapie insbesondere funktioneller Erkrankungen u. Rehabilitation.

Kneipp-Therapie Die 5 Säulen der Kneipp-Therapie
Hydrotherapie
Phytotherapie
Bewegungstherapie
Ernährungstherapie
Ordnungstherapie

Knetung: syn. Pétrissage; Grifftechnik der klassischen Massage*, bei der meist ganze Muskeln zur Lockerung u. verbesserten Durchblutung mit kräftigen Griffen durchgearbeitet werden (s. Abb.).

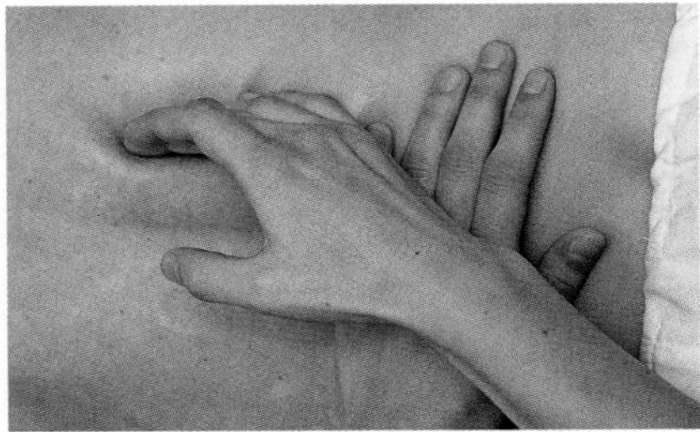

Knetung [3]

Knie|guss: Guss* nach Kneipp im Bereich der Unterschenkel; **Durchführung:** Beginn lateral an den Zehen des rechten Fußes zur Ferse u. über die Wade bis handbreit über die Kniekehle u. an der Unterschenkelinnenseite abwärts; Wiederholung auf der linken Seite; danach wieder am rechten Bein über die Vorderseite des Unterschenkels bis über das Knie u. zurück zur Ferse; dasselbe am linken Bein. Zum Schluss werden beide Fußsohlen kurz abgegossen, das Wasser von beiden Beinen mit den Händen abgestreift u. ohne abzutrocknen Strümpfe angezogen; zur Nacherwärmung spazieren gehen. **Anwendung:** als kalter bzw. Wechselguss* zur Abhärtung* u. Erleichterung des Einschlafens, bei Venenbeschwerden, vasomotorischem Kopfschmerz, Migräne, Hypotonie sowie bei Prellung, Bursitis od. Erguss im Unterschenkel- u. Kniebereich; ansteigend warm bei akuter Erkältungskrankheit u. arterieller Verschlusskrankheit (Abk. AVK) unter ärztlicher Aufsicht; **Kontraindikation:** für den kalten bzw. Wechselguss Menstruation, Ischialgie, überaktive Blase, Harnweginfektion, akute Erkältung, AVK (Stadium III–IV); für den warmen K. Varikose u. chronisch-venöse Insuffizienz.

Knoblauch: s. Allium sativum.

Knochen|heiler: syn. Knochenrichter, Knocheneinrenker; Heiler* verschiedener Kulturen, die Frakturen (u. U. nach Reposition) mit einer aus Hölzern u. Fasern hergestellten Schienung der Bruchstelle behandeln; dabei kommt es nicht unbedingt zu einer möglichst kompletten Ruhigstellung der beiden nächstgelegenen Gelenke wie bei der klassischen chirurgischen Frakturbehandlung. Wie aus der konservativen chinesischen Frakturbehandlung bekannt, ermöglichen solche Verfahren sinnvolles Funktionstraining u. können gute Ergebnisse auch i. S. der klassischen chirurgischen Frakturbeurteilung bringen.

Knoten|tang: s. Fucus.

Kobalt *n*: s. Cobalt.

Koch|salz: s. Natrium chloratum.

Koemis Koetjing: s. Orthosiphon aristatus.

Königin der Nacht: s. Selenicereus grandiflorus.

Königs|kerze: s. Verbascum.

Körper|aku|punktur (Akupunktur*) *f*: s. Akupunktur.

Körper|erdung: syn. Grounding; von A. Lowen in die bioenergetische Analyse* eingeführtes Konzept zur therapeutischen Arbeit an der Realitätsnähe menschlichen Bewusstseins; Beine u. Füße werden physikalisch-energetisch als Erdungsorgane bzw. als wahrnehmungssensible Bodenkontaktorgane des Menschen begriffen. Die bioenergetische Arbeit an der Verminderung chronifizierter Spannungen in diesen Erdungsorganen soll deren Energiefluss zum Boden bzw. die Empfindungswahrnehmung für den realen Lebensgrund wieder eröffnen.

Körper|gewicht: von Körperlänge, Alter, Ernährung u. endokrinen Faktoren abhängiges Gewicht;

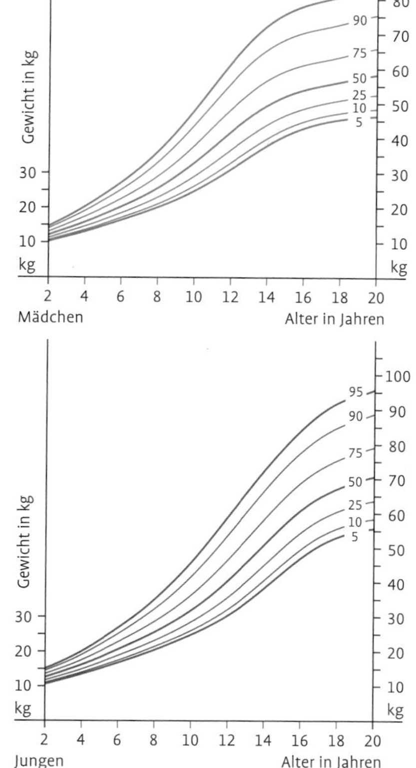

Körpergewicht: altersabhängige Gewichtszunahme mit Darstellung einiger Perzentilenwerte, die angeben, wieviel Prozent der Gleichaltrigen kleiner sind

das gemessene K. (Ist-Gewicht) kann in Normwerttabellen mit dem Soll*-Gewicht od. Normalgewicht* verglichen werden; hierbei sind individuelle Abweichungen von den Durchschnittswerten häufig, die u. U. bis zu pathologischen Befunden wie Adipositas* od. Magersucht (Anorexia nervosa) reichen. Durchschnittliches K. während der Wachstumsperioden: s. Abb. Vgl. Idealgewicht, Body-mass-Index, Broca-Formel.

Körper|konzept *n*: (ethnomedizinisch) Betrachtung u. damit verbunden das Verständnis des Körpers des Menschen in Abhängigkeit von den jeweiligen kulturellen Konzepten (s. Ethnomedizin); das in der westlichen Kultur selbstverständlich erscheinende K. beruht auf geometrischem Denken u. ist als Anatomie festgeschrieben. Diese Ordnung des sichtbaren Körpers ist jedoch nur eine von unterschiedlichen historischen u. kulturellen Möglichkeiten. Die kulturellen Dimensionen des Körpers lassen sich auf verschiedenen Ebenen beschreiben: **1. individueller Körper:** Das Individuum macht je nach kultureller Umgebung unterschiedliche Erfahrungen mit seinem Körper. Konstituierende Bestandteile des Körpers können Materie, Leib, Körper, Seele, mehrere Seelen, Geist, Psyche, Selbst u. a. sein. Diese Bestandteile u. ihre Beziehung zueinander sind kulturell sehr variabel, ebenso wie die Art, den Körper detailliert wahrzunehmen u. mit Gesundheit u. Erkrankung in Beziehung zu setzen. Das Körperschema od. -bild hängt mit den kollektiven Repräsentationen, also mit dem gesellschaftlichen Wissen über den Körper u. seiner Beziehung zur Umwelt zusammen. Es schließt innere u. äußere Wahrnehmung, Erinnerung, Affekte, Kognition u. Aktionen (Körpertechniken) ein. Eine tiefe Verzerrung des Bildes vom Körper ist eher selten. Häufig dagegen sind Ängste um den Körper, seine Grenzen, die Körperöffnungen u. die Körperflüssigkeiten. **2. sozialer Körper:** Der Körper hat eine besondere Bedeutung als Symbol u. ist gleichzeitig eine wesentliche Quelle von Symbolen. Das Wahrnehmen u. Verstehen des Körpers hat nicht nur mit dem „Körper an sich“ zu tun, sondern ist eng mit dem Wahrnehmen u. Verstehen der Welt um den Körper herum verknüpft. Die Körperwahrnehmung während der frühen Kindheit ist individualgeschichtlich die erste Erfahrung u. somit Muster für alle weiteren Erfahrungen, indem z. B. bestimmte Perspektiven auf den Körper gelegt werden. Diese werden aus sozialen Zusammenhängen abgeleitet (z. B. die linke als sog. schlechte Hand). Diese Besonderheiten des Körpers prädestinieren ihn zu unserem ursprünglichsten u. wichtigsten Symbolträger. Links u. rechts, oben u. unten, weiblich u. männlich sind Beispiele von Aussagen, die den Körper nicht nur mit einzelnen Symbolen verknüpfen, sondern ihn zu einem Symbol werden lassen. Ohne Körpererfahrung können Symbole nicht gedacht werden. Der soziale Körper repräsentiert die jeweiligen Vorstellungen über Natur, Gesellschaft u. Kultur. Damit wird ein laufender Austausch zwischen der natürlichen u. sozialen Welt demonstriert. **3. politischer Körper** wird definiert über die Regulation u. Kontrolle des individuellen u. des (nur als Abstaktion bestehenden) kollektiven Körpers; dabei geht es um die vielfältigen Formen von Herrschaft über den Körper u. seine Disziplinierung bei Reproduktion u. Sexualität, Arbeit u. Freizeit, Erkrankung, menschlichen Unterschieden u. a.; gesellschaftliche Ideale werden z. B. mit dem Körper ausgedrückt; der Körper wird zu einem vermeintlich idealen Körper umgestaltet od. geschmückt. Umgekehrt werden Körpervorstellungen auf den kollektiven Körper als Körperpolitik übertragen.

Körper|schema *n*: Vorstellung des eigenen Körpers u. der Körperbewegung aufgrund von visuellen, taktilen u. kinästhetischen (s. Kinästhesie) Rückmeldungen des Körpers.

Körper|therapie (Therapie*) *f*: Sammelbez. für verschiedene alternative Heilverfahren*, deren gemeinsames Merkmal es ist, durch intensive Beschäftigung mit körperlichen Funktionen (Bewegung, Körperhaltung, Atmung u. a.), u. U. verbunden mit meditativen Übungen, Selbstheilungstendenzen des Körpers zu fördern u. so Gesundungsprozesse zu stützen; dabei soll der Patient durch körperliches Erleben einen Zugang zu seinen psychisch beeinträchtigenden Problemen finden. Die Grenzen zwischen K. u. bestimmten Formen der Psychotherapie* (eher psychodynamische Verfahren) u. Physiotherapie* (eher übende Verfahren) sowie Bewegungstherapie* sind z. T. fließend. Vgl. Feldenkrais-Methode, Focusing, Orgontherapie, Rolfing, Analyse, bioenergetische; Bewegungstherapie, konzentrative.

Koffein *n*: s. Coffein.

Kohle: s. Aktivkohle, Holzkohle, Coffea (Kaffekohle).

Kohlen|hydrat|einheit: Abk. KE; Menge eines Lebensmittels (in Gramm od. Portion), die 10 g Kohlenhydrate mit blutzuckersteigernder Wirkung enthält; neben der Broteinheit* zur Berechnung der Diät bei Diabetes mellitus verwendet; die KE ist bisher rechtlich nicht geregelt.

K

Kohlen|wasser|stoffe, poly|cyclische aromatische: Abk. PAK; organische Substanzen mit kondensiertem Ringsystem, die bei unvollständiger Verbrennung (z. B. in Ruß, Dieselabgasen, Zigarettenrauch, Räucherwaren) u. Hocherhitzen von organischem Material (z. B. Grillen, Braten) entstehen; Aufnahme über Nahrungsmittel, Luft; im Tierversuch z. T. kanzerogene Wirkung (z. B. Benzpyren), Risiko für den Menschen derzeit nicht abschätzbar. Vgl. Schadstoffe, biogene.

Kokkels|körner: s. Anamirta cocculus.

Kokoh: Gemisch aus gemahlenem u. geröstetem Getreide, Hülsenfrüchten, Sesamsamen u. evtl. Algen zur Herstellung von sog. Getreidemilch; **Verwendung:** vermischt mit Wasser als Kuhmilchersatz i. R. alternativer Ernährungsformen* (z. B. Makrobiotik*); vgl. Säuglingsmilch, alternative.

Kokos|palme: s. Cocos nucifera.

Kokzyg|odynie (gr. κόκκυξ, κόκκυγος Kuckuck, Steißbein; ὀδύνη Schmerz, Qual) *f*: umschriebener Schmerz u. Druckempfindlichkeit im Bereich von Steißbein u. evtl. Rektum; **Vorkommen:** häufiger bei Frauen; **Ursache:** meist chronische Mikrotraumen, z. B. aufgrund zu langen Sitzens (sog. television bottom); seltener nach Verletzungen des Beckens, Sturz mit Stauchungstrauma, chirurgischem Eingriff od. Entbindung sowie i. R. einer Neuralgie*; **Therapie: 1.** s. Lokalanästhesie; **2.** Physiotherapie*; **3.** Homöopathie: u. a. Zubereitungen aus Arnica* montana, Hypericum* perforatum, Ruta* graveolens, Symphytum* officinale.

Kola|baum: s. Cola nitida.

Kolchizin *n*: s. Colchicin.

Kolik (gr. κωλικός am Darm leidend) *f*: krampfartige Leibschmerzen infolge spastischer Kontraktionen eines abdominalen Hohlorgans mit Zug am Mesenterium u. Reizung der dort verlaufenden sensiblen Nerven; häufig geht eine K. mit vegetativer Begleitsymptomatik einher (Schweißausbruch, Brechreiz, Erbrechen u. evtl. Kollaps). **Formen: 1.** Darmkolik (s. Abdominalkrämpfe); **2.** Nierensteinkolik (s. Nephrolithiasis); **3.** Gallensteinkolik*. **Therapie: 1.** Phytotherapie: **traditionell** Zubereitungen aus Anethum graveolens, Scopolia carniolica, Illicium anisatum, Curcuma zedoaria; **2.** Homöopathie: Zubereitungen aus Ammi* visnaga, Citrullus* colocynthis, Magnesium* phosphoricum, Viburnum* opulus.

Kol|lateral|mittel (lat. cum mit, zusammen; lateralis seitlich): s. Arzneimittelbeziehung.

Kollath-Kost (Werner K., deutscher Arzt u. Ernährungswissenschaftler, 1892–1970): s. Vollwert der Nahrung.

Kolombo|wurzel: s. Jateorhiza palmata.

Kolo|quinthe: s. Citrullus colocynthis.

Kombucha *f*: Cembuya orientalis, Fungus japonicus; syn. Teepilz, Wolgaqualle; gelatineartige Masse, die aus einer symbiotischen Lebensgemeinschaft verschiedener Hefen u. Essigsäurebakterien gebildet wird; zur Herstellung des Kombuchagetränks wird gezuckerter schwarzer, grüner od. Kräutertee für mehrere Tage mit den leicht abtrennbaren Lamellen od. Teilen des Teepilzes angesetzt. **Inhaltsstoffe:** Die Bakterien produzieren Essigsäure u. weitere organische Säuren (z. B. Milchsäure, Gluconsäure, Spuren von Weinsäure u. Vitamin C); die Hefen produzieren bis zu 1,5 % Alkohol, Vitamine des B-Komplexes u. Gluconsäure sowie Kohlensäure; **Wirkung:** keine gesicherten Belege für die therapeutische Wirksamkeit; **Verwendung:** als aromatisches Getränk (Kombuchatee) mit 0,5 % Alkohol durch Zusatz von K. zu einem mit Zucker gesüßten Schwarz- od. Grüntee u. anschließender Vergärung bei Zimmertemperatur (1–10 Tage); **traditionell** bei Beeinträchtigung des Gedächtnisses, prämenstruellem Syndrom, rheumatischen Beschwerden, Altersbeschwerden, Appetitlosigkeit, Obstipation, Arthritis u. zur Immunstimulation; in der (asiatischen) Volksheilkunde bei fast allen Krankheiten; als Diuretikum bei Ödemen; besonders gegen Arteriosklerose, Diabetes mellitus, Gicht, rheumatischen Beschwerden, Darmträgheit u. Steinleiden; **Dosierung:** widersprüchliche Angaben; **Hinweis:** Aufgrund des hohen Zuckergehalts ist das Getränk für Diabetiker ungeeignet. Laut Arzneimittelkommission der Apotheker kann der Vertrieb als Lebensmittel zur Bereitung eines Erfrischungsgetränks, nicht jedoch als Arzneimittel od. zur Herstellung eines solchen vertreten werden. **Nebenwirkungen:** Magenbeschwerden, Hefeinfektionen, allergische Reaktionen, Übelkeit, Erbrechen, Kopf- u. Nackenschmerzen, Infektionen mit opportunistischen Keimen (z. B. Aspergillus, Milzbrand; Todesfälle sind beschrieben); Bleivergiftungen bei Verwendung von Gefäßen mit bleihaltiger

Glasur; **Kontraindikation:** Alkoholkrankheit, Krankheiten, die mit Immunschwäche einhergehen; **Wechselwirkung:** keine bekannt.

Kom|mission E *f*: Sachverständigenkommission für pflanzliche Arzneimittel*, die das Bundesinstitut für Arzneimittel und Medizinprodukte i. R. der Zulassung von Arzneimittel der Besonderen Therapierichtungen u. Traditionellen Arzneimittel berät.

Kom|plementär|medizin (lat. complementum Ergänzung; ars medicina ärztliche Kunst) *f*: übergeordnete Bez. für sowohl naturheilkundliche als auch unkonventionelle diagnostische u. therapeutische Verfahren, die außerhalb der konventionellen Medizin stehen (u. daher früher auch als alternative Heilverfahren* bezeichnet wurden) u. sich je nach Selbstverständnis ergänzend od. ersetzend zur konventionellen Medizin begreifen; unscharfer Begriff, der sich vom anglo-amerikanischen Complementary Medicine ableitet, der dort für Anteile der physikalischen Therapie* u. die klassischen Naturheilverfahren steht, aber u. a. auch Homöopathie*, Traditionelle Chinesische Medizin*, Gebete, Fernheilen* beinhaltet. Vgl. Alternativmedizin, Naturheilkunde, Medizin, integrative.

Kom|plementär|mittel (↑): s. Arzneimittelbeziehung.

Kom|plex|bewegungen (lat. complexus Umfassen): syn. Kabat*-Methode.

Kom|plex|homöo|pathie (↑; Homöopathie*) *f*: Richtung der Homöopathie* mit Anwendung einer Kombination mehrerer Homöopathika in einem Arzneimittel (s. Komplexmittel), die im Gegensatz zur Homöopathie mit Einzelmitteln* indikationsbezogen eingesetzt wird; meist werden Mittel kombiniert, die sich bei einer bestimmten Indikation bewährt haben. Vgl. Mattei-Heilweise.

Kom|plex|mittel (↑): homöopathisches Arzneimittel mit mehreren, i. d. R. potenzierten Arzneisubstanzen in festen Kombinationen; meist indikationsbezogen; durch den geringen Aufwand bei der Arzneimittelwahl* u. die Nähe zum Denken in klinischen Indikationen* hat die Behandlung mit K. in der Praxis einen hohen Stellenwert. Allerdings kann durch die meist häufig wiederholte Einnahme jeder Bestandteil mit einem nicht zur Patientensymptomatik ähnlichen Arzneimittelbild eine Arzneimittelprüfung* im homöopathischen Sinne auslösen, die eine Verlaufsbeurteilung erschwert. Daher wird die Behandlung mit K. aus hochpotenzierten Arzneisubstanzen von Vertretern der klassischen Homöopathie abgelehnt. Vgl. Einzelmittel.

Kom|presse (lat. comprimere, compressus zusammendrücken) *f*: **1.** nasser, eng anliegender Umschlag; kalt, warm od. als Dampfkompresse (sehr heißer Umschlag, z. B. bei Gallensteinkoliken); **2.** meist rechteckige Wundauflage aus Verbandmull, Vliesstoff od. ähnlichem Material.

Konditionierung: s. Verhaltenstherapie.

Kon|durango|rinde: s. Marsdenia condurango.

Kondylome (gr. κόνδυλος Knochengelenk, Knöchel; -ωμα Geschwulst) *n pl*: **1.** Hyperplasien des Plattenepithels im Anogenitalbereich durch Infektion mit Papillomaviren od. Treponema pallidum; **2.** in der homöopathischen Miasmenlehre* Hahnemanns gelten K. als Erstmanifestation der Sykose*. Vgl. Syphilis.

Kon|frontations|therapie (Therapie*) *f*: syn. Expositionstherapie; Methode der Verhaltenstherapie*, bei der der Patient bzw. Klient in vivo u./od. in sensu mit einem angstauslösenden Reiz konfrontiert wird u. ein Vermeiden der Angstsituation verhindert wird bis die Angstreaktion schwächer wird u. schließlich verschwindet (s. Angst); **Formen: 1.** systematische Desensibilisierung*; **2.** Überflutungstherapie (massierte Konfrontation in sensu); **3.** Habituationstraining (gestufte Konfrontation in vivo); **4.** Reizüberflutung*. **Anwendung:** bei Phobien*, Zwängen, Abhängigkeitserkrankungen (s. Abhängigkeit), psychogenen Essstörungen*, posttraumatischen Belastungsstörungen*.

Koniin *n*: s. Conium maculatum.

Konservierungs|stoffe (lat. conservare erhalten): Lebensmittelzusatzstoffe*, die der Verlängerung der Haltbarkeit von Lebensmitteln dienen, indem sie Mikroorganismen durch Zellmembranschädigung abtöten od. im Wachstum u. in der Vermehrung hemmen u. dadurch den mikrobiellen Verderb verzögern; zugelassene K. sind z. B. Sorbinsäure, Benzoesäure, PHB-Ester, Ameisensäure, Diphenyl, Orthophenylphenol u. Thiabendazol sowie jeweils abgeleitete Verbindungen; Verwendung, Höchstmengenbegrenzungen u. Kenntlichmachung sind in der Zusatzstoff-Zulassungsverordnung geregelt.

Kon|stitution (lat. constituere, constitutus richten, ordnen, festigen) *f*: Summe der körperlichen u. psychischen Eigenschaften eines Menschen; in unterschiedlichem Ausmaß werden morphologische (Körperbau), funktionelle (Reaktionstyp) od. charakterologische Merkmale der Persönlichkeit berücksichtigt. Neben einer objektiven Anthropometrie* u. verschiedenen Funktionstests gründet eine an K. orientierte Diagnostik stark auf empathischer Wahrnehmung, Erfahrung u. Intuition. Das Konstrukt der K. ist Grundlage umstrittener Einteilungsversuche in sog. Konstitutionstypen. Nach **Kretschmer** gibt es **4 Konstitutionstypen: 1.** leptosomer (asthenischer) Typ: magerer, aufgeschossener Mensch mit schmalen Schultern, langem, schmalem, flachem Brustkorb u. schmalem, langem Kopf; **2.** athletischer Typ: breite, ausladende Schultern, derber, hoher Kopf, breiter Brustkorb, straffer Bauch, Rumpfform verjüngt sich nach unten, plastisch hervortretendes Muskelrelief, grober Knochenbau; **3.** pyknischer Typ: mittelgroße, gedrungene Figur, weiches, breites Gesicht, kurzer Hals, rundlicher Fettbauch, tiefer, gewölbter Brustkorb; **4.** dysplastischer Typ: endokrin dysharmonisch, ohne dass endokrine Störungen im einzelnen nachweisbar sein müssen, verschiedene Körperformen. **Aschner** unterscheidet **3 große Konstitutionstypen**, denen er entsprechende Therapieformen zuordnet (s. Aschner-Methode): **1.** die lymphatische Konstitution: z. B. blaue Augen, helle u. empfindliche Haut, mit Disposition zu adenoiden Vergrößerungen (Lymphatismus); **2.** die hämatogene Konstitution: z. B. braune Augen, brünette bzw. schwarze Haare, mit cholerischem Temperament; **3.** die gemischte Konstitution: z. B. grau-grünliche Augen, helle Haut, dunkle Haare, dyskratisch. Die aus der Humoralpathologie* abgeleiteten Temperamente* berücksichtigen charakterologische Besonderheiten. In der **Homöopathie** u. **Anthroposophischen Medizin** werden eigene Konstitutionstypologien zur Arzneimittelwahl* bei konstitutioneller Therapie* herangezogen. In einer modernen Deutung der **Traditionellen Chinesischen Medizin** beschreibt Greten die K. als vegetative Funktionstendenz, also als eine Gruppe diagnostisch relevanter Zeichen, die sich durch ihre wiederholte Ausbildung der Körperstruktur aufprägen u. im Rahmen der Diagnostik erkennbar sind. Die Zuordnung der K. zu den Funktionskreisen (Herz, Lunge, Leber, Niere u.a.) liegt der Therapie zugrunde. Vgl. Diathese, Typenlehre.

Kon|stitutions|lehre, ayur|vedische (↑): im Ayurveda* Lehre von besonderen menschlichen Typen i. S. einer individuellen Betrachtung u. Einschätzung des Menschen; danach ist ein Mensch entsprechend seiner individuellen Konstitution* körperlich u. psychisch empfänglich für bestimmte Krankheiten. Die Berücksichtigung dieser individuellen Unterschiede ist für Prävention, Diagnose u. angemessene Therapie entscheidend. **Einteilung: 1.** psychische Konstitution: beschreibt die individuelle Verteilung der 3 psychischen Eigenschaften (Guna, Rajas u. Tamas werden auch mentale Doshas genannt) Sattva (Klarheit, Leichtigkeit), Rajas (Leidenschaft, Aktivität) u. Tamas (Dumpfheit, Schwere). Eine Sattva-dominierte psychische Konstitution zeigt sich in Wahrhaftigkeit u. Zufriedenheit, bei der Rajas-dominierten Konstitution herrschen Tapferkeit u. Jähzorn vor u. bei der Tamas-dominierten Konstitution körperliche u. geistige Trägheit; **2.** somatopsychische Konstitution (Dosha-Prakrti od. Dosha-Konstitution): gilt als wichtiger als die psychische Konstitution. Bereits zum Zeitpunkt der Geburt besteht in jedem Menschen eine individuelle Verteilung der Doshas* Vata, Pitta u. Kapha (s. Physiologie, ayurvedische). Nach klassischer Auffassung entsteht die Dosha-Konstitution bei der Zeugung u. wird durch das Erbgut der Eltern, die klimatischen u. tageszeitlichen Einflüsse zum Zeitpunkt der Zeugung sowie durch die Beschaffenheit des mütterlichen Genitaltrakts beeinflusst. Die Dosha-Konstitution äußert sich in physischen u. psychischen Charakteristika u. Reaktionsweisen (s. Tab.) u. bleibt das ganze Leben erhalten. Vgl. Diagnostik, ayurvedische; Gesundheitsförderung, ayurvedische; Therapie, ayurvedische.

Kon|stitutions|mittel (↑): in der Homöopathie* Bez. für ein Arzneimittel, das nach der Ähnlichkeit seines Arzneimittelbildes* zu einem länger bestehenden Zustand des Patienten, einschließlich der Merkmale ohne eigentlichen Krankheitswert (s. Konstitution) eingesetzt wird; wegen des umfassenden Arzneimittelbildes wird oft nur ein Polychrest* zur Behandlung gefunden. Vgl. Akutmittel.

Kontra|ir|ritation (lat. contra gegen; irritare reizen) *f*: auch Counterirritation; neurophysiologisches Modell, nach dem Empfindungen (z. B. Schmerzen) durch andere Reize so beeinflusst werden können, dass sie wegen der begrenzten Leitungs- u. Verarbeitungsfähigkeit des peripheren u. zentralen Nervensystems zurückgedrängt werden; in der Naturheilkunde Erklärungsmodell für ver-

Konstitutionslehre, ayurvedische
Auswahl typischer Konstitutionsmerkmale

Vata-Konstitution	Pitta-Konstitution	Kapha-Konstitution
kühle trockene Haut	warme geschmeidige Haut	kühle geschmeidige Haut
unruhige Augen, zu Trockenheit neigend	zielgerichteter Blick, Neigung zu roten Augen	große feuchte Augen, ruhiger Blick
unregelmäßiger Appetit, Neigung zur Obstipation	regelmäßiger starker Appetit, häufiger Stuhlgang	regelmäßiger Appetit, regelmäßiger Stuhlgang
Neigung zu Untergewicht, starke Gewichtsschwankungen	stabiles Körpergewicht	Neigung zur Gewichtszunahme
Neigung zur Einschlafstörung	leichter Schlaf	tiefer fester Schlaf
bevorzugt warme feuchte Umgebung	bevorzugt kühle Umgebung	bevorzugt trockene Umgebung
unstetes Wesen	durchsetzungsstarkes Wesen	ruhig, gelassen im Wesen

schiedene therapeutische Methoden (z. B. künstliche Hyperthermie* u. Kryotherapie*, Elektrotherapie*, hautreizende u. mechanische Verfahren).

Kon|traktur|pro|phylaxe (lat. contrahere, contractus zusammenziehen; Prophylaxe*) *f*: aktive bzw. passive krankengymnastische Methode zur Vorbeugung u. Verhinderung einer Funktions- od. Bewegungseinschränkung der Gelenke, u. a. durch Lagerung u. passive Mobilisation bei zentralen Lähmungen (Vermeidung der Entstehung durch spastische Lähmung), mit Bewegungsschiene u. Physiotherapie* bei Erkrankungen od. Verletzungen des Bewegungssystems, evtl. in Kombination mit Schmerztherapie*; Anwendung auch bei komatösen Patienten in Form der regelmäßigen Durchbewegung (ein- bis zweimal pro Tag) aller Gelenke u. zweistündlicher Umlagerung.

Kontroll|verlust: wichtiges Kennzeichen der psychischen Abhängigkeit*; nach M. Keller das Fehlen der Sicherheit beim Konsumenten zu Beginn des Konsums u. die Frage nach der Fähigkeit zur Beendigung, bevor die Kontrolle darüber verloren geht.

Kon|tusion (lat. contundere, contusus zerquetschen) *f*: Prellung u. Quetschung von Organen, insbesondere von Strukturen des Stütz- u. Bewegungsapparats, aber auch von inneren Organen (z. B. Lunge, Herz, Leber od. Milz), Augen od. Gehirn durch direkte stumpfe Gewalteinwirkung; **Therapie: 1.** pharmakologisch peripher wirksame Analgetika, nichtsteroidale Antiphlogistika, auch äußerlich (z. B. als Salbe); **2.** Enzymtherapie*, Guss*, Kryotherapie*, Tonerde*, Heilerde*; **3.** Phytotherapie: Zubereitungen aus Arnica* montana, Chamomilla, Symphytum* officinale, Melilotus*; **traditionell** Zubereitungen aus Curcuma longa, Hamamelis virginiana, Thymus serpyllum, Thymus vulgaris; **4.** Homöopathie: Zubereitungen aus Arnica* montana, Calendula* officinalis, Hypericum* perforatum, Ruta* graveolens.

Kon|zentrations|mangel: s. Erschöpfungszustände.

Kopf|aku|punktur (Akupunktur*) *f*: s. Akupunktur.

Kopf|dampf: Dampfbad* von Kopf u. Oberkörper zur Inhalation*; über eine Schüssel mit heißem Wasser gebeugt u. mit einem Handtuch über Kopf, Oberkörper u. Schüssel bedeckt; das Einatmen der Dämpfe (auch mit Zusätzen aus Kräutern bzw. Extrakten von Kamille, Pfefferminze u. Lindenblüten) wirkt symptomlindernd bei Erkältungskrankheiten.

Kopf|schmerz: Zephalgie; akuter od. chronischer Schmerz im Bereich von Gesicht, Schädel u. oberer Halswirbelsäule, der in Qualität, Lokalisation, Dauer sowie in ätiologischer Hinsicht z. T. erheblich variieren kann; **Formen: 1.** Migräne* ohne u. mit Aura; **2.** Spannungskopfschmerz: häufige, episodisch od. chronisch auftretende Kopfschmerzform, besonders bei Stress, Verspannung der Nackenmuskulatur, Nicotin- u. Alkoholabusus v. a. bei Frauen u. in Kombination mit Migräne (sog. Kombinationskopfschmerz) vorkommend; **3.** Cluster-K. (syn. Bing-Horton-Syndrom): besonders bei Männern in Perioden auftretender, kurz dauernder, streng halbseitiger K. u. Gesichtsschmerz von hoher Intensität von 15–180 Min. Dauer bis zu achtmal pro Tag (häufig nachts) über Wochen bis Monate mit monate- bis jahrelangen beschwerdefreien Intervallen; häufig mit Lakrimation, Rhinorrhö, konjunktivaler Injektion, Miosis u. Ptosis; **4.** medikamenteninduzierter Dauerkopfschmerz: bei täglicher u. langfristiger (mindestens 3-monatiger) Einnahme von Schmerz- od. Migränemitteln (Analgetika, Ergotamin) od. anderen Arzneimitteln; **5.** postkontusioneller K.: nach Schädelhirntrauma bzw. Schleudertrauma; **6.** zervikogener K.: einseitiger K., der reproduzierbar durch eine bestimmte Kopfhaltung bzw. -bewegung provoziert wird; **7.** postpunktioneller K.: heftiger K. mit Ohrensausen bzw. Übelkeit nach Liquorpunktion od. Spinalanästhesie mit deutlicher Zunahme im Sitzen und Stehen; **8.** Arteriitis temporalis: temporal lokalisierter pochender einseitiger K., v. a. bei Patienten älter als 60 Jahre, in 50 % der Fälle assoziiert mit Polymyalgia rheumatica; **9.** metabolisch bedingter K. (z. B. bei Diabetes* mellitus, Hyperthyreose*). **Therapie: 1.** an die jeweilige Kopfschmerzform spezifisch angepasste medikamentöse Therapie, z. B. mit Antidepressiva, Sumatriptan, Verapamil, Prednison, Lysinacetylsalicylat u. a.; **2.** Hydrotherapie* (Armbad*, Gesichtsguss*, Knieguss*), Akupunktur*, emmenagoge Verfahren*, Gelosentherapie*, Progressive* Muskelrelaxation, Neuraltherapie*, Autogenes* Training, Heilfasten*; **3.** Phytotherapie: Zubereitungen aus Mentha* x piperita), Salix*; **traditionell** Zubereitungen aus Echinacea angustifolia, Lavandula angustifolia, Petasites, Santalum, Thymus vulgaris; **4.** Homöopathie: u. a. Zubereitungen aus Arnica* montana, Atropa* belladonna, Calcium* phosphoricum, Gelsemium* sempervirens, Ignatia, Natriumsulfat*, Iris*.

Koriander: s. Coriandrum sativum.

Korn|blume: s. Centaurea cyanus.

Koro: in Südostasien individuell od. epidemieartig auftretende Angst, der Penis würde sich in den Bauch zurückziehen u. der Betroffene sterben; vgl. Syndrom, kulturgebundenes.

Korona (lat. corona Kranz) *f*: ein auf Fotoplatten dargestelltes, kranzförmig imponierendes Phänomen der Kirlian*-Photographie um Finger u. Zehenkuppen herum, das auf Elektrolumineszenz zurückzuführen sein soll. Vgl. Aura.

Koronar|training (↑) *n*: Bewegungstherapie* zur medizinischen Rehabilitation nach Herzinfarkt od. Herzoperation mit überwachter (Blutdruck- u. Pulskontrolle), zunehmender körperlicher Belastung i. S. einer Ausdauerbelastung (3. Phase des Rehabilitationsprogramms); Durchführung in sog. Koronargruppen od. als ambulante Gruppentherapie, meist von Sportmedizinern angeleitet u. überwacht.

Kor|rigenzien (lat. corrigere berichtigen, verbessern) *n pl*: geschmackverbessernde Zusätze zu Arzneimitteln*; z. B. Sirupe, ätherische Öle, Aromen, Schleime.

Korsakoff-Potenz (Simon Nicolajewitsch von K., General, Moskau, 1788–1853; Potenz*) *f*: syn. Einglaspotenz; homöopathisches Arzneimittel, das durch ein spezielles Potenzierungsverfahren hergestellt wird; Verwendung nur eines Glases, das bei jeder Potenzierungsstufe geschüttelt u. ausgeleert wird, wobei die im Glas verbleibende Flüssigkeit durch besondere Formgebung genau einem Gran (0,0652 g) entsprechen soll; zur Herstellung der nächsten Potenz wird mit 100 Tropfen Wasser aufgefüllt. Der letzte Potenzierungsschritt wird zur Konservierung mit Alkohol durchgeführt. Korsakoff entwickelte außerdem eine trockene Zubereitungsmethode für homöopathische Arzneimittel, bei der ein imprägniertes Kügelchen in ein Fläschchen mit einer gewissen Anzahl neutraler Kügelchen gegeben u. dann eine Minute lang geschüttelt wurde. Eine Weiterpotenzierung wird hierbei nicht angenommen; vermutlich wird Abrieb des Originalkügelchens gleichmäßig verteilt. Vgl. Potenzierung.

K

Kost|formen, alternative: s. Ernährungsformen, alternative.

Kost, vegetarische: s. Vegetarismus.

KPE: Abk. für **k**omplexe **p**hysikalische **E**ntstauungstherapie*.

Krämpfe: unwillkürliche Muskelkontraktionen; **Formen:** nach Ausdehnung u. Ablauf werden unterschieden: **1.** klonische K.: rasch aufeinanderfolgende kurz dauernde rhythmische Zuckungen antagonistischer Muskeln; **2.** tonische K.: Kontraktionen von starker Intensität u. langer Dauer, z. B. bei Tetanie u. Tetanus; **3.** tonisch-klonische K.: als generalisierte K. (Konvulsionen) bei Epilepsie (Grand mal), Eklampsie, Urämie, Entzugssyndrom u. als psychogene K. bei Neurosen; **4.** lokalisierte K. einzelner Muskeln od. Muskelgruppen, z. B. fokal-motorischer epileptischer Anfall, Trismus, Tic, Hals-, Nacken- u. Schultermuskelkrämpfe, z. B. Torticollis spasmodicus; Wadenkrampf; **5.** Beschäftigungskrämpfe (z. B. Schreibkrampf) als Folge einer übermäßigen Beanspruchung der Muskulatur. **Therapie: 1.** koventionell: Muskelrelaxanzien; **2.** Magnesiumzufuhr bzw. magnesiumhaltige Ernährung; **3.** Phytotherapie: **traditionell** Zubereitungen aus Calendula officinalis, Anethum graveolens, Origanum majorana, Viscum album, insbesondere bei Beschäftigungskrämpfen. **4.** Homöopathie: u. a. Kupfer, Atropa* belladonna, Zink. Vgl. Abdominalkrämpfe, Kolik.

Krätze: umgangssprachliche Bez. für Scabies*. Vgl. Psora.

Kräuter|bad: Bad* mit Zusatz von Kräutern bzw. daraus hergestellten Extrakten od. ätherischen Ölen; die Wirkstoffe sollen entweder direkt in der Haut wirken od. über die Haut u. durch Inhalation* aus dem Bad in den Körper gelangen. Bei Kräuterzusätzen werden für ein Vollbad ca. 100 g Pflanzenteile in 1 l Wasser aufgekocht, 10 Minuten ziehen gelassen u. filtriert. Der Absud wird dem Bad zugesetzt. Als Emulgator für die ätherischen Öle kann z. B. Sahne zugesetzt werden. **Anwendung:** s. Tab.

Kräuter|heiler: syn. Kräuterheilkundiger; auch Kräuterarzt, Herbalist, Phytotherapeut; Heiler*, der Pflanzen bzw. deren Bestandteile sammelt, verarbeitet u. verabreicht; bei den Überlegungen zur Wirksamkeit der Kräuter unterscheidet die Ethnomedizin* grundlegend zwischen pharmazeutischer Wirksamkeit u. symbolischer Bedeutsamkeit (so kann z. B. nach dem Grundsatz „Gleiches bewirkt Gleiches" ein gelbes Kraut gegen Gelbsucht eingesetzt werden). Die Einstellung von Medizinern u. Pharmakologen zu K. besteht meist in einer Unterscheidung in positive u. negative Aspekte; im Gegensatz zu Schamanismus, Exorzismus, Zauberei usw. werden die Kenntnisse von Kräutern u. ihrer medizinischen Verwendung als ein wertvoller Erfahrungsschatz eingestuft, den es zu nutzen gilt. Heute zielt man auf die Erstellung u. Nutzung von Arzneimittelbüchern mit den Kriterien Qualität, Wirksamkeit u. Unbedenklichkeit. In vielen Ländern der sog. Dritten Welt wurden nationale Forschungsinstitute für traditionelle Medizin u. Phytotherapie* eingerichtet, die sich mit Kräuterheilkunde bzw. Phytotherapie i. S. einer angewandten Pharmakologie beschäftigen.

Krallen|dorn: s. Uncaria tomentosa.

Krameria tri|andra Ruiz et Pavon *f*: Strauch aus der Familie der Krameriaceae (Ratanhiengewächse); **Arzneidroge:** Wurzel (Ratanhiae radix, Ratanhiawurzel); **Inhaltsstoffe:** 10–15 % Catechingerbstoffe; **Wirkung:** adstringierend; **Verwendung:** zerkleinerte Droge für Abkochungen sowie andere galenische Zubereitungen zur lokalen Anwendung bei leichten Entzündungen der Mund- u. Rachenschleimhaut; **Dosierung:** 5–10 Tropfen Tinktur auf eine Tasse Wasser 2–3-mal täglich; unverdünnte Tinktur als Pinselung; Anwendungsdauer höchstens 2 Wochen; **Nebenwirkungen:** selten allergische Schleimhautreaktionen; **Kontraindikation:** keine bekannt; **Wechselwirkung:** keine bekannt.

Krampf|ader: s. Varizen.

Kranio-Sakral-Therapie (lat. cranium Schädel; Os sacrum Kreuzbein; Therapie*) *f*: s. Cranio-Sacral-Therapie.

Kranken|ernährung: auch Diät, Krankenkost; besondere Kostform, die vorübergehend od. lebenslang eingehalten werden muss u. auf die Bedürfnisse des Patienten u. die Therapie der Erkrankung abgestimmt ist; z. B. Einschränkung der Nahrungsenergie (Reduktionsdiät* bei Übergewicht), Verminderung der Zufuhr bestimmter Nahrungsinhaltsstoffe (z. B. kohlenhydratdefinierte Kost bei Diabetes mellitus, natriumarme Kost bei bestimmten Nierenerkrankungen, glutenfreie Kost bei Zöliakie, fettarme Kost bei Pank-

Kräuterbad		
Badezusatz	lateinische Bez.	Indikation
Baldrian	Valeriana officinalis	nervöse Beschwerden wie Schlafstörungen und allgemeine Unruhe
Hopfen	Humulus lupulus	traditionell: Schlafstörungen, Unruhezustände
Citronellöl („indische Melisse“)	Oleum citronellae	nervöse Befindlichkeitsstörungen, Einschlafstörungen
Eichenrinde	Quercus cortex	entzündliche Hauterkrankungen
Eukalyptusöl	Oleum Eucalypti	Erkrankungen der Luftwege, rheumatische Beschwerden
Haferstroh	Avenae stramentum	juckende Ekzeme
Heublumen	Graminis flos	traditionell: chronisch-degenerative Erkrankungen des Bewegungsapparats
Kamille	Chamomilla recutita	Haut- und Schleimhautentzündungen
Kleie	Furfur	juckende und entzündliche Dermatosen
Koniferenöl (Fichtennadel-, Kiefern-, Latschenkieferöl)	(Piceae aetheroleum, Oleum Pini silvestris, Pini pumilionis aetheroleum)	akute und chronische Erkrankungen der Lufwege, nichtakute Erkrankungen des rheumatischen Formenkreises
Lavendelöl	Oleum Lavandulae	Schlafstörungen
Menthol (Pfefferminzöl)	Menthol (Menthae piperitae aetheroleum)	Katarrhe der oberen Luftwege
Nachtkerzenöl	Oleum oenotherae semen	trockene, juckende Haut, Neurodermitis
Rosskastanien	Aesculus hippocastanum	traditionell: bei venösen Beschwerden
Rosmarinöl	Rosmarini aetheroleum	Erschöpfungszustände, Förderung der Hautdurchblutung
Salbei	Salvia officinalis	traditionell: gegen übermäßiges Schwitzen
Schachtelhalm	Equisetum arvense	schlecht heilende Wunden
Schafgarbe	Achillea millefolium	schlecht heilende Wunden
Thymianöl	Thymi aetheroleum	Erkrankungen der Luftwege
Wacholderöl	Oleum Juniperi	Erkrankungen des rheumatischen Formenkreises

reaserkrankungen), Vermeidung bestimmter Nahrungsinhaltsstoffe (Allergene) bei Nahrungsmittelallergie* od. Erhöhung der Zufuhr aller (Aufbaukost*) od. bestimmter Nahrungsanteile (z. B. proteinreiche Kost bei Kachexie).

Kranken|gymnast *m*: s. Physiotherapeut.

Kranken|gymnastik *f*: Abk. KG; s. Physiotherapie.

Kranken|rolle: (soziologisch) Bez. für die Konsequenzen, welche die Krankheit* eines Einzelnen für das Kollektiv hat u. welche Rückwirkungen für den Kranken daraus folgen; **1.** Störung der Leistungsfähigkeit des Kranken; **2.** Befreiung des Kranken von Rollenverpflichtungen; **3.** Nichtverantwortlichmachen des Patienten für seinen Zustand; **4.** bedingte Legitimierung des Zustandes; **5.** Akzentuierung, dass der Kranke Hilfe benötigt u. verpflichtet ist, mit der hilfebringenden Institution zusammenzuarbeiten (s. Compliance). Die individuelle Veränderung Krankheit bringt Veränderungen für die sozialen Zusammenhänge mit sich. Das Individuum ist in seiner (sozialen) Leistungsfähigkeit gestört u. kann seinen institutionalisierten Verpflichtungen nicht nachkommen. Seine Krankheit bedroht das soziale Ganze u. erfordert gesellschaftliche Reaktionen. Diese Definition von K. nimmt keinen Bezug auf die körperliche od. seelische Ebene von Krankheit. Krankheit wird als soziales Faktum begriffen.

K

Krankheit: Erkrankung, Nosos, Pathos, Morbus; **1.** Störung der Lebensvorgänge in Organen od. im gesamten Organismus mit der Folge von subjektiv empfundenen bzw. objektiv feststellbaren körperlichen, geistigen bzw. seelischen Veränderungen; **2.** in der Rechtsprechung des Bundessozialgerichts der Zustand von Regelwidrigkeit im Ablauf der Lebensvorgänge, der evtl. Diagnostik bzw. Heilbehandlung sowie Krankenpflege u. Therapie erfordert u. aus dem eine berufsspezifische erhebliche Arbeits- bzw. Erwerbsunfähigkeit resultiert; **3.** begriffliche Bez. für eine definierbare Einheit typischer ätiologisch, morphologisch, symptomatisch od. nosologisch beschreibbarer Erscheinungen, die als eine bestimmte Erkrankung verstanden wird; **4.** (ethnomedizinisch) Festlegung u. Definition von Erkrankung in der jeweiligen Kultur; Krankheit ist ein Schnittpunkt kultureller Konzepte u. gibt Erkrankung den Charakter eines Objektes mit einer eigenen Geschichte. Beschrieben wird Krankheit auf der Ebene medizinischer Begriffssysteme. Vgl. Erkrankung, Gesundheit, Kranksein.

K

Krankheit, einseitige: in der Homöopathie* Bez. für einen Krankheitszustand mit nur sehr wenigen deutlichen Symptomen, der die Arzneimittelwahl* erschwert; meist muss das zuerst angewendete homöopathische Arzneimittel wegen neu auftretender Symptome (s. Prüfungssymptom) durch eines mit breiterer Übereinstimmung der Symptomatik abgelöst werden.

Krankheiten, ernährungs|abhängige: s. Zivilisationskrankheiten.

Krankheit, fest|ständige: ältere, in der Homöopathie* gebräuchliche Bez. für eine meist infektiöse Erkrankung, die immer mit fast identischer Symptomatik u. Ursache auftritt, daher als gleichbleibend angenommen wird u. in gleicher Weise zu therapieren sei. Vgl. Genius epidemicus, Indikation, bewährte.

Krankheit, komplizierte: im Lebenskraftmodell Samuel Hahnemanns Bez. für das Nebeneinanderbestehen zweier (selten mehrerer) Krankheitszustände im Organismus; mit der Zunahme der Zahl bekannter Arzneimittelbilder* trat dieses Konzept gegenüber dem der immer einheitlichen Erkrankung in den Hintergrund. Seine klinische Bedeutung lag in der Erklärung einer Überlagerung von natürlicher Krankheit* u. Arzneimittelkrankheit*.

Krankheit, natürliche: in der Homöopathie* Gegensatz zur (arzneimittelinduzierten) Kunstkrankheit*; entspricht dem umgangssprachlichen Begriff der Krankheit*.

Krankheits|konzept *n*: Bez. für die Summe der Vorstellungen u. Erklärungsansätze von Patienten (sog. Laientheorien*) u. Therapeuten in Bezug auf eine konkrete Erkrankung od. auf Kranksein* insgesamt; kann ein entscheidender Faktor für das Krankheitsverhalten des Patienten u. das Verhalten des Therapeuten sein. In der Naturheilkunde beschäftigen sich einige Konzepte v. a. mit der Konstitution* des Patienten; auch überlieferte Modelle (s. Humoralpathologie, Ethnomedizin) werden als Erklärungskonzepte genutzt.

Krankheits|typus *m*: Begriff aus der Anthroposophischen Medizin*, der das geistige Prinzip einer bestimmten Krankheitsentität (z. B. Pneumonie, Hepatitis, Herzinfarkt) beschreibt, um auf deren Gesetzmäßigkeit u. Struktur hinzuweisen; daneben wird in der Anthroposophischen Medizin jede Erkrankung als individuelles Geschehen erfahren, das in seinen einzelnen Erscheinungen von den betroffenen Menschen unterschiedlich ausgestaltet wird. So bedarf es auch immer einer individuell konzipierten Behandlung, die sich auf typische Heilmittel* stützen kann.

Krankheits|verhalten: Verhalten bei Erkrankungen u. bei akuten od. chronischen Beschwerden; dazu gehört die Übernahme einer Krankenrolle*, das sog. Hilfesuchen nach Unterstützung durch z. B. professionelle Hilfe od. Selbsthilfegruppen (s. Selbsthilfe), das Coping* u. parallel zum K. ein hierdurch modifiziertes Gesundheitsverhalten*.

Krankheits|vorfeld|dia|gnostik (gr. διαγνωστικός fähig zu unterscheiden) *f*: von Franz-Xaver Mayr eingeführte Diagnostik, bei der großer Wert auf die körperliche Untersuchung i. S. der sog. Fünf-Sinne-Diagnostik gelegt wird u. Beurteilungskriterien z. B. für ein „gesundes Abdomen", Beschaffenheit der Gewebe (z. B. Tonus des Gesichts, Farbe der Haut, Zunge) u. Haltungs- u. Körperformen zugrunde gelegt werden (s. Abb.); mehrere Formen von Gesundheit (optimaler, suboptimaler, durchschnittlicher u. „noch-nicht-kranker" Zustand) werden unterschieden. Ziel ist die Wiederherstellung od. der Erhalt eines Bestmaßes an Gesundheit. Hierzu soll die Beurteilung von Zustandsbildern u. Formen der Gesundheit im Krankheitsvorfeld dienen. Vgl. Mayr-Kur.

Krankheits|zeichen, re|flektorisches: syn. Projektionssymptom*.

Krank|sein: (ethnomedizinisch) Bez. für das Erleben (i. S. eines psychosozialen Prozesses) einer Erkrankung* durch das Individuum in Abgrenzung vom Begriff Krankheit*, die in der westlichen Medizin als Funktion od. Fehlfunktion biologischer bzw. psychologischer Prozesse aufgefasst wird; im Extremfall gibt es K. ohne Krankheit (Hypochondrie) od. Krankheit ohne K. (z. B. bei einem keine Beschwerden bereitenden, unentdeckten Magenkarzinom). K. ist ein kritischer Begriff, da er dem subjektiven Erkrankungsprozess u. nicht der Logik der vorbestehenden Definitionen von Krankheit folgt.

Die Untersuchung von K. in verschiedenen Kulturen eröffnet einen Zugang zum Fremden (im Gegensatz zum „Eigenen"), wie er in der Ethnologie als deutende Theorie thematisiert wird. So gesehen ist die Wirklichkeit von K. nicht bereits vorhanden, um dann in der einen od. anderen (kulturellen, subkulturellen, individuellen usw.) Richtung erkannt zu werden. Vielmehr werden alle Er-

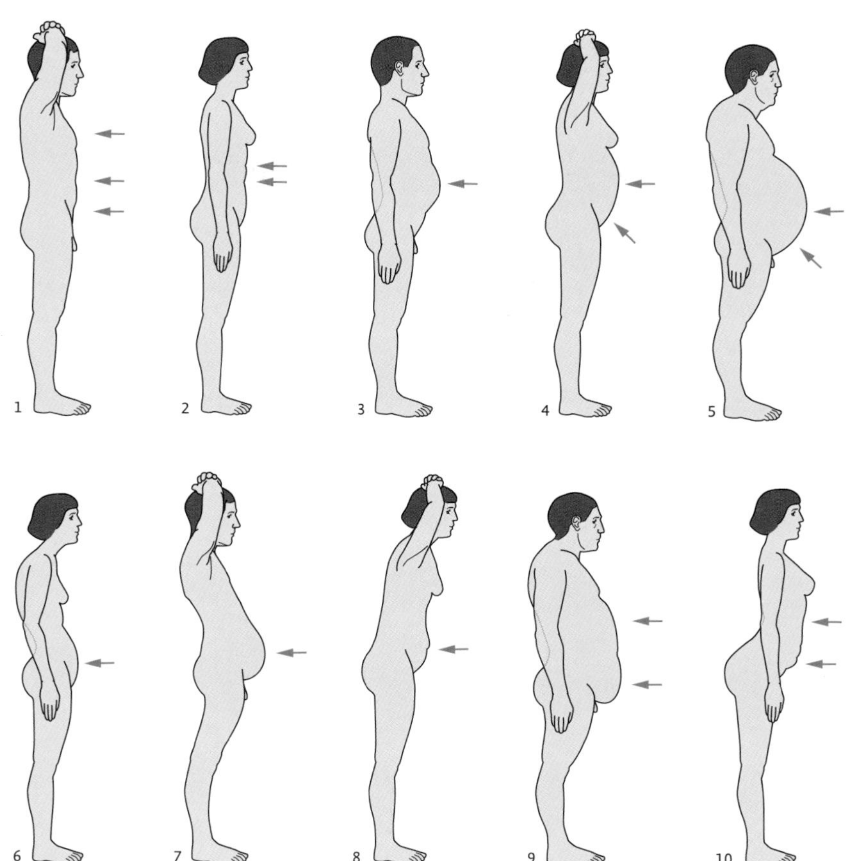

Krankheitsvorfelddiagnostik: Bauchformen nach F.-X. Mayr; 1: Normalbauch, männlich; 2: Normalbauch, weiblich; 3: Gasbauch, beginnend; 4: Gasbauch; 5: Gasbauch, kugelförmig; 6: Kotbauch, schlaff; 7: Kotbauch, schlaff; 8: Kotbauch, entzündlich; 9: Gaskotbauch, schlaff; 10: Gaskotbauch, entzündlich [9]

lebnisse, die mit K. zu tun haben, erst mit spezifischer Bedeutung versehen, woraus die Wirklichkeit des Einzelnen entsteht. Damit werden soziale Situationen, Symptome, Begründungszusammenhänge u. Therapiewahl in einen völlig anderen Kontext gestellt, als in der an Krankheit orientierten Medizin mit ihrer zuordnenden Vorgehensweise von diagnostischen u. therapeutischen Bausteinen. Kranksein ist die Erfahrung von Erkrankung im jeweiligen Medizinsystem*. K. hat zunächst die Dimension von sich-krank-fühlen, also eine Abweichung vom normalen Zustand des Wohlbefindens. Dem K. wird Aufmerksamkeit geschenkt, K. wird auf eine bestimmte Art u. Weise wahrgenommen, beeinflusst die Gefühlswelt u. das Erkennen. Die Einschätzung von K. bedient sich direkt des Bezuges auf Krankheiten, deren Erscheinungen u. ihrer therapeutischen Konsequenzen (s. Labeling). Handlungen sind mit od. ohne bewussten Bezug auf eine Erklärung möglich (Relevanzstrukturen, Lösungshierarchien). Schließlich gehört zum Prozess des K. die Einschätzung des therapeutischen Ergebnisses: Heilung*, Behandlung von Krankheit, Behandlungsversagen, chronisches Kranksein, Behinderung u. Tod. In der Auseinandersetzung mit der an Krankheit orientierten Medizin kommt es immer wieder zu Missverständnissen.

Ziel der Ethnomedizin* ist nicht, dem Verständnis von Krankheit grundsätzlich seine Existenzberechtigung abzusprechen od. dessen Effizienz zu leugnen, sondern eine andere Sichtweise, die kulturelle od. kulturvergleichende Betrachtungsweise, einzubeziehen. Darüber hinaus lassen sich die

Krankheitskategorien der akademischen Medizin letztlich auch als kulturspezifische Sichtweisen interpretieren; so gesehen wird nicht nur K., sondern auch Krankheit kulturell konstruiert: andere Kulturen bedingen andere Krankheiten. Die wissenschaftliche Diskussion um den Begriff kulturgebundenes Syndrom* spiegelt die Bandbreite dieses Problems.

Krapp: s. Rubia tinctorum.

Krause|minze: s. Mentha crispa.

Krebs: allgemeine Bez. für eine bösartige Neubildung (Tumor); i. e. S. das Karzinom (maligner epithelialer Tumor) bzw. das Sarkom (maligner mesenchymaler Tumor), i. d. R. eingeschlossen bösartige Erkrankungen des blutbildenden Systems (Leukämien) sowie des Lymphsystems (maligne Lymphome); in der Vorstellung, bösartige Neubildungen früher als mit konventioneller Diagnostik zu erkennen, sind eine Vielzahl von Krebstests entwickelt worden, die aus Veränderungen in Blut od. Urin Aussagen über Vorliegen bzw. Entwicklung einer Krebserkrankung machen wollen (s. Tab.). Diese sind als spekulativ zu betrachten. Aus dem Bereich der Naturheilkunde u. der alternativen Heilverfahren werden zur ergänzenden Behandlung phytotherapeutische Zubereitungen (Viscum* album, Etoposid*, Paclitaxel*, Vinca*-Alkaloide), Homöopathie*, Immunstimulation*, aktive Fiebertherapie*, extrakorporale Ganzkörperhyperthermie*, hämatogene Oxidationstherapie*, verschiedene Diätformen (z. B. Atkins*-Diät), Qi* Gong, Injektion von Gesamtthymusextrakt*, Molekulartherapie*, Ozontherapie*, immuno-augmentative Therapie* u. Zelltherapie* eingesetzt.

Krebs|diät (Diät*) *f*: Bez. für Kostform, die maligne Tumoren heilen bzw. deren Wachstum beim Menschen verzögern soll; ernährungswissenschaftlich umstritten, obwohl ein Zusammenhang zwischen der Entstehung bestimmter Krebsformen u. Ernährungsgewohnheiten bekannt ist. Trotz unterschiedlicher Zusammensetzung der verschiedenen K. bestehen folgende Gemeinsamkeiten: Verzehr von Vollkornprodukten, rohem Obst u. Gemüse, Obst- u. Gemüsesäften; stark eingeschränkt od. verboten sind Fleisch, Fisch, tierische Fette u. i. d. R. auch Milchprodukte; generell zu meiden sind Kochsalz, Alkohol, Coffein u. Nicotin; Verminderung von Übergewicht; Reduzierung des Fettanteils der Kost auf 30 % der Nahrungsenergiezufuhr; möglichst geringer Verzehr von gepökelten u. geräucherten Produkten; höhere Vitaminzufuhr nicht durch Supplemente, sondern durch Verzehr vitaminreicher Lebensmittel. Vgl. Milchsäurediät, Leinöl-Quark-Diät, Gerson-Diät.

Krebs|dia|gnose nach Pfeiffer (gr. διάγνωσις Entscheidung) *f*: s. Kupferchlorid-Kristallisation.

Krebs|kur total nach Breuss (Kur*) *f*: syn. Breuss*-Krebskur.

Krebs|management nach Hildegard (Hildegard von Bingen, Benediktinernonne, 1098–1179) *n*: auf die Hildegard*-Medizin zurückgehende Behandlungsempfehlungen bei Krebs; bei der auf die Vicht*-Krankheit zurückgeführten Präkanzerose werden therapeutisch Wildgansleber od. Rehleber empfohlen, zusätzlich ein Dekokt* aus 12 verschiedenen pflanzlichen Bestandteilen. Krebs wurde von Hildegard von Bingen als Pediculi-Krankheit bezeichnet u. soll (nach Hertzka, 1989, 1993) eine virusartige Erkrankung (auch Krebsherderkrankung) sein, die mit einer Rezeptur mit Bestandteilen aus nativem Geierschnabel, Aalgalle, Elfenbeinpulver u. verschiedenen pflanzlichen Produkten (homöopathisch hergestellt) behandelt werden sollte. Darüber hinaus wird eine Dinkeldi-

Krebs
Spekulative Krebstests

Nachweis von Krebserregern
Enderlein-Diagnostik
Scheller-Test
Vitalblutbild
Untersuchungen optischer Form- und Farbabweichungen
kapillardynamische Blutuntersuchung
Carcinochromreaktion
Erythrozytenlaufbild
holistischer Bluttropfentest
Kristallisationstest
Trockenblutmuster
bioelektronische, elektromagnetische, spektralanalytische Methoden
Bioelektronik nach Vincent
elektromagnetischer Bluttest
Dreifachmessung
spektralanalytische Vollblutuntersuchung
Eiweißpräzipitationstests
Serum-in-aqua-Test
Takata-Ara-Reaktion
Thymoltrübungstest
Weltmann-Koagulationsband
Witting-Test
Antigennachweis
Doesch-Test
Malignolipintest
sonstige
leukozytäre Biometrie
Cancerometrie
HACA-Krebstest
provozierter Hämolysetest
biochemischer Mehrfachtest

ät empfohlen u. z. B. der Verzehr von Nachtschattengewächsen wie Kartoffeln, Tomaten u. Paprika verboten. Moderner Okkultismus.

Krebs|tests, spekulative *m pl*: s. Krebs (Tab.).

Krebs|therapie nach Issels (Josef I., Arzt, geb.1907; Therapie*) *f*: von J. Issels 1953 vorgestellte Kombinationsbehandlung bei Krebs; **Schwerpunkte: 1.** kausale Basisbehandlung: Ernährungstherapie, psychische Betreuung, mikrobiologische Therapie (Symbioselenkung), Herdsanierung zur Beseitigung von Kausalfaktoren der Tumorentstehung; zur Eliminierung von sog. Zweitschäden (Folgeschäden kausaler Faktoren an Organen u. deren Funktionen) u. zur allgemeinen Behandlung von Abwehrschwäche werden verschiedene Methoden wie die hämatogene Oxidationstherapie*, aktive Fiebertherapie*, Neuraltherapie*, Desensibilisierung u. eine ausreichende Trinkmenge verordnet. Zur Substitution werden Vitamine, Mineralien u. die Enzymtherapie* eingesetzt. **2.** symptomatische Tumortherapie: Durchführung operativer, chemotherapeutischer Verfahren u. Strahlentherapie zur symptomatischen Lokaltherapie; hinzu kommt der Einsatz von unspezifischen (BCG-Vakzine, Coley*-Toxin, pflanzliche Immunmodulatoren) u. spezifischen (Tumorvakzine) Immuntherapeutika.

Kreis|lauf|störungen, funktionelle: passagere od. prolongierte, u. U. anfallartig auftretende Funktionsstörungen des Herz-Kreislauf-Systems ohne nachweisbare organische Erkrankung; ggf. anfallsweise auftretender niedriger Blutdruck mit oft erhöhter Herzfrequenz; **Ursache:** häufig psychosomatisch u. durch Umwelteinflüsse bedingt; **Therapie: 1.** Sympathomimetika; **2.** Hydrotherapie* (nasse Abreibung*, Fußbad*, Guss*, Unterkörperwaschung*), Moxibustion*; **3.** Phytotherapie: Zubereitungen aus Ergotalkaloiden*; Rosmarinöl (äußerlich); **traditionell** Zubereitungen aus Cytisus scoparius; **4.** Homöopathie: Zubereitungen aus Colchicum autumnale, Haplopappus baylahuen, Urginea maritima, Ipecacuanha. Vgl. Hypotonie, Somatisierungsstörung.

Kren: s. Armoracia rusticana.

Kreuz|ad|aptation (lat. adaptare anpassen) *f*: Beeinflussung der Reaktion (schwächer bzw. effektiver) des Organismus auf einen Reiz nach Adaptation* an einen anderen Reiz; z. B. kann es durch regelmäßige Kaltwasserreize zur veränderten Ausschüttung von Katecholaminen kommen (Adaptat*), die wiederum die Beantwortung von Stress (andersartiger Reiz) beeinflussen. Vgl. Abhärtung.

Kreuz|dorn: s. Rhamnus catharticus.

Kreuz|re|aktion (Reaktion*) *f*: immunologische Reaktion spezifischer Antikörper bzw. spezifisch sensibilisierter T-Lymphozyten mit heterologen Antigenen (Fremdsubstanzen mit ähnlichen od. identischen Epitopen wie das homologe Antigen); Ursache von überraschenden allergischen Reaktionen, z. B. bei kreuzreaktivem Verhalten zwischen Nahrungsmitteln innerhalb der gleichen Pflanzenfamilie (s. Tab.). Vgl. Allergen.

Kreuzreaktion
Pflanzliche Nahrungsmittelallergene in Zuordnung zu ihren Pflanzenfamilien (innerhalb einer Pflanzenfamilie bestehen partielle Kreuzreaktionen)

Anacardiaceae
Cashewnuss
Mango
Mastix
Pistazie
Terpentinöl
Betulaceae
Birkenpollen
Erlenpollen
Haselnuss
Haselpollen
Chenopodiaceae
Mangold
Mexikanisches Teekraut
Rote Bete
Spinat
Compositae
Absinth (Wermut)
Arnika
Artischocke
Beifuß
Calendula (Ringelblume)
Chicorée
Chrysantheme
Endivie
Huflattich
Kamille
Kopfsalat
Lattich (wild)
Löwenzahn
Pyrethrum (Insektenpulver)
Saflor
Salat (Blattsalat)
Schafgarbe
Sonnenblume
Sternanis
Topinambur
Wermut
Cucurbitaceae
Gurke
Kürbis
Melone
Zucchini

Fortsetzung nächste Seite

Fortsetzung v. S. 201

Kreuzreaktion
Pflanzliche Nahrungsmittelallergene in Zuordnung zu ihren Pflanzenfamilien (innerhalb einer Pflanzenfamilie bestehen partielle Kreuzreaktionen)

Cruciferae
- Blumenkohl
- Bohnenkraut
- Broccoli
- Brunnenkresse
- Chinakohl
- Grünkohl
- Kohlrabi
- Meerrettich
- Radieschen
- Raps
- Rettich
- Rosenkohl
- Senf
- Weißkohl
- Wirsing

Ericaceae
- Heidelbeere
- Moosbeere
- Preiselbeere

Gramineae
- Gerste
- Graspollen
- Hafer
- Hirse
- Mais
- Malz (Gerste)
- Melasse (dunkler Rum)
- Reis
- Roggenmehl
- Roggenpollen
- Rohrzucker
- Sorghum (Mehl)
- Weizenmehl
- Weizenpollen

Labiatae
- Arnika
- Basilikum
- Bohnenkraut
- Krauseminze
- Lavendel
- Majoran
- Melisse
- Menthol
- Minze
- Oregano (Dost)
- Pfefferminz
- Rosmarin
- Salbei
- Taubnessel
- Thymian
- Ysop (Hysoppus)

Lauraceae
- Avocado
- Campher
- Lorbeer
- Zimt

Leguminosae
- Bohne
- Erbse
- Erdnuss
- Gummi arabicum
- Johannisbrot
- Kichererbse
- Klee
- Linse
- Luzerne
- Mungobohne
- Sennespflanze
- Sojabohne
- Süßholz (Lakritz)
- Süßholztragant (wilder Lakritz)
- Tamarinde
- Tragant (Stabilisator)

Liliaceae
- Aloe
- Knoblauch
- Lauch
- Maiglöckchen
- Schnittlauch
- Spargel
- Zwiebel

Moraceae
- Brotfrucht
- Feigen
- Hopfen
- Maulbeere

Kreuzreaktion
Pflanzliche Nahrungsmittelallergene in Zuordnung zu ihren Pflanzenfamilien (innerhalb einer Pflanzenfamilie bestehen partielle Kreuzreaktionen)

Myristicaceae
- Kapern
- Muskatnuss(-blüte)

Palmae
- Betelnuss
- Dattel
- Kokosnuss (und Kupra)
- Palmzucker (Arrak)
- Sago
- Toddy (Palmwein)

Polygonales
- Buchweizen
- Rhabarber
- Sauerampfer

Rosacea
- Apfel
- Aprikose
- Brombeere
- Erdbeere
- Hagebutte
- Himbeere
- Kirsche
- Mandel
- Mispel
- Pfirsich
- Pflaume
- Quitte
- Walderdbeere
- Weißdorn
- Zwetschge

Rubiaceae
- Brechwurzel (Ipecacuanha)
- Chinin (Tonic-Wässer)
- Kaffee
- Waldmeister

Rutaceae
- Angostura
- Bergamotte
- Mandarine
- Orange
- Zitrone

Kreuzreaktion
Pflanzliche Nahrungsmittelallergene in Zuordnung zu ihren Pflanzenfamilien (innerhalb einer Pflanzenfamilie bestehen partielle Kreuzreaktionen)

Solanaceae
- Aubergine
- Bilsenkraut
- Chili (Caps)
- Kartoffel
- Paprika
- Tabak
- Tomate

Umbelliferae
- Anis (Pimpinella)
- Cumin
- Dill
- Engelwurz
- Fenchel
- Galbanum (Gummiharz)
- Karotte
- Kerbel
- Koriander
- Kümmel
- Liebstöckel
- Myrrhe
- Pastinak
- Petersilie
- Sellerie

Kreuz|schmerz: Bez. für Schmerzen v. a. in der Kreuzbeinregion, aber auch der unteren Lendenwirbelsäule u. der Iliosakralgelenke; **Symptom:** sehr variables Beschwerdebild; die Schmerzqualität ist teilweise dumpf, tiefsitzend u. schlecht lokalisierbar, teilweise punktuell, mit Ausstrahlung in die Leiste od. die untere Extremität; **Vorkommen:** v. a. bei Weichteilaffektionen, Erkrankungen innerer Organe, Gefäßerkrankungen, bei orthopädischen (Fußdeformitäten, Skelettanomalien, Trauma, statische Fehlbelastung), neurologischen (Ischialgie, Bandscheibenvorfall, Neuralgien*) u. gynäkologischen Erkrankungen (Myoma uteri, Ovarialtumoren, Dysmenorrhö u. a.) sowie in der (Spät-)Schwangerschaft häufig als diffuser Kreuzschmerz. Vgl. Ischialgie, Kokzygodynie, Lumbago, Wirbelsäulenbeschwerden.

Kriech|verfahren: s. Klapp-Kriechen, Vojta-Methode.

Krisen|intervention *f*: Bez. für kurzfristige ambulante od. stationäre, i. d. R. psychotherapeutische Hilfe als Unterstützung in psychischen Krisen (z. B. bei Suizidalität, nach Suizidversuch od. Katastrophenfall), zur Verhinderung von ungünstigen

Krisenfolgen (Sekundärprävention) od. als Einleitung einer längerfristigen, über die Krise hinausgehenden Psychotherapie*; auch als Basiskrisenintervention i. S. einer „Ersten Hilfe" vor Ort in psychischen Ausnahmesituationen, z. B. durch geschulte Rettungsdienstmitarbeiter (räumliche u. emotionale Distanzierung vom traumatischen Reiz).

Kristallisations|test (gr. κρύσταλλος Eis) *m*: **1.** K. nach Pfeiffer; s. Kupferchlorid-Kristallisation; **2.** Blutkristallanalyse; ionenspektrographische Untersuchung der Konzentration von Mineralstoffen u. Spurenelementen im Vollblut; durch Verarbeitung des Bluts wird eine Analyse erstellt, die mit Hilfe systematisierter Vergleiche mit charakteristischen Kristallformen Aussagen über den Stoffwechselzustand sowie Art u. Ursache von Stoffwechselstörungen des Patienten zulassen soll. Ebenso wird aus dem Vollblut ein sog. Autohäminpräparat gewonnen, das dem individuellen Mineralien- u. Spurenelementhaushalt entsprechen u. als autohomologes Immuntherapeutikum dienen soll. Wissenschaftlich umstrittenes Verfahren mit geringer Verbreitung. **3.** Serumkristallisation i. R. der Glaschromatographie; durch Auskristallisation des Serums erhält man verschiedene mikroskopische Kristallformen aus Proteinen u. Grundsubstanzkomponenten, die nach ihrem sog. Ordnungsgrad u. Energiezentrum u. a. beschrieben werden. Neben der morphologischen Betrachtung spielt auch hier die energetische Interpretation eine Rolle. Wissenschaftlich umstrittenes Verfahren.

Krokus: s. Crocus sativus.

Kruska: Vollkorn-Getreidebrei i. R. der Waerland*-Kost.

Kryo|therapie (gr. κρύος Frost, Eiskälte; Therapie*) *f*: therapeutische Anwendung von Kälte als Gas (Kaltluft), Flüssigkeit (Eiswasser) od. fester Aggregatzustand (Eis, z. B. Eispackung*) lokal bzw. den ganzen Körper betreffend (z. B. in einer Kältekammer); die therapeutische Zielstellung bestimmt Form u. Dosierung der K.; Analgesie mit kurzzeitigem (3 Min.) sog. Kälteschock, Entzündungshemmung durch langzeitige (20–30 Min.), milde Kälte, Muskeltonisierung mit extrem kurzer, starker Kältereize (30 Sek.), Muskeldetonisierung mit längerer, starker Kälterreize (3 Min.), Resorptionsförderung durch kontinuierliche Kaltanwendung* (mehrere Stunden bei 10–15 °C); **Anwendung:** in der Schmerztherapie, Rheumatologie, Neurologie, Orthopädie u. Traumatologie, Intensivmedizin, Onkologie, Pädiatrie.

Küchen|schelle: s. Pulsatilla pratensis.

Küchen|zwiebel: s. Allium cepa.

Kümmel: s. Carum carvi.

Kürbis|samen: s. Cucurbita pepo.

Kuhl-Schutz|kost (Johannes K., deutscher Arzt, 1903–1968): syn. Milchsäurediät*.

Kuh|milch|all|ergie (gr. ἄλλος anders; ἔργον Tat, Arbeit) *f*: durch Proteine der Kuhmilch (v. a. Laktalbumin, Lactoglobulin, ferner Casein) verursachte Allergie*, die sich v. a. im Säuglings- u. Kleinkindesalter manifestiert; **Symptom:** Erbrechen, Durchfall, Gedeihstörungen, ekzematöse Hautveränderungen, selten Asthma bronchiale; im Blut Eosinophilie u. Anstieg von IgE; die sog. Zwischenfütterung von Kuhmilchpräparaten im Neugeborenenalter vor der Muttermilchernährung begünstigt die Ausbildung einer K.; **Therapie:** Kuhmilch u. kuhmilchhaltige Lebensmittel unter Beachtung einer ausreichenden Calciumversorgung völlig meiden (s. Calcium); bei Auftreten der K. in den ersten 4–6 Lebensmonaten sollte möglichst weiterhin voll gestillt werden, wobei die Mutter evtl. (nach Rücksprache mit dem Arzt) Milch- u. Milchprodukte meiden sollte; evtl. Calciumsupplementierung; wenn die Mutter nicht (mehr) stillen kann od. will, sollte Spezialnahrung (s. Säuglingsmilch) auf Proteinhydrolysatbasis od. auf Sojabasis verwendet werden, wobei auf letztere eine Sensibilisierung gegen Sojaeiweiß nicht auszuschließen ist. Ebenso muss in der Beikost* Kuhmilch durch Hydrolysatnahrung u. kuhmilchhaltige durch kuhmilchfreie Produkte ersetzt werden; **Prophylaxe:** in den ersten 6 Monaten ausschließliche Ernährung mit Muttermilch; wenn die Mutter nicht (mehr) stillen kann od. will, Säuglingsmilch mit teilweise gespaltenem (hydrolysiertem) Eiweiß (Bez.: hypoallergen, hypoantigen od. H. A.).

Kuh|schelle: s. Pulsatilla pratensis.

Kult|führer: s. Priesterheiler.

Kunst|krankheit: ältere homöopathische Bez. für einen artifiziell, durch die Gabe eines Arzneimittels, erzeugten krankhaften Zustand; sie kann eine vorbestehende natürliche Krankheit* bei hinreichender Ähnlichkeit der Symptome beider heilen. Vgl. Ähnlichkeitsprinzip.

Kunst|therapie (Therapie*) *f*: Bez. für die professionell therapeutisch begleitete Eigentätigkeit des Patienten mit den Medien der bildenden Kunst i. R. einer künstlerischen Therapie*; **Formen:** **1.** therapeutisches Malen*, **2.** therapeutisches Plastizieren*.

Kupfer: chemisches Element, Symbol Cu (Cuprum), OZ 29, relative Atommasse A_r 63,55; zur Kupfergruppe gehörendes, rotgoldfarbiges, an der Luft oxidierbares, 1- u. 2-wertiges, halbedles Schwermetall von großer Dehnbarkeit u. mit guter Leitfähigkeit; essentielles Spurenelement; **biochemische Funktion:** Bestandteil vieler Enzyme, insbesondere von Oxidasen (z. B. Zäruloplasmin u. Lysyloxidase); wichtig für die Erythropoese; **Vorkommen in Nahrungsmitteln:** besonders in Innereien, Fischen (z. B. Hering, Scholle), Schalentieren, Nüssen, Vollkorngetreide (insbesondere Buchweizen), Kakao u. Hülsenfrüchten; **Bedarf** für Erwachsene (D.A.CH. 2000): 1,0–1,5 mg/d; **Mangelerscheinungen:** hypochrome mikrozytäre Anämie, Neuropenie, Osteopenie, Dermatitis, Depigmentierung, Wachstumsstörungen bei einseitig mit Kuhmilch ernährten Kindern, sonst alimentär selten, durch Absorptionsstörungen od. parenterale Ernährung; **Intoxikation:** akut nach dem Konsum von Getränken od. sauren Lebensmitteln aus kupferhaltigen Behältern od. kupferhaltiger Pestizide mit dem Trinkwasser; Sympt.: Übelkeit, Durchfälle, Krämpfe; chronische Anreicherung von Kupfer in der Leber bei hepatolentikulärer Degeneration; **Referenzbereich:** 12–24 μmol/l Serum; **Verwendung:** in der **Anthroposophischen Medizin** spezielle pharmazeutische Zubereitungen entsprechend der Wesensgliederdiagnose z. B. bei vermehrter psychovegetativer Anspannung, Asthma (vgl. Metalltherapie); **Homöopathie:** Zubereitungen entsprechend des individuellen Arzneimittelbildes z. B. bei Krampfneigung der glatten u. quergestreiften Muskulatur, Singultus.

Kupfer|band: als Heilmittel einer sog. Kupfereigentherapie eingesetzte Armbänder, Ringe u. Halsketten, die es in vielen Kulturen u. Zeitepochen gab u. immer noch gibt; angenommen wird, dass eine bestimmte Heilkraft von dem Metall Kupfer* ausgeht u. das Tragen eines K. zur Linderung von Schmerzen od. Entzündungen beiträgt. Die Heilwirkungen sollen durch Transpiration u. chemische Vorgänge (es wird in diesem Zusammenhang mit „Aminosäuren“ spekuliert) bewirkt werden. Wissenschaftlich bisher kein Wirkungsnachweis.

Kupfer|chlorid-Kristallisation (gr. κρύσταλλος Eis) *f*: von E. Pfeiffer (1899–1961) entwickeltes diagnostisches Verfahren zur Früherkennung von Krankheitsdispositionen, inbesondere Krebserkrankungen; die Bildung von für unterschiedliche Krankheiten charakteristischen Kristallformen bei der Mischung von Kupferchlorid u. Blut wird angenommen; wissenschaftlich nicht belegtes u. umstrittenes Verfahren.

Kupfer|finnen *fpl*: s. Rosacea.

Kupfer-Mensch: kupfernes Modell des menschlichen Körpers, auf den die „klassische Schrift der Illustration der Akupunktur- u. Moxa-Foramina am Kupfer-Menschen“ (verfasst von Wang Wei-Yi, 987–1067) Bezug nimmt; das Modell enthält insgesamt 354 Akupunktur-Foramina, die als Löcher ausgespart sind (s. Abb.); die Oberfläche ist aufklappbar, so dass die inneren Organe sichtbar werden. Für Prüfungen von Medizinstudenten wurden die offenen Akupunktur-Foramina mit Wachs verschlossen u. der K.-M. mit Quecksilber (nach anderer Überlieferung mit Wasser) gefüllt. Hatte der Kandidat die Foramina richtig getroffen, lief das Quecksilber (bzw. das Wasser) aus dem Inneren des Modells aus. Die Anordnung der Akupunktur-Foramina auf der Oberfläche ist millimetergenau u. anatomisch richtig dargestellt u. belegt die anatomischen Kenntnisse der traditionellen Ärzte Chinas. Zunächst waren im alten China 2 Exemplare des K.-M. vorhanden, von denen später Nachbauten angefertigt wurden. Eines der beiden Originale wurde kriegsbedingt zerstört, das andere befindet sich im japanischen kaiserlichen Museum in Tokio unter Verschluss, so dass daran nur ausgewählte Wissenschaftler Untersuchungen u. Vermessungen zu Forschungszwecken vornehmen dürfen. Vgl. Akupunktur, Medizin, traditionelle chinesische.

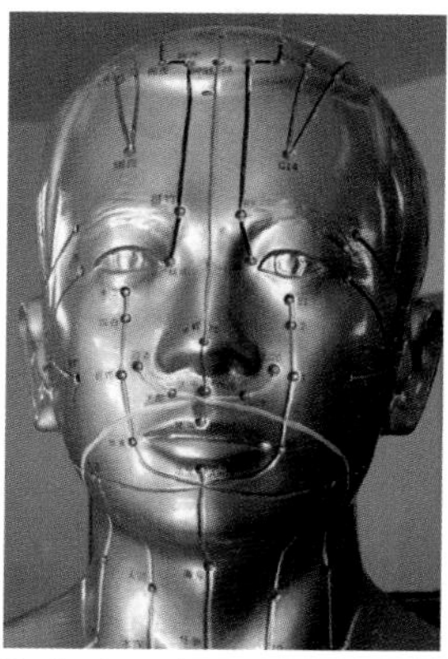

Kupfer-Mensch [5]

Kur (lat. cura Sorge, Pflege) *f*: vorübergehender Aufenthalt in einem spezialisierten Kurort zur Vorbeugung, Therapie bzw. Rehabilitation; die offene u. geschlossene Badekur wird von den Kranken- od. Rentenversicherungsträgern auf Antrag des Hausarztes gefördert. Die einzelnen Maßnahmen während der K. legt der Badearzt* fest.

Kurare *n*: s. Curare.

Kur|arzt (Kur*): s. Badearzt.

Kur, eu|genische (↑) *f*: von Leon Vannier eingeführtes, umstrittenes Behandlungskonzept in der Homöopathie*, bei dem Schwangeren die Nosoden* mindestens der 3 klassischen Miasmen (s. Miasmenlehre) nacheinander in Hochpotenz verabreicht werden sollen, um der Weitergabe miasmatischer Belastungen an die Frucht vorzubeugen; die behaupteten positiven Effekte werden bezweifelt, nachteilige Wirkungen (Einfluss der Arzneimittelprüfung* auf die Embryo- u. Fetogenese) werden diskutiert. Das schematische Vorgehen widerspricht dem Prinzip der Individualisierung* u. dem Ähnlichkeitsprinzip*.

Kur|krise (↑; gr. κρίσις Entscheidung, Trennung) *f*: syn. Kurreaktion; Reaktion des Organismus während der Kur mit vorübergehender Verschlechterung der zu behandelnden Symptome od. dem Auftreten neuer Symptome; in der traditionellen Medizin als Zeichen für bevorstehende Heilung; Vorkommen auch infolge Überdosierung der Kurmittel (Bäder, klimatische Reize); vgl. Badereaktion.

Kurkuma *f*: s. Curcuma longa.

Kur|plan (Kur*) *f*: Aufstellung der einzelnen Behandlungsmaßnahmen während einer Kur durch den Kur- bzw. Badearzt.

Kur|schatten (↑): umgangssprachliche Bez. für eine Person in einer zeitlich u. räumlich auf den Kuraufenthalt beschränkten Partnerschaft; als natürliches Mittel zur Förderung des Kurerfolgs schulmedizinisch anerkannt, infolge der besonderen alternativmedizinischen Eigenheit jedoch ethischen u. familienpolitischen Bedenken ausgesetzt; wohl deswegen nicht regelmäßig Teil des Kurplans*. Gelegentliche Initiativen, dies zu ändern u. Kurschattenverhältnisse z. B. durch Tagegelder zu fördern od. aber im Gegenteil sie zu verbieten, zu verhindern od. zu erschweren, scheiterten schon in den Ansätzen am Widerstand der Krankenkassenträger u. Kirchen einerseits, der an der Anreicherung des Kurlebens interessierten Kommunen andererseits u. blieben der Öffentlichkeit unbekannt. Unberührt hiervon befindet sich der K. schon lange im Bereich literarischer Unsterblichkeit: „Wenn Liebe je den Liebenden begeistet, ward es an mir aufs lieblichste geleistet; und zwar durch sie!" (Goethe, Marienbader Elegie).

Kurz|therapie (Therapie*) *f*: syn. Fokaltherapie*.

Kurz|wellen|therapie (↑) *f*: syn. Hochfrequenztherapie*.

Kurz|wickel: Wickel* nach Kneipp von den Achselhöhlen (unter Aussparung der Arme) bis zur Mitte der Oberschenkel; **Anwendung:** bei Obstipation, Reizdarm, Abdominalkrämpfen*, Ulcus ventriculi et duodeni, Dyskinesie des Gallensystems, Hypertonie, vegetativen Spannungszuständen, Einschlafstörungen, Übergewicht u. degenerativen Erkrankungen des rheumatischen Formenkreises.

K

L

Labeling (engl. label Etikette, Aufschrift): Bez. für den komplexen Vorgang des Wahrnehmens von Symptomen u. der Zuordnung von Erkrankung* zu einem bestimmten Erklärungsmodell*; L. ist Voraussetzung für eine Behandlung, aber nicht unbedingt mit einer Benennung, meist jedoch mit einer Einordnung der Schwere des Falls verknüpft. Im Unterschied zum Begriff der Diagnose ist für das L. die Betrachtung der wechselseitigen Abhängigkeit der Wahrnehmung von Erkrankung u. Einordnung derselben besonders wichtig. Die Kognition von Krankheitszeichen ist kulturabhängig, z. B. werden bei den Tamang Nepals Husten kaum, Bauchsymptome aber sehr stark wahrgenommen. Je nach bekanntem Erklärungsmodell wird Aufmerksamkeit ausgerichtet u. Wahrnehmung eingeordnet. Vgl. Kranksein.

Lac caninum (lat. lac Milch) *n*: Hundemilch; Herstellung aus frischer Hundemilch mit gleichen Teilen 90 %igen Ethanols (Milcheiweiß fällt aus); **Homöopathie:** Zubereitungen entsprechend des individuellen Arzneimittelbildes z. B. bei Kopfschmerz (Migräne), Erkrankungen des rheumatischen Formenkreises mit ausgeprägter Periodik u. Seitenwechsel der Beschwerden.

Lachesis muta L. *m*: Buschmeister, Sururuku; Giftschlange aus der Familie der Crotalidae (Klapperschlangen); **Arzneidroge:** schonend getrocknetes Gift; **Inhaltsstoffe:** Hämagglutinine, Hämolysine; **Homöopathie:** (Lachesis mutus) Zubereitungen (Polychrest) entsprechend des individuellen Arzneimittelbildes z. B. bei Abszessen, unterstützend bei septischen Prozessen.

Lachs|öl|kon|zentrat *n*: s. Fischöl.

Lacto|flavin *n*: veraltete Bez. für Vitamin* B_2.

Lähmung: Oberbegriff für die Minderung (Parese) bzw. den Ausfall (Paralyse bzw. Plegie) der Funktionen eines Körperteils od. Organsystems; i. e. S. (neurologisch) Minderung der motorischen od. sensiblen Funktionen eines Nerven mit Bewegungseinschränkung bzw. -unfähigkeit (motorische L.) od. quantitativen Sensibilitätsstörungen (sensible L.); Unterscheidung in zentrale u. periphere L. Eine L. kann durch psychogene Erkrankung (z. B. Neurose) vorgetäuscht sein. **Therapie:** Versuch der Mobilisierung mit Methoden der Physiotherapie*, z. B. Bobath*-Methode, Brunkow*-Stemmführung, Kabat*-Methode u. Kontrakturprophylaxe*.

Lärche: s. Larix decidua.

Lärchen|terpentin: s. Larix decidua.

Laien|theorien *fpl*: Bez. für Vorstellungen medizinischer Laien über die Entstehung u. den Verlauf von Erkrankungen sowie die adäquate Form des Umgangs mit ihnen. Vgl. Gesundheitsverhalten, Krankheitskonzept, Krankheitsverhalten, Laienwissen.

Laien|wissen: (ethnomedizinisch) Wissen von Laien über Krankheit, das im Prozess des Krankseins* aktiviert u. mit der Wahrnehmung u. Einordnung von Wohlbefinden u. Missbefinden konfrontiert wird; für den Krankheitsverlauf wesentliche Entscheidungen werden auf dieser Basis getroffen, z. B. Entscheidung andere aus der sozialen Gruppe u./od. fremde Experten zu Rate zu ziehen, Einschätzung des therapeutischen Ergebnisses u. Umgang mit diesem Ergebnis. In der praktischen Medizin wird dieser Vorgang meist als Problem der Compliance* verstanden. Im Gegensatz zum „Glauben" ist das Wissen jeder Person Ergebnis u. Ausdruck lebensweltlicher Erfahrung.
Kranksein* ist eingebettet in die Alltagswelt u. wird mit dem Alltagswissen objektiviert bzw. internalisiert. So beschreiben Laien ihre Lebenswelt u. ihre lebensweltlichen Konflikte, in denen sie ihr Kranksein erleben als spezielle Situationen, Probleme, Gefühle u. deren Interpretation. Im Gegensatz dazu hat die biologisch-technische Medizin ein Raster festgelegt, das von der Alltagswirklichkeit der Patienten entfernt ist, weil es auf den theoretischen Vorstellungen über die jeweilige Krankheit beruht. Es bezieht sich in erster Linie auf physiologische Zusammenhänge u. wird als mächtige Beschreibung der Erkrankung aufgefasst. In der Wirklichkeit der Alltagswelt entstehen so auch für die Laien starke Symbole, weil diese als die „richtige", wissenschaftlich anerkannte Interpretation der Erkrankung gelten.

Lakritze: s. Succus Liquiritiae.

Lakt|agogum (gr. γάλα, γάλακτος Milch; -agoga*) *n*: syn. Galaktagogum*.

Laminaria *f*: Algen aus der Familie der Fucaceae (Braunalgen); Laminaria digitata, Laminaria japonica; **Arzneidroge:** getrocknete, stängelartige, mittlere Thallusteile (Laminariae stipites); **Inhaltsstoffe:** Polysaccharide (Laminarin, Lamin, Calcium- u. Magnesiumsalze der Alginsäure*, Cellulose u. a.), Iod (bis 0,3 % überwiegend organisch gebundenes Gesamtiod), Eisen, Kalium, Brom, Mangan, Aminosäuren, Histamin; **Wirkung:** lipidsenkend, starke Quellung bei Kontakt mit Wasser; **Verwendung:** getrocknete Thallusteile als sog. Quellstifte zur Erweiterung bzw. zum Offenhalten von Wundkanälen u. zur Zervixdilatation; pulverisierte Droge zur oralen Anwendung, zur Gewinnung von Alginsäure; Natriumalginat oral als Laxans, zur Absorption von radioaktivem Strontium, in Kombination mit einem Antazidum bei gastro-ösophagealem Reflux; **traditionell** bei Hypertonie; **Dosierung:** oral Kapseln od. Tabletten mit 500–650 mg Droge einmal täglich; **Nebenwirkungen:** bei oraler Anwendung oberhalb einer Dosierung von 150 µg Iod pro Tag besteht die Gefahr einer Induktion bzw. Verschlimmerung einer Hyperthyreose; selten Sensibilisierungen; Quellstifte: neonatale u. maternale Infektionen, fetale Hypoxie, Einriss der Zervixwand; **Kontraindikation:** orale Anwendung bei Niereninsuffizienz (Gefahr der Hyperkaliämie), Schwangerschaft, Stillzeit; **Wechselwirkung:** Medikamente, die die Kaliumkonzentration erhöhen (kaliumsparende Diuretika, Kaliumsubstitution, ACE-Hemmer). Vgl. Fucus.

L

Lamium album L. *n*: Weiße Taubnessel; ausdauerndes Kraut aus der Familie der Lamiaceae (Lippenblütler); **Arzneidroge:** getrocknete Kronblätter mit anhaftenden Staubblättern (Lamii albi flos, weiße Taubnesselblüten); **Inhaltsstoffe:** Iridoid- u. Secoiridoidglykoside (z. B. Lamalbid, Caryoptisid, Albosid A u. B), Triterpensaponine, Phenolcarbonsäuren (u. a. Rosmarinsäure), Flavonolglykoside, Gerbstoffe, Schleimstoffe; **Wirkung:** adstringierend, antiphlogistisch, juckreizstillend; **Verwendung:** als Aufguss od. andere galenische Zubereitungen zum Einnehmen od. für Spülungen, Sitzbäder u. feuchte Umschläge; nach **Kommission E** bei Katarrhen der oberen Atemwege, leichten Entzündungen der Mund- u. Rachenschleimhaut, unspezifischer Leukorrhö (innerlich, äußerlich als Sitzbad), leichten, oberflächlichen Entzündungen der Haut; **Dosierung:** innerlich: mittlere Tagesdosis 3 g Droge, äußerlich: 5 g Droge für ein Sitzbad; Zubereitungen entsprechend; **Nebenwirkungen:** keine bekannt; **Kontraindikation:** keine bekannt; **Wechselwirkung:** keine bekannt; **Homöopathie:** bewährte Indikation bei Blasen- u. Harnröhrenentzündung.

Lapacho: s. Tabebuia impetiginosa.

Larix decidua L. *f*: (Europäische) Lärche; Baum aus der Familie der Pinaceae (Kieferngewächse); **Arzneidroge:** durch Verletzung der Stämme gewonnener Balsam (Terebinthina laricina, Terebinthina veneta, Lärchenterpentin, venezianisches Terpentin); **Inhaltsstoffe:** ca. 20 % ätherisches Öl mit verschiedenen Terpenderivaten (u. a. α-Pinen, Borneol); 50–65 % Harzsäuren mit Laricinolsäure, Larinolsäure u. Lariciresinol; **Wirkung:** hyperämisierend, antiseptisch, bronchosekretolytisch; **Verwendung:** als Einreibung in Form von Salben, Gelen, Emulsionen u. Ölen; nach **Kommission E** bei rheumatischen u. neuralgischen Beschwerden, katarrhalischen Erkrankungen der Atemwege, Furunkel; **Dosierung:** bei äußerlicher Anwendung in flüssigen u. halbfesten Zubereitungen 10–20 %ig; **Nebenwirkungen:** allergische Hautreaktionen bei lokaler Anwendung; **Kontraindikation:** Überempfindlichkeit gegenüber ätherischen Ölen; bei Inhalationen akute Entzündungen der Atmungsorgane; **Wechselwirkung:** keine bekannt.

Laser *m*: Akronym für (engl.) **l**ight **a**mplification by **s**timulated **e**mission of **r**adiation, Lichtverstärkung durch stimulierte Emission; physikalische Methode zur Erzeugung monochromatischer, kohärenter, (fast) paralleler Lichtstrahlung mit extrem hoher Energiedichte; zur Erzeugung von Laserlicht wird ein aktives Medium, das gasförmig (z. B. Helium-Neon), flüssig (z. B. Farbstoffe) od. fest (Rubin) sein kann, durch eine äußere Energiequelle, z. B. eine Blitzlampe angeregt (s. Abb.). Damit werden Atome in einen energiereichen Zustand überführt, in dem sie relativ lange (1×10^{-2} Sek. im Gegensatz zu 1×10^{-8} Sek. anderer Stoffe) verweilen. Vgl. Infrarotlaser, Softlaser.

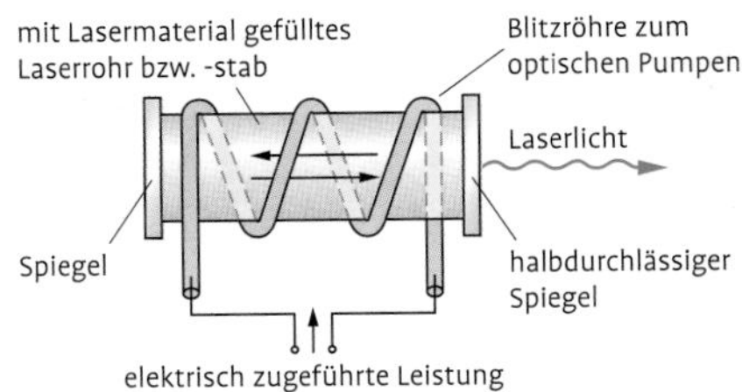

Laser: Schema der Funktionsweise eines Lasers: Das mit Blitzröhre im Lasermaterial erzeugte Licht wird zwischen den Spiegeln hin- u. hergepumpt, bis es (vielfach verstärkt) den teilweise durchlässigen Spiegel durchdringt u. durch eine Sammellinse fokussiert werden kann.

Laser|aku|punktur am Aku|punktur|punkt (Akupunktur*) *f*: Anwendung von Laserstrahlung zur Akupunktur* von Schmerz-, Trigger- od. Akupunkturpunkten; Wirksamkeitsnachweis bisher nicht zweifelsfrei erbracht. Vgl. Lasertherapie, energetisch niedrige; Softlaser.

Laser|therapie, energetisch niedrige (Therapie*) *f*: therapeutische Anwendung eines Softlaser*; i. d. R. wird das Laserlicht i. R. der Akupunktur auf die jeweils zu behandelnden Akupunkturpunkte als Nadelersatz appliziert; bei Wund- u. Infektionsgebieten wird der Laser auch flächenhaft eingesetzt. **Anwendung:** bei funktionellen Schmerzzuständen, Durchblutungsstörungen im Innenohr, posttraumatischen Beschwerden, Ekzemen, Urtikaria,

Zoster, Suchtbehandlung; bislang keine wissenschaftlichen Nachweise für die Wirksamkeit; **cave:** direkte Bestrahlung der Augen, des Bereichs der Schilddrüse u. a. endokriner Drüsen, Epiphysenbestrahlung bei Kindern, direkte Bestrahlung des Kopfes bei Epilepsie, Anwendung bei Herzschrittmacher.

Last, glyk|ämische: Abk. GL; Kenngröße der Blutzuckerwirksamkeit von Lebensmitteln, die sich aus dem glykämischen Index* (GI) unter Berücksichtigung des Kohlenhydratanteils des Lebensmittels errechnet: GL = GI/100 × KH-Menge je 100 g Lebensmittel; ermöglicht den Vergleich verschiedener Lebensmittel mit stark unterschiedlichem Kohlenhydratgehalt.

Lateralität (lat. lateralis seitlich) *f*: auch Seitenbeziehung; in der Homöopathie* Bez. für das deutliche Auftreten von Symptomen auf einer Körperseite, sowohl bei der Arzneimittelprüfung* als auch in der Symptomatik eines Patienten; auch gekreuzte Seitenbeziehungen (z. B. obere Körperhälfte rechtsseitig, untere linksseitig) können ein Arzneimittel kennzeichnen bzw. indizieren.

Latschen|kiefer: s. Pinus mugo.

Latwerge *f*: Electuarium; Bez. für eine breiförmige Mischung pulverförmiger Arzneistoffe od. Drogen mit Honig, Zuckersirup, fetten Ölen od. Dickextrakten zum Einnehmen.

Laudanum *n*: s. Opium.

Laurocerasus *m*: s. Kirschlorbeer.

Laurus nobilis L. *m*: Lorbeer; immergrüner Baum aus der Familie der Lauraceae (Lorbeergewächse); **Arzneidroge:** vorsichtig getrocknete Laubblätter (Lauri folium, Lorbeerblätter); **Inhaltsstoffe:** bis 3 % ätherisches Öl mit Methyleugenol als Hauptbestandteil; Alkaloide vom Aporphin- u. Nor-Aporphin-Typ; Phenolcarbonsäuren; Proanthocyanidine, Sesquiterpenlactone (Costunolid, Laurenoliolid u. a.); **Wirkung:** antimikrobiell, insektenrepellent, sedativ; **Verwendung:** als Küchengewürz u. zur Herstellung von Bitterschnäpsen; Hinweis: Die Verwendung von Lorbeerblättern u. deren Zubereitungen zu medizinischen Zwecken wird nicht empfohlen. **Nebenwirkungen:** sehr häufig allergische Reaktionen, insbesondere Kontaktdermatitiden; **Kontraindikation:** Schwangerschaft u.

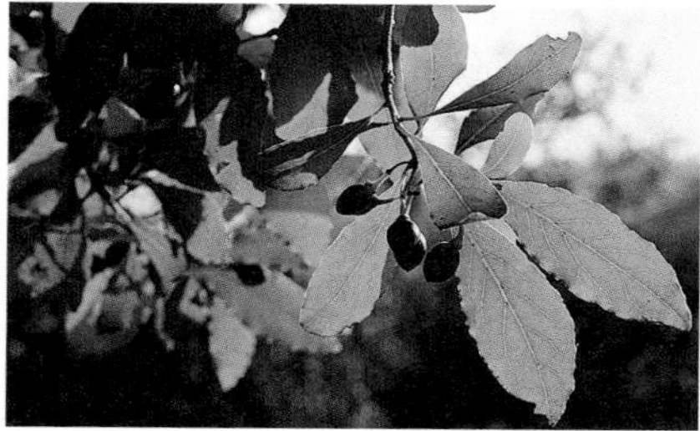

Laurus nobilis L.: Früchte u. Blätter [2]

Stillzeit bei Dosierungen, die höher sind als die in Nahrungsmitteln verwendeten; Kontaktdermatitis auf Lorbeerblätter; **Wechselwirkung:** keine bekannt.

Lavandula angusti|folia Miller *f*: Lavendel; Halbstrauch aus der Familie der Lamiaceae (Lippenblütler); **Arzneidroge:** Blüten (Lavandulae flos, Lavendelblüten) u. daraus gewonnenes ätherisches Öl (Lavandulae aetheroleum, Lavendelöl); **Inhaltsstoffe:** in den Blüten mindestens 1,5 % ätherisches Öl (Linalylacetat, Linalool, Campher, β-Ocimen, 1,8-Cineol) u. 12 % Lamiaceen-Gerbstoffe (z. B. Rosmarinsäure); **Wirkung:** innerlich sedativ, karminativ; äußerlich hyperämisierend; **Verwendung:** als Badezusatz, innerliche Anwendung als Teeaufguss, Öl; nach **Kommission E** äußerlich bei funktionellen Kreislaufstörungen; innerlich bei Unruhezuständen, Einschlafstörungen (s. Aromatherapie), funktionellen Oberbauchbeschwerden (Reizmagen, Roemheld-Syndrom, Meteorismus, Reizdarm); **traditionell** zur Beruhigung von Säuglingen u. Kleinkindern (Inhalationen); in der **Anthroposophischen Krankenpflege** äußerlich als Waschung zur Beruhigung; **Dosierung:** äußerlich: 20–100 g Droge auf 20 l Wasser; innerlich 1–4 Tropfen Lavendelöl auf Zucker, 1,5 g Droge pro Tasse Wasser; Hinweis: Kombinationen mit anderen, beruhigend od. karminativ wirksamen pflanzlichen Drogen sind sinnvoll; **Nebenwirkungen:** keine bekannt; **Kontraindikation:** keine bekannt; **Wechselwirkung:** keine bekannt.

Lavendel: s. Lavandula angustifolia.

Lawsonia inermis L. *f*: Hennastrauch; Strauch aus der Familie der Lythraceae (Blutweiderichgewächse); **Arzneidroge:** getrocknete Blätter (Lawsoniae folium, Hennablätter); **Inhaltsstoffe:** Farbstoffe vom Typ der 1,4-Naphthochinone, hydroxylierte Naphthalinderivate, 5–10 % Gerbstoffe; **Wirkung:** adstringierend; **Verwendung: traditionell** äußerlich bei Ekzemen, Krätze, Mykosen u. Geschwüren sowie für Gesichts- u. Haarwässer, z. B. gegen Schuppen; als Haarfärbemittel zum Färben von Nägeln, Handflächen u. Kleidern; **Nebenwirkungen:** Kontaktdermatitis, Hypersensitivitätsreaktionen; **Kontraindikation:** Anwendung bei Säuglingen u. Kleinkindern mit Glucose-6-phosphatdehydrogenase-Mangel; bekannte Überempfindlichkeit auf Henna.

Laxanzien (lat. laxare lockern) *n pl*: syn. Laxativa, Abführmittel; Mittel zur Förderung u. Erleichterung der Darmentleerung, v. a. durch Steigerung der Peristaltik infolge Vermehrung des intraluminalen Volumens; **Einteilung:** nach Wirkungsweise: **1.** Gleitmittel (z. B. Paraffinöl); **2.** Füll- u. Quellstoffe (z. B. Agar, Flohsamen(-schalen), Leinsamen); **3.** Osmolaxanzien (salinisch, z. B. Karlsbader* Salz; Zucker, z. B. Lactulose); **4.** antiresorptiv u. hydragog wirkende L. (z. B. Anthrachinonderivate, Bisacodyl, Natriumpicosulfat); **5.** L. mit Stimulation der Prostaglandinsynthese im Dünndarm (Rizinusöl); **Verwendung:** Gleitmittel, antiresorptiv u. hydragog wirkende L. einmalig od. kurzfristig zur Darmentleerung vor diagnostischen Untersuchungen, bei schmerzhaften Analleiden, nach operativen Eingriffen, bei Obstipation; **Nebenwirkungen: 1.** bei Gleitmitteln, antiresorptiv u. hydragog wirkende L. bei längerer od. hochdosierter Anwendung: Elektrolytverlust, v. a. Kaliumverlust, dadurch Verstärkung der Obstipation), Bauchkrämpfe (Anthrachinonderivate), Fremdkörpergranulome (Paraffinöl), hämorrhagische Enteritiden u. lebensbedrohliche Überempfindlichkeitsreaktionen (Phenolphthalein); **2.** bei den anderen Laxanzientypen akut: Blähungen (Quellstoffe).

L-Carnitin *n*: s. Carnitin.

Lebens|baum, Abend|ländischer: s. Thuja occidentalis.

Lebens|en|ergie (gr. ἐνέργεια Tätigkeit, Wirksamkeit) *f*: Bez. für eine in der traditionellen östlichen wie in der westlichen Heilkunde zugrunde gelegte sog. Lebenskraft; Beispiele für die L. sind in China das Qi*, in Japan Ki bzw. Reiki*, in Indien das Prana, im antiken Griechenland Pneuma; Samuel Hahnemann bezeichnete die L. als vis vitalis (Lebenskraft*), moderne Begriffe sind Bioenergie od. Orgon*. Versuche, die L. sichtbar zu machen, werden von der Elektronographie* unternommen. Neuere Entwicklungen (z. B. die Bioresonanzverfahren) versuchen, L. als elektromagnetisches Phänomen zu messen u. zu beeinflussen. Eine Vielzahl der Modellvorstellungen von L. bezieht das Energiekontinuum von Mikro- u. Makrokosmos mit ein.

Lebens|ereignisse, kritische: wichtige biographische Ereignisse (z. B. Verlust des Lebenspartners, Tod von Angehörigen, berufliche Veränderung, Heirat), die zu einer Gefährdung der psychischen Stabilität u. einer psychischen Krise führen können. Vgl. Coping, Krisenintervention, Belastungsstörung, posttraumatische.

Lebens|kraft: syn. Dynamis; Vitalismus; u. a. in der Homöopathie* verwendeter älterer Begriff für die Gesamtheit der Reaktionsfähigkeit des Organismus, die für den harmonischen Ablauf der Lebensvorgänge sorgt; bei chronischen Erkrankungen kann sie allein jedoch nicht die Gesundheit herbeiführen, sondern bedarf einer Beeinflussung von außen durch ein passendes homöopathisches Arzneimittel. Ohne L. ist der Organismus zu keiner Empfindung, Tätigkeit od. Selbsterhaltung fähig u. zerfällt in seine chemischen Bestandteile.

Lebens|leib: auch Ätherleib, Funktionsleib; Bez. der Anthroposophischen Medizin* für die aus der ihr eigenen Gesetzmäßigkeit arbeitende Lebensorganisation des Leibes, die für alle Funktionen im Organismus verantwortlich ist; der L. ist Träger aller Wachstums-, Regenerations- u. Fortpflanzungsvorgänge mit einer engen Verbindung zum Stoffleib* u. dessen ständigem Stoffwechsel. Er äußert sich in dem subjektiv erlebbaren Befinden, der Gesamtbefindlichkeit. Im seelischen Bereich äußert er sich metamorphosiert u. a. in der Denkkraft; vgl. Bildekräfte.

Lebens|mittel: nach Lebensmittel*- und Bedarfsgegenständegesetzes (§ 1) Stoffe, die dazu bestimmt sind, in unverändertem, verarbeitetem od. zubereitetem Zustand vom Menschen verzehrt zu werden; ausgenommen sind Stoffe, die überwiegend zu anderen Zwecken als zur Ernährung od. zum Genuss verzehrt werden; im allgemeinen Sprachgebrauch auch Oberbegriff für Nahrungsmittel* u. Genussmittel* bzw. synonym zu Nahrungsmittel verwendet; in einigen Richtungen der Vollwert*-Ernährung u. Reformernährung* werden L. von Nahrungsmitteln abgegrenzt (s. Vollwert der Nahrung).

Lebens|mittel|all|ergie (Allergen*) *f*: s. Nahrungsmittelallergie.

Lebens|mittel|bestrahlung: Behandlung von Lebensmitteln mit ionisierender Strahlung (v. a. Röntgen-, Gamma- od. Betastrahlung) zum Zweck der Sterilisation bzw. Haltbarmachung, z. B. zur Verzögerung der Reifung von Früchten, Abtötung u. Verhinderung der Entwicklung lebensmittelschädlicher Insekten, Parasiten u. Mikroorganismen, zur Verhinderung des Auskeimens von Zwiebeln u. Kartoffeln sowie zur Verbesserung technologischer Eigenschaften von Lebensmitteln (z. B. höhere Saftausbeute bei Obst); die hierfür notwendigen Strahlendosen können physikalisch-chemische Veränderungen der Bestandteile der bestrahlten Lebensmittel induzieren, z. B. Denaturierung von Protein, Depolymerisation von Kohlenhydraten, Entstehung reaktiver freier Radikale des Wassers, Bildung von Ozon* od. bestimmten nitrosen Gasen. In Deutschland ist nach § 13 des Lebensmittel-* und Bedarfsgegenständegesetzes die L. nur unter bestimmten Voraussetzungen (zu Kontroll- u. Messzwecken) zulässig; eine generelle L. ist verboten, da nach dem heutigen Kenntnisstand eine schädigende Wirkung nicht auszuschließen ist. Nach der Verordnung über die Behandlung von Lebensmitteln mit Elektronen-, Gamma- u. Röntgenstrahlen, Neutronen od. ultravioletten Strahlen vom 14.12.2000 (BGBl. I, S. 1730), die der Umsetzung der 2 EG-Richtlinien RiL 1999/2/EG des Europäischen Parlaments u. des Rates vom 22.2.1999 zur Angleichung der Rechtsvorschriften der Mitgliedstaaten über mit ionisierenden Strahlen behandelte Lebensmittel u. Lebensmittelbestandteile (ABl. L 66/19 vom 13.3.1999) sowie RiL 1999/3/EG des Europäischen Parlaments u. des Rates vom 22.2.1999 über die Festlegung einer Gemeinschaftsliste von mit ionisierenden Strahlen behandelten Lebensmitteln u. Lebensmittelbestandteilen (ABl. L 66/24 vom 13.3.1999) dient, ist in Deutschland bislang lediglich die Bestrahlung von getrockneten aromatischen Kräutern u. Gewürzen zulässig. Ebenso dürfen hiernach bestrahlte Kräuter u. Gewürze od. diese beinhaltende Lebensmittel aus Drittländern nur unter engen

Voraussetzungen eingeführt u. als solche gekennzeichnet in den Verkehr gebracht werden.

Lebens|mittel, bio|logisch-dynamische: umgangssprachliche Bez. für Nahrungsmittel* aus ökologischem Landbau.

Lebens|mittel, brenn|wert|arme: syn. energiearme Lebensmittel; Lebensmittel mit geringer Energiedichte; Bez. für diätetische Lebensmittel*, deren physiologischer Brennwert gering ist; die obere Grenze beträgt 210 kJ/100 g (bzw. 50 kcal/100 g) für ballaststoff- u. wasserreiche Lebensmittel bzw. 87 kJ/100 g (bzw. 20 kcal/100 g) für Getränke u. Suppen. Vgl. Lebensmittel, brennwertverminderte.

Lebens|mittel, brenn|wert|verminderte: syn. energiereduzierte Lebensmittel; Bez. für diätetische Lebensmittel*, die sich gegenüber vergleichbaren Lebensmitteln aufgrund ihrer Verarbeitung bzw. Herstellungsverfahren durch einen deutlich niedrigeren physiologischen Brennwert* (mindestens 30 %) unterscheiden; die Brennwertverminderung wird erreicht, indem brennwertreiche Bestandteile (häufig Fett, Zucker, Alkohol) nicht verwendet, z. T. od. ganz entfernt od. durch energiearme od. -freie Ersatzstoffe ausgetauscht werden. Das Ausmaß der Verminderung u. dessen Kenntlichmachung sind durch die Diät-Verordnung geregelt. **Anwendung:** bei Übergewicht, Diabetes mellitus, Prophylaxe von Herz-Kreislauf-Erkrankungen.

Lebens|mittel, diätetische: überwiegend abgepackte Lebensmittel, die laut Verordnung über diätetische Lebensmittel vom 20.6.1963 (BGBl. I S. 415, Abk. DiätVO), zuletzt neu gefasst durch Bekanntmachung vom 28.4.2005 (BGBl. I S. 1161) u. Richtlinie des Rates vom 3.5.1989 zur Angleichung der Rechtsvorschriften der Mitgliedsstaaten über Lebensmittel, die für eine besondere Ernährung bestimmt sind (89/398/EWG, ABl. L 186/27 vom 30.6.1989, geändert durch Richtlinie 96/84/EG vom 19.12.1996, ABl. L 48/20 vom 19.2.1997 u. Richtlinie 1999/41/EG vom 7.7.1999, ABl. L 172/38 vom 8.7.1999 sowie ergänzt durch Richtlinie 2001/15/EG vom 15.2.2001, ABl. L 52/19 vom 22.2.2001), einem besonderen Ernährungszweck dienen sollen (z. B. bei Krankheit, Mangelerscheinung, Funktionsanomalie od. Überempfindlichkeit gegen einzelne Lebensmittel od. deren Bestandteile, während der Schwangerschaft u. Stillzeit sowie beim gesunden Säugling u. Kleinkind) u. die sich von anderen Lebensmitteln vergleichbarer Art durch das Verfahren ihrer Herstellung, Zusammensetzung od. Eigenschaften maßgeblich unterscheiden; zu den d. L. zählen auch Kochsalzersatz, Zuckeraustauschstoffe (Fructose, Mannit, Sorbit, Xylit) u. zugelassene Süßstoffe* sowie Sondennahrung u. sog. bilanzierte Diäten* bzw. Lebensmittel für Diabetiker u. Übergewichtige, natriumarme Lebensmittel zur Verwendung bei Nierenerkrankungen u. Hypertonie, besonders zusammengesetzte Lebensmittel zur Verwendung bei Fettstoffwechselstörungen, glutenfreie Lebensmittel zur Verwendung bei Zöliakie od. Sprue, ballaststoffreiche Erzeugnisse zur Behandlung von Obstipation; außerdem Lebensmittel, die nach Kennzeichnung wie Darbietung mit diätetischer Zweckbestimmung in den Handel gelangen.

Lebens|mittel, en|ergie|arme: syn. brennwertarme Lebensmittel*.

Lebens|mittel, en|ergie|reduzierte: syn. brennwertverminderte Lebensmittel*.

Lebens|mittel, funktionelle: auch Agromedical-Food, Designer-Food, Functional-Food, Nutraceuticals, Pharma-Food; Lebensmittel, die zusätzlich zum Eignungswert (s. Lebensmittelqualität) eine positive Funktion auf die Gesundheit, physische Leistungsfähigkeit od. den Gemütszustand eines Individuums haben sollen; kennzeichnend ist, dass der Verbraucher über diese Wirkungen informiert wird; z. B. probiotische Milchprodukte*, konjugierte Linolsäure*, ACE*-Getränk, Wellness*-Getränk; bisher gibt es keine allgemeingültige lebensmittelrechtliche Definition.

Lebens|mittel, gen|technisch hergestellte: aus gentechnisch veränderten Organismen (Abk. GVO) gewonnene Lebensmittel od. Lebensmittelbestandteile; **Einteilung:** s. Lebensmittel, neuartige (Tab.); **Anwendung:** **1.** Pflanzenzüchtung mit dem Ziel der Synthese neuer Produkte (Proteine, Kohlenhydrate, Aroma-, Farbstoffe u. a.), einer Resistenz gegenüber Herbiziden, Insektiziden, Viren, Pilzen u. schwierigen Umweltbedingungen (z. B. Salz-, Schwermetallkonzentrationen, Temperaturen) sowie einer besseren Nährstoffausnutzung; **2.** Tierzüchtung, um das Wachstum der Tiere zu beschleunigen, die Futtermittelverwertung zu optimieren, die Tiergesundheit zu beeinflussen u. die Qualität tierischer Produkte zu verbessern u. zu modifizieren; **3.** Stammoptimierung von Mikroorganismen zur fermentativen Gewinnung von Einzelsubstanzen (Süßstoffe, Aromen, Proteine, Vitamine, Zusatzstoffe, Enzympräparate u. a.), der Nutzung gentechnisch veränderter Organismen als Starter- u. Schutzkulturen sowie als Probiotika für die Lebensmittelindustrie. **Gesetzliche Regelungen**, insbesondere hinsichtlich Einfuhr, Anbau, Inverkehrbringen u. Kennzeichnung gentechnisch veränderter Pflanzen od. der hieraus hergestellten Lebens- u. Futtermittel, finden sich in der Verordnung (EG) Nr. 1829/2003 des Europäischen Parlaments u. des Rates vom 22.9.2003 über genetisch veränderte Lebensmittel u. Futtermittel (ABl. L 268/1 vom 18.10.2003), der Verordnung (EG) Nr. 1830/2003 des Europäischen Parlaments u. Rates vom 22.9.2003 über die Rückverfolgbarkeit u. Kennzeichnung von gentechnisch veränderten Organismen u. über die Rückverfolgbarkeit von aus genetisch veränderten Organismen hergestellten Lebensmitteln u. Futtermitteln sowie zur Änderung der Richtlinie 2001/18/EG (ABl. L 268/24 vom 18.10.2003), der Richtlinie 2001/18/EG des Europäischen Parlaments u. des Rates vom 12. März 2001 über die absichtliche

Freisetzung genetisch veränderter Organismen in die Umwelt u. zur Aufhebung der Richtlinie 90/220/EWG des Rates (ABl. L 106/1 vom 17.4.2001), deren Vorgaben durch eine Änderung des Gentechnikgesetzes (vom 20.6.1990, BGBl. I 1990, S. 1080, zuletzt geändert durch Gesetz vom 21.12.2004, BGBl. I, 2005 S. 186) in nationales Recht umgesetzt wurden.

Lebens|mittel|kennzeichnung: Kenntlichmachung von Lebensmitteln in Fertigpackungen, die dazu bestimmt sind, an den Verbraucher abgegeben zu werden; geregelt in der Verordnung über die Kennzeichnung von Lebensmitteln vom 22.12.1981 (BGBl. I S. 1625), neugefasst durch Bekanntmachung vom 15.12.1999 (BGBl. I S. 2464), zuletzt geändert durch Verordnung vom 18.5.2005 (BGBl. I S. 1401); umfasst Angabe von Verkehrsbezeichnung, Name u. Anschrift des Herstellers bzw. Verpackers, Verzeichnis der Zutaten, Mindesthaltbarkeitsdatum u. vorhandenen Alkoholgehalt bei Getränken mit einem Alkoholgehalt von mehr als 1,2 Volumenprozent.

Lebens|mittel, nähr|stoff|verminderte: Bez. für diätetische Lebensmittel*, in denen ein meist mit einem Ernährungsrisiko verbundener unerwünschter Inhaltsstoff ohne physiologischen Brennwert (z. B. Natrium, Cholesterol*) od. ein bestimmter verhältnismäßig brennwertreicher Bestandteil (z. B. Zucker, Fett, Alkohol) vermindert ist; die Nährstoffverminderung gegenüber vergleichbaren Lebensmitteln sollte mindestens 40 % betragen. Zu den n. L. gehören auch sog. Light*-Produkte, vorausgesetzt, die Bez. „light" bezieht sich eindeutig auf den Energie- bzw. Nährstoffgehalt.

Lebens|mittel, neu|artige: auch Novel-Food; Oberbegriff für Lebensmittel u. Lebensmittelzutaten, die bislang im gemeinsamen europäischen Markt nicht in nennenswertem Umfang verzehrt wurden; fasst gentechnisch hergestellte Lebensmittelbestandteile u. Hilfsstoffe, gentechnisch veränderte Pflanzen u. Tiere sowie chemisch modifizierte od. neu synthetisierte Zutaten u. Erzeugnisse zusammen (s. Tab.); das Inverkehrbringen u. die Etikettierung regelt die EG-Verordnung Nr. 258/97 des Europäischen Parlaments u. des Rates über neuartige Lebensmittel u. Lebensmittelzutaten (sog. Novel-Food-Verordnung, am 15.5.1997 in Kraft getreten).

Lebens|mittel|qualität *f*: Bez. für die Summe aller bewertbaren Merkmale u. Eigenschaften eines Lebensmittels, wobei neben Inhaltsstoffen (Nährwert*, Gesundheitswert), Sensorik (Genusswert) u. Eignung für bestimmte Zwecke (Eignungswert) auch übergeordnete Aspekte eine Rolle spielen, z. B. ökonomischer, psychologischer, soziokultureller, politischer u. ökologischer Wert.

Lebensmittel, neuartige

Systematik	Beispiele
1. Lebensmittel und Lebensmittelbestandteile, die gentechnisch veränderte Organismen enthalten oder aus ihnen bestehen	Tomaten, Maiskörner, Raps, Salami mit gentechnisch veränderten Mikroorganismen, Joghurt mit gentechnisch veränderten Milchsäurebakterien
2. Lebensmittel und Lebensmittelbestandteile, die aus gentechnisch veränderten Organismen hergestellt sind, diese aber nicht enthalten	Enzyme, Hormone, Stärken, Öle, Zucker
3. Lebensmittel und Lebensmittelbestandteile mit neuer oder gezielt veränderter primärer Molekülstruktur	Fettersatzstoffe, Süßungsmittel, nicht übliche Kohlenhydrate
4. Lebensmittel und Lebensmittelbestandteile, die aus Mikroorganismen, Pilzen oder Algen bestehen oder aus diesen isoliert worden sind	Lebensmitttel aus nicht traditionellen Rohstoffen (z. B. Single-cell-Proteine, Algen, Plankton, Lupinenmehl)
5. Lebensmittel und Lebensmittelbestandteile, die aus Pflanzen bestehen oder aus Pflanzen oder Tieren isoliert werden, mit Ausnahme jener Lebensmittel und Lebensmittelbestandteile, die durch traditionelle Vermehrungs- und Züchtungsverfahren gewonnen wurden und deren sicherer Gebrauch sich über Jahre bewährt hat	Produkte aus fremden Kulturkreisen (z. B. geröstete Heuschrecken, Käferlarven, exotische Meeresfrüchte, exotisches Obst und Gemüse)
6. Lebensmittel und Lebensmittelbestandteile, die einem nicht üblichen Produktionsprozess unterzogen wurden, der nennenswerte Veränderungen in der Zusammensetzung oder Struktur des Lebensmittels oder Lebensmittelbestandteils mit sich bringt, die den Nährwert, Stoffwechsel oder den Gehalt an unerwünschten Inhaltsstoffen beeinflussen	neue technische Verfahren für traditionelle Lebensmittel (z. B. Hochdrucksterilisierung)

Lebens|mittel|recht: s. Lebensmittel- und Bedarfsgegenständegesetz.

Lebens|mittel- und Bedarfs|gegenstände|gesetz: Abk. LMBG; „Gesetz über den Verkehr mit Lebensmitteln, Tabakwaren, kosmetischen Mitteln u. sonstigen Bedarfsgegenständen" vom 15.8.1974 (BGBl. I. S. 1945), in der Fassung der Bekanntmachung vom 9.9.1997, (BGBl. I S. 2269), zuletzt geändert durch Gesetz vom 21.6.2005 (BGBl. I S. 1818); regelt u. a. die Verwendung von Lebensmittelzusatzstoffen*, enthält Verordnungsermächtigungen u. a. für zulässige Höchstmengen von z. B. Pestizidrückständen (vgl. dazu die Rückstands-Höchstmengenverordnung vom 1.9.1994, BGBl. I S. 2299, geändert durch Verordnung vom 6.4.1995, BGBl. I S. 504) u. für regelmäßige ärztliche Untersuchungen von in lebensmittelverarbeitenden Betrieben Beschäftigten; es wird ergänzt durch v. a. unionsrechtliche Richtlinien sowie europäische u. nationalrechtliche Verordnungen, z. B. die Kosmetikverordnung, Diät- u. Zusatzstoff-Zulassungsverordnung, Nährwert-Kennzeichnungsverordnung u. weitere Qualitätsnormen.

Lebens|mittel|unverträglichkeit: s. Nahrungsmittelunverträglichkeit.

Lebens|mittel|verarbeitung: Summe der Prozesse u. Behandlungen, denen Lebensmittel von der Produktion bis zum endgültigen Verzehr unterzogen werden; bei den meisten Verfahren werden Inhaltsstoffe vermindert, d. h. die Nährstoffdichte* wird herabgesetzt u. die Energiedichte* häufig erhöht (z. B. Vitaminverluste beim Erhitzen, Abtrennung essentieller Nährstoffe bei der Auszugsmehlherstellung); in Ausnahmefällen werden ernährungsphysiologisch wünschenswerte Inhaltsstoffe vermehrt, z. B. beim Ankeimen von Samen (Vitaminsynthese), bei der Milchsäuerung von Milch u. Gemüse. Vitamine werden z. B. auch zur Konservierung (z. B. Ascorbinsäure) od. um einen höheren gesundheitlichen Wert zu erzielen (funktionelle Lebensmittel), zugesetzt.

Lebens|mittel|vergiftung: Intoxikation infolge Aufnahme verunreinigter, giftiger, zersetzter od. bakteriell infizierter Nahrungsmittel; **Symptom:** meist unter dem klinischen Bild einer akuten Gastroenteritis (s. Enteritis) auftretende Erkrankung, häufig zusätzlich mit Erbrechen* bzw. Herz-Kreislauf-Störungen u. neurologischer Symptomatik; **Therapie: 1.** bei gastroenteritischen Formen Ersatz des Flüssigkeitsverlusts, Kreislaufbehandlung bei älteren Patienten, in Ausnahmefällen Antibiotikatherapie; **2.** Heilerde, Holzkohle; **3.** bei Botulismus Gabe von Antitoxin u. Schockbekämpfung; **4.** Homöopathie: zur unterstützenden Behandlung Zubereitungen aus Arsenicum album, Cinchona* pubescens, Strychnos* nux-vomica, Okoubaka* aubrevillei, Veratrum* album. **Prophylaxe:** vorschriftsmäßige Trinkwasseraufbereitung, Lebensmittelhygiene (z. B. Milchpasteurisierung, korrektes Sterilisieren aller Konserven, einwandfreie Lagerung von Nahrungsmitteln, Kontrolle auf Dauerausscheider bzw. Keimträger in Betrieben der Nahrungsmittelindustrie).

Lebens|mittel|zusatz|stoffe: Stoffe, die Lebensmitteln zur Beeinflussung ihrer Beschaffenheit od. zur Erzielung bestimmter Eigenschaften u. Wirkungen zugesetzt werden (s. Tab.); z. B. zur Verlängerung der Haltbarkeit (Konservierungsstoffe*, Schwefeldioxid, Antioxidanzien*), Veränderung od. Erhaltung der Konsistenz (Stabilisatoren*, Dickungs-* und Geliermittel) sowie Beeinflussung der optischen od. geschmacklichen Eigenschaften (Farbstoffe*, Süßstoffe*); ausgenommen sind Stoffe, die natürlicher Herkunft od. den natürlichen chemisch gleich sind u. nach allgemeiner Verkehrsauffassung überwiegend wegen ihres Nähr-, Geruchs- od. Geschmackswerts od. als Genussmittel* verwendet werden, sowie Trink- u. Tafelwasser; eine Vielzahl anderer Stoffe (z. B. Mineralstoffe, Vitamine A u. D, Aminosäuren) sind den Zusatzstoffen gleichgestellt (Definition nach § 2 des Lebensmittel-* und Bedarfsgegenständegesetzes); die Zusatzstoff-Rahmenrichtlinie der Europäischen Union (89/107/EG vom 21.12.1988, ABl. L 40/27 vom 11.2.1989) sowie der durch die UNO geschaffene (rechtlich nicht verbindliche) „Codex Alimentarius" verzichten auf eine Einbeziehung von Vitaminen, Mineralstoffen u. Aminosäuren. Art, Verwendung, Höchstmengenbegrenzungen u. Kenntlichmachung regelt die Zusatzstoff-Zulassungsverordnung vom 29.1.1998 (BGBl. I S. 230), zuletzt geändert durch Verordnung vom 20.1.2005 (BGBl. I S. 128).

Lebensmittelzusatzstoffe

E-Nummer	Bezeichnung	Hauptfunktion
E 100	Kurkumin	F
E 101	Lactoflavin, Riboflavin	F
E 102	Tartrazin	F
E 104	Chinolingelb	F
E 110	Gelborange S, Sunsetgelb FCF	F
E 120	Karmin, Karminsäure, Cochenille	F
E 122	Azorubin, Carmoisin	F
E 123	Amaranth	F
E 124	Cochenillerot A, Ponceau 4R	F
E 127	Erythrosin	F
E 128	Rot 2G	F
E 129	Allurarot AC	F
E 131	Patentblau	F

Fortsetzung nächste Seite

L

Fortsetzung v. S. 213

L

Lebensmittelzusatzstoffe

E-Nummer	Bezeichnung	Hauptfunktion
E 132	Indigotin, Indigokarmin	F
E 133	Brillantblau FCF	F
E 140	Chlorophylle und Chlorophylline	F
E 141	Kupferkomplexe des Chlorophylls	F
E 142	Grün S	F
E 150 a–d	Zuckerkulör	F
E 151	Brillantschwarz BN	F
E 153	Carbo medicinalis vegetabilis	F
E 154	Braun FK	F
E 155	Braun HT (Schokoladenbraun HT)	F
E 160 a–f	Carotin und Carotinoide	F
E 161 b	Lutein	F
E 161 g	Canthaxanthin	F
E 162	Beetenrot, Betanin	F
E 163	Anthocyane	F
E 170	Calciumcarbonate	F, TM
E 171	Titandioxid	F
E 172	Eisenoxide und -hydroxide	F
E 173	Aluminium	F
E 174	Silber	F
E 175	Gold	F
E 180	Litholrubin BK	F
E 200, E 202, E 203	Sorbinsäure und Sorbate	K
E 210–213	Benzoesäure und Benzoate	K
E 214–219	p-Hydroxybenzoesäureester (PHB-Ester)	K
E 220–224, E 226–228	Schwefeldioxid und Sulfite	K, A
E 230	Biphenyl, Diphenyl	K
E 231–232	Orthophenylphenol und Natriumsalz	K
E 234	Nisin	K
E 235	Natamycin	K
E 239	Hexamethylentetramin	K
E 242	Dimethyldicarbonat	K
E 249–250	Nitrite	K, ST
E 251–252	Nitrate	K, ST
E 260–263	Essigsäure und Acetate	S, SR
E 270	Milchsäure	S
E 280–283	Propionsäure und Propionate	K
E 284–285	Borsäure und Natriumsalz	K
E 290	Kohlendioxid	TG
E 296	Äpfelsäure	S
E 297	Fumarsäure	S
E 300–302	Ascorbinsäure und Ascorbate	A, M
E 304	Ascorbinsäureester	A
E 306–309	Tocopherole	A
E 310–312	Gallate	A
E 315–316	Isoascorbinsäure und Natriumsalz	A
E 320	Butylhydroxyanisol (BHA)	A
E 321	Butylhydroxytoluol (BHT)	A
E 322	Lecithin	E
E 325–327	Laktate	SR
E 330–333	Zitronensäure und Citrate	S, SR
E 334–337	Weinsäure und Tartrate	S, SR
E 338–341	Phosphorsäure und Phosphate	S, SCH, SR
E 350–352	Malate	SR
E 353	Metaweinsäure	ST
E 354	Calciumtartrat	SR, EM
E 355–357	Adipinsäure und Adipate	S, SR
E 363	Bernsteinsäure	S
E 380	Triammoniumcitrat	SR
E 385	Calcium-dinatrium EDTA	A, ST
E 400–405	Alginsäure und Alginate	V
E 406	Agar Agar	G
E 407	Carrageen	G
E 407 a	verarbeitete Eucheuma-Algen	G
E 410	Johannisbrotkernmehl	V
E 412	Guarkernmehl	V
E 413	Traganth	G
E 414	Gummi arabicum	V
E 415	Xanthan	V
E 416	Karayagummi	V
E 417	Tarakernmehl	V
E 418	Gellan	G
E 420	Sorbit	SÜ, FH
E 421	Mannit	SÜ
E 422	Glycerin	FH
E 432–436	Polysorbate	E
E 440	Pektine	G
E 442	Ammoniumsalze von Phosphatidsäuren	E
E 444	Sucroseacetatisobutyrat	ST

E-Nummer	Bezeichnung	Hauptfunktion
E 445	Glycerinester aus Wurzelharz	ST
E 450–452	Di-, Tri- und Polyphosphate	A, B, SCH
E 460, E 461, E 463–466	Zellulose, Zelluloseesther	FÜ, V
E 470 a–b	Salze der Fettsäuren	E, TM
E 471	Mono- und Diglyceride von Fettsäuren	E, SV
E 472 a–f	Mono- und Diglyceride von Fettsäuren, verestert mit Genusssäuren	E
E 473	Zuckerester von Fettsäuren	E
E 474	Zuckerglyceride	E
E 475	Polyglycerinester von Fettsäuren	E
E 476	Polyglycerin-Polyricinoleat	E
E 477	Propylenglykolester von Fettsäuren	E
E 479 b	thermooxidiertes Sojaöl, verestert mit Mono- und Diglyceriden von Fettsäuren	E, TM
E 481–482	Stearoyllactylate	E
E 483	Stearoyltartrat	E
E 491–495	Sorbitanfettsäureester	E
E 500, E 501, E 503, E 504	Carbonate	SR, B
E 507–509, E 511	Salzsäure und Chloride	S, GV
E 512	Zinnchlorid	A, ST
E 513–517, E 520–523	Schwefelsäure und Sulfrate	S, SR, FM
E 524–528	Hydroxide	SR
E 529–530	Oxide	SR
E 535–536, E 538	Ferrocyanide	ST, TM
E 541	saures Natriumaluminiumphosphat	B
E 551–556, E 558, E 559	Siliciumdioxid und Silicate	TM
E 570	Fettsäuren	E
E 574	Gluconsäure	SR
E 575	Glucono-delta-Lakton	SR
E 576–579	Gluconate	SR, ST
E 585	Eisenlaktat	ST
E 620–625	Glutaminsäure und Glutamate	GV
E 626–629	Guanylsäure und Guanylate	GV
E 630–633	Inosinsäure und Inosinate	GV

E-Nummer	Bezeichnung	Hauptfunktion
E 634–635	Ribonukleotide	GV
E 640	Glycin und Natriumsalz	GV
E 900	Dimethylpolysiloxan	SV
E 901	Bienenwachs	Ü, TM
E 902	Candelillawachs	Ü, TM
E 903	Carnaubawachs	Ü, TM
E 904	Schellack	Ü, TM
E 912	Montansäureester	Ü, TM
E 914	Polyethylenwachsoxidate	Ü, TM
E 927 b	Carbamid	ST
E 938	Argon	TG
E 939	Helium	TG
E 941	Stickstoff	TG
E 942	Distickstoffmonoxid (Lachgas)	TG
E 948	Sauerstoff	TG
E 950	Acesulfam	SÜ, GV
E 951	Aspartam	SÜ, GV
E 952	Cyclamat	SÜ
E 953	Isomalt	SÜ
E 954	Saccharin	SÜ
E 957	Thaumatin	SÜ, GV
E 959	Neohesperidin	SÜ
E 965	Maltit	SÜ
E 966	Lactit	SÜ
E 967	Xylit	SÜ
E 999	Quillajaextrakt	ST
E 1105	Lysozym	K
E 1200	Polydextrose	FÜ
E 1201	Polyvinylpyrrolidon	ST
E 1202	Polyvinylpolypyrrolidon	ST
E 1404, E 1410, E 1412–1414, E 1420, E 1422, E 1440, E 1442, E 1450	chemisch modifizierte Stärken	MS, V
E 1505	Triethylcitrat	TM
E 1518	Glycerintriacetat (Triacetin)	TM

A: Antioxidationsmittel, B: Backtriebmittel, E: Emulgator, F: Farbstoff, FM: Festigungsmittel, FH: Feuchthaltemittel, FÜ: Füllstoff, G: Geliermittel, GV: Geschmacksverstärker, K: Konservierungsstoff, M: Mehlbehandlungsmittel, MS: modifizierte Stärke, S: Säuerungsmittel, SR: Säureregulator, SV: Schaumverhüter, SCH: Schmelzsalz, ST: Stabilisator, SÜ: Süßungsmittel, TG: Treibgas, TM: Trennmittel, Ü: Überzugsmittel, V: Verdickungsmittel

L

Leber|blümchen: s. Hepatica nobilis.

Leber|erkrankungen: Sammelbez. für Funktionsstörungen der Leber; **Therapie: 1.** Heublumensack*, Mayr*-Kur, Trinkkur*, Sulfatwasser*; **2.** Phytotherapie: Flavonoide*; **traditionell** Zubereitungen aus Berberis vulgaris, Menyanthes trifoliata, Calendula officinalis, Gentiana lutea, Fumaria officinalis, Curcuma xanthorrhiza, Theobroma cacao, Hepatica nobilis, Rosmarinus officinalis, Achillea millefolium, Glycine max, Asparagus officinalis, Plantago lanceolata, Cichorium intybus var. intibus; **3.** Homöopathie: Zubereitungen aus Hedera* helix, Alchemilla* vulgaris, Pulsatilla* pratensis, Silybum* marianum, Populus*, Petroselinum* crispum, Quassia* amara, Raphanus* sativus, Bryonia*. Vgl. Cholezystopathie.

Leber|tran: Oleum Jecoris aselli; Fischleberöl mit hohem Gehalt an Vitamin* A u. Vitamin* D.

Lecithinum ex soja *n*: s. Glycine max.

Ledum palustre L. *n*: Sumpfporst, Wilder Rosmarin; immergrüner Strauch aus der Familie der Ericaceae (Heidekrautgewächse); **Arzneidroge:** blühendes Kraut (Ledi palustris herba); **Inhaltsstoffe:** ätherisches Öl mit den tricyclischen Sesquiterpenen Ledol u. Palustrol, Catechingerbstoffe, Flavonoide; **Wirkung:** antitussiv, antiphlogistisch, motilitätshemmend, Verlängerung der Schlafzeit nach Barbiturat u. Ethanol; **Verwendung:** als Aufguss **traditionell** innerlich als Diuretikum, Diaphoretikum, Emetikum, Expektorans; bei Gicht, rheumatischen Beschwerden, Keuchhusten u. Exanthemen; äußerlich zur Wundbehandlung, gegen Insektenstiche; angesichts der Risiken u. nicht belegter Wirksamkeit bei den beanspruchten Anwendungsgebieten ist die therapeutische Verwendung nicht vertretbar. **Nebenwirkungen:** haut- u. schleimhautreizend; Vergiftungen infolge missbräuchlicher Verwendung, z. B. als Abortivum; ätherisches Öl bewirkt, oral aufgenommen, heftige Reizung des Magen-Darm-Trakts mit Erbrechen u. Diarrhö sowie Reizung bzw. Schädigung der Nieren u. ableitenden Harnwege, Schweißausbrüche, Muskel- u. Gelenkschmerzen, zentrale Erregung mit rauschartigen Zuständen u. anschließender Lähmung; **Kontraindikation:** Schwangerschaft; **Homöopathie:** Zubereitungen entsprechend des individuellen Arzneimittelbildes z. B. bei Gelenk- u. Muskelrheumatismus, Gicht, Lumbago, Insektenstichen.

Lehm: eisenhaltiger, sandiger Ton; Zusatz zu entzündungshemmenden Wickeln*; **Verwendung:** z. B. in Lehmwadenwickeln bei varikösen Erkrankungen; in der Felke*-Kur u. a. bei Hauterkrankungen.

Leib|auflage: Wickel* nach Kneipp mit einem mehrfach gefalteten, angefeuchteten Tuch (kalt od. warm) auf der Bauchregion; **Anwendung:** bei vegetativen Spannungszuständen u. krampfartigen gastrointestinalen Beschwerden (s. Abdominalkrämpfe).

Leib, physischer: s. Stoffleib.

Leib, vier|gliedriger: s. Medizin, anthroposophische.

Leib|waschung: Waschung* nach Kneipp, bei der, in der Blinddarmgegend beginnend u. dem Verlauf des Colons folgend, die Bauchregion ca. 20-mal kreisförmig im Uhrzeigersinn mit einem nassen Tuch umfahren wird; **Anwendung:** bei Obstipation, Reizdarm, Abdominalkrämpfen*, Ulcus ventriculi et duodeni, Dyskinesie des Gallensystems.

Lein|kuchen: auch Leinmehl; bei der Gewinnung von Leinöl gewonnener Pressrückstand (s. Linum usitatissimum); **Verwendung:** äußerlich als Kataplasma sowie als Tierfutter.

Lein|öl: s. Linum usitatissimum.

Lein|öl-Quark-Diät (Diät*) *f*: syn. Budwig-Diät; sog. Krebsdiät*, bei der die Auswahl der Nahrungsfette u. von möglichst naturbelassenen Nahrungsmitteln im Mittelpunkt steht; Verwendung von kaltgepressten Pflanzenölen (v. a. Leinöl), Butter od. bestimmten Margarinesorten aufgrund des hohen Gehalts an mehrfach ungesättigten Fettsäuren; daneben wird Milchprotein in Form von Quark empfohlen; zu vermeiden sind hocherhitzte u. chemisch veränderte Fette. Therapieerfolge bezogen auf die Beeinflussung einer Tumorerkrankung sind wissenschaftlich nicht nachzuweisen.

Lein|samen: s. Linum usitatissimum.

Leistungs|umsatz: syn. Arbeitsumsatz; Energiemenge, die für über den Grundumsatz* u. die nahrungsinduzierte Thermogenese hinausgehende Betätigung in Beruf u. Freizeit sowie Wachstum, Erhaltung der Körpermasse, Schwangerschaft u. Stillzeit benötigt wird; Methoden zur Ermittlung des L. sind z. B. direkte Kalorimetrie mit Respirationskalorimeter od. indirekte Kalorimetrie mit Spirometer. Vgl. Energieumsatz.

Leit|sym|ptom (Symptom*) *n*: herausragendes Charakteristikum eines homöopathischen Arzneimittels (z. B. eine sich durch viele Einzelsymptome ziehende Modalität*, Qualität* od. ein häufiges Begleitsymptom*); vgl. Schlüsselsymptom.

Leitungs|an|ästhesie (gr. ἀναισθησία Unempfindlichkeit) *f*: s. Lokalanästhesie.

Leit|wert|therapie (Therapie*) *f*: s. Kippschwingungstherapie.

LELT: Abk. für **l**ow **e**nergy **l**aser **t**herapy; s. Lasertherapie, energetisch niedrige.

Lemon|gras: s. Cymbopogon citratus.

Lenden|wickel: Wickel* nach Kneipp vom Nabel bis zur Mitte der Oberschenkel; **Anwendung:** bei Obstipation, Reizdarm, Abdominalkrämpfen*, Ulcus ventriculi bzw. Ulcus duodeni, Gallenwegdyskinesie, Hypertonie, vegetativen Spannungszuständen u. Einschlafstörungen.

Leontodon taraxacum *n*: s. Taraxacum officinale.

Leonurus cardiaca L. *m*: Herzgespann; ein- bis mehrjährige Pflanze aus der Familie der Lamiaceae (Lippenblütler); **Arzneidroge:** während der Blütezeit gesammelte u. getrocknete oberirdische Teile (Leonuri cardiacae herba, Herzgespannkraut); **Inhaltsstoffe:** Iridoide (z. B. Ajugosid, Ajugol, Galiridosid), Diterpene (z. B. Leocardin), Triterpene (z. B. Ursolsäure), Phenylpropane, 5–9 % Gerbstoffe, Betaine (Stachydrin); **Wirkung:** sedierend, leicht negativ chronotrop; **Verwendung:** zerkleinerte Droge für Aufgüsse u. a. galenische Zubereitungen; nach **Kommission E** bei nervösen Herzbeschwerden, auch adjuvant bei Hyperthyreose; **traditionell** bei klimakterischen Beschwerden, gesteigerter nervöser Reizbarkeit; **Dosierung:** mittlere Tagesdosis 4,5 g, Zubereitungen entsprechend; **Nebenwirkungen:** keine bekannt; **Kontraindikation:** keine bekannt; **Wechselwirkung:** keine bekannt.

Lepidium meyenii Walp *n*: syn. Lepidium peruvianum G. Chacon; Maca, Mace, Anden-Ginseng, Maino, Ayak chichira, Ayuk; niedrig wachsende Pflanze aus der Familie der Brassicaceae (Kreuzblütler), heimisch in Südamerika (Hochebene der Anden); **Arzneidroge:** Wurzelknollen (Radix lepidii); **Inhaltsstoffe:** Alkaloide (Macaina 1, 2, 3 u. 4), Aminosäuren, Betaekdosin, p-Methoxybenzyl-Isothiozyanat, steroidartige Saponine (Stigmasterol, Sitosterol u. a.), Tannine, Cumarine, Glukosinolate, Vitamine (B1, B2, B12, C, E); **Wirkung:** immunmodulierend, steroidartige Wirkung, fertilitätssteigernd; **Verwendung: traditionell** bei geistiger u. physischer Ermattung, allgemeinen Schwächezuständen u. Lustlosigkeit, Rekonvaleszenz, aphrodisierend; **Dosierung:** 1,5–3 g Pulver pro Tag in verschiedenen Zubereitungsformen; **Nebenwirkungen:** keine bekannt; **Kontraindikation:** keine bekannt.

Leucht|dichte: Formelzeichen L; die von einer Lichtquelle senkrecht zu einer Fläche abgestrahlte Lichtstärke; SI-Einheit Candela (Abk. cd) pro m^2.

Levisticum officinale W. D. J. Koch *n*: Liebstöckel, sog. Maggipflanze; Kulturpflanze aus der Familie der Apiaceae (Doldengewächse;); **Arzneidroge:** Wurzel u. Wurzelstock (Levistici radix, Liebstöckelwurzel); **Inhaltsstoffe:** 0,4–1,7 % ätherisches Öl (24–62 % Ligustilid, Sedanenolid), Cumarinderivate, Furanocumarine (Bergapten, Psoralen), Phenolcarbonsäuren; **Wirkung:** spasmolytisch, aquaretisch, karminativ; **Verwendung:** als Einzelteedroge od. in Teemischungen nach **Kommission E** zur Durchspülungstherapie bei entzündlichen Erkrankungen der ableitenden Harnwege, zur Prophylaxe von Nierengrieß; **traditionell** auch als Karminativum u. Stomachikum; in der **Anthroposophischen Medizin** externe Anwendung (Levisticum Öl) bei Otitis media; **Dosierung:** Tagesdosis 4–8 g Droge, Zubereitungen entsprechend; eine ausreichende Flüssigkeitszufuhr (mindestens 2 l/d) ist erforderlich; **Nebenwirkungen:** photosensibilisierende Eigenschaften, deshalb Verzicht auf intensive UV-Bestrahlung u. intensives Sonnenbaden während der Einnahme empfohlen; **Kontraindikation:** akute Entzündung des Nierenparenchyms, Ödeme infolge eingeschränkter Herz- od. Nierenfunktion; **Wechselwirkung:** keine bekannt.

Levo|menol (INN) *n*: (–)-α-Bisabolol; (–)-6-Methyl-2-(4-methyl-3-cyclohexen-1-yl)-5-hepten-2-ol (IUPAC); Wirkstoff von Chamomilla* recutita; **Verwendung:** Antiphlogistikum.

Libido|störung (lat. libido Lust): s. Funktionsstörungen, sexuelle.

Lichen (gr. λειχήν Flechte) *m*: **1.** (botanisch) Symbiose aus Algen (assimilieren) u. Pilzen (liefern Wasser u. Mineralstoffe); **2.** (dermatologisch) Bez. für ein kleinpapulöses Exanthem; vgl. Flechte.

Lichen islandicus (↑) *m*: s. Cetraria islandica.

Licht: i. e. S. der optisch wahrnehmbare Bereich im Spektrum der elektromagnetischen Wellen, der etwa zwischen den Wellenlängen 380–780 nm liegt; i. w. S. auch die nicht sichtbaren angrenzenden Wellenlängenbereiche (sog. Infrarot- u. Ultraviolettlicht); therapeutische Anwendung in der physikalischen Medizin; s. Lichttherapie.

Licht|dermatose (gr. δέρμα, δέρματος Haut; -osis*) *f*: syn. Photodermatose; Veränderungen der Haut infolge von Lichteinwirkung, besonders Ultraviolettstrahlung; **Formen: 1.** physiologische Reaktionen der Haut: vermehrte Melaninbildung (Hyperpigmentierung), Akanthose (erhöhte Anzahl von Keratinozyten u. Verdickung des Stratum spinosum der Epidermis) u. Hyperkeratose (Lichtschwiele); **2.** akute L.: s. Sonnenbrand; **3.** chronische L.: Atrophie der Epidermis u. Degeneration des Bindegewebes in der Dermis durch jahrelange übermäßige Sonnenexposition mit Vergröberung des Hautreliefs, Zysten, Komedonen, Keratosen, Pigmentflecken, gehäuftem Auftreten von Plattenepithelkarzinomen, Basalzellkarzinomen u. evtl. Melanomen; **4.** phototoxische Reaktionen: Dermatitis* u. länger anhaltende Hyperpigmentierung durch Lichteinwirkung u. externen od. systemischen Kontakt mit Lichtsensibilisatoren, z. B. Hypericum* perforatum, Steinkohlenteer*, Furocumarinen in Kosmetika mit Bergamottöl od. in Herkulesstaude, Pastinak, Sellerie u. a. Pflanzen (Wiesengräserdermatitis), Medikamenten (z. B. Tetracycline) sowie Farbstoffen (z. B. Rivanol); **5.** photoallergische Reaktionen: z. B. durch Medikamente (z. B. Sulfonamide), Lichtschutzfilter in Sonnencremes u. Kosmetika, antimikrobielle u. -mykotische Substanzen, Duftstoffe (z. B. Moschus); **6.** polymorphe L. (sog. Sonnenallergie): häufig auftretende, überwiegend durch plötzliche, intensive UV-A-Bestrahlung ausgelöste, wahrscheinlich immunologisch bedingte u. oft lebenslang bestehende Hautreaktion mit papulösen, evtl. vesikulösen, pruriginösen bzw. lichenoiden Effloreszenzen, v. a. im Frühjahr; **Therapie** (akut): kalte Wickel mit Kamille, Heilerde, Arnikasalbe; Chloroquin, Glukokortikoide, keine abrupte Sonnenexposition, prophylaktische Desensibilisierung mit PUVA (Abk. für Psoralene plus UV-A: photoaktivierte Chemotherapie, v. a. zur Behandlung der Psoriasis, auch bei Vitiligo, kutanem

T-Zell-Lymphom, Mastozytose, Sclerodermia circumscripta, Granuloma anulare, polymorpher Lichtdermatose; vgl. Lichttherapie); 7. Dermatosen, bei denen Licht provozierend u. verschlimmernd wirken kann, z. B. Acne* aestivalis, Herpes simplex, Pellagra (s. Niacin), selten bei atopischem Ekzem* u. Psoriasis*.

Licht|menge: Formelzeichen Q; die von einer Lichtquelle im sichtbaren Bereich insgesamt abgegebene Lichtenergie; SI-Einheit: Lumen × Sekunde (lms)

Licht|stärke: Formelzeichen I; der von einer Lichtquelle im sichtbaren Bereich innerhalb eines bestimmten Raumwinkels abgegebene Lichtstrom; SI-Einheit Candela (Abk. cd). Vgl. Leuchtdichte.

Licht|strom: Formelzeichen Φ; die von einer Lichtquelle pro Zeiteinheit im sichtbaren Bereich abgegebene Lichtmenge; SI-Einheit Lumen (lm).

Licht|therapie (Therapie*) *f*: syn. Phototherapie; therapeutische Anwendung des sichtbaren Teiles des elektromagnetischen Spektrums (380–780 nm), i. w. S. auch von ultraviolettem u. infrarotem Licht; **Lichtdosierung:** Für die gewünschte therapeutische Wirkung ist die Dosis-Wirkungsbeziehung entscheidend; für die jeweilige therapeutische Anwendung ist nur ein definierter Dosisbereich wirksam. Einerseits muss der Schwellenwert der Leistungsdichte überschritten sein, andererseits kann es bei einer zu hohen Dosierung zu einer Suppression kommen (s. Arndt-Schulz-Gesetz). Physikalische Parameter der Lichtdosierung sind Ausgangsleistung, Bestrahlungszeit, Bestrahlungsfläche, Energie, Leistungsdichte, Energiedichte (Dosis), Wellenlänge, Betriebsart (gepulst od. kontinuierlich) u. Frequenz. **Anwendung:** Therapie mit sichtbarem Licht bei der sog. Winterdepression; Klimakuren mit natürlichem Sonnenlicht od. apparativen UV-Strahlen (v. a. UV-B) zur allgemeinen Roborierung mit einer Steigerung der unspezifischen Immunkompetenz, zur Verbesserung der körperlichen Leistungsfähigkeit, zum Ausgleich vegetativer Fehlfunktionen, zur Behandlung der Psoriasis u. zur Prävention u. Therapie der Osteoporose; **Kontraindikation:** akute u. konsumierende Erkrankungen, selten Unverträglichkeiten; **cave:** phototoxische Reaktionen, dermatologisch-onkologisches Risiko. Vgl. Heliotherapie.

Lieber-Kräuter: s. Galeopsis segetum.

Lieb|stöckel: s. Levisticum officinale.

Life-Event: s. Lebensereignisse, kritische.

Light-Produkte *n pl*: auch Leicht-Produkte; lebensmittelrechtlich nicht definierte Verkehrsbezeichnung, mit der keine bestimmten Produkteigenschaften verbunden sind, z. B. für brennwertverminderte od. -arme, leicht bekömmliche, leicht verdauliche, fettarme od. -reduzierte, alkoholarme od. -freie, koffeinarme od. -freie sowie nicotinarme Lebens- u. Genussmittel; Einsatz der Kennzeichnung auch für wenig Kohlensäure od. auf den Geschmack bzw. auf die lockere, aufgeschäumte Struktur eines Lebensmittels bezogen. Ein mit „light" bezeichnetes Produkt, dessen Kennzeichnung sich auf den Brennwert bezieht, muss die Anforderungen der Nährwert-Kennzeichnungs- u. ggf. der Diät-Verordnung erfüllen (s. Lebensmittel, brennwertverminderte); außerdem müssen diese zum Verkauf in der Europäischen Union ab 1.4.1999 bestimmte Vorschriften bezüglich der Angaben über Zusammensetzung, Portionierung, Etikettierung u. Gebrauchsanleitung zur Aufklärung des Verbrauchers erfüllen (Rechtsvorschrift 89/398/EWG; ihr hauptsächlicher Geltungsbereich betrifft nährwertarme Produkte, die in Tagesrationen verzehrt werden sollen). Vgl. Lebensmittel, diätetische.

Lignum (lat.) *n*: Abk. Lign.; Holz; in Wurzeln u. Sprossachsen älterer Dikotylen (zweikeimblättrige Pflanzen) u. Koniferen (Nadelholzgewächse) vorhandenes Gewebe, das außen von der Rinde (s. Cortex) umgeben ist; in der pharmazeutischen Terminologie wird die Bez. des Pflanzenteils hinter den Pflanzennamen gestellt (z. B. Guaiaci lignum, früher z. B. Lignum Guaiaci).

Limonis aether|oleum *m pl*: s. Citrus limon.

Linde: s. Tilia.

Linimentum (lat.) *n*: Abk. Lin.; weiche, fast flüssige Salbe* als Einreibungsmittel zum äußeren Gebrauch.

Lini semen *n*: s. Linum usitatissimum.

Linol|säure, kon|jugierte: modifizierte Linolsäure, die in tierischen Fetten vorkommt u. als Inhaltsstoff für funktionelle Lebensmittel* eingesetzt wird, da sie im Tierversuch hemmend auf die Karzinogenese wirkt (bisher keine Studien am Menschen); in den USA sind angereicherte Produkte zugelassen; natürliche Nahrungsquellen sind v. a. Milchprodukte (Butter, Käse, Joghurt u. a.).

Linum usitatissimum L. *n*: Lein, Flachs; Kulturpflanze aus der Familie der Linaceae (Leingewächse); verschiedene Kulturvarietäten; **Arzneidroge:** Samen (Lini semen, **Leinsamen**); **Inhaltsstoffe:** ca. 25 % Ballaststoffe (10 % schwer verdauliche Polysaccharide, Hemizellulose, Zellulose, Lignin), Schleimstoffe, 30–45 % fettes Öl (s. u.), 25 % Proteine, geringe Mengen cyanogener Glykoside (Linustatin, Linamarin); **Wirkung:** peristaltikanregend (Füll- und Quellstoffdroge), laxierend, schleimhautprotektiv; **Verwendung:** innerlich ganze bzw. angequetschte Samen, Schleimzubereitung; äußerlich als Kataplasma; nach **Kommission E** innerlich bei habitueller Obstipation, durch Abführmittel geschädigtes Colon, Reizdarmsyndrom, Divertikulitis; Gastritis u. Enteritis (Schleim); äußerlich bei lokalen Entzündungen; **Dosierung:** innerlich als Laxans bei Obstipation 2–3-mal täglich 1 EL unzerkleinerte od. gequetschte nicht vorgequollene Leinsamen mit mindestens 150 ml Flüssigkeit pro Esslöffel einnehmen; zur Schleimbereitung 2–3 EL geschrotete Leinsamen mit Flüssigkeit aufkochen; Tagesdosis 45 g, Kinder von 6–12 Jahren: halbe Erwachsenendosis; **cave:** Milch darf

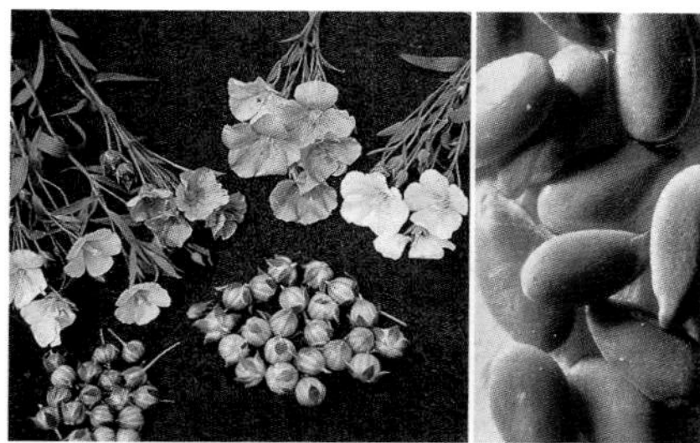

Linum usitatissimum L.: Pflanze, Frucht u. Samen [2]

nicht als Flüssigkeit verwendet werden. Äußerliche Anwendung: 30–50 g Leinsamenmehl als feucht-heißes Kataplasma (s. Leinkuchen). **Nebenwirkungen:** keine bekannt; **Kontraindikation:** Ileus jeder Genese; **Wechselwirkung:** verminderte Resorption anderer Arzneistoffe (Zeitabstand 60 Minuten); Reduktion der Insulindosis bei insulinpflichtigen Diabetikern gelegentlich erforderlich. **Arzneidroge:** fettes Öl (**Leinöl**); **Inhaltsstoffe:** 52–76 % α-Linolensäure- u. Linolsäureester (ω-3-Fettsäure); **Wirkung:** Regulation der Serumlipidkonzentration, Verminderung der Thrombozytenaggregation; **Verwendung:** als Speiseöl. Vgl. Fischöl.

Liquiritiae radix *f*: s. Glycyrrhiza glabra.

Liquor (lat.) *m*: Abk. Liq., L.; Flüssigkeit; im DAB* Bez. für verschiedene flüssige Arzneimittel, z. B. für Lösungen von Aluminium- (L. aluminii acetici: essigsaure Tonerde), Calcium-, Eisensalzen; auch kurz für L. cerebrospinalis (Gehirn-Rückenmark-Flüssigkeit).

Liriosma ovata *f*: s. Ptychopetalum.

Lithium (gr. λίθος Stein) *n*: chem. Element, Symbol Li, OZ 3, relative Atommasse A_r 6,941; einwertiges Alkalimetall; nicht essentielles Spurenelement; **biochemische Funktion:** diskutiert wird die Beeinflussung des Lipidstoffwechsels (Senkung des Blutcholesterols) u. damit ein vermindertes Risiko für koronare Herzerkrankungen; **Vorkommen:** ubiquitär als akzidentielles Spurenelement bzw. Begleitelement von Natrium; **Mangelerscheinungen:** bei Ziegen u. Ratten verminderte Fruchtbarkeit u. Lebenserwartung, verminderte Enzymaktivität u. geringeres Geburtsgewicht; **Intoxikation:** bei größerer Differenz zwischen „normalem" Lithiumgehalt u. toxischen Konzentrationen mit Erbrechen, Diarrhö, Krampfanfällen, Zittern, feinschlägigem Tremor u. Störungen des Nervensystems; **Verwendung:** Lithiumsalze zur Therapie manisch-depressiver Erkrankungen u. rezidivierender Depressionen.

Livingston-Wheeler-Kur (Kur*) *f*: Verfahren zur Therapie von Krebserkrankungen; Grundlage dieser Behandlungsform ist die Annahme von V. C. Livingston-Wheeler, dass Krebs* von einem Bakterium (Progenitor cryptocides) verursacht wird, das bei Überbeanspruchung od. Schwächung des Immunsystems in den Körper gelangen kann. Dieser Zustand soll bekämpft werden, indem das Immunsystem mit Impfstoffen, die aus dem Urin des Patienten gewonnen werden, gestärkt wird. I. R. einer vegetarischen Diät, die auch auf Eier u. Zucker verzichtet, werden Verdauungsenzyme, Vitamin- u. Mineralstoffpräparate verabreicht (vgl. Krebsdiät). Unterstützt wird diese Therapie durch Übungen zum Stressabbau. Ein Therapieerfolg konnte bisher nicht nachgewiesen werden.

LLLT: Abk. für **l**ow **l**evel **l**aser **t**herapy; s. Lasertherapie, energetisch niedrige.

LMBG: Abk. für **L**ebens**m**ittel-* und **B**edarfs**g**egenständegesetz.

LM-Potenz (Potenz*) *f*: Bez. für die Potenz C 50 000 von den lateinischen Zahlzeichen L für 50 u. M für 1000 abgeleitet, oft nicht korrekt syn. für Q*-Potenz verwendet; vgl. Potenzierung.

Lösungs|therapie (Therapie*) *f*: s. Schaarschuch-Haase-Lösungstherapie.

Löwen|zahn: s. Taraxacum officinale.

-logie: Wortteil mit der Bedeutung Lehre; von gr. λόγος.

Logo|therapie (gr. λόγος Wort, Lehre; Therapie*) *f*: existenzanalytisch orientierte Form der Psychotherapie* (V. E. Frankl), die dem Patienten in belastenden Situationen ein Identitäts- u. Zugehörigkeitsgefühl u. einen Sinn des Daseins vermitteln will; als therapeutisches Verfahren wird u. a. die sog. **paradoxe Intention** angewendet: Der Patient wird (nach Frankl in übertriebener, jedoch möglichst humorvoller Weise) aufgefordert, das zu tun bzw. zu wünschen, was bei ihm i. d. R. eine exzessive Angstreaktion auslöst. Eine andere Variante der paradoxen Intention besteht z. B. darin, einem Klienten, der über Angst vor Berührungen klagt, zu verbieten, sich berühren zu lassen. Ziel ist die Distanzierung von neurotischen Angstzuständen im schützenden therapeutischen Rahmen. L. kann u. a. lebensbedrohlich Erkrankte dabei unterstützen, das Dasein auch weiterhin als sinnvoll zu erfahren, indem detailliert auf deren Gefühlswelt eingegangen wird u. Angehörigen Möglichkeiten der Begleitung aufgezeigt werden. Vgl. Reizüberflutung; Desensibilisierung, systematische.

Lokal|an|ästhesie (lat. locus Ort; gr. ἀναισθησία Unempfindlichkeit) *f*: auch örtliche (lokale) Betäubung, Regionalanästhesie; anästhetisches Verfahren zur regionalen Schmerzausschaltung während einer Operation bei erhaltenem Bewusstsein od. zur Schmerztherapie* unter Anwendung von Lokalanästhetika; **Formen:** s. Abb. S. 220; **1.** Oberflächenanästhesie: Blockade sensibler Nervenendfasern in Haut u. Schleimhaut durch Applikation der Lokalanästhetika als Spray, Gel, Salbe u. a.; **2.** Infiltrationsanästhesie: intradermale, subkutane od. intramuskuläre Umspritzung eines Operationsgebiets; **3.** Regionalanästhesie: **a)** Leitungsanästhesie: periphere od. zentrale Nervenblockade

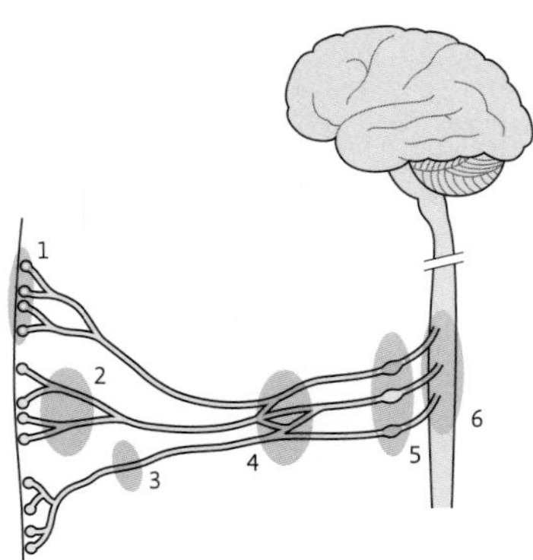

Lokalanästhesie: mögliche Unterbrechungen sensibler Nervenbahnen; 1: Oberflächenanästhesie (kleines Areal); 2: Infiltrationsanästhesie (größere Fläche); 3–6: Leitungsanästhesie: 3: periphere Leitungsanästhesie (Teil einer Extremität); 4: Plexusanästhesie (Extremität); 5: Paravertebralanästhesie (Körperteil); 6: Peridural- bzw. Spinalanästhesie (ganzer Körperabschnitt distal des Blocks)

im Verlauf des zu betäubenden Nerven durch perineurale Injektion eines Lokalanästhetikums; **b**) intravenöse Regionalanästhesie: Lokalanästhetika verteilen sich über blutleere Venen einer Extremität, Nervenendigungen werden per diffusionem erreicht. Vgl. Neuraltherapie, Quaddeln.

Lokal|sym|ptom (↑; Symptom*) *n*: in der Homöopathie* Bez. für auf eine Stelle des Organismus beschränkte Erscheinung od. Beschwerde als sichtbarer Ausdruck der im Körper befindlichen Grundkrankheit; kann i. R. der Gesamtheit* der Symptome zur Arzneimittelwahl herangezogen werden, hat aber nicht die Aussagefähigkeit eines Allgemeinsymptoms* (s. Hierarchisierung). Die Bedeutung eines L. steigt mit zunehmender Auffälligkeit, Differenziertheit (s. Symptom, vollständiges) u. Intensität.

Lorbeer: s. Laurus nobilis.

Loschmidt-Zahl (Joseph L., Physiker., Österreich, 1821–1895): syn. Avogadro*-Zahl.

Lotion *f*: auch Lotio; flüssige Arzneizubereitung (wässrige od. wässrig-alkoholische Lösung) zur lokalen Anwendung mit suspendierten od. emulgierten (Öl-in-Wasser, s. Emulsion) Wirkstoffen; i. w. S. jede flüssige Öl-in-Wasser-Emulsion zur äußerlichen Anwendung; die sog. **Schüttelmixtur** (auch Trockenpinselung) ist eine L. mit hohem unlöslichem Feststoffanteil (z. B. bis zu 50 % Zinkoxid, Talkum). Vgl. Paste.

Lues (lat. lues Seuche, Pest) *f*: syn. Syphilis*.

Lüscher-Test (Max L., Psychologe, Schweiz, geb. 1923) *m*: von M. Lüscher (1971) entwickelter Persönlichkeitstest, der auf der Annahme basiert, dass die Auswahl einer bestimmten Farbe Rückschlüsse auf die Persönlichkeit u. auf seelische u. körperliche Störungen zulässt; anhand einer Farbskala (sog. Lüscher-Farbscheibe), die auch Anweisungen zum Gebrauch enthält, kann ein Selbstbeurteilungstest sowie eine charakterologische Beurteilung anderer Menschen hinsichtlich ihrer Abwehr- u. Zieltaktiken, Reaktionen u. Verhaltensmuster durchgeführt werden. Hierfür wird postuliert, dass den Farben Rot, Grün, Blau u. Gelb Gefühle des Menschen wie Selbstvertrauen, Selbstachtung, Zufriedenheit u. innere Freiheit zugrunde liegen. Wissenschaftlich umstrittenes Verfahren.

Luesinum (lat. lues Seuche, Pest) *n*: syn. Syphilinum; klassische Nosode* der Homöopathie.

Luffa aegyptiaca Mill. *f*: Luffa cylindrica, Luffa acutangula, Momordica luffa L.; syn. Schwammgurke; einjährige Kletterpflanze aus der Familie der Cucurbitaceae (Kürbisgewächse); **Arzneidroge:** getrocknetes Gefäßbündelnetz der reifen gurkenartigen Früchte (Luffa, Luffaschwamm); **Wirkung:** antiinflammatorisch; **Verwendung:** äußerlich als Schwamm, innerlich: pulverisierte Droge; **traditionell** äußerlich zur Stimulation der Haut u. Entfernung von Hautschuppen, innerlich als vorbeugende Maßnahme zum Schutz vor Erkältungen sowie bei Sinusitis; die Wirksamkeit bei den beanspruchten Anwendungsgebieten ist nicht belegt. **Dosierung:** keine typischen Dosisangaben vorliegend; **Nebenwirkungen:** keine bekannt; **Kontraindikation:** keine bekannt; **Wechselwirkung:** keine bekannt.

Luffa operculata (L.) Cogn. *f*: Luffa purgans, Momordica operculata; Kletterpflanze aus der Familie der Cucurbitaceae (Kürbisgewächse); **Arzneidroge:** getrocknete Früchte; **Inhaltsstoffe:** Cucurbitacine, Triterpensaponine; **Wirkung:** analgetisch, abortiv; **Verwendung: traditionell** als Laxans u. Diuretikum, bei Gewebeschwellungen u. Geschwülsten; **Nebenwirkungen:** hämolytisch; **Homöopathie:** Zubereitungen (kleines Mittel) entsprechend des individuellen Arzneimittelbildes z. B. bei Rhinitis, Sinubronchitis, Heuschnupfen.

Luft|kur|ort: s. Klimakurort.

Lumbago (lat.) *f*: sog. Hexenschuss; akut auftretender intensiver Kreuzschmerz* ohne Irritation der Wurzeln des Nervus ischiadicus, ausgelöst durch die sensible Eigeninnervation der Lendenwirbelsäule; **Ursache:** Bandscheibenschaden, Wirbelsäulenveränderungen u. -erkrankungen, Rückenmarktumoren, intraabdominelle Tumoren; **Symptom:** positionsabhängiger Kreuzschmerz, Bewegungssperre, muskulärer Hartspann der Rückenmuskulatur, Zwangshaltung i. S. der Streckstellung mit aufgehobener Lendenlordose, Klopf- u. Druckschmerzhaftigkeit der Dornfortsätze, keine segmentale Ausstrahlung in die unteren Extremitäten; **Therapie: 1.** pharmakologisch: hochdosiert nichtsteroidale Antiphlogistika, Muskelrelaxanzien, bei drohender Chronifizierung kurzfristig Tranquilizer, Neuroleptika od. Antidepressiva; **2.** dry* needling, Elektrotherapie*, Gelosentherapie*, Massage*, Manuelle Medizin* (z. B. Cyriax*-

Therapie, postisometrische Relaxation*), Neuraltherapie*, Wärmeanwendungen (z. B. Heublumensack*, Peloid*); **3.** Phytotherapie: äußerlich durchblutungsfördernde ätherische Öle; **traditionell** Zubereitungen aus Cymbopogon citratus; **4.** Homöopathie: Zubereitungen aus Phaseolus* vulgaris, Toxicodendron* quercifolium (Bewegung bessert), Magnesium* phosphoricum, Ledum* palustre (Kälte bessert), Bryonia* (Bewegung verschlimmert); **Prophylaxe:** Muskeltraining, Rückenschule, ggf. Gewichtsreduktion. Vgl. Ischialgie.

Lumen (lat. Licht) *n*: lichte Weite von röhrenförmigen Körpern u. Hohlorganen. Vgl. Lux, Candela.

Lung (tibetisch Rlung Wind, Luft) *m*: s. Energielehre, tibetische.

Lungen|entzündung: s. Pneumonie.

Lungen|kraut: s. Pulmonaria officinalis.

Lupinin *n*: Chinolizidinalkaloid; Hauptalkaloid in Lupinen, das neben Lupanin, Hydroxylupanin u. Spartein bei Weidetieren zu Vergiftung (Lupinose) mit Appetitlosigkeit, Atemstörungen u. Ikterus infolge einer fettigen Leberdegeneration führen kann; heute Verwendung alkaloidfreier Zuchtsorten (sog. Süßlupinen) zu Futterzwecken.

Lux (lat. Licht, Helligkeit) *n*: Abk. lx; abgeleitete SI-Einheit der Beleuchtungsstärke*.

Luzerne: s. Medicago sativa.

Lycopodium clavatum L. *n*: Bärlapp; ausdauernde Pflanze aus der Familie der Lycopodiaceae (Bärlappgewächse); **Arzneidroge:** im Mai u. Juni gesammeltes, getrocknetes Kraut (Herba Lycopodii, Lycopodii herba); reife Sporen (Lycopodium, Farina Lycopodii); **Inhaltsstoffe:** im Kraut 0,1–0,2 % toxische Alkaloide mit Lycopodin als Hauptalkaloid, Dihydrolycopodin; Triterpene (α-Onocerin, Lycoclavol u. a.); Lipide, Phenolcarbonsäuren, Flavonoide; in den Sporen 40–50 % fettes Öl, Polyterpene (bis 45 % Sporonin); **Wirkung:** hypoglykämisch; **Verwendung:** von der **Kommission E** negativ monographiert; **traditionell** das Kraut innerlich bei Nieren- u. Blasenleiden sowie Koliken; kurzfristig bei rheumatischen Beschwerden; äußerlich bei Hautleiden, Wunden u. juckenden Hautpartien sowie nässenden Ekzemen; Lycopodiumsporen innerlich bei Nieren- u. Blasenleiden, äußerlich als Wundstreupulver; **Nebenwirkungen:** Die Alkaloide sind toxisch u. verursachen bei längerer Einnahme Durchfall u. Erbrechen; Sporen können Allergien vom Typ I mit Dermatitis, Asthma u. Rhinitis auslösen. **Kontraindikation:** Schwangerschaft, Stillzeit; **Homöopathie:** Zubereitungen aus den getrockneten reifen Sporen (Polychrest) individuell entsprechend des Arzneimittelbildes.

Lycopus *m*: Wolfstrapp; ausdauernde Stauden od. Kräuter aus der Familie der Lamiaceae (Lippenblütler); Lycopus europaeus L. (Uferwolfstrapp), Lycopus virginicus L. (Virginischer Wolfstrapp); **Arzneidroge:** kurz vor der Blüte geerntete, frische od. getrocknete oberirdische Teile (Lycopi herba, Wolfstrappkraut); **Inhaltsstoffe:** Hydroxyzimtsäurederivate, Kaffeesäurederivate, Lithospermsäure, Flavonoide, Fluoride; **Wirkung:** antigonadotrop, antithyreotrop, Hemmung der peripheren Deiodierung von T4, Senkung der Prolaktinkonzentration; **Verwendung:** zerkleinerte Droge, Frischpflanzenpresssaft u. andere galenische Zubereitungen; nach **Kommission E** bei leichten Formen der Hyperthyreose mit vegetativ-nervösen Störungen, Mastodynie; **Dosierung:** Tagesdosis 1–2 g Droge für Teeaufgüsse, wässrig-ethanolischer Extrakt entsprechend 20 mg Droge; **Nebenwirkungen:** bei Langzeittherapie u. sehr hohen Dosen selten Vergrößerung der Schilddrüse; plötzliches Absetzen kann die Beschwerden verstärken; **Kontraindikation:** Hypothyreose, Schilddrüsenvergrößerung ohne Funktionsstörung; **Wechselwirkung:** Die Einnahme von Lycopus-Zubereitungen kann die Schilddrüsendiagnostik mit Radioisotopen stören; keine gleichzeitige Einnahme von Schilddrüsenhormonen.

Lyko|tronic-Therapie (Therapie*) *f*: der Mora*-Therapie u. dem Medikamententest der Elektroakupunktur nach Voll (s. Elektroakupunktur) ähnliches Verfahren, bei dem körpereigene Ströme u. die Verarbeitung individueller Frequenzmuster als sog. Bioinformation* genutzt werden; es sollen sog. organspezifische Frequenzmuster von mindestens 2 seitendifferenten Körperzonen mit Hilfe bestimmter Resonanzelektroden zu dem Lykotronic-Gerät weitergeleitet, dort in einem sog. Mischkreis verschiedener Breitbandfrequenzen moduliert, auf einen individuellen „Sollwert" eingestellt u. an den Organismus („Energiekörper") zurückgegeben werden. Das Verfahren ist wissenschaftlich nicht gesichert u. umstritten.

Lymph|drainage|therapie, manuelle (lat. lympha klares Wasser, Quellwasser; franz. drainage Entwässerung; Therapie*) *f*: von E. Vodder (1936) entwickelte u. von Földi erweiterte massierende, kreisende Grifftechnik zur Beseitigung von Lymphstauungen u. Anregung der Lymphangiomotorik; unter sanftem Druck wird interstitielle Flüssigkeit in Richtung der zentralen Lymphknotenregionen transportiert; **Anwendung:** bei Lymphstau (angeborene Lymphgefäßanomalien, erworbener Lymphsystemschaden, Lymphödem), Ödemen durch chronisch-venöse Insuffizienz, Ulcus cruris, Lipödem u. a. Ödemen, chronisch-rheumatischen Erkrankungen od. nach Operationen sowie chronifizierten Schmerzsyndromen. Vgl. Entstauungstherapie, komplexe physikalische.

Lympho|zyten-Trans|formation|stest (↑; gr. κύτος Zelle; lat. transformatio Umbildung, Verwandlung) *m*: Labortest zur Feststellung der Proliferation von Lymphozyten unter Zugabe von mitogenen Substanzen (z. B. Lektinen); Messgrundlage ist der Einbau von 3H-Thymidin in die Desoxyribonukleinsäure. Die Lymphozyten des Patienten werden mit dem vermuteten potentiellen Allergen* zusammen gebracht. Die Proliferationsrate der Lymphozyten soll Auskunft über den Grad der

Sensibilisierung geben. **Anwendung:** bei Verdacht auf Allergien auf unterschiedliche chemische Substanzen, z. B. einzelne Zahnmetalle od. Legierungen, Kunststoffe, Antigene verschiedener Erreger.

Lytta vesicatoria *f*: syn. Cantharis vesicatoria; spanische Fliege; s. Cantharidin.

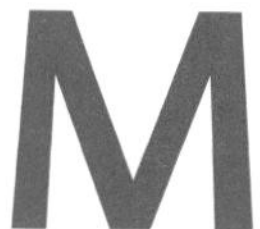

Maca: s. Lepidium meyenii.

Macis *m*: s. Myristica fragrans.

Mäde|süß: s. Filipendula ulmaria.

Mäuse|dorn, Stechender: s. Ruscus aculeatus.

Magen-Darm-Entzündung: syn. Gastroenteritis; s. Enteritis, Gastritis.

Magen-Darm-Erkrankungen: Sammelbez. für Beschwerden im Verlauf des Magen-Darm-Trakts; **Therapie: 1.** bilanzierte Diät*, Mayr*-Kur, Sulfatwasser*, Heublumensack*, Qi* Gong, Aurikulotherapie*; **2.** Phytotherapie: Zubereitungen aus Peumus* boldus, Alchemilla* vulgaris, Coriandrum* sativum, Mentha* crispa, Lavandula* angustifolia, Melissa* officinalis, Lamium* album; **traditionell** Zubereitungen aus Berberis vulgaris, Cymbopogon winterianus, Anethum graveolen, Veronica officinalis, Rubus idaeus, Acorus calamus, Cymbopogon citratus, Pulmonaria officinalis, Mentzelia, Myristica fragrans, Santalum, Viburnum opulus, Illicium anisatum, Spinacia oleracea, Illicium verum. Vgl. Abdominalkrämpfe, Enteritis, Gastritis, Reizdarmsyndrom, Dyspepsie, funktionelle; Ulkus, gastroduodenales.

Magen|geschwür: s. Ulkus, gastroduodenales.

Magen|krämpfe: s. Abdominalkrämpfe.

Magen|schleim|haut|entzündung: s. Gastritis.

Magie (gr. μαγεία Zauberei) *f*: Bez. für eine Geisteshaltung, die den Einfluss des Menschen auf übermenschliche Kräfte annimmt; der magische Mensch versucht, die übermenschliche Macht zu beeinflussen, um Nutzen od. Schaden zu bewirken. Die Annahme einer geschichtlichen Entwicklung von der M. zur Religion wird heute in der Religionsethnologie als ein Irrtum aufgefasst, ebenso die behauptete Unverträglichkeit zwischen M. u. wissenschaftlicher Medizin. In Ethnologie u. Ethnomedizin* wird heute versucht, sich von der Perspektive der Unvereinbarkeit zu entfernen u. andere Ansätze zu verfolgen. So zeigt eine Fülle von psychologischen u. soziologischen Befunden, dass hinter der Einschätzung von M. als primitiver Aberglaube* eine profunde Unkenntnis der vielfältigen Funktionen von M. steht. Detaillierte Symbolanalysen (z. B. die Divinationsanalyse mit semiotischem u. semantischem Ansatz) können komplexe Systeme auch ethnomedizinisch relevanter Zusammenhänge aufdecken.

Magnesium *n*: chemisches Element, Symbol Mg, OZ 12, relative Atommasse A_r 24,305; leicht oxidierbares, 2-wertiges, silberweißes Erdalkalimetall; **biochemische Funktion:** Bestandteil von Knochen, Zähnen u. Sehnen; physiologischer Calciumantagonist; Aktivator von allen Reaktionen, an denen ATP beteiligt ist; Aktivator bzw. Inhibitor von ca. 300 verschiedenen Enzymen u. Enzymsystemen; essentielles Kation der intrazellulären Flüssigkeit; wichtig für die neuromuskuläre Reizübertragung an der Synapse sowie bei der Muskelkontraktion; Beteiligung an der Nukleinsäuren- u. Proteinbiosynthese; **Vorkommen in Nahrungsmitteln:** in tierischen u. pflanzlichen Lebensmitteln; besonders magnesiumreich sind Vollkorngetreideprodukte, Hülsenfrüchte (z. B. Sojabohnen), Nüsse u. Samen, Obst (z. B. Bananen, Beerenobst), Gemüse, Fleisch, Geflügel u. Fisch; **Bedarf** für Erwachsene (D.A.CH. 2000): 400 mg/d; **Mangelerscheinungen:** neuromuskuläre Übererregbarkeit mit Krämpfen, Tetanie, Tremor u. Tachykardie durch unzureichende Zufuhr, Alkoholkrankheit, renale u. enterale Verluste, endokrine Störungen (z. B. Hyperthyreose, Hyperparathyroidismus, Hyperaldosteronismus); **Intoxikation:** nach Magnesiumsulfatbehandlung von Schwangeren bei Eklampsie od. bei chronischer Niereninsuffizienz kann es zu Erbrechen, Hypertension, Bradykardie, Störungen im Zentralnervensystem (sog. Magnesiumnarkose durch Blockierung der Erregungsüberleitung) kommen; **Referenzbereich:** 0,73–1,03 mmol/l Serum; **Verwendung:** therapeutisch bei Hypomagnesiämie, bei akutem Herzinfarkt u. bestimmten Herzrhythmusstörungen, Wadenkrämpfen, Obstipation, Migräne.

Magnesium|hydro|gen|phosphat *n*: s. Magnesium phosphoricum.

Magnesium phosphoricum *n*: Magnesiumhydrogenphosphat; $MgHPO_4 \cdot 3\,H_2O$; weißes, kristallines Pulver, löslich in verdünnten Säuren, schwer löslich in Wasser; **Wirkung:** laxierend; **Verwendung: traditionell** als Laxans; **Homöopathie:** Zubereitungen entsprechend des individuellen Arzneimittelbildes z. B. bei Neuralgien, Schreibkrampf, Blähungskoliken, die sich auf Druck bessern; gehört zu den Schüßler-Salzen (Biochemie* nach Schüßler).

Magnesium|sulfat *n*: Magnesium sulfuricum; Bittersalz; $MgSO_4 \times 7H_2O$; **Verwendung:** salinisches Laxans; parenteral zur Elektrolytsubstitution, zur antikonvulsiven Behandlung der Eklampsie u. zur Tokolyse; oral als (salinisches) Abführmittel, das als Vorbereitung für das Fasten* eingesetzt wird (nicht empfehlenswert wegen Nebenwirkungen; bei Überdosierung werden Magnesiumionen in toxisch wirkender Konzentration resorbiert).

Magnet|feld|therapie (Therapie*) *f*: therapeutische Anwendung von magnetischen Feldern; unterschieden werden pulsierende u. statische Grundformen der M.; hinsichtlich der Wirkungen wird postuliert, dass die M. bei starken Feldern (z. B. Gleichfelder mit einer Feldstärke von 15 Tesla) v. a. einen Einfluss auf das Ionenmilieu u. bei rasch wechselnden u. schwachen Feldern (z. B. 5 Tesla) auf das Nervensystem haben soll. Anwendung in Form von Ringspulen u. anderen Geräten mit sog. Spurenelementresonanzen: z. B. rotierende Permanentmagnete mit 1–100 Hz u. 100 Gauß; gepulste Magnetfelder von 1–2000 Hz u. bis 100 Gauß; **Anwendung:** wissenschaftliche Hinweise auf eine Wirksamkeit lediglich bei Wund- u. Knochenheilungen; zudem wird die M. bei einer Vielzahl von Beschwerden wie Migräne, Durchblutungsstörungen, Erkrankungen des rheumatischen Formenkreises, Entzündungen u. Schmerzen angewandt, für die bislang Wirksamkeitsnachweise fehlen.

M

Magneto|pathie (-pathie*) *f*: syn. Heilmagnetismus*.

Magnet|therapie (Therapie*) *f*: Behandlung mit natürlichen od. künstlichen Magneten, i. d. R. mit sog. Permanentmagneten, die eine wesentlich höhere Feldstärke als Naturmagnete besitzen sollen; diese sog. Heilmagnete werden als Halsketten, Armbänder u. Magnetfolien angeboten u. entweder prophylaktisch od. auf erkrankte Körperstellen aufgelegt. Die mystische Hintergrundidee ist die Annahme einer heilmagnetischen Übertragung des Lebensfluidums, des Magnetismus. Vgl. Heilmagnetismus.

Mahonia aquifolium (Pursh) Nutt. *f*: Berberis aquifolium; Mahonienstrauch; Pflanze aus der Familie der Berberidaceae (Sauerdorngewächse); **Arzneidroge:** getrocknete Stamm- u. Wurzelrinde (Mahonia aquifolii cortex, Mahonienrinde); **Inhaltsstoffe:** Protoberberinalkaloide (z. B. Berberin), Bisbenzylisochinolin-Alkaloide, Aporphin-Alkaloide; **Wirkung:** antiphlogistisch, antiproliferativ, antibakteriell, regulierend auf die Talgdrüsentätigkeit, keratolytisch, mitosehemmend; **Verwendung:** Zubereitungen aus der Rinde zur äußerlichen Anwendung, insbesondere Cremes mit Urtinktur in 10 %iger Lösung, standardisiert auf einen Gehalt an Berberin von 1 %; Indikationen aufgrund klinischer Untersuchungen: leichte bis mittelschwere Psoriasis, Seborrhö, Acne vulgaris; **Dosierung:** Cremes u. Salben ein- bis mehrmals täglich auftragen; **Nebenwirkungen:** zu Behandlungsbeginn leichte Hautrötung od. Brennen

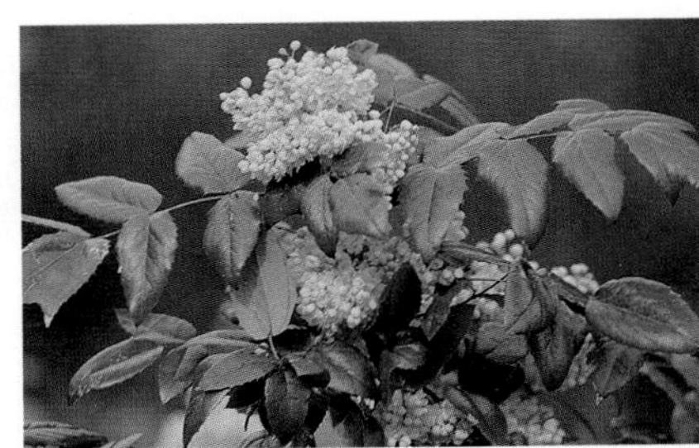

Mahonia aquifolium (Pursh) Nutt.: Pflanze [1]

möglich, selten allergische Hautreaktionen; **Kontraindikation:** keine bekannt; **Wechselwirkung:** keine bekannt; **Homöopathie:** Zubereitungen entsprechend des individuellen Arzneimittelbildes z. B. bei trockenem, schuppigem Hautausschlag am Gesicht u. Kopf.

Mahonien|strauch: s. Mahonia aquifolium.

Ma Huang: s. Ephedra sinica.

Mai|glöckchen: s. Convallaria majalis.

Mais: s. Zea mays.

Majoran: s. Origanum majorana.

Majoran, Wilder: s. Origanum vulgare.

Makro|biotik (gr. μακρός lang, groß; Bio-*) *f*: aus dem chinesischen Buddhismus stammende Ernährungsform u. Lebensweise, die von George Oshawa (1892–1966) vertieft u. international verbreitet u. von Mishio Kushi (geb. 1926) u. Steven Acuff (geb. 1945) weiterentwickelt wurde; als Grundlage dient das Yin*-Yang aus dem Taoismus, bei dem die Kunst, ein langes, inhaltsreiches Leben zu führen, die Ausgewogenheit von Yin u. Yang, der Einklang mit dem Kosmos, die menschliche Bewusstseinsentwicklung u. Gesundheit als Grundlage für Glück, Freiheit u. Wohlbefinden im Mittelpunkt stehen. Die Nahrungsmittelauswahl u. -zubereitung sollen zur Ausgewogenheit von Yin u. Yang beitragen. Einteilungskriterien für den Yin- bzw. Yang-Charakter eines Lebensmittels sind Natrium-Kalium-Verhältnis, Wassergehalt, Form, Farbe, Struktur, Standort, Wachstumsform, -zeit u. -geschwindigkeit. Zu den Yin-Lebensmitteln zählen generell Pflanzen, die über der Erde wachsen, zu den Yang-Lebensmitteln Pflanzenteile, die unter der Erde wachsen, sowie tierische Lebensmittel. Die heutige makrobiotische Kost ist vorwiegend vegetabil, mit einem hohen Anteil an Vollgetreide; außerdem Verwendung von Hülsenfrüchten, Samen (z. B. Gomasio*), Nüssen, milchsauer fermentiertem Gemüse, Algen u. Sojaprodukten (insbesondere fermentierte wie Miso*, Natto*, Tamari*, Tempeh*) sowie Bevorzugung von Nahrung aus der gleichen Klimazone; geringe Mengen an Obst (in Form von Kompott od. Trockenobst) u. Fisch. Rohkost wird nur eingeschränkt empfohlen; gemieden werden Nachtschattengewächse, Milch, Fleisch, Kaffee, schwarzer Tee, Zucker, Honig,

Süßstoff, Konserven, Tiefkühlkost u. Alkohol; als Getränke werden Bancha-Tee, Wasser, Kräutertee u. Gemüsesäfte in einer Menge, die sich am natürlichen Durstgefühl orientiert, empfohlen. **Ernährungsphysiologische Bewertung:** Die M. nach Oshawa ist aufgrund der beschränkten u. teilweise ungünstigen Lebensmittelauswahl (hauptsächlich Naturreis, etwas gekochtes Gemüse u. Hülsenfrüchte, Meeresalgen, Kochsalz) abzulehnen; die M. nach Kushi ist als vegane Kost (s. Vegetarismus) für Kinder problematisch (Mangel an Vitamin D, Calcium, Eisen). Eine bedarfsgerechte Ernährung für Erwachsene ist nach der modernen Form der M. nach Kushi u. Acuff bei ausreichendem Ernährungswissen möglich.

Mala (Sanskrit Abfallprodukt, Ausscheidung) *m*: i. R. von Ayurveda* Sammelbez. für Abfallprodukte des Körpers; Stuhl, Urin u. Schweiß gelten als grobstoffliche Malas. Auch Schleim, Gallensäure u. Darmwinde sowie Haare u. Nägel werden als „feinstoffliche" M. genannt. Die Doshas* werden gelegentlich auch als M. angesehen, wenn ihre Rolle in der Pathogenese einer Erkrankung beschrieben wird. Vgl. Dhatu, Pathogenese, ayurvedische; Physiologie, ayurvedische.

Malabar|kardamome: s. Elettaria cardamomum.

Mal|absorption (lat. malus schlecht; absorbere aufsaugen) *f*: Verdauungsinsuffizienz; Störung der Resorption vom Darmlumen in die Blut- u. Lymphbahn; **Leitsymptome:** Gewichtsabnahme, Massenstühle, Muskelschwäche, Haut- u. Schleimhautveränderungen; Anämie; **Vorkommen:** z. B. bei Zöliakie, Crohn-Krankheit. Vgl. Malassimilation, Maldigestion.

Mal|assimilation (↑; lat. assimilare angleichen) *f*: verminderte Nährstoffausnutzung; auch Oberbegriff für Maldigestion* u. Malabsorption*.

Mal|di|gestion (↑; lat. digerere, digestus trennen, teilen) *f*: Störung der Verdauung in Magen u. Duodenum infolge mangelnder Andauung od. Aufspaltung der Nahrung durch Pankreasenzyme bzw. Galle; **Ursache:** z. B. Magenresektion, exokrine Pankreasinsuffizienz, fehlende konjugierte Gallensäuren bei Cholestase od. enteralem Gallensäureverlustsyndrom, Allergie gegenüber verschiedenen Nahrungsmitteln, primäre (Fehlbildung der Lymphgefäße) od. sekundäre Gastroenteropathie. Vgl. Malabsorption, Malassimilation.

Malen, therapeutisches: insbesondere in der Anthroposophischen Medizin*, aber auch der analytischen Psychotherapie* u. anderen Psychotherapierichtungen angewendete Form der künstlerischen Therapie*, bei der die Auseinandersetzung (Gestalten u. Wahrnehmen) mit der Farbe, ihren Gesetzmäßigkeiten u. Ausdrucksmöglichkeiten im Mittelpunkt der Therapie steht. Anwendung unterschiedlicher Maltechniken (z. B. Aquarell, Acryl, Nass in Nass, Wachsfarben, Schwarz-Weiß-Zeichnen, Formenzeichnen*). Vgl. Plastizieren, therapeutisches; Therapie, künstlerische.

Maligno|lipin|test (lat. malignus bösartig) *m*: spekulativer u. wissenschaftlich nicht gesicherter Labortest zur Krebs(früh)erkennung, der eine fragliche spezifische Antigenreaktion nachweisen will. Vgl. Krebs (Tab. dort).

Mallorca-Akne (gr. ἀκμή Spitze, Blüte) *f*: s. Acne aestivalis.

Malvae arboreae flos *m*: s. Alcea rosea.

Malva neglecta *f*: s. Malva silvestris.

Malva silvestris L. *f*: Wilde Malve, Käsepappel; Pflanze aus der Malvaceae (Malvengewächse); zusammen mit Malva neglecta Wallroth (Wegmalve), Malva sylvestris L. ssp. Mauritiana L. Ascherson et Graebner (Mauritius-Malve) Stammpflanze der Droge; **Arzneidroge:** Blüten (Malvae flos, Malvenblüten) u. Blätter (Malvae folium, Malvenblätter); **Inhaltsstoffe:** ca. 8 % Schleimstoffe (insbesondere saure Polysaccharide); **Wirkung:** reizlindernd; **Verwendung:** zerkleinerte Droge als Teeaufguss od. andere galenische Zubereitung; zum Einnehmen nach **Kommission E** bei Schleimhautreizungen im Mund- u. Rachenraum, trockenem Reizhusten; **traditionell** auch bei Reizmagen; **Dosierung:** Tagesdosis 5 g Droge, Zubereitungen entsprechend; 3–4 TL Droge auf eine Tasse heißes Wasser, 2–3-mal täglich; **Nebenwirkungen:** keine bekannt; **Kontraindikation:** keine bekannt; **Wechselwirkung:** keine bekannt. Vgl. Alcea rosea.

M

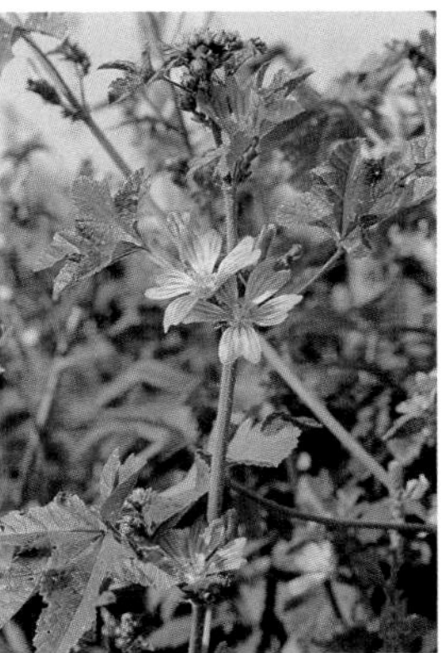

Malva silvestris L.: Blüte [1]

Malve: s. Alcea rosea, Malva silvestris.

Malven|tee: s. Hibiscus sabdariffa.

Malz|ex|trakt (Extractum*) *m*: wässriger Auszug aus gekeimter Gerste; enthält Maltose, Dextrine, Glukose, Eiweiß, Milchsäure, B-Vitamine u. Amylasen; **Verwendung:** als Kräftigungsmittel, besonders für Kinder.

Mandel|entzündung: s. Tonsillitis.

Mandel|milch: s. Säuglingsmilch, alternative.

Mandel|öl: s. Amygdalae oleum.

Mangan *n*: chemisches Element, Symbol Mn, OZ 25, relative Atommasse A_r 54,94; zur Mangangruppe gehörendes, 2-, 3-, 4-, 6- u. 7-wertiges, graues, hartes u. sprödes Schwermetall; essentielles Spurenelement; **biochemische Funktion:** Bestandteil einiger Metalloenzyme (z. B. Pyruvatcarboxylase, Superoxiddismutase); Aktivator der Aminopeptidasen, Arginase, Enolase u. Glukokinase; Beteiligung an der Biosynthese des Mukopolysaccharid-Protein-Komplexes des Knorpels; **Vorkommen in Nahrungsmitteln:** besonders in Lebensmitteln pflanzlicher Herkunft, z. B. schwarzer Tee, Nüsse, Vollkorngetreide, Getreidekeimlinge, Leguminosen, grünes Blattgemüse, Früchte, Wurzeln u. Knollen; tierische Nahrungsmittel sind relativ manganarm; **Bedarf** für Erwachsene (D.A.CH. 2000): Schätzwert 2–5 mg/d; **Mangelerscheinungen:** nicht bekannt; **Intoxikation:** Störungen des Intermediärstoffwechsels z. B. durch Inhalation von Manganstaub u. nach langjährigem Verzehr von Mangansupplementen; alimentär nicht bekannt; **Referenzbereich:** 50–200 µg/l Serum. **Verwendung:** keine therapeutische bekannt.

Mangel|ernährung: qualitative Fehlernährung*; unzureichende Versorgung mit einzelnen essentiellen Nährstoffen bei gleichzeitig ausreichender Nahrungsenergiezufuhr; meist bedingt durch einseitige Kost; kann z. B. zu Avitaminose* od. Anämie führen. Vgl. Unterernährung.

Manipulativ|massage (Massage*) *f*: auch Terriér-Massage; passive Mobilisation von gelenknahen, reflektorisch veränderten Geweben (Muskeln, Sehnen, Sehnenansätze u. Bänder) bei gleichzeitiger Massage* mit kleinflächigen Griffen.

Manna: s. Fraxinus ornus.

Marien|distel: s. Silybum marianum.

Marihuana *n*: s. Cannabis sativa.

Markert-Diät (Dieter F. M., Anästhesist, geb. 1946; Diät*) *f*: Reduktionsdiät*, bei der ein Soja-Proteingemisch als Getränk entweder mit der Nahrung od. mit Säften u. Gemüsebrühe eingenommen wird; basiert auf der Annahme, dass die Voraussetzung für einen optimal funktionierenden Organismus eine ausreichende Versorgung mit essentiellen Aminosäuren ist, die mit herkömmlichen Nahrungsmitteln nicht erreicht werden kann. **Ernährungsphysiologische Bewertung:** aufgrund einer zu niedrigen Energie- u. Kohlenhydratzufuhr als Dauerkost abzulehnen.

Marma|therapie (Sanskrit Marman Todbringende Stelle; Therapie*) *f*: therapeutisches Verfahren, bei dem die Marma-Punkte (altindische Bez. für Körperstellen, deren Verletzung zu starken funktionellen Störungen u. Bewusstseinsverlust bis hin zum Tod führen soll; vgl. Physiologie, ayurvedische) insbesondere bei Erkrankungen des Bewegungsapparates gezielt behandelt werden; hat sich v. a. im Südwesten Indiens (im Bundesstaat Kerala) im Zusammenhang mit einer traditionellen Kampfkunst entwickelt. Die Interpretation von Marma in diesem Sinne muss jedoch als Sonderform betrachtet werden, die sich von der klassischen ayurvedischen Lehrmeinung deutlich unterscheidet. Im klassischen Ayurveda gibt es am menschlichen Körper 107 Marma-Punkte, deren Verletzung den Tod od. schwere Behinderung zur Folge haben kann. Diese Punkte sind insbesondere bei chirurgischen Eingriffen unbedingt zu meiden u. auch sonst zu schützen. In Europa u. Nordamerika werden die Marma-Punkte neuerdings gelegentlich etwas vereinfacht als Verbindungspunkte von Körper u. Bewusstsein interpretiert u. mit ätherischen Ölen behandelt. Vgl. Purvakarma.

Marnitz-Therapie (Therapie*) *f*: manuelle Massagetechnik, bei der durch Finger- u. Handflächendruck mit Griffen der Manuellen Medizin* Sehnen u. Muskelhäute bearbeitet werden; Beschwerdezonen (z. B. ein myofaszialer Triggerpunkt*) u. deren korrespondierende Areale werden systematisch u. gezielt tiefenmassiert; **Anwendung:** bei Erkrankungen des Bewegungssystems, z. B. nach Bandscheibenvorfall, bei Tendomyopathie. Vgl. Massage.

Marrubium vulgare L. *n*: Gewöhnlicher Andorn, weißer Andorn; ausdauerndes Kraut aus der Familie der Lamiaceae (Lippenblütler); **Arzneidroge:** zur Blütezeit gesammelte u. getrocknete Blätter u. obere Pflanzenteile (Marrubii herba, Andornkraut); **Inhaltsstoffe:** Diterpen-Bitterstoffe der Labdanreihe (Marrubiin, Premarrubiin, Marrubenol u. a.), bis zu 7 % Gerbstoffe sowie Flavon- u. Flavonolglykoside; **Wirkung:** choleretisch, expektorierend, antiinflammatorisch; **Verwendung:** Teeaufguss, Frischpflanzenpresssaft (2–6 EL) u. a. galenische Zubereitungen; nach **Kommission E** bei Appetitlosigkeit*, dyspeptischen Beschwerden, Katarrhen der oberen Atemwege; **traditionell** auch bei Störungen der Gallesekretion, akuter u. chronischer Bronchitis, Keuchhusten u. Asthma bronchiale; zum Gurgeln bei Mund- u. Rachenentzündungen; äußerlich bei Hautverletzungen; zur Herstellung von Bitterlikören u. appetitanregenden Weinen. **Dosierung:** 1–2 g getrocknete Droge als Teeaufguss 3 mal täglich, 2–6 EL Frischpflanzenpresssaft, Flüssigextrakt (1 : 1 in 25 % Ethanol) 1–3 ml 3 mal täglich; **Nebenwirkungen:** in hohen Dosierungen stark abführend, menstruationsverstärkend, lokal Kontaktdermatitis; **Kontraindikation:** Schwangerschaft, Stillzeit.

Marsdenia con|durango Reichbach (fil.) *f*: Condurangostrauch; Liane aus der Familie der Asclepiadaceae (Seidenpflanzengewächse); **Arzneidroge:** Rinde der Zweige u. Stämme (Condurango cortex, Condurangorinde, Kondurangorinde); **Inhaltsstoffe:** 1–3 % Bitterstoffe (darunter mindestens 1,8 % Condurangin), Kaffeesäurederivate, Cumarinderivate; es sollte ein Bitterwert von 600–800 erreicht werden; **Wirkung:** Anregung der Speichel- u. Magensaftsekretion; **Verwendung:** nach **Kommiussion E** bei Appetitlosigkeit, insbesondere in der Geriatrie u. Pädiatrie; **traditionell** auch bei Dyspepsie; **Dosierung:** Tagesdosis 2–4 g zerkleinerte Droge für Aufgüsse, 0,2–0,5 g wässriger Extrakt, 2–5 g Tinktur; **Nebenwirkungen:** keine bekannt; **Kontraindikation:** keine bekannt; **Homöopathie:** Verwendung (kleines Mittel) entsprechend des individuellen Arzneimittelbildes z. B. bei Mundwinkel- u. Lippenrhagaden.

Massage (gr. μάσσειν durchkneten, weichmachen) *f*: mechanische Behandlung von Gewebe u. Muskeln durch Druck- u. Zugreize auf die Körperoberfläche; **Formen:** **1.** Krankenmassage: Allgemeinmassage (klassische M.), Spezialmassagen (Segmentmassage, Bindegewebemassage*, Periostmassage*, Fußreflexzonentherapie*, Akupressur*, Colonmassage*); Sonderformen: Nervenpunktmassage* nach Cornelius, Manipulativmassage* nach Terrier, Unterwassermassage*, manuelle Lymphdrainagetherapie*, apparative Massage (mechanisch, elektrisch); **2.** Sportmassage; **3.** sog. Gesundheitsmassage (kosmetische M.). Die **Grifftechniken** (z. B. Streichung*, Knetung*, Reibung*, Zirkelung*, Vibration, Erschütterung, Unterhautfasziengriff) lösen spezielle physiologische Reaktionen (v. a. Detonisierung, Hyperämie, Tonisierung, Beeinflussung autonomer Reaktionen u. psychischer Befindlichkeiten) aus. **Wirkung:** physiotrop (gewebebefundgerechte Intervention unter Ausnutzung nervaler Mechanismen), psychotrop (über somatischen Zugang) u. hygiotrop (Gesundheitspflege); therapeutische Wirkungen sind Muskeleutonisierung, Durchblutungssteigerung, Schmerzlinderung, Trophikverbesserung, Entstauung (drainierende Wirkung) u. sog. psychovegetative Glättung. **Indikation:** v. a. rheumatische, orthopädische, neurologische, psychiatrische u. internistische Krankheitsbilder.

Massage, chinesische (↑) *f*: chinesisch Tui-Na, An-Mo; oft nicht korrekt als Akupressur* bezeichnete, aus rund 35 verschiedenen Grifftechniken bestehende Behandlungsform der Traditionellen Chinesischen Medizin*, bei der ursprünglich auf druckschmerzhaften Punkten der Körperoberfläche gedrückt u. gerieben wurde; zur Verstärkung des Drucks wurden später harte (z. B. Holzstäbchen, Steine, Knochen) u. dann spitze Gegenstände (Nadeln) verwendet, wodurch sich aus der ch. M. die Akupunktur* entwickelte. Die Hauptwirkungen bestehen in einer Anregung der Blutzirkulation, der Mobilisierung von versteiften Gelenken u. der Erwärmung bestimmter Körperpartien, wodurch auch eine Wirkung auf innere Organe stattfinden kann. Vgl. Shiatsu.

Massage|mittel (↑): Aromastoffe u. Gleitmittel (ätherische Öle) zur Unterstützung der verschiedenen Massagetechniken. Vgl. Massage.

Massage, rhythmische (↑) *f*: syn. Hauschka-Massage; von den Ärztinnen Ita Wegman u. Margarete Hauschka entwickelte Massageform der Anthroposophischen Medizin*, die eine bewusst rhythmische Arbeit der Hände des Behandlers mit der zielgerichteten Anregung des rhythmischen Systems des Patienten kombiniert, z. B. durch Atmung. Lebensleib*, Lebensgefühl u. Körperwahrnehmung sollen dadurch positiv beeinflusst u. die Selbstheilungskräfte aktiviert werden. **Anwendung:** u. a. bei Erkrankungen des Bewegungsapparates u. Nervensystems; in der Rekonvaleszenz, Psychiatrie u. bei Körperbehinderungen; Anwendung auch spezieller Organeinreibungen unter Verwendung ätherischer Öle u. Metallsalben (s. Metalltherapie).

Massai-Tee: s. Aspalathus linearis.

Masseur *m*: im „Gesetz über die Berufe in der Physiotherapie“ (Masseur- und Physiotherapeutengesetz) vom 26.5.1994 (BGBl. I S. 1084), zuletzt geändert durch Gesetz vom 25.11.2003 (BGBl. I S. 2304) geregelter Ausbildungsberuf; **Ausbildung** „Masseur u. medizinischer Bademeister“: zweijähriger Lehrgang an einer staatlich anerkannten Schule sowie eine praktische Tätigkeit von 6 Monaten Dauer. Vgl. Physiotherapeut.

Mast|odynie (gr. μαστός Brust; ὀδύνη Schmerz) *f*: häufiger prämenstruell als kontinuierlich empfundenes Spannungs- u. Schwellungsgefühl meist mit diffusen od. umschriebenen Schmerzen in den Brüsten (Mastalgie); **Ursache:** endokrin-vaskulär ausgelöstes Ödem (bei Hormonsubstitution Zeichen von Östrogenüberdosierung), Mastopathie, Mastitis, u. U. Mammakarzinom, Gynäkomastie, Interkostalneuralgie (s. Neuralgie); häufig auch unklar; **Therapie:** **1.** Hydrotherapie* (Armbad), kühle Auflagen mit Quark, Kamille, Heilerde, Akupunktur*, emmenagoge Verfahren*; **2.** Phytotherapie: **traditionell** Zubereitungen aus Vitex agnus castus u. Lycopus; **3.** Homöopathie: u. a. Zubereitungen aus Phytolacca* americana.

Mate *f*: s. Ilex paraguariensis.

Materia medica (lat.) *f*: zusammenfassende, homöopathische Bez. für **1.** die Gesamtheit aller Symptome aus Arzneimittelprüfungen* u. klinischen Beobachtungen, geordnet nach Arzneimitteln; **2.** ein entsprechendes Sammelwerk. Häufig synonym mit dem Begriff homöopathische Arzneimittellehre* gebraucht. Primäre Quellen der M. m. (Arzneimittelprüfungssymptome, toxikologische Beobachtungen u. Kasuistiken) werden von sekundären M. m., die primäre Quellen zusammenfassen, unterschieden. **Materia-medica-Vergleich:** Bei der homöopathischen Arzneimittelwahl* wird die Symptomatik eines Patienten mit den in verschiedenen M. m. aufgezeichneten Arzneimittelbildern der in Frage kommenden Arzneimittel verglichen u. das ähnlichste Arzneimittel zur Therapie ausgewählt.

Materia peccans (lat.) *f*: fehlerhafter, schlechter Stoff; Begriff aus der Humoralpathologie* für überflüssige od. schädliche Substanzen (im Sinne von „Stoffwechselschlacken“), die auf natürliche Weise ausgeschieden werden (s. Tab. auf S. 228) bzw. mit ausleitender Therapie* zur Ausscheidung gebracht werden. Vgl. Auflösung.

Matricariae flos *m*: s. Chamomilla recutita.

Matricaria recutita *f*: s. Chamomilla recutita.

M

Materia peccans Natürliche Entleerungen
Darmausscheidungen (auch Galle)
Erbrechen
Menstruation
Nasenbluten
Hämorrhoidalblutungen
Pollution
Urin
Perspiratio insensibilis
Schweiß
Nasenschleim
Sputum, Speichel
dermatologische Erkrankungen
Hautulzera

Matrix, extra|zelluläre *f*: Struktur, die den Zwischenraum zwischen Zellen ausfüllt; bei Bindegewebe, Knorpel u. Knochengewebe besonders ausgeprägt u. eigentlicher Funktionsträger; Hauptbestandteile sind Strukturproteine (v. a. Kollagen, Elastin, Fibrillin), Zelladhäsionsmoleküle (besonders Fibronektine, Laminin) u. Grundsubstanz*, die aus Proteoglykanen besteht (im Knochen imprägniert durch Apatite).

M

Mattei-Heil|weise (Graf Cesare M., italienischer Arzt, 1809–1896): Form der Komplexhomöopathie*, die sich im Unterschied zur Homöopathie* bemüht, die konventionelle Medizin der zweiten Hälfte des 19. Jahrhunderts zu berücksichtigen, indem schulmedizinische Indikationsstellungen verwendet u. humoralpathologische Konstitutionsbilder (s. Konstitution) in die Diagnosestellung einbezogen werden; das Herstellungsverfahren der Arzneimittel unterscheidet sich von dem der klassischen Homöopathie dadurch, dass die Arzneien vor der homöopathischen Potenzierung* spagyrisch (s. Spagyrika) behandelt werden, auf mineralische Ausgangssubstanzen verzichtet wird u. elektromagnetische sowie Farbbestrahlungen an einzelnen Präparaten vorgenommen werden. Die M.-H. hat heute keine praktische Bedeutung mehr.

Mauritius-Malve: s. Malva silvestris.

Max-Planck-Diät (Max P., Physiker, Berlin, 1858–1947; Diät*) *f*: angeblich vom Max-Planck-Institut für Ernährung herausgegebene Reduktionsdiät* mit exakt vorgegebenem Essensplan; **Prinzip:** viel Eiweiß (7 Eier pro Woche, viel Fleisch), wenig Kohlenhydrate u. Fette; Obst u. bestimmte Gemüsesorten (grüner Salat, Tomaten, Mohrrüben) in beliebiger Menge; der Name schafft fälschlicherweise Vertrauen, da es weder ein Max-Planck-Institut für Ernährung gibt noch die Max-Planck-Gesellschaft od. eines ihrer Institute einen solchen Diätplan herausgegeben hat. **Ernährungsphysiologische Bewertung:** Aufgrund möglicher gesundheitlicher Folgen (Arteriosklerose, Herz-Kreislauf-Erkrankungen, Gicht, hohe Nierenbelastung u. a.) ist von dieser Diätform abzuraten. Vgl. Atkins-Diät, Mayo-Diät.

Maydis stigma *f*: s. Zea mays.

Mayo-Diät (William J. M., amerikanischer Chirurg, 1861–1939; Charles H. M., amerikanischer Chirurg, 1865–1939, Rochester; Diät*) *f*: Reduktionsdiät* mit energiereduzierter, fett-, cholesterol- u. proteinreicher, aber kohlenhydratarmer Kost, bei der große Mengen an hartgekochten Eiern verzehrt werden; **ernährungsphysiologische Bewertung:** wegen starker Einseitigkeit ist von einer langfristigen Durchführung unbedingt abzuraten. Vgl. Atkins-Diät, Max-Planck-Diät.

Mayr-Kur (Franz-Xaver M., österreichischer Arzt, Karlsbad, 1875–1965; Kur*) *f*: Form der erfahrungsheilkundlichen Ernährungstherapie* zur Umstimmung des gesamten Organismus; **Prinzip:** oft Einleitung mit Teefasten*, dann Milch-Semmel-Diät aus luftgetrocknetem Weißbrot u. löffelweise Milch, schließlich milde Ableitungsdiät*; Anwendung zusammen mit manueller Bauchbehandlung* u. ausleitender Therapie* (Einnahme isotonischer Bittersalzlösung zur Ausleitung über den Darm; s. Magnesiumsulfat); **Anwendung:** bei Erkrankungen von Magen, Darm, Leber, Galle u. bei metabolischem Syndrom. Vgl. Umstimmungstherapie.

Mazdaznan-Ernährung (Awesta-Sprache ma groß, gut; zda Wissen, Denken; znan beherrschen): auf den Propheten u. Religionserneuerer Zarathustra (Ost-Iran/Afghanistan 630–553 v. Chr.) zurückgehende Ernährungsform, die durch Otto Hanisch (Arzt, USA, 1844–1936) neu aufgenommen u. verbreitet wurde; **Prinzip:** Als Grundlage dient die Mazdaznan-Lehre mit ethisch-moralischen Prinzipien (der Mensch als Teil der Natur, Schutz der Natur, Vermeidung von Überernährung), deren Grundpfeiler Atemlehre, Körperpflege u. Ernährungslehre sind; vorwiegend ovo-lakto-vegetarische Ernährungsform (s. Vegetarismus) mit hohem Rohkost- u. Vollwertgetreideanteil (insbesondere Weizen); besteht zu ca. zwei Dritteln aus Gemüse, das als sog. Ausscheidungsmittel gilt, u. zu ca. einem Drittel aus besonders stärke-, fett- u. proteinhaltigen Lebensmitteln, wobei saisonale u. regionale Produkte bevorzugt werden u. die Auswahl der Speisen instinktiv erfolgen soll. Generell abgelehnt werden Auszugsmehl, isolierter Zucker u. Fleisch, das in der Mazdaznan-Ernährungslehre kein Lebensmittel ist. **Ernährungsphysiologische Bewertung:** wissenschaftliche Untersuchungen liegen bisher nicht vor; als Dauerkost geeignet.

Mazerat (lat. macerare einweichen) *n*: (pharmazeutisch) mit Wasser od. anderen Lösungsmitteln (z. B. Alkohol, Öl) bei Zimmertemperatur gewonnener Drogenauszug; bei 40 °C vorgenommene

Mazeration wird als **Digestion** bezeichnet; Abtrennung des Rückstands durch Abseihen.

Mediation *f*: außergerichtliches Konfliktbearbeitungsverfahren, in dem ein neutraler Dritter (der Mediator) die Konfliktparteien darin unterstützt, eigenverantwortlich (je nach Ziel auch) rechtsverbindliche Regelungen zu entwickeln; dabei werden die Fähigkeiten der Konfliktparteien aktiviert, eigenverantwortlich u. freiwillig eine einvernehmliche Lösung zu finden. Ziel sind wertschöpfende Ergebnisse, bei denen nach Möglichkeit alle Konfliktparteien gewinnen. Zunächst wird mit den Parteien eine Einigung über den strittigen Gegenstand erzielt, dann im Durchlauf definierter Phasen der Mediation die Positionen u. dahinterliegenden Interessen/Bedürfnisse der Konfliktparteien herausgearbeitet, anschließend durch Mediationstechniken Lösungsmöglichkeiten erarbeitet, die als Grundlage für Lösungskonzepte dienen. Im Vorfeld juristischer Auseinandersetzungen nehmen v. a. Rechtsanwälte mit einer berufsbezogenen Weiterbildung Mediationen zur Erlangung einer außergerichtlichen Einigung wahr (z. B. bei Scheidungen od. Nachbarschaftskonflikten), das Verfahren setzt sich jedoch in zunehmendem Maße auch in anderen Bereichen durch: in pädagogischen u. sozialen Berufen (z. B. Familienmediation), in der Arbeitswelt u. in Organisationen (z. B. Wirtschaftsmediation), i. R. der Gesundheitsförderung, der Personalführung, Teamleitung u. weiteren Bereichen (z. B. Umweltmediation, Mediationen im Baurecht od. beim internationalen Konfliktmanagment). Zurzeit laufen in verschiedenen Städten auch Projekte zur Implementierung gerichtsinterner Mediation. Zur Ausbildung als Mediator ist eine fachspezifische Fortbildung nach von Berufsverbänden festgelegten Richtlinien erforderlich, die von Berufs- u. Interessenverbänden, Institutionen sowie von Hoch- u. Fachschulen angeboten wird.

Medicago sativa L. *m*: Alfalfa, Luzerne; Pflanze aus der Familie der Leguminosae (Hülsenfrüchtler); **Arzneidroge:** oberirdische Teile der Pflanze (Alfalfae herba); **Inhaltsstoffe:** Saponine, Medicagol, Stachydrin, Coumestrol, Genistein, Biochanin A, Daidzein; Vitamine (C, K), Mangan, Eisen; **Wirkung:** cholesterolsenkend, Steigerung der Ausscheidung von Gallensäuren, östrogenartige Wirkung, vermutlich blutzuckersenkend; **Verwendung:** frisches Kraut, Teeaufguss z. B. zur Unterstützung diätetischer Maßnahmen bei Hypercholesterolämie; **traditionell** bei Arthritis, Verdauungsstörungen, Funktionsstörungen der ableitenden Harnwege u. der Prostata; in der Ernährung als Vitamin- u. Mineralstoffquelle; **Dosierung:** 5–10 g 3-mal täglich, auch als Teeaufguss; **cave:** Alfalfa-Samen sollten nicht verwendet werden, da Fälle von systemischem Lupus erythematodes u. Panzytopenie beschrieben wurden; **Nebenwirkungen:** Erhöhung der Photosensitivität möglich; **Kontraindikation:** Therapie mit Antikoagulanzien, hormonabhängige Erkrankungen (insbesondere Brust-, Gebärmutter- u. Eierstocktumoren, Endometriose, Uterusmyome), bei Diabetes mellitus nur unter ärztlicher Aufsicht; Schwangerschaft u. Stillzeit (außer bei zur Ernährung üblicherweise verwendeten Mengen); **Wechselwirkung:** Abschwächung der Wirkung von Antikoagulanzien (Vitamin K-Gehalt), Verstärkung des Thromboserisikos, Hemmung der Resorption von Vitamin E, evtl. Abschwächung der Wirkung von hormonalen Kontrazeptiva; **Homöopathie:** bewährte Indikation bei verzögerter Rekonvaleszenz, Untergewicht, Milchmangel im Wochenbett.

Medikalisierung: Begriff nach I. Illich, der z. B. Geburt, Alkoholkrankheit, andere Formen von Drogen- u. Medikamentenabhängigkeit, Übergewicht, Alter, Kindesmissbrauch, Gewalttätigkeit auf ein Gesundheitsproblem bzw. auf ein Problem geistiger Gesundheit reduziert; mit dieser Bezeichnung wird Kritik an einer Monopolisierung von Gesundheitsfragen durch Institutionen der Medizin geübt, z. B. die einseitige Verschreibungspraxis von Medikamenten unter Vernachlässigung anderer (ärztlicher) Behandlungs- u. Beratungsformen sowie die Pathologisierung von Befindlichkeitsstörungen mit unnötiger Verordnung von Arzneimitteln. Die Biomedizin* stellt eine führende Institution unserer Gesellschaft zur Steuerung der sozialen Realität dar. Menschliches Leiden wird als ein Gesundheitsproblem nach dem Paradigma „Krankheit" konzipiert u. konstruiert, wodurch medizinische Denk- u. Vorgehensweisen auf alle gesellschaftlichen Bereiche ausgedehnt werden. Vgl. Gesundheit.

Medikamente, chinesische (lat. medicamentum Heilmittel) *n pl*: Arzneimittel in der Traditionellen Chinesischen Medizin*, meist pflanzlicher, aber auch tierischer u. mineralischer Herkunft; sie werden nach bestimmten Prinzipien zu Rezepturen zusammengestellt. Diese bestehen aus dem sog. **Kaiser**, dem wichtigsten Medikament, dem sog. **Minister** zur Wirkungsverstärkung, dem sog. **Adjutanten** zur Behandlung von Begleitsymptomen u. dem sog. **Boten** zur Einschränkung von Nebenwirkungen u. Hinleitung der Wirkung zu bestimmten Organen, Gefäßbahnen u. Körperregionen u. zur Harmonisierung der Gesamtwirkung der Rezeptur. Zahlreiche klassische Rezepturen sind auch in standardisierter Form als Fertigpräparate auf dem internationalen Arzneimittelmarkt erhältlich. Die individuelle Rezeptur gilt als beste u. wirksamste Anwendungsform. Pulverisierte Granulate haben eine schwächere Wirkung als das frische Dekokt des originalen chinesischen Medikaments. **Pharmakologie:** Die Grundzüge pharmakologischer Wirkungen sind für die chinesischen u. die westlichen Medikamente ähnlich. Es gibt ch. M. mit hormonähnlichen u. antibiotischen Wirkungen; wenig Erfahrung hat die westliche Medizin mit den v. a. in Südchina verbreiteten Tierstoffen, die fachkundig eingesetzt hochwirksam sein können. Zahlreiche ch. M. haben bei Überdosierung toxische Wirkungen, weshalb ihre Rezeptur u. Anwendung nur von geschulten u. erfahrenen Ärzten durchgeführt werden sollte. Eine beträchtliche Anzahl traditioneller chinesischer Heilpflanzen wächst auch in Europa bzw. kann dort angebaut werden. **Geschichte:** Der Ursprung der Arznei-Verordnung ch. M. liegt in der Erfahrung mit Lebensmitteln u. Speisen. In der chinesischen Mythologie werden die Kenntnisse der Medikamente auf den legendären Ur-Kaiser Shen-Nung zurückgeführt, der angeblich selbst Heilpflanzen in der Wildnis aufsuchte, sie anbaute u. jede Pflanze nach Geschmack u. Wirkung am eigenen Leib testete. Auf ihn geht das Werk Shen-Nung Ben-Cao-Jing „Der Klassiker der Wurzeln u. Pflanzen" zurück, das noch heute im traditionellen Medizinunterricht Chinas verwendet wird. Aus jüngerer Zeit ist die „Angeordnete Übersicht über die heilenden Wurzeln u. Pflanzen" des Ming-Arztes Li Shi-Zhen zu nennen, welche 1892 Medikamente, mehr als 10 000 Rezepturen u. über 1000 Abbildungen der verschiedenen Heilsubstanzen enthält. Es wurde im 17. Jahrhundert ins Lateinische übersetzt; der Übersetzung verdankt die westliche Pharmakopoe ihre ersten Kenntnisse über fernöstliche Heilpflanzen. Beispiele in Europa bekannter chinesischer Phytopharmaka sind Panax* (Ginseng), die Wurzel von Angelica* sinensis, Glycyrrhiza* glabra, Chrysanthemi vulgaris flos u. Chrysanthemi vulgaris herba, Rheum* palmatum, Rehmania glutinosa, Ephedra* sinica.

M

Medikamenten|test (↑) *m*: s. Elektroakupunktur, VRT-Vegatest, Funktionsdiagnostik, bioelektronische.

Medikamente, tibetische (↑) *n pl*: in der Traditionellen Tibetischen Medizin* eingesetzte Arzneimittel meist pflanzlicher, aber auch tierischer u. mineralischer Herkunft; in der Klassifikation von Bestandteilen tibetischer Arzneimittel werden aufgeführt: Edelsteine, Gesteine u. Mineralien, medizinische Erden, Gewürze, Substanzen von Bäumen u. anderen Pflanzen, Früchte u. Gräser sowie Bestandteile von Lebewesen. Wie bei den Nahrungsmitteln (s. Ernährung, traditionelle tibetische) werden auch in der Pharmakologie alle Substanzen auf ihren Geschmack, ihre Elemente u. Eigenschaften untersucht u. zusammengestellt. Beim Sammeln von Arzneipflanzen sollen auch der Boden u. die Gebirgslage beachtet werden.

Meditation (lat. meditari nachdenken, auf etwas sinnen) *f*: allgemeine Bez. für den Vorgang der sog. inneren Sammlung u. Betrachtung, wobei häufig eine Umstimmung der Bewusstseinslage von einem aktiven zu einem rezeptiven Modus verfolgt wird; durch bestimmte Körperhaltungen, Atemformen u. kognitive Aufgaben wie objektbezogene Aufmerksamkeitsübungen od. offene, frei fluktuierende Bewusstheit werden meditative Zustände allein od. in der Gruppe, im Stillen, in Ruhe od. Bewegung durchgeführt. Im Vordergrund steht dabei weniger die spirituelle Ausrichtung der ursprünglichen Konzeption der M., sondern eher der weltanschaulich neutrale Aspekt, der auf Persönlichkeit u. Gesundheit i. S. von persönlicher Lebensbewältigung u. Alltagskompetenz (z. B. Entspannungsfähigkeit, Angstbewältigung) gerichtet ist. Verschiedene physiologische Veränderungen (z. B. Veränderungen im Elektroenzephalogramm, biochemisch-endokrine, atem- u. kreislaufbezogene Veränderungen) wurden nachgewiesen. **Formen:** Die wesentlichen Grundformen sind konzentrative, psychozentrierte od. aktive bzw. rezeptive, körperzentrierte od. passive Formen. **Anwendung:** im psychohygienischen u. gesundheitsfördernden Bereich; Studien zeigen Hinweise für eine Wirksamkeit bei psychosomatischen Erkrankungen, Angst*, Schmerzen, Asthma, Fibromyalgie u. Bluthochdruck. **Nebenwirkungen:** psychiatrische Komplikationen, Zustände von Ich-Auflösung, Besessenheit von fremden Kräften; **Kontraindikation:** psychotische Störungen, schwere Depressionen, Epilepsie. Vgl. Entspannungstechnik, Meditation, transzendentale, Zen-Meditation.

Meditation, trans|zendentale (↑) *f*: Abk. TM; eine der häufigsten Meditationspraktiken (s. Meditation) in Deutschland, begründet von Maharishi Mahesh Yogi; nachgewiesen ist der entspannende Effekt auf Atmung u. Kreislauf, ebenso eine angstreduzierende Wirkung. Dennoch wird die TM nicht immer (wie behauptet) weltanschaulich neutral durchgeführt. Insbesondere die sog. Weltplanabsichten Maharishis zum Aufbau eines weltweiten Netzes von TM-Schulen stellten eine politische Tendenz dar, die dazu führte, dass auch in Deutschland gesetzliche Restriktionen gegen sektiererische Auswüchse eingeleitet wurden. Vgl. Zen-Meditation.

Medizinal|rhabarber: s. Rheum palmatum.

Medizin, alternative (lat. ars medicina ärztliche Kunst) *f*: s. Alternativmedizin.

Medizin|anthropo|logie (↑; gr. ἄνθρωπος Mensch; -logie*) *f*: s. Ethnomedizin.

Medizin, anthropo|sophische (↑) *f*: von dem Begründer der Anthroposophie* Rudolf Steiner (1861–1925) u. der Ärztin Ita Wegman (1876–1943) angeregte Erweiterung der naturwissenschaftlichen Methoden in der Medizin durch eine geisteswissenschaftliche Sicht des Menschen unter Ausbildung der übersinnlichen Erkenntnisfähigkeiten Imagination, Inspiration u. Intuition; der Leib wird instrumental gesehen u. dient dem individuellen Geistkern (Ich). Die Seele vermittelt die polare Beziehung von Leib u. Geist. Der Leib ist viergliedrig gestaltet (sog. **Wesensglieder**; s. Tab.), wobei der Stoffleib* die materielle Grundlage bildet, der Lebensleib* die gesamte Lebensorganisation von z. B. Wachstum, Regeneration, Ernährung, Gedächtnis u. Denken umfasst, der Seelenleib* Träger der unbewussten Empfindungsfähigkeit einschließlich der Reflexe ist u. die Ich*-Organisation der leibliche Anteil ist, durch den

Medizin, anthroposophische
Gliederung des Menschen nach Leib, Seele und Geist

Leib		funktionale Dreigliederung	Seele	Geist
Ich-Organisation (Ich-Leib)				
	←	Sinnes-Nerven-System	Denken	Geistselbst
Seelenleib (Astralleib)				
	←	rhythmisches System	Fühlen	Lebensgeist
Lebensleib (Ätherleib)				
	←	Stoffwechsel-Bewegungssystem	Wollen	Geistmensch
Stoffleib (physischer Leib)				

sich die geistige Individualität bis in die stoffliche Natur des Leibes mitteilt. Lebensleib, Seelenleib u. Ich-Organisation sind primär nicht sinnlich wahrnehmbar, können jedoch an ihren Auswirkungen auf u. a. körperliche Konstitution, Wachstum während der Pubertät, Schlafqualität, Präferenzen bei der Ernährung, Wärmeverteilung sowie durch geistige Schulung, die in Grundlagenwerken der Anthroposophie beschrieben ist, diagnostisch beurteilt werden (**Wesensgliederdiagnose**). Diese 4 Leibesglieder korrespondieren mit den Elementen Erde, Wasser, Luft u. Feuer u. werden von der funktionellen Dreigliederung* durchdrungen. Gesundheit ist das individuell richtige Gleichgewicht der Gesamtgliederung des Menschen; Ungleichgewicht od. Einseitigwerden bedeutet Krankheit. Organische Erkrankungen haben demzufolge ihre Ursache besonders im Seelenleib, Seelen- u. Gemütskrankheiten in organischer Deformation. Die **Diagnostik** stützt sich neben dem materiell messbaren der konventionellen Medizin auf die Ausbildung der übersinnlichen Erkenntnisfähigkeiten u. die Erfahrung im Einfühlen mit dem, was Patient und Krankheit an Signaturen aufweisen (s. Diagnostik, anthroposophische). Die **Therapie** basiert vorwiegend auf den dem Organismus eigenen Heilsystemen (sog. Selbstheilungskräfte), unterstützt durch mineralische, pflanzliche u. tierische Substanzen, die durch pharmazeutische Prozesse (z. B. homöopathische Potenzierung) zu Arzneimitteln gestaltet werden. Sie wird ergänzt durch äußere Anwendungen (Pflegetherapie), Heileurythmie*, künstlerische Therapie* u. Methoden der Naturheilkunde (anthroposophische Ernährung*, Physiotherapie*), die z. T. neu gestaltet od. ergänzt werden. Vgl. Anthroposophie.

Medizin, astro|logische (↑) *f*: auch Astromedizin; Bez. für ein medizinisches Vorgehen, das die Astrologie* in Diagnostik u. Therapie berücksichtigt; durch Erstellen eines Horoskops sollen Konstitution* u. Disposition zu bestimmten Krankheiten erkannt, die Prognose gestellt u. der Gesundungsprozess verbessert werden.

Medizin, auto|regulative (↑) *f*: Bez. für ein medizinisches Vorgehen, das primär selbstregulierende Prozesse in Richtung Gesundheit ökonomisiert, unterstützt u. die Einwirkungen einer fremdbestimmenden („heteronomen") Medizin von außen vermindert; **Anwendung:** bei chronischen Erkrankungen u. zur Prävention. Vgl. Autoregulation.

Medizin, bio|kybernetische (↑) *f*: Bez. einer medizinischen Richtung, die die Beeinflussung od. Übertragung von Schwingungsinformationen als Grundlage ihres Wirkungsprinzips geltend macht; das Ziel besteht darin, die patienteneigenen elektromagnetischen Informationen in Richtung des physiologischen Informationsspektrums zu verändern u. dabei steuernd einzugreifen. Umstrittenes Verfahren.

Medizin|bündel (↑): auch Medizinsack; von den Medizinmännern* Nordamerikas nach den Anweisungen ihres jeweiligen Schutzgeistes angefertigter Sack, der meist aus einem Tierfell besteht u. alle notwendigen Ritualgegenstände (z. B. Knochen, Steine, Glasperlen, Muscheln, Farben, Kräuter, Tabakpfeifen, Flöten) enthält.

Medizin|ethno|logie (↑; gr. ἔθνος Volk; -logie*) *f*: s. Ethnomedizin.

Medizin, funktionelle (↑) *f*: von H. W. Schimmel eingeführte Bez. zur Definition einer gestörten Regulation, die sich in funktionellen Störungen u. Erkrankungen ohne klinisch morphologische Befunde bzw. mit klinischen Befunden, durch die diese funktionellen Störungen nicht erklärt werden können, äußert; **Ursache:** Störungen können z. B. beruhen auf chronischen, subklinischen Vergiftungen, Herderkrankungen, chronischen Infektionen mit Viren od. Pilzen, psychosomatischen Störungen, Stoffwechselstörungen u. klimatisch-kosmischen Einflüssen. Die gestörte Regulation entzieht sich weitgehend den bekannten klinisch-diagnostischen Methoden u. kann mit der elektrophysiologischen Terminalpunktdiagnostik* nachgewiesen werden. **Therapie:** Anwendung von Informationsträgern; z. B. Homöopathie*, Resonanzhomöopathie*, energetische Ordnungstherapie* mit Akupunktur*, Neuraltherapie*.

Medizin, holistische (↑) *f*: syn. Ganzheitsmedizin*.

Medizin, integrative (↑) *f*: uneinheitliche Bez. für die Kombination konventioneller Medizin (universitäre Schulmedizin) mit Elementen der Naturheilverfahren*, oft aber auch der Traditionellen Chinesischen Medizin* u. der Psychosomatik*.

Medizinischer Bade|meister (↑): s. Kneipp-Bademeister, Masseur.

Medizin, magische (↑; Magie*) *f*: syn. Iatromagie; Bez. für alternative Heilverfahren*, die weder naturheilkundlich noch i. e. S. religiös sind u. mit Geisterglaube (Animismus) nach Erhaltung od. Wiedererlangung der Gesundheit streben; geheimnisvolle Naturkräfte aus dem Kosmos sollen durch spezielle Techniken u. sog. Medien auf den kranken Körper gelenkt werden u. einen Heilungsprozess in Gang setzen. Vgl. Geistheilung, Schamane.

Medizin|mann (↑): Bez. für einen Heiler* im indianischen Nordamerika, dem große magische u. heilende Kräfte zugeschrieben werden; zu den benutzten Techniken gehören Extraktionszauber (s. Exorzist), Maskentänze u. die Verabreichung von Kräutern (s. Kräuterheiler). Der Begriff (wörtliche Übersetzung aus einer nordamerikanischen Indianersprache) wurde in der ethnomedizinischen Literatur bereits im 19. Jahrhundert allgemein für Heilerpersönlichkeiten benutzt, heute wird er aufgrund seiner diffusen Verwendung wissenschaftlich nur noch wenig gebraucht. Der Begriff M. berücksichtigt, ebensowenig wie die meisten Bez. für Heilerpersönlichkeiten, nicht die Tatsache, dass auch viele Frauen als Heilerpersönlichkeiten wirken. Vgl. Medizinbündel, Schamane.

M

Medizin, manuelle (↑) *f*: zusammenfassende Bez. für mit den Händen ausgeübte diagnostische u. therapeutische Methoden bei funktionellen Störungen des Bewegungssystems (Sensomotorik) bzw. sich in dieses projizierende Affektionen der inneren Organe, des autonomen Nervensystems u. der Psyche; i. e. S. synonym mit Chirotherapie*, i. w. S. auch Massagen* u. Handauflegen*.

Medizin, mikro|bio|logische (↑) *f*: syn. mikroökologische Medizin; orale od. parenterale Anwendung von lebenden bzw. abgetöteten Mikroorganismen bzw. deren Bestandteilen zu therapeutischen Zwecken; Ziel ist die Modulation der körpereigenen Abwehr, die Anregung von Stoffwechselfunktionen u. die Normalisierung der Floraverhältnisse. Als Präparate werden meist symbiontische Mikroorganismen (z. B. E. Coli, Laktobacillen, Bifidusbakterien) u. Autovakzine* verwendet. **Anwendung:** Die Wirksamkeit beim Wiederaufbau einer durch Antibiotikabehandlung od. Chemotherapie beeinträchtigten Darmflora ist belegt (s. Symbioselenkung). Weiterhin werden mikrobiologische Präparate bei Allergien, Asthma, Neurodermitis, Erkrankungen des rheumatischen Formenkreises u. als Krebstherapeutika eingesetzt, allerdings ohne ausreichende wissenschaftliche Nachweise. Vgl. Immunmodulation.

Medizin, öko|logische (↑) *f*: Fachgebiet der Medizin, das sich mit sämtlichen Aspekten (v. a. gestörter) ökologischer Gleichgewichte befasst, die die Gesundheit der Menschen beeinflussen; es werden u. a. Methoden u. Erkenntnisse der klassischen Infektionswissenschaften (Mikrobiologie, Hygiene, Infektionsepidemiologie) angewendet u. auf andere (meist erheblich komplexere) Ursache-Wirkungszusammenhänge übertragen; Ergebnisse der Sozialmedizin (Epidemiologie i. w. S., Arbeitsmedizin, medizinische Soziologie u. Psychologie) werden aufgegriffen u. daraus Vorschläge, Lösungsmodelle u. Verfahren zur langfristigen Verbesserung der gesundheitlichen Lage von Bevölkerungen abgeleitet (Präventivmedizin). Vgl. Umweltmedizin.

Medizin, ortho|molekulare (↑) *f*: Bez. für eine von Linus Pauling (1968) entwickelte Therapie, die eine optimale Zufuhr essentieller Nahrungsbestandteile u. Nährstoffe (Aminosäuren, Fettsäuren, Elektrolyte, Spurenelemente, Vitamine, Wasser, nichttoxische Biomoleküle als Kalorienträger, ausreichende Basenzufuhr, durch Gärungsprozesse veränderte Lebensmittel) für die vielfältigen Biosynthesen, Replikationsaktivitäten u. die Regulationsfähigkeit des Organismus empfiehlt; Ziel ist die Erhaltung der Gesundheit bzw. die Behandlung von Erkrankungen durch Konzentrationsveränderungen der genannten Substanzen. Die o. M. empfiehlt die Verwendung von Nahrungsmitteln u. von Substanzen, die natürlicherweise im Körper selbst vorhanden sind (Vitamine, Spurenelemente) in ihren jeweils optimalen Dosierungen u. die Vermeidung von sog. Xenobiotika (Fremdstoffchemikalien, die normalerweise nicht in Nahrungsmitteln od. im menschlichen Organismus vorkommen). Während die Ergänzung orthomolekularer Substanzen bei Nährstoffmangel allgemein akzeptiert ist, erscheint die Zufuhr solcher Substanzen in supraphysiologischen Dosierungen problematisch. Die Wirkung orthomolekularer Substanzen zur Krebsprävention konnte auch in neueren Metaanalysen nicht belegt werden. Wissenschaftlich umstrittenes Verfahren.

Medizin, primitive (↑) *f*: s. Ethnomedizin.

Medizinrecht: umfasst gesetzliche Regelungen, die sich unmittelbar od. mittelbar auf die Ausübung der Heilkunde beziehen; vgl. Gesundheitsrecht.

Medizin, religiöse (↑) *f*: syn. Iatrotheologie; Bez. für Heilverfahren, die göttliche Mächte für therapeutische Zwecke in Anspruch nehmen; im Krankheitsfall u. in anderen Notlagen wird die zuständige Gottheit direkt od. über Fürsprecher (z. B. Heilige) mit Beschwörung, Gebet od. Sühneritual um Hilfe angerufen; **Beispiele:** Asklepios-Kult im antiken Griechenland, Exorzismus (s. Exorzist) als Bestandteil des Kirchenrechts u. Wallfahrten mit Heilwundern. Vgl. Pastoralmedizin.

Medizin, sym|pathetische (↑) *f*: auf dem Sympathieprinzip beruhende Form des Okkultismus*; wird z. B. von Pendlern u. Geistheilern ausgeübt, die Stückchen od. kleine Proben (Haare, Blutflecken, Bilder usw.) von den betroffenen Personen benötigen, um Ferndiagnosen* zu stellen. Diese sog. Materialmuster genügen in ihrer Ähnlichkeit bzw. sollen in einem Sympathieverhältnis zu dem Gesuchten stehen. Vgl. Geistheilung, Pendel.

Medizin|system (↑) *n*: syn. medizinisches System; analytischer Ausdruck, der die Untersuchung von konkreten historischen u. kulturellen Situationen gestattet u. bei vielen Autoren dem Begriff **Heilkundesystem** entspricht, der als die jeweils gesellschaftsspezifische gesamte Organisation von sozialen Strukturen, Technologien u. Personal, von denen Einsatz u. Wandel der Medizin abhängt, definiert werden kann; der Begriff wurde seit Mitte der 50er Jahre des 20. Jahrhunderts entwickelt, die Diskussion um seinen Inhalt fand einen Höhepunkt Ende der 70er Jahre; der ethnomedizinische Begriff von M. ist aus dem Erleben unterschiedlicher M. entstanden u. begreift Medizin nicht nur als Wissenschaft vom gesunden u. kranken Menschen, von den Ursachen, Wirkungen u. der Vorbeugung u. Heilung der Krankheiten. Nach einer Definition von D. Landy (1977) umfasst der Begriff von Medizin alle kulturellen Praktiken, Methoden, Techniken u. verwendeten Substanzen einer Gesellschaft, die zur Erhaltung von Gesundheit od. zur Prävention von Krankheit od. Schaden eingesetzt werden. Dazu gehört jeweils ein zugrunde liegendes System von Werten, Traditionen, Glaubensvorstellungen u. Mustern ökologischer Anpassung.

M. bestehen aus **Subsystemen** (Sektoren od. Bereichen): **1.** dem laienmedizinischen Bereich, **2.** dem volksmedizinischen Bereich, **3.** dem professionellen Bereich. Jeder dieser Bereiche hat eigene Besonderheiten u. Gesetzmäßigkeiten. Der Laiensektor macht den größten Teil eines M. aus u. ist der am wenigsten untersuchte u. verstandene Anteil. Kranksein* tritt zuerst im Laiensektor auf, in dem es definiert wird (s. Labeling) u. in dem Maßnahmen getroffen werden (s. Erklärungsmodell). Auch die therapeutischen Resultate werden vom Laiensektor aus beurteilt. Zwischen volksmedizinischen u. professionellen Spezialisten besteht kein prinzipieller Unterschied; volksmedizinische Spezialisten können sich professionalisieren, ein historisches Beispiel ist die Entwicklung des Hebammenwesens. Obwohl in den meisten Gesellschaften im professionellen Sektor die Anwendung moderner wissenschaftlicher Medizin vorherrscht, gibt es z. B. in China u. Indien auch andere professionelle Sektoren wie Traditionelle Chinesische Medizin* u. Ayurveda*.

Die existierenden M. sind selten homogen, meist bestehen gleichzeitig unterschiedliche Hauptströmungen. So gibt es eine Reihe von Begriffen, meist als Gegensatzpaare gebildet, die den medizinischen Pluralismus darzustellen versuchen. Jeder dieser Begriffe betont die Perspektive, unter der Medizin gesehen wird, interpretiert einen bestimmten Schwerpunkt u. macht damit auch eine Aussage über die Absicht des Autors. So betont die Unterscheidung von regionaler (auch einheimischer) Medizin u. kosmopolitischer Medizin die geographische Ausbreitung von Medizin; ebenso wie die Begriffe nichtwestliche Medizin u. westliche Medizin, europäische Medizin, allopathische Medizin (ein in Südasien geläufiger Begriff für westliche Medizin). Die Bez. akademische Medizin u. Schulmedizin* betonen die Art der Wissensvermittlung u. -anhäufung. Unter Biomedizin* wird eine biologisch-technisch orientierte Medizin verstanden. Geht man von der Existenz einer wissenschaftlichen Medizin aus, lassen sich als Gegensatz dazu vorwissenschaftliche Medizin, magische Medizin od. primitive Medizin konstruieren (s. Aberglaube). Auch die Gegenüberstellung von traditioneller Medizin u. moderner Medizin ist nicht unproblematisch (s. Heiler).

Als Folge des medizinischen Pluralismus mit dem Nebeneinander unterschiedlicher Heilinstanzen besteht die Möglichkeit für den Klienten od. Patienten, sich nicht nur einem bestimmten Spezialisten anzuvertrauen, sondern (gleichzeitig od. zeitlich versetzt) unterschiedliche, auch sich als widersprüchlich verstehende Heilinstanzen zu konsultieren (sog. healer-shopping od. doctor-shopping). Hier liegt der Grund für die Bedeutsamkeit von Fallbeispielen, anhand derer in der ethnomedizinischen Literatur der Gang durch die verschiedenen Instanzen aus der Perspektive des Krankseins beleuchtet wird. Ursache des medizinischen Pluralismus ist der Medizintransfer*.

Medizin, traditionelle chinesische (↑) *f*: chinesisches Schriftzeichen Zhong; Abk. TCM; auf einer vorbegrifflichen Naturerfahrung des alten China beruhende Heilkunde, deren Anfänge ca. 6000 Jahre zurückliegen; zu den Grundlagen der TCM gehören Vorstellungen wie die vom Yin*-Yang als Zeithorizont u. vom System* der Fünf Elemente. Von der modernen westlichen Medizin unterscheidet sie sich v. a. durch eine ganzheitliche Auffassung vom Menschen, durch die differenzierende Syndromdiagnostik* (Bian Zheng), das frühe Verständnis des menschlichen Blutkreislaufs u. ein Verstehen des erkrankten Menschen von innen heraus. Die ganzheitliche Auffassung geht von den Grundannahmen aus, dass sowohl der menschliche Organismus als auch die Beziehung zwischen Mensch u. Natur eine Einheit bilden (ähnlich der altgriechischen Auffassung von Physis, wie sie Hippokrates verwendete). Daraus folgt, dass der Mensch nicht nur als Gegenstand, Objekt od. Bild betrachtet werden darf, sondern das Verständnis des Menschen von innen heraus nach dem Fluss der Lebenszeit stattfinden muss. Aus diesem inneren Verständnis heraus werden Physiologie, Pathologie, Diagnostik u. Therapie gelehrt u. praktiziert, die damit nicht nur (wie in der modernen westlichen Medizin) von exakten Messungen u. Einzeldaten ausgehen. Als Zentrum der Ganzheit des Organismus werden die Fünf* Speicherorgane u. die Sechs* Hohlorgane in Verbindung mit dem Fluss des arterialisierten Blutes (Qi-Xue; s. Xue) in den Gefäßen (s. Meridiane) angesehen. Über diese Gefässe können Veränderungen im Inneren des Organismus nach außen an die Körperoberfläche dringen u. dort erkennbar werden sowie äußere Einflüsse in den menschlichen Körper eindringen. Dabei besteht einerseits zwischen der inneren Störung u. der jeweils einflussnehmenden pathogenen äußeren Störung stets eine logische Beziehung i. S. einer qualitativen Entsprechung, andererseits bedingen bestimmte äußere Störungen bestimmte innere (körperliche u. psychische) Veränderungen (z. B. kann äußere Hitze Entzündungszeichen u. zugleich innere Erregung, Nervosität u. Schlaflosigkeit bewirken). Teil der ganzheitlichen Beziehung des Menschen zu seiner Umwelt bildet auch die Wechselwirkung zwischen der Abwehrkraft des Körpers (Wei) u. der pathogenen äusseren Störung (Xie), welche die Basis der traditionellen chinesischen Pathologie bildet. So kann z. B. eine Erkrankung aus dem Inneren des Körpers entstehen infolge stress- od. altersbedingter Verminderung der Abwehrkraft, was das Fuß fassen einer äusseren Störung begünstigt.

Als **Krankheitsursachen** gelten in der TCM alle Einflüsse, die den Gleichgewichtszustand des Organismus stören u. auf diese Weise eine Erkrankung herbeiführen, z. B. übermäßig starke klimatische Einflüsse (Wind, Kälte, Sommerhitze, Nässe, Trockenheit), Infektionen (u. U. begünstigt durch Witterung, mangelnde Hygiene, Abwehrschwäche od. zu späte Behandlung), seelische Einflüsse, die zu den Reaktionen Wut, Freude, Kummer, Denken, Trauer, Angst* od. Schrecken führen, falsche Ernährung (unregelmäßige Nahrungsaufnahme, verdorbene Nahrung, einseitige Ernährung), körperliche, geistige u. sexuelle Unausgeglichenheit, trübe u. klare Schleimflüssigkeiten (Stauung der Körpersäfte; s. Jin-Ye), gestautes Blut, äußere Verletzungen, Bisse von Tieren (auch Insekten) u. a. Die **Diagnostik** der TCM beruht auf 4 Hauptmethoden, die i. S. des ganzheitlichen Verständnisses stets zusammen angewendet werden müssen: **1.** Betrachten: Dabei geht es zunächst um eine Einschätzung des Shen* durch Beurteilung der äußeren Erscheinung des Patienten; wichtig sind zudem Gesichtsausdruck, Gesichtsfarbe, Gestik u. Verhalten. Besondere Bedeutung kommt dem Betrachten bestimmter Körperpartien zu, da nach der Lehre von den Gefäßen (Meridianen*) jede einzelne Körperstelle mit bestimmten inneren Organen in Verbindung steht u. Erkrankungen z. B. durch Veränderungen an Haaren, Augen, Nase, Lippen, Haut u. insbesondere der Zunge (s. Zungendiagnostik) diagnostiziert werden können. Zum Betrachten gehört außerdem die äußere Beurteilung von Ausscheidungen des Patienten; **2.** Hören u. Riechen: Durch Hören werden z. B. Sprechen u. Redeweise sowie die Atemgeräusche des Patienten beurteilt; durch Riechen erfasst der Arzt alle vom Patienten ausgehenden Gerüche; **3.** Fragen: Das Befragen hat in der TCM die gleiche Bedeutung wie die Anamneseerhebung in der modernen westlichen Medizin u. zielt auf Angaben zu Krankheitsbeginn u. -verlauf, Veränderungen der Erkrankung, aber auch zum Wohnort, zur psychosozialen Situation, zum Beruf, zur Familie des Patienten; **4.** Betasten: Bei der Untersuchung durch Betasten u. Befühlen geht es insbesondere um die Feststellung druckempfindlicher Strukturen, wodurch auch Behandlungs-Foramina der Akupunktur ermittelt werden. Die wichtigste Methode des Betastens ist die Pulsdiagnostik*, da der Blutkreislauf u. seine Veränderungen im Zentrum der Chinesischen Medizin stehen. Als Voraussetzungen für die **Therapie** einer Erkrankung gelten das persönliche Zusammenwirken von Patient u. Arzt, die Feststellung der eigentlichen Krankheitsursache u. die Erstellung der Syndromdiagnose. Zur Behandlung gehören therapeutische Maßnahmen wie die Unterstützung der Abwehrkraft u. die Beseitigung der Krankheitsursache, die Entscheidung über eine Behandlung der Ursache od. nur der Symptome, das Auffüllen bzw. Tonisieren der Leere u. das Ablassen bzw. Sedieren der Fülle*, die Behandlung durch entgegengesetzte od. gleiche Mittel, die Behandlung gleicher Erkrankungen mit verschiedenen Methoden od. verschiedener Erkrankungen mit der gleichen Methode, die Behandlung nach Jahreszeit, Wohnort des Patienten sowie nach seiner Persönlichkeit. Da jede Erkrankung zunächst als Zeichen einer Unausgewogenheit von Yin u. Yang im Ablauf des menschlichen Lebens interpretiert wird, ist die beste **Prävention** nach Auffassung der TCM das andauernde Bewahren der Ausgewogenheit zwischen Yin u. Yang; zur Aktivierung des inneren Gesundheitswillens werden übende Verfahren (z. B. Qi* Gong, Tai*-Ji-Quan) eingesetzt.

Medizin, traditionelle europäische (↑) *f*: Abk. TEM; Therapie u. Prävention mit humoralpatholgisch begründeten Verfahren entsprechend den Vorstellungen der europäischen Medizin, deren Wurzeln auf die griechische Medizin der Antike zurückgehen, u. die in der Klostermedizin gesammelt u. fortgeführt wurden; die Verfahren sind v. a. in die Naturheilkunde des 19. Jahrhunderts eingeflossen. Es sollten keine Maßnahmen angewendet werden, die aus Sicht der modernen Medizin kontraindiziert sind.

Medizin, traditionelle indische (↑) *f*: zusammenfassende Bez. für mindestens 5 verschiedene Heilsysteme: **1.** volksmedizinische Praktiken der verschiedenen Ethnien Indiens; **2.** am Yoga* orientierte Heilweisen (s. Yoga-Chikitsa); **3.** Siddha*-Medizin, v. a. in Südindien verbreitet; **4.** Unani*-Medizin, v. a. in moslemisch beherrschten Gebieten verbreitet; **5.** Ayurveda*. In Indien, Nepal, Bangladesh, Sri Lanka u. Mauritius werden heute 50–60 % der Bevölkerung nach diesen Systemen versorgt. Ayurveda, Siddha-Medizin u. Unani-Medizin sind in Indien heute professionalisierte medizinische Systeme (Hochschulstudium, eigenständige Approbationen, eigene Ärztekammern).

Medizin, traditionelle tibetische (↑) *f*: tibetische Naturheilkunde, die sich aus den schamanisti-

schen Heilweisen der Bön-Kultur unter König Song Tsan Gampo (617–650) mit griechischen, indischen u. chinesischen Einflüssen entwickelte; **1.** griechische Einflüsse: Galen u. das System der Viersäftelehre (s. Humoralpathologie); **2.** indische Einflüsse: Bharadvaja u. die ayurvedische, tantrische u. buddhistische Medizin (s. Ayurveda); **3.** chinesische Einflüsse: Heng Weng Han u. das Meridiansystem u. Ansätze der Akupunkturbehandlung (s. Medizin, traditionelle chinesische).
Literatur: Das medizinische Hauptwerk der t. t. M. ist das **„Buch der Vier Tantra"** (rGudbzhi; sprich Gyü-shi). Das Buch besteht zum größten Teil aus metrischen Stollen, die Zahl der Silben pro Stolle beträgt 9. Es handelt sich also um ein Gedicht u. ist, da nicht in Prosa geschrieben, schwer zu übersetzen. Es wird von den tibetischen Medizinstudenten noch heute auswendig gelernt u. kann ohne philosophisch-religiöse Ausbildung sowie medizinische Kommentare u. Unterweisungen des Lehrers nicht verstanden werden. Es stellt noch heute mit 156 Kapiteln u. 5900 Versen die Basis der medizinischen Ausbildung in der t. t. M. dar. Seine Autorenschaft ist unklar, jedoch herrscht bei den Tibetern die Ansicht vor, dass Shakyamuni Buddha in Gestalt des heilenden Buddha (Sangye Menla) das medizinische Wissen an 2 in tiefer Meditation versunkene Emanationen (geistige Nachfolger) übertrug, die dann die Übermittlungslinie weitergaben, bis sie durch Vairocana nach Tibet gelangte. Das „Buch der Vier Tantra" ist in einen Dialog zwischen den beiden Emanationen gekleidet; der Weise Rigpai Yeshe (die Emanation des „Geistes" des Medizinbuddha) übermittelt das Wissen an den Weisen Yilay Kye (der Emanation der „Rede" des Medizinbuddha). Es soll zur Zeit von König Trisong Detsen (755–797) von Beru Tsana (Vairocana) ins Tibetische übersetzt, von dem Arzt Yuthog Yönten Gonpo dem Älteren (708–833) mit Kommentaren erweitert worden sein u. wurde von Yuthog Yönten Gonpo dem Jüngeren (1126–1202) überarbeitet u. erweitert.
Es besteht aus **1.** Grund- od. Wurzel-Tantra: Überblick über die gesamte medizinische Lehre; **2.** Tantra der Erklärungen: behandelt die Entstehung des menschlichen Körpers, Anatomie, Voraussetzungen für Krankheiten, Funktionen der Energiesysteme (vgl. Energielehre, tibetische) sowie die Arzneimittel (vgl. Medikamente, tibetische) zum Heilen von Krankheiten; **3.** Tantra der Anweisungen: ausführlicher technischer Leitfaden, der die verschiedenen Krankheiten, die Ursachen ihres Entstehens, ihre Pathologie u. ihre Therapie beschreibt; **4.** das letzte Tantra: enthält die Methoden der Diagnose u. die Zubereitung der Arzneien. Die aktuelle Orientierung der Lehre erfolgt an Kommentarbänden.
Über die schriftliche Fixierung der tibetischen Heilkunde hinaus veranschaulichen Bild-Dokumentationen in Form von Thangkas (Rollbilder) die Systematik der t. t. M. in Form eines Baumes mit 3 Wurzeln u. 9 Stämmen, 47 Zweigen, 224 Blättern, 2 Blüten (Gesundheit u. langes Leben) u. 3 Früchten (geistige Entwicklung u. spiritueller Lehrer, Reichtum u. Wohlergehen, Glück). Die **3 Wurzeln** verdeutlichen die Anordnung des gesunden u. kranken Körpers, die Diagnostik u. die Therapie: **1.** Wurzel (Anordnung): erläutert die Energielehre, Merkmale des gesunden (Stamm 1) u. kranken Organismus (Stamm 2), Ursachen tödlicher Krankheiten u. die Klassifikation in kalte u. heiße Krankheiten; **2.** Wurzel (Diagnostik, s. Diagnostik, traditionelle tibetische): das Beschauen der Zunge u. des Urins (Stamm 3), das Fühlen der Pulse (Stamm 4) sowie das Fragen nach den Ursachen u. Symptomen der gestörten Energiesysteme (Stamm 5); **3.** Wurzel (Therapie; s. Therapie, traditionelle tibetische): die Beratung zur Ernährung (Stamm 6) u. Lebensweise sowie Verhalten (Stamm 7) stehen in der Bedeutung vor der Verordnung von Medikamenten (Stamm 8), wobei zwischen heilenden, lindernden u. reinigenden Maßnahmen unterschieden wird. Äußere Heilmethoden (Stamm 9) mit Moxibustion*, Massagen*, Schwitzkuren, Aderlass* u. Kaltwasser-Anwendungen leiten über zu warmen Anwendungen wie Kauterisation*.
Die empirische Erkenntnistheorie der t. t. M. folgt induktiv bzw. deduktiv logischen Regeln. Sie betrachtet den Menschen als Mikrokosmos, der den gleichen Gesetzen unterliegt wie der Makrokosmos. Die 3 Energien Lung, Tipa u. Bäken (s. Energielehre, tibetische) basieren danach auf der Fünf-Elemente-Lehre. Ohne das Element Erde gibt es keine Form, ohne Wasser hat die Form keine Konsistenz, ohne Feuer kann sie nicht reifen, ohne den Wind bzw. die Luft nicht wachsen bzw. sich bewegen u. ohne Raum nicht im Kosmos ihren Platz einnehmen. Die Elemente Wind bzw. Luft u. Raum kommen in der Energie von Lung zum Ausdruck, Tipa wird durch Feuer geprägt u. Bäken durch Erde u. Wasser beeinflusst. Die Elemente bilden auch die Basis der tibetischen Arzneimittelkunde. Da jede Materie aus den kosmischen Kräften geschaffen wird, sind sie für alle natürlichen Arzneimittel verantwortlich. Ihre spezifische pharmazeutische Wirkung kann an den sechs Geschmacksrichtungen süß, sauer, bitter, salzig, scharf bzw. heiß u. adstringierend bzw. herb gemessen werden. Die Geschmacksrichtungen werden durch den tibetischen Arzt bei der Testung des Geschmacks von Pflanzenteilen zur Herstellung von Arzneimitteln empirisch festgestellt. Weil die Elemente z. T. die physischen Störungen von Lung, Tipa u. Bäken verursachen, kann die richtige Arznei festgestellt u. verordnet werden. Die 6 Geschmacksrichtungen werden durch die 5 Elemente bzw. kosmischen Kräfte gebildet: Erde + Wasser = süß; Erde + Feuer = sauer; Wasser + Feuer = salzig; Wasser + Luft = bitter; Feuer + Luft = scharf bzw. heiß; Erde + Luft = adstringierend.

Die einzelnen Energien lassen sich dabei wie folgt regulieren bzw. therapieren: Lung durch süß, sauer u. salzig; Tipa durch süß, bitter sowie herb u. Bäken durch sauer, salzig u. scharf.
Somit benutzt die tibetische Heilkunde auf der Basis von Empirie eine induktiv-logische Erkenntnistheorie. Das Wort für Gesundheit (tibetisch: Trö-wa-ten) bedeutet wörtlich übersetzt: „Sich auf das verlassen, was einem entspricht".

Medizin|trans|fer (↑; lat. transferre hinübertragen) *m*: die Übertragung einer speziellen Form von Medizin in eine andere Kultur, von der Ethnomedizin* als Bestandteil eines komplexen Kulturwandels u. als Begleiterscheinung des Globalisierungsprozesses interpretiert; **Beispiele:** die Übernahme von Akupunktur in westliche Länder, Impfmaßnahmen in Zentralafrika; aufgrund der großen Unterschiedlichkeit kultureller Bedeutungssysteme u. der damit verbundenen Schwierigkeit, ein Konzept in ein anderes zu übertragen od. zu integrieren, kann es als Folge von M. zu schweren Störungen von Heilung* u. Coping* kommen. Die vorbestehende kulturelle Ordnung wird verunsichert, die neue kann nicht unbeschadet integriert werden; es kommt zur kulturellen Dissoziation*.

Medor|rhinum *n*: klassische Nosode* der Homöopathie.

Meer|rettich: s. Armoracia rusticana.

Meer|träubchen: s. Ephedra sinica.

Meer|zwiebel: s. Urginea maritima.

Mega|vit|amin|therapie (gr. μεγας groß, gewaltig; Therapie*) *f*: Behandlung verschiedener, meist nicht ernährungsabhängiger Erkrankungen mit hohen Dosen an Vitaminen (z. B. Wernicke-Enzephalopathie mit Vitamin B_1); **Prinzip:** Nutzung des pharmakologischen Effekts hochdosierter Vitamine, der sich grundlegend von den Wirkungen physiologisch dosierter Vitaminmengen unterscheidet; unerwünschte Nebenwirkungen sind nicht auszuschließen. Vgl. Hypervitaminosen.

Mehl|typ *m*: gesetzlich vorgeschriebene Bez., die den mittleren Mineralstoffgehalt in mg/100 g Mehltrockensubstanz angibt; bestimmte Schwankungsbreiten sind zulässig (s. Tab.). Vgl. Ausmahlungsgrad.

Mehr|fach|test, bio|chemischer *m*: spekulativer Labortest zur Krebs(früh)erkennung nach Neunhoeffer, der mit dem Harn des Patienten durchgeführt werden soll; obsoletes Verfahren. Vgl. Krebs (Tab. dort).

M

Mehltyp
Gesetzliche Mehltypenbezeichnung nach DIN 10355

Mahlerzeugnis	Benennung	Type	Mineralstoffgehalt in g/100 g Trockenmasse Mindestwert	Höchstwert
Mehl	Weizenmehl	405	–	0,50
		550	0,51	0,63
		812	0,64	0,90
		1050	0,91	1,20
		1600	1,21	1,80
	Hartweizenmehl	1600	1,55	1,85
	Roggenmehl	815	–	0,90
		997	0,91	1,10
		1150	1,11	1,30
		1370	1,31	1,60
		1740	1,61	1,80
Backschrot	Weizenbackschrot	1700	–	2,10
	Roggenbackschrot	1800	–	2,20
Vollkornmehl[1]	Weizenvollkornmehl	–	–	–
	Roggenvollkornmehl	–	–	–
Vollkornschrot[1]	Weizenvollkornschrot	–	–	–
	Roggenvollkornschrot	–	–	–

[1] Vollkornmehl und Vollkornschrot müssen die gesamten Bestandteile der gereinigten Körner einschließlich des Keimlings enthalten; sie haben keine Typenbezeichnung. Die Körner dürfen vor der Verarbeitung von der äußeren Fruchtschale befreit sein.
– keine Angabe

Mel (lat.) *n*: s. Honig.

Mela|leuca alterni|folia Cheel *f*: in Australien beheimateter Baum aus der Familie der Myrtaceae (Myrtengewächse); **Arzneidroge:** ätherisches Öl aus den Blätter (Melaleucae aetheroleum, **australisches Teebaumöl**); **Inhaltsstoffe:** qualitativ hochwertiges ätherisches Öl enthält mindestens 40 % Terpinen-4-ol, 10–28 % γ-Terpinen, 5-13% α-Terpinen, maximal 3 % Cineol, 1,5–8 % α-Terpineol, p-Cymen, α- u. β-Pinen, Myrcen u. a.; **Hinweis:** Teebaumöl wird häufig durch Zumischen billiger Öle verfälscht u. kann Organochlorpestizide enthalten. Es ist unbedingt auf die Verwendung von hochwertigem, unverfälschtem Öl zu achten (Apothekenqualität). Teebaumöl ist in Deutschland nur als Kosmetikum im Handel. **Wirkung:** antiinflammatorisch, antibakteriell, antimykotisch, virustatisch (Herpesviren); **Verwendung:** reines ätherisches Öl bzw. Teebaumöl-Zubereitungen; äußerlich bei Acne vulgaris (leicht bis mittelschwer), Follikulitis, Furunkel, Karbunkel, Mykosen, Warzen, leichten Verbrennungen, Erkältungskrankheiten, Muskelschmerzen, zur Wunddesinfektion; **Dosierung:** wenige Tropfen direkt bzw. in 5 %igen halbfesten Zubereitungen 1–2-mal täglich auftragen; **Nebenwirkungen:** allergische Hautreaktionen, insbesondere bei Verwendung von oxidiertem, d. h. zu lange od. falsch gelagertem Teebaumöl (1–5 % Allergien); **Kontraindikation:** Überempfindlichkeit gegen Teebaumöl; **Wechselwirkung:** keine bekannt.

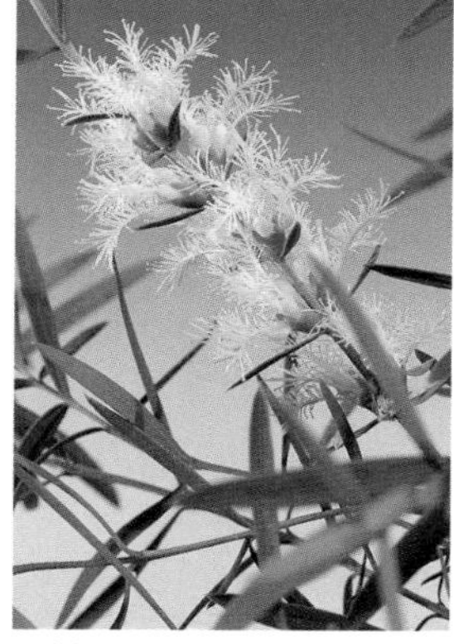

Melaleuca alternifolia Cheel: Blüte [1]

Mela|leuca caje|puti *f*: s. Melaleuca leucadendra.

Mela|leuca leuca|dendra var. caje|puti *f*: Cajeput; Baum aus der Familie der Myrtaceae (Myrtengewächse); zusammen mit Melaleuca cajeputi u. Melaleuca quinquenervia Stammpflanze der Droge; **Arzneidroge:** aus den frischen Blättern u. Zweigspitzen gewonnenes u. rektifiziertes ätherisches Öl (Oleum Cajeputi, Cajeputi aetheroleum); **Inhaltsstoffe:** 50–65 % 1,8-Cineol, bis zu 30 % Terpineol, α-Pinen, Limonen u. a.; **Wirkung:** antibakteriell, hyperämisierend, spasmolytisch; **Verwendung: traditionell** innerlich als reflektorisch wirkendes Expektorans bei Entzündungen der oberen Atemwege, als Diaphoretikum; äußerlich zur Linderung arthritisch u. rheumatisch bedingter Schmerzen; alle Anwendungen sind nicht durch klinische Belege abgesichert. **Nebenwirkungen:** selten Übelkeit, Erbrechen, Durchfall, Bronchospasmen, lokal: allergische Reaktion, Schleimhautirritation; **Kontraindikation:** entzündliche Erkrankungen im Bereich des Magen-Darm-Trakts u. der Gallenwege; schwere Lebererkrankungen; bei Säuglingen u. Kleinkindern nicht im Bereich des Gesichts auftragen. **Wechselwirkung:** Cineol bewirkt eine Induktion des fremdstoffabbauenden Enzymsystems in der Leber. Die Wirkung anderer Arzneimittel kann daher abgeschwächt bzw. verkürzt werden. Vgl. Melaleuca viridiflora.

Mela|leuca quinque|nervia *f*: s. Melaleuca leucadendra.

Mela|leuca viridi|flora Solander ex Gaertner *f*: Niauli-Baum; Baum aus der Familie der Myrtaceae (Myrtengewächse); **Arzneidroge:** aus den Blättern gewonnenes ätherisches Öl (Niauli aetheroleum, Niauliöl); **Inhaltsstoffe:** 35–60 % 1,8-Cineol, Nerolidol, α-Terpineol u. dessen Valeriansäureester; **Wirkung:** antibakteriell, hyperämisierend; **Verwendung:** ätherisches Öl direkt u. a. galenische Zubereitungsformen zum Einnehmen u. zur äußerlichen Anwendung; nach **Kommission E** bei Katarrhen der oberen Atemwege; **traditionell** innerlich u. äußerlich bei rheumatischen Beschwerden, Neuralgien; **Dosierung:** innerlich: Einzeldosis 0,2 g Öl, Tagesdosis 0,2–2 g Öl, ölige Nasentropfen: 2–5 % in Öl-in Wasser-Emulsion; äußerlich: ölige Zubereitungen 10–30 %ig; **Nebenwirkungen:** in seltenen Fällen nach Einnahme Übelkeit, Erbrechen u. Diarrhö; **Kontraindikation:** innerliche Anwendung: entzündliche Erkrankungen im Magen-Darm-Bereich, im Bereich der Gallenwege, schwere Lebererkrankungen; äußerlich bei Säuglingen u. Kleinkindern nicht im Bereich des Gesichts, besonders der Nase auftragen; **Wechselwirkung:** die Wirkung anderer Arzneimittel kann abgeschwächt od. verkürzt werden. Vgl. Melaleuca leucadendra.

Melan|choliker (gr. μελαγχολία Gallsucht, Tiefsinn) *m*: s. Temperament.

Melia azadirachta *f*: s. Azadirachta indica.

Meli|lotus *m*: Steinklee; ein- bis zweijährige Pflanzen aus der Familie der Fabaceae (Schmetterlingsblütler); Melilotus officinalis (L.) Pallas (Gewöhnlicher Steinklee), Melilotus altissimus Thullier (Hoher Seinklee); **Arzneidroge:** frische od. getrocknete Blätter u. blühende Zweige (Meliloti herba, Steinkleekraut); **Inhaltsstoffe:** 0,9 % Cumarin u. Cumarinderivate (Melilotosid, Melilotin u. a.), Saponine (Soyasapogenole, Melilotigenin u. a.), Flavonoide; **Wirkung:** antiödematös, wundheilend;

M

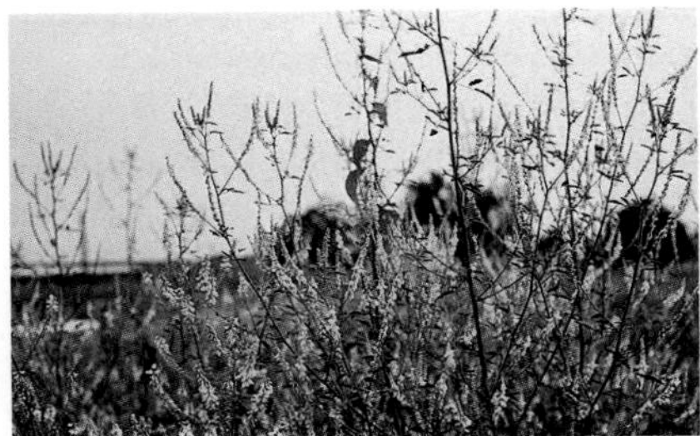
Melilotus: Pflanze [1]

Verwendung: in galenischen Zubereitungen zum Einnehmen, flüssige Darreichungsformen zur parenteralen Anwendung; äußerlich Salben, Linimente, Kataplasmen u. Kräuterkissen; nach **Kommission E** innerlich bei chronisch-venöser Insuffizienz (Schmerzen u. Schweregefühl in den Beinen, nächtliche Wadenkrämpfe, Juckreiz u. Schwellungen), zur unterstützenden Behandlung bei Thrombophlebitis u. beim postthrombotischen Syndrom, bei Hämorrhoiden u. Lymphstauungen; äußerlich bei Prellungen, Verstauchungen u. oberflächlichen Hämatomen; **Dosierung:** mittlere Tagesdosis von Zubereitungen zum Einnehmen entsprechend 3–30 mg Cumarin; äußerlich in Kombinationen, entsprechend den Angaben des Herstellers; **Nebenwirkungen:** selten u. bei Überdosierung Kopfschmerz; **Kontraindikation:** Schwangerschaft u. Stillzeit; **Wechselwirkung:** keine bekannt; **Homöopathie:** Zubereitungen entsprechend des individuellen Arzneimittelbildes z. B. bei Kopfschmerz u. Migräne.

Melissa officinalis L. *f*: Melisse, Zitronenmelisse; Staude aus der Familie der Lamiaceae (Lippenblütler); **Arzneidroge:** Laubblätter (Melissae folium, Melissenblätter); **Inhaltsstoffe:** mindestens 0,05 % ätherisches Öl (insbesondere Citral, weiterhin Citronellal, Mono- u. Sesquiterpene), 4 % Gerbstoffe (z. B. Rosmarinsäure), Flavonoide, Triterpensäuren; **Wirkung:** spasmolytisch, karminativ, beruhigend; **Verwendung:** geschnittene Droge als Teeaufguss, Drogenpulver, Flüssigextrakt, Trockenextrakt für Aufgüsse u. a. galenische Zubereitungen; nach **Kommission E** bei nervös bedingten Einschlafstörungen, funktionellen Magen-Darm-Beschwerden; weitere Indikation: äußerlich Extrakt bei Herpex-simplex-Infektionen; **Dosierung:** 1,5–4,5 g Droge pro Tasse, mehrmals täglich nach Bedarf; Zubereitungen entsprechend; äußerlich: Creme: 1 % iger lyophilisierter wässriger Extrakt (70 : 1) 2–4-mal täglich; **Nebenwirkungen:** keine bekannt; **Kontraindikation:** keine bekannt; **Wechselwirkung:** keine bekannt.

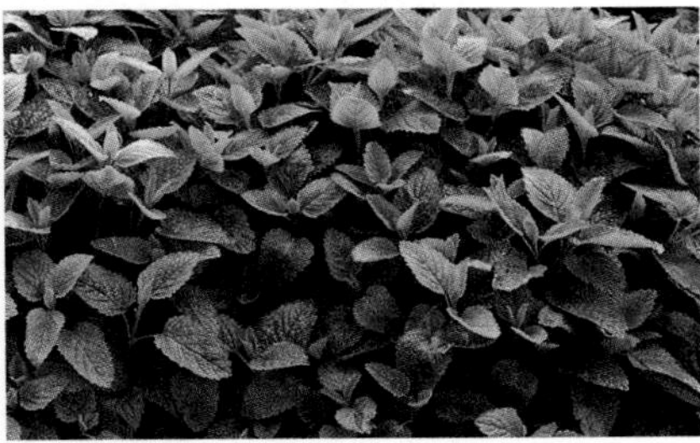
Melissa officinalis L.: Pflanze [2]

Melisse: s. Melissa officinalis.

Melissen|öl, indisches: s. Cymbopogon winterianus.

Melonen|baum: s. Carica papaya.

Menachinon *n*: s. Vitamin K.

Mengen|elemente (lat. elementum Grundstoff) *n pl*: s. Mineralstoffe.

Meno|pause: s. Syndrom, klimakterisches.

Meno|pausen|syn|drom *n*: s. Syndrom, klimakterisches.

Menstruations|störungen (lat. menstruus allmonatlich): s. Zyklusstörungen.

Mental|therapie (lat. mens, mentis Verstand, Geist; Therapie*) *f*: Bez. für ein therapeutisches Verfahren, das inhaltlich mit Geistheilung* od. anderen, z. T. apparativ verkleideten Formen zur Heilung mit geistigen, kosmischen od. „göttlichen" Kräften übereinstimmt u. den Einbezug von Radiästhesie* u. Telepathie* betont; letzteres soll darauf hinweisen, dass es sich um die praktische Durchführung von Ferndiagnosen* u. Fernbehandlungen handelt. Arzneimittel werden ausschließlich als Informationsschwingung gesehen, die „über jede Entfernung" mental beim Patienten einsetzbar sind. Ziel der M. ist nicht die materielle Ebene, sondern die geistige Dimension u. das Bewusstsein des Menschen. Spekulatives Verfahren, moderne Form des Okkultismus*.

Mentha crispa *f*: Mentha spicata var. crispa, Mentha viridis; Krauseminze; ausdauernde Pflanze aus der Familie der Lamiaceae (Lippenblütler); **Arzneidroge:** während der Blütezeit gesammelte u. getrocknete Laubblätter (Menthae crispae folium) u. das Wasserdampfdestillat der frischen, blühenden, oberirdischen Teile (Menthae crispae aetheroleum); **Inhaltsstoffe:** 0,8–2,5 % ätherisches Öl mit 40–8 0% (–)-L-Carvon als Träger des Aromas u. 5–15 % (–)-Limonen, 5 % weitere Terpene (kein Menthol) sowie methylierte Flavone; **Wirkung:** spasmolytisch; **Verwendung:** als Teeaufguss od. in Teemischungen; **traditionell** innerlich bei Verdauungsstörungen, Magenkrämpfen, Übelkeit, Blähungen, Gallensteinen, Reizdarmsyndrom, Halsschmerzen, Diarrhö, Erkältungen, Kopfschmerzen; äußerlich bei Entzündungen der Mundschleimhaut, Kopfschmerzen; ätherisches Öl zur Inhalation bei Erkältungskrankheiten; **Dosierung:** keine typische Dosierung; **Nebenwirkungen:** selten allergische Reaktionen; **Kontraindi-**

kation: Schwangerschaft u. Stillzeit; **Wechselwirkung:** keine bekannt. Vgl. Mentha x piperita.

Menthae arvensis aetheroleum *f pl*: Japanisches Pfefferminzöl; Minzöl; ätherisches Öl von Mentha arvensis var. piperscens (Ackerminze); **Verwendung:** wie Pfefferminzöl (Mentha x piperita); **Dosierung:** Tagesdosis bei innerlicher Anwendung 3–6 Tropfen.

Mentha spicata *f*: Mentha viridis; Rossminze; ausdauernde Pflanze aus der Familie der Lamiaceae (Lippenblütler); **Arzneidroge:** während der Blütezeit gesammelte u. getrocknete Laubblätter (Menthae spicatae folium); **Inhaltsstoffe:** ätherisches Öl, keine weitere Beschreibung erhältlich; **Wirkung:** lokalanästhetisch, spamolytisch; **Verwendung:** als Teeaufguss od. in Teemischungen; **traditionell** innerlich bei Verdauungsstörungen, Magenkrämpfen, Übelkeit, Blähungen, Gallensteinen, Reizdarmsyndrom, Halsschmerzen, Diarrhö, Erkältungen, Kopfschmerzen, Zahnschmerzen; äußerlich Schleimhautentzündung, Arthritis, Muskelschmerzen, Pruritus, Urticaria; **Dosierung:** keine typische Dosierung; **Nebenwirkungen:** keine bekannt; **Kontraindikation:** Schwangerschaft u. Stillzeit; **Wechselwirkung:** keine bekannt. Vgl. Mentha crispa.

Mentha x piperita L. *f*: Pfefferminze; Kulturpflanze (Kreuzung aus Mentha aquatica u. Mentha spicata) aus der Familie der Lamiaceae (Lippenblütler); **Arzneidroge:** Laubblätter, Stängelanteil maximal 5 % (**Menthae piperitae folium**, Pfefferminzblätter); **Inhaltsstoffe:** mindestens 1,2 % (bis 4 %) ätherisches Öl mit (–)-Menthol, Menthon, Menthofuran u. a. Monoterpenen), bis 4,5 % Labiaceen-Gerbstoffe (z. B. Rosmarinsäure), Flavonoide; **Wirkung:** spasmolytisch, choleretisch, karminativ; **Verwendung:** zerkleinerte Droge für Teeaufgüsse u. Auszüge; innerlich nach **Kommission E** bei krampfartigen Beschwerden im Magen-Darm-Trakt u. in den Gallenwegen; **traditionell** auch bei Übelkeit, Erbrechen, Meteorismus; **Dosierung:** Tagesdosis 3–6 g; 1,5 g pro Tasse, 5–15 g Tinktur, Zubereitungen entsprechend; Hinweis: Die Anwendung standardisierter Präparate wird ausdrücklich empfohlen. **Nebenwirkungen:** Verstärkung von chronischen Magenbeschwerden möglich; **Kontraindikation:** bei Gallensteinleiden nur nach Rücksprache mit dem Arzt anwenden; **Wechselwirkung:** keine bekannt. **Arzneidroge:** ätherisches Öl aus den Zweigspitzen der frisch geernteten, blühenden Pflanze (**Menthae piperitae aetheroleum**, Pfefferminzöl); **Inhaltsstoffe:** mindestens 44 % freie Alkohole (Menthol*), mindestens 15 % bis maximal 32 % Ketone (Menthon), 3–10 % Ester (Menthylacetat); **Wirkung:** spasmolytisch, karminativ, cholagog, antibakteriell, sekretolytisch, kühlend, lokalanästhetisch; **Verwendung:** innerlich Tropfen zur Inhalation, magensaftresistente Kapseln; äußerlich Tropfen, halbfeste u. ölige Zubereitungen; nach **Kommission E** innerlich bei krampfartigen Beschwerden im oberen Magen-Darm-Trakt u. in den Gallenwegen, Reizdarmsyndrom, Entzündungen der Mundschleimhaut, Katarrhen der oberen Atemwege; äußerlich bei Muskel- u. Nervenschmerzen, Pruritus, stumpfen Verletzungen, Spannungskopfschmerzen; **Dosierung:** innerlich 6–12 Tropfen pro Tag; zur Inhalation 3–5 Tropfen in heißem Wasser; bei Reizdarmsyndrom: mittlere Tagesdosis 0,6 ml in magensaftresistenter Umhüllung; bei äußerlicher Anwendung einige Tropfen in die betroffene Hautpartie einreiben; in halbfesten u. öligen Zubereitungen 5–20 %, in wässrig-ethanolischen Zubereitungen 5–10 %, in Nasensalben 1–5 % ätherisches Öl; Zubereitungen entsprechend; Hinweis: Pfefferminzöl in Arzneibuchqualität (offizinell) sollte bevorzugt werden. **Nebenwirkungen:** Magenbeschwerden bei empfindlichen Personen; **Kontraindikation:** Verschluss der Gallenwege, Gallenblasenentzündungen, schwere Leberschäden; bei Säuglingen u. Kleinkindern nicht im Bereich des Gesichtes, speziell der Nase einreiben; **Wechselwirkung:** keine bekannt. Vgl. Mentha crispa.

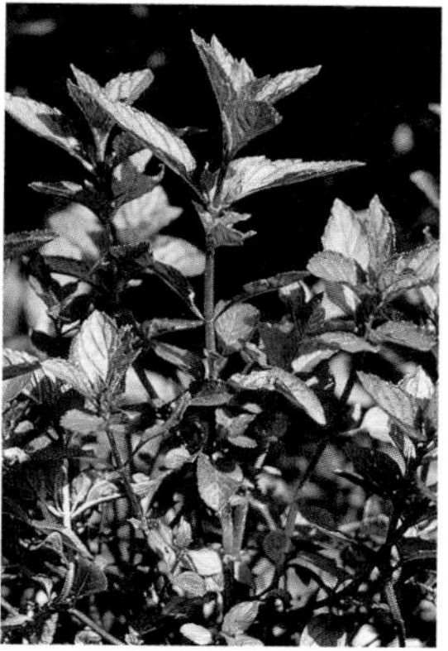
Mentha x piperita L.: Pflanze [1]

Menthol *n*: monocyclischer Monoterpenalkohol; natürliches D(–)-M. (Hauptbestandteil in Pfefferminzöl; s. Mentha x piperita) od. synthetisches racemisches M.; **Wirkung:** erzeugt auf der Haut ein Kältegefühl, begleitet von lokalanästhetischer Wirkung; bei innerlicher Anwendung spasmolytisch, expektorierend, cholagog.

Menyanthes trifoliata L. *n*: Bitterklee, Fieberklee; Sumpfpflanze aus der Familie der Menyanthaceae (Fieberkleegewächse); **Arzneidroge:** Laubblätter (Menyanthidis trifoliatae folium, Trifolii fibrini folium); **Inhaltsstoffe:** dimere glykosidische Iridoid-Bitterstoffe, Gerbstoffe, ätherisches Öl, Flavonoide; **Wirkung:** Förderung der Speichel- u. Magensaftsekretion; **Verwendung:** nach **Kommission E** bei Appetitlosigkeit, dyspeptischen Beschwerden; **traditionell** auch bei Erkrankungen

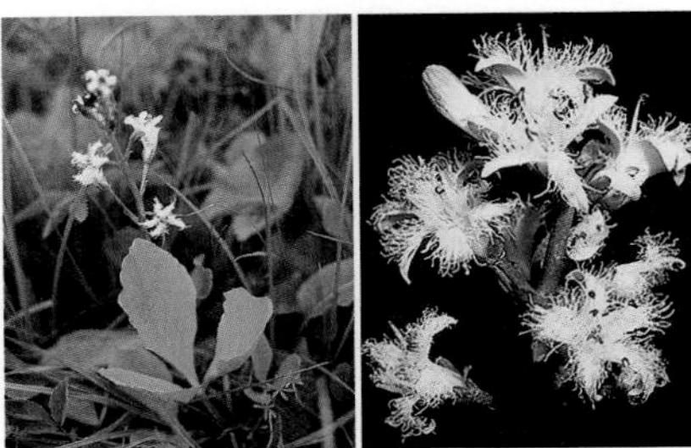

Menyanthes trifoliata L.: Pflanze u. Blüte [2]

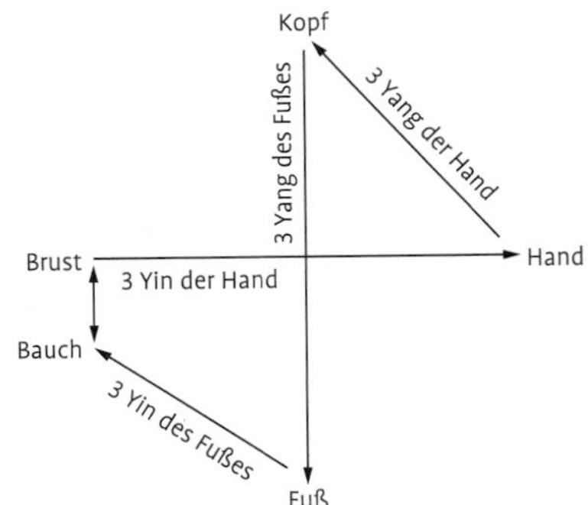

Meridiane: Verlauf u. Verbindung der 12 Hauptgefäße [5]

der Leber, Gicht, Migräne, als Fiebermittel; **Dosierung**: Tagesdosis 1,5–3 g der zerkleinerten Droge als Teeaufguss (1 g pro Tasse); Zubereitungen entsprechend Bitterwert; Kombination mit anderen Bitterstoffdrogen empfohlen; **Nebenwirkungen:** keine bekannt; **Kontraindikation**: keine bekannt; **Homöopathie:** Verwendung der frischen blühenden Pflanze (kleines Mittel) z. B. bei Kopfschmerzen, die sich durch starken Druck mit der Hand bessern.

Menyanthidis tri|foliatae folium *n*: s. Menyanthes trifoliata.

Mercurius cyanatus *m*: s. Quecksilberzyanid.

M

Meridiane (lat. meridianus mittägig, südlich) *m pl*: im Westen gebräuchliche, nicht korrekte Übersetzung des chinesischen Begriffes Jing-Mai (pulsierende Blutgefäße); zusammenfassende Bez. für die aus den sog. Hauptmeridianen u. Nebengefäßen bestehenden sog. Leitbahnen in der Traditionellen Chinesischen Medizin*; tatsächlich sind die Hauptmeridiane die bekannten pulsierenden Blutgefäße des Menschen, die tief im Körper u. innerhalb der Muskeln verlaufen, die Nebengefäße verlaufen eher an der Oberfläche u. an der Haut. Jedes Gefäß hat einen inneren Verlauf im Körper, der von den entsprechenden Speicherorganen (s. Fünf Speicherorgane) u. Hohlorganen (s. Sechs Hohlorgane) ausgeht, u. einen äußeren Verlauf in Muskeln u. an der Haut, wodurch die inneren Organe mit den äußeren Partien des Körpers, mit den Körperöffnungen sowie mit Haut, Haaren, Sehnen, Muskeln u. Knochen verbunden sind. **Einteilung:** Unterschieden werden 12 klassische Hauptgefäße, 8 außergewöhnliche Gefäße, 15 Luo-Gefäße od. -Verbindungen, 12 Gefäßverbindungen sowie 12 Muskel-Sehen-Züge (s. Tab.). An den Extremitäten weisen die Gefäße eine typische Verteilung auf (s. Abb.): Es liegen sich nach der Yin-Yang-Verteilung jeweils gegenüber die Gefäße von Lunge-Dickdarm u. Milz-Magen, von Perikard-Drei* Erwärmer u. Leber-Gallenblase sowie von Herz-Dünndarm u. Niere-Harnblase. Die Zirkulation im Körper verläuft so, dass die 3 Yin-Gefäße der Hand von der Brust zu den Fingerspitzen ziehen, die 3 Yang-Gefäße der Hand von den Fingerspitzen zum Kopf; die 3 Yang-Gefäße des Fußes ziehen vom Kopf zu den Zehenspitzen, die 3 Yin-Gefäße des Fußes von den Zehenspitzen zum Bauch; zwischen Bauch bzw. Bauchorganen u. Brust bzw. Brustorganen besteht eine weitere Verbindung. Nach traditioneller Auffassung werden im Gefäßsystem Blut u. Qi (Qi-Xue; s. Xue) zur Versorgung sämtlicher Organe transportiert. Über das Gefäßsystem können äußere pathogene Störungen in den Körper eindringen u. Erkrankungen der inneren Organe sich ausbreiten; z. B. kann das sog. Magen-Feuer zu Schwellungen u. Blutungen des Zahnfleisches führen, das sog. Leber-Feuer zu entzündeten Augen u. stechenden Kopfschmerzen u. das sog. Gallenblasen-Feuer zu Ohrenschmerzen, Tinnitus u. Schwerhörigkeit. Die Gefäßverläufe werden auch in der **Diagnostik** von Erkrankungen (s. Syndromdiagnostik, differenzierende) berücksichtigt; so wird z. B. der Schmerz bei Angina pectoris über das Herz- u. Perikard-Gefäß in den linken Arm übertragen (ein auch in der westlichen Medizin bekanntes Phänomen), andere pathologische Veränderungen am Gefäßsystem, z. B. Druckschmerzhaftigkeit bestimmter Akupunktur-Foramina, sind ebenfalls Krankheitsindikatoren. Bei Kopfschmerz wird nach Lokalisation des Schmerzes unterschieden, welches Gefäß betroffen ist; Stirnkopfschmerz gehört zum Magen- u. Dickdarm-Gefäß, Schläfenkopfschmerz zum Gallenblasen-Gefäß u. zum Gefäß der Drei* Erwärmer, Scheitelkopfschmerz zum Leber-Gefäß, Hinterkopfschmerz zum Harnblasen- u. Dünndarm-Gefäß. Eine wesentliche Bedeutung besitzen die Gefäße im Rahmen der Akupunktur*, wobei nur die 12 Hauptgefäße u. 2 der außergewöhnlichen Gefäße eigene Akupunktur-Foramina besitzen. Von der modernen westlichen Medizin wird die Lehre von den Gefäßverläufen u. ihre medizinische Bedeutung folgerichtig auf den Blutkreislauf u. das Nervensystem (einschließlich Vegetativum) bezogen u. so teilweise naturwissenschaftlich erklärt. Danach sind die Träger der Akupunkturwirkung die bekannten Leitungsbahnen (Hirn-

Meridiane
Aufbau des Gefäßsystems

Gefäße (Jing-Mai)	12 Hauptgefäße	Hand	3 Yin	Hand-Tai-Yin (Lungen-Gefäß)
				Hand-Shao-Yin (Herz-Gefäß)
				Hand-Jue-Yin (Perikard-Gefäß)
			3 Yang	Hand-Tai-Yang (Dünndarm-Gefäß)
				Hand-Shao-Yang (Drei Erwärmer-Gefäß)
				Hand-Yang-Ming (Dickdarm-Gefäß)
		Fuß	3 Yin	Fuß-Tai-Yin (Milz-Gefäß)
				Fuß-Shao-Yin (Nieren-Gefäß)
				Fuß-Jue-Yin (Leber-Gefäß)
			3 Yang	Fuß-Tai-Yang (Blasen-Gefäß)
				Fuß-Shao-Yang (Gallenblasen-Gefäß)
				Fuß-Yang-Ming (Magen-Gefäß)
	8 außergewöhnliche Gefäße (Qi-Jing Ba-Mai)			Du-Mai (Lenker-Gefäß)
				Ren-Mai (Diener-Gefäß)
				Chong-Mai
				Dai-Mai
				Yin-Qiao-Mai
				Yang-Qiao-Mai
				Yin-Wei-Mai
				Yang-Wei-Mai
Luo-Gefäße	Bie-Luo			insgesamt 15; sie zweigen von den Hauptgefäßen ab und verbinden Oberfläche (Biao) und Inneres (Li) der Gefäße
	Sun-Luo			kleine Abzweigungen der Bie-Luo
	Fu-Luo			oberflächlich an der Haut verlaufende Sun-Luo
weitere Bahnen	12 Gefäßverbindungen			entspringen von den 12 Hauptgefäßen
	12 Muskelsehnen			verbinden die Knochen des menschlichen Körpers miteinander

nerven, periphere Nerven, Blutgefäße u. a.) sowie bestimmte Zentren des Zentralnervensystems. Die Wirkung der Akupunktur beruht nach dieser Auffassung auf den bekannten zirkulatorischen u. neuralen Beziehungen zwischen den oberflächlichen Körperschichten (z. B. Haut, Muskeln) u. den inneren Organen. Eine wichtige Rolle spielen dabei die Head*-Zonen, die Grenzstrangganglien, die psychovegetative Regulation sowie das Hypothalamus-Hypophysen-System. Neben der Akupunktur sind die Gefäße auch relevant bei der Behandlung mit chinesischer Massage* u. bei der Verordnung von Medikamenten (z. B. Heilkräuter; s. Medikamente, chinesische).

Meridian|massage (↑) *f*: s. Akupunktmassage.

Mes|enchym|test (gr. μέσος mittleres, mitten; ἐγχεῖν eingießen, füllen) *m*: s. Witting-Test.

Mesmerismus (Franz Anton Mesmer, Paris, 1734–1815) *m*: syn. Heilmagnetismus*.

Meso|therapie (gr. μέσος mittleres, mitten, zwischen; Therapie*) *f*: von dem französischen Landarzt Michel Pistor 1950 vorgestelltes Verfahren, bei dem aus den embryonalen Grundlagen mesenchymaler Strukturen u. aus dem anatomischen Aufbau der Haut die spezifische Wirkungsweise von in die Haut applizierten Medikamenten abgeleitet wird; die M. stellt eine Kombination mehrerer Elemente bekannter Einzelverfahren wie Akupunktur*, Neuraltherapie*, Homöopathie* u. indikationsorientierter Arzneimittel allopathischer Herkunft dar. Ein mit einem Lokalanästhetikum verdünntes Arzneimittelgemisch wird mit kurzen Nadeln od. eigens hierfür konzipierten Mikroinjektionsgeräten in die Haut eingespritzt, wobei verschiedene Injektionstechniken (Serien, Infiltration, Salven) angewendet werden. Grundsätzlich sollen sich die Lokalisation der therapeutischen Anwendung u. die Topographie der Erkrankung möglichst nahe kommen (auch unter Einbeziehung segmentaler u. reflexiv wirkender Punkttechniken). **Anwendung:** bei akuten u. chronischen Schmerzzuständen, vegetativen Erschöpfungszuständen, Allergien*, Durchblutungsstörungen u. a.; **Kontraindikation:** schwere systemische Erkrankungen, Psychosen, Erbkrankheiten, ansteckende Infektionskrankheiten, Schwangerschaft u. Stillzeit.

Meta|analyse (gr. μετά nach, hinter; ἀναλύειν auflösen) *f*: systematisches Verfahren der Statistik, bei der die Daten aus mehreren Studien zusammengefasst werden, so dass ein neues quantitatives Ergebnis entsteht. Vgl. N=1-Studie, Outcome-Studie, Review, systematische; Studie, randomisierte klinische.

Metall|spiegel: in der Anthroposophischen Medizin* verwendete Arzneimittel, deren metallische Bestandteile durch Destillation od. chemische Reaktion als hauchdünne, reine Metallniederschläge gewonnen werden; Herstellung nach APC*; vgl. Metalltherapie.

Metall|therapie (Therapie*) *f*: in der Anthroposophischen Medizin* entwickelte Therapie mit Metallpräparaten, die in potenzierter Form innerlich u. äußerlich angewendet werden; Grundlage ist die kosmologische Evolutionslehre Rudolf Steiners, die den geistigen Ursprung allen Geschehens u. aller Dinge schildert u. nach der sich Mensch u. Kosmos in gegenseitiger Abhängigkeit entwickeln. Die 7 Hauptmetalle (Blei, Zinn, Eisen, Kupfer, Quecksilber, Silber, Gold) stellen irdische Repräsentanten der kosmischen Kräfte der 7 Planeten dar u. sollen verwandtschaftliche Beziehung zu 7 inneren Organen (Milz, Leber, Galle, Niere, Lunge, Gehirn, Herz) des Menschen haben (s. Tab.). Weitere häufig angewendete Metalle sind Antimon, Arsen u. Magnesium. Die Anwendung von Metallpräparaten erfolgt zeitlich begrenzt (4–8 Wochen) vorwiegend in potenzierter Form oral od. rektal, per Injektion od. als äußere Auftragung durch Salben. Die Indikationen werden von den Metallen zugehörigen Organsystemen u. deren Erkrankungen bestimmt, wobei die mehr stofflich definierten Arzneimittel primär auf Stoffwechselvorgänge, die hochpotenzierten Arzneimittel primär auf Nerven-Sinnestätigkeiten od. Nerven-Sinnesfunktionen wirken. Vgl. Metall, vegetabilisiertes.

Metalltherapie
Beziehung der Planeten zu Hauptmetallen und Organen

Planeten	Hauptmetalle	Organe
Saturn	Blei (Plumbum)	Milz
Jupiter	Zinn (Stannum)	Leber
Mars	Eisen (Ferrum)	Galle
Sonne	Gold (Aurum)	Herz
Venus	Kupfer (Cuprum)	Niere
Merkur	Quecksilber (Mercurius)	Lunge
Mond	Silber (Argentum)	Gehirn

Metall, vegetabilisiertes *n*: in der Anthroposophischen Medizin* verwendete pflanzliche Arzneimittel; beim Heilpflanzenanbau werden der Aufzuchterde homöopathisch verdünnte Metallsalze zugesetzt; 2 Generationen derselben Pflanzen werden kompostiert u. der Wuchserde beigemengt; die dritte Pflanzengeneration dient der Extraktherstellung nach APC*.

Meteorismus (gr. μετέωρος in der Luft befindlich) *m*: sog. Blähsucht; Luft- bzw. Gasansammlung im Darm od. in der freien Bauchhöhle; **Ursache:** meist nahrungsbedingt od. bei Verdauungsstörungen, auch bei Typhus, Darmverschluss, Bauchfellentzündung, Leberzirrhose u. bei Herzinsuffizienz infolge mangelnder Resorption der Darmgase sowie bei abnorm schlaffen Bauchdecken; **Therapie: 1.** Colonmassage*; **2.** Phytotherapie: Zubereitungen aus Cinnamomum* aromaticum, Cinnamomum* verum, Gentiana* lutea, Curcuma* longa, Coriandrum* sativum, Mentha* crispa, ätherische Öle (z. B. Pimpinella anisum, Foeniculum vulgare, Carum carvi, Menthae arvensis aetheroleum); **traditionell** Zubereitungen aus Ocimum basilicum, Carum carvi, Myristica fragrans, Olivenöl, Illicium anisatum, Tanacetum vulgare; **3.** Homöopathie: u. a. Zubereitungen aus Asa foetida, Carbo vegetabilis (s. Holzkohle), Lycopodium* clavatum. Vgl. Flatulenz, Dyspepsie, funktionelle.

Miasma (gr. μίασμα Befleckung) *n*: ursprünglich Bez. für eine übertragbare (auch moralische) Verunreinigung od. einen krankheitsbringenden Fluch als Erklärungsversuch für die Phänomene Ansteckung u. Epidemie; in der Frühzeit der Homöopathie* Bez. für einen hypothetischen, im Hintergrund jeden Krankheitsgeschehens bestehenden Grundtyp von Krankheit, der in einer Vielzahl klinischer Leiden manifest werden kann. Das Vorhandensein bzw. Wirken eines od. mehrerer M. als größerer Krankheitszusammenhang hinter den bekannten Pathomechanismen der akuten od. chronischen Erkrankung erklärte Phänomene, die später z. T. mit Konzepten wie Konstitution*, Diathese*, Infektion, Epidemie, Chronifizierung, Vererbung, im psychischen Bereich auch Fehlhaltung, Familienmythos u. a. genauer beschrieben wurden. Mit der Entwicklung der medizinischen Hilfswissenschaften u. der homöopathischen Theoriebildung wurden mehrmals große Teile des Bedeutungsinhalts abgespalten (z. B. Infektion u. Vererbung). Neu beobachtete Phänomene wurden mit Resten der ursprünglichen Miasmenlehren verbunden. Es entstanden in neuerer Zeit eine Reihe von Miasmenlehren, in denen z. T. der Erklärungsanspruch zur Pathogenese (M. als eine Urkrankheit) verlassen od. in nicht i. e. S. medizinische Bereiche verlagert wurde. Sie enthalten oft homöopathiefremdes (z. B. psychoanalytisches, weltanschauliches, religiöses) Gedankengut. Daher sind neuere Aussagen über Miasmen od. miasmatische Belastungen des Patienten nur vor dem Hintergrund der jeweiligen Miasmenlehre* verstehbar. Die von den meisten älteren Autoren jedem der **3 klassischen Miasmen** (Psora, Sykose, Syphilis) zugeschriebene klinische Erstmanifestation als Hauterkrankung (Krätze, Feigwarzenkrankheit, Syphilis) kann durch die Hering*-Regel od. das Drei*-Ebenen-Modell als Fortschreiten vom relativ gesunden Zustand zu immer kränkeren Zuständen erklärt werden.

Miasmen|lehre (↑): theoretisches Gedankengebäude zur Erklärung von Krankheitszusammenhängen auf Basis des Begriffs Miasma*; wie dieser unterlagen die M. im Laufe der Geschichte starken Wandlungen; heute werden oft Mischformen verschiedener Richtungen gelehrt. Die heute wichtigsten M. sind: **1. M. nach Samuel Hahnemann:** Mit dem zeitgenössischen Miasmenkonzept als Vorläufer der Infektionslehre wurden Infektionen u. Epidemien durch sog. akute Miasmen erklärt, die z. B. bei ungesunder Lebensweise chronifizieren konnten. Daneben wurden **3 sog. chronische Miasmen** postuliert, die durch ihre (vorwiegend körperlichen) Symptome in der biographischen Anamnese gekennzeichnet sind u. in je einer damals weit verbreiteten Krankheit vorrangig zum Ausdruck kommen sollten u. nach dieser benannt wurden: **a)** Psora* – Krätzmilbenbefall, **b)** Sykose* – Kondylome (Feigwarzen, damals meist mit Gonorrhö assoziiert), **c)** Syphilis* – Syphilis (Namensgleichheit von Miasma u. Infektionskrankheit). Diese hypothetischen Grundkrankheiten sollten erblich sein od. durch Ansteckung erworben werden können u. oft erst nach langer Latenz in einer Vielfalt klinischer Erkrankungen zum Ausbruch kommen, i. d. R. mit einer Erstmanifestation auf der Haut. Da die 3 chronischen Miasmen bei homöopathischen Therapien meist erst nach Abklingen der Hauptbeschwerden in den Vordergrund traten (vgl. Hering-Regel, Drei-Ebenen-Modell), zog Hahnemann den Schluss, alle Krankheiten seien Manifestationen dieser sog. Ur-Übel. Die Beobachtung, dass oft erst die Gesamtheit der Symptome aus der ganzen Biographie des Patienten eine Arzneimittelwahl* mit durchgreifendem Erfolg ermöglichte (vgl. Therapie, konstitutionelle), stützte das Konzept einer das ganze Leben lang gleichbleibenden, allen konkreten Beschwerden gemeinsam zugrundeliegenden Krankheit. Aus der weiten Verbreitung von Krätzmilbenbefall u. Syphilis zog Hahnemann den Schluss, die Miasmen seien als Urkrankheiten allgemein menschlicher Natur. Sein Konzept der chronischen Miasmen erklärte das Ausbleiben dauerhafter Erfolge nach der homöopathischen Heilung akuter Krankheiten (als Weiterbestehen der eigentlichen Krankheit) u. die Progredienz unbehandelter chronischer Erkrankungen, da sich unbehandelte Miasmen intensivieren u. die Lebenskraft* immer stärker verstimmen sollten. Dem entsprechen die Therapieanweisungen, wonach akute Krankheiten mit apsorischen (vorwiegend pflanzlichen) Arzneimitteln behandelt werden sollen u. dem latenten Weiterbestehen der chronischen Miasmen mit einer nachfolgenden antimiasmatischen Behandlung zu begegnen sei; chronische Erkrankungen erfordern immer ein antimiasmatisches (vorwiegend mineralisches), meist antipsorisches Arzneimittel*. **2. M. nach S. Ortega:** Die klassischen Miasmen Hahnemanns werden als nichterbliche konstitutionelle Pathologien angesehen u. in Anlehnung an Analogien aus der Zellularpathologie näher charakterisiert (Psora: Unterfunktion, Reaktionsmangel, Defekt; Sykose: Überfunktion, überschießende Reaktion, Exzess; Syphilis: Fehlfunktion, destruktive Reaktion, Perversion). Um dem Zustand des Organismus möglichst genau zu entsprechen, soll bei der Arzneimittelwahl neben der Ähnlichkeit der Symptome das anteilige Verhältnis der Miasmen in Arzneimittelbild u. Patientensymptomatik nach dem Ähnlichkeitsprinzip* berücksichtigt werden. **3. M. nach R. Sankaran:** Vom eigentlichen Miasma abgetrennt wird der Begriff der Krankheitswurzel (engl. root of disease), die als Residualzustand früherer intensiver Krankheiten, Lebenserfahrungen od. psychischer Zustände u. Erlebnisse vererbt od. erworben wurde sowie latent od. in klinischen Erkrankungen manifest vorliegen kann. Mehrere Wurzeln können gleichzeitig im Organismus vorhanden sein, die jeweils stärkste bestimmt das Krankheitsgeschehen. Krankheitswurzeln können einzelnen Arzneimittelbildern entsprechen. Der eigentliche Miasmenbegriff Sankarans beschreibt Grundtypen der Auseinandersetzung des Organismus mit seiner Umwelt. Diese sind durch ausgewählte infektiöse od. parasitäre Krankheiten sowie durch das Karzinom (in deren Eigenschaft als Auseinandersetzung mit dem jeweiligen Erreger bzw. eigenem Gewebe) modellhaft charakterisiert. Da jede Erkrankung immer auch eine Verzerrung der Weltwahrnehmung beinhaltet, besitzt jedes Miasma als Erkrankungsgrundtyp ebenfalls eine typische Art des Wahrnehmens u. Reagierens. Es ist dadurch genauso charakterisierbar wie durch typische Arzneimittel; am Patienten ist es erkennbar an der Art seiner Weltwahrnehmung u. an den Qualitäten seiner Erkrankung (s. Tab. S. 244). Sankarans M. stellt keinen pathogenetischen Erklärungsversuch dar, sondern ein an phänomenologischer Beschreibung orientiertes System von Krankheitsgrundtypen zur Erleichterung der Arzneimittelwahl. Die Differenzierung in 4 Hauptmiasmen (Akut, Psora, Sykose, Syphilis) u. 6 Zwischenformen (Typhus, Ringworm, Malaria, Tuberkulose, Lepra, Krebs) erlaubt eine Vorauswahl der in Frage kommenden Arzneimittel je nach Auseinandersetzungsqualität des Patienten mit seiner

Miasmenlehre
Hauptmiasmen nach Sankaran

Miasma	Schlüssel-begriff	Welt-/Selbstwahr-nehmung	Reaktion auf Belastung	Form der erfolgen-den Reaktion	typische Erkrankungs-qualitäten
akut	instinktive Reaktivität	konfrontiert mit zu starker Bedrohung	instinktive Reaktion ohne Gefühl eigenen Verschuldens; dieses liegt allein beim Stressor	reflexartige, heftige Aktivität	plötzlicher Beginn, rascher Verlauf mit schnellem Abklingen oder bedrohlicher Verschlimmerung
Psora	sich abmühen	mangelnde Fähigkeit zur Stressbewältigung, Probleme nur bei Anforderungen (ohne Stress: Furcht vor Belastungen, latente Psora)	unter Stress aktiv; überempfindlich und überreagierend	Überreaktion aus Schwäche	beständiges Ringen mit belastender Erkrankung; nicht bedrohlich, nicht aussichtslos
Sykosis	Schwachstelle überbauen	Schwachstelle an sich selbst muss kompensiert, maskiert, verdrängt werden	rigide Vorstellungen, die zu Zwängen führen; zwanghafte Reaktionen, um innere Schwäche oder Makel zu überdecken	überdeckende Kompensation	chronische, festgefahrene Symptomatik; nicht aussichtslos, völlige Heilung unwahrscheinlich
Syphilis	zerbrechen	Situation ist nicht mehr zu retten: Wechsel oder Zerstörung erforderlich	Zerstörung (von Selbst, Stressor, Situation)	verzweifelte Destruktion	chronisch-destruktive Erkrankung, heftige Anstrengung (teilweise Selbstzerstörung) für das Überleben des Ganzen

Umwelt (s. Abb. 1). Alle Miasmen können akute od. chronische Erkrankungen beschreiben; z. B. kann ein durch die Dramatik des akuten Miasmas gekennzeichneter Zustand lebenslang bestehen. **4. M. nach A. Masi-Elizalde:** Ausgehend vom Postulat einer jeder Erkrankung zugrunde liegenden Verzerrung der Weltwahrnehmung werden die Miasmen als Stadien innerhalb des jeweiligen Arzneimittelbildes definiert; es sind arzneimittelbildspezifisch variierte existentielle Grundhaltungen des Menschen. Im Stadium der sog. primären Psora kann der Mensch seine Unvollkommenheit akzeptieren, wenn auch seine Wahrnehmung leicht verzerrt ist; es treten keine als krankhaft zu bezeichnenden Phänomene auf. Die sog. sekundäre Psora bezeichnet das Manifestwerden des Leidens am Unvollkommensein; diese Haltung ist durch Symptome funktioneller Art u. v. a. durch Ängste gekennzeichnet. Hier wird menschliche Begrenztheit offen als Leiden erlebt. Darauf kann mit der (evtl. über-)kompensierenden u. triumphierend die jeweilige Unvollkommenheit verleugnenden Haltung der Sykose reagiert werden; diese kann auch als sog. maskierte Sykose in verdeckter Form auftreten, bei der eine scheinbare Gesundheit besteht, es jedoch auch zu organischen Veränderungen u. festsitzenden psychischen Fehlhaltungen kommt. Die Syphilis stellt die aggressiv-schuldzuweisende u. zerstörende reaktive Haltung dar; sie kann sich gegen den Patienten selbst (sog. Ego- od. Autolyse) od. gegen seine Umgebung (sog. Heterolyse) richten. Ihre Symptomatik drückt Destruktion u. Degeneration aus. Sykose u. Syphilis gelten als sog. tertiäre Psora, die maskierte Sykose wird manchmal als quartäre Psora bezeichnet. Übergangsformen u. Wechsel zwischen diesen Haltungen sind möglich; eine Heilung kann ein vorübergehendes Durchlaufen von Sykose od. sekundärer Psora erfordern (sog. sykotische bzw. psorische Krise; s. Abb. 2). Die Arzneimittelwahl erfolgt nach der Ähnlichkeit der primären Psora von Patient u. Arzneimittel, wozu deutende Verfahren für die Symptome von Patient u. Arzneimittel eingesetzt werden müssen. Diese M. stellt somit eigentlich ein Modell abstrahierter Arzneimittelbeschreibungen dar, wird jedoch aus historischen Gründen u. wegen des Terminologiegebrauchs zu den M. gerechnet. **5.** Außerdem existiert ein nicht als eigenständige M. ausformulierter Ansatz, der miasmatische Belastungen auf

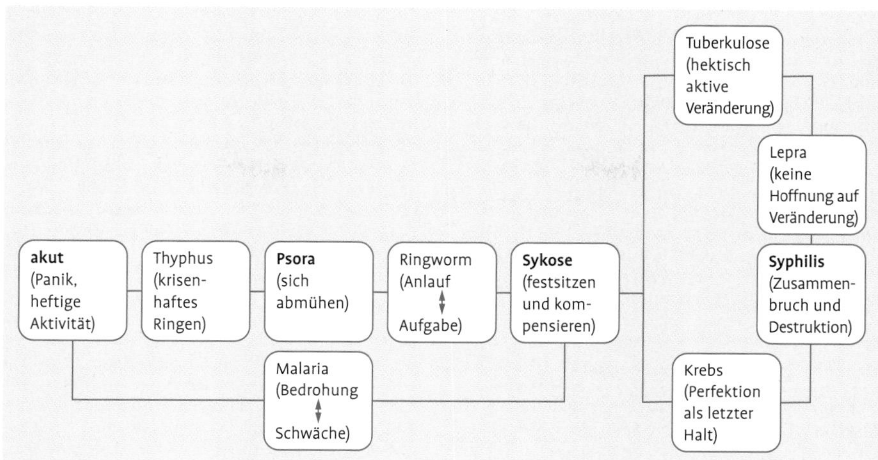

Miasmenlehre Abb. 1: Haupt- (fett) u. Zwischenmiasmen (mager) mit (Re-)Aktionsarten in Klammern nach Sankaran

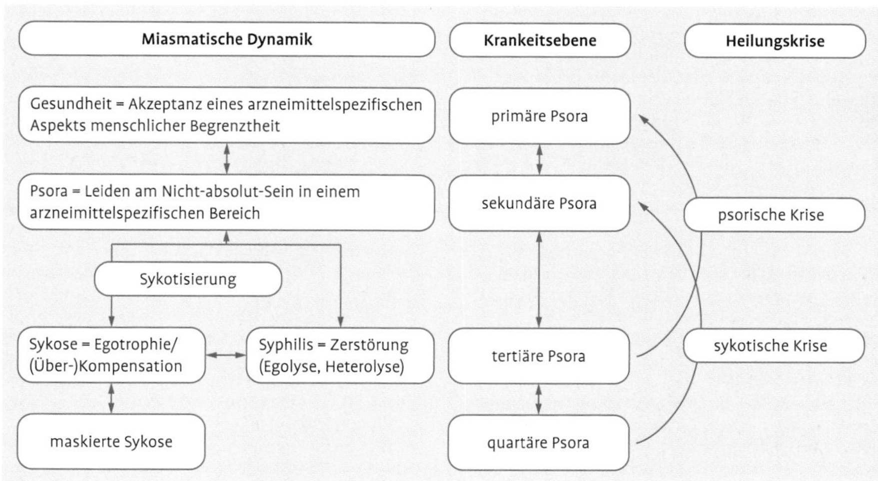

Miasmenlehre Abb. 2: miasmatische Dynamik nach Masi-Elizalde

nicht vollständig ausgeheilte Infektionskrankheiten in der Eigen- od. Familienanamnese zurückführt. Diesem Gedanken folgend wurde wegen der ubiquitären Verbreitung der Tuberkulose in diesem Jahrhundert der Tuberkulinismus* als 4. Hauptmiasma postuliert. In neuerer Zeit wurde dieser Ansatz auf schwere chronische Erkrankungen allgemein ausgedehnt.

Middendorf-Atem|therapie (Ilse M., Gymnastiklehrerin, Berlin, geb. 1910; Therapie*) *f*: s. Atemtherapie nach Middendorf.

MID-Laser *m*: syn. Infrarotlaser*.

Migräne (franz. migraine Kopfschmerz) *f*: anfallartige, oft pulsierende Kopfschmerzen*, die wiederholt u. meist einseitig auftreten (Hemikranie), in den frühen Morgenstunden beginnen u. Stunden bis Tage andauern können; die M. wird oft von vegetativen Symptomen (z. B. Übelkeit, Erbrechen*), Licht- u. Lärmscheu, visuellen Symptomen od. neurologischen Ausfällen u. allgemeinem Krankheitsgefühl begleitet. **Ursache:** aseptische perivaskuläre Entzündung von Arterien der Dura mater encephali (führt zu Kopfschmerz), Hemmung neuronaler Aktivität im Cortex cerebri (ver-

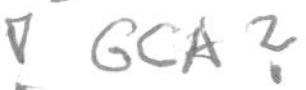

ursacht Aura); **auslösende Faktoren:** hormonale Änderungen (z. B. i. R. des Menstruationszyklus), Umwelt- u. Klimaeinflüsse, Nahrungs- u. Genussmittel (z. B. Rotwein, Käse), Arzneimittel (z. B. organische Nitrate), psychische Belastungen u. a.; **Therapie: 1.** Akuttherapie bei mittelstarken bis starken Kopfschmerzen, Übelkeit od. Erbrechen: Analgetika, Antiemetika, Ergotalkaloide*, Sumatriptan u. a., Lokalbehandlung im Schläfenbereich mit verdünntem Minzöl; sonst v. a. Ausschaltung anfallfördernder Faktoren; **2.** Autosanguis*-Stufentherapie, Eigenurintherapie*, Kneipp*-Therapie (Knieguss, Gesichtsguss) Progressive* Muskelrelaxation, Reiki*, ableitende Therapie*; **3.** Phytotherapie: **traditionell** Zubereitungen aus Rhododendron ferrugineum, Menyanthes trifoliata, Gelsemium sempervirens, Ribes nigrum, Pulsatilla pratensis, Tanacetum vulgare; **4.** Homöopathie: s. Kopfschmerz; **Prävention:** bei mehr als 3–4 Migräneattacken pro Monat bzw. bei insuffizienter Akuttherapie od. intolerablen unerwünschten Arzneimittelwirkungen der Akuttherapie: Betarezeptorenblocker, Valproat, Topiramat.

Mikro|magnetik, medizinische (gr. μικρός klein) *f*: Abk. MMM; diagnostisches u. therapeutisches Verfahren, bei dem der Untersucher durch Messung mit Hilfe eines sog. Minignost-Gerätes den elektronischen Hautwiderstand feststellt u. bei der Diagnosestellung berücksichtigt; basiert auf der Auffassung, dass 12 elektromagnetisch spezifische sog. Organwellen u. die dazugehörigen Gewebetypen ausreichen, um die Gesamtenergie einerseits u. eine Einzelabbildung der 12 wichtigsten Organwerte mit sog. Nebengeweben andererseits darzustellen. Durch Anwendung diverser Teilmagnete soll dann z. B. eine Säuberungswirkung auf Organe erfolgen. Wissenschaftlich u. klinisch nicht geprüftes Verfahren, Form des modernen Okkultismus*. Vgl. Heilmagnetismus, Schadwellen.

Mikro|wellen|dia|thermie (↑; gr. διά hindurch; θερμός Wärme) *f*: s. Hochfrequenztherapie.

Milch|ersatz|produkte *n pl*: syn. Milchimitate; Bez. für Lebensmittel, die Milch u. Milcherzeugnisse ersetzen sollen u. bei denen die wertgebenden Bestandteile (Milcheiweiß od. -fett) ganz od. teilweise durch milchfremde Zutaten ausgetauscht werden; Milchfett wird häufig durch pflanzliche Nahrungsfette (z. B. Sonnenblumen-, Palmkern-, Sojaöl), Milcheiweiß durch pflanzliches Eiweiß (v. a. Sojaproteinisolat) ersetzt. Für die Herstellung sind aufwendige Technologien erforderlich, häufig unter Zugabe von Lebensmittelzusatzstoffen* (z. B. Konservierungsstoffe, Farb- u. Aromastoffe, Stabilisatoren, Emulgatoren).

Milch-Molke-Bad: Arzneibad* mit Zusatz von Milch-Molke-Pulver (ca. 150 g pro Vollbad) zur Behandlung entzündlicher Hauterkrankungen.

Milch|produkte, prä|biotische *n pl*: zu den funktionellen Lebensmitteln* zählende Milchprodukte mit dem Zusatz präbiotisch wirksamer Substanzen (Oligosaccharide, v. a. Inulin u. Fruktooligosaccharide), die als nicht verdauliche Bestandteile der Nahrung Substrate für bestimmte Keime darstellen, so die Vermehrung u./od. Stoffwechselaktivität der Mikroorganismen im Darm fördern u. damit die Zusammensetzung der Darmflora verbessern; vgl. Milchprodukte, probiotische.

Milch|produkte, pro|biotische *n pl*: zu den funktionellen Lebensmitteln* zählende Milchprodukte, denen Milchsäurebakterien Lactobacillus acidophilus 1 (LA 1) od. Lactobacillus casein Goldein u. Garbach (LGG) sowohl aus geschmacklichen u. technologischen Gründen als auch mit dem Ziel einer gesundheitsfördernder Wirkung durch Regulierung der Darmflora hinzugefügt werden. Durch die Erhöhung der Anzahl lebender Keime im Produkt soll erreicht werden, dass lebende Keime den Magen u. Dünndarm passieren u. in den Dickdarm gelangen, als Grundvoraussetzung für die probiotische **Wirkung:** Beeinflussung des Verhältnisses intestinaler Mikroorganismen zueinander mit positiven Effekten für den Organismus, z. B. Vorbeugung intestinaler u. vaginaler Infekte, Hemmung der Karzinogenese im Dickdarm, Verbesserung immunologischer Abwehrmechanismen sowie Verhinderung von Obstipation u. Hypercholesterolämie; die wissenschaftliche Beweisführung dieser Aussagen ist bislang nicht erbracht; auch fehlen Aussagen zum Ausschluss negativer Folgen durch die gezielte Veränderung der intestinalen Flora. Als wissenschaftlich gesichert gilt die Verbesserung der Laktoseverdauung. Empfohlen wird der Verzehr „normal" fermentierter (nicht hitzebehandelter) Milchprodukte.

Milch|säure|diät (Diät*) *f*: syn. Kuhl-Schutzkost; Krebsdiät*, die auf der Vorstellung basiert, dass die Krebszelle die Fähigkeit der Sauerstoffaufnahme verloren hat, durch Milchsäure diese jedoch wiedergewinnen kann; **Prinzip:** Verzehr von rohem Sauerkraut, Joghurt od. Buttermilch, Suppe u. einem gekeimten Weizengericht, Ziegen- od. Schafskäse (ungesalzen), Schimmelkäse, Camembert, Roquefort u. Gorgonzola; das von Kuhl empfohlene sog. milchsaure Müsli wird heute aufgrund der Schimmelbildung als gesundheitsgefährdend bzw. krebserregend eingestuft; Therapieerfolge sind wissenschaftlich nicht nachgewiesen.

Milch|schorf: s. Ekzem, atopisches.

Milch-Semmel-Diät (Diät*) *f*: s. Mayr-Kur.

Milch|stau: Galaktostase; Verhaltung der Muttermilch im Drüsen- u. Gangsystem der Brust einer Stillenden infolge Abflussbehinderungen od. unzureichender Entleerung mit Gefahr der Entwicklung einer parenchymatösen Mastitis u. der Zystenbildung; früher häufige Ursache eines Puerperalfiebers (sog. Kindbettfieber); **Therapie: 1.** Entleerung der Brust (z. B. Ausstreichen), Akupunktur*, Hydrotherapie* (Heilerde-, Lehm-, Quarkpackungen); **2.** Phytotherapie: **traditionell** Zubereitungen aus Alchemilla vulgaris, Chamomilla u. Calendula officinalis; **3.** Homöopathie: Zubereitungen aus Phytolacca* americana u. Urtica* urens.

Milieu|therapie (franz. milieu Umgebung; Therapie*) *f*: s. Soziotherapie.

Mille|folii flos *m*: s. Achillea millefolium.

Mineral|stoffe: anorganische Bestandteile pflanzlicher u. tierischer Gewebe; je nach Konzentration in den Körperflüssigkeiten werden Mengenelemente (z. B. Magnesium, Calcium, Kalium, tägliche Zufuhr >100 mg) u. Spurenelemente* (z. B. Eisen, Selen, Iod, tägliche Zufuhr im Milli- od. Mikrogrammbereich) unterschieden. Obwohl der Begriff M. die Elemente beider Gruppen umfasst, wird er im allgemeinen Sprachgebrauch vorwiegend für die Mengenelemente verwendet. **Funktion: 1.** Stützfunktion als Bestandteil von Skelett u Zähnen; **2.** Aufrechterhaltung des osmotischen Drucks, Erhaltung der Elektronenneutralität u. Bildung von Puffersystemen als Elektrolyte in Körperflüssigkeiten; **3.** Bestandteile biologisch wirksamer organischer Verbindungen, z. B. Iod in Schilddrüsenhormonen, Cobalt in Vitamin B_{12} u. Eisen^{2+}-Ionen in Hämoglobin; daneben sind zahlreiche Mineralstoffe Bestandteile von Enzymen, z. B. Eisen, Kupfer, Mangan, Molybdän, Zink.

Mineral|wasser, natürliches: Bez. für Wasser, das nach der Mineralwasser- u. Tafelwasserverordnung (MTVO) aus unterirdischen, vor Verunreinigungen geschützten Quellen stammt, von ursprünglicher Reinheit ist (d. h. frei von Stoffen, die nicht natürlichen Ursprungs sind) u. aufgrund seines Gehalts an Mineralstoffen* u. Spurenelementen* od. sonstigen Bestandteilen ernährungsphy-

Mineralwasser, natürliches Tab. 1
Zulässige Grenzwerte für natürliches Mineralwasser

Stoff	Grenzwert
Arsen	0,05 mg/l
Cadmium	0,005 mg/l
Chrom, gesamtes	0,05 mg/l
Quecksilber	0,001 mg/l
Nickel	0,05 mg/l
Blei	0,05 mg/l
Antimon	0,01 mg/l
Selen, gesamtes	0,01 mg/l
Borat	30 mg/l
Barium	1 mg/l

Mineralwasser, natürliches Tab. 2
Mindest- bzw. Höchstgehalte von Mineralstoffen in Mineralwässern nach MTVO

Angaben	Anforderungen
mit geringem Gehalt an Mineralien	als fester Rückstand berechneter Mineralstoffgehalt nicht >500 mg/l
mit sehr geringem Gehalt an Mineralien	als fester Rückstand berechneter Mineralstoffgehalt nicht >50 mg/l
mit hohem Gehalt an Mineralien	als fester Rückstand berechneter Mineralstoffgehalt >1500 mg/l
bicarbonathaltig	Hydrogencarbonatgehalt >600 mg/l
sulfathaltig	Sulfatgehalt >200 mg/l
chloridhaltig	Chloridgehalt >200 mg/l
calciumhaltig	Calciumgehalt >150 mg/l
magnesiumhaltig	Magnesiumgehalt >50 mg/l
fluoridhaltig	Fluoridgehalt >1 mg/l
eisenhaltig	Gehalt an 2-wertigem Eisen >1 mg/l
natriumhaltig	Natriumgehalt >200 mg/l
geeignet für die Zubereitung von Säuglingsnahrung	Der Gehalt an Natrium darf 20 mg/l, an Nitrat 10 mg/l, an Nitrit 0,02 mg/l, an Sulfat 240 mg/l und an Fluorid 1,5 mg/l nicht überschreiten. Die in § 4, Absatz 1, Satz 3 MTVO genannten Grenzwerte müssen auch bei der Abgabe an den Verbraucher eingehalten werden.
geeignet für die natriumarme Ernährung	Natriumgehalt <20 mg/l

siologische Wirkungen aufweist; es gelten Höchstwerte für bestimmte unerwünschte Stoffe (z. B. Arsen, Cadmium; s. Tab. 1). Aus dem Wasser dürfen keine wichtigen Bestandteile entzogen werden, ausgenommen Eisen- u. Schwefelverbindungen (vgl. Tafelwasser, Quellwasser). N. M. bedarf der **amtlichen Anerkennung**, die **1.** eine Überprüfung nach geologischen, mikrobiologischen, physikalischen, chemischen u. hygienischen Gesichtspunkten beinhaltet; **2.** die Analyse von 200 chemischen Substanzen umfasst; **3.** für Wasser mit einem Gehalt an gelösten Mineralstoffen >1000 mg/l bzw. >250 mg CO_2/l eine Überprüfung unter ernährungsphysiologischen Gesichtspunkten fordert. Für Verbraucherhinweise auf einen besonders hohen od. niedrigen Mineralstoffgehalt sind bestimmte Mindest- bzw. Höchstgehalte erforderlich (s. Tab. 2 auf S. 247). Vgl. Heilwasser.

Minz|öl: s. Menthae arvensis aetheroleum.

Misch|kost: größtenteils aus pflanzlichen Lebensmitteln (Obst, Gemüse, Getreide) u. zu einem geringen Teil aus tierischen Produkten (Fleisch, Eier, Fisch) bestehende Kost; die M. soll alle notwendigen Vitamine u. Mineralstoffe abdecken. Die optimale Zusammensetzung enthält in der Regel 10–15 % Proteine, maximal 30 % Fett und 50–60 % Kohlenhydrate u. schließt neben Nahrungsmitteln* auch Genussmittel* wie alkoholische Getränke, Tee u. Kaffee ein.

Misch|kost, en|ergie|reduzierte: Kostform zur Gewichtsreduktion bei Übergewicht* u. Adipositas* mit einer Energiezufuhr, die unter dem Energiebedarf* liegt (meist 4200–6300 kJ/d bzw. 1000–1500 kcal); **Prinzip:** reich an komplexen Kohlenhydraten u fettarm; als Basis dienen Vollkornprodukte u. Kartoffeln, frisches Obst u. Gemüse, fettarme Milch u. Milchprodukte, Wasser, Früchte- u. Kräutertee; in kleinen Mengen auch fettarme Fleisch- u. Fischarten sowie hochwertige Nahrungsfette; weitgehend zu meiden sind Zucker, Süßigkeiten, zuckerhaltige Getränke u. Speisen, größere Mengen an Kochsalz; Zubereitungstechniken sollten ebenfalls fettarm sein (Dünsten, Dämpfen, Grillen, Garen in Folie). **Ernährungsphysiologische Bewertung:** Die e. M. basiert auf ernährungsphysiologischen Erkenntnissen u. ist auch langfristig praktizierbar; z. B. Brigitte*-Diät, Brotdiät*. Vgl. Reduktionsdiät.

Misch|kost, optimierte: vom Forschungsinstitut für Kinderernährung Dortmund (Abk. FKE) entwickelte bedarfsdeckende Präventionsernährung für Kinder u. Jugendliche; die Richtlinien be-

Mischkost, optimierte
Empfehlungen für altersgemäße Lebensmittelverzehrmengen des Forschungsinstituts für Kinderernährung Dortmund

Lebensmittel	Alter (Jahre) 1	2–3	4–6	7–9	10–12	13–14	15–18
empfohlene Lebensmittel (>80 % der Gesamtenergiezufuhr)							
reichlich							
Getränke (ml/d)	600	700	800	900	1000	1200	1400
Brot, Getreide(-flocken) (g/d)	80	120	170	200	250	280	300
Kartoffeln, Nudeln, Reis, Getreide (g/d)	80	100	120	140	180	200	250
Gemüse (g/d)	100	120	180	200	230	250	300
Obst (g/d)	100	120	180	200	230	250	300
mäßig							
Milch[1], Milchprodukte (ml bzw. g/d)	300	330	350	400	420	450	500
Fleisch, Wurst (g/d)	40	50	60	70	80	90	90
Eier (Stück pro Woche)	1–2	1–2	2	2	2–3	3	3
Fisch (g pro Woche)	50	70	100	150	180	200	200
sparsam							
Margarine, Öl, Butter (g/d)	10	15	20	25	30	30	35
geduldete Lebensmittel (<20 % der Gesamtenergiezufuhr)	Kleinkinder, Schulkinder				Jugendliche		
Kuchen, Süßigkeiten (g/d)	<50				<80		
Marmelade, Zucker (g/d)	<10				<20		

[1] 100 ml Milch entsprechen ca. 15 g Schnittkäse oder 30 g Weichkäse

rücksichtigen Empfehlungen für die Energie- u. Nährstoffzufuhr, neueste Erkenntnisse zur Prävention ernährungsabhängiger Krankheiten, landestypische Ernährungsgewohnheiten, Wissen um Essensvorlieben u. -abneigungen von Kindern u. Jugendlichen u. beachten außerdem Preiswürdigkeit u. Verfügbarkeit der Lebensmittel (s. Tab.).

Miso *n*: Paste aus fermentierten Sojabohnen (s. Fermentation), Meersalz u. meist einer Getreideart (z. B. Gerste, Reis, Weizen); Verwendung in der Makrobiotik*; zählt in Japan zu den Grundnahrungsmitteln (Suppeneinlage, Würzmittel) in zahlreichen Sorten; in Europa am bekanntesten sind hatcho miso (Reis-M.), mugi miso (Gersten-M.) u. mame miso (reines Sojabohnen-M.).

Mistel: s. Viscum album.

Mistel|therapie (Therapie*) *f*: Behandlung von Krebserkrankungen in der Anthroposophischen Medizin* durch Arzneimittel aus Viscum* album (Mistel), die durch einen komplexen pharmazeutischen Prozess spezifiziert werden u. sich dadurch von phytotherapeutisch deklarierten Präparaten unterscheiden; auch modifizieren verschiedene Wirtsbäume (z. B. Apfel, Eiche, Birke, Tanne, Kiefer) die Mistel u. stellen jeweils besondere Organbeziehungen her. Die Anwendung der unterschiedlich konzentrierten od. potenzierten Präparate erfolgt subkutan od. intravenös, oft in rhythmisch gestufter Folge der Konzentrationen od. Potenzen, u. mit Injektionspausen, die je nach Schwere der Krankheit kürzer od. länger gewählt werden; unter besonderen Voraussetzungen auch intrapleurale, -peritoneale od. -tumorale Anwendung. Als Ausdruck der therapeutischen Wirksamkeit soll Fieber erzeugt werden; es kommt zu lokalen, begrenzten Entzündungsreaktionen am Injektionsort u. zu einer Besserung der Befindlichkeit* u. Stimmung (Lebensqualität).

Mittel, entgegen|gesetztes: s. Arzneimittelbeziehung.

Mittel|frequenz|therapie (lat. frequentia Häufigkeit; Therapie*) *f*: s. Interferenzstromtherapie.

Mittel, galenische: pharmazeutische Zubereitungen aus Drogen, z. B. Extrakte*, Destillate, Tinkturen (Tinctura*), Latwerge*, Salben u. Pflaster; im Gegensatz zu Rohdrogen (Remedia simplicia) u. chemischen Präparaten.

Mittel, gut folgendes: s. Arzneimittelbeziehung.

Mittelmeer|kost: syn. mediterrane Ernährung*.

MMM: Abk. für **m**edizinische **M**ikro**m**agnetik*.

Mobilisation (lat. mobilis beweglich) *f*: auch Mobilisierung; **1.** allgemeine krankengymnastische Maßnahmen zur körperlichen Aktivierung von Patienten, v. a. bei Bettlägerigkeit od. nach Operationen; z. B. als Aufsetzen am Bettrand u. Aufstehen mit Hilfe (s. Abb.); als Frühmobilisation das möglichst frühe Aufstehen nach Operationen v. a. zur Thromboseprophylaxe; **2.** manuelle od. maschinelle Durchbewegung von Gelenken; z. B. zur Kontrakturprophylaxe*; **3.** spezielle M.: **a)** aktiv (gelenkorientiert, neuromuskulär orientiert); Formen: assistierte Funktionsbewegung, aktive Funktionsbewegung, statische bzw. dynamische Muskelaktivität, isokinetische Bewegung; **b)** passiv (gelenkorientiert); Formen: sog. Gelenkspieltechniken der Manuellen Medizin* u. Funktionsbewegungen in den Bewegungsachsen.

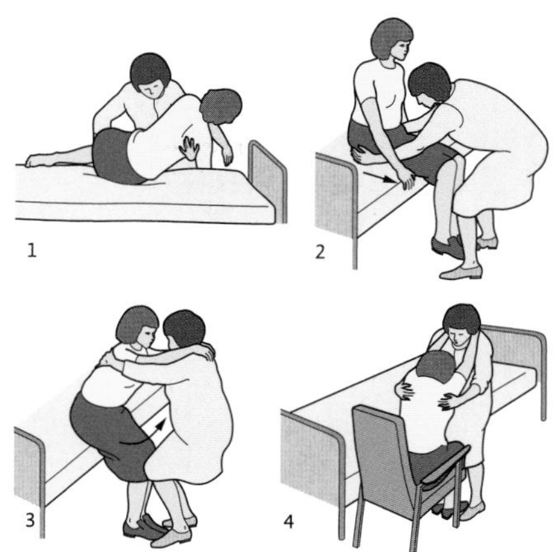

Mobilisation: Hilfestellung beim Verlassen des Bettes: 1: Aufrichten über die kranke Seite; 2: Patient sitzend zur Bettkante ziehen; 3: Knie u. Füße gut blockieren u. Rumpf weit nach vorne ziehen; 4: zum Hinsetzen über die kranke Seite drehen

Modalität (lat. modus Art, Weise) *f*: in der Homöopathie* Bez. für jeden Einfluss, der die Intensität, die Qualität* od. den Ort eines Symptoms bzw. das Allgemeinbefinden verändert (z. B. Kopfschmerz wird erträglicher beim Bücken; die juckende Stelle brennt nach dem Kratzen; die Mehrzahl der Beschwerden wird durch Kälteexposition intensiviert); deutliche M. erleichtern die Differenzierung verschiedener Arzneimittelbilder* beim jeweiligen Symptom. Der Begriff der M. wird auch auf andere Therapieverfahren (z. B. Akupunktur*) ausgedehnt.

Modell, bio|psycho|soziales *n*: Erklärungsmodell zur Entstehung von Krankheit*; um psychosoziale Faktoren erweitertes Konzept des biomedizinischen Modells (s. Abb. auf S. 250); die einzelnen Komponenten stehen in wechselseitiger Beziehung zueinander. Neben den biomedizinischen Aspekten wird der Mensch als handelndes Subjekt (mit Aktivitäten) sowie als gleichberechtigtes Mitglied von Gesellschaft u. Umwelt (mit Teilhabe daran) unter Berücksichtigung des Lebenshintergrunds (umwelt- u. personbezogene Kontextfaktoren) betrachtet. Krankheit u. Gesundheit variieren in Abhängigkeit vom Ausmaß der Schädigungen u. Beeinträchtigungen der einzelnen Faktoren, der

M

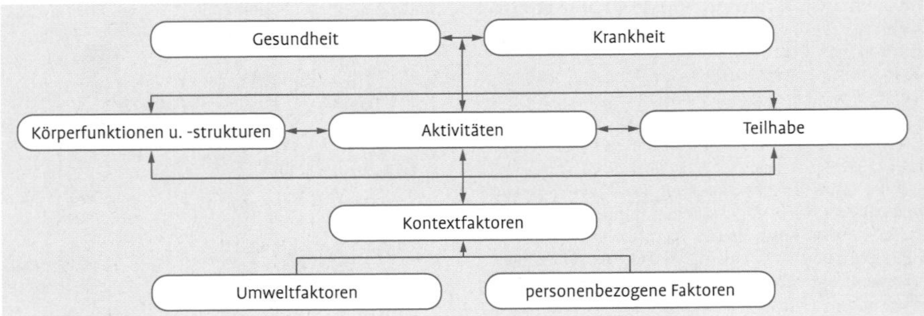

Modell, biopsychosoziales

verbliebenen Integrität der Komponenten unter Berücksichtigung von Kontextfaktoren.

Mönchs|pfeffer: s. Vitex agnus castus.

Mohn: s. Papaver somniferum.

Mohn, Kalifornischer: s. Eschscholzia californica.

Molekular|therapie (lat. moles Masse; Therapie*) *f*: von dem amerikanischen Arzt W. F. Koch (1885–1967) begründetes Therapieverfahren mit ring- u. kettenförmigen Carbonylgruppen, die freie Radikale im intrazellulären Stoffwechsel darstellen; die Carbonylgruppen-tragenden Moleküle sind aus Bausteinen der Atmungskette abgeleitet u. beeinflussen darüber molekulare Vorgänge des Intermediärstoffwechsels. Ihre Applikation soll Stoffwechselblockaden beseitigen u. die Entgiftungs- u. Abwehrfunktionen des Intermediärstoffwechsels (z. B. von Tumorzellen u. toxischen Stoffwechselprodukten) fördern. Die Arzneimittel werden in homöopathischer Form verabreicht; das Wirkungsprinzip ist jedoch substitutiv. **Anwendung:** zur adjuvanten u. postoperativen Tumortherapie, bei Viruserkrankungen u. allergischen (s. Allergie) sowie autoimmunogenen u. a. Organerkrankungen. Wissenschaftlich umstrittenes Verfahren.

Molke|kur (Kur*) *f*: Form der naturheilkundlichen Ernährungstherapie* zur allgemeinen Beeinflussung von Stoffwechsel, Kreislauf u. Abwehr; **Prinzip:** therapeutisches Fasten* mit Zufuhr von Frischmolke (Molkefasten, Energiegehalt 1100 kJ/d bzw. 250 kcal/d) bzw. proteinangereicherter Molke (Molketrinkkur, Energiegehalt 1300–1500 kJ/d bzw. 300–350 kcal/d) sowie Kräutertee, Pflanzensäften u. Mineralwasser.

Molybdän *n*: chemisches Element, Symbol Mo, OZ 42, relative Atommasse A_r 95,94; zur Chromgruppe gehörendes silberweißes, hartes u. sprödes 2-, 3- u. 6-wertiges Schwermetall; essentielles Spurenelement; **biochemische Funktion:** Bestandteil einiger Flavinenzyme (z. B. Xanthinoxidase, Aldehydoxidase, Sulfitoxidase); **Vorkommen in Nahrungsmitteln:** Milch u. Milchprodukte, Hülsenfrüchte, Getreide u. Innereien in standortabhängiger Konzentration; **Bedarf** für Erwachsene (D.A.CH. 2000): Schätzwert 50–500 μg/d; **Mangelerscheinungen:** Aminosäureintoleranz od. Tachykardie durch Malabsorption; **Intoxikation:** nicht bekannt. **Verwendung:** keine therapeutische bekannt.

Momordica luffa *f*: s. Luffa aegyptiaca.

Momordica operculata *f*: s. Luffa operculata.

Moor: Lagerstätte von Torf*; durch einen vorwiegend anaeroben Humifizierungsprozess in einem Feuchtbiotop entstanden; je nach Klima u. geologischen Bedingungen werden mineralstoffarme Hochmoore von mineralstoffreichen Niedermooren unterschieden.

Moor|bad: aus Torf* u. Wasser zubereitetes, breiförmiges, heißes (anfangs 40 °C) Bad*; besondere Wärmeübertragung durch hohe spezifische Wärme u. konvektionslose Wärmeleitung; evtl. antiphlogistische Wirkung der Huminsäuren; **Anwendung:** bei rheumatischen, entzündlichen u. degenerativen Gelenkerkrankungen sowie mangelnder endokriner Aktivität des weiblichen Organismus; **traditionelle** Verwendung von Moorlaugen-, Moorextrakt-, Moorsuspensions- u. Huminsäurebädern in nicht breiiger Form bei rheumatischen Beschwerden.

Moor|birke: s. Betula.

Moor|packung: meist heiße Packung* aus Torf* zur Behandlung rheumatischer u. gynäkologischer Beschwerden.

Moos, Isländisches: s. Cetraria islandica.

Mora-Color|therapie (lat. color Farbe; Therapie*) *f*: s. Mora-Therapie.

Mora-Therapie (Therapie*) *f*: ein von dem Arzt Franz Morell etwa 1977 begründetes diagnostisches u. therapeutisches Verfahren, das mit ultrafeinen, patienteneigenen elektromagnetischen Schwingungen arbeitet u. im diagnostischen Bereich dem Medikamententest der Elektroakupunktur* nach Voll bzw. dem VRT*-Vegatest entspricht; geht von der Annahme aus, dass elektromagnetische Schwingungen, die in jedem Organismus u. jeder Zelle mit einem charakteristischen Schwingungsspektrum vorhanden sind, von innen sowie von außerhalb des Körpers beeinflussbar u. durch Gegenschwingungen gleicher Größenordnung u. Frequenz löschbar sind. Morell entwickelte dazu ein sog. Mora-Gerät, das von der Körperoberfläche des Patienten elektromagnetische Schwingungen abgreifen, diese in einem elektronischen System optisch entkoppeln u. modulieren sowie als therapeutische Information an den Organismus zurückgeben soll. Dabei werden die pathologischen Informationen als Schwingungen phasengleich invertiert, d. h. umgedreht, u. sollen somit zur Löschung der krankmachenden Information führen. Wie das Prinzip der „Sortierung" elektromagnetischer Schwingungen in physiologische u. pathophysiologische Informationen geschehen soll, ist nicht plausibel erklärbar. Die M.-T. soll keine Fremdenergie, d. h. keinen Stromfluss im Patienten, bei der Therapie verwenden. **Anwendung:** v. a. bei Allergien*, Infektionskrankheiten, Autoimmunkrankheiten, akuten u. chronischen Schmerzzuständen; **Kontraindikation:** morphologisch irreversible Schäden. Eine Weiterentwicklung der M.-T. stellt die **Mora-Colortherapie** dar, bei der mit Hilfe des Mora-Geräts Farben in elektromagnetische Schwingungen umgewandelt u. dann zu Diagnose- u. Behandlungszwecken eingesetzt werden sollen. Diagnostisch wird der spontane Ersteindruck der Farben zur Auffindung des belasteten korrespondierenden Organsystems genutzt, therapeutisch kommen häufig die Komplementärfarben zum Einsatz. Klinisch u. wissenschaftlich umstrittene Verfahren. Vgl. Bioresonanztherapie, Multicom-Therapie.

Morphin (nach dem gr. Gott des Schlafes Μορφεύς) *n*: syn. Morphium; (5R,6S,9R,13S,14R)-4,5-Epoxy-N-methyl-7-morphinen-3,6-diol (IUPAC); Hauptalkaloid des Opiums*; **Verwendung:** narkotisches Analgetikum, unterliegt dem Betäubungsmittelgesetz; **Nebenwirkungen:** Brechreiz u. Erbrechen; s. Opiate.

Moto|therapie (lat. movere, motus bewegen, in Bewegung setzen; Therapie*) *f*: therapeutisches Verfahren zur Korrektur u. Kompensation psychomotorischen Fehlverhaltens u. zur Förderung nicht ausgebildeten motorischen Verhaltens mit Anteilen aus der Sporttherapie* u. der Ergotherapie*; **Anwendung:** insbesondere bei geistiger Behinderung, frühkindlichem Hirnschaden, organischem Psychosyndrom, Seh-, Hör- u. Sprachstörungen. Vgl. Bewegungstherapie.

Moxa (japanisch mogusa getrocknetes u. pulverisiertes Beifußkraut, Artemisia vulgaris) *f*: s. Moxibustion.

Moxi|bustion (↑) *f*: Wärme- bzw. Brenntherapie mit Moxa (getrocknete u. pulverisierte Beifußblätter; s. Artemisia vulgaris); wesentlicher Bestandteil der Nadel- u. Brenntherapie (chinesisch Zhen-Jiu) innerhalb der Traditionellen Chinesischen Medizin*, wobei im Westen insbesondere das Nadelstechen bekannt geworden ist (s. Akupunktur); Moxibustion kann in Verbindung mit Nadelbehandlung od. auch als Einzeltherapie erfolgen. Abgebrannt wird der pulverisierte Beifuß, indem er auf einem od. mehreren Akupunktur-Foramina an der Körperoberfläche angebracht, am Griff einer eingestochenen Nadel appliziert, in kleinen Wärmeöfen (sog. Moxa-Bügeleisen) auf die Haut gebügelt od. in zusammengerollter Form angezündet u. dicht über bestimmte Akupunkturstrukturen gehalten wird. Wirksames Therapieprinzip ist die Applikation von Wärme, die in die Muskulatur dringt, damit die Blutzirkulation stimuliert u. so (nach der Vorstellung der Traditionellen Chinesischen Medizin) über die Haupt- u. Nebengefäße des Kreislaufs bis auf innere Organe einwirkt. Andere Methoden der M. verwenden anstatt des Feuers Sonnenstrahlen, die auf die Haut des Patienten gelegte Beifußblätter erhitzen; es können auch andere Substanzen verwendet werden, z. B. hautreizende Pflanzen (Ranunculus acris var. japonicus), Cantharidin, Mus von Allium* sativum, Zingiber* officinale. **Anwendung:** aufgrund der Hauptwirkungen des Tonisierens (d. h. Stärkens) u. des Wärmens insbesondere bei Kälteerkrankungen, auch bei allgemeiner Schwäche u. Kreislaufregulationsstörungen u. zur Krankheitsprophylaxe bei älteren Menschen. Vgl. Reizkörpertherapie.

MRM: Abk. für **M**uskel**r**eflexzonen**m**assage*.

MTrP: Abk. für **m**yofaszialer **Tr**igger**p**unkt*.

Mucilaginosum (lat. mucus Schleim) *n*: schleimiges Arzneimittel, meist Gummen od. Pflanzenschleime enthaltend (z. B. Gummi arabicum, Linum usitatissimum, Cetraria islandica); **Verwendung:** zur Verbesserung der Gleitfähigkeit von Kathetern, als Verdickungsmittel z. B. in Pastillen; bei Entzündungen der oberen Atemwege u. des Gastrointestinaltrakts (reizmildernde Wirkung, indem die Schleimhaut mit einer Schutzschicht überzogen wird).

Müdigkeit: s. Erschöpfungszustände.

Muira puama *f*: s. Ptychopetalum.

Multi|com-Therapie (lat. multum viel; Therapie*) *f*: syn. Multiresonanztherapie; von dem Arzt Bodo Köhler entwickelte Form der Bioresonanztherapie*, bei der in therapeutischer Absicht mit einem sog. Multicom-Geräts externe elektromagnetische Schwingungen auf den Patienten übertragen werden sollen; das Verfahren basiert auf der Annahme, dass ein Organismus in der Lage ist, ihm angebotene elektromagnetische Signale hinsichtlich erwünschter u. unerwünschter Frequenzen mit Zeitdifferenz ihrer Aufnahme unterscheiden zu können; das Multicom-Gerät soll deshalb dem Patienten spezifische elektromagnetische Informationen von 12 Farben, 12 Tönen u. 33 Edelsteinschwingungen logarithmisch in 36 Nuancen anbieten. Es wird weiter davon ausgegangen, dass der Organismus aus dem Angebot sog. Heilfrequenzen das für ihn „Richtige" annimmt, geschwächte physiologische Schwingungen gestärkt u. sog. Energieblockaden gelöst werden. Schließlich enthält das wegen seiner Vielzahl von Frequenzen als multiresonant bezeichnete Gerät die Möglichkeit, konstitutionelle Behandlungen mit Schwingungsmustern von 12 Metallen durchzuführen. Das Verfahren ist spekulativ u. wissenschaftlich nicht anerkannt. Vgl. Bicom-Therapie, Mora-Therapie.

Multi|re|sonanz|therapie (↑; lat. resonare widerhallen; Therapie*) *f*: syn. Multicom*-Therapie.

Mund|schleim|haut|entzündung: s. Stomatitis.

Musik|therapie (Therapie*) *f*: Form der künstlerischen Therapie* in der Anthroposophischen Medizin*, bei der neben dem Singen alte, leicht handhabbare Streich- (z. B. Chrotta), Zupf- (z. B. Psalter), Blas- (z. B. Schalmei) u. Schlaginstrumente (z. B. Xylophon) verwendet werden; Hauptinstrument ist die von L. Gärtner neu entwickelte Leier.

Muskat: s. Myristica fragrans.

Muskel|entspannung nach Jacobson (lat. musculus Mäuschen): s. Progressive Muskelrelaxation.

Muskel|kater (↑): Auftreten von Muskelschmerzen (v. a. bei Bewegung) insbesondere 24–48 Stunden nach ungewohnter muskulärer Beanspruchung; **Ursache:** multiple Mikrofaserrisse mit nachfolgender lokaler Ödembildung; **Therapie: 1.** leichte Weiterbewegung, Wärme, durchblutungsfördernde Salben u. Bäder mit ätherischen Ölen, z. B. Koniferenöl, Rosmarinöl, Eukalyptusöl; **2.** Homöopathie: Zubereitungen aus Ruta* graveolens. Vgl. Myalgie.

Muskel|re|flex|zonen|massage (↑; lat. reflectere, reflexus zurückbiegen) *f*: Abk. MRM; Massage* bei Projektionssymptom* mit spannungslösender, entkrampfender u. durchblutungsfördernder Wirkung; **Anwendung:** v. a. bei Schmerzzuständen, die an der Muskulatur od. den inneren Organen lokalisiert sind. Vgl. Reflexzonenmassage.

Muskel|reiz|punkte (↑): Punkte an der Hautoberfläche, an denen Muskeln transkutan leicht durch Strom zur Elektrodiagnostik* u. Elektrotherapie* gereizt werden können; meist nahe des einen bestimmten Muskel versorgenden motorischen Nerven lokalisiert.

Muskel|schmerzen (↑): s. Myalgie.

Muskel|test, kinesio|logischer (↑) *m*: s. Kinesiologie, angewandte.

Mutter|korn: s. Secale cornutum.

Mutter|kraut: s. Tanacetum parthenium.

Muzilaginosum (lat. mucus Schleim) *n*: s. Mucilaginosum.

My|algie (gr. μῦς, μυός Muskel, Maus; -algie*) *f*: diffuser od. lokalisierter Muskelschmerz, häufig in Kombination mit Myogelose (Muskelhartspann); **Ursache:** Überanstrengung (s. Muskelkater), Überbeanspruchung bei Haltungsschäden, Infektionskrankheiten, Autoimmunkrankheiten (u. a. systemischer Lupus erythematodes, Polymyalgia rheumatica, Polymyositis acuta, extraartikulärer Manifestationen von Erkrankungen des rheumatischen Formenkreises), Stoffwechselkrankheiten (z. B. Addison-Krankheit), arterielle Verschlusskrankheiten*, Trauma; **Therapie: 1.** Behandlung der Grundkrankheit; **2.** Physiotherapie*, Interferenzstromtherapie*, Wärme (Heublumensack*, heiße Bäder), Massagen, äußerlich Spiritus* Vini gallici; **3.** Phytotherapie: Zubereitungen aus Hypericum* perforatum, Kiefernöl (s. Pinus sylvestris), Pfefferminzöl (s. Mentha x piperita); **traditionell** Zubereitungen aus Capsicum, Cymbopogon winterianus, Cynoglossum officinale; **4.** Homöopathie: u. a. Zubereitungen aus Aconitum* napellus, Arnica* montana, Toxicodendron* quercifolium.

Myristica fragrans Houtt. *f*: Myristica officinalis; Muskat; immergrüner Baum aus der Familie der Myristicaceae (Muskatnussgewächse); **Arzneidroge:** zusammengedrückter, getrockneter Samenmantel (Myristicae arillus, Macis, sog. Muskatblüte), getrocknete, vom Samenmantel befreite Samenkerne (Myristicae semen, Nux moschata, Muskatnuss); ätherisches Öl des von der Samenschale umgebenen getrockneten Samens (Myristicae aetheroleum, Muskatnussöl); **Inhaltsstoffe:** Macis: ätherisches Öl (1,8-Cineol, Monoterpene, Myristicin, Elemicin, Eugenol, Isoeugenol, Borneol, Safrol); Muskatnuss: ätherisches Öl, fettes Öl, Phenylpropanoide, Saponine, Sterole; **Wirkung:** spasmolytisch, Hemmung der Prostaglandinsynthese, antioxidativ, lokalanästhetisch, psychotrop; **Verwendung:** Muskatnuss bzw. Macis als Pulver innerlich; **traditionell** innerlich bei Magen-Darm-Beschwerden wie Diarrhö, Magenkrämpfen, Gastritis u. Flatulenz; äußerlich Muskatnussöl bei Zahnschmerzen u. Geschwüren im Mund; **cave:** Angesichts der Risiken u. nicht ausreichend belegter Wirksamkeit ist eine therapeutische Verwendung nicht vertretbar; gegen die Anwendung als Geruchs- u. Geschmackskorrigens bestehen keine Bedenken. **Nebenwirkungen:** Die Einnahme von mehr als 5 g gepulverter Muskatnuss od. Macis kann zu Durst, Mundtrockenheit, Übelkeit u. Erbrechen, Magenschmerzen, Tachykardie, Hypotonie, Hautrötung, Druckgefühl im Brustkorb u. Unterbauch, Hitze- od. Kältegefühl, Schwitzen, Hypothermie, Schwäche, Gangunsicherheit, Schwindel, Sehstörungen, Kopfschmerzen, Desorientiertheit, Krampfanfällen u. psychischen Störungen (leichte Bewusstseinsveränderungen, Aggressivität bis intensive Halluzinationen*) führen; **cave:** größere Mengen können tödlich wirken. Lokale Anwendung: gelegentlich allergische Reaktionen; **Kontraindikation**: Schwangerschaft u. Stillzeit (bei Dosierungen, die höher sind als üblicherweise in der Ernährung verwendet); **Wechselwirkung:** keine bekannt; **Homöopathie**: Zubereitungen aus Myristica sebifera, bewährte Indikation z. B. bei eitrigen Entzündungen, Panaritium.

Myroxylon balsamum L. *n*: in Mittelamerika beheimateter Baum aus der Familie der Fabaceae (Schmetterlingsblütler); 2 Varietäten: **1.** Myroxylon balsamum L. Harms var. pereira (Royle) Harms (Perubalsambaum), **2.** Myroxolon balsamum L. var. balsamum Harms (syn. Myroxylon balsamum var. genuinum (Baill.) Harms, Tolubalsambaum); **Arzneidroge: Balsamum peruvianum** (Perubalsam): braune, zähflüssige Masse, die aus geschwelten Stämmen von Myroxylon balsamum L. Harms var. Pereira gewonnen wird; **Inhaltsstoffe:** Estergemisch (50–70 %) (insbesondere von Benzylestern der Benzoe- u. Zimtsäuren), Vanillin, Benzylbenzoat, Benzylcinnamat, Sesquiterpenalkohole (β-Nerolidol, Farnesol); **Wirkung:** antibakteriell, antiseptisch, antiparasitär (besonders gegen Krätzmilben), granulationsfördernd, antiphlogistisch; **Verwendung:** zur äußeren Anwendung in Form ethanolischer Lösungen, Salben u. Salbenkompressen; nach **Kommission E** bei infizierten u. schlecht heilenden Wunden, Verbrennungen, Dekubitus, Frostbeulen, Ulcus cruris, Prothesendruckstellen, Hämorrhoiden; **Dosierung:** galenische Zubereitungen mit 5–20 % Perubalsam, bei Anwendung auf großen Flächen höchstens 10 %ig; nicht länger als 1 Woche anwenden; **cave:** Das gleichzeitige Auftragen von Zubereitungen mit Propolis* führt zu einer sehr hohen Allergisierungsrate; **Nebenwirkungen:** häufig (2–3 %) allergische Hautreaktionen (Soforttyp, Kontaktallergien); Nierenschäden bei großflächigen Anwendungen; **Kontraindikation:** allergische Disposition; **Wechselwirkung:** keine bekannt. **Arzneidroge: Balsamum tolutanum** (Tolubalsam): erhärteter u. gereinigter Harzbalsam verletzter Stämme von Myroxolon balsamum L. var. balsamum; **Inhaltsstoffe:** 80 % Harz mit 4–20 % Benzoesäure, 6–12 % Zimtsäure, 4–12 % Benzylbenzoat, Benzylcinnamat; 1,5–3 % ätherisches Öl; **Wirkung:** antimikrobiell, expektorierend; **Verwendung:** Zubereitungen zum Einnehmen; nach **Kommission E** bei Katarrhen der Atemwege; **Dosierung:** mittlere Tagesdosis 0,6 g Droge, Zubereitungen entsprechend; **Nebenwirkungen:** Nierenreizungen, Kontaktallergien; **Kontraindikation:** bekannte Allergie auf Tolubalsam, Schwangerschaft u. Stillzeit; **Wechselwirkung:** keine bekannt.

Myrrhe: s. Commiphora molmol.

Myrtilli fructus *m*: s. Vaccinium myrtillus.

Mystik (gr. μυστικός Geheimlehren betreffend) *f*: Bez. für eine Form des religiösen Verhaltens, bei dem eine Verbindung mit dem Göttlichen od. dem Kosmischen (meist durch Meditation* u. bewusste Verzichtleistungen) versucht wird, um in den Zustand des kosmischen u. universalen Bewusstseins einzutreten.

N

Nacht|kerzen|öl: s. Oenothera biennis.

Nacht|schatten, Bittersüßer: s. Solanum dulcamara.

Nadel: s. Akupunkturnadeln.

Nade|lholz|teer: s. Pflanzenteere.

Nähr|stoff|anreicherung: Hinzufügen von Nährstoffen* (z. B. Vitamine, Mineralstoffe, Aminosäuren), um Verarbeitungsverluste auszugleichen bzw. den physiologischen Wert von Lebensmitteln* zu verbessern; auch zur Verbesserung der Haltbarkeit von Lebensmitteln od. zur Prävention von Krankheiten; z. B. Anreicherung von Tafelsalz mit Iod in Deutschland (Kropfprophlaxe) od. von Cerealien mit Folsäure in den USA (Homocysteinsenkung zur Herzinfarktvorbeugung).

Nähr|stoff|bedarf: **1.** Menge eines Nährstoffs*, die für die Aufrechterhaltung aller Körperfunktionen des Organismus benötigt wird; individuell verschieden u. abhängig von Geschlecht, Alter, Wachstum, Gesundheitszustand, Grundumsatz*, Wärmehaushalt, Schwangerschaft, genetischer Disposition, Interaktionen zwischen den Nährstoffen, körperlicher Aktivität u. Klima; als grobe Orientierung für Hauptnährstoffe gilt (g/d): 0,9 Protein, 0,9 Fett u. 5 Kohlenhydrate pro kg Körpergewicht. **2.** nach der Food and Agriculture Organisation (FAO) u. der WHO die niedrigste Zufuhr eines Nährstoffs, die erforderlich ist, um Mangelerscheinungen zu verhüten, die durch klinische Merkmale u. Symptome u./od. durch Messgrößen, biochemische od. physiologische Funktionen überprüfbar sind.

Nähr|stoff|dichte: Hilfsrechengröße zur Beurteilung der ernährungsphysiologischen Qualität eines Lebensmittels bzw. einer Ernährung als Nährstofflieferant u. der Eignung zur Bedarfsdeckung sowie zur Gestaltung einer vollwertigen Ernährung, insbesondere bei einer Reduktionsdiät* u. in der Ernährung von Kindern, Schwangeren, Stillenden sowie älteren Menschen; Berechnung aus dem Quotienten von Nährstoffgehalt* (in Gewichtseinheiten) u. Energiegehalt* (pro 1000 kJ bzw. 1000 kcal) eines Lebensmittels*.

Nähr|stoffe: organische u. anorganische Nahrungsbestandteile, die während des Verdauungsprozesses z. T. aufgespalten u. für den Aufbau, die Erhaltung u. den Abbau von Körpersubstanz sowie zur Energiegewinnung verwertet werden; **1.** energieliefernde N. (Hauptnährstoffe) bestimmen den physiologischen Brennwert* der Nahrungsmittel: Proteine, Fette, Kohlenhydrate u. (wenn auch begrifflich hierunter nicht zu fassen) Alkohol, der ein nicht-essentieller, aber energiereicher N. ist; **2.** essentielle N.: Vitamine*, essentielle Aminosäuren u. Fettsäuren, Mineralstoffe*, Spurenelemente* u. Wasser. N. bestimmen den Nährwert* einzelner Nahrungsmittel*, zusammengesetzter Speisen od. Getränke.

Nähr|stoff|gehalt: Menge an Nährstoffen* in einem Lebensmittel* od. einer Kost; Beeinträchtigung z. B. durch Lagerung, Zubereitung od. Licht. Vgl. Nährstoffdichte.

Nähr|stoff|prä|parate *n pl*: syn. Supplementpräparate*.

Nähr|stoff|verlust: Verminderung des Nährstoffgehalts* durch in der Nahrung enthaltene Bakterien u. Enzyme, äußere Faktoren wie Lagerung, industrielle Verarbeitung (z. B. Schälen u. Polieren von Reis, Ausmahlen von Getreide, Blanchieren von Gemüse für Konserven u. Tiefkühlkost*) sowie küchentechnische Verarbeitung wie Schälen, Wässern u. Garen od. Mikrowellenzubereitung.

Nähr|stoff|zufuhr, empfohlene: auch wünschenswerte od. optimale Nährstoffzufuhr; Nahrungsenergie- u. Nährstoffmengen, von denen angenommen wird, dass sie ausreichen, nahezu die gesamte Bevölkerung vor Gesundheitsstörungen zu schützen; ermittelt werden die Werte aus laborexperimentell-biochemischen bzw. klinischen od. rein empirischen Daten. Sie stellen Durchschnittswerte dar (s. Abb. auf S. 256), auf deren Grundlage Nährstoffempfehlungen herausgegeben werden. Empfehlungen für die Nährstoffzufuhr werden für Deutschland von der Deutschen* Gesellschaft für Ernährung (Abk. DGE, s. Tab. S. 256, zusammen mit österreichischen u. schweizerischen Ernährungsgesellschaften in der D.A.CH.-Empfehlung), Empfehlungen für die Zufuhr an Energie u. essentiellen Nährstoffen vom wissenschaftlichen Lebensmittelausschuss der Europäischen Kommission (Commission of the European Communities, Scientific Committee on Food, Abk. SCF), vom Recommended Dietary Allowances (Abk. RDA) u. Food and Nutrition Boards in den USA u. interna-

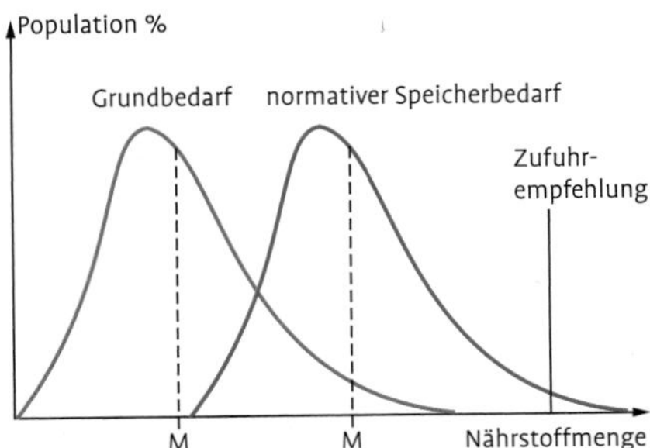

Nährstoffzufuhr, empfohlene: tatsächliche statistische Verteilung des individuellen Nährstoffbedarfs differenziert nach Grundbedarf und normativem Speicherbedarf (M: Median)

Nährstoffzufuhr, empfohlene
Referenzwerte für die tägliche Nährstoffzufuhr (Deutsche Gesellschaft für Ernährung, 2000)

Nährstoff	m/w[1]	
fettlösliche Vitamine		
Vitamin A	1 /0,8	mg-Äquivalent[2]
Vitamin D	5	µg
Vitamin E	15 /12	mg-Äquivalent[3]
Vitamin K	70 /60	µg
wasserlösliche Vitamine		
Vitamin B_1 (Thiamin)	1,2/1,0	mg
Vitamin B_2 (Riboflavin)	1,4/1,2	mg
Vitamin B_6 (Pyridoxin)	1,5/1,2	mg
Vitamin B_{12} (Cobalamine)	3,0	µg
Niacin	16 /13	mg-Äquivalent[4]
Pantothensäure	6	mg
Folsäure	400	µg-Äquivalent[5]
Vitamin C	100	mg
Biotin	30 –60	µg
Mineralstoffe		
Natrium	550	mg
Kalium	2000	mg
Calcium	1000	mg
Magnesium	350 /300	mg
Phosphor	700	mg
Chlorid	830	mg
Eisen	10 /15	mg
Spurenelemente		
Zink	10,0/7,0	mg
Kupfer	1,0–1,5	mg
Mangan	2,0–5,0	mg
Chrom	30 –100	µg
Molybdän	50 –100	µg
Fluorid	3,8/3,1	mg
Jod	200	µg
Selen	30 –70	µg
Protein	0,8	g/kg Körpergewicht
Fett	30	% der Energie
Omega-6-Fettsäuren	2,5	% der Energie
Omega-3-Fettsäuren	0,5	% der Energie
Wasser	35	ml/kg Körpergewicht

[1] bezogen auf einen Erwachsenen (25–50 Jahre alt) mit Normalgewicht sowie eine tägliche Kalorienzufuhr von 9968 kJ (bzw. 2400 kcal) für Männer bzw. 7955 kJ (bzw. 1900 kcal) für Frauen;
[2] 1 mg Retinol-Äquivalent = 6 mg all-trans-β-Carotin;
[3] 1 mg (R,R,R)-α-Tocopherol = 1,49 IE; 1 IE = 0,67 mg (R,R,R)-α-Tocopherol = 1 mg all-rac-α-Tocopherylacetat;
[4] 1 mg Niacin-Äquivalent = 60 mg Tryptophan;
[5] berechnet nach der Summe folatwirksamer Verbindungen in der üblichen Nahrung = Folat-Äquivalente (nach neuer Definition)

tional von der Food and Agriculture Organisiation (FAO) u. der WHO im Handbook on Human Nutrition Requirements herausgegeben. **Praktische Bedeutung** der Nährstoffempfehlungen: Planungshilfe für eine bedarfsdeckende Ernährung sowie für die Nahrungsproduktion u. -versorgung verschiedener Bevölkerungsgruppen, Orientierungshilfe bei der Beurteilung der Nährstoffversorgung in verschiedenen Bevölkerungsgruppen u. zu verschiedenen Zeiten auch im Hinblick auf ernährungsphysiologische Bedürfnisse, Beurteilung von Lebensmittelverbrauchszahlen, Hilfe für die Entwicklung von Ausbildungsprogrammen der Ernährungsaufklärung u. für die Entwicklung neuer Produkte sowie für die Herausgabe von Richtlinien für die Auszeichnung von Lebensmitteln mit ernährungsbezogenen Informationen.

Nähr|wert: Wert eines Nahrungsmittels einerseits als Betriebsstoff für den Stoffwechsel zur Erzeugung von Energie (physiologischer Brennwert*), andererseits als Baustoff für Bildung u. Erneuerung von Körperzellen; der chemische N. wird in Joule* (früher Kalorie*) gemessen u. bewertet.

Naga-imo: s. Dioscorea opposita.

Nahrung: Bez. für alle Stoffe, die vom lebenden Organismus zur Aufrechterhaltung des Stoffwechsels u. Energiehaushalts eine unbegrenzte Zeit ohne schädigende Folgen aufgenommen u. metabolisiert werden können; der Begriff N. ist an den potentiellen, nicht an den effektiven Verwendungszweck der Ernährung* gebunden.

Nahrungs|en|ergie|bedarf (gr. ἐνέργεια Tätigkeit, Wirksamkeit): s. Energiebedarf.

Nahrungs|en|ergie|gehalt (↑): s. Energiegehalt.

Nahrungs|ergänzungs|mittel: Abk. NEM; Lebensmittel, die dazu bestimmt sind, die allgemeine Nahrung zu ergänzen u. die ein Konzentrat von Nährstoffen od. sonstigen Stoffen mit ernährungsspezifischer od. physiologischer Wirkung allein od. in Zusammensetzung darstellen (z. B. Taurin, Carnitin, Coenzym Q_{10}, Vitaminpräparate); werden in verschiedenen Darreichungsformen, z. B. Kapseln, Tabletten, Pulverbeuteln od. Flüssigampullen, in Verkehr gebracht. Problematisch kann im Einzelfall die Abgrenzung zum Arzneimittel* sein, die nach Zweckbestimmung, Kennzeichnung u. Zusammensetzung bzw. Dosierung zu erfolgen hat und u. a. über Zulassungs- u. Registrierungspflichtigkeit eines Produktes od. Art u. Umfang zulässiger Werbung entscheidet. Gesetzliche Regelungen über Kennzeichnungspflicht u. Zusammensetzung von NEM finden sich nach Erlass der Richtlinie des Europäischen Parlaments u. des Rates zur Angleichung der Rechtsvorschriften der Mitgliedstaaten über Nahrungsergänzungsmittel (RiL 2002/46/EG vom 10.6.2002, ABl. L 183/51 vom 12.6.2002) nunmehr auch auf nationaler Ebene in der Verordnung über Nahrungsergänzungsmittel des Bundesministeriums für Verbraucherschutz, Ernährung u. Landwirtschaft vom 24.5.2004 (BGBl. I S. 1011).

Nahrungs|karenz (lat. carere entbehren) *f*: s. Fasten, Nulldiät.

Nahrungs|kette: Folge von als Nahrung dienenden Organismen, in denen bestimmte Schadstoffe (z. B. Gifte, Schwermetalle, Radionuklide) gespeichert (u. U. in steigender Konzentration; s. Bioakkumulation) u. an in der Kette folgende Glieder weitergegeben werden können; daran beteiligt sind Produzenten (Pflanzen, die org. Substanzen bilden), Konsumenten 1. (Pflanzenfresser) u. 2. (Fleisch- u. Allesfresser) Ordnung sowie Destruenten (Bakterien u. Pilze, die organische Substanzen abbauen). **Beispiel** für die Anreicherung eines sog. Umweltgifts (polychlorierte Biphenyle) in einer N.: Nordseewasser (0,0000011–0,0000031 mg/kg) → Plankton (8–10 mg/kg) → Fische (0,8–37 mg/kg) → Seevögel (110 mg/kg), Meeressäuger (160 mg/kg).

Nahrungs|mittel: alle natürlich vorkommenden od. künstlich erzeugten Produkte pflanzlicher od. tierischer Herkunft od. Mischungen daraus, die im Gegensatz zu den Genussmitteln* dem Organismus die essentiellen Nährstoffe* zur Aufrechterhaltung seiner Funktion liefern; neben den verwertbaren Bestandteilen bestehen sie aus unverdaulichen Nahrungsinhaltsstoffen (Ballaststoffe*) u. Wirkstoffen (z. B. sekundäre Pflanzenstoffe*). Im allgemeinen Sprachgebrauch werden die Begriffe Lebensmittel* u. N. synonym verwendet.

Nahrungs|mittel|all|ergie (Allergen*) *f*: umgangssprachl. Lebensmittelallergie; vorwiegend im Kindesalter, aber auch bei Erwachsenen auftretende Allergie* mit primär gastrointestinalen Symptomen (z. B. Brechdurchfall, Obstipation, Kolik), sekundär auch mit respiratorischen od. kutanen Reaktionen nach Verzehr bestimmter Lebensmittel; potentiell aggressive Allergene enthalten z. B. Kuhmilch, Hühnerei, Fisch, Schalentiere, Innereien, Nüsse u. Samen, Stein- u. Kernobst (Äpfel, Kirschen), Gemüse (Sellerie, Fenchel, Karotten, Tomaten), Gewürze (Fenchelsamen, Selleriesamen), Sojabohnen, Weizen u. Apfelsinen; die Häufigkeit von N. liegt bei 5–10 %, wobei etwa 3–5 % der Bevölkerung klinische Symptome aufweisen, die einer diagnostischen Abklärung bedürfen. Vgl. Nahrungsmittelunverträglichkeit.

Nahrungs|mittel aus öko|logischem Land|bau: auch Nahrungsmittel aus biologischem, organischem od. naturgemäßem Landbau; Nahrungsmittel, die ohne Anwendung leicht löslicher Mineraldünger, chemisch-synthetischer Pflanzenschutzmittel, prophylaktischer Tierarzneimittel u. weitgehend ohne den Zukauf von Futtermitteln erzeugt werden; **rechtliche Grundlage** für den ökologischen Landbau, die Aufmachung der landwirtschaftlichen Erzeugnisse u. Lebensmittel sowie die Einfuhr ökologischer Erzeugnisse aus Drittländern ist die EWG-Verordnung Nr. 2092/91 des Rates über den ökologischen Landbau u. die entsprechende Kennzeichnung der landwirtschaftlichen Erzeugnisse u. Lebensmittel vom 24.6.1991 (ABl. L 198/1 vom 22.7.1991), zuletzt geändert durch VO 746/2004/EG vom 22.4.2004 (ABl. L 112/10 vom 26.4.2005). Hinsichtlich der Beschaffenheit der N. a. ö. L. gelten die allgemeinen Vorschriften bezüglich Schadstoffbelastung, Bestandsangaben u. Kennzeichnungspflichten. Der Schutz vor Irreführung der Verbraucher über die gesundheitliche Bedeutung der Produkte unterliegt den allgemeinen Bestimmungen des Lebensmittelrechts. Produkte der Anbauverbände u. Erzeugnisse aus ökologischer Landwirtschaft der EU sind mit eingetragenem Warenzeichen bzw. mit dem Hinweis auf eine ökologische (biologische, naturnahe o. Ä.) Anbauweise od. mit dem Zusatz „Ökologische Agrarwirtschaft – EWG-Kontrollsystem“ gekennzeichnet. In Deutschland sind die anerkannten Organisationen des ökologischen Landbaus (s. Tab. auf S. 258) z. T. in der „Arbeitsgemeinschaft Ökologischer Landbau“ (Abk. AGÖL) mit gemeinsamen Rahmenrichtlinien für die Erzeugung u. Verarbeitung von landwirtschaftlichen

N

Nahrungsmittel aus ökologischem Landbau Anerkannte Verbände (Stand 1.1.2006)
Biokreis e. V.
Bioland e. V.
Biopark e. V.
Demeter e. V.
ECOLAND e. V.
ECOVIN e. V.
Gäa e. V. – Vereinigung Ökologischer Landbau
Naturland-Verband für naturgemäßen Landbau e. V.

Produkten zusammengeschlossen. Die Centrale Marketing-Gesellschaft der deutschen Agrarwirtschaft (Abk. CMA) u. die AGÖL haben 1999 ein einheitliches Öko-Prüfzeichen (Abk. ÖPZ) auf Grundlage der Rahmenrichtlinien der AGÖL vereinbart. Letztere stellen in einigen Bereichen höhere Anforderungen als die 1991 geschaffene EWG-Verordnung. So darf das ÖPZ z. B. nur vergeben werden, wenn das betreffende Produkt aus einem Betrieb stammt, der gänzlich auf ökologischen Landbau umgestellt wurde. Für den Erhalt des EG-Zeichens ist hingegen bereits eine teilweise ökologische Bewirtschaftung ausreichend. Ein weiterer Unterschied besteht in den Anforderungen an die Herkunft der auszuzeichnenden Produkte. Nachdem für das ÖPZ vorrangig deutsche Rohstoffe u. erst subsidiär ausländische Waren, die ebenfalls grundsätzlich den AGöL-Richtlinien entsprechen müssen, in Betracht kommen, lässt das EG-Zeichen eine Erzeugung u. Kontrolle der verwendeten Rohstoffe innerhalb der EG genügen.

Nahrungs|mittel, bio|logisch-dynamische: umgangssprachliche Bez. für Nahrungsmittel* aus ökologischem Landbau.

Nahrungs|mittel|in|toleranz *f*: Nahrungsmittelunverträglichkeit* (s. Abb. dort) ohne immunologische Mechanismen (s. Nahrungsmittelallergie); **Formen:** Pseudoallergie*, Enzymopathie, Malabsorptionssyndrom u. nichtdefinierte N.; **Therapie:** N. auslösende Nahrungsbestandteile od. Lebensmittel meiden; bei nichtdefinierter N. leichte Vollkost*. Vgl. Additionsdiät.

Nahrungs|mittel|unverträglichkeit: umgangssprachl. Lebensmittelunverträglichkeit; Bez. für krankhafte od. das Wohlbefinden störende, durch Nahrungsmittel ausgelöste Unverträglichkeitsreaktionen; **Einteilung:** s. Abb. Vgl. Nahrungsmittelallergie, Nahrungsmittelintoleranz.

Naphtha: s. Petroleum.

Nasen|aku|punktur (Akupunktur*) *f*: s. Akupunktur.

Nasen|bluten: s. Epistaxis.

Nasen|neben|höhlen|entzündung: s. Sinusitis.

Nasen|re|flẹx|zonen|therapie (lat. reflẹctere, reflẹxus zurückbiegen; Therapie*) *f*: ein auf W. Fliess (1893, 1926) zurückgehendes Verfahren der lokalen Reizung (Kauterisation, Cocain) endonasaler Reaktionsstellen der Nasenschleimhaut zur therapeutischen Beeinflussung von Krankheitssymptomen am gesamten Körper; die verschiedenen reflektorischen Beziehungen der Nasenmuschel zum Gesamtorganismus werden in 4 Reflexzonen eingeteilt: Urogenital-, Digestions-, Zervikal- u. respiratorische Zone. Die N. wird heute meist durch Reizung mit ätherischen Ölen (aufgetragen mit Wattestäbchen) od. als Modifikation nach N. Krack mit einer Vibrationsmassage durchgeführt. Neben der endonasalen Form gibt es noch die von Gleditsch (1983) beschriebene Behandlung über Reflexzonen der äußeren Nase, deren Reaktionspunkte (s. Akupunkturpunkte) ungefähr in 3 Mar-

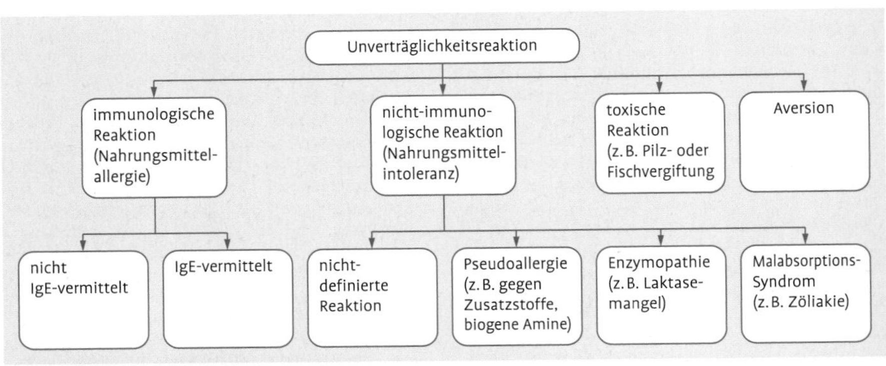

Nahrungsmittelunverträglichkeit: Einteilung nach der Entstehungsweise

kierungslinien über der Nase topographisch angeordnet sind. Vgl. Roeder-Methode.

Nasturtium officinale R. Brown *n*: Brunnenkresse, Wasserkresse; ausdauernde Pflanze aus der Familie der Brassicaceae (Kreuzblütler); **Arzneidroge:** während der Blütezeit gesammelte frische od. getrocknete oberirdische Teile (Herba Nasturtii, Nasturtii herba, Brunnenkressekraut); **Inhaltsstoffe:** Senfölglykoside (Glucosinolate; davon 80 % Gluconasturtiin, aus dem bei Hydrolyse Phenylethylisothiocyanat entsteht), Vitamin C (80 mg/100 g Brunnenkressekraut); **Wirkung:** antibakteriell, harndesinfizierend; **Verwendung:** nach **Kommission E** bei Katarrhen der Atemwege; **traditionell** als Bestandteil von Cholagoga; bei Appetitlosigkeit u. Verdauungsbeschwerden; bei entzündlichen Erkrankungen der ableitenden Harnwege; äußerlich bei Arthritis u. Erkrankungen des rheumatischen Formenkreises; **Dosierung:** Tagesdosis 4–6 g zerkleinerte Droge, 20–30 g frisches Kraut, 60–150 ml Frischpflanzenpresssaft u. a. galenische Zubereitungen zum Einnehmen; **Nebenwirkungen:** selten Magen-Darm-Beschwerden; Überträger des großen Leberegels (Fasciola hepatica); vor Verzehr der frischen Pflanze gründlich waschen; **Kontraindikation:** Ulcus ventriculi bzw. Ulcus duodeni, entzündliche Nierenerkrankungen; keine Anwendung bei Kindern unter 4 Jahren; **Homöopathie:** Zubereitungen (kleines Mittel) z. B. bei Reizzuständen der ableitenden Harnwege.

Natrium *n*: chemisches Element, Symbol Na, OZ 11, relative Atommasse A_r 22,990; mit Sauerstoff u. Wasser heftig reagierendes, an der Luft unbeständiges 1-wertiges, silberweißes Alkalimetall; **biochemische Funktion:** als wichtigstes Kation des Extrazellulärraums an der Aufrechterhaltung des osmotischen Drucks beteiligt; beeinflusst Zellpermeabilität, Muskelreizbarkeit u. -kontraktion, Säure-Basen-Haushalt, Absorption von Monosacchariden u. Aminosäuren u. ist Bestandteil von Verdauungssäften u. Aktivator einiger Enzyme; **Vorkommen in Nahrungsmitteln:** hoher Gehalt in verarbeiteten Lebensmitteln durch den Zusatz von Kochsalz (NaCl) bei der Verarbeitung, z. B. Fleisch- u. Wurstwaren, Hartkäse, Dosengemüse, Brot u. Fertigsaucen; **Bedarf** für Erwachsene (D.A.CH. 2000): geschätzter täglicher Mindestbedarf ca. 550 mg (1 g NaCl = 400 mg Na); eine Kochsalzzufuhr von 5 g/d gilt als ausreichend, von einer Zufuhr über 10 g ist abzuraten; **Mangelerscheinungen:** Hypotonie, Tachykardie, Apathie u. Muskelkrämpfe durch z. B. starke Durchfälle, anhaltendes Erbrechen, starkes Schwitzen, Reabsorptionsstörungen der Niere, Polyurie bzw. massive therapeutische Diurese; alimentär nicht bekannt; übermäßige Natriumzufuhr kann bei Personen mit genetischer Veranlagung Hypertonie begünstigen; weitere klinische Symptome einer erhöhten Na-Konzentration sind motorische Unruhe, Ödembildung, Schwindel u. Erbrechen, Übererregbarkeit der Muskulatur sowie Haut- u. Schleimhautaustrocknung; **Referenzbereich:** 135–145 mmol/l Serum; **Verwendung:** keine therapeutische bekannt.

Natrium chloratum *n*: Natrium muriaticum; Kochsalz; NaCl; farblose Kristallwürfel od. weißes, kristallines Pulver, leicht löslich in Wasser; **Homöopathie:** Zubereitungen (Polychrest*) entsprechend des individuellen Arzneimittelbildes bei einer Vielzahl von Erkrankungen.

Natrium muriaticum *n*: s. Natrium chloratum.

Natrium|sulfat *n*: Natrium sulfuricum; Glaubersalz; $Na_2SO_4 \times 10H_2O$); **Verwendung:** oral als (salinisches) Abführmittel; **Homöopathie:** Zubereitungen entsprechend des individuellen Arzneimittelbildes z. B. bei kindlichem Asthma bronchiale.

Natrium tetra|boracicum *n*: s. Borax.

Natto: japanische Bez. für ganze fermentierte Sojabohnen (s. Glycine max); s. Makrobiotik.

Natural Hygiene (engl. natürliche Gesundheitslehre): aus den USA stammende, um 1822 entstandene Ärztebewegung mit dem Ziel der Verankerung natürlicher Heilmethoden in der traditionellen Medizin; bekannteste Vertreter waren Herbert Shelton, John H. Tilden u. Norman Walker.

Natur|heil|kunde (lat. natura Natur, natürliche Beschaffenheit, Weltall): Lehre von den Naturheilmitteln* u. Naturheilverfahren* sowie deren besonderen Wirkungen u. Wirkungsprinzipien (s. Therapie); N. beschäftigt sich auch mit der „Natur" der Patienten u. Erkrankungen, umfasst eine eigene Anthropologie u. eigene Krankheitskonzepte (s. Konstitution). Medizinhistorische Modelle (z. B. Humoralpathologie*) u. Ethnomedizin (z. B. Traditionelle Chinesische Medizin*, Ayurveda*) werden in unterschiedlichem Ausmaß berücksichtigt.

Natur|heil|mittel (↑): Bez. für Substanzen, Stoffgruppen, Gegenstände, Zustände, Kräfte u. Prozesse aus der natürlichen Umwelt, die möglichst unverändert zur Therapie eingesetzt werden; z. B. Heilquellen u. -gase, Heilerden u. -moore (Peloide), Nahrungsmittel u. Heilpflanzen, Wärme u. Kälte, klimatische Faktoren, mechanische Kräfte u. motorische Abläufe; Grundlagen der Naturheilverfahren* u. wissenschaftliches Thema der Naturheilkunde*.

Natur|heil|verfahren (↑): **1.** Therapie mit Naturheilmitteln*; z. B. Hydrotherapie*, Balneotherapie*, Klimatherapie*, Kryotherapie*, Bewegungstherapie*, Massage*, Ernährungstherapie*, Phytotherapie*; aus einzelnen Elementen u. aus der allgemeinen Erfahrung zu den Naturheilmitteln werden Gesichtspunkte für eine Ordnungstherapie* abgeleitet. Diese „klassischen" N. mit meist langer Tradition u. grundsätzlicher Akzeptanz auch in der sog. Schulmedizin* werden gegen Elemente der Alternativmedizin* u. Komplementärmedizin* abgegrenzt, die sich selbst häufig auch als N. bezeichnen. **2.** Behandlung der „Natur" (Physis) eines Menschen mit Herstellung günstiger Bedingungen (therapeutisches Prinzip der Schonung) od. Setzen milder Reize, die eine spontane Gesundung ermöglichen bzw. diese anregen. Vgl. Physiotherapie.

Naturismus (↑) *m*: Bez. für eine Lebensart, die größtmögliche Naturnähe durch Nacktheit in der Freizeitgestaltung anstrebt, ohne gegen gesellschaftliche Normen zu verstossen (durch Sport im Freien, musische Aktivitäten, naturnahe Ernährung, allgemeine Rücksichtnahme auf die Natur); Ziel ist ein intensives Naturerleben v. a. durch die Tastsinne der Haut.

NBT: Abk. für **n**eo**b**ioelektronische **T**estung; s. Neobioelektronik nach Schramm.

Neben|sym|ptom (Symptom*) *n*: **1.** ältere Bez. für ein unter einer homöopathischen Therapie auftretendes Prüfungssymptom*; **2.** neben den Hauptbeschwerden bestehende Abweichung vom gesunden Zustand.

Neben|wirkung: Abk. NW; Bez. in der Naturheilkunde für unerwünschte Arzneimittelwirkung*.

Neem *f*: s. Azadirachta indica.

Negativ|liste: Arzneimittel*, die nach § 34 SGB V (ausgeschlossene Arznei-, Heil- u. Hilfsmittel) generell od. für bestimmte Indikationen von der Leistungspflicht der Gesetzlichen Krankenversicherung ausgeschlossen sind u. a. wegen Unwirtschaftlichkeit, geringem Preis od. nicht ausreichend nachgewiesener therapeutischer Wirksamkeit.

Nelken|öl: s. Syzygium aromaticum.

N

Nelken|wurz: s. Geum urbanum.

NEM: Abk. für **N**ahrungs**e**rgänzungs**m**ittel*.

Neo|bio|elektronik nach Schramm (gr. νέος neu; Bio-*; gr. ἤλεκτρον Bernstein, an dem zuerst elektrostatische Kräfte beobachtet wurden; Erwin Sch., Arzt, geb. 1921) *f*: auch neobioelektronische Testung (Abk. NBT); Modifikation u. Weiterentwicklung des Medikamententests der Elektroakupunktur* nach Voll; beruht auf der grundsätzlichen Annahme, an definierten Akupunkturpunkten* u. Calligaris-Punkten (s. Calligaris-Methode) der Akren diverse Testmedikamente mit einem Testgerät bioenergetisch abgleichen zu können. Dabei wird ein Filtersystem verwendet, das dem elekrischen Widerstandsmessgerät vorgeschaltet ist u. mit dessen Hilfe bioelektronische Informationen in Yin- u. Yang-Bereiche differenzierbar sein sollen. Dies soll Schramm durch das Auffinden homöopathischer Analogiearzneien zu den einzelnen Meridianen* möglich gewesen sein. Er führte als Test I (alle Yin-Meridiane) einen Diagnosetest u. als Test II (alle Yang-Meridiane) einen Therapietest ein. Spezielle Untertesteinheiten (z. B. der sog. Edelsteintest, bei dem jedes Organ einem anderen Edelstein entsprechen soll) u. der Einsatz von Farbschwingungsmustern sind Beispiele für die ca. 70 Einzeltestelemente des Diagnosetests der NBT. Der Therapietest zielt auf die mesenchymalen, d. h. bindegewebigen Austauschmöglichkeiten u. begrenzt die Anzahl der zu verabreichenden Medikamente. **Anwendung:** s. Elektroakupunktur. Wissenschaftlich nicht belegtes u. umstrittenes Verfahren.

Nephro|lithiasis (gr. νεφρός Niere; λίθος Stein; -iasis*) *f*: Nierensteinkrankheit; Bildung von Konkrementen in den Tubuli der Niere, dem Nierenbecken u. als Urolithiasis in den ableitenden Harnwegen; die Größe der Nierensteine reicht von Reiskorn-, Linsen- u. Erbsengröße bis zum Ausgussstein od. Korallenstein, der das ganze Nierenbecken ausfüllt. **Ursache:** ungeklärt; extrarenale begünstigende Faktoren sind u. a. Ernährung (bei eiweiß- u. fettarmer, wasserreicher Kohlenhydratkost sind Nierensteine selten), Umweltfaktoren (z. B. starkes Schwitzen), Immobilisation (z. B. bei Knochenbruch), endokrine Störungen des Calciumstoffwechsels (z. B. bei Hyperparathyreoidismus) u. Störungen des Harnsäurestoffwechsels. **Symptom:** Auftreten von Symptomen v. a. bei Steinwanderung: **1.** akuter Steinanfall (sog. Nierenkolik): heftigste, anfallsweise auftretende, krampfartige (selten eher dumpfe) Schmerzen; Häufigkeit u. Dauer der Anfälle verschieden (Minuten bis Stunden); u. U. Erbrechen, Bauchdeckenspannung, reflektorischer Ileus, Frösteln od. Schüttelfrost bei kleinem frequentem Puls ohne wesentliche Temperatursteigerung, Harndrang bei verminderter Harnmenge, reflektorische Anurie; nach kurzer Zeit meist schon makroskopisch sichtbare Hämaturie (fehlt bei komplettem Ureterverschluß). Bei akutem Anfall kommt es in der Mehrzahl der Fälle zum Abgang des Steins. **2.** chronische N. (sog. Steinleiden): Koliken bleiben meist aus, wenn das Konkrement eine Größe erreicht hat, bei der es nicht mehr zur Einklemmung kommen kann; bakterielle Infektionen führen häufig zu Komplikationen (Pyelonephritis, Urosepsis, Schrumpfniere). Die Symptome sind wenig ausgeprägt, häufig sind dumpfer Druck in der Nierengegend od. unbestimmte Schmerzen im Verlauf des Ureters. **Therapie: 1.** Schlingenextraktion, Stoßwellenlithotripsie, Urolitholyse od. Operation; **2.** Darmbad* bei Harnleitersteinen, Periostmassage*, Zitronenkur*; **3.** Phytotherapie: bei kleinen Nierensteinen Zubereitungen aus Betula*, Urtica*, Solidago*, Ononis* spinosa, Orthosiphon* aristatus, Equisetum* arvense; **traditionell** Zubereitungen aus Cytisus scoparius, Barosma betulina, Genista tinctoria, Arctium, Agrimonia eupatoria, Petroselinum crispum, Agropyron repens; **4.** Homöopathie: u. a. Zubereitungen aus Capsella* bursa-pastoris, Benzoesäure, Berberis* vulgaris, Lycopodium* clavatum; **Prävention:** Durchspülungstherapie, Anregung der Diurese durch z. B. Trinkkuren*.

Nerium oleander L. *n*: (Gemeiner) Oleander; kleiner Baum od. Strauch aus der Familie der Apocynaceae (Immergrüngewächse); **Arzneidroge:** getrocknete Laubblätter (Oleandri folium); **Inhaltsstoffe:** ca. 1 % Cardenolide; Hauptglykosid ist Oleandrin; **Wirkung:** positiv inotrop, negativ chronotrop; **Verwendung: traditionell** bei Erkrankungen u.

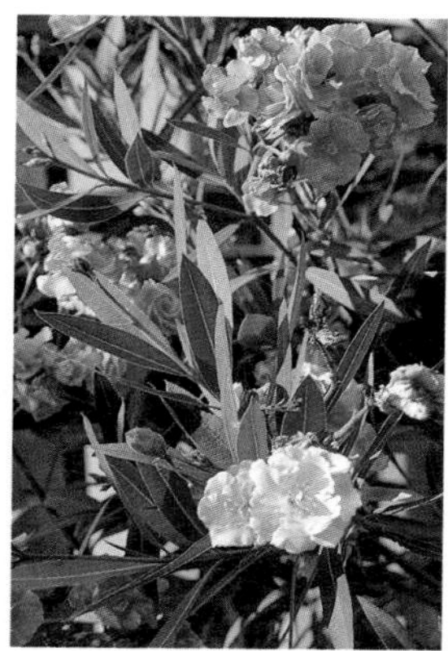

Nerium oleander L.: Blüte [1]

funktionellen Störungen des Herzens, bei leichter bis mittelschwerer Herzinsuffizienz; Hinweis: Im Hinblick auf die mangelnde Korrelation zwischen dem Gehalt an einzelnen herzwirksamen Glykosiden u. dem Wirkwert der Droge ist eine therapeutische Verwendung nicht vertretbar. **Nebenwirkungen:** bei Überdosierung Übelkeit, Kopfschmerz, Erbrechen, Koliken, Diarrhö, starke Herzrhythmusstörungen. **Homöopathie:** Zubereitungen entsprechend des individuellen Arzneimittelbildes z. B. bei chronischer Herzmuskelentzündung, Herzinsuffizienz u. Angina pectoris.

Nerven|entzündung (lat. nervus Sehne, Muskel, Band, Energie): s. Neuritis.

Nerven|punkt|massage (↑) *f*: von Alfons Cornelius (1909) begründete Sonderform der Reflexzonenmassage*, bei der bestimmte, verhärtete Stellen in den Head*-Zonen u. an Nervenaustrittstellen punktuell massiert werden.

Nerven|schmerzen (↑): s. Neuralgie.

Nerven-Sinnes-System (↑) *n*: s. Dreigliederung, funktionelle.

Neu|bildung, bös|artige: s. Krebs.

Neur-: auch Neuro-; Wortteil mit der Bedeutung Nerven, Sehne, Muskelband; von gr. νεῦρον.

Neur|algie (↑; -algie*) *f*: allgemeine Bez. für Schmerzsyndrome*, die auf das Ausbreitungsgebiet eines Nerven beschränkt sind, z. B. Ischialgie*, Trigeminusneuralgie; **Therapie: 1.** Kataplasma*, petechiale Saugmassage*; **2.** Phytotherapie: lokal Zubereitungen aus Picea* abies, Larix* decidua, Pinus* mugo, Terebinthina*; **traditionell** Zubereitungen aus Angelica archangelica, Cinchona pubescens, Cynoglossum officinale, Coriandrum sativum, Primula veris; **3.** Homöopathie: u. a. Zubereitungen aus Aconitum* napellus, Gelsemium* sempervirens, Hypericum* perforatum, Coffea*, Citrullus* colocynthis, Magnesium* phosphoricum. Vgl. Neuritis, Neuropathie, Schmerztherapie.

Neural|patho|logie (↑; Patho-*; -logie*) *f*: Krankheitslehre (Ricker, Speransky), nach der pathologische Prozesse durch Reaktionen des Zentralnervensystems vermittelt werden, da alle Reize primär auf das Zentralnervensystem einwirken; bei anhaltenden Reizen kann es zur Entgleisung der Homöostase* kommen. Einerseits ist der Rückkopplungsmechanismus mit dem System der Gamma-Motoneuronen, resultierend in einer muskulären Tonuserhöhung, gestört; andererseits wirken vom sympathischen Kerngebiet ausgehende Efferenzen über das Gefäßsystem mit Veränderung des Kolloidzustandes u. Bindegewebemilieus am Symptomaufbau mit. Vgl. Relationspathologie.

Neural|therapie (↑; Therapie*) *f*: auch N. nach Huneke, später therapeutische Lokalanästhesie; Injektion von Lokalanästhetika (Procain, Lidocain); die N. unterscheidet zwischen **1.** der Segmenttherapie, z. B. intrakutanen Quaddeln* in bestimmten Hautsegmenten (Head*-Zonen, Mackenzie-Zonen) u. Infiltrationen von Nervenwurzeln, also einer Technik, die sich grundsätzlich an nervalen Zusammenhängen orientiert; sowie **2.** der Fernwirkung durch Infiltration von Störfeldern, insbesondere Narben, aber auch Tonsillen, Zahnwurzeln u. a. (s. Irritationszentrum, chronisches); durch die sog. Entblockung einer vermuteten, nerval vermittelten Ursache/Wirkungsbeziehung zwischen Störfeld u. erkranktem Organ soll natürliche Heilung einsetzen können. Mögliche Wirkmechanismen sind dabei bislang nur hypothetisiert worden, z. B. aufgrund der depolarisarierenden Eigenschaften von Loakalanästhetika. Der therapeutische Effekt kann sich durch wiederholte Injektionen aufbauen, aber auch i. S. des sog. Sekundenphänomen* sofort auftreten. Dies wird als sicheres Zeichen für das Auffinden des für die Beschwerden verantwortlichen Störfelds gewertet. **Anwendung:** bei chronischen Schmerzuständen (Bewegungsapparat, Kopfschmerzen, Migräne), zur Immunmodulation (Multiple Sklerose); Hinweise auf Wirksamkeit ergeben sich bisher nur aus nichtkontrollierten Studien. Vgl. Segmentmassage.

Neuritis (↑; -itis*) *f*: Entzündung von Hirnnerven od. peripheren Nerven; **Einteilung: 1.** nach dem Verlauf in akute u. chronische N.; **2.** nach den Symptomen in motorische, sensible u. gemischte N.; **3.** nach der Lokalisation in Mononeuritis, Radikulitis u. Polyneuritis. **Symptom:** Parästhesien, Sensibilitätsstörungen, Lähmungen*, vegetativtrophische Störungen entsprechend dem Innervationsgebiet der betroffenen Nerven; **Therapie: 1.** Baunscheidt*-Verfahren; **2.** Phytotherapie: Capsicum*, Arnica* montana; **traditionell** Zubereitungen aus Herniaria, Cardiospermum, Eschscholtzia; **3.** Homöopathie: u. a. Zubereitungen aus Hypericum* perforatum u. Citrullus* colocynthis.

Neuro|dermitis a|topica (↑; gr. δέρμα Haut, Fell; -itis*) *f*: s. Ekzem, atopisches.

Neuro|linguistisches Pro|grammieren (↑): s. NLP.

Neuro|pathie (↑; -pathie*) *f*: Nervenleiden, Erkrankung peripherer Nerven; s. Neuralgie, Neuritis.

Neurose (↑; -osis*) *f*: Bez. für psychische od. psychosoziale Störungen mit Veränderungen des Wahrnehmens, Empfindens, Erlebens sowie von Vorstellungen u. Verhaltensweisen ohne nachweisbare organische Grundlage; im Gegensatz zur Psychose* ist der Realitätskontakt wenig od. gar nicht gestört. Die Übergänge zwischen neurotischen Merkmalen Gesunder u. neurotischen Störungen von Krankheits- u. Behandlungswert sind fließend. Aufgrund uneinheitlicher Verwendung ist der Begriff in DSM-IV (s. DSM) u. ICD-10 (s. ICD) nicht enthalten; **Ursache:** aus psychoanalytischer Sicht entstehen N. infolge eines verdrängten biographischen Entwicklungskonflikts u. gehen mit funktionellen Erlebnisstörungen einher. Nach lerntheoretischer Auffassung bzw. aus der Sicht der Verhaltenstherapie* wird eine N. als gelernte u. automatisierte Fehlsteuerung interpretiert. **Formen:** u. a. **1.** generalisierte Angst (syn. Angstneurose); **2.** Persönlichkeitsstörung (syn. Charakterneurose); **3.** Angststörung (syn. phobische Neurose; s. Phobie); **4.** Panikstörung; **5.** Hypochondrie*; **6.** Organneurose (z. B. Herzneurose); **7.** depressive Neurose (syn. neurotische Depression, Dysthymia; s. Depression); **8.** Zwangsstörung (syn. Zwangsneurose); **9.** dissoziative Störung (z. B. Hysterie); **Therapie:** nur erforderlich, wenn die N. intra- u. interpsychisch nicht integrierbar ist u. Leidensdruck, objektivierbare Beeinträchtigung u. Therapiemotivation der Betroffenen bestehen. **1.** Psychotherapie* (z. B. katathymes Bilderleben*), Ordnungstherapie*; **2.** Progressive* Muskelrelaxation; **3.** ggf. zusätzlich Kneipp*-Therapie, Bewegung, Beschäftigungstherapie.

Neuro|stimulation (↑; lat. stimulare anstacheln) *f*: s. Elektrostimulationsanalgesie.

new vegans: s. Veganer.

Niacin *n*: veraltet Vitamin B_5, Vitamin PP; Sammelbez. für Derivate der Pyridin-3-Carbonsäure mit einer Antipellagra-Wirkung; Gruppe wasserlöslicher Vitamine, zu denen Nicotinsäure, Nicotinsäureamid u. die biologisch aktiven Coenzyme Nicotinamid-Adenin-Dinucleotid (Abk. NAD) u. Nicotinamid-Adenin-Dinucleotid-Phosphat (Abk. NADP) zählen; **biochemische Funktion:** als NAD bzw. NADP Coenzyme wasserstoffübertragender Enzyme (z. B. Dehydrogenasen) u. somit am Auf- u. Abbau von Kohlenhydraten, Fettsäuren u. Aminosäuren beteiligt; **Vorkommen in Nahrungsmitteln:** Nicotinsäure überwiegend in Pflanzen (Vollkorngetreideprodukte, besonders Weizenvollkorn, u. gerösteter Kaffee), Nicotinsäureamid in Tieren (insbesondere Innereien u. Fisch); **Bedarf** für Erwachsene (D.A.CH. 2000): 17 mg Niacinäquivalent pro Tag; 1 mg Niacinäquivalent entspricht 60 mg Tryptophan; da N. aus Tryptophan synthetisiert werden kann, ist der Bedarf u. a. auch von der Höhe der Tryptophanzufuhr abhängig; **Mangelerscheinungen:** bei Mangel- od. Fehlernährung (z. B. einseitiger Verzehr von tryptophanarmen Maisprodukten, Alkoholkrankheit), Malabsorption (z. B. Hartnup-Syndrom), erhöhtem Bedarf (z. B. Schwangerschaft, Stillzeit) od. längerer Medikamenteneinnahme (z. B. von Isoniazid, Salicylamid, Paracetamol, Diazepam, Phenytoin, Phenobarbital, Azathioprin, Mercaptopurin) kann es zu Pellagra (Dermatitis, Diarrhö, Schleimhautveränderungen, depressive Psychose) kommen; **Hypervitaminose:** weder alimentär noch bei therapeutischer Anwendung hoher Dosierungen von Nicotinamid bekannt; große Mengen an Nicotinsäure wirken dagegen vasodilatierend, können die Fibrinolyseaktivität des Bluts steigern, beeinflussen den Lipoprotein- sowie Kohlenhydratstoffwechsel u. verursachen Hautrötungen u. Hitzegefühl.

Niauli-Baum: s. Melaleuca viridiflora.

Nickel *n*: chemisches Element, Symbol Ni, OZ 28, relative Atommasse A_r 58,70; zur Eisengruppe gehörendes, silberweißes, 2-, 3- u. 4-wertiges Schwermetall; nicht essentielles Spurenelement; **biochemische Funktion:** Aktivator der Dipeptidasen u. Phosphatasen; Bestandteil einiger Metalloenzyme (z. B. Laktatdehydrogenase, Alkoholdehydrogenase, Malatdehydrogenase); **Vorkommen in Nahrungsmitteln:** höherer Nickelgehalt in pflanzlichen (Vollkorngetreide, Hülsenfrüchte, Nüsse) als in tierischen Lebensmitteln; **Bedarf:** bisher nicht bekannt; **Mangelerscheinungen:** Wachstums- u. Wundheilungsverzögerung, beeinträchtigte Eisenverwertung, Störung der Hämatopoese; Beeinflussung der Enzymaktivitäten beim Glukoseabbau, von Citratzyklus u. Aminosäurestoffwechsel; **Intoxikation:** alimentär nicht bekannt; allergische u. entzündliche Reaktionen bei oraler Aufnahme, Inhalation bzw. Hautkontakt; Präkanzerosen u. Karzinome v. a. an Haut, Schleimhäuten u. Respirationstrakt; **Homöopathie:** Zubereitungen entsprechend des individuellen Arzneimittelbildes z. B. bei periodischen, nervösen Kopfschmerzen.

Nicotiana tabacum L. *f*: (Virginischer) Tabak; Pflanze aus der Familie der Solanaceae (Nachtschattengewächse); **Arzneidroge:** getrocknete Blätter der Tabakpflanze; **Inhaltsstoffe:** im Tabakrauch sind N-Nitrosoverbindungen, polycyclische u. aromatische Kohlenwasserstoffverbindungen, Formaldehyd, Blausäure, Cadmium u. a. Schwermetalle, Nicotin* u. Kohlenmonoxid enthalten. **Wirkung:** Verschiedene **Karzinogene** im Tabakteer können mit einer Latenzzeit von 15–20 Jahren Karzinome in Mundhöhle, an Larynx u. Bronchien sowie in Lunge, Ösophagus, Magen, Darm u. Harnblase erzeugen; **schleimhautreizende Substanzen** (Aldehyde, Phenole, Säuren u. Ammoniak) verursachen bei chronischer Einwirkung chronische Bronchitis (Raucherhusten) u. chronische Gastritis; **Kohlenmonoxid** (im Rauch von Zigaretten 1–3 %, Pfeife 2 % u. Zigarre bis 6 %, im Blut bei mäßigem Rauchen ca. 5 % CO-Hb, bei starkem Rauchen bis zu 15 %) führt zu einer Herabsetzung der körperlichen Leistungsfähigkeit; Rauchen in der Schwangerschaft erhöht das Risiko für Frühgeburten u. ein vermindertes Geburtsgewicht des Neugeborenen. Beim Mann ist eine Schädigung der Spermiogenese möglich. **Verwendung:** in der **Anthroposophischen Medizin** zur Anregung der formativen, gestaltenden Kräfte; **Homöopathie:** Verwendung der Blätter entsprechend des individuellen Arzneimittelbildes z. B. bei Hypotonie.

Nicotin *n:* Nikotin; (S)-3-(1-Methyl-2-pyrrolidinyl)pyridin (IUPAC); Alkaloid in Nicotiana* tabacum; **Wirkung:** an der postsynaptischen Membran der Ganglien in kleinen Konzentrationen erregend, in größeren lähmend (Ganglienblocker); **cave:** tödliche Dosis bei oraler Aufnahme ca. 1 mg/kg Körpergewicht (in 3–5 Zigaretten enthalten); vom N. gelangen ca. 30 % in den Rauch, davon werden ca. 5 % bei Mundrauchen von Zigaretten, 70 % bei mäßigem Inhalieren, 95 % bei kräftigem Inhalieren u. 60 % beim Mundrauchen von Zigarren resorbiert; schneller Abbau im Organismus (Halbwertzeit 2 Stunden); bei wiederholter Zufuhr Gewöhnung (Raucher sind 2- bis 3-mal weniger empfindlich als Nichtraucher); **Verwendung:** therapeutisch in Pflastern u. Kaugummis zur Nicotinentwöhnung; **Nebenwirkungen:** Es besteht ein Zusammenhang zwischen Nicotinaufnahme (Rauchen, auch passiv) während der Schwangerschaft u. der Häufigkeit von Mangelgeburten. N. geht in die Muttermilch über.

Nicotin|säure: s. Niacin.

Nieder|frequenz|therapie (Therapie*) *f:* Form der Elektrotherapie* mit niederfrequenten (bis 1000 Hz) Impulsströmen (s. Faradisation, Elektrogymnastik, Exponentialstrom, Schwellstrom) od. mit diadynamischen Strömen (sog. Bernard-Ströme*) als Kombination von Gleichstrom (Basisstrom) u. Impulsstromkomponenten (gleichgerichtete, frequenzmodulierte Wechselströme mit einer Frequenz von 50 u. 100 Hz u. einer Impulsdauer von 10 ms); die physiologische Wirkung bedingt einen direkten neuromuskulären Reiz. **Wirkung:** analgetisch, hyperämisierend, resorptiv u. detonisierend auf verspannte Muskeln.

Nieren|erkrankungen: Sammelbez. für Erkrankungen der Niere bzw. der oberen Harnwege; **Therapie: 1.** Ernährungstherapie* (z. B. diätetische Lebensmittel*, Kartoffel*-Ei-Diät, Schwedendiät*, Trinkkur*), Durchspülungstherapie; **2.** Phytotherapie: **traditionell** Zubereitungen aus Berberis vulgaris, Veronica officinalis, Picea abies, Phaseolus vulgaris, Grindelia, Ericaceae, Pulmonaria officinalis, Filipendula ulmaria, Rosmarinus officinalis, Achillea millefolium, Polygonum aviculare, Crataegus. Vgl. Harnwegerkrankungen, Nephrolithiasis.

Nieren|steine: s. Nephrolithiasis.

Nieren|tee, Indischer: s. Orthosiphon aristatus.

Nies|wurz, Weiße: s. Veratrum album.

Nigella damascena L. *f:* Damaszener (Türkischer) Schwarzkümmel, Jungfer im Grünen; einjährige Pflanze aus der Familie der Ranunculaceae (Hahnenfußgewächse); **Arzneidroge:** kaltgepresstes Öl aus den Samen des ägyptischen Schwarzkümmels (Schwarzkümmelöl); **Inhaltsstoffe:** ca. 35 % pflanzliche Fette, bestehend aus fettem Öl mit mehrfach ungesättigten Fettsäuren u. ätherischem Öl mit α- u. β-Pinen, 1,8-Cineol, Borneol, Bornylacetat, Thymol, p-Cymen u. a.); Nigellon, Thymoquinon, Dithymoquinon; **Wirkung:** antimikrobiell, antientzündlich; **Verwendung:** Öl u. Ölkapseln innerlich, Öl äußerlich; **traditionell** äußerlich bei Erkrankungen der Haut (z. B. Ekzem, atopisches Ekzem, Psoriasis vulgaris); innerlich zur Immunstimulation, bei Erkrankungen der Atemwege u. Gelenke sowie bei Infektionen, Allergien u. Verdauungsstörungen; die Wirksamkeit bei den genannten Anwendungsgebieten ist nicht ausreichend belegt. **Dosierung:** keine typische Dosierung; Schwarzkümmelöl ist in Deutschland als Arzneimittel* nicht zugelassen, allerdings handelsüblich als Nahrungsergänzungsmittel ohne arzneiliche Aussagen. Es wird v. a. in der Laienpresse mit überzogenen Indikationen propagiert. **Nebenwirkungen:** Kontaktallergien, möglicherweise lebertoxisch; **Kontraindikation:** Schwangerschaft u. Stillzeit (Dosierungen, die über nahrungsübliche Mengen hinausgehen); **Wechselwirkung:** keine bekannt.

Nikotin *n:* s. Nicotin.

Nimba arishta: s. Azadirachta indica.

Nitrate *n pl:* Salze der Salpetersäure (HNO_3); natürliche Bestandteile des Bodens, die zusätzlich durch Stickstoffdüngung in den Boden eingebracht werden, wodurch sich der Nitratgehalt der meisten Pflanzen stark erhöht; durch Einwaschung in das oberflächennahe Grundwasser reichern sich N. auch in Trinkwasser an. **Nitratquellen:** Von täglich ca. 130 mg aufgenommenen N. entstammen 70 % aus Gemüse, 20 % aus Trinkwasser, <10 % aus gepökelten tierischen Lebensmitteln. N. sind potentielle **Nitrite,** die durch bakterielle Umwandlung in Mundhöhle u. Magen (v. a. bei Säuglingen) entstehen u. toxisch wirken. Nitrite reagieren mit Hämoglobin anstelle von Sauerstoff zu nicht mehr sauerstofftransportfähigem Methämoglobin (bei Erwachsenen enzymatisch reversibel); stark gefährdet sind Säuglinge u. Kleinkinder, da bei ihnen diese enzymatische Umwandlung sehr langsam abläuft u. sich Methämoglobin im Blut anreichert, wodurch der Sauerstofftransport lebensgefährlich beeinträchtigt werden kann. Aus Nitriten können im Organismus mit einer weiteren stickstoffhaltigen Komponente (nitrosierbare Amine) hochgradig karzinogene Nitrosamine* gebildet werden. Vgl. Fremdstoffe.

Nitrite *n pl:* **1.** Salze der salpetrigen Säure; z. B. Natriumnitrit ($NaNO_2$); **2.** Ester der salpetrigen Säure; z. B. Amylnitrit; s. Nitrate.

Nitro|glycerol *n:* Glyceroltrinitrat, Glonoinum; $C_3H_5N_3O_9$; reines N. explodiert auf Schlag u. beim Erhitzen (sehr vorsichtig lagern!); alkoholische Lösung (Solutio Nitroglyceroli spirituosa) ist eine klare, farblose, leicht entflammbare Flüssigkeit; **Verwendung:** Gefäßerweiterung, v. a. bei Angina pectoris u. zur Blutdrucksenkung; **Nebenwirkungen:** Nach Einnahme treten häufig Kopfschmerz u. vorübergehende Rötungen an Hals u. Kopf (sog. Flush) auf; bei Langzeiteinnahme kann es zu Toleranzentwicklung kommen. **Homöopathie:** Zubereitungen entsprechend des individuellen Arzneimittelbildes z. B. bei Kopfschmerz, Angina pectoris, Hypertonie.

Nitros|amine *n pl:* Sammelbez. für N-Nitrosoverbindungen von Aminen (funktionelle Gruppe (R–N–NO); N. zählen zu den stärksten bisher bekannten Kanzerogenen (Schädigung der DNA durch Reaktion mit Metaboliten der N.); **Entstehung: 1.** in Lebensmitteln durch bakterielle Reduktion von Nitraten* zu Nitriten, die sich mit sekundären Aminen aus Nahrungsproteinen verbinden; für die Toxizität sind die überwiegend in Lebensmitteln enthaltenen flüchtigen N. verantwortlich; Hauptnitrosaminquellen: Gewürze u. gepökelte Fleischwaren, denen Nitritpökelsalz zur Umrötung zugesetzt wird (zugesetzte Ascorbinsäure u. ihre Salze können diese Nitrosierung hemmen); **2.** im menschlichen Organismus (Magen) aus Nitrit, nitrosierbaren Aminen u. nitrosierenden Stoffen der Nahrung (im Vergleich zu mit der Nahrung aufgenommenen flüchtigen N. bedeutungslos); empfohlen wird (besonders für Säuglinge u. Kinder) reifes, saisonales, im Freiland angebautes Gemüse zu bevorzugen u. auf möglichst kurze Lager- u. Aufwärmzeiten für nitratreiches Gemüse (z. B. Kopfsalat, Fenchel, Stielmangold, Feldsalat, Spinat, Grünkohl, Weißkohl, Wirsing, Chinakohl, Rote Bete, Auberginen u. Zucchini mit einem Nitrosamingehalt von 1000–4000 mg/kg) zu achten.

NLP: Abk. für **N**euro**l**inguistisches **P**rogrammieren; von R. Bandler u. J. Grinder in den 70er Jahren des 20. Jahrhunderts entwickelte Methode zur positiven u. effektiven Beeinflussung der inneren Einstellung u. des Verhaltens unter Einbeziehung wesentlicher Elemente aus der Gestalttherapie*, der Familientherapie* sowie der Hypnose*; die Bez. beinhaltet die Annahmen, dass jede Verhaltensweise Ergebnis neurologischer Prozesse ist u. dass nervliche Vorgänge durch Sprache u. Kommunikationssysteme in Form von Modellen dargestellt u. geordnet werden können, wobei sich das Programmieren auf den Organisationsprozess von Systemkomponenten bezieht. NLP untersucht die Muster, die aus der Interaktion von Gehirn, Sprache u. Körper entstehen u. auf denen sowohl effektives als auch ineffektives Verhalten basiert.

NOEL: Abk. für **no*** **o**bserved **e**ffect **l**evel.

Nogier-Re|flex (lat. reflectere, reflexus zurückbiegen) *m:* syn. aurikulokardialer Reflex; Bez. für eine registrierbare periphere Gefäßreaktion i. S. einer Veränderung der Pulswelle am Radialispuls bei Reizung eines irritierten Punkts z. B. im Zahn- u. Kieferbereich od. am Ohr; der N.-R. ist als sog. An- od. Abschwellen i. S. der Verschiebung der Pulswellenamplitude zu spüren u. wird als vaskulär autonomer Reflex gedeutet. Er soll Auskunft geben über die „energetische Situation“ des Patienten u. kann zur Störfeldsuche eingesetzt werden. Da nicht das Herz, sondern das Gefäß reagiert, ist die Bezeichnung „kardial“ irreführend.

Non-Compliance (engl. non nicht; compliance Einwilligung, Bereitschaft): s. Compliance.

Non-Vit|amine *n pl:* Bez. für Substanzen, denen nicht korrekterweise Vitamineigenschaften zugeordnet wurden (z. B. essentielle Fettsäuren*), die als essentiell angesehen wurden, obwohl sie in ausreichender Menge produziert werden (z. B. Carnitin*, Ubichinone*), od. die im Organismus nicht vorkommen (z. B. Orotsäure, Flavonoide*); N.-V. werden vorwiegend als Nahrungsergänzungsmittel* angeboten. Der gesunde Organismus profitiert meist nicht von der exogenen Zufuhr, mit Ausnahme der Flavonoide, deren protektive Wirkung bereits in nutritiver Dosierung diskutiert wird.

no observed effect level (engl. Konzentration ohne erkennbare Wirkung): Abk. NOEL; international gebräuchliche Bez. derjenigen Menge einer Substanz (z. B. eines Pestizids) in g od. mg/kg Körpergewicht, die bei toxikologischen Tests über längere Zeit bei keinem Tier aus einer größeren Anzahl von Versuchstieren eine schädigende Wirkung hervorruft; aus dem NOEL-Wert wird unter Verwendung eines Sicherheitsfaktors, der meist 100 beträgt, der ADI-Wert (s. acceptable daily intake) errechnet.

Normal|gewicht: nicht einheitlich definierte Bez. für das unter gesundheitlichen Gesichtspunkten angestrebte Körpergewicht* eines Menschen; Berechnung des N. für Erwachsene mit Hilfe des Body*-mass-Index od. der Broca*-Formel.

Nosode (gr. νόσος Krankheit) *f:* Arzneimittel, das aus Eiter, Sputum, Tonsillenexprimaten od. erkrankten Organen hergestellt u. in Verdünnungen bzw. Potenzen zur Behandlung des gleichen Leidens i. S. einer Impfung od. zur homöopathischen Therapie angewendet wird; die klassischen N. der Homöopathie* sind **Psorinum** (Inhalt von Scabiesbläschen), **Medorrhinum** (gonorrhoisches Urethralsekret) u. **Luesinum** (Sekret aus syphilitischem Schanker). Weitere N. (z. B. Sinusitisnosode: eitriges Exkret von Stirnhöhleneiterungen) sind heute Bestandteil der homöopathischen Materia* medica u. in homöopathischen Komplexpräparaten enthalten. Das Material kann aus körpereigenen Absonderungen hergestellt werden u. als sog. Autonosode* verwendet werden (vgl. Autovakzine). **Anwendung: 1.** bei vorliegendem Arzneimittelbild* nach dem Ähnlichkeitsprinzip*; **2.** bei vermuteter Blockade* durch inapparente Restzustände abgelaufener Erkrankungen in der Eigen- u. Familienanamnese i. S. einer miasmatischen Therapie (s. Miasmenlehre) zur Wiederherstellung der Reaktionsfähigkeit. Vgl. Impfnosode.

Not|fall|tropfen: s. Rescue Remedy.

Novel-Food (engl. neuartige Nahrung): s. Lebensmittel, neuartige.

Nowo-Balance|therapie (Therapie*) *f*: syn. Balancetherapie; von dem Musiker u. Artisten Franz Nowotny (1904–1964) eingeführtes Verfahren mit dem Ziel, den Menschen in sein Bewegungsgleichgewicht zurückzuführen; unter individueller Betreuung werden sog. durchlaufende Bewegungsabläufe (die den ganzen Körper miteinbeziehen) durch Regularisierung von Kraft, Rhythmus u. Diagonale (Teilaspekte der Bewegung) eingeübt u. optimiert. **Anwendung:** bei Bewegungs- u. Haltungsstörungen, psychosomatischen Erkrankungen, Herz-Kreislauf- u. Atemwegerkrankungen, präventiv. Wissenschaftlich nicht gesichertes Verfahren mit geringer Verbreitung.

N=1-Studie: Untersuchung mit einer Fallzahl von 1; kann kontrolliert u. randomisiert sein, indem alternierende Therapiephasen in den Verlauf integriert werden; dieses Studiendesign soll für die alternativen Heilverfahren die Individualität eines Patienten angemessen berücksichtigen. Vgl. Metaanalyse; Outcome-Studie; Review, systematische; Studie, randomisierte klinische.

Null|diät (Diät*) *f*: **1.** totales Fasten*unter ausschließlicher Zufuhr energiefreier Getränke (Mineralwasser, Kaffee, Tee) mit Vitamin- u. Elektrolytsubstitution; strengste Form des Nahrungsverzichts zur Reduktion des Körpergewichts; Durchführung meist stationär u. unter ärztlicher Aufsicht; vgl. Reduktionsdiät; **2.** absolute Nahrungskarenz ohne Flüssigkeitsaufnahme bei schweren akuten Erkrankungen (z. B. Pankreatitis) od. nach Operationen besonders im Bereich des Magen-Darm-Trakts.

Nutra|ceuticals: s. Lebensmittel, funktionelle.

Nụx moschạta *f*: s. Myristica fragans.

Nụx vọmica *f*: s. Strychnos nux-vomica.

O

Ober|flächen|an|ästhesie (gr. ἀναισθησία Unempfindlichkeit) *f*: s. Lokalanästhesie.

Ober|guss: spezielle Wasseranwendung nach Kneipp an Händen, Armen u. Oberkörper; **Durchführung:** Beginn am rechten Handrücken bis zur Schulter u. an der Innenseite des rechten Arms abwärts; an der Innenseite des linken Arms aufwärts, Achterschleifen auf der Brust, über die rechte Schulter zum Rücken u. über die linke Schulter abwärts; der Patient sollte sich dabei bücken; **Anwendung** u. **Nebenwirkungen:** s. Armguss.

Ober|körper|waschung: Waschung* nach Kneipp, die den gesamten Oberkörper u. die Arme umfasst; **Durchführung:** Beginn am rechten Arm von der Hand aufwärts, dann Hals, Brust u. Bauch, weiter über die linke Hand u. den linken Arm bis zum Rücken; **Anwendung:** als thermisches Regulationstraining, bei psychovegetativem Syndrom, Infektionen der oberen Atemwege u. chronischer Bronchitis.

Ob|stipation (lat. ob dagegen; stipare stopfen) *f*: syn. Konstipation; Stuhlverstopfung, Sammelbegriff für heterogene Störungen, die durch erniedrigte Stuhlfrequenz (<3-mal pro Woche) u. notwendiges starkes Pressen bei der Defäkation gekennzeichnet sind; **Formen:** 1. akute O.: insbesondere bei stenosierenden Prozessen im Colon (z. B. kolorektales Karzinom, Polypen); 2. chronische (habituelle) O.: v. a. bei organischen od. funktionellen Störungen der Darmmotorik, veränderten Defäkationsrhythmus, ballaststoffarmer Ernährung; 3. vorübergehende (passagere) O.: als Begleiterscheinung vieler Erkrankungen (z. B. Diabetes mellitus, Hypothyreose), exo- od. endogener Intoxikationen (z. B. Bleivergiftung, Porphyrie), medikamentös bedingt (z. B. durch Anticholinergika, Antidepressiva, Calciumantagonisten, Calciumpräparate, Diuretika, Opiate) od. in der Schwangerschaft; 4. O. als Hauptsymptom des kongenitalen u. idiopathischen Megakolons. **Therapie: 1.** Colonmassage*, Darmbad*, Hydrotherapie* (z. B. Kurzwickel*, Lendenwickel*, Leibwaschung*), Autogenes* Training, Ernährungstherapie mit diätetischen Lebensmitteln*, Schlackenkost*; kalium-, ballaststoff- u. quellstoffreiche Kost; **2.** Phytotherapie: Zubereitungen aus z. B. Rhamnus* frangula, Fraxinus* ornus, Sennae folium (s. Cassia senna), Plantago* ovata, Rhamnus* catharticus, Lini semen (s. Linum usitatissimum), Citrullus* colocynthis; **3.** Homöopathie: u. a. Zubereitungen aus Alumina, Opium*, Silicea*.

Obtentus (lat. das Vorziehen, Vorstecken) *m*: Bez. für eine Form menschlicher Zuwendungsreaktion z. B. bei Berührung; entsteht bei positiver Grundstimmung gegenüber der kontaktierenden Mitwelt bzw. dem einwirkenden Reiz. Die Beobachtung u. Bewertung von Verhaltensausdruck spielt für viele psychotherapeutisch orientierte Verfahren eine große Rolle (z. B. in der Psychotonik*). Gegensatz: Flucht- od. Abwehrreaktion auf Berührungsreize.

Ocimum basilicum L. *n*: Basilikum; einjährige Pflanze aus der Familie der Lamiaceae (Lippenblütler); **Arzneidroge:** zur Blütezeit gesammelte u. getrocknete oberirdische Teile (Basilici herba), sowie das aus dem Kraut gewonnene ätherische Öl (Basilici aetheroleum); **Inhaltsstoffe:** 0,5–1,5 % (mindestens 0,4 % laut Standardzulassung) ätherisches Öl mit den Hauptkomponenten Linalool, Methylchavicol (Estragol) u. Eugenol; bis zu 5 % Labiatengerbstoffe, Flavonoide, Kaffeesäure, Aesculosid; **Wirkung:** antimikrobiell; **Verwendung:** Negativmonographie der **Kommission E; traditionell** zur unterstützenden Behandlung von Völlegefühl u. als appetitanregendes, verdauungsförderndes u. harntreibendes Mittel, als Galaktagogum, bei Erkältungskrankheiten u. Entzündungen im Urogenitaltrakt; äußerlich als Gurgelmittel u. Adstringens bei Entzündungen des Rachenraums sowie zur Behandlung schlecht heilender Wunden; als Gewürz. Die Wirksamkeit bei den beanspruchten Anwendungsgebieten ist nicht belegt. **Nebenwirkungen:** Methylchavicol wirkt nach metabolischer Aktivierung mutagen u. möglicherweise karzinogen; eine therapeutische Verwendung ist daher abzulehnen. Gegen die Verwendung als Gewürz bestehen keine Bedenken. **Kontraindikation:** aufgrund des hohen Gehalts an Methylchavicol keine Anwendung während Schwangerschaft u. Stillzeit, bei Säuglingen u. Kleinkindern sowie über einen längeren Zeitraum.

Oder|mennig: s. Agrimonia eupatoria.

Ödem (gr. οἴδημα Geschwulst, Schwellung) *n*: syn. Hydrops; Wassersucht; schmerzlose, nicht gerötete

Schwellungen infolge Ansammlung wässriger (seröser) Flüssigkeit in den Gewebespalten, z. B. der Haut u. Schleimhäute; **Ursache:** z. B. Entzündung, Allergie*, Herzinsuffizienz*, Nierenerkrankungen*, chronisch-venöse Insuffizienz*, prämenstruelles Syndrom*; **Therapie:** entsprechend der zugrundeliegenden Erkrankung: **1.** manuelle Lymphdrainagetherapie*, komplexe physikalische Entstauungstherapie*, Aderlass*, Fußbad*, kalte Wickel, z. B. mit Arnika od. Heilerde; **2.** Phytotherapie: Zubereitungen aus Equisetum* arvense, Melilotus*; **traditionell** aus Adonis vernalis, Betula, Rubus fruticosus, Colchicum autumnale, Sambucus nigra, Rosmarinus officinalis, Asparagus officinalis.

Ödem|therapie, physikalische (↑; Therapie*) *f*: syn. komplexe physikalische Entstauungstherapie*.

Öko-Diät (gr. οἶκος Haus; Diät*) *f*: von Frances Moore-Lappé entwickelte Diätform, die neben der Berücksichtigung gesundheitlicher Aspekte zur Veränderung landwirtschaftlicher Strukturen (z. B. durch die Auswahl regionaler Produkte aus ökologischem Anbau) u. internationaler Arbeitsteilung beitragen soll; **Prinzip:** Bevorzugung von Gemüse, Getreide, Hülsenfrüchten, Nüssen u. Samen unter Berücksichtigung einer günstigen biologischen Wertigkeit*; Verzicht auf Fleisch.

Öko|logie (↑; -logie*) *f*: Wissenschaft von den Bedingungen des Lebens auf der Erde; **Formen: 1.** deskriptive Ö.: Beschreibung der Welt als System miteinander verbundener, sich gegenseitig beeinflussender u. sich weiter entwickelnder ökologischer Kreisläufe u. Gleichgewichte; **2.** interventive Ö., Umweltschutz: Erforschung der heute in fast allen Lebensbereichen der Erde anzutreffenden Ungleichgewichte der Ökosysteme mit dem Ziel der Wiederherstellung ökologischer Stabilität; methodisch werden die Erkenntnisse fast aller Naturwissenschaften (Biowissenschaften einschließlich Medizin, Klimatologie, Geologie, Physik, Chemie, Toxikologie u. a.) auf die bekannten Teilfunktionen des globalen Systems der Erde angewendet u. darüber hinaus zunehmend Anteile geisteswissenschaftlicher Erkenntnisse (u. a. Sozialpsychologie, Anthropologie, Geschichtswissenschaften, Philosophie, Theologie) in die Konzepte einbezogen; **3.** ökologische Medizin*.

Öko|tropho|logie (↑; gr. τροφή Ernährung; -logie*) *f*: Wissenschaft, die sich mit den physiologischen, ökonomischen u. technologischen Grundlagen einer richtigen, vollwertigen Ernährung als Voraussetzung für Gesundheit u. Leistungsfähigkeit befasst; Ernährungswissenschaftler analysieren die technischen, betriebswirtschaftlichen u. sozialen Zusammenhänge bei der Führung von Privat- u. Großhaushalten u. setzen Ergebnisse anwendungsbezogen um. Beschäftigungsmöglichkeiten für Ökotrophologen bestehen in der Lebensmittelindustrie für die Produktentwicklung, in Gesundheitsämtern, Verbraucherorganisationen für den Bereich der Ernährungsberatung, bei Energieversorgungsunternehmen für die Verbraucherberatung, in Kantinen, Krankenhäusern u. Heimen im Bereich Management, in der Marktforschung im Bereich Öffentlichkeitsarbeit u. in der wissenschaftlichen Forschung. Ernährungs- u. Haushaltswissenschaften werden häufig als gemeinsamer Studiengang an Hochschulen u. Fachhochschulen unter der Bez. Ökotrophologie angeboten. Neben dem Diplomstudiengang sind auch Master- u. Bachelor-Studiengänge möglich. Vgl. Ernährungswissenschaft.

Öl|baum: s. Olea europaea.

Öl|dis|persions|bad (lat. dispergere, dispersus zerstreuen): Voll- od. Teilbad unter Zugabe von fetten od. ätherischen Ölen, die in feinste Tröpfchen verwirbelt u. gleichmäßig im Wasser verteilt werden (Emulsion*); durch Vergrößerung der Oberfläche wird die therapeutische Wirkung der Öle verstärkt. Vgl. Kräuterbad.

Öle, ätherische: Aetherolea; flüssige, selten feste, flüchtige u. lipophile Stoffgemische unterschiedlicher chemischer Zusammensetzung (Monoterpene, Sesquiterpene, Diterpene, Phenylpropanderivate) mit aromatischem Geruch; Gewinnung aus Pflanzenteilen durch Wasserdampfdestillation, Auspressen od. Extraktion mit lipophilen Lösungsmitteln, Fetten od. überkritischen Gasen; Vorkommen z. B. in Pfefferminz- u. Eukalyptusblättern, Kamillenblüten, Fenchelfrüchten, Kiefernnadeln u. Balsamen; allgemeine Wirkungen: antibakteriell, hautreizend, expektorierend, karminativ, cholagog, aquaretisch, magensaftsekretionssteigernd.

Öl|ziehen: aus der Traditionellen Indischen Medizin stammendes Verfahren zur Entfernung von fettlöslichen ausscheidungsspflichtigen Substanzen sowie schädlichen Mikroorganismen aus der Mundschleimhaut durch Spülung der Mundhöhle mit Sonnenblumen-, Erdnuss- od. Distelöl; nach 5–10 Minuten regelmäßiger Bewegung (Spülen) wird das Öl wieder ausgespuckt; **Anwendung:** zur Ausleitung von belastenden Stoffen, z. B. nach Infekten, aber auch Arzneimittel- u. Umweltgiftbelastungen; zur Stärkung des Immunsystems u. zur Pflege des Zahnfleisches u. der Mundschleimhaut.

Oenothera biennis L.: (Gewöhnliche) Nachtkerze; Pflanze aus der Familie der Onagraceae (Nachtkerzengewächse); zusammen mit anderen Oenothera-Arten Stammpflanze der Droge; **Arzneidroge:** fettes Öl aus den Samen (Oleum oenotherae semen, Nachtkerzenöl); **Inhaltsstoffe:** ca. 2–16 % γ-Linolensäure, 65–80 % Linolensäure, Vitamin E; **Wirkung:** antiinflammatorisch, immunmodulierend; **Verwendung:** standardisierte Präparate zur oralen Anwendung in Weichgelatinekapseln; Hinweise auf Wirksamkeit bei prämenstruellem Syndrom, insbesondere Mastalgie, zur unterstützenden Behandlung bei Neurodermitis, rheumatoider Arthritis u. Osteoporose; zur Säuglingshautpflege; **Dosierung:** Mastalgie 3–4 g/d oral, prämenstruelles Syndrom 2–4 g/d, rheumatoide Arthritis 540 mg–2,8 g/d, Neurodermitis 4–6 g/d (Erwachsene; 3 g/d für Kinder); Wirkungseintritt erst nach 4–12 Wochen; zur Hautpflege fettes Öl direkt auftragen; **Nebenwirkungen:** bei innerlicher Anwendung gelegentlich Übelkeit, Verdauungsstörungen, Hautausschläge, Kopfschmerzen, Komplikationen in der Schwangerschaft, verlängerte Blutungszeit (Hemmung der Thrombozytenaggregation); **Kontraindikation:** bei innerlicher Anwendung Therapie mit Gerinnungshemmern, Phenothiazin; Kinder unter 1 Jahr; Schwangerschaft; **Wechselwirkung:** bei innerlicher Anwendung Auslösung von Temporallappenanfällen bei gleichzeitiger Behandlung mit Phenothiazin.

OET: Abk. für **o**ptischer **E**rythrozyten**t**est*.

offizinell (lat. officina Werkstatt, Apotheke): Bez. für die in das Deutsche Arzneibuch (Abk. DAB*) aufgenommenen, nach gesetzlichen Anweisungen u. mit genauen Prüfvorschriften versehenen, in Apotheken vorrätigen Arzneimittel* u. deren Ausgangsstoffe.

Ohr|aku|punktur (Akupunktur*) *f*: s. Akupunktur.

Ohr|kerze: syn. Hopi-Kerze; ca. 20 cm langes Rohr aus Leinentuch od. Papierfolien getränkt mit Bienenwachs, Honigextrakt u. pulverisierten Kräutern od. ätherischen Ölen als wirksame Bestandteile; erstmals in Asien, vermutlich auch im alten Griechenland, unabhängig davon später von den Indianern Nord- u. Südamerikas, v. a. u. bis heute von den den Hopi- u. Cherokee-Indianern u. verschiedenen Stämmen in Mexiko angewendetes Verfahren mit beanspruchten Wirkungen ähnlich denen der ausleitenden Therapie*; die O. wird beim liegenden Patienten nacheinander auf den äußeren Gehörgang beider Ohren gesetzt u. am oberen Ende angezündet. Durch den Luftsog sollen Ablagerungen im Körper gelöst u. ausgeschieden werden können. Gleichzeitig wird der mit Kräuteressenzen angereicherte Rauch in das Ohr geleitet. **Anwendung:** HNO-Erkrankungen i. e. S. wie z. B. Sinusitis, Otitis Schwindel, Ohrgeräusche, Menière-Krankheit, aber auch zahlreiche andere, überwiegend chronische Erkrankungen wie Schlafstörungen, Depressionen, Migräne. Hinweis: Die von den Hopi-Indianern ausschließlich am Ohr eingesetzten Kerzen haben mittlerweile in der esoterischen Szene eine Ausweitung in der Anwendung auf andere Körperteile u. auch einen Bedeutungswandel erfahren, z. B. als sog. Chakren-Kerzen.

Okkultismus (lat. occultus heimlich, geheim) *m*: Bez. für Auffassungen von u. Beschäftigung mit Dingen, die als verborgen, geheim, übersinnnlich usw. gelten; dazu gehören z. B. die Bereiche der Esoterik*, Magie*, Mystik* u. Theosophie*; moderner Bezug zur Parapsychologie. Berührungspunkte von Medizin u. O. gibt es z. B. bei der Geistheilung*, dem Pendeln*, der Telepathie* u. der astrologischen Medizin*.

Okoubaka aubre|villei Phelleg. et Normand. *f*: afrikanischer Baum aus der Familie der Octonemataceae; **Arzneidroge:** Astrinde; **Homöopathie:** bewährte Indikation bei Diarrhö, Nahrungsmittelunverträglichkeiten, Pankreasstörungen.

Olea europaea L. *f*: Olivenbaum, Ölbaum; Baum aus der Familie der Oleaceae (Ölbaumgewächse); **Arzneidroge:** getrocknete Blätter (Oleae folium, Olivenblätter) u. aus den reifen Steinfrüchten gewonnenes fettes Öl (Oleae oleum, Olivenöl); **Inhaltsstoffe:** Blätter: Terpene, Flavonoide, Secoiridoide (Oleuropein u. Derivate); Öl: (nach Verseifung) 56–83 % Ölsäure, 8–20 % Palmitinsäure, 4–20 % Linolsäure, Secoiridoide (Oleuropein u. Derivate); **Wirkung:** Blätter: spasmolytisch, blutdrucksenkend, antipyretisch, leicht hypoglykämisch, diuretisch, bronchodilatorisch; Öl: antiarteriosklerotisch, lipidsenkend, leicht blutdrucksenkend, antientzündlich; **Verwendung:** zerkleinerte Blätter als Teeaufguss u. a. galenische Zubereitungen **traditionell** bei Hypertonie, zur Fiebersenkung, bei viralen u. bakteriellen Infektionen; die Wirksamkeit ist bei den beanspruchten Anwendungsgebieten nicht bzw. für Hypertonie kaum belegt; Verwendung Öl: verschiedene Qualitäten, bevorzugt werden sollten Öle mit möglichst geringen Gehalt an freier Ölsäure (maximale Konzentration 3,3 %); beanspruchte Indikationen: innerlich bei Obstipation, zur unterstützenden Therapie bei Hypertonie; Hypercholesterolämie, Prophylaxe von rheumatoider Arthritis, Herzinfarkt u. kolorektalen Karzinomen, Migräneprophylaxe bei Jugendlichen; äußerlich zur Wundpflege, bei leichten Verbrennungen, Psoriasis, als Massageöl; für die Wirksamkeit bei innerlicher Anwendung existieren positive Hinweise, z. T. durch Studien; **Dosierung:** Blätter: 2 TL Droge in 150 ml kochendem Wasser 30 Minuten ziehen lassen, 3–4 Tassen pro Tag; Öl: als Laxans einmalig 30 ml, andere Indikationen: 30–54 g/d; Hinweis: bei Behandlung mit Olivenöl sollte der mit Fetten aufgenommene Kalorienanteil 30 % nicht überschreiten; **Nebenwirkungen:** Blätter: allergische Reaktionen durch anhaftende Olivenpollen; Öl: innerlich Auslösung einer Gallenkolik; äußerlich Reizerscheinungen am Auge, selten allergische Hautreaktionen od. Kontaktdermatitis; **Kontraindikation:** Blätter: hypotone Zustände, Schwangerschaft u. Stillzeit; Öl: Gallensteine, Schwangerschaft u. Stillzeit (bei Überschreitung der in der Ernährung üblichen Dosierungen); äußerlich: Anwendung in Augennähe; **Wechselwirkung:** Blätter: mögliche Verstärkung blutdrucksenkender Medikamente; Öl: keine bekannt.

Oleander: s. Nerium oleander.

Oleum (lat.) *n*: Abk. Ol.; Öl; in der neueren pharmazeutischen Terminologie steht die Benennung der Drogenart hinter dem Pflanzennamen (z. B. Amygdalae oleum, früher z. B. Oleum Eucalypti); für ätherische Öle* gilt die Bez. „aetheroleum“ (z. B. Eucalypti aetheroleum).

O

Oleum Jecoris aselli (↑) *n*: s. Lebertran.

Oleum Petrae (↑) *n*: s. Petroleum.

Olibanum *n*: s. Boswellia serrata.

Oliven|baum: s. Olea europaea.

Omega|fett|säuren: ungesättigte Fettsäuren; s. Fettsäuren, essentielle.

Ononis spinosa L. *f*: Dornige Hauhechel; kleiner Halbstrauch aus der Familie der Fabaceae (Schmetterlingsblütler); **Arzneidroge:** Wurzel (Ononidis radix, Hauhechelwurzel); **Inhaltsstoffe:** Isoflavonoide (Ononin), Flavonoide, Triterpene, geringe Mengen ätherisches Öl; **Wirkung:** diuretisch (entwässernd); **Verwendung:** zerkleinerte Droge für Aufgüsse u. a. galenische Zubereitungen; nach **Kommission E** zur Durchspülungstherapie bei entzündlichen Erkrankungen der ableitenden Harnwege, vorbeugend bei Nierengrieß; adjuvant bei bakteriellen Infektionen der Harnwege; **traditionell** bei Erkrankungen des rheumatischen Formenkreises, Gicht; **Dosierung:** 6–12 g Droge pro Tag; 3 g pro Tasse mehrmals täglich. Hinweis: Es muss eine Flüssigkeitszufuhr von mindestens 2 l/d eingehalten werden; **Nebenwirkungen:** keine bekannt; **Kontraindikation:** Ödeme infolge eingeschränkter Herz- od. Nierentätigkeit; **Wechselwirkung:** keine bekannt.

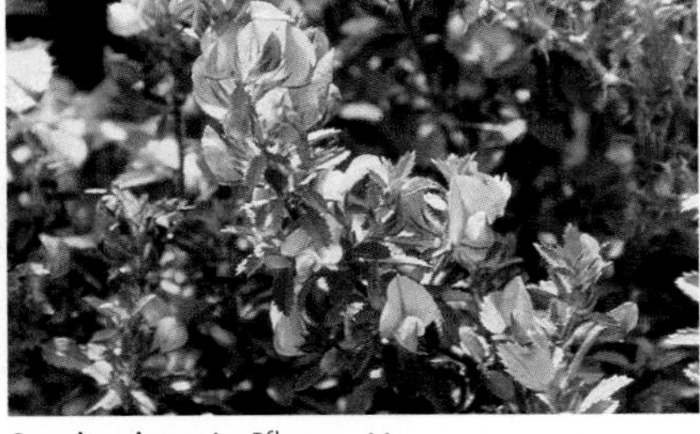

Ononis spinosa L.: Pflanze [1]

Opiate (gr. ὄπιον Mohnsaft) *n pl*: i. e. S. Morphin* u. a. Alkaloide des Opiums* mit morphinartigen Wirkungen; i. w. S. auch die sog. Opioide*; natürlich vorkommende O.: Morphin, Codein*, Papaverin, Thebain; **Wirkung:** (u. a. durch reversible Bindung an Opiatrezeptoren) meist euphorisierend, analgetisch, sedativ-hypnotisch, antitussiv, antiemetisch (Späteffekt), vegetative Beeinflussung (z. B. Atemdepression, verminderte Darmmotilität, Übelkeit, Erbrechen als Früheffekt); **Verwendung:** als Analgetika, Antitussiva; O. unterliegen dem Betäubungsmittelgesetz (cave: Abhängigkeit).

Opioide (↑; -id*) *n pl*: halb- u. vollsynthetische Pharmaka bzw. körpereigene Substanzen mit morphinartiger Wirkung; s. Opiate.

Opium (↑) *n*: Laudanum; getrockneter Milchsaft von Papaver* somniferum; **Inhaltsstoffe:** von medizinischer Bedeutung sind unter den ca. 40 bekannten, im O. enthaltenen Alkaloiden die Phenanthrenderivate Morphin* (ca. 10 %) u. Codein* (0,5 %) sowie die Isochinolinderivate Papaverin (1 %) u. Noscapin (6 %), die unterschiedliche od. keine Affinität zu Opioidrezeptoren besitzen; **Verwendung:** bei schweren Schmerzzuständen (z. B. Morphin), als Antitussiva (z. B. Codein, Noscapin); in Form der Tinctura Opii früher als Antidiarrhoikum; **Homöopathie:** Verwendung entsprechend des individuellen Arzneimittelbildes z. B. bei Ileus (postoperativ). Vgl. Opiate.

Orakel|priester: s. Divinator.

Orangen|schale: s. Citrus sinensis.

Ordnungs|therapie (Therapie*) *f*: Bez. für Anregungen u. Hilfen zu einem geordneten Leben u. Lebensstil aus den Erfahrungen der klassischen Naturheilverfahren* zur Erlangung eines Lebens mit Harmonie u. Regelmäßigkeit in den Lebensrhythmen (Schlaf, Wachen, Mahlzeiten u. a.), aus dem sich Gefühle der Zufriedenheit u. Ausgeglichenheit ergeben; neben dem ärztlichen Gespräch werden unter O. zahlreiche Verfahren eingeschlossen, die der seelischen Ordnung einschließlich leib-seelischer Beziehungen dienen, u. a. künstlerische Therapien*, körperorientierte psychotherapeutische Verfahren (z. B. Körpertherapie*), Ausgleichs- u. Entspannungstechniken (z. B. Progressive* Muskelrelaxation, Autogenes* Training, Meditation*).

Oregano: s. Origanum vulgare.

Organ|einreibung (gr. ὄργανον Werkzeug): Bez. aus der Anthroposophischen Medizin* für i. R. der rhythmischen Massage* durchgeführte Einreibungen über bestimmten Organen (z. B. Milz, Leber) unter Verwendung ätherischer Öle od. Metallsalben zur Verbesserung des Zusammenwirkens der Wesensglieder.

Organ|ex|trakte, makro|molekulare (↑; Extractum*) *n pl*: s. Therapie, zytoplasmatische.

Organ|ex|trakt|therapie (↑; ↑; Therapie*) *f*: syn. Organotherapie*.

Organon (gr. Hilfsmittel des Denkens) *n*: von Samuel Hahnemann verfasstes Werk (Organon der Heilkunst), in dem die Prinzipien der Homöopathie* dargelegt werden; Hahnemann schrieb 6 Auflagen, wobei die 6. Auflage, die u. a. die Q*-Potenzen erstmals beschrieb, erst 1921 veröffentlicht wurde u. vielen seiner Nachfolger nicht bekannt war.

Organo|therapie (↑; Therapie*) *f*: syn. Organbehandlung, Organextrakttherapie; Behandlung mit tierischen od. menschlichen Organen, Organteilen, Zellen, Zellteilen od. extrazellulären Flüssigkeiten (Organtherapeutika i. S. des Arzneimittelgesetzes); in der konventionellen Medizin anerkannte Therapie z. B. als Supplementierung bzw. Substitution für nicht mehr funktionstüchtige Organe od. als passive Impfung; i. R. unkonventioneller Therapien zunächst als sog. Zelltherapie* Injektion heterologer, aus fetalen Organen od. Jungtieren gewonnener Zellen zur Anregung allgemeiner Lebensprozesse u. Abwehrkräfte. Risikoreich durch Antigengehalt des Materials (immunologische Überempfindlichkeitsreaktionen) u.

O

durch die Möglichkeit der Übertragung von Krankheiten, insbesondere bei Präparaten von Rindern, Schafen u. Ziegen. Die Zelltherapie wurde nach zahlreichen Todesfällen in Deutschand verboten. Heute existieren in modernen Verfahren hergestellte Peptidlösungen, insbesondere aus Thymus, zugelassene Medikamente als Organlysate. Vgl. Eigenbluttherapie, Nosode, Thymustherapie, Umstimmungstherapie, Immunstimulation, Immunmodulation, Zelltherapie.

Organ|prä|parat (gr. ὄργανον Werkzeug) *n*: aus tierischem Material gewonnene Arzneimittel, die in der Anthroposophischen Medizin* in oraler od. parenteraler Form meist i. S. einer Isopathie* therapeutisch angewendet werden.

Orgasmus|störung (gr. ὀργή Leidenschaft, Trieb): s. Funktionsstörungen, sexuelle.

Orgon *n*: Bez. für eine Form von Lebensenergie*, die Wilhelm Reich (1897–1957) bei seinen biophysikalischen Untersuchungen zur Zellstrahlung beschrieb; W. Reich war der Auffassung, durch zahlreiche Experimente diese Energieform auch in der Atmosphäre nachweisen zu können. Alle Zellen u. Gewebe lebendiger Organismen würden das O. akkumulieren u. entladen u. in Wechselwirkung zum atmosphärischen O. stehen. Vgl. Orgontherapie.

Orgon|therapie (Therapie*) *f*: von Wilhelm Reich (1897–1957) in den 30er Jahren des 20. Jahrhunderts begründete psychoanalytisch orientierte Körpertherapie*; W. Reich entwickelte zunächst die Charakteranalyse, die er zur **Vegetotherapie** erweiterte u. unter Einbeziehung des sog. Orgons* die O. Das Orgon soll an allen lebendigen Vorgängen beteiligt sein u. dessen ungehinderter Fluss die Grundlage von Gesundheit bilden. Durch u. a. unterdrückte Emotionen soll dieser Fluss unterbrochen werden u. eine sog. charakterliche Panzerung in Muskelverspannungen (sog. Muskelpanzer) u. nachfolgenden Störungen der Tätigkeit innerer Organe, Drüsen u. Hormone ihren somatischen Ausdruck finden. Durch die Freisetzung von unterdrückten Emotionen bzw. libidinöser Energien soll der Muskelpanzer aufgelöst werden können. Eingesetzt werden hierzu verschiedene Körper-, Bewegungs- u. Atemübungen sowie die Ausübung direkten manuellen Drucks auf verspannte Muskeln. So soll durch Lenkung u. Bahnung vorhandener Energie die Selbstregulation des Körpers aktiviert, der Fluss des Orgons wieder angeregt u. die dem Körper immanente Selbstheilung eingeleitet werden können. Die Wirksamkeit der O. ist nicht wissenschaftlich gesichert. **Biophysikalische O.:** Behandlung mit von W. Reich konstruierten Apparaturen wie dem Orgonakkumulator, der Orgondecke od. dem Shooter. Der Orgon-Akkumulator besteht aus einer Kiste aus Metall u. organischem Material (z. B. Schafwolle od. Holz), in die sich eine Person zur Behandlung setzt. Dabei soll durch Akkumulation des Orgons die vegetative Reagibilität u. Ausgeglichenheit wiederhergestellt werden können. Darüber hinaus sollen z. B. die Wundheilungsgeschwindigkeit beschleunigt, Durchblutungsstörungen infolge von Rauchen od. Diabetes mellitus sowie Krebserkrankungen behandelt werden können. Die Wirksamkeit der biophysikalischen O. ist ebenfalls nicht wissenschaftlich gesichert. **Kontraindikation:** psychiatrische Erkrankungen. Vgl. Analyse, bioenergetische.

Origanum majorana L. *n*: Majorana hortensis Moench; Majoran; ein- bis mehrjährige Pflanze aus der Familie der Lamiaceae (Lippenblütler); **Arzneidroge:** zur Blütezeit gesammelte u. getrocknete, von den Stängeln abgestreifte Blätter u. Blüten (Majoranae herba, Majorankraut) sowie daraus gewonnenes ätherisches Öl (Majoranae aetheroleum); **Inhaltsstoffe:** 1–3 % ätherisches Öl im Kraut mit Terpinen-4-ol, cis-Sabinenhydrat u. γ-Terpinen als Hauptkomponenten; Flavonoide, Phenole u. Phenolglykoside (Arbutin, Methylarbutin, Hydrochinon), Lamiaceengerbstoffe (z. B. Rosmarinsäure), 13 % Polysaccharide, Calciumsalze, Eisen; **Wirkung:** antimikrobiell, karminativ, diaphoretisch, leicht diuretisch; **Verwendung:** innerlich als Teeaufguss, lokal zur Mundspülung; **traditionell** bei Magen-Darm-Beschwerden, Rhinitis, Erkältungen; die Wirksamkeit bei den beanspruchten Anwendungsgebieten ist nicht ausreichend belegt. **Dosierung:** 1–2 TL in 250 ml kochendem Wasser 5 Minuten ziehen lassen, 1–2 Tassen pro Tag; **Nebenwirkungen:** allergische Reaktionen; frischer Majoran kann Augen- u. Hautentzündungen verursachen; **Kontraindikation:** bekannte Allergie gegen Lippenblütler, längerfristiger Gebrauch (Tumorinduktion durch Hydrochinon beschrieben); Schwangerschaft u. Stillzeit (außer in der Ernährung übliche Mengen); **Wechselwirkung:** keine bekannt; **Homöopathie:** Zubereitungen entsprechend des individuellen Arzneimittelbildes z. B. bei gesteigerter sexueller Erregbarkeit. Vgl. Origanum vulgare.

Origanum vulgare L. *n*: Dost, Wilder Majoran; Oregano; ausdauernde Pflanze aus der Familie der Lamiaceae (Lippenblütler); **Arzneidroge:** während der Blütezeit gesammeltes u. getrocknetes, von den dickeren Stängeln befreites Kraut (Origani vulgaris herba) u. durch Wasserdampfdestillation gewonnenes ätherisches Öl (Origani vulgaris aetheroleum); **Inhaltsstoffe:** 0,15–1 % ätherisches Öl mit Carvacrol als aromabestimmende Hauptkomponente, Flavonoide, Phenolcarbonsäuren u. -derivate; 7,1 % Hydroxyzimtsäurederivate (davon 5 % Rosmarinsäure); **Wirkung:** antimikrobiell, spasmolytisch; sekretolyisch; **Verwendung:** von der **Kommission E** negativ monographiert; **traditionell** innerlich bei Atemwegerkrankungen, Magen-Darm-Beschwerden, zur Förderung der Gallensekretion u. Verdauung, als appetitanregendes u. krampflösendes Mittel; äußerlich bei Wunden, zu Gurgelwässern u. Bädern. Die Wirksamkeit bei den beanspruchten Anwendungsgebieten ist nicht belegt. Verwendung auch als Gewürz; **Dosierung:**

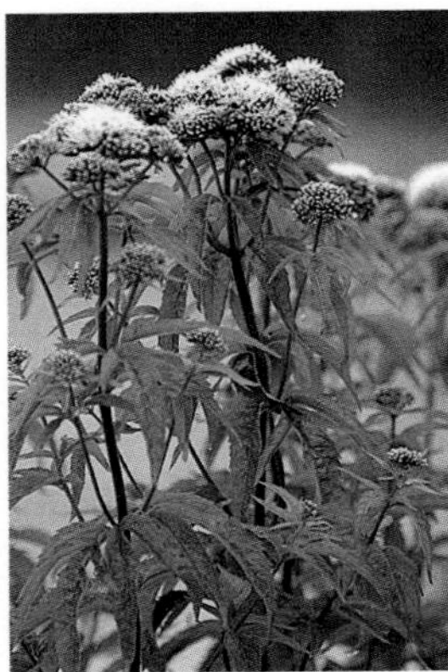

Origanum vulgare L.: Pflanze [2]

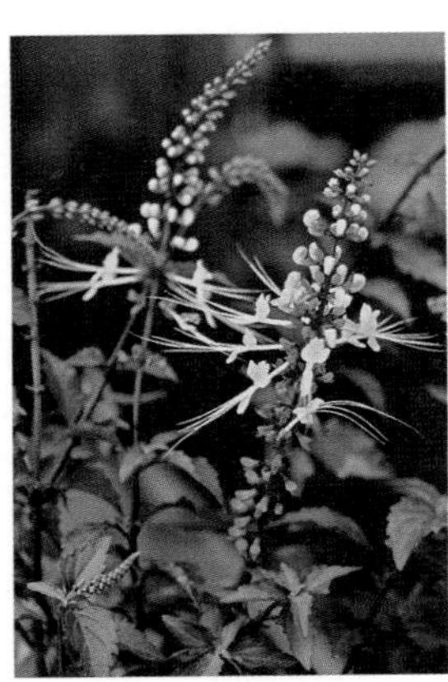

Orthosiphon aristatus (Bl.) Miq.: Blüte [1]

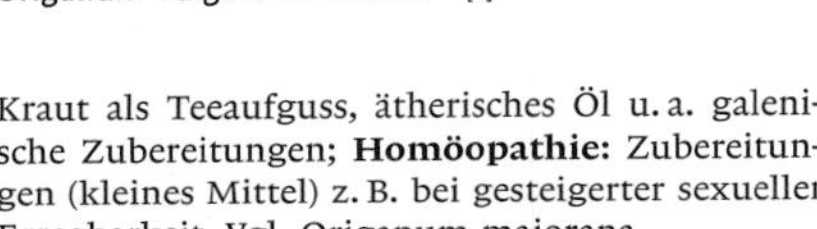

Kraut als Teeaufguss, ätherisches Öl u. a. galenische Zubereitungen; **Homöopathie:** Zubereitungen (kleines Mittel) z. B. bei gesteigerter sexueller Erregbarkeit. Vgl. Origanum majorana.

Original|sym|ptom (Symptom*) *n*: Symptom einer homöopathischen Arzneimittelprüfung* od. klinischen Beobachtung, das im Originalwortlaut des Prüfers, Behandlers od. Patienten aufgezeichnet wurde; O. bilden die notwendige Grundlage für die Erstellung von Arzneimittelbildern* u. werden für den Materia-medica-Vergleich (s. Materia medica) herangezogen.

Orlistat *n*: Enzyminhibitor, der die Pankreaslipase hemmt; **Wirkung:** verminderte Spaltung u. Aufnahme der Triglyceride im Darm, schnelle Gewichtsabnahme; **Anwendung:** zur Reduktion von Übergewicht*; **cave: 1.** Der Lernerfolg im Hinblick auf langfristig verändertes Ernährungsverhalten kann durch die medikamentöse Therapie ausbleiben. **2.** Es kann zu Fettstühlen kommen u. damit zu einer unzureichenden Versorgung mit fettlöslichen Vitaminen, bestimmten Mineralstoffen u. essentiellen Fettsäuren. Eine Einnahme sollte nur in Rücksprache mit dem Arzt u. zusammen mit einer Ernährungstherapie* erfolgen. **3.** Nach dem Absetzen von O. ist eine rasche Gewichtszunahme anzunehmen, wenn keine nachhaltige Ernährungsumstellung erfolgte. Vgl. Sibutramin.

Ortho-Bionomy (gr. ὀρθός richtig, gerade): syn. Bionomy*.

Ortho|molekular|medizin (↑; lat. moles Masse; ars medicina ärztliche Kunst) *f*: s. Medizin, orthomolekulare.

Ortho|siphon aristatus (Bl.) Miq. *m*: Orthosiphon stamineus Bentham, Orthosiphon spicatus (Thunberg) Baker, Katzenbart; krautige Pflanze aus der Familie der Lamiaceae (Lippenblütler); **Arzneidroge:** kurz vor der Blüte gesammelte u. getrocknete Laubblätter u. Stängelspitzen (Orthosiphonis folium, Orthosiphonblätter, Koemis Koetjing, Indischer Nierentee); **Inhaltsstoffe:** ätherisches Öl (vowiegend mit Sesquiterpenen), lipophile Flavone (Sinesetin, Eupatorin), Triterpensaponine, ca. 3 % Kaliumsalze; **Wirkung:** diuretisch, schwach spasmolytisch, antimikrobiell; **Verwendung:** zerkleinerte Droge als Aufguss u. a. galenische Zubereitungen zum Einnehmen; nach **Kommission E** zur Durchspülungstherapie bei bakteriellen u. entzündlichen Erkrankungen der ableitenden Harnwege, Nierengrieß; **Dosierung:** Tagesdosis 6–12 g Droge, Zubereitungen entsprechend; Hinweis: eine Flüssigkeitszufuhr von mindestens 2 l/d ist erforderlich; **Nebenwirkungen:** keine bekannt; **Kontraindikation:** Ödeme infolge eingeschränkter Herz- u. Nierentätigkeit, Schwangerschaft u. Stillzeit; **Wechselwirkung:** keine bekannt.

Ortho|stase|syn|drom (gr. ὀρθός richtig, gerade; στάσις Stillstand, Stauung) *n*: s. Hypotonie.

-osis: auch -ose; Wortteil mit der Bedeutung Krankheit, krankhafter Zustand, aus dem Griechischen übernommen.

Osteo|pathie (gr. ὀστέον Knochen; -pathie*) *f*: **1.** Bez. für ein diagnostisches u. therapeutisches Verfahren der Manuellen Medizin*, das der Chirotherapie* stark ähnelt, aber aus einer anderen Schule (A. T. Still, 1828–1917) hervorgegangen ist; die allgemeine O. beschäftigt sich mit der Behandlung von Bändern, Gelenken u. Muskeln über das Rückenmarksegment; spezielle Techniken sind u. a. die viszerale O. u. die cranio-sacrale O. Angewendet werden Korrektionstechniken (Druck, Hebelwirkung, Traktion, Entspannung, Timing) zur Behandlung von sog. osteopathischen Läsionen (Veränderungen in der anatomischen Struktur u. den physiologischen Verhältnissen eines Gelenks, die lokale u. entfernte Störungen verursachen). Zusätzlich arbeitet die O. am weichen Bindegewebe u. am Skelettsystem (Faszien) mit Artikulation (passive Bewegung im Gelenk zur Entspannung in den Muskel- u. Sehnenzügen). Durch „soft tissue work" (s. Weichteiltechnik) soll eine Normalisierung der Blut- u. Lymphzirkulation sowie eine positive Beeinflussung des peripheren Nervensystems möglich sein. **Anwendung:** bei schmerzhaften Funktionsstörungen des gesamten Bewegungssystems u. in das Bewegungssystem projizierte Affektionen des gesamten Körpers; **Nebenwirkungen:** potentielles Verletzungsrisiko insbesondere bei Ungeübten; **Kontraindikation:** Tumoren, Knochenerkrankungen u. andere Strukturschäden. **2.** allgemeine Bez. für meist nichtentzündliche, generalisierte Knochenerkrankungen.

OTC: Abk. für (engl.) **o**ver **t**he **c**ounter (über den Ladentisch); Bez. für Arzneimittel*, die frei verkäuflich u. nicht rezeptpflichtig sind.

Ouroparia poly|cephala *f*: s. Uncaria tomentosa.

Out|come-Studie (engl. outcome Resultat) *f*: meist groß angelegte, medizinische Beobachtungsstudie, bei der das klinische Resultat von therapeutischen Interventionen, so wie sie im klinischen Alltag angewendet werden, registriert wird; Studiendesign, das von vielen Vertretern der Alternativmedizin einer kontrollierten Studie vorgezogen wird. Vgl. Metaanalyse, N=1-Studie, Review, systematische; Studie, randomisierte klinische.

Oxal|säure: Acidum oxalicum; Kleesäure; HOOC–COOH; Bestandteil verschiedener Gemüsearten (v. a. Spinat, Mangold, Rhabarber, rote Bete), der im Darm durch Komplexbildung die Calciumaufnahme beeinträchtigt u. bei Zufuhr größerer Mengen zu Unterversorgung mit Calcium* führen kann; bei Neigung zur Bildung oxalsäurehaltiger Nierensteine (s. Nephrolithiasis) sollten oxalsäurehaltige Nahrungsmittel nur selten verzehrt werden.

Oxidation (gr. ὀξύς scharf, sauer) *f*: Reaktion eines Stoffes (z. B. Lebensmittel) mit Luftsauerstoff bei Raumtemperatur od. leicht erhöhter Temperatur, bei der Elektronen abgegeben werden; durch Bildung von Rückständen od. sauren Reaktionsprodukten kommt es dabei mit der Zeit zu einer Qualitätsminderung. Durch Zusatz chemischer Antioxidanzien* werden die autooxidativen Prozesse ausgeschaltet (Verlängerung der Haltbarkeit). Autooxidationsreaktionen sind wichtige Entstehungsquellen freier Radikale. Chinone, aromatische Nitroverbindungen, Redoxfarbstoffe, Melanin, bestimmte Schwefelverbindungen u. Flavine sowie reduzierte Eisenkomplexe können autooxidieren u. dabei eine unerwünschte Sauerstoffaktivierung auslösen.

Oxidations|therapie, hämato|gene (↑; Therapie*) *f*: Abk. HOT; von Frederico Wehrli entwickelte Form der Eigenbluttherapie*, bei der ca. 50–100 ml mit Natrium citricum od. Heparin ungerinnbar gemachtes Blut eines Patienten in einem Apparat mit Sauerstoff durchperlt, meist noch mit UV-C-Licht bestrahlt u. anschließend intravenös od. intramuskulär reinjiziert werden; bei der photobiologischen Behandlung des Bluts soll u. a. ein sog. Singulett-Sauerstoff mit besonderen biologischen Eigenschaften entstehen. Daneben werden eine durch die UV-C-Strahlung bewirkte erhöhte Energiezufuhr (Photonen) u. der physikalisch gelöste Sauerstoff im Blutplasma als weitere Wirkungsfaktoren diskutiert. HOT soll den Zellstoffwechsel anregen, Ablagerungen in Blutgefäßen u. an Zellmembranen entfernen sowie biologische Regulationsmechanismen fördern. **Anwendung:** bei Durchblutungsstörungen, Erkrankungen des rheumatischen Formenkreises, Asthma bronchiale, Allergien*, Erschöpfungszuständen u. zur Immunstärkung bei Krebs; **Kontraindikation:** Hämophilie, akute Ulkuserkrankung, akute Leber- u. Nierenerkrankungen, Gallenblasenstörungen, Hyperthyreose, Porphyrie, fieberhafte Erkrankungen unklarer Genese, gleichzeitige immunsuppressive Therapie. Wegen widersprüchlicher Erklärungen u. fehlendem Nachweis der Wirksamkeit sowie einem nicht zu vernachlässigenden Risiko für z. B. allergische Reaktionen wird HOT von der Schulmedizin abgelehnt.

Oxyon|therapie (↑) *f*: syn. Ozontherapie*.

Oxy|venierungs|therapie (↑; lat. vena Röhrchen, Kanal; Therapie*) *f*: von dem Arzt H. S. Regelsberger entwickeltes Verfahren, das auf die Anhebung der Blutsauerstoffsättigung u. diverser unspezifischer Reizfolgereaktionen durch die intravenöse Zufuhr von zweiwertigem Sauerstoff abzielt; über ein Infusionsset werden dem liegenden Patienten ca. 10 bis maximal 50 ml Sauerstoff appliziert, wobei die Initialdosen ca. 10–20 ml betragen u. um jeweils 5 ml vorsichtig erhöht werden. Die Behandlung wird ca. 4 (–6) Wochen mit jeweils 4–5 Applikationen pro Woche durchgeführt. **Wirkungshypothesen:** Anstieg der Sauerstoffsättigung u. Dissoziationskurve, gesteigerte Diurese, Normalisierung von pH-Wert, kolloidosmotischem Druck, Cholesterolkonzentration, Auslösung einer Eosinophilie mit Stimulation des Arachidonsäuremetabolismus; **Anwendung:** arterielle, venöse u. lymphatische Durchblutungsstörungen (periphere Gefäße, Menière-Krankheit, zerebrale Durchblutungssteigerung), Allergien*, neurovegetative Störungen; **Nebenwirkungen:** mögliche Gasembolie, Schmerzen im vorderen Thoraxbereich mit Hustenreiz, Kopfschmerz; **Kontraindikation:** akute Infektionen, Herzinfarkt, Apoplexie, akute schwere Traumen, unmittelbar nach Tumorextraktion. Wissenschaftlich nicht belegtes, umstrittenes Verfahren mit geringer Verbreitung.

Ozon *n*: dreiatomiges Sauerstoffmolekül (O_3) von stark oxidierender Wirkung; je nach Konzentration farbloses bis blaues Gas; entsteht durch starke UV-Strahlung aus Sauerstoff; ab 5–10 ppm, dem 50–100fachen MAK-Wert (0,1 ppm = 0,2 mg/m³), Reizwirkung auf Augen u. Atemtrakt (Konjunktivitis, Tracheitis) bis zum Lungenödem, Kopfschmerz; Geruchsschwelle 0,02 ppm; **Wirkungshypothesen:** mikrobizid, immunmodulativ, sauerstofffreisetzend durch oxidative Zerstörung der

Keime, Ozonolyse mit ungesättigten Fettsäuren u. Peroxidbildung, Induktion von Immunmetaboliten u. a.; **Anwendung:** s. Ozontherapie.

Ozon|therapie (Therapie*) *f*: syn. Oxyontherapie, Sauerstoff-Ozon-Behandlung; intramuskuläre, intravasale od. lokale Applikation von Ozon* in einem Gemisch mit Sauerstoff; **Formen: 1.** topische Anwendung (z. B. als Glocken-, Beutel-, Stiefelbegasung in ozonfestem Material; Fistelinfiltration, Mundspülung, rektale Applikation); **2.** systemische Anwendung als kleine Eigenbluttherapie* mit Gabe von ca. 5–10 ml Eigenblut od. als große Eigenbluttherapie mit Gabe von ca. 50 ml Eigenblut mit 10–40 μg Ozon/ml Blut als Tropfinfusion über Mikroperlsystem; **3.** rektale Insufflation von 100–300 ml Sauerstoff-Ozon-Gemisch; **4.** intraarterielle Injektion (nur noch bei arterieller Durchblutungsstörung Stadium III u. IV nach Fontaine, wird zunehmend von der großen Eigenbluttherapie abgelöst); **5.** intraartikuläre Injektion; **Anwendung:** bei Haut- u. Schleimhauterkrankungen (z. B. Ulcus cruris, Dekubitus, Analfisteln), arteriellen Durchblutungsstörungen im peripheren u. zerebralen Bereich, bei sekundären Immunopathien, Erkrankungen des rheumatischen Formenkreises u. zur adjuvanten Tumortherapie; **Kontraindikation:** Erkrankungen mit Gerinnungsstörungen u. Blutungsneigung (z. B. frischer Herzinfarkt, Apoplexie, manifeste Thrombopenie, Alkoholkrankheit), Hyperthyreose, Favismus; strenge Indikationsstellung bei Schwangerschaft u. Kindern. Wissenschaftlich umstrittenes Verfahren.

P

Paar|therapie (Therapie*) *f*: psychologische Behandlungsform zur Behebung von Beziehungsstörungen, die u. a. auf falschen bzw. irrationalen Erwartungen beruhen, Folge veränderter Lebenssituationen sind od. auf eine generelle Unfähigkeit zurückgehen, Problemlösungsstrategien zu finden; durch das Training von Kommunikations- u. Problemlösungsfertigkeiten (Zuhören, Verstehen, Gefühlsausdruck, Metakommunikation, nonverbaler Ausdruck) wird versucht, die gegenseitige Problemdarstellung zu erleichtern u. abträgliche Eskalationseffekte zu verhindern. Bestandteil der P. sind Maßnahmen zur Steigerung der positiven Reziprozität (sog. Verwöhntage) sowie das Herausarbeiten der attraktiven Seiten u. Verhaltensweisen der Partner. Vgl. Sexualtherapie, Mediation.

Packung: kalte od. heiße Ganz-, Dreiviertel- (Arme u. Schulter freibleibend) od. Teilpackung (vgl. Kompresse) mit Tüchern (s. Wickel), Peloiden* od. anderen Substanzen (z. B. Quark, Kartoffeln); Temperatur bei kalter P. 12–18 °C, bei heißer P. 40–50 °C; **Wirkung:** hyperämisch, analgetisch; warme P. auch resorptionsfördernd u. muskelrelaxierend.

Pacli|taxel *n*: syn. Taxol A; wichtigstes Alkaloid aus Taxus* brevifolia; Vorkommen besonders in der Rinde; heute vorwiegend halbsynthetisch aus Baccatin III (13-Desacyl-Taxol A) gewonnen, das in den Nadeln verschiedener Eibenarten in hoher Konzentration vorkommt; **Verwendung:** zur Chemotherapie des metastasierenden Ovarialkarzinoms in fortgeschrittenem Stadium sowie verschiedener anderer Neoplasmen (Bronchial-, Mammakarzinom); **Nebenwirkungen:** u. a. Neuropathie, Myalgie, Myelosuppression.

Paeonia officinalis L. *f*: Pfingstrose; ausdauernde, krautige Pflanze aus der Familie der Paeoniaceae (Pfingstrosengewächse); zusammen mit Paeonia mascula L. Stammpflanze der Droge; **Arzneidroge:** schnell getrocknete Kronblätter der gefüllten, dunkelroten Gartenform (Paeoniae flos), im Frühjahr gegrabene u. getrocknete knollige Nebenwurzeln (Paeoniae radix) der gefüllten, kultivierten Gartenform; **Inhaltsstoffe:** Blüten: Anthocyanidine (z. B. Paeonidin-3,5-diglucosid), Gerbstoffe; Wurzeln: 1,5–3,5 % Paeoniflorin, viel Saccharose; **Verwendung:** Blüten als Teeaufguss; keine typische Einzelanwendung der Wurzeln, hauptsächlich in Kombinationen; **traditionell** Blüten bei Haut- u. Schleimhauterkrankungen, Gicht, Erkrankungen des rheumatischen Formenkreises, Atemwegserkrankungen; Wurzeln bei Krämpfen unterschiedlicher Art u. Ursache; die Wirksamkeit bei den beanspruchten Anwendungsgebieten ist nicht belegt. **Nebenwirkungen:** Überdosierungen der Blüten u. Wurzeln können Erbrechen, Koliken u. Diarrhö verursachen; **Kontraindikation:** Schwangerschaft u. Stillzeit; **Wechselwirkung:** keine bekannt; **Homöopathie:** bewährte Indikation bei Hämorrhoiden, Fissura ani, Analekzem.

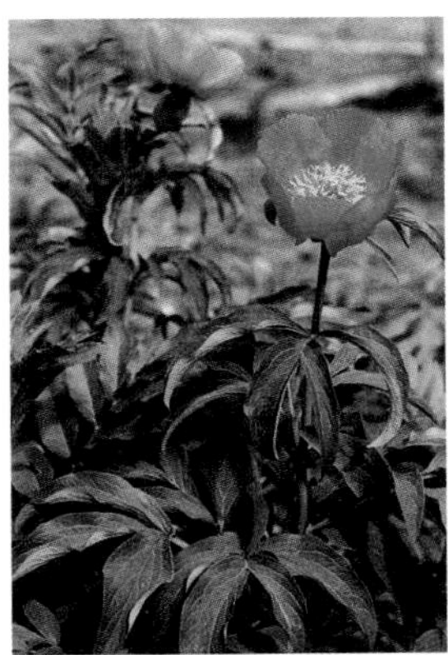

Paeonia officinalis L.: Pflanze [1]

PAK: Abk. für **p**olycyclische **a**romatische **K**ohlenwasserstoffe*.

Palliation (lat. palliare mit einem Mantel bedecken) *f*: Bez. für die Linderung von Symptomen ohne Beseitigung der sie unterhaltenden Ursache bzw. der in ihnen zum Ausdruck kommenden Reaktionslage des der Erkrankung zugrunde liegenden Zustands. Vgl. Unterdrückung.

Pan|acea (lat. Allheilkraut) *f*: s. Universalmittel.

Panama|rinde: s. Quillaja saponaria.

Panax *m*: Ginseng; Panax ginseng C. A. Meyer (Asiatischer Ginseng), Panax quinquefolius (Nordamerikanischer Ginseng); Stauden aus der Familie der

Araliaceae (Efeugewächse); **Arzneidroge:** Haupt-, Neben- u. Haarwurzeln der etwa 6-jährigen Pflanze (Ginseng radix, Ginsengwurzel); Weißer Ginseng wird durch Trocknen der Wurzel an der Sonne, Roter Ginseng durch Behandlung der Wurzeln mit Wasserdampf erhalten; **Inhaltsstoffe:** mindestens 1,5 % Ginsenoside (Saponine, berechnet als Ginsenosid Rg1), ätherisches Öl, Phytosterole, Peptidoglykane; **Wirkung:** immunstimulierend u. adaptogen (stressabschirmend), Verbesserung der körperlichen u. geistigen Leistungsfähigkeit; **Verwendung:** zerkleinerte Droge, Drogenpulver nach **Kommission E** zur Stärkung u. Kräftigung bei Müdigkeits- u. Schwächegefühl, nachlassender Leistungs- u. Konzentrationsfähigkeit; Rekonvaleszenz; **Dosierung:** 1–2 g Droge pro Tag, Zubereitungen entsprechend; die Tagesmenge an Ginsenosiden muss mindestens 10 mg betragen; Dauer der Anwendung: bis zu 3 Monaten, ein erneute Anwendung ist nach 2–3 Monaten möglich; **Hinweis:** Roter Ginseng wurde zur Konservierung mit gespanntem Wasserdampf behandelt u. ist Weißem Ginseng nicht überlegen; **Nebenwirkungen:** bei überhöhten Dosen u. langer Anwendung zentrale Übererregbarkeit u. Schlafstörungen; bei gleichzeitiger Anwendung von Coffein evtl. Hypertonie; **Kontraindikation:** Allergie gegen Araliaceen; **Wechselwirkung:** keine bekannt. Vgl. Eleutherococcus senticosus.

Panax ginseng *m*: s. Panax.

Panax quinque|folius *m*: s. Panax.

Pancha|karma (Sanskrit pancha fünf; karman Handlung, Therapie) *m*: Bez. für ein Behandlungsverfahren i. R. des Ayurveda* (s. Therapie, ayurvedische); das P. kann in Form einer Kur durchgeführt u. sowohl zur Behandlung von Krankheiten als auch zur Erhaltung der Gesundheit angewendet werden. Nach heutiger Lehrmeinung gehören zu den Hauptbehandlungsmethoden (Pradhanakarma) des P.: **1.** therapeutisches Erbrechen (Vamana); **2.** Abführen (Virecana); **3.** Einsatz medizinierter Darmeinläufe auf der Basis von Öl od. Kräuterabkochung (Basti); **4.** nasale Instillation medizinierter Kräuteröle (Nasya); **5.** Aderlass (Raktamoksana). Für jedes dieser Verfahren gibt es detaillierte Anwendungsvorschriften mit genauen Angaben der Indikationen u. Kontraindikationen. Eine P.-Therapie muss immer individuell geplant u. betreut werden. Im Therapieverlauf müssen diesen 5 sog. Hauptbehandlungen vorbereitende Maßnahmen (s. Purvakarma) vorangehen (s. Tab.). Dadurch werden nach ayurvedischer Anschauung die Doshas* mobilisiert u. für die Ausleitung vorbereitet. Die 5 Hauptbehandlungen des P. stellen eine Kombination von ausleitenden u. ausgleichenden Behandlungsverfahren dar. Nach den Hauptbehandlungen sollte ein schonender Kostaufbau erfolgen. Je nach Indikation für das P. können unterschiedliche Nachbehandlungen (Pashchatkarma) folgen, so kann die Ausleitung durch P. eine Voraussetzung für eine spezifische Krankheitstherapie od. auch für Regeneration u. Stärkung sein. Vgl. Rasayana, Vajikarana, Therapie, ausleitende.

Pantothen|säure: veraltet Vitamin B_3; wasserlösliches, hitzelabiles Vitamin*, das sich aus β-Alanin u. 2,4-Dihydroxy-3,3-dimethyl-butyrat zusammensetzt; **biochemische Funktion:** Bestandteil von Coenzym A u. 4-Phosphopantethein (prosthetische Gruppe des Acyl-Carrier-Proteins), somit wichtig beim Abbau von Fetten, Kohlenhydraten u. verschiedenen Aminosäuren sowie bei der Synthese von Fettsäure-, Cholesterol- u. Steroidderivaten; **Vorkommen in Nahrungsmitteln:** in fast allen pflanzlichen u. tierischen Nahrungsmitteln; besonders in Hefe, Innereien (Leber, Herz, Niere), Eigelb, Vollkornerzeugnissen, Leguminosen, Pilzen u. Gelée* royale; **Bedarf** für Erwachsene (D.A.CH. 2000): Schätzwert 6 mg/d; **Mangeler-**

Panchakarma

Behandlungsschritte	Methoden
Purvakarma (vorbereitende Handlungen)	Pacana (Ernährung und Kräuter zum Lösen von Ablagerungen) Snehana (innerliche und äußerliche Anwendung von Ölen und Fetten) Svedana (Schwitzanwendungen)
Pradhanakarma (Hauptbehandlung)	Vamana (therapeutisches Erbrechen) Virecana (Abführen) Basti (Darmeinläufe) Nasya (nasale Applikation von Ölen) Raktamoksana (Aderlass)
Paschatkarma (nachfolgende Behandlung)	Samsarjana (Kostaufbau) Rasayana (Regeneration) Samana (spezifische Krankheitstherapie)

scheinungen: alimentär selten; experimentell u. bei parenteraler Ernährung, chronischer Hämodialyse, Alkoholkrankheit können beim Menschen Abgeschlagenheit, Müdigkeit, Schwäche, Schlafstörungen, Dermatitis u. Parästhesien der Extremitäten (insbesondere das Burning-feet-Syndrom) auftreten; im Tierversuch Wachstumsstörungen, Gewichtsverlust, Atrophie der Nebennierenrinde, Störungen des Nervensystems u. der Fortpflanzung; **Hypervitaminose:** weder alimentär noch bei therapeutischer Anwendung hoher Dosierungen bekannt.

Papain *n*: s. Carica papaya.

Papaver rhoeas L. *n*: Klatschmohn; einjährige Pflanze aus der Familie der Papaveraceae (Mohngewächse); **Arzneidroge:** getrocknete Kronblätter (Rhoeados flos); **Inhaltsstoffe:** Anthocyanglykoside (z. B. Mecocyanin u. Cyanin) u. 0,1 % Isochinolinalkaloide (ca. 50 % Rhoeadin); **Wirkung:** sedierend, expektorierend; **Verwendung:** als Aufguss od. Sirup **traditionell** bei Atemwegbeschwerden od. Schlafstörungen sowie als beruhigendes u. schmerzstillendes Mittel. Die Wirksamkeit bei den beanspruchten Anwendungsgebieten ist nicht belegt. **Nebenwirkungen:** Rhoeadin wird eine krampferregende Wirkung zugeschrieben. Vgl. Papaver somniferum.

Papaver somni|ferum L. *n*: Mohn, Schlafmohn; Staudengewächs in Kleinasien, China, Japan, Persien u. Vorderindien aus der Familie der Papaveraceae (Mohngewächse); **Arzneidroge:** der nach Ritzen der unreifen Fruchtkapseln austretende Milchsaft wird nach 8–10 Stunden abgeschabt u. bildet das Rohopium; **Verwendung:** s. Opium. Vgl. Papaver rhoeas, Eschscholzia californica.

Papaya *f*: s. Carica papaya.

Pappel: s. Populus.

Paprika: s. Capsicum.

Para|medizin (gr. παρά neben, abweichend; lat. ars medicina ärztliche Kunst) *f*: Bez. für medizinische Systeme mit diagnostischen u. therapeutischen Prinzipien u. Erklärungsmodellen, die eindeutig außerhalb der gängigen u. naturwissenschaftlich fundierten Schulmedizin liegen; wissenschaftssoziologisch eine auf Abgrenzung u. Diffamierung gerichtete Bezeichnung, die auf alle medizinischen Richtungen Anwendung findet, die vom jeweils vorherrschenden Denkkollektiv abweichen.

Parese (gr. πάρεσις Erschlaffung) *f*: unvollständige Lähmung*.

Passi|flora in|carnata L. *n*: Passionsblume; Schlingpflanze aus der Familie der Passifloraceae (Passionsblumengewächse); **Arzneidroge:** frische u. getrocknete Schlingtriebe mit Blättern, Blüten u. Früchten (Passiflorae herba); **Inhaltsstoffe:** mindestens 1,5 % Flavonoide (z. B. Isovitexin, Isoorientin, Schaftosid), ätherisches Öl (Spuren), β-Carbolin-Alkaloide (Spuren); **Wirkung:** motilitätshemmend, sedierend, anxiolytisch; **Verwendung:** zerkleinerte Droge für Aufgüsse sowie andere galenische Zubereitungen; zur inneren Anwendung

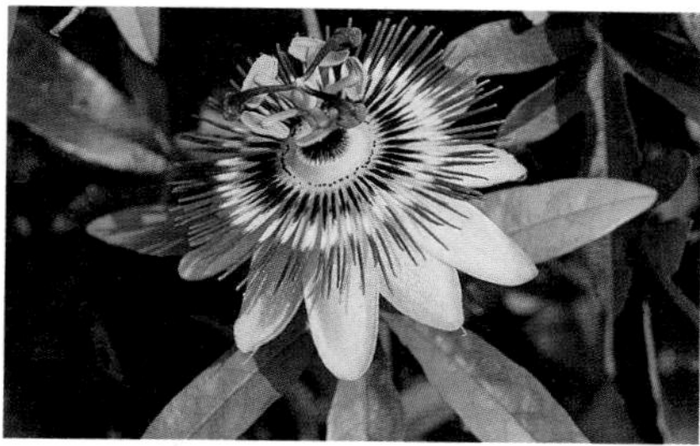

Passiflora incarnata L.: Blüte [1]

nach **ESCOP** bei Unruhe, Spannungszustände, Reizbarkeit mit Einschlafstörungen; **Dosierung:** Erwachsene: 2,5 g Droge für Aufgüsse, bis 4-mal pro Tag, 1–4 ml Tinktur (1 : 8), Zubereitungen entsprechend; bei Kindern (3–12 Jahre) Behandlung nur unter ärztlicher Aufsicht; **Nebenwirkungen:** sehr selten Allergien; **Kontraindikation:** keine bekannt; **Wechselwirkung:** keine bekannt.

Passions|blume: s. Passiflora incarnata.

Paste (lat. pasta) *f*: halbfeste Arzneizubereitung zur lokalen Anwendung mit einem hohen Anteil (bis 50 %) unlöslicher Pulver, die in einem zähflüssigen od. salbenartigen Trägerstoff homogen dispergiert sind; vgl. Lotion.

Pastille (lat. pastillus Mehl-, Brotkügelchen) *f*: kleine, tablettenähnliche Arzneimittelzubereitung, die beim Lutschen od. Kauen die in ihr enthaltenen Wirkstoffe in der Mundhöhle freisetzt. Vgl. Arzneiformen.

Pastoral|medizin (lat. pastor Hirt; ars medicina ärztliche Kunst) *f*: **1.** von Rudolf Steiner eingeführtes Zusammenwirken von Arzt u. Priester bei der Erkennung u. Behandlung von Krankheiten u. Krankheitsdispositionen; der Arzt soll über das Medikament vom Lebensleib* in das Bewusstsein (Ich*-Organisation), der Priester durch das Sakrament (Kommunion, Beichte, heilige Ölung) vom Bewusstsein in den Lebensleib wirken; vgl. Medizin, anthroposophische. **2.** Gebiet der praktischen Theologie, das die Beziehung von natürlichem Leibesleben u. übernatürlicher Ordnung erforscht u. medizinisches Wissen für die Theologie u. Seelsorge zur Verfügung stellen soll.

-pathie: auch -pathia; Wortteil mit der Bedeutung Schmerz, Krankheit; von gr. πάθος.

Patho-: auch Path-; Wortteil mit der Bedeutung Schmerz, Krankheit; von gr. πάθος.

Patho|genese, ayur|vedische (↑; gr. γένεσις Erzeugung, Entstehung) *f*: Auffassung von der Krankheitsentstehung u. -entwicklung im Ayurveda*, bei der 5 Aspekte unterschieden werden: **1.** Zu- od. Abnahme des biologischen Feuers; theoretisch können alle 13 Agni* beeinträchtigt werden, meist aber wird eine Verringerung des sog. großen Verdauungsfeuers beobachtet; unmittelbare Folge ist die Bildung giftiger Stoffwechselprodukte; **2.** Zu-

P

od. Abnahme der somatischen Doshas* Vata, Pitta u. Kapha od. der mentalen Doshas Rajas u. Tamas; **3.** direkte Schädigung od. in ihrer Widerstandskraft geschwächte Gewebe (Dhatu*); **4.** in Mitleidenschaft gezogene Kanalsysteme; theoretisch möglich sind der verminderte, der erhöhte, der umgekehrte u. der komplett blockierte Durchfluss, meist wird die Blockade eines Kanalsystems beobachtet; **5.** Unterscheidung zwischen einer subklinischen u. einer klinischen Phase. Die subklinische Phase wird entsprechend den Doshas in 3 Stadien eingeteilt: zunächst ein lokalisiertes Ungleichgewicht u. dann Akkumulation u. Aktivierung des dominierenden Doshas; im dritten Stadium breitet es sich entweder im Körper aus od. die Heilung tritt ein. In der klinischen Phase kommt es zunächst zur Lokalisation des erregten u. sich im Körper hin u. her bewegenden Doshas. Ausschlaggebend für den Ort dieser Krankheitsmanifestation sind die Gewebequalität, insbesondere die Geweberesistenz u. der Zustand der Kanalsysteme. Im nächsten Stadium gehen die Doshas eine engere Verbindung mit den Geweben ein, so dass sich nun die typischen Symptome der Erkrankung ausbilden können. Im letzten Stadium wird die Erkrankung entweder überwunden od. sie mündet in einen chronischen Verlauf (evtl. mit der Entwicklung von Komplikationen). Vgl. Ätiologie, ayurvedische; Diagnostik, ayurvedische; Physiologie, ayurvedische.

Patho|physio|gnomik (↑; gr. φυσιογνωμονεῖν jemanden nach seiner Gesichtsbildung beurteilen) *f*: phänomenologisches u. deskriptives Erfassen äußerer Veränderungen u. Abweichungen des Körpers vom Normalbild; die Inspektion bezieht sich z. B. auf Farbe u. Form von Zunge, Haut, Akren, Bauch, Körperhaltung; häufig Hinweisgeber auf humoralpathologische Prozesse, funktionelle Störungen u. Organerkrankungen im Frühstadium. Vgl. Antlitzdiagnostik, Physiognomie.

Paullinia cupana Kunth ex H.B.K. *n*: Guarana-Strauch; im Amazonasgebiet heimischer Kletterstrauch aus der Familie der Sapindaceae (Seifenbaumgewächse); **Arzneidroge:** getrocknete Paste aus gerösteten, zerkleinerten u. mit Wasser zu einem Brei angestoßenen Samen (**Guarana**, Pasta Guarana); **Inhaltsstoffe:** 3,6–5,8 % Coffein* (coffeinreichste Droge), bis 0,17 % Theobromin, Saponine, Katechingerbstoffe, viel Stärke, Mineralstoffe; **Wirkung:** Stimulation der pressorischen Kreislaufzentren, leicht positiv inotrop u. chronotrop; **Verwendung:** zur Getränkeherstellung (z. B. in sog. Energy-Drinks); als Bestandteil von Tonika, Kaugummi, Tee, Kautabletten; als Fluidextrakt, eingestellt auf einen Coffeingehalt von 3 %; nach **Kommission E** zur kurzfristigen Beseitigung geistiger u. körperlicher Ermüdungserscheinungen; **Dosierung:** maximale Tagesdosis 7–11 g Guarana (entsprechend 400 mg Coffein); **cave:** 3–10 g Coffein pro Tag sind für Kinder u. Jugendliche tödlich. Hinweis: aufgrund des hohen Preises u. der begrenzten Produktion besteht die Gefahr der Produktfälschung; **Nebenwirkungen:** bei niedrigen Dosen können Einschlafstörungen, innere Unruhe, Tachykardie u. Magen-Darm-Beschwerden auftreten; bei Dosen ab 250 mg Coffein sind Blutdruckanstieg sowie Toleranz- u. Abhängigkeitsentwicklung möglich; bei Tagesdosen über 600 mg Coffein besteht bei Schwangerschaft die Gefahr von Abort u. Frühgeburt; **Kontraindikation:** Depressionen, Angststörungen, Magen- u. Duodenalulzera, Herzrhythmusstörungen, Hypertonie, Nierenkrankheiten; **Wechselwirkung:** Verstärkung der Nebenwirkungen durch Ephedra, Ephedrin u. coffeinhaltige Drogen.

Pausinystalia yohimbe (K.Schum.) Pierre ex Beille *f*: Corynanthe yohimbe; Yohimbe; immergrüner Baum aus der Familie der Rubiaceae (Rötegewächse); **Arzneidroge:** getrocknete Stamm- u. Zweigrinde (Yohimbeae cortex, Yohimberinde); **Inhaltsstoffe:** Monoterpen-Indolalkaloide (Yohimbin, Rauwolscin, Corynanthin, Raubasin u. a.), Gerbstoffe; **Wirkung:** sympatholytisch, steigert die Reflexerregbarkeit des Sacralmarks, schleimhautanästhesierend, blutdrucksenkend; aphrodisierende Wirkung umstritten; **Verwendung:** von der **Kommission E** negativ monographiert; **traditionell** als Aphrodisiakum (sog. Potenzrinde) bei geschwächter Potenz u. Frigidität; als Ersatz für Steroidanabolika zur Steigerung der körperlichen Leistungsfähigkeit; zur Gewinnung von Yohimbin*. Die therapeutische Verwendung ist wegen des nicht abschätzbaren Nutzen-Risiko-Verhältnisses u. unzureichend belegter Wirksamkeit abzulehnen. **Nebenwirkungen:** Erregungszustände, Tremor, Schlaflosigkeit, Angst, Blutdruckerhöhung, Tachykardie, Übelkeit, Erbrechen, Leberschäden; **Kontraindikation:** Depression, Paniksyndrom, Hypotonie, Hypertonie, Angina pectoris, Nierenkrankheiten.

Peitschung: Schlagen von Pflanzenteilen auf die Haut; z. B. Brennnessel bei Erkrankungen* des rheumatischen Formenkreises od. Birkenzweige i. R. der Sauna* zur Förderung der Durchblutung.

Pektine *n pl*: syn. Pektinstoffe; Gemisch aus Polysacchariden (Araban, Galaktan) u. unterschiedlich stark (20–60 %) mit Methanol veresterter Polygalakturonsäure (für die gelierenden Eigenschaften der P. verantwortlich); unveresterte Polygalakturonsäuren werden auch Pektinsäuren genannt; Salze (Pektate) bilden unter geeigneten Bedingungen mit Zucker in höheren Konzentrationen Gele (z. B. zur Herstellung von Marmelade); **Vorkommen:** im Pflanzenreich in Wurzeln, Stämmen u. Früchten (z. B. Apfel, Zuckerrübe; Zitronen- u. Orangenschale enthält bis zu 30 % P.); **Verwendung:** zur symptomatischen Behandlung leichter Diarrhö v. a. bei Kindern in Form von Fertigarzneimitteln, rohen u. geriebenen Äpfeln, fein zerkleinerter Bananen od. Karottensuppe.

Pelargonium sidoides D.C. *n*: (Afrikanische) Umckaloabo; Strauch aus der Familie der Geraniaceae

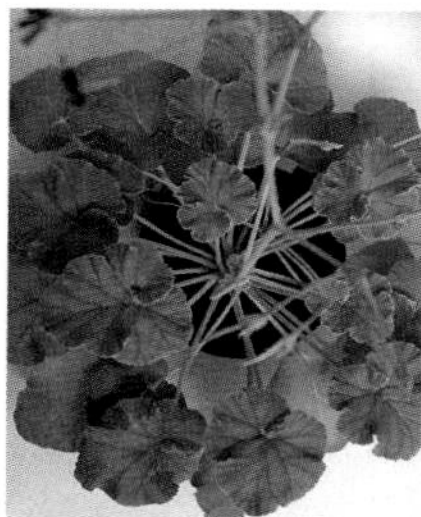
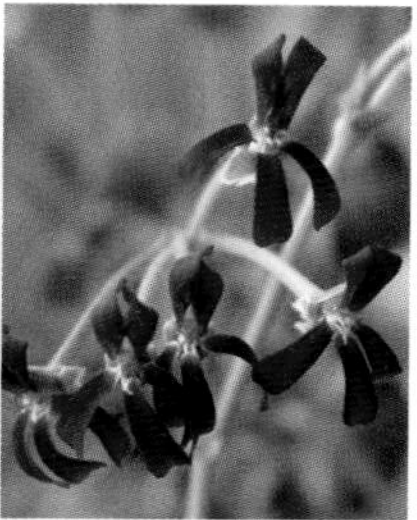

Pelargonium sidoides D. C.: Pflanze u. Blüte [1]

(Storchschnabelgewächse); **Arzneidroge:** getrocknete Wurzeln (Pelargonii sidoides radix, Umckaloabowurzel); **Inhaltsstoffe:** 0,5 % hochoxygenierte Cumarine, Phenolcarbonsäuren, Polyphenole (aus Catechin, Gallocatechin), Gallussäurederivate, Flavonoide, Kieselsäurederivate; **Wirkung:** antibakteriell, antiphlogistisch, antioxidativ; **Verwendung:** ethanolisch-wässriger Auszug (1 : 10) in Fertigarzneimitteln bei akuter u. chronischer Bronchitis, Rhinopharnygitis, Sinusitis; **Dosierung:** Erwachsene u. Kinder über 12 Jahre 3-mal 30 Tropfen pro Tag, Kinder 6 bis 12 Jahren 3-mal 20 Tropfen pro Tag, Kinder unter 6 Jahre 3-mal 10 Tropfen pro Tag; **Nebenwirkungen:** keine bekannt; **Kontraindikation:** Schwangerschaft u. Stillzeit, erhöhte Blutungsneigung, schwere Leber- u. Nierenerkrankungen; **Wechselwirkung:** bei gleichzeitiger Gabe von Antikoagulantien vom Cumarintyp ist eine Verstärkung der blutgerinnenden Wirkung aufgrund des Cumaringehalts der Droge möglich.

Peloid (gr. πηλός Schlamm; -id*) *n*: Substanz terrestrischen od. pflanzlichen Ursprungs, die in feinkörnigem Zustand u. mit Wasser gemischt zu Bädern* u. Packungen* verwendet wird; Verwendung von Torf* u. feinkörnigen Sedimenten (Lehm*, Torf, Schlick, Fango*, Heilerde*; s. Tab.); Wirkung durch mechanische Eigenschaften (hydrostatischer Druck, Auftrieb, Viskosität), hohe Wärmekapazität u. im P. enthaltene chemische Substanzen, die an der Körperoberfläche wirken od. in den Körper diffundieren können; **Anwendung:** bei Erkrankungen des rheumatischen Formenkreises, entzündlichen u. degenerativen Gelenk- u. Muskelerkrankungen.

Peloid
Wärmeleitung und Wärmehaltung

Peloid	Wärmeleitung	Wärmehaltung
Torf	schlecht	gut
Schlick	mittel	mittel
Fango	gut	schlecht
Lehm	gut	schlecht

Pendel: als Anzeigegerät benutzter Gegenstand, bei dem es sich physikalisch meist um einen starren Körper handelt, der um eine Achse hin- u. herschwingen kann; das P. kann aus verschiedenen Materialien u. Formen bestehen. Die bisweilen anzutreffende Bezeichnung als siderische P. nimmt Bezug auf die im Okkultismus* verbreitete Praktik der Nutzung von Pendelschwingungen zu astrologischen Vorhersagen. Vgl. Pendeln, Wünschelrute.

Pendeln: wissenschaftlich nicht bestätigtes Verfahren, bei dem mit Hilfe eines in der Hand einer angeblich sensiblen Person gehaltenen Pendels* Störfelder des Körpers (vgl. Bioresonanztherapie) od. der Umwelt (z. B. Erdstrahlen*) erkannt werden sollen; Anwendung i. R. spekulativer u. paramedizinischer Praktiken z. B. zur Austestung von Allergien u. Unverträglichkeiten od. zur Diagnostik von Erkrankungen sowie zur Testung von Medikamenten. Die Deutung der verschiedenen Bewegungen des Pendels wird am Anfang einer Sitzung festgelegt. Der sog. Pendler soll sich von Wunschvorstellungen freimachen, um das Ergebnis nicht zu verfälschen.

Peri|carpium (gr. πέρι um herum; καρπός Frucht) *n*: Fruchtwand, -schale; in der neueren pharmazeutischen Nomenklatur hinter den Pflanzennamen gestellte Bez. für die verwendete Art der Arzneidroge (z. B. Aurantii pericarpium; früher nachgestellt, z. B. Pericarpium Aurantii).

Periodizität (gr. περίοδος Sonnenumlauf) *f*: Bez. für die Wiederkehr, Intensivierung od. Veränderung eines Symptoms bzw. Veränderung von Allgemeinbefinden od. Stimmungslage in regelmäßigen Abständen; in der Homöopathie* insbesondere bei fehlender periodisch von außen einwirkender Modalität* für die Arzneimittelwahl* von großer Bedeutung.

Peri|ost|massage (gr. περιόστεος Knochenhaut; Massage*) *f*: Reflexzonenmassage* mit an- u. abschwellendem Druck auf veränderte (Quellung, Einziehung) Regionen der Knochenhaut (Sklerotome), ohne evtl. darüberliegende Muskeln zu irritieren (s. Abb.); **Wirkung:** reflektorisch, analge-

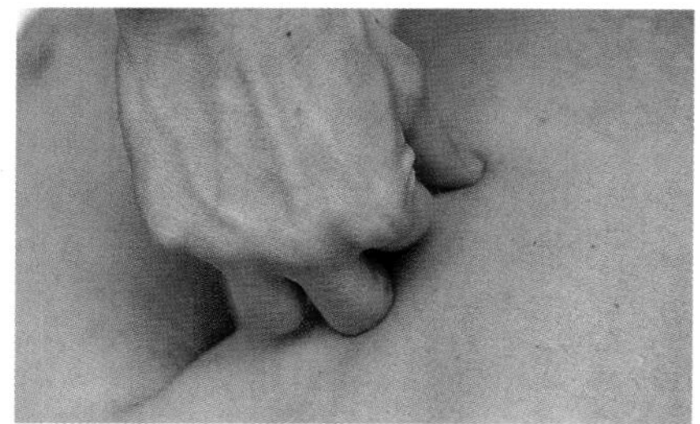

Periostmassage: am lateralen Rand des rechten Schulterblattes [3]

P

tisch auf innere Organe; allgemeine Massagewirkung; **Anwendung:** bei Arthrose, Arthralgie, Angina pectoris, Gallenkolik, Nephrolithiasis, Ulcus ventriculi u. Ulcus duodeni, Asthma bronchiale, Migräne, Kopfschmerz, Wirbelsäulensyndromen.

Per|kolation (lat. percolare durchseihen) *f*: Herstellungsverfahren eines Drogenauszugs, bei dem die Droge (z. B. eine getrocknete Heilpflanze) zunächst zerkleinert, dann (nach Mazeration) meist mehrmals mit Lösungsmittel vollständig extrahiert, filtriert u. konzentriert wird.

Pernio (lat. pernio Frostbeule) *m*: s. Kälteschäden

Per|tussis (lat. per ringsum, völlig sehr; tussis Husten) *f*: s. Keuchhusten.

Peru|balsam *m*: s. Myroxylon balsamum.

Pest|wurz: s. Petasites.

Petasites *m*: Pestwurz; Petasites hybridus (L.) Ph. Gaertner, B. Meyer et Scherbus, Petasites officinalis u. a. Petasites-Arten; ausdauernde, krautige Pflanzen aus der Familie der Asteraceae (Korbblütler); **Arzneidroge:** getrocknete od. frische Blätter (Petasitidis folium) u. im Herbst gegrabene Wurzelstöcke (Petasitidis rhizoma); **Inhaltsstoffe:** 0,1–0,4 % ätherisches Öl, Sesquiterpene (Petasin, Isopetasin, Neopetasin u. a.), Tannine, Schleimstoffe, Flavonide, Pyrrolizidinalkaloide mit 1,2 ungesättigtem Necingerüst u. deren N-Oxide; **Wirkung:** antiinflammatorisch, spasmolytisch, analgetisch; **Verwendung:** Extrakte u. deren galenische Zubereitungen zum Einnehmen; nach **Kommission E:** Wurzelstock zur unterstützenden Behandlung akuter krampfartiger Schmerzen im Bereich der ableitenden Harnwege, besonders bei Steinleiden; weiterhin bei Migräne, Heuschnupfen; Blätter bei chronischer Bronchitis, Asthma bronchiale; positive Wirksamkeitsnachweise; **Dosierung:** Verwendet werden sollten ausschließlich Extrakte, die (nahezu) frei sind von den lebertoxisch, karzinogen u. mutagen wirkenden ungesättigten Pyrrolizidinen; Dosierung entsprechend den Empfehlungen der Hersteller; **Nebenwirkungen:** Kopfschmerzen, Augenjucken, Diarrhö, Asthma bronchiale, Juckreiz, Magenfunktionsstörungen, leichte Müdigkeit u. Benommenheit, Anstieg der Leberenzyme; **Kontraindikation:** Lebererkrankungen, Überempfindlichkeit gegenüber Korbblütlern, Schwangerschaft u. Stillzeit; **Wechselwirkung:** keine bekannt.

Petersilie: s. Petroselinum crispum.

Pétrissage (franz. pétrir kneten) *f*: syn. Knetung*.

Petroleum *n*: Oleum Petrae; Erdöl, Steinöl, Naphtha; aus rohem amerikanischem Steinöl durch Destillation gewonnenes, farbloses bis schwach gelbliches Öl; unlöslich in Wasser, wenig löslich in Ethanol, leicht löslich in Ether, Chloroform u. fetten Ölen; Siedepunkt 150–170 °C; **Homöopathie:** Zubereitungen aus von Benzin, Petrolether, Paraffin u. Vaselin gereinigtem Steinöl (Petroleum rectificatum) entsprechend des individuellen Arzneimittelbildes z. B. bei Ekzemen, Frostschäden.

Petroselinum crispum (Miller) Nyman ex A. W. Hill *n*: Petersilie; zweijährige Pflanze aus der Familie der Apiaceae (Doldengewächse); **Arzneidroge:** frisches od. getrocknetes Kraut (Petroselini herba, Petersilienkraut) u. getrocknete unterirdische Teile (Petroselini radix, Petersilienwurzel); **Inhaltsstoffe:** Kraut: bis 1,2 % ätherisches Öl (Apiol, Myristicin), Flavonoide (z. B. Apiin), Terpene (bis 50 % α- u. β-Pinen), Cumarine (Bergapten u. a.), Phthalide; Wurzel: bis 0,7 % ätherisches Öl (Apiol, Myristicin), Flavonoide, Furanocumarine, Phthalide; **Wirkung:** kontraktionsfördernd am Uterus, diuretisch, tonussteigernd; **Verwendung:** zerkleinerte Droge für Aufgüsse sowie andere galenische Zubereitungen; nach **Kommission E** zur Durchspülungstherapie bei Erkrankungen der ableitenden Harnwege u. Nierengrieß; **Dosierung:** Tagesdosis 6 g, Zubereitungen entsprechend; Hinweis: Es sollten nur apiolarme Kultursubspecies u. ätherischölarme Zubereitungen verwendet werden; eine Flüssigkeitszufuhr von mindestens 2 l/d ist erforderlich; **Nebenwirkungen:** selten allergische Haut- od. Schleimhautreaktionen, phototoxische Reaktionen (besonders bei hellhäutigen Personen; nicht bei Teezubereitungen); **Kontraindikation:** Schwangerschaft, entzündliche Nierenerkrankungen, Ödeme infolge eingeschränkter Herz- od. Nierentätigkeit; **Wechselwirkung:** keine bekannt; **Homöopathie:** Zubereitungen aus der frischen, zu Beginn der Blüte gesammelten ganzen Pflanze, bewährte Indikation bei überaktiver Harnblase.

Peumus boldus Molina *m*: Boldo; Strauch aus der Familie der Monimiaceae (Monimiengewächse); **Arzneidroge:** getrocknete Laubblätter (Boldo folium, Boldoblätter); **Inhaltsstoffe:** 0,25–0,5 % Isochinolin-Alkaloide (Hauptalkaloid Boldin), Flavonoide, ätherisches Öl (enthält Ascaridol); **Wirkung:** spasmolytisch, choleretisch, Steigerung der Magensaftsekretion; **Verwendung:** nach Kommission E bei leichten krampfartigen Magen-Darm-Beschwerden, dyspeptischen Beschwerden; **traditionell** als Diuretikum u. Sedativum; **Dosierung:** mittlere Tagesdosis 3 g zerkleinerte Droge als Teeaufguss; Zubereitungen (sollten nahezu frei von Ascaridol sein) entsprechend; **Nebenwirkungen:** keine bekannt; **Kontraindikation:** Gallengangverschluss, schwere Lebererkrankungen, Schwangerschaft u. Stillzeit. Hinweis: Aufgrund der toxischen Wirkung von Ascaridol in hoher Dosierung dürfen ätherisches Öl sowie Destillate aus den Blättern nicht verwendet werden.

Pezzi-Ball: luftgefüllter, großer Gymnastikball, der als Hilfsmittel in der Physiotherapie* (insbesondere bei Rückenbeschwerden) eingesetzt wird; z. B. als instabile Sitzfläche, zur Förderung von Haltung u. Koordination.

Pfeffer|minze: s. Mentha x piperita.

Pfeffer|minz|öl: s. Mentha x piperita.

Pfeffer|minz|öl, Japanisches: s. Menthae arvensis aetheroleum.

Pfeffer, Schwarzer: s. Piper nigrum.

Pfeil|gift: s. Curare.

Pferde|warze: s. Castor equi.

Pfingst|rose: s. Paeonia officinalis.

Pflanzen|stoffe, sekundäre: Gruppe chemisch sehr unterschiedlicher, von Pflanzen synthetisierter Verbindungen ohne Bedeutung im pflanzlichen Grundstoffwechsel (im primären Stoffwechsel Bildung organischer Substanzen in Form von Fetten, Proteinen u. Kohlenhydraten, einschließlich Ballaststoffen), aber mit vielfältigen ökologischen Funktionen, die im sekundären Stoffwechsel der Pflanzen entstehen; zu den Funktionen der s. P. in der Pflanze zählen ihre Wirkungen als Farbstoffe, Abwehrstoffe gegen Schädlinge u. Krankheiten sowie auf die Wachstumsregulation; **Wirkung auf den menschlichen Organismus: 1.** Schädigung der Gesundheit: z. B. Blausäure u. Hämagglutinine in nicht erhitzten Hülsenfrüchten, Solanin in grünen Stellen von Kartoffeln; **2.** gesundheitsfördernde u. -erhaltende Wirkung: **a)** antikanzerogen (Carotinoide* in grünblättrigem, rotem u. gelbem Gemüse, Proteaseinhibitoren in nicht toxischen Konzentrationen in Hülsenfrüchten, Getreide, Nüssen, Kartoffeln), **b)** antioxidativ (Flavonoide* in fast allen Pflanzen), **c)** antimikrobiell (Phenolsäuren in Früchten, Glukosinolate* in Senf, Meerrettich u. Kohl), **d)** antithrombotisch (Sulfide in Knoblauch), **e)** entzündungshemmend (Saponine* in Hülsenfrüchten, Hafer u. einigen Gemüsearten, Flavonoide in fast allen Pflanzen), **f)** immunmodulierend (Polysaccharide), **g)** cholesterolspiegelsenkend (Phytosterine* in fast allen Pflanzen, Saponine in Hülsenfrüchten, Hafer u. einigen Gemüsearten), **h)** verdauungsfördernd (Polyphenole in Gewürzen); empfohlen wird die Aufnahme der genannten Substanzen in Form von Lebensmitteln. Vgl. Alkaloide, Digitalisglykoside, Gerbstoffe, Phytotherapie.

Pflanzen|teere: Pices; Destillationsprodukte aus dem Holz von Betula pendula, Fagus sylvatica, Juniperus communis, Picea abies, Pinus sylvestris u. a. Nadelhölzern; **Arzneidrogen:** Birkenteer (Pix Betulina), Buchenteer (Pix Fagi), Wacholderteer (Pix Juniperi), Nadelholzteer (Pix Pinacearum, Pix Liquida); **Inhaltsstoffe:** Phenole, Kreosole, Naphthalin-Verbindungen; **Wirkung:** antimikrobiell, antiphlogistisch, antiekzematös, juckreizstillend, antiinfiltrativ, proliferationshemmend, zellteilungshemmend (obere Hautschichten), seborrhoisch, antiakanthotisch; **Verwendung:** individuelle Rezepturen: Teerschüttelmixtur, 10–20 %ige Suspensionssalbe bei subakuten u. chronischen Ekzemen, Psoriasis; **Dosierung:** 10–20 %ige Zubereitungen 1-mal täglich dünn auftragen; Pflanzenteere sind im Gegensatz zum Steinkohlenteer weniger toxisch (frei von Pyrindinbasen u. Anthracenderivaten); **Nebenwirkungen:** unangenehmer Geruch, Wäscheverschmutzung, Kontaktallergien, Teerfollikulitis, bei großflächiger Anwendung Gefahr der Nierenschädigung, selten phototoxische Reaktionen; **Kontraindikation:** Xeroderma pigmentosa, Naevuszellnaevus-Dysplasie, Basalzellnaevi, exsudative od. pustulöse Form der Psoriasis; Schwangerschaft u. Stillzeit, Säuglingsalter; beschränkte Anwendung im Genital-, Inguinal-, Skrotal-, Perineal-, Axillarbereich, bei Kleinkindern; **Wechselwirkung:** UV-Licht.

Pflaster|therapie (Therapie*) *f*: Verfahren der Traditionellen Chinesischen Medizin* zur Behandlung von Hautkrankheiten, aber auch inneren Erkrankungen, durch äußere Medikamentenanwendung (Aufkleben von Medikamentenpflastern); die P. ermöglicht bei einer geringen erforderlichen Dosis eine gute therapeutische Wirkung bei kaum vorhandenen Nebenwirkungen. Zu den bei der P. applizierten chinesischen Medikamenten gehören u. a. Knoblauchmus, die hautreizende Pflanze Ranunculus acris var. japonicus, Cantharidin*, Zingiber* officinale u. Mentha arvensis. Typische Pflastermedikamente sind ferner Aconitum carmichaeli Debx. (Wu Tou), Saposhnikovia divaricata (Turcz.) Schischk. (Fang Feng), Ligusticum wallichii Franch. (Chuan Xiong), Gips (Shi Gao), Glycyrrhiza uralensis Fisch. (Gan Cao), Castrodia elata Bl. (Tian Ma), Angelica anomala Lallem. (Bai Zhi). Häufig werden zahlreiche Arzneisubstanzen unter dem Arzneipflaster kombiniert.

Phänomeno|logie, ophthalmo|trope (gr. φαίνεσθαι sich zeigen, erscheinen; -logie*) *f*: syn. Augendiagnostik*.

Pharma-Food: s. Lebensmittel, funktionelle.

Pharmako|gnosie (gr. φάρμακον Heilmittel; γνῶσις Kenntnis) *f*: Drogenkunde; Lehre von den biogenen (pflanzlichen, tierischen) Arzneimitteln u. Giftstoffen; Teilgebiet der pharmazeutischen Biologie. Vgl. Phytotherapie.

Pharmako|logie (↑; -logie*) *f*: Wissenschaft von den Wechselwirkungen zwischen Arzneistoffen u. Organismus; Unterteilung in Pharmakodynamik (Untersuchung von Dosis/Wirkungsbeziehungen, Wirkungsmechanismen, Nebenwirkungen bzw. unerwünschte Arzneimittelwirkungen u. Toxikologie) u. Pharmakokinetik (Resorption, Verteilung, Metabolisierung u. Ausscheidung von Substanzen).

Pharmakon (↑) *n*: **1.** Wirkstoff*; **2.** Arzneimittel*.

Pharmako|poe (↑; gr. ποιεῖν machen) *f*: amtliches Verzeichnis u. Vorschriftenbuch eines Landes od. einer Staatengruppe über standardisierte (offizinelle) Arzneimittel; enthält u. a. Angaben über deren Beschaffenheit, Herstellung, Gewinnung, Aufbewahrung, Prüfung, die von Arzneibuchkommissionen erarbeitet werden; z. B. DAB*, Europäisches Arzneibuch (Pharmacopoea Europaea, Ph. Eur.), Internationales Arzneibuch (Pharmacopoea Internationalis).

Pharmako|therapie (↑; Therapie*) *f*: Behandlung mit Arzneimitteln*.

Pharmako|therapie, ayur|vedische (↑; ↑) *f*: im Ayurveda* Bez. für den therapeutischen Umgang mit der Materia* medica; diese umfasst neben tie-

Pharmakotherapie, ayurvedische
Auswahl ayurvedischer Präparate

ayurvedisches Präparat	wichtigste Inhaltsstoffe	Darreichungsform	Indikationen
Triphala	Früchte von Emblica officinalis, Terminalia chebula und Terminalia belerica	Pulver, Tabletten	Krankheiten aller 3 Dosha, Verdauungsstörungen mit Obstipation
Trikatu	Zingiber officinale, Piper nigrum und Piper longum	Pulver, Tabletten	Erkältungskrankheiten, Bronchitis
Hingvashtaka Churna	Asa foetida, Piper longum, Piper nigrum, Ajowan (Tachyspermum ammi), Cuminum cymicum, Nigella sativa, Steinsalz	Pulver	Appetitlosigkeit, Meteorismus
Dashamula Kvatha	Wurzeln von Aegle marmelos, Premna mucronata, Oroxylum indicum, Stereospermum suaveolens, Gmelina arborea, Desmodium gangeticum, Uraria picta, Solanum indicum, Solanum surattense, Tribulis terrestris	Abkochung	Schmerzen und Entzündungen
Yogaraja guggulu	z. B. Commiphora mukul, Plumbago zeylanica, Zingiber officinale u. a.	Tabletten	entzündlicher Rheumatismus
Narayana Taila	z. B. Withania somnifera, Sida cordifolia, Tribulus terrestris, Pluches lanceolata, verarbeitet in Sesamöl	Öl	lokale Applikation bei Gelenk- und Muskelschmerzen, Weichteilrheumatismus
Cyavanprasha	55 Inhaltsstoffe, insbesondere Emblica officinalis	Paste	allgemeines Tonikum zur Stärkung bei Atemwegerkrankungen

P

rischen, mineralischen u. metallischen Produkten mehr als 1500 Heilpflanzen (s. Tab.). Die Pharmakotherapie mit pflanzlichen Arzneien hat im Ayurveda eine über 2000-jährige Tradition. **Einteilung:** Allgemein werden Arzneien eingeteilt in solche, welche die Gesundheit stärken u. solche, die der Krankheitsbehandlung dienen. Pflanzliche Arzneimittel werden meist nach 5 Kriterien analysiert u. eingeteilt: **1.** die vorherrschende von 6 Geschmacksrichtungen (Rasa) einer Pflanze od. eines Pflanzenteils: gibt einen Hinweis auf die Zusammensetzung bezüglich der 5 Elemente; **2.** Eigenschaften (Guna): beschreibt die allgemeine Wirkung einer Arznei auf den Menschen; **3.** sog. Nachverdauungseffekt (Vipaka): beschreibt die Wirkung einer Arznei nachdem ihr Verdauungsprozess durchlaufen wurde; **4.** Potenz (Virya): allgemeine systemische Wirkung einer Arznei; **5.** spezifische Wirkung (Prabhava): die typische u. wichtigste arzneiliche Wirkung. Heute werden die Arzneien im Ayurveda nach der spezifischen Wirkung gruppiert. Die anderen Kriterien sind zu berücksichtigen, um für den Patienten die individuell beste Arznei zu verwenden; z. B. sind die Malabarnuss (Adhatoda vasica, Sanskrit Vasa), die Zimtrinde (Cinnamomum verum, Sanskrit Tvak) u. das Süßholz (Glycirrhiza glabra, Sanskrit Yastimadhu) Arzneien, die schleimlösend wirken. Je nach ayurvedischer Konstitution (s. Konstitutionslehre, ayurvedische) würde man bei einem Menschen mit Vata-dominierter Konstitution bevorzugt Süßholz einsetzen, bei Pitta-dominierter Konstitution eher die Malabarnuss u. bei Kapha-dominierter Konstitution die Zimtrinde. Vgl. Panchakarma, Rasayana, Vajikarana, Gesundheitsförderung, ayurvedische.

Pharmazie (gr. φαρμακεία Gebrauch u. Herstellung von Arzneimitteln) *f*: **1.** Arzneimittel* betreffende naturwissenschaftliche Forschung u. Lehre; **2.** Herstellung u. Prüfung von Arzneimitteln (s. Arzneimittelprüfung); **3.** Arzneimittelhandel u. Abgabe in Apotheken.

Pharmazie, anthropo|sophische (↑) *f*: Ergänzung der naturwissenschaftlichen Pharmazie* durch Aspekte der Anthroposophie* Rudolf Steiners; eingesetzt werden mineralische, pflanzliche u. tierische Heilmittel. Durch das Menschenbild der Anthroposophie u. deren Sicht auf Natur u. Substanzen, die sich mehr auf die Prozesse des Entstehens u. Vergehens als auf das substanziell Gegebene richtet, resultieren besondere Qualitätsstandards (nach APC*) für Arzneimittel, deren Entwicklung, Herstellung u. Prüfung. Vgl. Metallspiegel, Rh-Tinktur, Metall, vegetabilisiertes.

Pharyngitis (gr. φάρυγξ Rachen, Schlund; -itis*) *f*: Entzündung im Rachenbereich; **1. Ph. acuta** (sog. akuter Rachenkatarrh); **Ursache:** v. a. virale Infektion, oft mit bakterieller Sekundärinfektion, seltener primär bakterielle Infektion, physikalische od. chemische Noxen (z. B. Verbrennung); **Symptom:** Schluckschmerzen, Kratzen, Brennen u. Trockenheitsgefühl im Hals mit Rötung der Rachenschleimhaut, evtl. Fieber*; **2. Ph. chronica:** Oberbegriff für chronische Irritation im Rachenbereich; **Ursache:** konstitutionell bedingte Störung der Schleimhautfunktion, exogene Noxen (Tabakrauch, Alkohol), erniedrigte Luftfeuchtigkeit (z. B. durch Klimaanlagen, ständige Mundatmung), hormonale (Hypothyreose, Klimakterium*) u. Stoffwechselstörungen (Diabetes* mellitus), Allergie*, Strahlentherapie im Halsbereich; **Therapie:** **1.** bei Ph. acuta symptomatisch Rachenspülung, warme Halswickel (s. Wickel), Lutschtabletten; u. U. systemisch Antibiotika; **2.** bei Ph. chronica nach Ausschluss exogener Noxen Inhalationen, Erhöhung der Luftfeuchtigkeit, Emser* Salz, Lutschtabletten; **3.** Phytotherapie: Zubereitungen aus Arnica* montana, Usnea*, Trigonella* foenum-graecum, Rubus* fruticosus, Calendula* officinalis, Althaea* officinalis, Quercus*, Potentilla* anserina, Vaccinium* myrtillus, Tussilago* farfara, Syzygium* jambolana, Coffea*, Malva* silvestris, Cetraria* islandica, Commiphora* molmol, Agrimonia* eupatoria, Krameria* triandra, Rosa* damascena, Salvia* officinalis, Plantago* lanceolata, Lamium* album, Potentilla* erecta, Polygonum* aviculare; **traditionell** eine Vielzahl weiterer Drogen; **4.** Homöopathie: u. a. Zubereitungen aus Atropa* belladonna, Causticum* Hahnemanni, Hirschhornsalz, Meerschwamm, Drosera*. Vgl. Erkältungskrankheit, Grippe, Pseudokrupp.

Phase, ergo|trope (gr. φάσις Erscheinung) *f*: **1.** zweite Phase (nach der trophotropen Phase*) einer adaptiven Reaktion, in der Kompensationsleistungen erbracht werden (z. B. Vermehrung der Muskelmasse); **2.** im Tagesablauf zeitlich komplementär zu trophotropen Phasen*; durch Aktivierung von Herz-Kreislauf, Atmung u. Willkürmuskulatur bestimmte, bedingt auch durch Abstinenz von Essen u. körperliche Aktivität induzierbare, im älteren Sinne sympathische Phase. Vgl. Adaptat, Adaptation, Adaptationsphysiologie.

Phasen|lehre (↑): syn. Phasenlehre nach Reckeweg; Bez. für die Beschreibung eines stufenweisen Verlaufs der Krankheitsverarbeitung (i. S. der Auseinandersetzung des Menschen mit dem Homotoxin) in der Homotoxikologie*; unterschieden werden 6 homotoxische Phasen, in deren Rahmen die Umsetzung von Wirkstoffen nach chemischen Gesetzen u. ihre Giftabwehr erfolgen soll (s. Tab.). Innerhalb der initialen humoralen Phasen (Exkretions-, Reaktions- u. Dispositionsphase) steht das Exkretionsprinzip im Vordergrund, u. es besteht eine günstige Prognose mit Selbstheilungstendenz (Beispiele: verstärkte Schweißabsonderung, Abszesse, Ekzeme, Gallensteine, Lipome). Die anschließenden zellulären Phasen (Imprägnations-, Degenerations- u. Neoplasmaphase) sind von Verschlimmerungstendenz u. dem Prinzip der Kondensation der Homotoxine gekennzeichnet (Beispiele: chronische Infektionen, Arthrose, Leberzirrhose, Krebs). Vgl. Giftabwehrkrankheit.

Phasenlehre Homotoxische Phasen
Exkretionsphase
Reaktionsphase
Dispositionsphase
Imprägnationsphase
Degenerationsphase
Neoplasmaphase

Phaseolus vulgaris L. **ssp. vulgaris var. vulgaris** *m*: Gartenbohne; einjährige Pflanze aus der Familie der Fabaceae (Schmetterlingsblütler); **Arzneidroge:** von den Samen befreite, getrocknete Fruchtwände (Phaseoli fructus sine semine Gartenbohnenhülsen); **Inhaltsstoffe:** Phaseolin u. strukturverwandte Phytoalexine, Kieselsäure, Aminosäuren (z. B. Arginin), Flavonoide; **Wirkung:** schwach diuretisch; **Verwendung:** zerkleinerte Hülsen für Abkochungen u. a. galenische Zubereitungen nach **Kommission E** bei dysurischen Beschwerden; **traditionell** bei Gicht, rheumatischen Beschwerden, zur Vorbeugung gegen Harngrieß u. Harnsteine, als Adjuvans bei leichtem Diabetes mellitus; **Dosierung:** Tagesdosis 5–15 g Droge, Zubereitungen entsprechend; **Nebenwirkungen:** keine bekannt; **Kontraindikation:** keine bekannt; **Wechselwirkung:** keine bekannt.

Phase, tropho|trope (↑) *f*: **1.** erste Phase der adaptiven Reaktion, in der durch toleranzsteigernde Adaptate* eine erste Anpassung an das Reizgeschehen erfolgt; **2.** im Tagesablauf zeitlich komplementär zu ergotropen Phasen*; durch Aktivierung der Verdauungstätigkeit bestimmte, prandial induzierbare, im ältern Sinne parasympathische Phase. Vgl. Adaptation, Adaptationsphysiologie.

Phlebitis (gr. φλέψ, φλεβός Vene, Blutader; -itis*) *f*: oberflächliche Venenentzündung; s. Thrombophlebitis.

Phlegmatiker (gr. φλέγμα Brand, Flamme, Schleim) *m*: s. Temperament.

Phobie (gr. φόβος Furcht, Flucht) *f*: Angststörung, die durch bestimmte Gegenstände od. Situationen ausgelöst wird u. meist mit Einsicht in die Unbegründetheit verbunden ist (s. Angst); als Folge einer Ph. können u. a. Vermeidungsverhalten, zunehmende Einengung des Handlungsspielraums sowie u. U. Suizidalität auftreten. **Formen:** **1.** Agoraphobie: es wird vermieden, sich auf öffentlichen Straßen u. Plätzen aufzuhalten, öffentliche Verkehrsmittel zu benutzen od. einen schützenden Raum (Wohnung) zu verlassen; **2.** spezifische Phobie: z. B. Spinnenphobie, Blutphobie, Spritzenphobie, Prüfungsangst*; **3.** soziale Phobie*; **4.** Erythrophobie: Furcht zu eröten, die oft das Eröten erst auslöst. **Therapie:** verschiedene Formen der Verhaltenstherapie* (Methode der Wahl: Konfrontationstherapie*); evtl. kurzzeitig Psychopharmaka* (cave Abhängigkeit*).

Phobie, soziale (↑) *f*: übertriebene u. irrationale (u. typischerweise im frühen Jugend- u. Erwachsenenalter beginnende) Angst* vor negativer Bewertung durch andere; diese Angst geht mit körperlichen Symptomen wie Herzklopfen, Herzrasen, Schwitzen, Zittern, Erröten, Mundtrockenheit einher. Sie tritt auf in sozialen u. Leistungssituationen wie z. B. bei öffentlichem Sprechen, Essen in der Öffentlichkeit od. bei der Begegnung mit Autoritätspersonen. Die Betroffenen befürchten Demütigung od. Peinlichkeit. Sie erkennen, dass ihre Angst übertrieben u. unvernünftig ist. Gefürchtete Situationen werden vermieden od. (unter intensiver Angst) ertragen. Vermeidungsverhalten, ängstliche Erwartungshaltung u. starkes Unbehagen in den gefürchteten Situationen beeinträchtigen die Lebensführung u. Lebensqualität stark. Die s. Ph. ist neben der spezifischen Phobie (z. B. Spinnenphobie) die häufigste Angststörung. **Therapie:** Eingesetzt werden Methoden u. Techniken aus der Verhaltenstherapie* wie Konfrontationstherapie*, kognitive Umstrukturierung (z. B. Korrigieren fehlerhafter Situationsbewertungen), soziales Kompetenztraining u. verschiedene Entspannungstechniken*. Die Behandlung kann mit gutem Erfolg als Einzel- od. Gruppentherapie durchgeführt werden. Evtl. können Psychopharmaka* (v. a. selektive Serotonin-Wiederaufnahmehemmer) eingesetzt werden. Vgl. Phobie.

Phono|phorese (gr. φωνή Ton, Laut, Stimme; φορεῖν tragen) *f*: s. Ultraschall.

Phosphor (gr. φώς Licht; φορεῖν tragen) *m*: chemisches Element, Symbol P, OZ 15, relative Atommasse A_r 30,97; reaktionsfähiges, immer nur in Verbindungen vorkommendes (Phosphat), zur Stickstoffgruppe gehörendes, 3- u. 5-wertiges Element; **biochemische Funktion:** Bestandteil jeder Zelle, besonders in Knochen u. Zähnen (Stützfunktion); entscheidendes Element für Transformation, Speicherung u. Verwertung von Energie im Intermediärstoffwechsel; Phosphat als Puffer im Blutplasma, Intrazellulärraum u. Urin; Baustein der Nukleinsäuren; **Vorkommen in Nahrungsmitteln:** in allen Lebensmitteln, besonders in proteinreichen wie Milch u. Milchprodukten, Fleisch, Fisch u. Hülsenfrüchten, auch in Wurstwaren u. Erfrischungsgetränken; **Bedarf** für Erwachsene (D.A.CH. 2000): 700 mg/d; für den Knochenaufbau ist ein ausgewogenes Verhältnis zwischen Calcium- u. Phosphoraufnahme wichtig; anzustreben ist ein Verhältnis Ca/P = 0,65–0,75; **Mangelerscheinungen:** Wachstumsstörungen, Skelettdeformationen sowie Rachitis u. Osteomalazie als Folge der gestörten Knochenmineralisation durch Nierenfunktionsstörungen, Vitamin-D-Mangel, Hyperparathyroidismus, Alkoholkrankheit od. parenterale Ernährung; alimentär selten; **Intoxikation:** bei Hypoparathyroidismus od. chronischer Niereninsuffizienz Knochenabbau, Skelettläsionen u. Osteodystrophie; **Referenzbereich:** anorganisches Phosphat 0,8–1,5 mmol/l Serum; **Verwendung:** in der **Anthroposophischen Medizin** entsprechend der Wesensgliederdiagnose z. B. bei Rachitis od. Pneumonie; **Homöopathie:** Zubereitungen (Polychrest) entsprechend des individuellen Arzneimittelbildes.

Photo|therapie (↑; Therapie*) *f*: syn. Lichttherapie*.

Phyllo|chinon *n*: s. Vitamin K.

Physikalische und Rehabilitative Medizin (gr. φυσικός die Natur, -wissenschaft betreffend; lat. ars medicina ärztliche Kunst): nach Definition der Weiterbildungsordnung für Fachärzte „die sekundäre Prävention, die Erkennung, die fachbezogene Diagnostik, Behandlung u. Rehabilitation bei Krankheiten, Schädigungen u. deren Folgen mit den Methoden der physikalischen Therapie*, der manuellen Therapie, der Naturheilverfahren u. der Balneo*- u. Klimatherapie* sowie die Gestaltung des Rehabilitationsplanes".

Physiko|therapie (↑; Therapie*) *f*: syn. Physiotherapie*.

Physio|en|ergetik nach van Assche (gr. φύσις Natur; ἐνέργεια Tätigkeit, Wirksamkeit) *f*: syn. holistische Kinesiologie; Bez. für ein nichtapparatives diagnostisches u. therapeutisches Verfahren, das mit Hilfe einer definierten Testsystematik bei akuten u. chronischen Funktionsstörungen chronische Irritationen* verschiedener Ebenen (Struktur, Stoffwechsel, Psyche, sog. Information u. Subtilkörper) aufdecken u. hierarchisieren soll; als Testindikator dient der Armlängenreflex nach van Assche. Die Verabreichung eines diagnostischen Reizes soll die Verkürzung einer funktionellen Muskelkette der provozierten Körperseite zur Folge haben u. das dialogisierende Element des Verfahrens darstellen, bei dem zwischen Untersucher u. Untersuchtem eine Art Frage- u. Antwortspiel entwickelt u. bioinformativ verarbeitet werden soll. Das Verfahren hat geringe Verbreitung u. gilt als umstritten.

Physio|gnomie (gr. φυσιογνωμονεῖν jemanden nach seiner Gesichtsbildung beurteilen) *f*: Ausdruck von Gefühlen, Gedanken, Absichten usw. durch Mimik, Gestik, Bewegung u. Haltung, v. a. im Gesicht; die physiognomische Betrachtungsweise sucht nach Typen u. charakteristischen Gestaltveränderungen u. berücksichtigt auch biographische Inhalte u. Schicksalhaftes. Vgl. Pathophysiognomik.

Physio|logie, ayur|vedische (gr. φύσις Natur; -logie*) *f*: im Ayurveda* Auffassung von den Lebensvorgängen im menschlichen Körper; strukturelle u. funktionelle Komponenten des Körpers werden unterschieden (s. Tab. 1): **I. strukturelle Anteile:**

Physiologie, ayurvedische Strukturelle und funktionelle Anteile des Menschen	Tab. 1
strukturelle Anteile	
Dhatu (Gewebe)	
Upadhatu (Nebengewebe)	
Mala (Ausscheidungen)	
Srotas (Röhren und Leitungsbahnen)	
funktionelle Anteile	
Tridosha (Vata, Pitta, Kapha)	
13 Agnis	

1. Dhatu (Gewebe) u. Upadhatu (Nebengewebe); es werden 7 verschiedene Dhatus unterschieden (s. Abb.): Rasa (etwa Plasma), Rakta (Blut), Mamsa (fleischige Gewebe, insbesondere Muskulatur), Medas (Fettgewebe), Asthi (Knochengewebe), Majja (Mark, Gehirn), Sukra (Fortpflanzungsgewebe). Der angemessene Auf- u. Abbau der Dhatus erfolgt durch die Dhatvagnis (s. u.). I. R. des Gewebestoffwechsels werden auch die Upadhatus (u. a. Haut, innere Gebärmutterschleimhaut, Sehnen u. Bänder) aufgebaut, die hauptsächlich eine stützende Funktion haben; **2.** Mala (Ausscheidung): Stuhl, Urin u. Schweiß, auch Haare u. Nägel; **3.** Srotas (verschiedene röhrenförmige Strukturen, Leitungsbahnen u. Organsysteme); die klassische Lehrmeinung kennt 14 solcher Systeme beim Mann u. 16 bei der Frau. Neben dem Verdauungstrakt (wobei der Enddarm gesondert gezählt wird) u. den Atemwegen gibt es 2 für den Wasserhaushalt, 7 dienen den Geweben, 1 der Ausscheidung von Schweiß; es gibt ein eigenes Srotas für Psyche u. Nervensystem. Bei der Frau kommen 2 Srotas jeweils für Muttermilch u. Menstruationsblutung hinzu. Alle Srotas sind als funktionelle u. nicht als anatomische Einheiten zu verstehen. Die inneren Organe gelten als sog. Wurzeln der Srotas. Die Nahrung wird i. R. des Verdauungsprozesses durch den Jatharagni (Verdauungsfeuer) aufgeschlossen, die Nährstoffe dienen der Bildung u. Ernährung der Gewebe, die Abfallprodukte werden als Stuhl, Urin u. Darmwinde ausgeschieden. In der klassischen Literatur des Ayurveda werden 3 Theorien zum genauen Ablauf des metabolischen Prozesses diskutiert: **1.** Die einzelnen Gewebe werden entweder ganz od. in Teilen in das jeweils nächste umgewandelt, d. h. aus Rasa wird Rakta, aus Rakta wird Mamsa u. so weiter. **2.** Der Nahrungssaft (Ahara-rasa) nährt mit einem System von Kanälen sukzessive die Gewebe, auf diese Weise nährt der Nahrungssaft erst das Rasa, dann das Rakta u. so weiter. **3.** Der Nahrungssaft nährt jedes Gewebe direkt, es also werden gleichzeitig Rasa, Rakta, Mamsa usw. genährt. Wenn der metabolische Prozess angemessen u. ungehindert funktioniert, entsteht im Menschen das sog. Ojas (etwa Lebenskraft, Lebensenergie). Dieses ist erkennbar an gesunden körperlichen (Kraft, gute Immunitätslage usw.) wie psychisch-geistigen (stabiles Gemüt, gute kognitive Funktionen usw.) Funktionen. Eine Besonderheit des Ayurveda ist die Lehre von den Marma (verwundbaren Punkten), die besonders geschützt werden müssen. Nach klassischer Lehrmeinung gibt es am menschlichen Körper insgesamt 107 Marma, deren Verletzung Behinderung od. Tod zur Folge hat; vgl. Marmatherapie. **II. funktionelle Anteile: 1.** die 13 Agnis (verschiedene transformierende Kräfte); neben dem Verdauungsfeuer (Jathharagni) kennt die a. Ph. 12 weitere Agnis: die Agnis der 7 Gewebe (Dhatvagnis) u. die der 5 Elemente (Bhutagnis). Diese Begriffe werden oft mit enzymatischen Prozessen nach heutigem Verständnis verglichen. Wenn die Agnis gut funktionieren, wird die Nahrung gut verwertet, die Gewebe sind gut genährt u. der Mensch ist physisch u. psychisch gesund. Wenn die metabolischen Prozesse, die von den Agnis reguliert werden, nicht angemessen ablaufen, können krankmachende Ablagerungen (sog. Ama) entstehen, sich ansammeln u. Gewebe u. Leitungsbahnen schädigen; **2.** die 3 Doshas* (Tridosha) Vata, Pitta u. Kapha (s. Ayurveda). Aus physiologischer Sicht sind in jedem Menschen alle 3 Doshas wirksam u. regulieren physiologische Vorgänge auf somatischer u. psychischer Ebene (s. Tab. 2 auf Seite 286). Zur differenzierten Beschreibung der Funktionen der Doshas werden jedem 5 gesondert benannte Bereiche zugeordnet: **a)** Vata reguliert Bewegungsvorgänge im weitesten Sinne; dazu gehören die kontinuierliche Atembewegung, die Darmperistaltik, Ausscheidungsprozesse aber

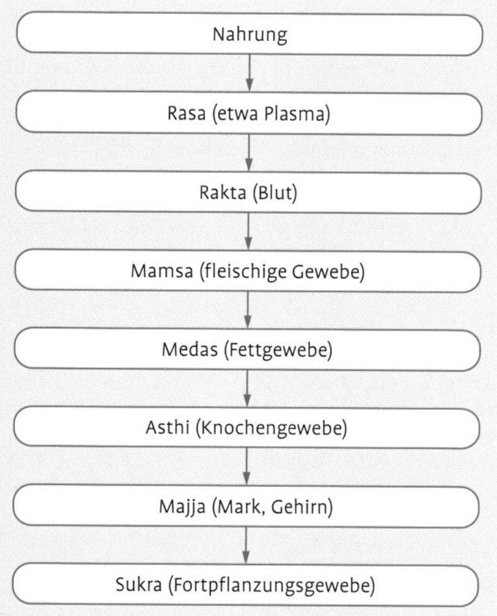

Physiologie, ayurvedische: Stoffwechsel im Ayurveda

Physiologie, ayurvedische Tab. 2
Funktionen der Dosha

Vata	Pitta	Kapha
Atmung	Verdauung („Verbrennung“)	Geschmeidigkeit
Darmperistaltik	Sehen	Stabilität des Körpers
Verteilungsvorgänge	Wärmeproduktion	Schwere
Initiative, Flexibilität	Intelligenz, Durchsetzungsvermögen	Langzeitgedächtnis

auch Beweglichkeit u. Bewegung auf psychischer Ebene (z. B. eine rasche Auffassungsgabe u. psychische Flexibilität); die 5 Aspekte von Vata sind Prana-Vata (für Einatmung u. Prozesse des Aufnehmens), Udana-Vata (Ausatmung, Ausscheidung „nach oben“), Samana-Vata (wirkt bei der Verdauung mit), Apana-Vata (Stuhlgang, Wasserlassen, Ausscheidung „nach unten“) u. Vyana-Vata (Verteilung von Nährstoffen, Ausbreitung von Nervenimpulsen); **b)** Pitta reguliert umwandelnde Prozesse im Menschen, u. a. die Verarbeitung von Nahrung, die Verarbeitung von optischen Reizen sowie ein gründliches „Durchdenken“. Pitta wird unterteilt in Pacaka-Pitta (reguliert Verdauung u. Metabolismus), Ranjaka-Pitta (reguliert die Blutbildung), Sadhaka-Pitta (Denken, Kognition), Alocaka-Pitta (Sehkraft), Bhrajaka-Pitta (Regulation der Hautpigmentierung); **c)** Kapha bewirkt Stabilität u. Dichte; u. a. reguliert Kapha etwa eine angemessene Befeuchtung der Schleimhäute od. auch die Synovialflüssigkeit. Auf psychischer Ebene zeigt sich Kapha u. a. in Geduld u. Stabilität. Kapha wird in 5 Aspekte unterteilt: Avalambaka-Kapha (nährt Schleimhäute u. innere Organe), Kledaka-Kapha (befeuchtet die Speisen), Bodhaka-Kapha (ermöglicht die Geschmacksempfindung), Tarpaka-Kapha (nährt die Sinnesorgane u. das zentrale Nervensystem) u. Slesaka-Kapha (reguliert die Synovialflüssigkeit).

Physio|therapeut (↑; Therapie*) *m*: mit dem „Gesetz über die Berufe in der Physiotherapie“ (Masseur- u. Physiotherapeutengesetz, MPhG) 1994 eingeführte Berufsbezeichnung für den tradierten Ausdruck „Krankengymnast“; die Berufsausübung beinhaltet die Anw. geeigneter Verfahren der Physiotherapie* in Prävention, kurativer Medizin, Rehabilitation u. im Kurwesen; **Aufgabe:** Hilfen zur Entwicklung, zum Erhalt od. zur Wiederherstellung aller Funktionen im somatischen u. psychischen Bereich zu geben u. bei nicht rückbildungsfähigen Körperbehinderungen Ersatzfunktionen zu schulen. Erlaubniserteilung u. Ausbildung sind geregelt im MPhG vom 26.5.1994 (BGBl. I S. 1084), zuletzt geändert durch Gesetz vom 25.11.2003 (BGBl. I S. 2304) u. in der Ausbildungs- u. Prüfungsverordnung für Physiotherapeuten vom 6.12.1994 (BGBl. I S. 3786). Die Ausbildung erfordert i. d. R. einen Realschulabschluss, dauert 3 Jahre (einschließlich einer praktischen Tätigkeit) u. erfolgt an einer staatlich anerkannten Schule, die meist einem Krankenhaus angeschlossen ist. Physiotherapie kann auch an Fachhochschulen mit dem Abschluss Bachelor of Science (B. Sc.) od. Bachelor of Arts (B. A.) studiert werden; Zugangsvoraussetzung ist die fachgebundene Hochschulreife. Aufbauend auf diesen Abschluss können Ph. an Universitäten den Abschluss Master of Science (M. Sc.) erwerben u. anschließend promovieren.

Physio|therapie (↑; ↑) *f*: ersetzt seit 1994 die tradierten Begriffe Heil- u. Krankengymnastik (weiterhin möglich als Abrechnungsposition auf Rezept); Heilverfahren durch Einsatz von passiver (z. B. durch den Physiotherapeuten* durchgeführte) u. aktiver Bewegung des Menschen zur Prävention, Therapie u. Rehabilitation* von gesundheitlichen Beschwerden u. Schädigungen, die durch Alterungsprozesse, Verletzung u. Krankheit entstanden sind, sowie zur allgemeinen Gesundheits- u. Leistungsförderung; wird unterstützt durch Maßnahmen der physikalischen Therapie* u. der Bewegungstherapie*. Ph. umfasst Untersuchung, Erstellen einer physiotherapeutischen Diagnose u. eines Therapieplans, Intervention u. Evaluation der Therapie. Die Intervention ist orientiert am Therapieziel u. kann verschiedene **Therapiekonzepte** beinhalten (z. B. manuelle Therapie, Forced-use-Therapie, neurophysiologische Therapie nach der Bobath*-Methode, Kabat*-Methode, Vojta*-Methode, Hippotherapie*). Wesentliche Merkmale einer physiotherapeutischen Intervention sind das Erlernen eines Eigenübungsprogramms u. die Anleitung zum Verhalten im Alltag. Vgl. Kontrakturenprophylaxe, Sporttherapie.

Phytat *n*: syn. Phytinsäure*.

Phytin|säure: syn. Phytat; Hexaphosphorsäureester des Mesoinosits; sekundärer Pflanzenstoff* mit antinutritiver Wirkung durch das Binden positiv geladener Kationen (z. B. Ca^{2+}, Fe^{2+}, Zn^{2+}), wodurch deren Bioverfügbarkeit vermindert wird; Wirkung abhängig von Phytingehalt u. Zubereitungsart der Mahlzeit, Anwesenheit weiterer Substanzen, die 2-wertige Metallkationen binden können (Ballaststoffe, Tannine, Oxalsäure), vom Proteingehalt u. von Phytasen; bei gemischter

Kost keine Beeinträchtigung des Eisen- u. Zinkhaushalts; diskutiert wird die gesundheitsfördernde Wirkung als Regulator des Blutglukosespiegels, als Antikanzerogen u. als ein Regulator des Immunsystems.

Phyto|balneo|logie (gr. φυτόν Gewächs, Pflanze; lat. balneum Bad; -logie*) *f*: Bereich der Balneologie*, der sich mit der Wirkung u. Wirksamkeit von Kräuterbädern* beschäftigt.

Phyto|lacca americana L. *f*: Phytolacca decandra L.; Kermesbeere; Giftpflanze aus der Familie der Phytolaccaceae (Amerikanische Nachtschattengewächse); **Arzneidroge:** Kermeswurzel (Phytolaccae decandrae radix); **Inhaltsstoffe:** Saponinglykoside (Phytolaccatoxin, Phytolaccagenin), Lektine, Enzyme, Stärke, Harz, fettes Öl, Gerbstoffe; **Wirkung:** emetisch; **Verwendung:** Wegen der hohen Toxizität u. dem fehlenden Wirksamkeitsnachweis ist von der phytotherapeutischen Verwendung abzuraten. **Nebenwirkungen:** Bauchschmerzen, (blutige) Diarrhö, Brennen in Mund u. Rachen, Schwächegefühl, Hypertonie, Tachykardie, Atemnot, Speichelfluss, Urininkontinenz, Krämpfe, schweres Durstgefühl, Somnolenz, vorübergehende Blindheit; Todesfälle sind beschrieben. **Homöopathie:** Zubereitungen entsprechend des individuellen Arzneimittelbildes z. B. bei Mastodynie, Rheumatismus, Tonsillitis.

Phyto|sterine (gr. φυτόν Gewächs, Pflanze; στέαρ, στέατος festes Fett, Talg) *n pl*: auch Phytosterole; tetracyclische, lipophile Triterpenderivate mit Sterangrundgerüst aus höheren Pflanzen; sekundäre Pflanzenstoffe*; **Vorkommen:** z. B. Sitosterol, Campesterol u. Stigmasterol in Kürbissamen, Sabalfrüchten, Brennesselwurzeln, Weideröschenkraut; in Nahrungsmitteln hauptsächlich in Pflanzenölen, insbesondere kaltgepressten, nativen Speiseölen; **Wirkungsmechanismus:** möglicherweise Hemmung der Prostaglandinsynthese u. der 5α-Dehydrogenaseaktivität; dadurch Unterdrückung der Bildung von 5α-Dihydrotestosteron aus Testosteron u. Verdrängung von 5α-Dihydrotestosteron von seinem zytosolischen Rezeptor (antiandrogene Wirkung); cholesterolspiegelsenkend u. antikanzerogene Wirkung im Tierversuch. **Verwendung:** bei benigner Prostatahyperplasie.

Phyto|sterol *n*: laut DAB* ein aus Hypoxis-, Pinus- u. Picea-Arten gewonnenes natürliches Gemisch von Sterolen; enthält mindestens 70 % β-Sitosterol, berechnet auf die getrocknete Substanz.

Phyto|therapie (gr. φυτόν Gewächs, Pflanze; Therapie*) *f*: Behandlung u. Vorbeugung von Krankheiten u. Befindlichkeitsstörungen durch Pflanzen, Pflanzenteile u. deren Zubereitungen; Phytopharmaka bilden als Mehr- u. Vielstoffgemische eine wirksame Einheit u. müssen die Anforderungen des Arzneimittelgesetzes* hinsichtlich Qualität, Wirksamkeit u. Unbedenklichkeit erfüllen; sie besitzen ein breites therapeutisches u. pharmakologisches Wirkprofil, haben meist eine große therapeutische Breite sowie oft weniger unerwünschte Wirkungen als synthetisch hergestellte Arzneimittel. Ph. ist Bestandteil der naturwissenschaftlich orientierten Schulmedizin. Vgl. Naturheilkunde.

Picea abies (L.) Karsten *f*: Picea excelsa (Lamarck) Link; Gemeine Fichte; immergrüner Baum aus der Familie der Pinaceae (Kieferngewächse); zusammen mit anderen Picea- u. Abies-Arten, z. B. Abies alba Miller, Abies sachalinensis (Fr. Schmidt) Masters, Abies sibirica Ledebour Stammpflanze der Droge; **Arzneidroge:** frische, im Frühjahr gesammelte Triebe (Piceae turiones recentes, frische Fichtenspitzen), aus den frischen Nadeln, Zweigspitzen od. Ästen gewonnenes ätherisches Öl (Piceae aetheroleum, Fichtennadelöl); **Inhaltsstoffe:** ätherisches Öl (mit 20–45 % Bornylacetat, 1–8 % Borneol, weitere ungesättigte Terpenkohlenwasserstoffe), Flavonoide; **Wirkung:** Fichtenspitzen u. Fichtennadelöl: sekretolytisch, schwach antiseptisch, durchblutungsförderd; **Verwendung:** Auszüge der Triebe u. Nadeln u. a. galenische Zubereitungen zur innerlichen Anwendung; äußerlich als Badeextrakt; nach **Kommission E** bei Katarrhen der Atemwege (innerliche Anwendung), leichten Muskel- u. Nervenschmerzen (äußere Anwendung); **traditionell** auch zur verstärkten Hautdurchblutung, bei nervösen Zuständen; **Dosierung:** Fichtenspitzen: innerliche Anwendung: 5–6 g Droge, Zubereitungen entsprechend; äußerliche Anwendung: in Bädern entprechend 200–300 g Droge für ein Vollbad; Fichtennadelöl: einige Tropfen zur Inhalation in heißes Wasser geben u. Dämpfe einatmen; bei äußerlicher Anwendung einige Tropfen an den betroffenen Bezirken einreiben; in flüssigen u. halbfesten Zubereitungen 10–15 %ig; **Nebenwirkungen:** für Fichtenspitzen: keine bekannt; das Öl kann zu Reizerscheinungen an Haut u. Schleimhäuten führen; Bronchospasmen können verstärkt werden, insbesondere bei Überdosierung; **Kontraindikation:** für Fichtenspitzen keine bekannt; für Fichtennadelöl: Asthma bronchiale, Keuchhusten; **Wechselwirkung:** keine bekannt. Vgl. Pinus sylvestris.

Picrasma excelsa *f*: s. Quassia amara.

Picro|toxin *n*: Molekularverbindung von Picrotoxinin u. Picrotin aus Fructus Cocculi (s. Anamirta cocculus); Wirkungsspektrum ähnlich Strychnin*; durch kompetitive Verdrängung von Gamma-Aminobuttersäure (Neurotransmitter im Zentralnervensystem) kann es zu klonisch-tonischen Krämpfen kommen. **Verwendung:** zur Kurz- u. Langzeittherapie peripher-vestibulär bedingter Formen von Schwindel (einschließlich Menière-Krankheit).

Pilula (lat. Kügelchen) *f*: Pille; Arzneizubereitung in Kugelform, v. a. zur Einnahme per os. Vgl. Arzneiformen, Globuli.

Pimpinella *f*: Bibernelle; ausdauernde Stauden aus der Familie der Apiaceae (Doldengewächse); Pimpinella major (L.) Hudson (Große Bibernelle), Pimpinella saxifraga L. (Kleine Bibernelle); **Arzneidroge:** Wurzel (Pimpinellae radix); **Inhaltsstoffe:**

0,1–0,6 % ätherisches Öl (insbesondere mit den Tigloyl- bzw. 2-Methylbutyrylestern des Epoxypseudoisoeugenols), Cumarine u. Furanocumarine; Saponine, Kaffeoylchinasäuren; **Wirkung:** sekretomotorisch u. -lytisch; **Verwendung:** bei Katarrhen der oberen Atemwege; **traditionell** als Stomachikum in Bitterschnäpsen u. Gewürzextrakten; Anwendung innerlich bei Erkrankungen der Harnorgane, Nieren- u. Blasensteinen; äußerlich zum Gurgeln u. Spülen bei Entzündungen der Mund- u. Rachenschleimhaut; als Badezusatz bei schlecht heilenden Wunden. Die Wirksamkeit ist bei den traditionell beanspruchten Anwendungsgebieten nicht belegt. **Dosierung:** zerkleinerte Droge für Teeaufgüsse sowie andere galenische Zubereitungen zum Einnehmen, Tagesdosis 6–12 g Droge, Tinktur (1 : 5) 6–15 ml; **Nebenwirkungen:** keine bekannt; **Kontraindikation:** keine bekannt.

Pimpinella anisum L. *f*: Anis; Pflanze aus der Familie der Apiaceae (Doldengewächse); **Arzneidroge:** Anisfrüchte (Anisi fructus); **Inhaltsstoffe:** 2–3 % ätherisches Öl mit trans-Anethol als Hauptinhaltsstoff (80 bis >95 %); Hinweis: Anisfrüchte unmittelbar vor Verwendung anstoßen (quetschen); **Wirkung:** spasmolytisch, antibakteriell, Förderung der Flimmertätigkeit des Bronchialepithels; **Verwendung:** nach **Kommission E** innerlich bei dyspeptischen Beschwerden, innerlich u. äußerlich bei Katarrhen der Atemwege; **traditionell** auch als Laktagogum; **Dosierung:** bei innerlicher Anwendung mittlere Tagesdosis 3 g Droge; **Nebenwirkungen:** selten Kontaktallergien; Vorsicht bei allergischem Asthma bronchiale; **Kontraindikation:** Allergie gegen Anis u. Anethol. **Arzneidroge:** ätherisches Öl (Anisi aetheroleum, Anisöl), nach DAB auch von Illicium* verum (Sternanis) mit dem Hauptbestandteil trans-Anethol; Anisöl des Handels meist synthetisches Anethol (Racemat); enthält dann das 10–20-mal giftigere cis-Anethol; Hinweis: Das ätherische Öl sollte nicht für längere Zeit Luft u. Licht ausgesetzt werden, da dann auch bei natürlichem Anisöl cis-Anethol gebildet werden kann. **Inhaltsstoffe:** 80–95 % Anethol; **Verwendung:** s. o.; als Bestandteil von Hustensäften, -tropfen, -pastillen, zum Aromatisieren von Extrakten (z. B. bei Instanttee); **Dosierung:** mittlere Tagesdosis 0,3 g ätherisches Öl (Zubereitungen entsprechend); äußerlich Zubereitungen mit 5–10 % ätherischem Öl.

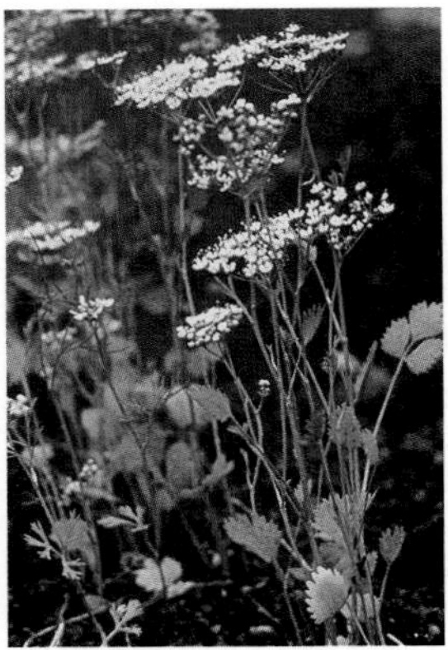
Pimpinella anisum L.: Pflanze [2]

Pini pumilionis aetheroleum *n*: s. Pinus mugo.

Pinus mugo Turra *m*: Pinus montana Mill., ssp. Pinus mugo (Haenke) Zenari u. Pinus mugo mughus (Scop.); Latschenkiefer; buschiger, breiter Strauch aus der Familie der Pinaceae (Kieferngewächse); **Arzneidroge:** aus den frischen Nadeln, Zweigspitzen od. jungen Ästen gewonnenes ätherisches Öl (Pini pumilionis aetheroleum, Latschenkiefernöl); **Inhaltsstoffe:** bis zu 35 % Δ^3-Caren, ca. 15 % β-Phellandren, ca. 20 % α- u. β-Pinen u. a.; Geruchsträger sind hauptsächlich 2–4 % (–)-Borneolacetat u. (–)-Borneolformiat; **Wirkung:** antibakteriell, antivital, sekretolytisch, hyperämisierend; **Verwendung:** äußerlich als Einreibemittel, Inhalationslösungen, als Badezusatz bei katarrhalischen Erkrankungen der Atemwege, bei Erkältungen u. rheumatischen sowie neuralgischen Beschwerden; **Dosierung:** keine Angaben erhältlich; **Nebenwirkungen:** Reizerscheinungen an Haut u. Schleimhäuten; **Kontraindikation:** Asthma bronchiale, Keuchhusten, Überempfindlichkeit gegenüber ätherischen Ölen von Nadelhölzern; **Wechselwirkung:** keine bekannt.

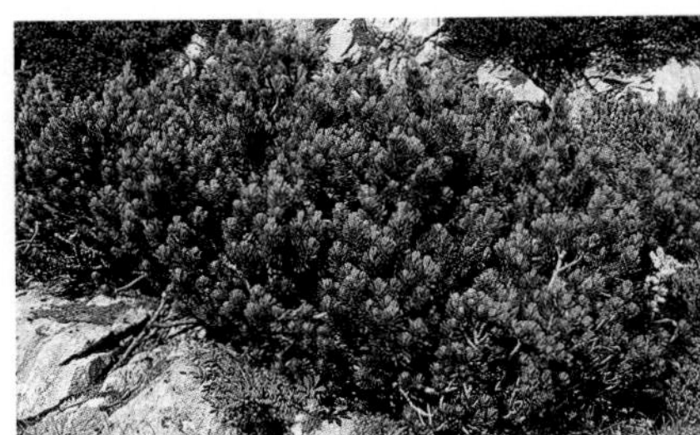
Pinus mugo Turra: Pflanze [1]

Pinus sylvestris L. *m*: Kiefer; Baum aus der Familie der Pinaceae (Kieferngewächse); u. a. Pinus-Arten; **Arzneidroge:** frische od. getrocknete, im Frühjahr gesammelte Triebe (Pini turiones, Kiefernsprosse); aus frischen Nadeln, Zweigspitzen od. jüngeren Ästen gewonnenes ätherisches Öl (Pini aetheroleum, Kiefernnadelöl); **Inhaltsstoffe:** in den Nadeln 0,2–0,5 % ätherisches Öl, α-Pinen (10–50 %), β-Pinen (10–25 %), β-Phellandren (bis zu 20 %), Camphen u. a.; **Wirkung:** Kiefernsprossen u. -öl: sekretolytisch, durchblutungsfördernd, schwach antiseptisch; **Verwendung:** Kiefernsprossen: innerliche Anwendung: zerkleinerte Droge für Teeaufguss, als Sirup od. Tinktur; äußerliche Anwendung: alkoholische Lösungen, in Salben u. Ölen; Kiefernnadelöl: Einreibungen in Form von alkoholischen Lösungen, Salben, Gelen, Emulsionen, Ölen, als Inhalat; nach **Kommission E** Kiefernsprossen: innerlich bei katarrhalischen Erkrankungen der oberen u. unteren Atemwege, äußerlich bei leichten Muskel- u. Nervenschmerzen; Kiefernnadelöl als Inhalat, alkoholische Lösung od. Badezusatz innerlich u. äußerlich bei katarrhalischen Erkrankungen der oberen u. unteren Atemwege; äußerlich bei rheumatischen u. neuralgischen Beschwerden; **Dosierung**: Kiefernsprossen: mittlere Tagesdosis mehrmals täglich 2–3 g Droge, Zubereitungen entsprechend; Einreibungen: Zubereitungen mit Extrakten entsprechend 20–50 % Droge; Kiefernnadelöl: zur Inhalation einige Tropfen in heißes Wasser geben u. Dämpfe einatmen; äußerliche Anwendung: einige Tropfen an den betroffenen Stellen einreiben; in flüssigen u. halbfesten Zubereitungen 10–15 %; **Nebenwirkungen:** Kiefernnadelöl: Reizerscheinungen an Haut u. Schleimhäuten; Verstärkung von Bronchospasmen; **Kontraindikation**: Verwendung des Öls bei Asthma bronchiale u. Keuchhusten; **Wechselwirkung:** keine bekannt. Vgl. Terebinthina, Picea abies.

Piper methysticum *n*: s. Kava-Kava.

Piper nigrum L. *n*: Schwarzer Pfeffer; Kletterpflanze aus der Familie der Piperaceae (Pfeffergewächse); **Arzneidroge:** Früchte (Piperis nigri fructus); ätherisches Öl (Piperis nigri aetheroleum). Schwarzer Pfeffer ist die getrocknete, völlig ausgewachsene aber unreife Frucht von Piper nigrum. Weißer Pfeffer ist die getrocknete, reife Frucht von Piper nigrum, von der das Pericarpium entfernt wurde. **Inhaltsstoffe:** ätherisches Öl u. scharf schmeckende Säureamide; Piperin; **Wirkung:** antimikrobiell, insektizid, reflektorische Anregung der Speichel- u. Magensaftsekretion; **Verwendung: traditionell** schwarzer Pfeffer innerlich bei Magenproblemen u. Bronchitis; weißer Pfeffer bei Magenproblemen, Malaria u. Cholera; ätherisches Öl äußerlich als Gegenirritans bei Schmerzen, bei Neuralgien; **Dosierung**: innerlich bis 1,5 g/d, äußerlich keine Dosisangaben erhältlich; **Nebenwirkungen:** Brennen im Mund, Schwellung von Augenlidern u. Konjunktivitis bei Lokalkontakt. Bei Inhalation des Pulvers wurden Todesfälle berichtet. **Kontraindikation**: Schwangerschaft u. Stillzeit in Mengen, die über die Verwendung als Nahrungsmittel hinausgehen; **Wechselwirkung:** Erhöhung der Bioverfügbarkeit von Spartein, Phenytoin, Propranolol u. Theophyllin.

PIR: Abk. für **p**ostisometrische **R**elaxation*.

Pitta: s. Dosha.

Pix Betulina *f*: s. Pflanzenteere.

Pix Fagi *f*: s. Pflanzenteere.

Pix Juniperi *f*: s. Pflanzenteere.

Pix Liquida *f*: s. Pflanzenteere.

Pix Lith|antracis *f*: s. Steinkohlenteer.

Pix Pinacearum *f*: s. Pflanzenteere.

Placebo (lat. ich werde gefallen) *n*: s. Plazebo.

Placobdella officinalis *f*: syn. Haementeria* officinalis.

Plantago afra L. *f*: Plantago psyllium L.; Flohkraut; einjährige Pflanzen aus der Familie der Plantaginaceae (Wegerichgewächse); weitere Stammpflanze ist Plantago arenaria Waldstein et Kitaibel (Plantago indica L., Indischer Wegerich, Sandwegerich); **Arzneidroge:** reife Samen (Psyllii semen, Flohsamen; laut DAB mit einer Quellungszahl von mindestens 10) u. Epidermis mit angrenzenden kollabierten Schichten (Psyllii testa, Flohsamenschalen, Quellungszahl bis 40); **Inhaltsstoffe:** 10–12 % unverdauliche Schleimstoffe (v. a. aus Xylose u. Arabinose) in der Epidermis der Samenschale; **Wirkung:** Regulierung der Darmperistaltik; cholesterolsenkend; **Verwendung:** Samen od. Samenschalen, andere galenische Zubereitungen zur inneren Anwendung; nach **Kommission E** bei habitueller Obstipation, Reizdarmsyndrom. Weitere Indikationen: unspezifische u. entzündliche Diarrhö (durch Wasserbindung), Divertikulose, chronisch entzündliche Darmerkrankungen; bei Erkrankungen, bei denen eine erleichterte Darmentleerung erwünscht ist, z. B. Analfissur, Hämorrhoiden, adjuvant bei Hyperlipidämie; **traditionell** als Mucilaginosum bei Bronchitis od. Enteritis; äußerlich zu Umschlägen bei Erkrankungen des rheumatischen Formenkreises u. Entzündungen; **Dosierung**: Tagesdosis 10–30 g; Zubereitungen entsprechend, Einnahme mit ausreichend Flüssigkeit (mindestens 1 : 10); **cave:** auf reichliche Flüssigkeitszufuhr achten, da Flosamen auf ein Vielfaches des ursprünglichen Volumens aufquellen sollen (Dehnungsreiz auf die Darmwand); nicht mit Milch einnehmen, zur Behandlung der Obstipation nicht vorquellen; **Nebenwirkungen:** selten allergische Reaktionen, besonders bei Verwendung von pulverisierter Droge; **Kontraindikation:** Ileus, Stenosen der Speiseröhre u. des Magen-Darm-Trakts, gleichzeitige Therapie mit Cumarinen, schwer einstellbarer Diabetes mellitus; Kinder unter 12 Jahren; **Wechselwirkung:** Resorption anderer Medikamente kann verhindert

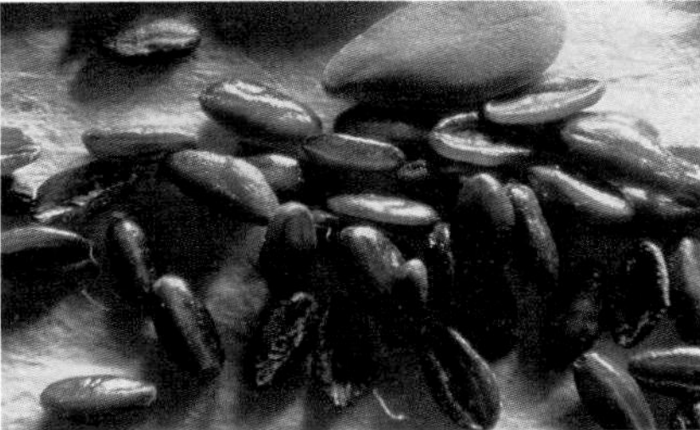

Plantago afra L.: oben im Bild zum Größenvergleich ein Linum usitatissimum L. (Leinsamen) [2]

P

werden, daher diese erst 30–60 Minuten nach der Einnahme von Flohsamen einnehmen. Vgl. Plantago ovata.

Plantago arenaria *f*: s. Plantago afra.

Plantago lanceo|lata L. *f*: Spitzwegerich; ausdauernde Pflanze aus der Familie der Plantaginaceae (Wegerichgewächse); **Arzneidroge:** frisches od. getrocknetes, während der Blütezeit gesammeltes Kraut (Plantaginis lanceolatae herba, Spitzwegerichkraut); **Inhaltsstoffe:** 2–3 % Iridoidglykoside (z. B. Aucubin u. Catalpol), 3–8 % Phenylethanoide (Acteosid u. a.), 2–6 % Schleimstoffe, Gerbstoffe, Flavonoide, Kaffeesäurederivate; **Wirkung:** reizlindernd, antiinflammatorisch, antitussiv, adstringierend, wundheilungsfördernd, immunstimulierend, antibakteriell; **Verwendung:** zerkleinerte Droge als Teeaufguss u. a. galenische Zubereitungen; nach **Kommission E** innerlich bei Katarrhen der Atemwege, entzündlichen Veränderungen der Mund- u. Rachenschleimhaut; äußerlich bei entzündlichen Hautveränderungen; **Dosierung:** innerlich 3–6 g Droge, Zubereitungen entsprechend; **Nebenwirkungen:** keine bekannt; **Kontraindikation:** keine bekannt; **Wechselwirkung:** keine bekannt; **Homöopathie:** bewährte Indikation bei Zahn- u. Ohrenschmerzen.

Plantago major L. *f*: Breitwegerich; meist ausdauernde Pflanze aus der Familie der Plantaginaceae (Wegerichgewächse); **Arzneidroge:** getrocknetes od. frisches, während der Blütezeit gesammeltes Kraut (Herba Plantaginis majoris, Plantaginis majoris herba); **Inhaltsstoffe:** Iridoidglykoside (z. B. Aucubin, Catalpol), Polysaccharide u. Polyphenole; **Wirkung:** antibakteriell, hepatoprotektiv, antiinflammatorisch; **Verwendung: traditionell** innerlich bei Erkrankungen der oberen Atemwege u. Durchfallerkrankungen; äußerlich bei Entzündungen im Mund- u. Rachenbereich; Waschungen od. Umschläge bei Exanthemen u. Wunden, insbesondere Schnittverletzungen; Verwendung der frischen Blätter bei Schnittwunden, Geschwüren od. entzündeten Hautstellen; **Homöopathie:** Zubereitungen (kleines Mittel) z. B. bei stechendem Kopfschmerz, Enuresis.

Plantago ovata Forsskal *f*: Plantago ispaghula Roxburgh; Flohsamen, indische Flohsamen; einjährige Pflanze aus der Familie der Plantaginaceae (Wegerichgewächse); **Arzneidroge:** reife Samen (Plantaginis ovatae semen, Indische Flohsamen; laut DAB mit einer Quellungszahl von mindestens 9) u. Epidermis mit angrenzenden, kollabierten Schichten (Plantaginis ovatae testa mit einer Quellungszahl von 40); **Inhaltsstoffe:** unverdauliche Schleimstoffe, ausschließlich in der Epidermis der Samenschale lokalisiert (85 % Arabinoxylane); **Wirkung:** Regulierung der Darmperistaltik, cholesterolsenkend; **Verwendung:** mit reichlich Flüssigkeit als Füll- u. Quellstoffdroge; nach **Kommission E** bei habitueller Obstipation u. Erkrankungen, bei denen eine erleichterte Darmentleerung erwünscht ist; zur unterstützenden Therapie bei Diarrhö sowie bei Reizdarmsyndrom; **Dosierung:** Tagesdosis bei Samen 12–40 g, bei Samenschalen 4–20 g mit mindestens 150 ml Wasser auf 5 g Droge einnehmen; **cave:** auf reichliche Flüssigkeitszufuhr achten, da Indische Flohsamen auf ein Vielfaches des ursprünglichen Volumens aufquellen sollen (Dehnungsreiz auf die Darmwand); nicht mit Milch einnehmen, zur Behandlung der Obstipation nicht vorquellen; **Nebenwirkungen:** in Einzelfällen Überempfindlichkeitsreaktionen; **Kontraindikation:** Stenosen im Magen-Darm-Trakt, drohender od. bestehender Darmverschluss, schwer einstellbarer Diabetes mellitus, Schluckstörungen; **Wechselwirkung:** Resorption anderer Medikamente kann verhindert werden, daher diese erst 30–60 Minuten nach der Einnahme von Indischen Flohsamen einnehmen. Vgl. Plantago afra.

Plastizieren, therapeutisches (gr. πλαστός gebildet, geformt): Form der künstlerischen Therapie* in der Anthroposophischen Medizin*, bei der die Auseinandersetzung mit dem Medium Ton od. anderen verformbaren Materialien (Holz, Speckstein, Stein u. a.), seinen Gesetzmäßigkeiten u. Ausdrucksmöglichkeiten im Mittelpunkt steht; das Formempfinden u. Zusammenspiel von bewusstem Wahrnehmen u. Gestalten werden geschult u. geübt. **Anwendung:** bei funktionellen, psychosomatischen, chronisch-körperlichen u. psychiatrischen Erkrankungen. Vgl. Malen, therapeutisches.

Plastizität, neuronale (↑) *f*: Fähigkeit der Umsetzung von Bewusstseinsakten in physiologische Vorgänge, womit die enge Verbindung von Psyche u. Soma besonders verdeutlicht wird; z. B. durch Emotionen od. Imaginationen ausgelöste Beeinflussung des Blutdrucks, des Immunsystems, der Verdauung u. der Atmung.

Plazebo (lat. placebo ich werde gefallen) *n*: sog. Scheinmedikament, pharmakologisch unwirksame, indifferente Substanz; **Verwendung: 1.** zu suggestiver Therapie, um einem subjektiven Bedürfnis nach medikamentöser Therapie zu entsprechen; **2.** i. R. der klinischen Erprobung neuer Medikamente (Doppelblindversuch). I. w. S. jede Maßnahme, bei der suggestive Beeinflussung das Befinden des Patienten verbessert; dazu gehören auch das Einbringen der Persönlichkeit des Behandelnden sowie die menschliche Zuwendung bei aufwändigen diagnostischen u. therapeutischen Verfahren. Bei den meisten Naturheilverfahren* sind psychische u. psychologische Wirkungen erwünscht (z. B. sinnliches u. emotionales Erleben einzelner Maßnahmen). Die Ethnomedizin* sieht den Plazeboeffekt als ein Konglomerat sehr unterschiedlicher Sachverhalte, die aus der Sicht der Biomedizin* nicht erklärbar sind. Erkenntnisse über das Wissen von Laien über ihr Kranksein* können zur Klärung beitragen. **Hinweis:** In letzter Zeit hat die Plazebo-Forschung wieder Auftrieb erhalten, da einerseits Naturheilverfahren u. Homöopathie überwiegend Plazebo-Effekte vorgehalten werden, andererseits die enorme Bedeutung des P. auch in der konventionellen Medizin, z. B. in der Behandlung von Depressionen, erkannt wird. Vgl. Erfahrungsheilkunde, Laienwissen, Psychosomatik, Scheintherapie.

Plethora (gr. πληθώρα Fülle) *f*: Überfülle; Bez. für vermehrtes Blutvolumen bei verschiedenen Herz-Kreislauf- u. Atemwegerkrankungen sowie bei Polycythaemia rubra vera (Vermehrung von Erythro-, Granulo- u. Thrombozyten); in der Naturheilkunde u. verschiedenen überlieferten medizinischen Systemen Teilsymptomatik der Fülle* u. damit Anlass zu ausleitender Therapie*. Vgl. Humoralpathologie.

Plumbum (lat.) *n*: s. Blei.

Plussing *n*: auch Plusmethode, Verkleppern; **1.** spezielle Applikationsweise von homöopathischen Arzneimitteln für akute Erkrankungsfälle, bei der eine geringe Potenzerhöhung eine schnelle Gabenwiederholung bei guter Verträglichkeit ermöglicht; wenige Globuli od. Tropfen einer C- od. D-Potenz werden in Wasser aufgelöst u. vor jeder Einnahme erneut heftig bis zur Blasenbildung in der Flüssigkeit verrührt. **2.** vom indischen Arzt Ramakrishnan besonders in der Krebstherapie eingeführte Art der homöpathischen Arzneimittelgabe, bei der durch häufige Wiederholung von auch hohen C-Potenzen eine starke Abwehrreaktion erzeugt u. so Heilungen erzielt werden sollen.

PMR: **1.** Abk. für **P**rogressive* **M**uskel**r**elaxation; **2.** Abk. für **p**hysikalische **M**edizin u. **R**ehabilitation; s. Physiotherapie, Physikalische und Rehabilitative Medizin.

PMS: Abk. für **prämenstruelles Syndrom***.

Pneumonie (gr. πνεύμων Lunge) *f*: akute od. chronische Entzündung des Lungenparenchyms; häufigste Todesursache unter den Infektionskrankheiten in den industrialisierten Ländern; umgangssprachlich als sog. Lungenentzündung häufig synonym mit Atemwegentzündungen* u. Bronchitis* verwendet. **Ursache:** Infektion mit Viren, Bakterien, Pilzen od. Parasiten, physikalische Noxen (Strahlung od. Fremdkörper in den Bronchien), chemische Noxen (z. B. Reizgas, Kohlenwasserstoffvergiftung, Aspiration von Magensaft); **Formen:** **1.** primäre P. (Auftreten ohne kardiopulmonale Vorerkrankung); **2.** sekundäre P. (bei Vorliegen einer anderen pulmonalen od. kardialen Erkrankung); **3.** ambulant (zu Hause) erworbene P.; **4.** nosokomial (im Krankenhaus) erworbene Pneumonie; **Therapie:** **1.** Antibiotika; **2.** Brustwickel* (ggf. mit Senf), Abklatschen, Physiotherapie; **3.** Phytotherapie: (zur Unterstützung einer antibiotischen Therapie od. als alleinige Behandlungsmaßnahme bei Viruspneumonie) Zubereitungen aus Thymus* vulgaris, Pimpinella* anisum, Foeniculum* vulgare, Eucalyptus* globulus. **4.** Homöopathie: ergänzend u. a. Aconitum* napellus (akut im Anfangsstadium), Phosphor*, Atropa* belladonna, Bryonia* (Bewegung verschlimmert).

PNF: Abk. für **p**roprio**z**eptive **n**euromuskuläre **F**azilitation; aus der Kabat*-Methode entwickeltes eigenständiges Konzept zur Beeinflussung gestörter Sensomotorik (zentral, segmental) bzw. muskulärer Koordinationsstörungen (Dysbalancen) durch adäquate Stimulation (Fazilitation) von Propriozeptoren u. Exterozeptoren mit visuellen, akustischen u. olfaktorischen Reizen; Grundprinzip ist eine Afferenzstimulation zur Efferenzschulung. Ziel ist die Wiedererlangung einer physiologischen sensomotorischen Qualität bzw. Förderung von suffizienten Kompensationsmechanismen. Methodisch werden sog. Scapula- u. Beckenmuster (Bewegungen der Scapula bzw. des Beckens in den Diagonalebenen) sowie oberes u. unteres Rumpfmuster angewendet (s. Abb.). **Anwendung:** bei gestörter Spinalmotorik, inter- u. intramuskulärer Koordinationsstörung, arthrogener Muskelschwäche, zentraler Fehlsteuerung (Apoplexie) u. chronifiziertem myofaszialem Schmerzsyndrom, zur

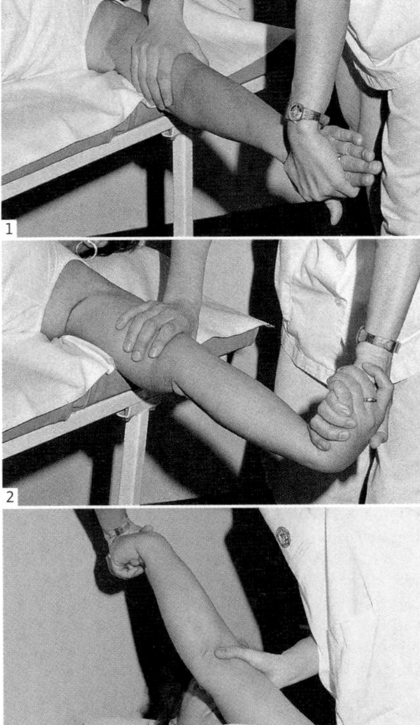

PNF: dreidimensionaler, spiraliger Bewegungsablauf aus 1: Innenrotation des Armes, Extension der Hand; 2: Flexion der Hand, Außenrotation des Armes; 3: Elevation des Armes zur Gegenseite mit außenrotierter flektierter Hand [3]

Beeinflussung gestörter Muskelfunktionsketten. Vgl. Propriozeption.

PN-Therapie (Therapie*) *f*: Kurzbez. für **P**rovokationsneutralisationstherapie*.

Pock|holz: s. Guaiacum.

Podo|phyllin *n*: Pulver aus den Wurzeln von Podophyllum* peltatum; enthält Podophyllotoxin, α- u. β-Peltatin; **Verwendung:** zur partialsynthetischen Gewinnung von Etoposid*; zur Behandlung von Condylomata acuminata.

Podo|phyllum peltatum L. *n*: Fußblatt; ausdauernde Pflanze aus der Familie der Berberidaceae (Sauerdorngewächse); **Arzneidroge:** getrockneter Wurzelstock mit den daran hängenden Wurzeln (Podophylli peltati rhizoma, Fußblattwurzelstock) u. Harz des getrockneten u. gelagerten Wurzelstocks (Podophylli peltati resina, Podophyllin, Fußblattharz); **Inhaltsstoffe:** Droge: 3–6 % Harz, das sich nach dem Trocknen bildet u. sein Maximum nach 2 Jahren erreicht; Harz: mindestens 4 % Lignane (z. B. 20 % Podophyllotoxin, 5–10 % α- u. β-Peltatin); **Wirkung:** zytostatisch, antimitotisch, virustatisch; **Verwendung:** getrocknete Droge zur Gewinnung des Harzes ausschließlich zur äußeren Anwendung als alkoholische Lösung od. Suspension; nach **Kommission E** zur Entfernung spitzer Kondylome; **Dosierung:** 1–2-mal wöchentlich eine 5–25 %ige alkoholische Lösung des Harzes oder eine 5–25 %ige Suspension des Harzes in Öl od. Salben auf die Kondylome auftragen. **Cave:** Behandlung nur unter ärztlicher Aufsicht; wegen Vergiftungsgefahr darf die behandelte Hautfläche nicht größer als 25 cm^2 sein; nicht in die Augen bringen; **Nebenwirkungen:** häufiger Umgang mit der gepulverten Droge kann schwere Konjunktivitis, Keratitis u. Hautgeschwüre hervorrufen; **Kontraindikation:** Immunschwäche, rezidivierende Herpesinfektionen, positive Luesserologie, offene Wunden, blutende od. entzündete Kondylome u. Warzen; Schwangerschaft u. Stillzeit, Kinder unter 12 Jahren; **Wechselwirkung:** Alkoholkonsum während der Therapie führt zu einer gefährlichen Wirkungsverstärkung des Alkohols; **Homöopathie:** Zubereitungen entsprechend des individuellen Arzneimittelbildes z. B. bei Hepatopathie, Cholezystopathie, akuter Gastroenteritis.

Poesie|therapie (Therapie*) *f*: von Elfie Greifer, Jack Leedy u. Samuel Spector (seit 1959) entwickelte Form der Psychotherapie* mit einer Verknüpfung von Dichtung u. Therapie; das Gedicht als gefühlsklärender Katalysator u. Deutungslieferant soll gleichermaßen die Gefühls- u. Verstandesebene ansprechen u. dem Klienten helfen, zu adäquater Selbsteinschätzung u. Ausformulierung eigener Wünsche u. Strebungen zu gelangen. In Einzel- od. Gruppensitzungen werden fremde od. eigene Gedichte vorgetragen u. die Klienten aufgefordert, Gefühls- u. Gedankenassoziationen zu äußern, die einem Deutungszusammenhang zugeführt werden. **Kontraindikation:** Da P. weitgehend aufdeckend arbeitet, ist Vorsicht mit ihrem Einsatz bei psychotischen od. psychosenahen Erkrankungen geboten, weil durch das Verfahren ein psychotischer Schub ausgelöst werden kann (z. B. bei Erkrankungen des schizophrenen Formenkreises).

Polarity-Massage (Massage*) *f*: Massagetechnik nach R. Stone (1890–1981) auf der Grundlage des Heilmagnetismus*; der Körper wird wie ein Magnet mit einem positiven u. einem negativen Pol gesehen. Die linke Körperhälfte ist positiv, die rechte negativ geladen. Elektromagnetische Energie fließt zwischen den beiden Polen von Plus nach Minus. Ein gestörter Fluss der Lebensenergie soll durch Massage* in ein Gleichgewicht gebracht werden, indem die aufgeladenen Hände des Masseurs mit den beiden Polen einen Stromkreis schließen.

Pollen (lat. pollen feines Mehl): Blütenstaub von Angiospermen (Bedecktsamer); **Arzneidroge:** der von Bienen gesammelte Rohpollen verschiedener Blütenpflanzen, i. d. R. 20–40 verschiedene Blütenpollen; **Inhaltsstoffe:** Flavonoide, Phytosterole, mehrfach ungesättigte Fettsäuren, Carotinoide, Kohlenhydrate, ätherisches Öl (Spuren), Nektar, Bienenspeichel; **Wirkung:** appetitanregend; roborierend; **Verwendung:** P. sowie andere Darreichungsformen zum Einnehmen; nach **Kommission E** als Roborans zur Kräftigung bei Schwächezuständen u. Appetitlosigkeit; **Dosierung:** Tagesdosis 30–40 mg, Zubereitungen entsprechend; Tagesdosis von mikronisierten (aufgeschlossenen) Pollen 3–4 g Droge, Zubereitungen entsprechend; **Nebenwirkungen:** selten Magen-Darm-Beschwerden, chronische allergische Symptome (Eosinophilie, gastrointestinale u. neurologische Beschwerden); **Kontraindikation:** Pollenallergie, schwere Leberkrankheiten, Schwangerschaft u. Stillzeit; **Wechselwirkung:** keine bekannt.

Pollen|ex|trakt (↑; Extrakt*) *m*: s. Roggenpollenextrakt.

Pollinosis (↑) *f*: Heufieber; durch Proteinbestandteile in pflanzlichen Pollen verursachte spezifische Überempfindlichkeitsreaktion vom Soforttyp (Typ I der Allergie*); **Symptom:** saisonale Rhinitis allergica (sog. Heuschnupfen) mit Niesattacken, Muschelödem u. wässriger Hypersekretion, meist zusammen mit Konjunktivitis, in ca. 30 % der Fälle mit exogen-allergischem Asthma* bronchiale, gelegentlich mit Kontakturtikaria, generalisierter Urtikaria u. fieberhafter Allgemeinreaktion; **Vorkommen:** insbesondere während der Baum- (Februar bis Mai), Gräser- (Mai bis August) u. Kräuterblüte (Juli bis Oktober); **Therapie: 1.** konventionell: prophylaktisch mit lokal wirkenden Mastzellstabilisatoren (z. B. Cromoglicinsäure, Nedocromil, Ketotifen), im Anfall mit abschwellenden Nasentropfen, Antihistaminika, evtl. Dauertherapie mit Glukokortikoiden (topisch od. systemisch), ggf. systematische Desensibilisierung; **2.** Apfelessiggetränk*, Kneipp*-Therapie, Akupunktur*, Eigenbluttherapie*, evtl. vegetarische Ernährung;

3. Phytotherapie: **traditionell** Zubereitungen aus Urtica, Viola tricolor u. Juglans regia; **4.** Homöopathie: Zubereitungen aus dem potenzierten Allergen, Euphrasia* rostkoviana (bei gereizten Augen), Galphimia* glauca u. Wyethia* helenoides (bei Jucken am Gaumen) od. eine Therapie mit einem individuell ausgewählten homöopathischen Einzelmittel. Vgl. Atopie.

Poly|chrest (gr. πολύς viel, zahlreich) *n*: Bez. für ein homöopathisches Arzneimittel, das wegen der sehr großen Zahl bekannter Symptome in seinem Arzneimittelbild* eine Verschreibung nach dem Ähnlichkeitsprinzip* bei einer Vielzahl von Erkrankungen ermöglicht; bedingt durch Besonderheiten z. B. klimatischer, kultureller od. diätetischer Natur kann die Häufigkeit der den jeweiligen P. entsprechenden Zustände in verschiedenen Regionen u. Kulturkreisen stark variieren. Vgl. Arzneimittel, großes; Arzneimittel, kleines.

Poly|gala senega L. *f*: Polygala tenuifolia Willd.; Klapperschlangenwurzel, Senega; ausdauernde Pflanze aus der Familie der Polygalaceae (Kreuzblumengewächse); **Arzneidroge:** getrocknete Wurzeln mit Wurzelkopf (Polygalae radix, Senegae radix, Senegawurzel, Klapperschlangenwurzel); **Inhaltsstoffe:** 6–10 % Saponine (Triterpenglykosiden, u. a. Senegin), Methylsalicylat, Xanthonderivate; **Wirkung:** sekretolytisch, expektorierend; **Verwendung:** zerkleinerte Droge für Abkochungen u. a. galenische Zubereitungen zum Einnehmen; nach **Kommission E** bei Katarrhen der oberen Atemwege; nach **ESCOP** bei Katarrhen der oberen Atemwege, produktivem Husten, chronischer Bronchitis; **Dosierung:** Tagesdosis 1,5–3 g Droge, 1,5–3 g Fluidextrakt, 2,5–7,5 g Tinktur, Zubereitungen entsprechend; **Nebenwirkungen:** bei längerer Anwendung Magen-Darm-Reizungen; **Kontraindikation:** keine bekannt; **Wechselwirkung:** keine bekannt; **Homöopathie:** Zubereitungen entsprechend des individuellen Arzneimittelbildes z. B. bei Entzündungen der oberen Atemwege, Kitzelhusten, Asthma bronchiale, Emphysembronchitis.

Poly|gonum aviculare L. s.l. *n*: Vogelknöterich; einjährige Pflanze aus der Familie der Polygonaceae (Knöterichgewächse); **Arzneidroge:** zur Blütezeit, gelegentlich mit den Wurzeln, gesammeltes u. getrocknetes Kraut (Polygoni avicularis herba, Vogelknöterichkraut); **Inhaltsstoffe:** bis 1 % Flavonoide, (u. a. Avicularin), Schleimstoffe, ca. 1 % Kieselsäure, Phenolcarbonsäuren, ca. 3,6 % Gallotannin-Gerbstoffe; **Wirkung:** adstringierend; **Verwendung:** zerkleinerte Droge für Abkochungen u. andere galenische Zubereitungen zum Einnehmen sowie zur lokalen Anwendung; nach **Kommission E** bei leichten Katarrhen der Atemwege, entzündlichen Veränderungen der Mund- u. Rachenschleimhaut; **Dosierung:** Tagesdosis 4–6 g Droge, Zubereitungen entsprechend; **Nebenwirkungen:** keine bekannt; **Kontraindikation:** keine bekannt; **Wechselwirkung:** keine bekannt; **Homöopathie:** bewährte Indikation bei Rheumatismus der Finger.

Poly|mnia sonchi|folia *f*: s. Smallanthus sonchifolius.

Poly|wasser (gr. πολύς viel, zahlreich): von dem amerikanischen Spektroskopiker E. Lippincott geprägte Bez. für sog. anomales Wasser, dem aufgrund quantentheoretischer Überlegungen u. physikochemischer Experimente durch Bildung einer Polymerstruktur unter Oberflächeneffekten besondere physikalische Eigenschaften zugeschrieben werden; feste Oberflächen (z. B. bei Kapillaren) sollen sog. langreichweitige Ordnungseffekte (d. h. Struktureffekte) bei Polywasser auslösen können; diese sollen auch nach Entfernung der Oberflächen für das Wasser „erinnerlich" sein. Das Zustandekommen dieser Effekte (Schmutzeffekte?) konnte wissenschaftlich nicht reproduziert u. bestätigt werden.

Pomeranzen|baum: s. Citrus aurantium ssp. aurantium.

Pomeranzen|schale: s. Citrus aurantium ssp. aurantium.

Populus *m*: Pappel; Bäume aus der Familie der Salicaceae (Weidengewächse); verschiedene Populus-Arten insbesondere Populus tremula L., Populus alba L., Populus candicans; **Arzneidroge:** frische od. getrocknete Rinde (Populi cortex, pappelrinde) u. Laubblätter (Populi folium, Pappelblätter) sowie getrocknete, geschlossene Blattknospen (Populi gemmae, Pappelknospen); **Inhaltsstoffe:** Rinde, Blätter, Knospen: Salicylalkoholderivate (Phenolglykoside, darunter Salicin, Salicortin, Populin), ätherisches Öl (mit α- u. β-Caryophyllen, (+)-Bisabolol, Cadinen u. a.), Flavonoide; **Wirkung:** Rinde, Blätter: antibakteriell, antiödematös, analgetisch, antiphlogistisch; Knospen: antibakteriell, Förderung der Wundheilung, antiphlogistisch; **Verwendung:** Rinde als Bestandteil von Kombinationspräparaten; Knospen in halbfesten Zubereitungen zum Auftragen auf die Haut; beanspruchte Indikationen: Rinde, Blätter: benigne Prostatahyperplasie (Stadium I–II) Miktionsbeschwerden, Schmerzen u. rheumatische Beschwerden; nach **Kommission E** Knospen bei oberflächlichen Hautverletzungen, äußeren Hämorrhoiden, Frostbeulen u. Sonnenbrand. Die Wirksamkeit von Rinde u. Blättern bei den beanspruchten Anwendungsgebieten ist nur schwach belegt. **Dosierung:** Rinde, Blätter: nach Angaben des Herstellers; Knospen: Zubereitungen entsprechend 20–30 % Drogenanteil; Hinweis: Die Rinde hat einen besonders hohen Gehalt an Phenylglykosiden; allergische Reaktionen vom Aspirintyp wurden bisher nicht beschrieben; **Nebenwirkungen:** Rinde, Blätter: sehr selten allergische Reaktionen; Knospen: gelegentlich allergische Reaktionen; **Kontraindikation:** Rinde, Blätter: Überempfindlichkeit gegen Salicylate; Schwangerschaft u. Stillzeit; Knospen: Überempfindlichkeit gegen Pappelknospen, Propolis, Perubalsam u. Salicylate; **Wechsel-**

wirkung: keine bekannt; **Homöopathie:** Zubereitungen aus Populus tremuloides, bewährte Indikation bei chronischer Dyspepsie u. krampfartigen Blasenbeschwerden. Vgl. Salix.

Porst *m*: s. Ledum palustre.

Posttraumatic Stress Disorder: Abk. PTSD; s. Belastungsstörung, posttraumatische.

Potentilla anserina L. *f*: Gänsefingerkraut; mehrjähriges Kraut aus der Familie der Rosaceae (Rosengewächse); **Arzneidroge:** kurz vor od. während der Blüte gesammelte, frische od. getrocknete Blätter u. Blüten (Potentillae anserinae herba, Gänsefingerkraut); **Inhaltsstoffe:** 5–10 % Gerbstoffe (mono- u. dimere Ellagitannine), Flavonoide u. Anthocyanine, Phytosterole; **Wirkung:** schwach adstringierend; **Verwendung:** als Aufguss u. Abkochung, Pulver u. a. galenische Zubereitungen zur inneren Anwendung; nach **Kommission E** bei leichter Dysmenorrhö, unspezifischen akuten Durchfallerkrankungen, leichten Entzündungen der Mund- u. Rachenschleimhaut; **traditionell** auch bei Darmkoliken u. Meteorismus sowie als Hämostyptikum; **Dosierung:** Tagesdosis 4–6 g Droge, Zubereitungen entsprechend; **Nebenwirkungen:** verstärkte Beschwerden bei Reizmagen; **Kontraindikation:** keine bekannt; **Wechselwirkung:** keine bekannt.

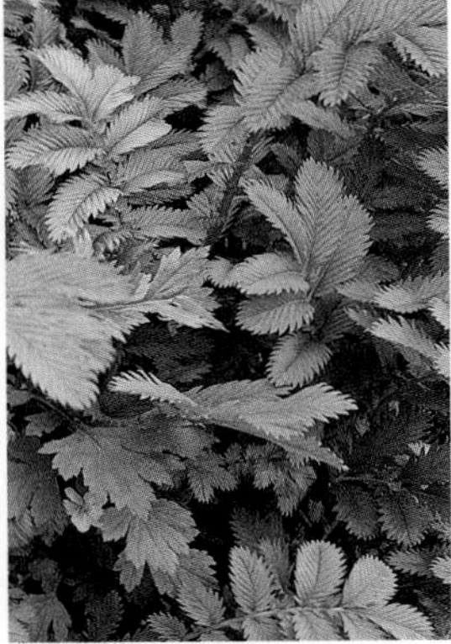

Potentilla anserina L.: Pflanze [2]

Potentilla e|recta (L.) Raeuschel *f*: Potentilla tormentilla Nekker; Blutwurz; kleine Staude aus der Familie der Rosaceae (Rosengewächse); **Arzneidroge:** Wurzelstock (Tormentillae rhizoma, Tormentillwurzelstock); **Inhaltsstoffe:** 15–20 % kondensierte Catechingerbstoffe, Ellagitannine, Tormentosid, Phenolcarbonsäuren; **Wirkung:** adstringierend; **Verwendung:** zerkleinerte Droge für Abkochungen u. Aufgüsse, Tinktur od. andere galenische Zubereitungen zum Einnehmen u. zur lokalen Anwendung; nach **Kommission E** bei unspezifischer, akuter Diarrhö, leichten Schleimhautentzündungen im Mund- u. Rachenraum;

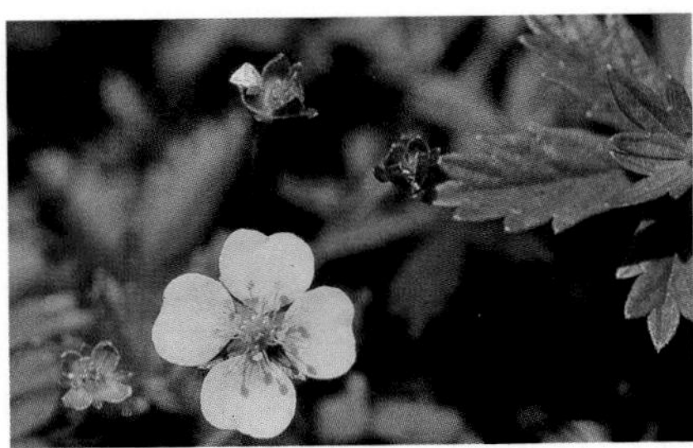

Potentilla erecta (L.) Raeuschel: Blüte [2]

weitere Indikationen: akute u. subakute Kolitis u. Enterokolitis; **Dosierung:** Tagesdosis bei innerlicher Anwendung 4–6 g Droge (3-mal täglich in 150 ml Wasser) od. 2–4 g Pulver mit Wasser od. Rotwein aufgeschwemmt); Tinktur unverdünnt 2–3-mal täglich zur Pinselung od. 5–10 Tropfen auf ein Glas Wasser zum Gurgeln; Zubereitungen entsprechend; **Nebenwirkungen:** bei empfindlichen Patienten Magenbeschwerden; **Kontraindikation:** Kinder unter 12 Jahren, Schwangerschaft u. Stillzeit; **Wechselwirkung:** keine bekannt.

Potenz (lat. potentia Fähigkeit) *f*: Fähigkeit, Vermögen; in der Homöopathie* Bez. für ein Arzneimittel, dessen Potenzhöhe oberhalb der materiellen Dosis* liegt; s. Potenzierung.

Potenz|holz (↑): s. Ptychopetalum.

Potenzierung (↑): syn. Dynamisierung, Kraftentwicklung; von Samuel Hahnemann vorgeschriebene, spezielle Herstellungsweise eines homöopathischen Arzneimittels, wobei die Ausgangssubstanz mit einer Trägersubstanz in einem definierten Verhältnis vermischt wird; Hahnemann beabsichtigte mit der Verdünnung der Arzneien zunächst lediglich eine Abschwächung der Wirkung, da diese z. T. heftige Reaktionen bei seinen Patienten auslösten. Mit der Form der schrittweisen Verdünnung verfolgte er neben einer intensiven Durchmischung von Arznei- u. Trägersubstanz eine enorme Einsparung an Verdünnungsmedien. In der praktischen Anwendung stellte er fest, dass die so behandelten Arzneimittel nicht an Wirkung verloren, je stärker sie verdünnt wurden, sondern eher zunahmen, was zu der Bezeichnung P. bzw. Dynamisierung führte.

Feste (z. B. mineralische) Stoffe werden mit Milchzucker verrieben, flüssige od. lösliche Substanzen mit einem Alkoholgemisch verschüttelt. Es werden **3 Formen von Verdünnungsschritten** unterschieden, die zu den unterschiedlichen Bezeichnungen der Arzneimittel führen: **1.** Dezimalpotenz (D-Potenz): 1 Teil Ausgangssubstanz wird mit 9 Teilen Trägersubstanz durch 10 kräftige Schüttelschläge vermischt (D1); hiervon wird wiederum 1 Teil mit 9 Teilen Trägersubstanz vermischt (D2) usw.; **2.** Centesimalpotenz (C-Potenz): 1 Teil Ausgangssubstanz wird mit 99 Teilen Trägersubstanz

100-mal verschüttelt od. verrieben (C1); hiervon 1 Teil mit 99 Teilen Trägersubstanz vermischt ergibt C2 usw.; die C-Potenzen waren die bei Hahnemann gebräuchlichsten Arzneien, die später auch mit nur 10 Schüttelschlägen zubereitet wurden. **3.** Quinquagesimillesimapotenz (Q-Potenz): oft nicht korrekt als LM-Potenz bezeichnet; die ersten 3 Potenzierungsschritte werden als Verreibungen wie C-Potenzen hergestellt; danach wird mit getränkten Globuli im Mischungsverhältnis 1 : 50 000 potenziert.

Potenz|rinde (↑): s. Pausinystalia yohimbe.

Potenz|störung (↑): s. Erektionsstörung, Funktionsstörungen, sexuelle.

Prä|biotika *n pl*: s. Milchprodukte, präbiotische.

Prä|kanzerose|test (lat. prae vorzeitig, davor liegend; cancer Krebs) *m*: s. Carcinochromreaktion.

Prä|vention (lat. praevenire zuvorkommen) *f*: vorbeugende Maßnahme, besonders in der Gesundheitspflege; **Formen: 1.** primäre P.: Ausschaltung von als gesundheitsschädigend geltenden Faktoren; **2.** sekundäre P.: Sicherstellung frühestmöglicher Diagnostik u. Therapie von Erkrankungen durch Vorsorgeuntersuchungen, ferner risikomindernde Strategien für Personen mit besonderen Risikofaktoren, z. B. erblicher Belastung für bestimmte Krankheiten od. Risikofaktoren wie Übergewicht, Rauchen; **3.** tertiäre P.: Begrenzung bzw. Ausgleich von Krankheitsfolgen, z. B. Verhinderung von Rückfällen bei rezidivierenden od. schubförmig verlaufenden Erkrankungen. Vgl. Prophylaxe, Rehabilitation.

Pranayama (Sanskrit Prana Lebensodem; Ayama Kontrolle) *m*: Sammelbez. für die Atemübungen im Yoga* u. eines der 8 Glieder des klassischen Yoga; bei richtiger Anleitung durch einen erfahrenen Yoga-Lehrer lässt sich die Atmung dadurch zunächst wahrnehmen u. dann auch kontrollieren. I. R. von Yoga*-Chikitsa können Schmerzen reduziert, das Nervensystem gekräftigt u. der aerobe Stoffwechsel stimuliert werden.

Preisel|beere: s. Vaccinium vitis-idea.

Prellung: s. Kontusion.

Prießnitz-Umschlag (Vinzenz P., Landwirt, Gräfenberg, 1799–1851): feuchter, kalter Leibumschlag (vgl. Wickel), der sich unter trockener Wollumhüllung erwärmt; Prießnitz handelte nach den Grundsätzen: **1.** kalte Anwendungen dürfen nur auf warme Körper appliziert werden; **2.** zuleitende, anregende Anwendungen werden von ableitenden, beruhigenden unterschieden; **3.** zur Heilung chronischer Krankheiten müssen diese zuerst in akute zurückverwandelt werden.

Priester|heiler: Heiler*, der in der Lage ist, i. R. eines magisch-religiösen Welterlebens eine gestörte göttliche Ordnung auszugleichen, z. B. bei so unterschiedlich erscheinenden Problemen wie Dürre u. (eheliche) Unfruchtbarkeit; ihre Handlungen bestehen in der Leitung von Ritualen, die sich an die zuständige Gottheit, Geister u. a. richten u. in unterschiedlichsten Formen mit Opfergaben, Tänzen, Gebeten u. a. stattfinden. P. sind in diesem Zusammenhang Kultführer, die die komplizierte Abfolge der verschiedenen Handlungen einer Zeremonie, Prozession od. Kultes genau kennen u. steuern können, auch wenn der eigentliche Ablauf von der Gemeinschaft durchgeführt wird. Übergangsformen zum Schamanen*, Fetischeur* od. Exorzist* sind beschrieben.

Primär|therapie (lat. primarius einer der ersten; Therapie*) *f*: Form der Psychotherapie* nach A. Janov, deren zentraler Gedanke ist, dass jede Neurose* auf einen abgesperrten konkreten Urschmerz zurückgeht; dieser umfasst alle Traumen u. Ungerechtigkeiten, die als Kind erlitten wurden. Ziel der P. ist es, im therapeutischen Prozess den Urschmerz zu erreichen u. diesen herauszuschreien (sog. Urschreitherapie). Durch Behandlung des Primärtraumas soll völlige Heilung möglich sein. Zur Erreichung dieses Ziels ist eine initiale 3-wöchige Intensivphase mit täglich einer Sitzung von ca. 3 Stunden Dauer angezeigt, der sich weitere 30–50 Sitzungen (verteilt über 1–2 Jahre) anschließen.

Primel: s. Primula veris.

Primula elatior *f*: s. Primula veris.

Primula veris L. *f*: Primula officinalis (L.) Hill; Apothekerprimel, Frühlingsschlüsselblume, Wiesenschlüsselblume; ausdauerndes Kraut aus der Familie der Primulaceae (Primelgewächse); weitere Stammpflanze der beiden Drogen ist Primula elatior (L.) Hill em. Schreber (Waldschlüsselblume, Hohe Schlüsselblume); **Arzneidroge:** getrockneter Wurzelstock mit Wurzeln (Primulae radix, Primelwurzel), getrocknete ganze Blüten mit Kelch (Primulae flos, Schlüsselblumenblüten); **Inhaltsstoffe:** Wurzeln: 3–12 % Triterpensaponine (insbesondere Primulasäure A), Methylester der Salicylsäure (u. a. Primulaverin); Blüten: Flavonoide, Saponine, ätherisches Öl; **Wirkung:** sekretolytisch, expektorierend (Wurzeln stärker wirksam als Blü-

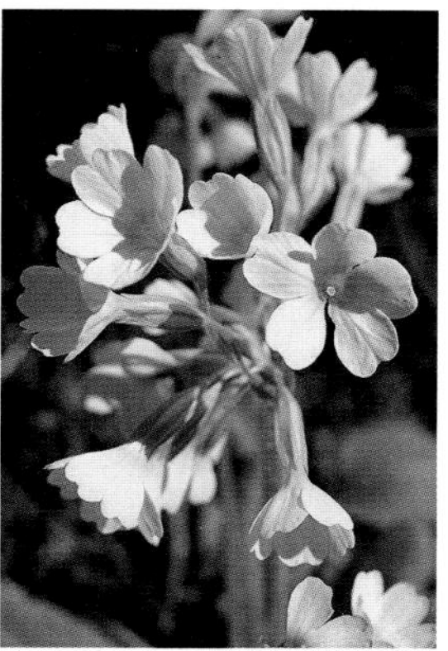

Primula veris L.: Blüte [1]

P

ten); **Verwendung:** zerkleinerte Droge für Dekokt (Wurzel) bzw. Teeaufguss (Wurzel, Blüten) u. a. galenische Zubereitungen zum Einnehmen; nach **Kommission E** bei Katarrhen der Atemwege; weiterhin die Wurzel bei produktivem Husten, chronischer Bronchitis; **Dosierung:** Wurzel: Tagesdosis 0,5–1,5 g Droge; 1,5–3 g Tinktur, Zubereitungen entsprechend; Blüten: 2–4 g Droge pro Tag, 2,5–7,5 g Tinktur; Hinweis: für Kinder sind die Blüten vorzuziehen; **Nebenwirkungen:** vereinzelt Magenbeschwerden, Übelkeit; **Kontraindikation:** bekannte Primelallergie; **Wechselwirkung:** keine bekannt; **Homöopathie:** Verwendung entsprechend des individuellen Arzneimittelbildes z. B. bei Migräne, Erkrankungen des rheumatischen Formenkreises.

Pro|bio̱tika *n pl*: s. Milchprodukte, probiotische.

Problem||lösungs|ansatz: besonders in der Verhaltenstherapie* verwendete Bez. für den gesamten diagnostisch-therapeutischen Ablauf als Problemlösungsprozess.

Problem||lösungs|training *n*: in den 70er Jahren des 20. Jahrhunderts von D'Zurilla u. Goldfried entwickelte therapeutische Verfahren, mit denen die allgemeine Kompetenz von Problemlösungsstrategien des Klienten verbessert werden soll; nach der Thematisierung der allgemeinen Einstellung des Klienten zu Problemen u. einer genauen Problem- u. Zieldefinition werden Handlungsalternativen erarbeitet, bewertet, ausgewählt, vom Klienten umgesetzt u. anschließend auf ihre Effizienz hin überprüft. Der Klient soll nach einiger Übung die erlernten Problemlösungsstrategien auf andere Probleme eigenständig übertragen u. anwenden.

P

Pro|cai̱n *n*: Lokalanästhetikum; **Verwendung:** Aslan*-Kur, Lokalanästhesie*, Neuraltherapie*, Quaddeln*, Schmerztherapie*, Wiedemann*-Kur.

Pro|grammieren, neuro|linguistisches: s. NLP.

Pro|gressi̱ve Muskel|entspannung (lat. progre̱di, progre̩ssus voranschreiten; mu̱sculus Mäuschen): s. Progressive Muskelrelaxation.

Pro|gressi̱ve Muskel|re|laxation (↑; ↑; relaxa̱re entspannen) *f*: Abk. PMR; Bez. für eine Entspannungstechnik* nach E. Jacobson, bei der eine fortschreitende Entspannung des gesamten Körpers durch willkürlich erzeugte Tonuswechsel der Muskulatur erreicht wird; bei der von Jacobson eingeführten Form werden in 6 Schritten wichtige Muskelgruppen der Willkürmotorik nach dem Anspannen entspannt; wichtig ist die bewusste Wahrnehmung des Unterschieds von Anspannung u. Entspannung (Ausbildung des Muskelsinns). Bei fortgeschrittener Übung tritt in Überleitung auf geistige Entspannung ein hypnoider Zustand ein. Abwandlungen sind die P. M. mit Hinweisreiz (engl. cue-controlled relaxation), die P. M. ohne vorherige Anspannung (engl. relaxation only) u. die P. M. in Kombination mit Konfrontationsübungen (engl. applied relaxation). **Anwendung:** bei Schlafstörungen, Hypertonie, Kopfschmerz, psychovegetativem Syndrom, bei der Behandlung von Neurosen* in Kombination mit verhaltenstherapeutischen Verfahren (z. B. systematische Desensibilisierung*).

Pro|gressi̱ve Re|laxatio̱n (↑; lat. relaxa̱re entspannen) *f*: s. Progressive Muskelrelaxation.

Pro|jektio̱ns|sym|ptom (lat. pro̩icere hinauswerfen, voransetzen; Symptom*) *n*: syn. Irritationssymptom, reflektorisches Krankheitszeichen; Symptom in Haut, Unterhaut, Muskulatur u. Gefäßbezirken, das Folge einer chronischen Irritation* ist u. von pathologischen Prozessen bzw. Funktionsstörungen innerer Organe sowie von Strukturen des Stütz- u. Bewegungsapparats seinen Ausgang nimmt; z. B. Schmerzen in einem umschriebenen Hautareal (s. Projektionszone) bei Erkrankung eines inneren Organs od. neurophysiologisch übertragene Schmerzen u. Sensibilitätsstörungen; klinisch auffällig durch Hypersensibilität reflektorisch angesprochener Körperareale mit Veränderung z. B. des Muskeltonus, des Berührungs-, Schmerz- u. Temperaturempfindens, der elektrodermalen Parameter (Hautwiderstand, Potential u. a.), des Hautturgors, des Wärmehaushalts u. der humoralen Parameter; in der stärksten Ausprägung als peripheres Irritationssyndrom*. Das P. folgt bestimmten Regeln der Generalisierung: **1.** Lateralitätsregel (Auftreten von Symptomen auf der Seite des auslösenden Prozesses); **2.** Segmentregel (Auftreten von Symptomen im zugehörigen Segment, z. B. Thorakalsegment bei inneren Organen); **3.** Regel der Sekundärzonen (nach Head, 1889, kann jedes Organ Symptome auch in einer Sekundärzone, z. B. im Zervikalsegment u. Trigeminusbereich, auslösen); **4.** Generalisationsregel (primär lokale P. können sich über mehrere Segmente ausdehnen u. bis zur Halbseitensymptomatik führen); **5.** Seitenkreuzung (bei kontralateralem Auftreten des P. ist das Achsenorgan verantwortlich). Vgl. Diagnostik chronischer Irritationen, Irritationszentrum, chronisches.

Pro|jektio̱ns|zone (↑): segmentales, spinales u. vegetativ-reflektorisches Areal auf der Körperoberfläche, in das von Schmerzrezeptoren verschiedener Gewebe (Ligamente, Insertionen, Gelenke, Organe) ausstrahlende Schmerzen bzw. Dysästhesien mit pathologischen Veränderungen (z. B. muskulärer Hypertonus, Hypoxämie, interzelluläre Ödeme, Strukturstörungen) unter Beteiligung des sympathischen Nervensystems reflektiert werden; bei deren Behandlung, z. B. durch Quaddeln* i. R. der Neuraltherapie*, sollen entfernt liegende Organe durch sog. Fernwirkung* beeinflusst werden. Vgl. Head-Zonen, Projektionssymptom, Somatotopie.

Pro|phyla̱xe (lat. pro̱ für, zuvor, vor; gr. φυλάττειν behüten, beschützen) *f*: Verhütung von Krankheiten, Vorbeugung; z. B. als Schutzimpfung, medikamentöse Embolieprophylaxe; in der Krankenpflege Maßnahmen zur Vorbeugung bestimmter, meist in Zusammenhang mit Bettlägerigkeit u. Bewegungseinschränkung auftretender Erkrankungen u. Komplikationen; z. B. Dekubitus-, Kontrakturen-, Parotitis-, Pneumonie- od. Thromboseprophylaxe. Vgl. Prävention.

Propolis *n*: Bienenharz, Kittharz der Bienen; von Apis* mellifera zum Befestigen der Wabenzellen verwendete harzartige Masse, die aus den die Knospen bedeckenden, klebrigen Überzügen besonders von Castanea-, Coniferopsida, Populus- u. Betula-Arten gewonnen wird; **Inhaltsstoffe:** je nach Herkunft u. Sammelzeitpunkt sehr variabel: 3–50 % phenylsubstituierte Carbonsäuren (z. B. Benzoesäure, p-Cumarsäure, 3,4-Dihydroxyzimtsäure, Ferulasäure, Kaffeesäure, Zimtsäure), 1,2–29 % Flavonoide (u. a. Galangin, Apigenin, Kämpferol, Quercetin, Pinobanksin, Pinocembrin), 0,1–8 % ätherische Öle (u. a. Caryophyllen, Cineol, Franesol, Geraniol, Zimtalkohol), 3–5 % Fettsäuren (u. a. Caprunsäure, Laurinsäure, Myristinsäure, Palmitinsäure), 2–20 % Polysaccharide, bis 5 % Blütenpollen; **Wirkung:** antibakteriell, antiviral, antimykotisch, zytostatisch, antiphlogistisch, adstringierend, lokalanästhetisch, granulationsfördernd, immunstimulierend; **Verwendung:** innerlich: gereinigtes Propolisharz zum Kauen, ethanolische Propolistinktur, Fertigarzneimittel mit ethanolischen Propolistrockenextrakten; äußerlich: Tinkturen u. halbfeste Zubereitungen; **traditionell** innerlich bei viralen u. bakteriellen Infekten des oberen Respirationstraktes, unterstützend bei Tonsillitis, leichten bakteriellen Infekten der ableitenden Harnwege, Entzündungen der Mund- u. Rachenschleimhaut, zur Immunstimulation; äußerlich: Herpes simplex Typ 2, kleinere Schnitt- u. Schürfwunden, gestörte Narbenbildung, Dermatomykosen, Acne vulgaris, Follikulitis, Furunkel; **Dosierung:** innerlich: ethanolische Propolistinktur bei akuten Beschwerden: 20–30 Tropfen bis 5-mal täglich, bei chronischen Erkrankungen 10 Tropfen 3-mal täglich; zu Mundspülung 10–15 Tropfen auf 1 Glas Wasser; Harz: 1–2 g bis 3-mal täglich; äußerlich: 10–20 %ige halbfeste Zubereitungen 1–2-mal täglich auftragen; Tinktur: Umschlag mit 30–50 Tropfen 1-mal täglich; Hinweis: standardisierte Propoliszubereitungen, die auf Pestizidrückstände geprüft wurden, sind zu bevorzugen. **Nebenwirkungen:** innerlich allergische Reaktionen; äußerlich je nach Zusammensetzung u. individueller Disposition Risiko von Allergien Typ IV 0,1–3 %; **Kontraindikation:** innerlich Asthma bronchiale; äußerlich Atopie, bekannte Allergie gegen Propolis, Pappelknospen-, Zimtzubereitungen, Perubalsam, 1,1-Dimethylallyl-Kaffeesäureester; **Wechselwirkung:** Kreuzallergien mit Korbblütlern möglich.

Proprio|zeption (↑) *f*: syn. Tiefensensibilität; Wahrnehmung der Stellung u. Bewegung des Körpers im Raum; durch spezifische Sensoren (Propriosensoren) registrierte Informationen über Muskelspannung (Golgi-Sehnenorgan), Muskellänge (Muskelspindel) u. Gelenkstellung bzw. -bewegung werden z. T. auf Rückenmarkebene (monosynaptisch) verschaltet (propriozeptive Reflexe), v. a. aber unter Einbeziehung der Afferenzen von Vestibularapparat u. Mechanosensoren der Haut zentral (in Kleinhirn od. Gyrus postcentralis) verarbeitet.

proprio|zeptive neuro|muskuläre Fazilitation (↑; lat. facilitas Leichtigkeit) *f*: s. PNF

Pro|stata|hyper|plasie, benigne (gr. προστάτης Vorsteher; Hyper-*; gr. πλάσις das Bilden, Formen) *f*: Abk. BPH; veraltet Prostataadenom; Vergrößerung der Prostata durch numerische Zunahme der Zellen u. Drüsen des Stromas; häufigste Ursache von Harnblasenentleerungsstörungen* bei Männern; **Ursache:** unbekannt; diskutiert werden Akkumulation von 5α-Dihydrotestosteron in der Prostata, Verschiebung des Androgen/Östrogen-Quotienten zugunsten der Östrogene od. eine veränderte Interaktion zw. Prostataepithel u. -stroma; **Symptom:** Beginn zwischen dem 40. u. 50. Lebensjahr; langsamer, schubweiser Verlauf; irritative Beschwerden wie Pollakisurie (häufige Entleerung kleiner Harnmengen) u. Dranginkontinenz im Vordergrund, objektive Beschwerden (allmähliche Schwächung des Harnstrahls u. verzögerter Miktionsbeginn, Restharnbildung u./od. Harnverhaltung) erst Jahre später; gelegentlich fast symptomloser Verlauf, der in chronische Harnverhaltung mit Überlaufinkontinenz übergeht; Klassifizierung der Beschwerden nach dem internationalen Prostata-Symptom-Score (Abk. IPSS); **Therapie:** **1.** pharmakologisch: 5-Alpha-Reduktasehemmer, Alpha-1-Rezeptorenblocker, Sitosterol; **2.** operativ: z. B. transurethrale Resektion, Prostataadenomektomie, Laserablation, Prostata-Stent; **3.** Phytotherapie: Zubereitungen aus Cucurbita* pepo, Serenoa* repens, Urticae radix (s. Urtica) Roggenpollenextrakt*; **4.** Homöopathie: Zubereitungen aus Digitalis*, Solidago*, Populus*, Serenoa* repens.

Pro|vokations|neutralisations|therapie (lat. provocatio Herausforderung; neuter keiner von beiden; Therapie*) *f*: Kurzbez. PN-Therapie; **1.** auf die Allergologen Carlton Lee u. Herbert Rinkel zurückgehende Methode zur Diagnostik von Überempfindlichkeiten; technisch wird eine Testreihe fortlaufender Verdünnungen mit Allergie* auslösenden (Quaddel u. Symptome hervorrufenden) Stoffen intradermal bzw. sublingual durchgeführt u. diejenige Lösung als sog. neutralisierende Dosis identifiziert, welche die Symptome zum Abklingen bringt, diese wird dann auch therapeutisch genutzt. **2.** Verfahren zur Behandlung elektrisch überempfindlicher Personen (sog. Elektroallergiker); nach dem gleichen Prinzip werden bestimmte Frequenzen aufgesucht, welche die Symptome zum Verschwinden bringen können. Diese sog. Neutralisationsfrequenzen werden dann auf physiologische Salzlösungen od. Wasser in Reagenzgläser „übertragen" u. zur Therapie verwendet. Wissenschaftlich nicht nachvollziehbares Verfahren.

Prüfungs|angst: spezifische Phobie*, unangenehm empfundener emotionaler Spannungszustand vor Prüfungen mit psychischen u. physischen Begleiterscheinungen; **Symptom:** Unsicherheit, Unruhe, Erregung (evtl. Panik), Bewusstseins-, Denk- od. Wahrnehmungsstörungen, Anstieg von Puls- u. Atemfrequenz, verstärkte Darm- u. Blasentätigkeit, Übelkeit, Zittern, Schweißausbrüche; **Therapie: 1.** Psychotherapie* (z. B. Logotherapie*, Verhaltenstherapie*); **2.** Autogenes* Training, Kneipp*-Therapie, Akupunktur*; **3.** Phytotherapie: Zubereitungen aus Valeriana* officinalis; **traditionell** aus Humulus lupulus, Melissa officinalis u. Passiflora incarnata; **4.** Homöopathie: u. a. Zubereitungen aus Argentum* nitricum, Gelsemium* sempervirens u. Strophanthus. Vgl. Angst, Phobie, soziale.

Prüfungs|sym|ptom (Symptom*) *n*: Bez. für ein durch ein homöopathisches Arzneimittel erzeugtes Symptom; **Vorkommen: 1.** beabsichtigt i. R. der Arzneimittelprüfung* als Symptom einer arzneimittelspezifischen Kunstkrankheit*; **2.** während der Behandlung am Patienten, bei dem jedes Arzneimittel nicht bereits vorhandene Symptome analog zur Arzneimittelprüfung hervorrufen kann (v. a. bei sensiblen Patienten u. bei nicht exakter Übereinstimmung von Patientenzustand u. Arzneimittelbild). Eine mögliche Intensivierung der zum Applikationszeitpunkt bereits vorhandenen Symptome beruht auf demselben Prinzip u. wird als Erstverschlimmerung* bezeichnet.

Prunus africana *m*: s. Pygeum africanum.

Prunus lauro|cerasus L. *m*: Kirschlorbeer; Pflanze aus der Familie der Rosaceae (Rosengewächse); **Arzneidroge:** frische Blätter (Laurocerasi folia, Kirschlorbeerblätter); **Inhaltsstoffe:** Blausäureglykoside Prulaurasin u. Prunasin, Emulsin, Zucker, Gerbstoffe; **Wirkung:** analgetisch, spasmolytisch; **Homöopathie:** (Laurocerasus) Zubereitungen entsprechend des individuellen Arzneimittelbildes z. B. bei Herzerkrankungen (besonders Rechtsherzinsuffizienz) u. Krampfhusten.

Prunus spinosa L. *m*: Schlehe, Schlehdorn, Schwarzdorn; Strauch aus der Familie der Rosaceae (Rosengewächse); **Arzneidroge:** frische od. getrocknete, reife Früchte (Pruni spinosae fructus, Schlehdornfrüchte); **Inhaltsstoffe:** Gerbstoffe, Proanthocyanidine Zucker, Säuren, Pektin; **Wirkung:** adstringierend; **Verwendung:** zerkleinerte Droge für Teeaufgüsse u. a. galenische Zubereitungen; nach **Kommission E** bei leichten Entzündungen der Mund- u. Rachenschleimhaut; **Dosierung:** Tagesdosis 2–4 g Droge, Zubereitungen entsprechend; **Nebenwirkungen:** keine bekannt; **Kontraindikation:** keine bekannt; **Wechselwirkung:** keine bekannt; **Homöopathie:** bewährte Indikation bei Ödemneigung.

Pruritus (lat. prurire jucken) *m*: Hautjucken mit zwanghaftem Kratzen; beteiligt an dessen Zustandekommen u. Verarbeitung sind markscheidenlose Typ C-Nervenfasern u. Chemosensoren, das vegetative System, Hirnrinde u. Psyche, bestimmte Mediatoren (z. B. Histamin, Trypsin, Kallikrein, Endorphin), das Gefäßsystem der Haut u. die inneren Organe. Durch Kratzen verursachte Hautveränderungen sind strichförmige Rötungen, Krusten, Hyperpigmentierung, Lichenifikation u. Pyodermie. **Formen: 1.** P. cum materia (sekundärer P.): Juckreiz als Begleiterscheinung von Hauterkrankungen (z. B. atopisches Ekzem*, Urtikaria, Dermatomykosen, Epizoonosen); **2.** P. sine materia: Juckreiz ohne primäre sichtbare Hautveränderungen; Vorkommen bei Erkrankungen innerer Organe (z. B. Cholestasesyndrom, biliäre Zirrhose, Niereninsuffizienz, Urämie, Diabetes* mellitus, Leukämie, Lymphome u. a. maligne Tumoren, intestinale Parasitose), als unerwünschte Arzneimittelwirkung* bei Einnahme von z. B. Opiaten, Codein, ACE-Hemmern, Hydroxyethylstärke, Acetylsalicylsäure, bei Stress, Alkoholabusus, in Schwangerschaft u. hohem Alter od. psychogen; meist ohne nachweisbare auslösende Faktoren (ca. 50 %) od. ohne nachweisbare auslösende Faktoren (ca. 50 % der Fälle); **Therapie: 1.** lokal: Oberflächenanästhetika, topische Glukokortikoide; **2.** systemisch: Histamin-H1-Rezeptorenblocker, Glukokortikoide; **3.** Lichttherapie* (UV-B-Licht, PUVA-Therapie); **4.** Phytotherapie: Zubereitungen aus Kamille, Avena* sativa, Pfefferminzöl (s. Mentha x piperita); **traditionell** Zubereitungen aus Quendel, Spitzwegerich, Stiefmütterchen; **5.** Homöopathie: u. a. Zubereitungen aus Urtica*, Cardiospermum* halicacabum, Viola* tricolor, Schwefel*.

Pseudo|all|ergie (gr. ψευδής unwahr; Allergen*) *f*: Form der Nahrungsmittelintoleranz*, die dem Erscheinungsbild einer Allergie* entspricht, obwohl keine immunologischen Mechanismen mit der Bildung von Antigen-Antikörper-Komplexen vorliegen; **Ursache: 1.** bestimmte Lebensmittelzusatzstoffe*; **2.** Acetylsalicylderivate, Salicylate in Lebensmitteln (Beerenfrüchte, Orangen, Aprikosen, Ananas, Gurken, Oliven, Weintrauben); **3.** biogene Amine; **a)** Histamin in Wein, Hefeextrakten, bestimmten Käsesorten (Emmentaler, Parmesan, Roquefort), Fisch u. Sauerkraut; **b)** Serotonin in Bananen; **c)** Tyramin in bestimmten Käsesorten (Camembert, Cheddar) u. Hefeextrakten.

Pseudo|gnaphalium obtusi|folium (L.) Hilliard et B.L. Burtt *n*: Gnaphalium polycephalum Michx.; Vielköpfiges Ruhrkraut; Pflanze aus der Familie der Asteraceae (Röhrenblütigen); **Inhaltsstoffe:** Enoläther des Tridecapentainen, cis-trans-isomere Fünfringenoläther, Flavonoide; **Wirkung:** diuretisch; **Homöopathie:** bewährte Indikation bei Lumbago, Ischialgie mit lokalem Taubheitsgefühl.

Pseudo|krupp (gr. ψευδής unwahr) *m*: Laryngitis subglottica; Bez. für versch., v. a. im (Klein-)Kindesalter auftretende Krankheitsbilder, die zu einer akuten subglottischen Einengung der Atemwege führen; **Formen: 1.** viraler Krupp (Grippekrupp): häufigste Form, meist durch Parainfluenzaviren ausgelöst; **2.** bakterieller Krupp: primäre od. sekundäre Infektion v. a. mit Haemophilus influenza u. Staphylococcus aureus; **3.** spastischer Krupp: wahrscheinlich allergisch od. hyperreagibel bedingt; **Symptom:** Heiserkeit, bellender Husten, inspiratorischer Stridor, Zyanose, evtl. Fieber; Manifestion meist nachts, häufig Rezidivierung; **Therapie: 1.** Beruhigung, feuchte, kalte Luft, Sauerstoffzufuhr, Schleimhautabschwellung mit Epinephrin-Aerosol, evtl. systemische Gabe von Glukokortikoiden, u. U. Sedierung, bei Fieber Antipyretika, Intubation od. Tracheotomie im Notfall; **2.** unterstützend u. prophylaktisch Akupunktur*, Akupressur*, Reflexzonenmassage*, Schröpfmassage*; **3.** Homöopathie: Zubereitungen aus Aconitum* napellus, Kupfer* u. Euspongia* officinalis, ggf. im Wechsel. Vgl. Allergie, Asthma bronchiale.

Pseudo|psora (↑; Psora*) *f*: s. Tuberkulinismus.

PSM: Abk. für **p**etechiale **S**aug**m**assage*.

Psora (gr. ψώρα Krätze, Räude) *f*: in der Homöopathie* von Samuel Hahnemann als das am weitesten verbreitete Miasma* postuliert; nach S. Ortega ist die Symptomatik der P. gekennzeichnet von Defekt u. Mangelzuständen, Unterfunktion, Schwäche, Minderwertigkeitsgefühl, mangelnder Wärmeproduktion u. generell der Einschränkung menschlicher Ausdrucksmöglichkeiten; s. Miasmenlehre.

Psoriasis (↑; -iasis*) *f*: syn. P. vulgaris, sog. Schuppenflechte; bei hellhäutigen Menschen häufige Hauterkrankung (Morbidität in Europa ca. 1–2 %) mit kutaner Entzündungsreaktion mit anschließender epidermaler Hyperproliferation u. multifaktorieller, polygener Vererbung; Beginn meist im 2. Lebensjahrzehnt, evtl. nach fieberhaften Infekten (Angina, Masern u. a.) u. Traumen mit familiärer Häufung od. nach dem 50. Lebensjahr ohne positive Familienanamnese; multifaktorielle Auslösung (Köbner-Phänomen): durch physikalische chemische, mechanische u. entzündliche Reizung der Haut sowie durch endogene Noxen (Infektionen, HIV-Erkrankung, Schwangerschaft, bestimmte Arzneimittel, Stress) provozierbar; **Symptom:** scharf begrenzte, erythematöse, mit silberweißen Schuppen bedeckte, zuweilen juckende Herde verschiedener Größe u. Gestalt, besonders an mechanisch beanspruchten Arealen wie Ellenbogen, Knie, Kreuzbeingegend u. am behaartem Kopf; häufig Nagelveränderungen; bei ca. 10 % der Patienten Beteiligung des Bewegungsapparats als Arthritis psoriatica; **Therapie: 1.** lokal: Entschuppung mit Salicylsäure, antipsoriatische Therapie mit Vitamin-D-Derivaten, Dithranol (Cignolin), Zubereitungen aus Steinkohlenteer* bei Befall der behaarten Kopfhaut (z. B. als teerhaltiges Shampoo), antiphlogistische Lokaltherapie mit Glukokortikoiden, regelmäßige Nachfettung der Haut mit Fettsalben, harnstoffhaltigen Externa, ölhaltigen Bädern; **2.** systemisch (bei mittelschwerer bis schwerer Form, bei Therapieresistenz, bei Arthritis psoriatica): Fumarsäureester, Zytostatika (z. B. Methotrexat), Immunsuppressiva (z. B. Ciclosporin*), Retinoide, Biologika (zielgerichtete biotechnologisch hergestellte therapeutische Moleküle, die die Wirkung von natürlich vorkommenden Proteinen imitieren od. inhibieren), nichtsteroidale Antiphlogistika (bei Arthritis psoriatica); **3.** Lichttherapie* (UV-B-Licht, PUVA-Therapie); **4.** Apfelessiggetränk*, Autogenes* Training, Eigenbluttherapie*, Aufenthalt in einem Seebad*, Sodabad*, Solebad*; **5.** Phytotherapie: Zubereitungen aus Oenothera* biennis (innerlich u. äußerlich); **traditionell** Zubereitungen aus Arctium, Olivenöl, Sarsaparille, Mahonienrinde (s. Mahonia aquifolium). **6.** Homöopathie: u. a. Zubereitungen aus Arsen*, Graphit*, Schwefel*.

Psorinum (↑) *n*: klassische Nosode* der Homöopathie aus hochpotenziertem Inhalt von Scabiesbläschen.

Psych-: auch Psycho-; Wortteil mit der Bedeutung Seele, Gemüt; von gr. ψυχή.

Psych|iatrie, trans|kulturelle (↑; gr. ἰατρός Arzt) *f*: syn. Ethnopsychiatrie; Bez. für eine eng mit der Ethnopsychologie* u. Ethnomedizin* verbundene Disziplin, die das Fachgebiet der Psychiatrie in anderen Kulturen u. in Hinblick auf andere Kulturen untersucht; Hauptthemen sind der Umgang mit Geisteskrankheit allgemein sowie Entstehung u. Symptomatik psychischer Erkrankung u. Formen der Behandlung. Im ethnomedizinischen Kontext steht die kulturelle Variabilität von Kranksein* u. Erklärungsmodellen* im Vordergrund.

Psycho|ana|lyse (↑; gr. ἀναλύειν auflösen) *f*: wissenschaftliche Methode zur Untersuchung seelischer Vorgänge u. Therapie psychischer Störungen (S. Freud, 1856–1939), die versucht, das Individuum in seinen kulturellen Kontextvariablen zu begreifen; nach dem psychoanalytischen Strukturmodell besteht die Psyche aus den Instanzen Ich (vermittelnd), Es (triebhaft) u. Über-Ich (zensierend) u. umfasst die Bewusstseinsschichten bewusst, unbewusst (dem Bewusstsein unzugänglich) u. vorbewusst (dem Bewusstsein durch Reflexion zugänglich). Unverarbeitete Konflikte zwischen diesen Instanzen bzw. Bewusstseinsschichten, die ausschließlich in kindlichen Entwicklungsphasen entstanden sind, können mit Hilfe von Abwehrmechanismen* scheinbar bewältigt werden u./od. zu psychischen Symptomen, Persönlichkeitsstörungen, Neurosen* od. Psychosen* führen, die einen das Leben einengenden Kompromiss mit dem Konflikt darstellen. Als Form der Psychotherapie* werden in der P. psychische Vorgänge anhand der freien Assoziation* des Patienten od. durch Traumdeutung analysiert. Auch unangenehme, scheinbar sinnlose od. unwichtige Bereiche sollen thematisiert werden (sog. psychoanalytische Grundregel). Die **klassische P.** setzt Leidensdruck sowie die Fähigkeit zu Introspektion u. Verbalisierung voraus u. wird langfristig, v. a. bei Neurosen, von Analytikern mit spezieller Ausbildung (Lehranalyse) durchgeführt. Veränderungen des Analysanden werden durch Bewusstmachung u. Wiederbelebung des Verdrängten u. Bearbeitung der Übertragung* erreicht; **modifizierte Formen der P.** sind z. B. analytische Gruppentherapie*, Fokaltherapie*, tiefenpsychologisch fundierte Psychotherapie. Vgl. Psychodynamik, Tiefenpsychologie, Psychologie, analytische.

Psycho|diät (↑; Diät*) *f*: s. Reduktionsdiät.

Psycho|dia|gnostik (↑; gr. διαγνωστικός fähig zu unterscheiden) *f*: Bez. für den Prozess, der Suche u. Erkennen, Beschreibung u. Interpretation, Beurteilung u. Vorhersage von psychischen Zuständen, Eigenschaften, Verhaltensmustern, Mechanismen der Wahrnehmung, des Denkens u. Fühlens sowie deren Entwicklungsbewegung umfasst; zur P. gehören Testdiagnostik (vgl. Testverfahren, psychologische), Gesprächsdiagnostik (explorative Gespräche), Verhaltensbeobachtung u. -analyse. Vgl. Psychopathologie.

Psycho|drama (↑) *n*: von J. L. Moreno entwickelte Methode der Gruppenpsychotherapie*, bei der Situationen, Konflikte u. Phantasien über die reine Verbalisation hinaus in Handlung u. dramatisches Spiel (Stegreiftheater) umgesetzt werden; durch emotionales Erleben, rationale Einsicht u. körperlich vollzogene Aktion sollen Erfahrungen ermöglicht werden, die zur Änderung von Einstellungen u. Verhalten führen können. **Anwendung:** u. a. bei Depressionen*, Abhängigkeit* u. Suchterkrankungen, i. R. von Interaktionstrainings u. Selbsterfahrungsgruppen*.

Psycho|dynamik (↑; gr. δύναμις Kraft, Vermögen) *f*: Bez. für dynamische Beziehungen u. Zusammenwirken von Persönlichkeitsanteilen (i. e. S. von Ich, Es u. Über-Ich bzw. von Bewusstsein u. Unbewusstem); durch das Erkennen u. Bewerten der P. werden bestimmte psychische Reaktionsformen (z. B. Fehlleistung, Abwehrmechanismus*) erklärbar. Besonders in der Gruppenpsychotherapie* spielt P. für den Therapeuten eine wichtige Rolle. Vgl. Psychoanalyse.

Psycho|hygiene (↑; gr. ὑγιεινός gesund, heilsam) *f*: Teilgebiet der Psychologie, das sich mit der Erhaltung u. Pflege der seelischen Gesundheit sowie der Prävention belastungsbedingter psychischer Erkrankungen befasst; untersucht werden Verhaltensweisen u. Regeln, die der psychischen u. psychosomatischen Gesunderhaltung i. S. einer Prävention von Störungen u. Erkrankungen dienen (z. B. durch Vermeidung von Überlastung u. unangemessener Konfliktverarbeitung). **Anwendung:** **1.** Umwelt (z. B. Arbeits- u. Kommunikationsgestaltung); **2.** die einzelne Person (i. S. eines auf sich selbst bezogenen Umgangs mit Erziehung, Kontrolle u. Entspannung); **3.** das soziale Gefüge (hinsichtlich der Angemessenheit sozialer Interaktionsprozesse u. Normen). In allen 3 Bereichen werden erzieherische Maßnahmen, Betreuung u. Beratung sowie psychagogische u. psychotherapeutische Maßnahmen angewendet. Besondere Bedeutung besitzt die P. für in psychosozialen u. medizinischen Berufen Tätige, da diese in besonderer Weise mit Problemen u. Erkrankungen konfrontiert sind. Allgemeine psychohygienische Maßnahmen sollten hier z. B. durch Supervision* u. Balint*-Gruppe ergänzt werden. Vgl. Stressmanagement.

Psycho|logie, ana|lytische (↑; -logie*) *f*: syn. komplexe Psychologie; von (C. G. Jung, 1875–1961) eingeführte Bez. für eine in Abgrenzung zur Psychoanalyse* entwickelte psychoanalytisch orientierte Richtung der Psychologie; das Selbst erscheint als Zentrum des Bewusstseins zwischen Individuum u. Gesellschaft. Den beiden Verhaltenstypen Extraversion u. Introversion stehen die 4 Funktionstypen Denken, Fühlen, Empfinden u. Intuieren gegenüber. Das Unbewusste ist in ein persönliches Unbewusstes, das Vergessenes u. Verdrängtes beinhaltet, u. ein kollektives Unterbewusstes (sog. Archetypen) mit der allgemeinen menschlichen, erblichen Determinante des Verhaltens unterteilt. Die Psyche schafft durch Kompensationen einen Ausgleich zwischen Bewusstsein u. Unbewusstem; eine Störung dieser Selbstregulation kann zur Ausbildung von Komplexen führen. Als Psychotherapiemethode fehlt der a. P. bisher der Wirksamkeitsnachweis.

Psycho|logie, komplexe (↑; ↑) *f*: s. Psychologie, analytische.

Psycho|motorik (↑) *f*: therapeutischer Bestandteil der Psychotherapie*, Mototherapie* u. Psychiatrie, der die Bewegung als Mittel zur Beeinflussung von Verhaltensstrukturen u. das Ich-Erleben (z. B. bei Körperschemastörung) zum Inhalt hat, wobei die Wechselwirkung zwischen gestörter Motorik u. Persönlichkeitsdimensionen (z. B. Ängstlichkeit, Aggressivität od. Demotivation) akzentuiert wird; der sog. Kontakt zur Welt, bestehend aus Körper-Welt-Kontakt u. Kinästhetik, soll erzeugt bzw. reguliert werden. Bewegungen u. Situationen sollen erlebt u. wahrgenommen werden, um psychische Irritationen zu beeinflussen od. Kompensationsmechanismen zu erlernen. Die P. schließt neben medizinischen Komponenten auch pädagogische u. soziale mit ein.

Psycho|patho|logie (↑; gr. πάθος Schmerz, Krankheit; -logie*) *f*: Lehre von den psychischen Erlebnis- u. Handlungsmöglichkeiten des Menschen, sofern diese als abweichend od. pathologisch angesehen werden; dabei setzt die Definition von Abweichung Normvorstellungen von gesundem u. ungestörtem Seelenleben voraus, die oft zeitgebunden dem wissenschaftlichen Erkenntnisstand sowie kulturellen u. subjektiven Beurteilungseinflüssen unterliegen. Neben der Erforschung von Ätiologie u. Symptomatik beschäftigt sich die P. mit der Dynamik u. dem Verlauf psychischer Störungen. Sie umfasst Beschreibung, nosologische Klassifikation u. sinnhafte Bewertung der Störungen von Bewusstsein, Denken, Orientierung, Affekt, Ich-Erleben, Wahrnehmung, Antrieb, Persönlichkeit u. Verhalten unter Berücksichtigung des somatischen Befundes u. des sozialen u. kulturellen Kontextes. Vgl. Psychodiagnostik.

Psycho|pharmaka (↑; gr. φάρμακον Heilmittel) *n pl*: Wirkstoffe, die über das zentrale Nervensystem wirken u. das Erleben u. Verhalten beeinflussen; **Einteilung:** nach der klinischen Wirkung in **1.** Neuroleptika (antipsychotische Wirkung, s. Psychose); **2.** Tranquilizer (Beruhigungsmittel); **3.** Antidepressiva (stimmungsaufhellende Mittel, s. Depression).

Psychose (↑; -osis*) *f*: syn. psychotische Störung; allgemeine Bez. für psychische Störung mit strukturellem Wandel des Erlebens (im Gegensatz zum funktionellen Wandel bei Neurose*); **Einteilung: 1. organische P.** (syn. symptomatische, exogene, körperlich begründbare P., Funktionspsychose, exogener Reaktionstyp); **Ursache:** anatomische bzw. funktionelle Veränderungen des Zentralnervensystems; **Vorkommen:** bei Hirntumoren, Schädelhirntrauma, frühkindlichem Hirnschaden, Intoxikationen, Infektionen, Epilepsie, vaskulären Hirnerkrankungen, Hirnatrophie (z. B. Alzheimer-Krankheit), endokrinen Störungen, als Folge psychotroper Medikamente; **Symptom:** Bewusstseinsstörungen, Gedächtnisstörungen, Orientierungsstörungen, Ich-Erlebensstörungen, Wahn u. Halluzinationen*. **2. nicht-organische P.** (syn. körperlich nicht begründbare P., endogene P.); **Ursache:** keine erkennbare organische; ein komplexes Bedingungsgefüge körperlicher, seelischer u. sozialer Faktoren ebenso wie Störungen des Metabolismus u. der Neurotransmitter werden diskutiert. **Formen: 1.** schizophrene P.; **2.** affektive P. (Depression, Manie, manisch-depressive Erkrankung); **3.** schizoaffektive P. (Symptome der schizophrenen u. der affektiven P.). **Therapie:** Behandlung der Grunderkrankung, Ausschaltung nachteiliger Einflüsse, Psychotherapie*, Soziotherapie*, Psychopharmaka* (z. B. Neuroleptika, Lithium, Antidepressiva). Vgl. Psychosenpsychotherapie.

Psychosen|psycho|therapie (↑; ↑; Therapie*) *f*: als Langzeittherapie stattfindende psychotherapeutische Behandlung (s. Psychotherapie) bei schizophrenen, schizoaffektiven u. affektiven Psychosen*; nach individueller Voraussetzung werden verschiedene therapeutische Ansätze einzeln od. in Kombination angewendet, z. B. das verhaltenstherapeutisch orientierte (s. Verhaltenstherapie) sog. integrierte psychologische Therapieprogramm für schizophrene Patienten nach H. D. Brenner u. V. Roder (kognitives Training, soziales Kompetenztraining, interpersonelle Problemlösung, psychoedukative Bewältigungsarbeit). Psychodynamische Zugänge zum lebensgeschichtlichen Verstehen u. Beantworten einer psychotischen Störung finden immer stärker Eingang in die Therapie (Ich-Stärkung, Angstabbau, Bearbeitung von Konflikten u. Auslösern usw.). Die Psychose soll als eine potentiell sinnvermittelnde Erfahrung versteh- u. einfühlbar werden.

Psycho|somatik (↑; gr. σῶμα Körper) *f*: von J. C. A. Heinroth erstmals 1818 verwendete Bez. für die Wechselwirkung seelischer u. körperlicher Prozesse u. Teilgebiet der Medizin, das Gesundheit* u. Krankheit* als Ergebnis eines Zusammenwirkens von psychischen u. physischen Faktoren sieht; bei Diagnostik, Therapie u. Erforschung von Erkrankungen werden psychische Faktoren einbezogen u. hierfür mit physiologischen u. psychologischen Methoden die Bedeutung psychischer Vorgänge für Entstehung u. Fortdauer körperlicher Erkrankungen berücksichtigt.

Psycho|synthese (↑) *f*: **1.** von R. Assagioli formulierter philosophischer Ansatz zur Erklärung menschlicher Entwicklung; ist danach die Persönlichkeit mit einer ihr übergeordneten Instanz im Einklang, bezieht sie daraus Sinn u. Richtung für das Leben. Diese Instanz, das transpersonale Selbst, wird als ein für die Persönlichkeit integrierendes Prinzip aufgefasst. **2.** Bez. für einen Prozess, in dessen Verlauf es durch eigenes Bemühen od. mit Unterstützung eines P.-Praktikers zur Integration der Persönlichkeit mit ausgeglichener Entwicklung der körperlichen, emotionalen, geistigen u. spirituellen Aspekte menschlichen Erlebens kommt; **Anwendung:** i. R. von Psychotherapie*, Counseling, Medizin, Erziehung, Religion, Management- u. Organisationsentwicklung sowie bei kreativer Problemlösung in unterschiedlichen Bereichen.

Psycho|therapeut (↑; Therapie*) *m*: seit 1.1.1999 gesetzlich geschützte Berufsbezeichnung zur Ausübung der heilkundlichen Psychotherapie*; nach Psychotherapeutengesetz* darf sich als „Psychologischer Psychotherapeut“ od. „Kinder- u. Jugendlichenpsychotherapeut“ nur bezeichnen, wer in Besitz der Approbation* als Psychologischer Psychotherapeut od. Kinder- u. Jugendlichenpsychotherapeut ist. Die Bezeichnung „Psychotherapeut“ od. „Psychotherapeutin“ darf von anderen Personen als Ärzten, Psychologischen Psychotherapeuten od. Kinder- u. Jugendlichenpsychotherapeuten nicht geführt werden.

Psycho|therapeuten|gesetz (↑; ↑): Abk. PsychThG; „Gesetz über die Berufe des Psychologischen Psychotherapeuten und des Kinder- u. Jugendlichenpsychotherapeuten“ vom 16.6.1998 (BGBl. I S. 1311, zuletzt geändert durch Gesetz vom 15.12.2004 (BGBl. I, S. 3396); regelt die Berufsausübung, Approbation, Ausbildung, wissenschaftliche Anerkennung u. Übergangsvorschriften. Die rechtlich geschützten Berufsbezeichnungen Psychologischer Psychotherapeut, Kinder- u. Jugendlichenpsychotherapeut u. Psychotherapeut dürfen nur noch von Personen geführt werden, welche die Voraussetzungen (Approbation) hierfür erfüllen. Akademische Zugangsvoraussetzung für die Ausbildung mit staatlicher Abschlussprüfung ist für den Psychologischen Psychotherapeuten die bestandene Abschlussprüfung im Studiengang Psychologie, die das Fach Klinische Psychologie einschließt, für den Kinder- u. Jugendlichenpsychotherapeuten die staatliche Abschlussprüfung in den Studiengängen Pädagogik u. Sozialpädagogik. Die mindestens dreijährige Vollzeit- u. fünfjährige Teilzeitausbildung schließt mit einer staatlichen Prüfung ab. Nichtmedizinisch ausgebildete Therapeuten können Heilbehandlungen in eigener Verantwortung u. alternativ zu den medizinischen Therapeuten durchführen. Maßgebend sind hierfür die Befähigung u. Eignung, wie sie in der „Ausbildungs- und Prüfungsverordnung für Psychologische Psychotherapeuten“ (PsychTh-APrV vom 18.12.1998 (BGBl. I S. 3761) geregelt werden. Dabei werden Unterschiede hinsichtlich der bisher Tätigen u. der künftig Auszubildenden gemacht. Bei der wissenschaftlichen Anerkennung neuer od. alternativer Behandlungsverfahren soll ein wissenschaftlicher Beirat seine gutachterliche Zustimmung geben, in der zusammen mit Vertretern der Psychologischen Psychotherapeuten, der Kinder- u. Jugendtherapeuten auch die ärztlichen Psychotherapeuten vertreten sind.

Psycho|therapie (↑; ↑) *f*: nach der Definition von H. Strotzka (1975) ein geplanter interaktioneller Prozess zur Beeinflussung von Erlebnis- u. Verhaltensstörungen u. den daraus resultierenden Leidenssituationen, die vereinbarungsgemäß (zwischen Patient u. Therapeut) für behandlungsbedürftig gehalten werden; die P. verwendet ausschließlich psychologische Mittel (meist verbaler Art) u. ist gerichtet auf ein möglichst gemeinsam definiertes Ziel (Symptomminimalisierung, kompetenter Umgang mit der Störung durch den Patienten bzw. Strukturveränderung der Persönlichkeit) unter Anwendung lehrbarer Techniken, die auf Theorien über sog. normales u. abnormes Erleben u. Verhalten basieren. Erfolgreiches psychotherapeutisches Handeln erfordert i. d. R. eine tragfähige Beziehung zwischen Patient u. Therapeut. Obwohl P. stets auf das Psychische gerichtet ist, werden i. S. einer Leib-Seele-Einheit immer auch körperliche Prozesse gezielt bzw. spontan mitbehandelt (s. Psychosomatik).

Psychotherapie

philosophisch/ anthropologische Verfahren	tiefenpsychologische Verfahren	lerntheoretisch/ behaviorale Verfahren	„Human Potential“ oder Dritter-Weg-Verfahren
Logotherapie/ Existenzanalyse	Psychoanalyse	Verhaltenstherapie	Gesprächspsychotherapie
Daseinsanalyse	Individualpsychologie	kognitive Verhaltenstherapie	Focusing
feministische Therapie	komplexe Psychologie	rational-emotive Therapie	Gestalttherapie
	Orgontherapie	neurolinguistisches Programmieren	Primärtherapie
	bioenergetische Analyse	Verhaltensmodifikation	Encounter-Gruppen
	analytische Gruppentherapie	Selbstsicherheitstraining	Transaktionsanalyse
	Fokaltherapie	Stressmanagement	Psychodrama
	Balint-Gruppe	Selbstmanagement	konzentrative Bewegungstherapie
	katathymes Bilderleben	Problemlösungstraining	themenzentrierte Interaktion
	Poesietherapie	Desensibilisierung	Orgontherapie
	Neopsychoanalyse	Paartherapie	Feldenkrais-Methode
		multimodale Therapie	körperorientierte Psychotherapie
		Ermutigungstherapie	
		soziales Kompetenztraining	
		provokative Therapie	

Historische Entwicklung: Erste Hinweise auf den Einsatz psychologischer Mittel sind bereits in Philosophie u. Heilkunde der Antike sowie im Schamanismus (s. Schamane) vieler Naturvölker zu finden. Die Anfänge einer wissenschaftlichen P. liegen im 19. Jahrhundert mit der Entstehung der Psychoanalyse* u. der theoretischen Vorläufer der Verhaltenstherapie*. Beide Verfahren entwickelten sich im 20. Jahrhundert weitgehend unabhängig voneinander. Aus kontroversen Auffassungen entstanden neue Richtungen, z. B. die in den 20er u. 30er Jahren des 20. Jahrhunderts aus der Psychoanalyse hervorgegangene Individualpsychologie*, die analytische Psychologie* u. die Orgontherapie*. Seit der Mitte der 40er Jahre des 20. Jahrhunderts entwickelte sich in den USA die sog. Humanistische Psychologie (Human Potential) mit der gegen die Psychoanalyse u. Verhaltenstherapie gerichteten Betonung von Gleichberechtigung, Empathie u. Transparenz im therapeutischen Prozess. Als praktisches Resultat dieser Bewegung entstanden die Therapieformen des sog. 3. Weges (i. S. einer Abgrenzung u. Alternative aber auch eines Syntheseversuchs von Psychoanalyse u. Verhaltenstherapie). Seit Ende der 60er Jahre des 20. Jahrhunderts existieren quasi als P. des 4. Weges die sog. transpersonalen Therapien, zu denen u. a. fernöstliche Meditationen u. Körperübungen (s. Meditation), Tantra*, Kundalini u. Astrologie* gehören. Ihr Hauptziel besteht darin, spirituelle Dimensionen der Psyche zu erreichen sowie transzendente Erfahrungen u. Selbstverwirklichung zu ermöglichen. Während bereits für die Verfahren des 1. bis 3. Weges eine Beurteilung mit traditionellen wissenschaftlichen Kriterien schwierig ist, entzieht sich der sog. 4. Weg durch eine Fundamentalkritik an wissenschaftlichen Übereinkünften konsequent der Überprüfung seiner theoretischen Voraussetzungen u. praktischen Implikationen. Die Anwender u. Benutzer oft verunsichernde Schulenvielfalt beginnt sich prospektiv zu klären in Richtung einer – nach der Formulierung von K. Grawe u. a. (1994) – allgemeinen P., deren Konzepte auf den zentralen Perspektiven von

suggestive/autosuggestive Verfahren	Misch- oder integrative Ansätze	Verfahren mit psychotherapeutischen Elementen	Metabegriffe
Hypnose	Psychosenpsychotherapie	Angehörigengruppe	Psychosomatik
Hypnotherapie	Suchttherapie	Selbsthilfegruppe	Psychodynamik
Autogenes Training	Sexualtherapie	Selbsterfahrungsgruppe	Gruppendynamik
progressive Muskelrelaxation	Familien- und systemische Therapie	psychosoziale Beratung	Gruppenpsychotherapie
Suggestion	Biofeedback	Empowerment	Psychohygiene
Meditation	konfrontative Therapie	Supervision	Psychosynthese
	funktionale Psychotherapie	Milieu-/Soziotherapie	Psychodiagnostik
	integrative Therapie	Arbeitstherapie	Psychopathologie
		Mediation	Tiefenpsychologie
		Krisenmanagement	
		Gestaltungstherapie	
		Mainstreaming	

Problembewältigung, Ursachenklärung u. Therapiebeziehung (Interaktion zwischen Klient u. Therapeut) aufbauen.
Anwendung: zur Behandlung von Neurosen*, Borderline-Zuständen, Psychosen*, psychosomatischen u. somatopsychischen Erkrankungen; grundsätzlich kann jedes Verfahren einzeln od. in der Gruppe eingesetzt werden, wobei es Verfahren gibt, die sich besonders für die eine od. andere Behandlungsart eignen. P. findet stationär, tagesklinisch, v. a. aber ambulant statt, weil sie eingebunden sein sollte in den praktischen Lebensvollzug u. es sich bei ambulanten psychotherapeutischen Prozessen auch um mehrjährige Behandlungszeiträume handeln kann. Mit erheblich kürzeren Behandlungszeiträumen von wenigen Wochen od. Monaten kommen i. d. R. symptomzentrierte Verhaltenstherapie, Gesprächspsychotherapie* u. Fokaltherapie* aus. Seit dem 1.1.1999 darf die heilkundliche P. nur noch von Ärzten u. approbierten Psychotherapeuten ausgeübt werden (vgl. Psychotherapeutengesetz).
Möglichkeiten u. Grenzen: Auch wenn, wie Grawe (1998) feststellt, alle wichtigen psychischen Störungen nachweislich wirksam psychotherapeutisch behandelt werden können, stellt P. einen oft schmerzhaften u. schwierigen Arbeitsprozess dar, an dessen Ende keineswegs immer Heilung u. Beseitigung von Störungen stehen, sondern häufig „nur" Linderung od. eine Verbesserung der Befindlichkeit*. Bei keinem anderen Heilverfahren ist das Gelingen so sehr abhängig von Motivation u. Mitarbeit des Patienten wie bei der P. Legt man eine multifaktorielle Sichtweise von Krankheit zugrunde, ergeben sich Grenzen der P. auch daraus, dass sie nur bedingt auf gesellschaftliche Verhältnisse einwirken kann, die bei Ursprung u. Entwicklung von Krankheit beteiligt gewesen sein können. Gesellschaftliche Aspekte sollten aber dennoch von der P. thematisiert werden, um einerseits einer Überschätzung ihrer therapeutischen Möglichkeiten, andererseits aber auch einer Auffassung von P. als Reparaturtechnologie entgegenzuwirken. **cave:** bei Borderline-Zuständen u. Psychosen, wenn erlebnisaktivierende u. aufdeckende, z. B. suggestive, tiefenpsychologische od. Dritter-Weg-Verfahren eingesetzt werden sollen.

Psycho|therapie, funktionale (↑; ↑) *f*: von Corriere u. Hart entwickeltes psychotherapeutisches Verfahren, das auf die Steigerung der Funktionsfähigkeit der Persönlichkeit des Klienten abzielt; entsprechend dem sog. Fitnessmodell (im Gegensatz zu psychopathologischen u. symptomorientierten Modellen) wird die Persönlichkeit in Richtung von Einstellungen u. Fertigkeiten trainiert, die für eine psychische Gesundheit als notwendig erachtet werden. Neben dem Erkennen u. Freisetzen von Gefühlen wird der Klient darin unterstützt, Bedürfnisse zu formulieren, bewusste Entscheidungen für bestehende Bedürfnisse zu treffen u. funktionale Verhaltensweisen zur Bedürfnisbefriedigung zu erlernen. Eine derart trainierte Persönlichkeit soll weniger Konflikte zwischen ihren Affekten, Kognitionen u. Verhaltensweisen erleben u. somit eine größere psychische Gesundheit erlangen. Vgl. Psychotherapie.

Psycho|therapie, körper|orientierte (↑; ↑) *f*: s. Körpertherapie; Bewegungstherapie, konzentrative.

Psycho|tonik (↑) *f*: sog. Lehre vom Lebensgefühl; von V. Glaser (1912–1997) entwickelte Atem- u. Bewegungslehre zum Erreichen des Zustands der Eutonie*; Gegenstand der P. ist die Korrespondenz von Befinden, Verhalten u. Körperausdruck. Sie erforscht u. systematisiert die Zusammenhänge muskulärer Verspannungsverteilung u. der Affektivität u. macht diese für den Heilungsprozess nutzbar. In den Therapieverlauf der P. wird eine spezifische Meridianarbeit (s. Meridiane) eingeschlossen. Von Bedeutung ist auch die Atemreaktion auf Berührungsreize i. R. visueller u. taktiler Diagnostik. Bei Auslösung einer Zuwendungsreaktion soll die Atemreaktion i. S. einer Hinwendung u. sog. Herauswölbung in Richtung Berührung stattfinden (vgl. Obtentus). **Anwendung:** psychotonische Konzepte werden u. a. in der Physiotherapie*, Krankenpflege u. der Sport- u. Sprecherziehung sowie als Begleittherapie bei chronischen Erkrankungen zur Verbesserung der Lebensqualität angewendet.

Psyllii semen *n*: s. Plantago afra.

PT: Abk. für **p**rovokative **T**herapie*.

PTBS: Abk. für **p**ost**t**raumatische **B**elastungs**s**törung*.

Ptycho|petalum *n*: Muira puama; Bäume aus der Familie der Olacaceae (Olaxgewächse); Ptychopetalum olacoides Benth., Ptychopetalum uncinatum Anselmino; früher galt Liriosma ovata als Stammpflanze; **Arzneidroge:** Holz der Stämme bzw. Wurzeln (Muira puama lignum, Potenzholz); **Inhaltsstoffe:** Behensäureester des Lupeols u. des β-Sitosterins, Phytosterole; **Wirkung:** keine gesicherte; **Verwendung:** Fluidextrakt **traditionell** innerlich zur Vorbeugung u. Behandlung sexueller Funktionsstörungen sowie als Aphrodisiakum, gegen Nervenschwäche u. als Antirheumatikum; äußerlich bei Potenzstörungen. Die Wirksamkeit bei den genannten Anwendungsgebieten ist nicht belegt. **Nebenwirkungen:** keine bekannt; **Kontraindikation:** keine bekannt; **Wechselwirkung:** keine bekannt.

Pudendus|neur|algie (lat. pudendus dessen man sich zu schämen hat; gr. νεῦρον Nerven, Sehne; ἄλγος Schmerz, Leid) *f*: neuralgiformes Schmerzsyndrom im Versorgungsgebiet des N. pudendus (Genital-, Perineal- u. Analbereich); **Ursache:** z. B. mechanische Kompression (Fahrradsattel), lokaler Tumor; **Therapie: 1.** Hydrotherapie* (Fuß-, Sitzbäder), Akupunktur*, Segmentmassage*; **2.** Phytotherapie: **traditionell** Zubereitungen aus Alchemilla vulgaris, Hypericum perforatum, Chamomilla; **3.** Homöopathie: Zubereitungen aus Clematis* recta u. Magnesium* phosphoricum.

Puder: Streupulver zur äußerlichen Anwendung; als reine Wirkstoffpulver od. Gemische mit Hilfsstoffen wie z. B. Talk, Zinkoxid u. Stärke, die die Haft-, Streu- u. Absorptionsfähigkeit des P. beeinflussen.

Pulmonaria officinalis L. *f*: Pulmonaria maculosa; Lungenkraut; ausdauernde Pflanze aus der Familie der Boraginaceae (Rauhblattgewächse); **Arzneidroge:** getrocknetes Kraut (Pulmonariae herba, Lungenkraut); **Inhaltsstoffe:** Kohlenhydrate (Fructane u. Schleimpolysaccharide), Mineralsubstanzen (darunter bis zu 3 % Kieselsäure), Gerbstoffe, Flavonoide; **Verwendung:** Abkochung **traditionell** innerlich bei Erkrankungen der Atemwege, des Magen-Darm-Trakts sowie der Niere u. ableitenden Harnwege, äußerlich als Adstringens u. zur Wundbehandlung; die Wirksamkeit bei den beanspruchten Anwendungsgebieten ist nicht belegt.

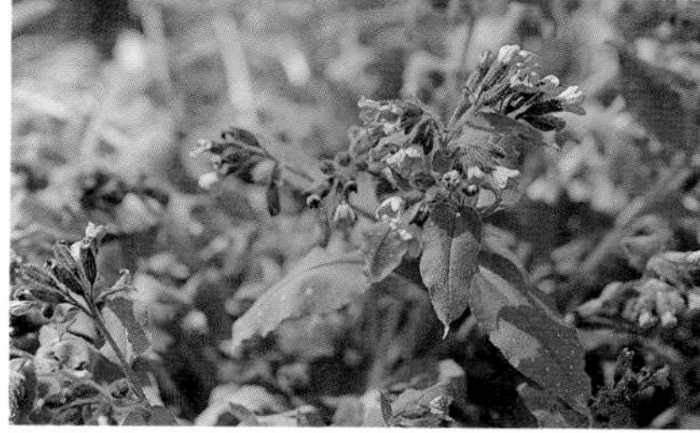

Pulmonaria officinalis L.: Blüte [1]

Pulsatilla pratensis (L.) Miller *f*: Anemone pratensis L.; Küchenschelle, (Gemeine) Kuhschelle; ausdauernde Pflanzen aus der Familie der Ranunculaceae (Hahnenfußgewächse); zusammen mit **Pulsatilla vulgaris** Mill., Anemone pulsatilla L., Wiesenkuhschelle, Wiesenküchenschelle Stammpflanze der Droge; **Arzneidroge:** gegen Ende der Blütezeit gesammelte u. getrocknetes Küchenschellenkraut (Pulsatillae herba, Küchenschellenkraut); **Inhaltsstoffe:** Ranunculin, das beim Trocknen über Protoanemonin in Anemonin übergeht; Gerbstoffe, Saponine; **Wirkung:** analgetisch, spasmolytisch, sedativ, antibakteriell, antipyretisch; **Verwendung: traditionell** bei schmerzhaften Zuständen im Genitalbereich, Neuralgien, Migräne, Spannungskopfschmerz u. allgemeinen Unruhezuständen; zur Dämpfung von Nervenreizungen (auch der Schmerzempfindung); **Nebenwirkungen:** nach Anwendung von Zubereitungen aus frischen Pflanzen sowie von Protoanemonin heftige Reizerscheinungen an Haut u. Schleimhäuten möglich; bei innerer Anwendung hoher Dosen Reizung der Nieren u. der ableitenden Harnwege; bei Inhalation Reizung von Augen- u. Nasenschleimhaut, abortive u. teratogene Wirkung, lokale allergische Reaktionen bei äußerer Anwendung; **cave:** Die Anwendung von Tee u. a. Zubereitungen kann nicht empfohlen werden. **Kontraindikation:** Schwangerschaft u. Stillzeit; **Wechselwirkung:** keine bekannt; **Homöopathie:** Zubereitungen (großes Mittel) entsprechend des individuellen Arzneimittelbildes vorwiegend bei Frauen.

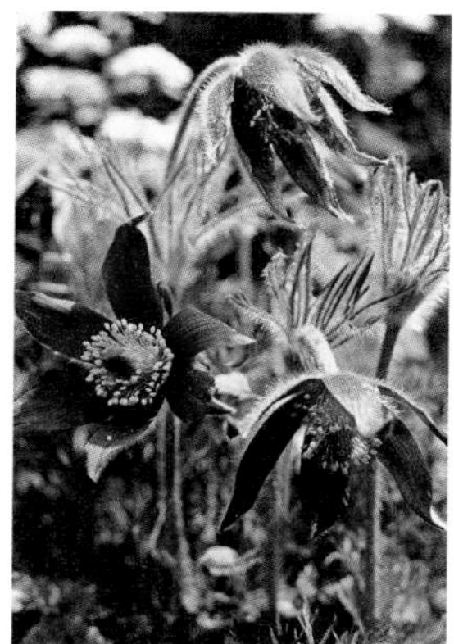

Pulsatilla pratensis (L.) Miller: Blüte [2]

Pulsatilla vulgaris *f*: s. Pulsatilla pratensis.

Puls|dia|gnostik (lat. pulsus Schlag, Stoß; gr. διαγνωστικός fähig zu unterscheiden) *f*: **1.** diagnostisches Verfahren der Traditionellen Chinesischen Medizin*, bei dem der Arzt mit 3 Fingern (Zeige-, Mittel- u. Ringfinger) die wichtigsten pulsierenden Arterien des Körpers, v. a. die Arteria radialis am rechten u. linken Handgelenk betastet; unterschieden werden 28 Pulsqualitäten bei oberflächlichem, mittlerem u. tieferem Fingerdruck. Durch technische Ableitung u. Aufzeichnung (Sphygmographie) soll nachweisbar sein, dass die von der Traditionellen Chinesischen Medizin seit Jahrhunderten beschriebenen u. in der Praxis verwendeten Pulsbilder auch objektiv die ihnen zugeschriebenen Veränderungen zeigen. Vgl. Zungendiagnostik. **2.** wichtiges Verfahren der Traditionellen Tibetischen Diagnostik*, das eine Vielzahl diagnostischer u. prognostischer Möglichkeiten bietet u. bei der nicht die Organe, sondern die Organsysteme mit ihren Energien (s. Energielehre,

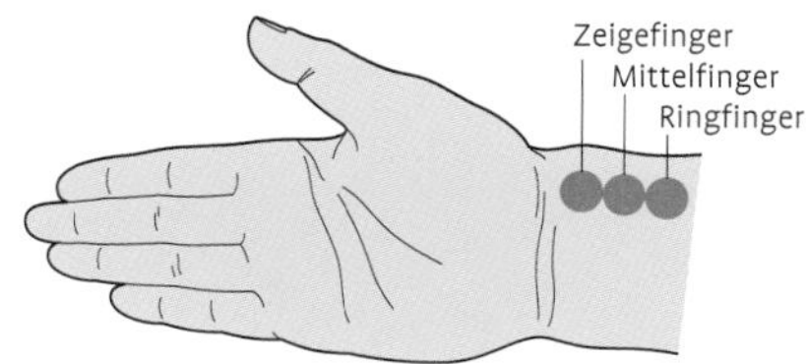

Pulsdiagnostik: die Puls-Taststellen: Zeigefinger (chinesisch: Cun), Mittelfinger (chinesisch: Guan), Ringfinger (chinesisch: Chi)

P

tibetische) bzw. der vorhandenen pulsierenden Blutmenge gefühlt werden; insbesondere wird die Arteria radialis mit dem Zeige-, Mittel- u. Ringfinger im Abstand von Daumenendgliedlänge des Patienten proximal der Handgelenkbeugefurche beginnend getastet. Der Druck der einzelnen Finger wird variiert, um verschiedene Körperbereiche zu „ertasten". Bei einer Vielzahl tastbarer Pulse werden z. B. Konstitutions-, Jahreszeiten-, erstaunliche, allgemeine, spezifische u. Todespulse unterschieden. Vgl. Medizin, traditionelle tibetische.

Puls|therapie (↑; Therapie*) *f*: syn. Kippschwingungstherapie*.

Punkte|diät (Diät*) *f*: von Erna Carise entwickelte fett- u. proteinreiche, kohlenhydratarme Reduktionsdiät* mit beliebiger Nahrungsenergiezufuhr (s. Energiegehalt); **Prinzip:** Alle kohlenhydrathaltigen Lebensmittel erhalten Punkte in Relation zu ihrem Kohlenhydratgehalt, die summiert so niedrig wie möglich gehalten werden. **Ernährungsphysiologische Bewertung:** Aufgrund der extremen Nährstoffrelation kann die P. zu Mangelerscheinungen u. gesundheitlichen Risiken führen u. ist daher abzulehnen. Vgl. Atkins-Diät.

Purgation (lat. purgare reinigen) *f*: Reinigung des Darmtrakts durch verstärktes Abführen (z. B. durch die Anwendung von Laxanzien*) bzw. Klistier* od. Darmbad*. Vgl. Darmreinigung.

Purpur-Rudbeckia: s. Echinacea purpurea.

Purvakarma (Sanskrit Vorbehandlung) *n*: zur Vorbereitung auf die großen ausleitenden Verfahren (s. Panchakarma) i. R. des Ayurveda* eingesetzte Behandlungen; **1.** besondere leichte Ernährung, ggf. auch mit pflanzlichen Arzneien zum Lösen von Ablagerungen (Pacana); **2.** äußerliche u. innerliche Applikation von Ölen u. Fetten (Snehana): bei der innerlichen Anwendung können entsprechend aufbereitete Öle u. Fette nasal, oral, rektal u. vaginal verabreicht werden. Zu den äußeren Ölanwendungen gehören insbesondere die verschiedenen Körpermassagen, die mit od. gegen den Haarstrich durchgeführt werden. Dabei kommen über den Gelenken kreisende, zwischen den Gelenken drückende sowie sanft streichende Grifftechniken zur Anwendung. **3.** Wärme- u. Schwitzanwendungen (Svedana): lokale Dampfanwendungen, das Dampfbad sowie eine der Sauna* vergleichbare Behandlungsart; je nach Indikation werden dem Dampf spezifische Kräuter zugesetzt. In Öl erhitzte Heilkräuter od. gekochter Reis werden in ein Leinentuch eingeschlagen u. unter wiederholter Erwärmung zur Massage verwendet. Durch die Applikation von Ölen u. Fetten sollen aus dem Gleichgewicht geratene Doshas* aufgeweicht u. emulgiert, durch Wärme u. Schwitzanwendungen verflüssigt u. zur Ausscheidung gebracht werden. Eine weitere Kombination aus Snehana u. Svedana stellt die Pizzicila-Behandlung dar: Der Patient wird am ganzen Körper mit erwärmtem Öl besprenkelt. Gleichzeitig erfolgt eine Synchronmassage durch 2 od. 4 Therapeuten. Obwohl die genannten vielfältigen Anwendungen in der Theorie als vorbereitende Behandlungen beschrieben werden, stellen sie heute eine durchaus eigenständige Behandlungsmethode dar.

Pygeum africanum Hook f. *n*: Prunus africana Hook f.; Baum aus der Familie der Rosaceae (Rosengewächse); **Arzneidroge:** ganze od. geschnittene, getrocknete Rinde von Stamm u. Zweigen (Pruni africanae cortex); **Inhaltsstoffe:** ca. 0,05 % Phytosterole (β-Sitosterin, β-Sitostenon), freie Fettsäuren, pentazyklische Triterpensäuren, langkettige aliphatische Alkohole (z. B. n-Docosanol, N-Tetracosanol); **Wirkung:** antiinflammatorisch, Abnahme der Beschwerden bei Prostatahypertrophie; **Verwendung:** feste od. flüssige Zubereitungen innerlich nach **ESCOP** zur symptomatischen Therapie von Beschwerden beim Wasserlassen bei benigner Prostatahyperplasie (Stadium I u. II nach Alken); **Dosierung:** Tagesdosis 100–200 mg eines lipophilen Extraktes; **Nebenwirkungen:** keine bekannt; **Kontraindikation:** keine bekannt; **Wechselwirkung:** keine bekannt.

Pyloro|spasmus (gr. πυλωρός Pförtner; σπασμός Krampf, Zuckung) *m*: funktionell, neurogen od. mechanisch bedingte (passagere) Muskelkontraktur des Magenpförtners mit den Sympomen der Pylorusstenose*; **Therapie: 1.** Akupunktur*, Reflexzonenmassage*, Schröpfen*; **2.** Phytotherapie: **traditionell** Zubereitungen aus Chamomilla, Melissa officinalis, Mentha x piperita; **3.** Homöopathie: Zubereitungen aus Magnesium* phosphoricum.

Pylorus|stenose (↑) *f*: Magenausgangsstenose; Einengung des Magenausgangs; **Formen: 1.** hypertrophische Pylorusstenose: überwiegend postnatal erworbene Hypertrophie der Pylorusmuskulatur mit Ausbildung einer Stenose sowie prästenotischer Hypertrophie der Magenmuskulatur v. a. bei Jungen (80 %), familiär gehäuft auftretend (unklarer Erbgang), Symptome: charakteristisches schwallartiges Erbrechen postprandial bei gleichzeitigem Heißhunger meist in der 2.–4. Lebenswoche, Dehydratation, hypochlorämische Alkalose, Gewichtsverlust, Dystrophie, Pseudoobstipation mit Hungerstuhl; **2.** entzündliches Ödem bei floridem bzw. narbige Verziehung bei abgeheiltem (pylorusnahem) gastroduodenalem Ulkus*; **3.** tumorös od. funktionell (Pylorushypertrophie) bedingt (seltener). **Einteilung: 1.** kompensierte P. mit aufrechterhaltener Magen-Darm-Passage durch verstärkte Peristaltik u. muskuläre Hypertrophie; **2.** dekompensierte P. mit atonischer Magenerweiterung, schwallartigem Erbrechen von Nahrungsresten, Flüssigkeits- u. Elektrolytverlust mit hypochlorämischer Alkalose, u. U. Kachexie. Vgl. Pylorospasmus.

Pyrethrum cinerarii|folium *n*: s. Tanacetum cinerariifolium.

Pyretikum (gr. πυρετικός fiebernd) *n*: bei der aktiven Fiebertherapie* verwendetes Arzneimittel mit fiebererzeugenden Eigenschaften; i. d. R. eingesetzt werden bakterielle Präparate mit Lipopolysacchariden, die als pyrogene Strukturen von Bakterienwänden die menschliche Abwehr zur körpereigenen Produktion endogener Pyrogene (z. B. Interleukin 1) veranlassen. Es sind aber auch pflanzliche u. virale Präparate bekannt; ihr Einsatz ist umstritten; Gefahr von Komplikationen; fehlender Wirksamkeitsnachweis der Therapie.

Pyri|doxin *n*: syn. Vitamin* B_6.

Q

Q10: Kurzbez. für Coenzym Q_{10}; s. Ubichinone.

Qi (sprich tschi) *n*: Chi; meist nicht korrekt mit „Energie" übersetzter Begriff (besser erläutert mit Atmung; der Atemluft, die sich in der Lunge mit dem Blut zum arterialisierten Blut verbindet, welches in den Blutgefäßen des Organismus zirkuliert), der eine wesentliche Dimension zur Entstehung u. Aufrechterhaltung der Funktionen des lebendigen menschlichen Organismus darstellt; das Qi ist nur in Verbindung mit dem zirkulierenden Blut (Xue*) als Qi-Xue zu verstehen. Es lässt sich an der Aktivität u. Ausgewogenheit der Durchblutung der inneren Organe erkennen u. damit auch diagnostisch nachweisen; sowohl die physiologischen als auch die pathologischen Abläufe werden von Qi u. Xue beeinflusst. Man unterscheidet das Qi der Nahrungsessenz (s. Jing), das Qi der Funktionen der inneren Organe u. der Körperstrukturen, das pathogene Qi aus der Umwelt in Verbindung mit pathologischen Veränderungen im Organismus sowie nach Entstehung u. Funktion das Ursprungs-, Atmungs- u. Sprach-, Nahrungs- u. Abwehr-Qi. Zudem besitzen alle inneren Organe ein eigenes Qi (z. B. Herz-Qi, Lungen-Qi). Vgl. De-Qi.

Qi Gong (sprich tschi gung) *n*: in China u. im Westen sehr populäre Atem- u. Meditationstherapie der Traditionellen Chinesischen Medizin* mit den 3 Dimensionen Shen (geistige Konzentration u. innere Ruhe), Qi (das Leiten des Atems im Körper u. über die Meridiane*) u. Xing (Ausführung bestimmter Bewegungen, s. Abb. 1 u. 2 auf S. 310 u. 311); die Übungen des Q.-G. gehen auf den chinesischen Arzt Hua-Tuo (112–207) zurück; er war beeindruckt durch die im Vergleich zum Menschen bessere Gesundheit der Tiere, führte diese auf bestimmte regelmäßige Bewegungsfolgen zurück u. entwickelte die Übungen der Fünf Tiere (Kranich, Bär, Hirsch, Affe, Tiger), aus denen sowohl das Q.-G. als auch das Tai*-Ji-Quan hervorgegangen sind. **Wirkung:** beruht v. a. auf einer Regulation des vegetativen Nervensystems (darin dem Autogenen* Training ähnlich); **Anwendung:** bei psychischen Erkrankungen, Schlafstörungen, Hypertonie, funktionellen Magen- u. Herzbeschwerden, Asthma bronchiale u. a., auch bei Krebserkrankungen.

Qi-Mechanismus *m*: in der Traditionellen Chinesischen Medizin* Bez. für alle Umwandlungsprozesse des Qi* u. des Xue* (Blut) im Organismus, die das Aufsteigen des klaren Yang, das Absteigen des trüben Yin, das sog. Ausscheiden des Alten (d. h. abgenutzter Körperprodukte) u. das sog. Aufnehmen des Neuen (d. h. Aufnahme frischer Stoffe aus der Umwelt) umfasst; die inneren Organe sind mit unterschiedlicher Funktion am Q.-M. beteiligt: z. B. ist das Milz-Qi zuständig für das Aufsteigen über Herz u. Lunge, das Magen-Qi führt abwärts zu Dünn- u. Dickdarm; die Leber steht in Verbindung mit dem Aufsteigen u. Ausscheiden von Stoffwechselgiften, die Lunge mit ihrer Säuberungs- u. Ableitungsfunktion mit dem Absteigen. Das Auf- u. Absteigen der Funktionen im Q.-M. umfasst alle wichtigen Funktionen des Organismus, die Wirkungen der Speicher- u. Hohlorgane (s. Fünf Speicherorgane, Sechs Hohlorgane), die Beziehungen innerhalb des Gefäßsystems (s. Meridiane), die Funktionen der Außerordentlichen* Eingeweide u. von Yin u. Yang (s. Yin-Yang), die Wechselwirkungen des Xue u. des Qi, die Beziehung zwischen Oberfläche u. Innerem u. die Versorgung der Extremitäten u. Körperöffnungen mit Qi u. Xue.

Q-Potenz (Potenz*) *f*: Abk. für **Q**uinquagesimillesimapotenz; Potenzierung, bei der in Schritten von 1 : 50 000 potenziert wird.

Quaddeln: intrakutane Applikation Medikamentes (meist eines Lokalanästhetikums, aber auch diagnostischer Substanzen wie Tuberkulinlösungen) mit Quaddelbildung; in der Neuraltherapie wird davon ausgegangen, dass durch Verminderung des Afferenzstromes aus der Haut über den segmentreflektorischen Weg i. S. einer Segmenttherapie therapeutisch Einfluss auf Erkrankungen im gleichen Segment genommen werden kann.

Qualität (lat. qualitas Beschaffenheit) *f*: in der Homöopathie* Bez. für die ein Symptom näher beschreibende Eigenschaft als (subjektive) Empfindung od. (objektiver) Befund (z. B. fadenziehendes Sekret, brennender od. stechender Schmerz); ausgeprägte Qu. erleichtern die Differenzierung verschiedener Arzneimittelbilder für das jeweilige Symptom (s. Arzneimittelwahl). Besonders ungewöhnliche Empfindungs- u. Befundqualitäten

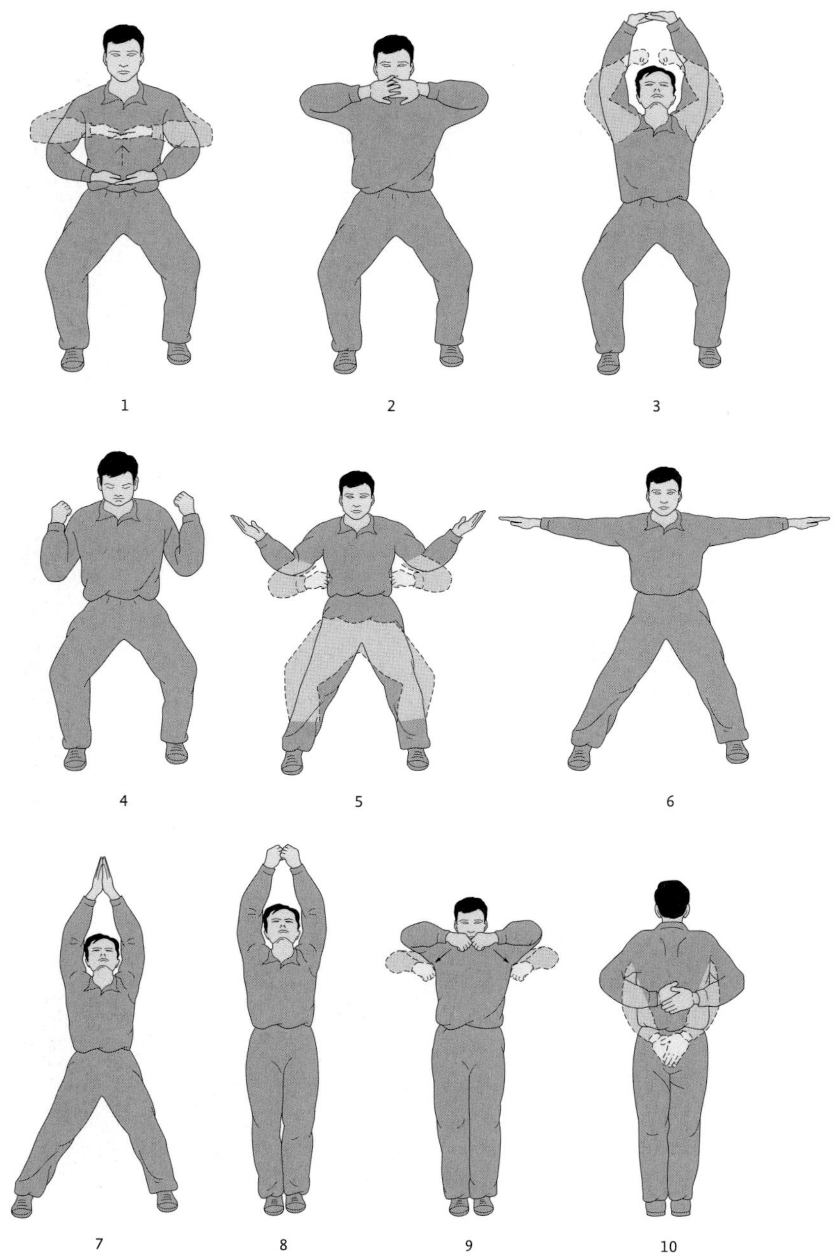

Q

Qi Gong Abb. 1: Auswahl von Bewegungsfolgen (der Kranich) [5]

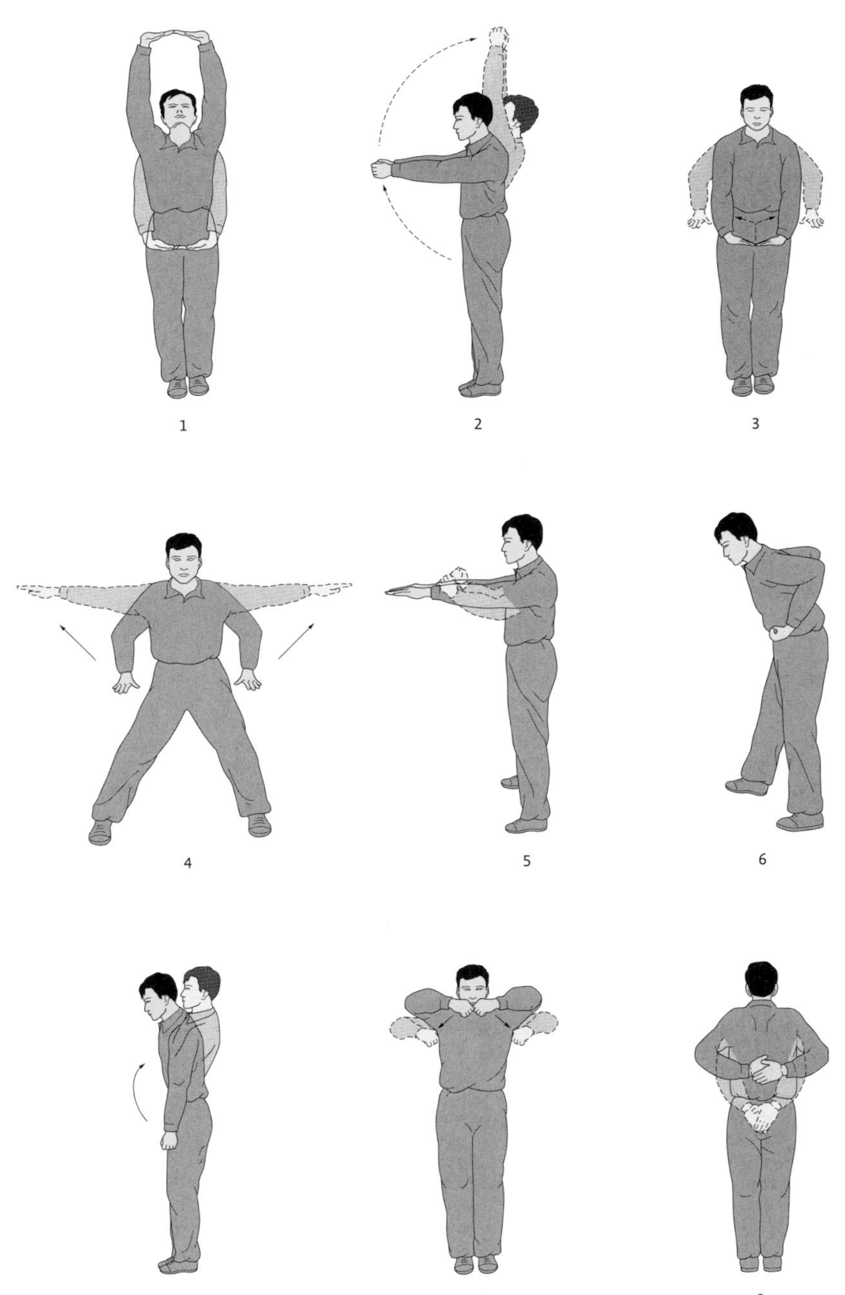

Qi Gong Abb. 2: Auswahl von Bewegungsfolgen (der Affe) [5]

können in Form eines Als*-ob-Symptoms beschrieben sein.

Quanten|medizin (lat. ars medicina ärztliche Kunst) *f*: syn. Energiemedizin*.

Quark|auflage: Packung* aus Quark, der mit Milch od. Molke zu einer Salbe verrührt u. messerrückendick auf die Haut, ggf. unter einen Wickel*, gestrichen wird; **Anwendung:** bei entzündlichen Hauterkrankungen.

Quarz: s. Silicium.

Quassia amara L. *f*: Baum od. Strauch aus der Familie der Simaroubaceae (Bittereschengewächse); **Arzneidroge:** getrocknetes Holz der Äste u. Stämme (Quassiae lignum, **Surinam-Bitterholz**; identisch als Arzneidroge verwendet wird das **Jamaika-Bitterholz** von Picrasma excelsa); **Inhaltsstoffe:** Bitterstoffe (Quassinoide, Seco-Triterpene), Alkaloide vom Canthinon- u. β-Carbolin-Typ; **Wirkung:** appetitanregend, Steigerung der Magensaftsekretion, antimikrobiell, insektizid, antitumoral; **Verwendung:** Dekokt u. a. galenische Zubereitungen; äußerlich bei Läusebefall; **traditionell** innerlich bei dyspeptischem Syndrom, Appetitlosigkeit; als Wurmmittel, bei Fieber; die Wirksamkeit bei diesen Anwendungsgebieten ist nicht belegt. **Nebenwirkungen:** Die Einnahme größerer Mengen reizt die Magenschleimhaut u. kann zu Übelkeit u. Erbrechen führen; bei Langzeiteinnahme wurden Sehstörungen u. Erblindung beschrieben. **Kontraindikation:** entzündliche Magen- u. Darmerkrankungen, Schwangerschaft u. Stillzeit; **Wechselwirkung:** keine bekannt; **Homöopathie:** bewährte Indikation bei atonischer Dyspepsie.

Quecke: s. Agropyron repens.

Queck|silber: Hydrargyrum; chemisches Element, Symbol Hg (Hydrargyrum), OZ 80, relative Atommasse A_r 200,59; zur Zinkgruppe gehörendes, 1- u. 2-wertiges, bei Raumtemperatur flüssiges u. verdunstendes (hohe biologische Toxizität durch Einatmen), silberweißes Schwermetall; toxisches Spurenelement; **Vorkommen in Nahrungsmitteln:** Qu. gelangt über die industrielle Verarbeitung in die Umwelt. Aufnahmequellen sind Amalgamfüllungen u. Nahrungsmittel, aber auch Hg-Reste von Thiomersal in einigen Impfstoffen. Toxikologisch bedeutsam ist die Anreicherung von Methylquecksilber (Umwandlungsprodukt von anorganischem Qu. durch Mikroorganismen) in der Nahrungskette*. Besonders hoch ist der Gehalt in Raubfischen. **Intoxikation:** Ein Zusammenhang mit verschiedenen, insbesondere neurotoxischen Erkrankungen wird diskutiert; bei prä- u. postnatal exponierten Säuglingen können motorische u. mentale Beeinträchtigungen auftreten. **Referenzbereich:** 1–10 nmol/l Vollblut; **Verwendung:** in der **Anthroposophischen Medizin** entsprechend der Wesensgliederdiagnose z. B. bei entzündlichen Durchfallerkrankungen (vgl. Metalltherapie); **Homöopathie:** Zubereitungen aus Mercurius solubilis Hahnemanni (großes Mittel) entsprechend des individuellen Arzneimittelbildes z. B. bei chronischer Haut-, Schleimhaut- u. Lymphknotenentzündung mit Eiterung; nicht isopathisch zur Quecksilberausleitung verwenden. Vgl. Amalgam.

Queck|silber|zyanid *n*: Mercurius cyanatus, Hydrargyrum cyanatum, Quecksilber(II)-cyanid; $Hg(CN)_2$; farblose Kristalle; löslich in Wasser u. Ethanol, wenig löslich in Ether; **Homöopathie:** bewährte Indikation bei Gingivitis gravidarum.

Quelle, radio|aktive: Quellwasser* mit einem bestimmten Gehalt an Radon* u. Salzen des Radiums, der meist zu gering ist, um nachweisbare Effekte im Körper hervorzurufen; es handelt sich entweder um eine Akratotherme (s. Wildwasser) od. Wasser, das noch andere Mineralsalze enthält, z. B. Radiumsol- od. Radiumschwefelquelle.

Quell|wasser: Wasser, das wie natürliches Mineralwasser* seinen Ursprung in einem unterirdischen Wasservorkommen hat, aber mit Ausnahme der mikrobiologischen Anforderungen, den Behandlungsverfahren u. der Abfüllung nicht dessen Anforderungen entspricht, d. h. es braucht nach der Mineral- u. Tafelwasserverordnung keine Mindestmenge an Mineralstoffen* zu enthalten u. kann ohne ernährungsphysiologische Wirkung sein; Enteisenung, Entschwefelung od. Entzug od. Zusatz von Kohlendioxid ist zulässig. Qu. muss in der Zusammensetzung den Kriterien für Trinkwasser entsprechen; zusätzlich gelten Höchstmengen für polycyclische aromatische Kohlenwasserstoffe u. Organohalogenverbindungen.

Quendel: s. Thymus serpyllum.

Quercus *m*: Eiche; Bäume aus der Familie der Fagaceae (Buchengewächse); Quercus robur L. (Stieleiche) u. Quercus petraea (Matt.) Liebl. (Traubeneiche); **Arzneidroge:** Rinde der Zweige u. Stockausschläge (Quercus cortex, Eichenrinde); **Inhaltsstoffe:** 10–20 % Gerbstoffe, insbesondere Gallo-Tannine, Flavonoide; **Wirkung:** adstringierend, antiphlogistisch; **Verwendung:** zerkleinerte Droge für Abkochungen sowie andere galenische Zubereitungen; nach **Kommission E** zur innerlichen Anwendung bei unspezifischen akuten Durchfallerkrankungen (nicht länger als 3–4 Tage); äußerlich bei entzündlichen Hauterkrankungen; zur lokalen Behandlung leichter Entzündungen im Mund-, Rachen-, Genital- u. Analbereich; **traditionell** bei Frostbeulen, Fußschweiß u. Gicht; **Dosierung:** Spülungen, Umschläge, Gurgellösungen: 20 g feingeschnittene Droge mit 1 l Wasser aufkochen; innerliche Anwendung: 3 g Droge pro Tag, Fertigarzeimittel bevorzugen; Badezusätze: 5 g Droge pro 1 l Wasser aufkochen; Anwendungsdauer maximal 2–3 Wochen; **Nebenwirkungen:** keine bekannt; **Kontraindikation:** äußerlich großflächige Hautschäden; bei Bädern außerdem schwere Herzinsuffizienz, schwere Hypertonie u. schwere fieberhafte Erkrankungen; bei innerer Anwendung: keine bekannt; **Wechselwirkung:** bei innerer Anwendung verringerte Resorption von Alkaloiden u. anderen basischen Arzneimitteln möglich.

Quercus cortex *m*: s. Quercus.

Quetelet-Index (Lambert Adolphe Jacques Qu., belgischer Mathematiker, 1796–1874; lat. index Anzeiger) *m*: syn. Body*-mass-Index.

Quetschung: s. Kontusion.

Quillaja saponaria Mol. *f*: immergrüner Baum aus der Familie der Rosaceae (Rosengewächse); **Arzneidroge:** von Kork u. äußeren Schichten befreite Stammrinde (Quillajae cortex, Quillajarinde, Seifenrinde, Panamarinde); **Inhaltsstoffe:** ca. 10 % Triterpensaponine mit Quillajasäure als Hauptsapogenin, 10–15 % Gerbstoffe, Oxalate; **Wirkung:** adstringierend, expektorierend, immunmodulierend, antiexsudativ; **Verwendung:** zerkleinerte Rinde als Aufguss u. a. galenische Zubereitungen zum Einnehmen sowie zur äußerlichen Anwendung; **traditionell** innerlich als Hustenmittel, bei Bronchitis; äußerlich bei Kopfhauterkrankungen (Schuppen, Seborrhö, Haarausfall); **Nebenwirkungen:** Sensibilisierung gegen Quillajarindenstaub; lokale Reizungen an Haut u. Schleimhäuten; bei Überdosierung gastrointestinale Reizerscheinungen mit Magenschmerzen u. Diarrhö, Leberschäden, Krämpfe, Nierenversagen, Hämolyse, Koma; **Kontraindikation:** innerlich: entzündliche gastrointestinale Erkrankungen, Nierenerkrankungen, insbesondere Nephrolithiasis.

Quinghao: s. Artemisia annua.

Q

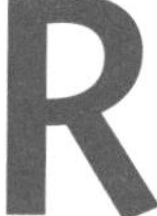

Rachen|entzündung: s. Pharyngitis.

Rad.: Abk. für **Radix***.

Radi|ästhesie (lat. radius Strahl; gr. αἴσθησις Empfindung) *f*: Bez. für eine angenommene „Strahlenfühligkeit", wobei davon ausgegangen wird, dass der Mensch über eine noch nicht näher bekannte Sinneswahrnehmung auf verschiedene, durch natürliche Ursachen bedingte sog. Störfelder reagiert u. solche Reaktionen z. B. durch Wünschelrute* od. Pendel* angezeigt werden; das Auffinden von unterirdischen Wasservorkommen (s. Wasserader), Bodenschätzen u. Hohlräumen durch Mittel der R. ist belegt, darüber hinausgehende Ansprüche sind umstritten, insbesondere das Erkennen geopathogener Orte (s. Globalnetz). Offenbar sind nur wenige Menschen ausreichend sensibel, um die genannten Leistungen tatsächlich zu erbringen. Missbrauch ist weit verbreitet. Vgl. Geopathie.

Radix (lat. Wurzel) *f*: Abk. Rad.; unterirdischer Pflanzenteil zur Festigung der Pflanze u. Aufnahme von Wasser u. Mineralien; in der neuen pharmazeutischen Nomenklatur für Arzneidrogen wird die Bez. des Pflanzenteils hinter den Pflanzennamen gestellt (z. B. Ginseng radix; früher voranstellt, z. B. Radix Ginseng). Vgl. Rhizom.

Radon *n*: Verkürzung der veralteten Bez. **Rad**iumemanati**on**; Symbol Rn; zu den Edelgasen gehörendes radioaktives Element mit der OZ 86 u. der relativen Atommasse A_r 222; entsteht aus in der Natur vorkommendem Radium-226 durch Zerfall u. macht einen Teil der natürlichen Strahlenexposition aus; physikalische Halbwertzeit 3,825 Tage; zerfällt entsprechend der Uran-Radium-Zerfallsreihe in eine Reihe weiterer Nuklide.

Radon|bad: Bad aus natürlich vorkommenden Quellen od. als künstliche Zubereitung mit Radon*; therapeutische Anwendung wegen der Strahlenbelastung umstritten (vgl. Hormesis); **Anwendung:** bei entzündlichen Erkrankungen des rheumatischen Formenkreises.

Rain|farn: s. Tanacetum vulgare.

Raja-Yoga (Yoga*) *m*: s. Yoga.

Randomisierung *f*: Zufallszuteilung; Verfahren zur Ausschaltung von systematischen Fehlern od. Einflüssen für die statistische Auswertung; bei der Durchführung von Therapiestudien durch strikte Zufallszuteilung von Patienten auf Behandlungs- u. Kontrollgruppen. Vgl. Studie, randomisierte klinische.

Raphanus sativus L. *m*: Rettich; ein- bis zweijährige Pflanze aus der Familie der Brassicaceae (Kreuzblütler); Raphanus sativus L. var. niger (Miller) S. Kerner, Raphanus sativus L. ssp. niger (Miller de Candolle) var. albus de Candolle; **Arzneidroge:** frische Wurzeln (Raphani sativi radix, Rettichwurzel); **Inhaltsstoffe:** Senfölglykoside (Glucosinolate, v. a. Raphanid u. Glucobrassicin), Enzyme (Myrosinasen; nach enzymaztischer Spaltung entsteht wasserdampfflüchtiges Senföl); wenig ätherisches Öl; **Wirkung:** sekretionsfördernd im oberen Magen-Darm-Trakt, motilitätsfördernd, antimikrobiell, cholagog; **Verwendung:** Frischpflanzenpresssaft zum Einnehmen; nach **Kommission E** bei dyspeptischen Beschwerden, besonders infolge Dyskinesien der Gallenwege, Katarrhen der oberen Atemwege; **Dosierung:** mittlere Tagesdosis 50–100 ml Presssaft; kurmäßige Einnahme für 4 bis maximal 6 Wochen; **Nebenwirkungen:** Der Verzehr mehrerer Rettichwurzeln od. einer größeren Menge Rettichsaft kann zu Leibschmerzen, Übelkeit u. Benommenheit führen. **Kontraindikation:** Cholelithiasis; **Wechselwirkung:** keine bekannt; **Homöopathie:** bewährte Indikation bei postoperativen Blähungsschmerzen.

Rasa Shastra (Sanskrit Rasa Quecksilber, Metall; Shastra Wissenschaft, Disziplin) *m*: Disziplin des Ayurveda*, in der metallische Arzneimittel hergestellt u. verwendet werden; seit dem 11. Jahrhundert werden diese Arzneien im Ayurveda beschrieben u. angewendet. Zu ihrer Herstellung werden neben pflanzlichen Bestandteilen auch verschiedene Mineralien u. Schwermetalle, insbesondere Schwefel (Gandhaka) u. Quecksilber (Rasa), verwendet. Nach komplizierten Prozeduren über mehrere Reinigungs- u. Oxidationsstufen entstehen mineralische Endprodukte, die i. Allg. Bhasma genannt werden. Vgl. Siddha-Medizin, Pharmakotherapie, ayurvedische.

Rasayana (Sanskrit Rasa Plasma; Ayana Weg, Mittel) *n*: Bez. für eine spezielle Behandlungsart i. R. des Ayurveda*, durch die dem Alterungsprozess entgegengewirkt werden soll; **Formen: 1.** Kamya-R. zur Steigerung der körperlichen u. geistigen Fähigkeiten; **2.** Ajasrika-R. zur täglichen Gesund-

heitspflege u. zur Krankheitsvorbeugung; **3.** Naimittika-R. zur Kräftigung in der Rekonvaleszenz. Die verwendeten Heilmittel wirken nicht schon an sich verjüngend, sondern entwickeln diese Eigenschaft erst durch den entsprechenden therapeutischen Kontext. R. beschränkt sich nicht nur auf die Einnahme entsprechender arzneilicher Präparationen, sondern bezieht auch die allgemeine Lebensführung mit ein. Man spricht in diesem Zusammenhang vom Acara-R. (rechtes Verhalten als R.): gesundheitsförderndes Verhalten, das den Alterungsprozess positiv beeinflusst u. oft sogar als Voraussetzung für die Wirksamkeit von R.-Präparationen angesehen wird.
Eine R.-Behandlung kann ambulant od. stationär durchgeführt werden. Durch relatives od. absolutes Fasten* sowie durch die Einnahme verdauungsfördernder Arzneimittel muss zunächst dafür gesorgt werden, giftige Stoffwechselprodukte (Ama) vollständig zu metabolisieren. Als nächstes werden die Abfallprodukte (Mala*) sowie die aus dem Gleichgewicht geratenen Doshas* ausgeleitet, z. B. durch Panchakarma*. Erst dann sollte die medikamentöse R.-Behandlung begonnen werden. Es gibt Heilmittel, die die Gehirn- u. Sinnesfunktionen verbessern, andere, welche die Verdauungskraft od. die Stoffwechselprozesse auf Gewebeebene steigern u. solche, die die Körpermasse od. Körperkraft, ggf. auch die körperlichen, seelischen od. geistigen Abwehrkräfte (Ojas), vermehren. Zusätzlich zur Einnahme dieser Mittel sollte der Patient die hygienischen u. ethischen Verhaltensregeln befolgen sowie Yoga* praktizieren. Vgl. Vajikarana, Gesundheitsförderung, ayurvedische; Physiologie, ayurvedische; Therapie, ayurvedische.

Ratanhia|wurzel: s. Krameria triandra.

Rausch|pfeffer: s. Kava-Kava.

Raute: s. Ruta graveolens.

Rauwolfia serpentina (L.) Bentham ex Kurz (Leonhard Rauwolf, Arzt, Augsburg, 1540–1596) *f*: Schlangenholz; Pflanze aus der Familie der Apocynaceae (Hundsgiftgewächse); **Arzneidroge:** Wurzel (Rauwolfiae radix, Rauwolfiawurzel, Indische Schlangenwurzel); **Inhaltsstoffe:** mindestens 1 % Gesamtalkaloide (berechnet als Reserpin) wie Reserpin, Rescinamin, Deserpidin, Ajmalin, Raubasin, Serpentin; **Wirkung:** blutdrucksenkend, sympathikolytisch, sedierend; **Verwendung:** Extrakte mit genau eingestelltem Alkaloidgehalt; innerlich nach **Kommission E** bei Grenzwerthypertonie, v. a. bei erhöhtem Sympathikotonus, Angst- u. Spannungszuständen, psychomotorischer Unruhe, sofern diätetische Maßnahmen nicht ausreichen; **Nebenwirkungen:** verstopfte Nase, depressive Verstimmung, Müdigkeit, Potenzstörungen; **Kontraindikation:** Depression, Ulcus ventriculi u. duodeni, Phäochromozytom, Schwangerschaft u. Stillzeit; **Wechselwirkung:** Digitalisglykoside, Neuroleptika, Barbiturate, Lepodopa, Sympathomimetika, Alkohol.

Re|aktion (lat. re- zurück; actio Handlung): Antwort des Organismus auf einen Reiz; Teil des Reiz*-Reaktionsprinzips in der Naturheilkunde.

Re|aktion, adaptive (↑; ↑) *f*: syn. Hormesis*.

Re|aktion, kon|sensuelle (↑; ↑) *f*: gleichsinnige Reaktion eines von einer therapeutischen Maßnahme nicht direkt betroffenen Körperteils; z. B. reagieren bei einem Knieguss* des linken Unterschenkels das rechte Bein u. die Arme bezüglich der Durchblutung. K. R. werden auch zwischen den Füßen u. dem Nasenrachenraum bzw. den Füßen u. den Organen des Unterleibs beobachtet. Systematische Nutzung i. R. der Kneipp*-Therapie, insbesondere bei arteriellen Durchblutungsstörungen.

Re|aktions|phänomen nach Hopfner (↑; ↑) *n*: ein in der Neuraltherapie* beschriebenes Phänomen der reaktiven Verschlimmerung für einige Stunden od. Tage nach einer Reflexzonentherapie*; soll bei Reproduzierbarkeit ein deutlicher Hinweis auf das Vorliegen eines Störfelds (s. Irritation, chronische) sein. Vgl. Erstverschlimmerung.

Re|aktions|stelle (↑; ↑): Ort reflektorischer Krankheitszeichen (s. Projektionssymptom) an der Körperoberfläche; je nach anatomischer Zielstruktur z. B. an der Haut bzw. Unterhaut als Verquellung, Hyperalgesie, Parästhesie, Wärme-, Kältegefühl, Rötung, Blässe, am motorischen System als Muskeltonuserhöhung; elektrodermale Messungen haben ergeben, dass viele dieser R. (oft identisch mit Akupunkturpunkten*) auch einen signifikant niedrigeren Ohm-Widerstand als ihre Umgebung aufweisen.

Re|aktions|therapie (↑; ↑; Therapie*) *f*: s. Reiz- und Reaktionstherapie.

Real|therapie (Therapie*) *f*: eine von dem Arzt u. Psychotherapeuten P.-A. Mäurer eingeführte Bez. für einen ganzheitlichen Ansatz von Psychotherapie*, der keine bestimmten diagnostischen u. therapeutischen Formen vorschreibt, sondern die partnerschaftliche Beziehung zwischen Therapeut u. Klient in den Vordergrund stellt; Voraussetzung für die Durchführung einer R. ist der unbedingte Heilwille des Klienten. Auch das Behandlungsziel soll vom Klienten allein bestimmt werden. Der Therapeut soll nur einen minimalen Aufwand an Diagnostik u. Therapie betreiben. Den Schwerpunkt bildet eine angestrebte Rollenänderung vom Kranken zum Gesunden im sozialen Feld bzw. im Erfahren u. Erleben des Alltags. Die Vermittlung von Vertrauen in die eigenen Fähigkeiten steht hierbei im Vordergrund. Wissenschaftlich umstrittenes Verfahren. Vgl. Selbstsicherheitstraining.

Rebirthing (engl. rebirth Wiedergeburt): von L. Orr entwickelte, der sog. New-Age-Szene angehörende spirituelle Form der Psychotherapie* mit speziellen Atemtechniken (z. B. Anregung zur Hyperventilation), Körperarbeit u. Meditation*; bei dieser umstrittenen Methode sollen körperliche u. spirituelle Erfahrungen gemacht werden durch das

Wiedererleben von prä- u. perinatalen Störungen; Ziel ist die Verarbeitung von durch das Geburtstrauma früh erlittenen Schmerzen. Ähnliche Ansätze verfolgen z. B. die prä- u. perinatale Psychologie, die im Geburtstrauma eine ontogenetische sog. Blockierung u. Dysregulation der Sozialenergie vermuten. Das R. zeigt einen Mangel an eigener Theorie u. klinischer Prüfung; zudem wird eine pauschale Pathologisierung des Geburtsvorgangs betrieben. Spirituelle u. religiöse Ideologien sowie unseriöse Ausbildungsbedingungen kennzeichnen derzeit das Umfeld. Vgl. Primärtherapie.

Recht|eck|strom: Stromart der niederfrequenten Impulsstrombehandlung, bestehend aus steil ansteigenden u. abfallenden Impulsen mit gleichbleibender Stromstärke während des Stromflusses; **Wirkung:** hyperämisierend u. analgetisch. Vgl. Elektrotherapie.

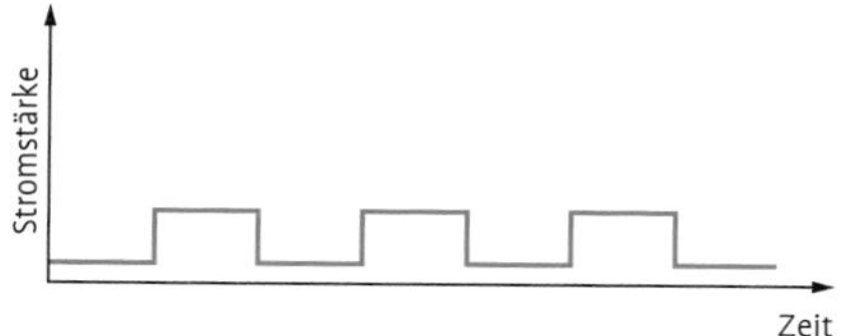

Rechteckstrom

Re|duktions|diät (lat. reductio Zurückführung; Diät*) *f*: umgangssprachl. Schlankheitsdiät; Sammelbez. für eine Vielzahl von Kostformen zur Reduktion des Körpergewichts*, die als wissenschaftlich fundiert, vertretbar bis hin zu unsinnig u. gefährlich zu bewerten sind (s. Tab.); **Formen: 1.** Diäten mit energiereduzierter Mischkost*: auf ernährungsphysiologischen Erkenntnissen basierend; auch längerfristig praktizierbar (z. B. Brigitte*-Diät, Brotdiät*); **2.** energiereduzierte, einseitige Mode- u. Crash-Diäten: meist nach dem Autor od. den bevorzugten Lebensmitteln bezeichnet; kurzfristig anwendbar, als Dauerkost aufgrund möglicher Mangelerscheinungen abzulehnen (z. B. Mayo*-Diät, Kartoffel*-Ei-Diät, Schroth*-Kur); **3.** kohlenhydratarme R.: fett- u. proteinreiche, energetisch unbegrenzte Diäten; ernährungsphysiologisch unhaltbar; aufgrund ihrer häufig extremen Nährstoffrelation auf Dauer gesundheitsschädlich (z. B. Atkins*-Diät, Punktediät*); **4.** Psychodiäten: die Erforschung der psychischen Ursachen von Übergewicht* stehen im Mittelpunkt; Einsatz von Bewusstseins- u. Verhaltenstraining sowie mentalen Übungen; häufig ganz ohne Anwendung ernährungstherapeutischer Maßnahmen; **5.** Formula- od. Pulverdiäten: Einnahme pulverisierter Nährstoffkonzentrate (vgl. Diät, bilanzierte), die den Anforderungen des § 14a der Diätverordnung entsprechen; Mangelerscheinungen unwahrscheinlich, jedoch kein Erlernen eines anderen Umgangs mit dem Essverhalten; zu Beginn einer Therapie für stark adipöse Personen evtl. sinnvoll (s. Adipositas); **6.** Gewichtsreduktionsprogramme: kommerzielle Programme mit dem Ziel einer bedarfsgerechten Ernährung u. langfristigen Ernährungsumstellung; Kombination von Ernährung, Verhaltenstraining, psychologischer Hilfestellung u. Bewegung; bei manchen Programmen als Einstieg Einsatz einer Formeldiät.

Reduktionsdiät Anforderungen an eine empfehlenswerte Reduktionsdiät
Deckung des Bedarfs an essentiellen Nährstoffen
reduzierter Energiegehalt im Bereich des Grundumsatzes (mindestens 5040 kJ bzw. 1200 kcal pro Tag)
Nährwertrelation: 15–20 % Eiweiß, 25–30 % Fett, 50–60 % Kohlenhydrate
reich an komplexen Kohlenhydraten und Ballaststoffen
langfristige Umstellung des Ernährungsverhaltens
langsame Gewichtsreduktion
ausreichender Sättigungseffekt
gute Praktikabilität
ausreichende Flüssigkeitszufuhr
regelmäßige körperliche Aktivität

Re|flex, aurikulo|kardialer (lat. reflectere, reflexus zurückbiegen) *m*: syn. Nogier*-Reflex.

Re|flex|test, vegetativer (↑) *m*: s. VRT-Vegatest.

Re|flex|zonen|massage (↑; Massage*) *f*: Massagetherapie, die mit speziellen Grifftechniken die reflektorischen Beziehungen von Körperdecke zu inneren Organen (kutaneoviszeraler Reflex, s. Abb. 1 u. Abb. 2 auf S. 318) nutzt, um diese zu beeinflussen; s. Bindegewebemassage, Colonmassage, Muskelreflexzonenmassage, Nervenpunktmassage, Periostmassage. Vgl. Fußreflexzonentherapie.

Re|flex|zonen|therapie (↑; Therapie*) *f*: syn. Reflextherapie; Reiztherapie an bestimmten Punkten u. Zonen der Körperoberfläche, die zu einer lokalen entzündungsähnlichen Reaktion bzw. Erregung von sensorischen Nervenfasern führt; die klinischen Symptome der Sensibilitäts-, Turgor- u. Tonusveränderungen u. die Lokalisation von reflektorischen Krankheitszeichen (s. Projektionssymptom) innerhalb der segmentalen Anatomie (unter Einbezug des gesamten segmental-regulatorischen Komplexes) sind für die praktische Durchführung besonders wichtig. Das Wirkungsprinzip stellen die neurophysiologischen Wechselbeziehungen (viszerokutane, kutiviszerale Segmentreaktionen, neurohumorale Reaktionen) zwischen Körperoberfläche u. inneren Organen od. auch Strukturen des Bewegungsapparats dar; diese sind klinisch-physiologisch beschreibbar, experimentell aber nur

R

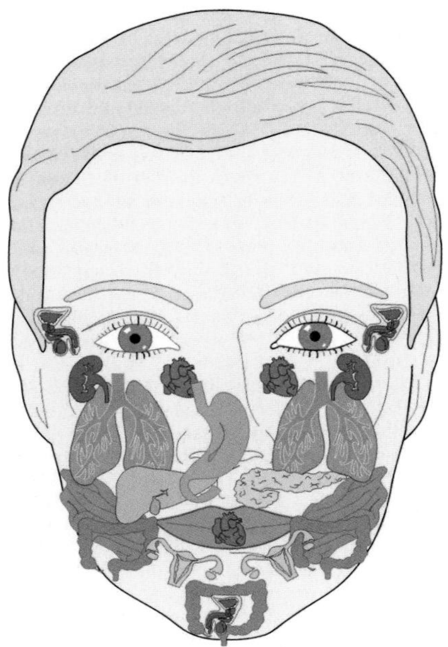

Reflexzonenmassage Abb. 1: Reflexzonen des Gesichts [7]

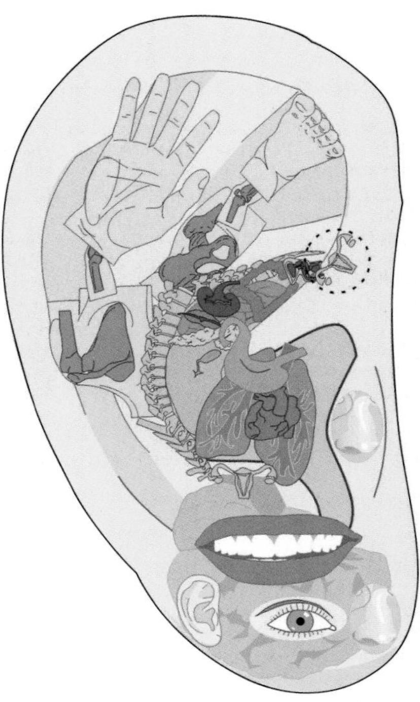

Reflexzonenmassage Abb. 2: Reflexzonen am Ohr [7]

z. T. aufgeklärt. **Formen:** Bindegewebemassage*, Colonmassage*, Fußreflexzonentherapie*, Nasenreflexzonentherapie*, Periostmassage*; **Anwendung:** Wirksamkeit bei prämenstruellem Syndrom, Kopfschmerzen u. Multipler Sklerose durch einige randomisierte kontrollierte Studien belegt; Hinweise auf positive Effekte zur Schmerzlinderung u. Entspannung in der adjuvanten u. palliativen Tumorbehandlung.

R

Reform|ernährung (lat. reformare umgestalten): eine aus der Ende des 19. Jahrhunderts entstandenen Lebensreformbewegung entwickelte Ernährungslehre; **Prinzip:** Wichtigste Grundziele sind eine möglichst einfache u. naturnahe Ernährung i. R. der Gesundheitskulturen der klassischen Diätetik u. der Lebensreform, Verbesserung der allgemeinen gesundheitlichen Verfassung, Eindämmung der Verbreitung ernährungsabhängiger Krankheiten u. Stärkung des individuellen Gesundheitsbewusstseins, Förderung biologisch-ökologischer Landwirtschaft u. der Ziele der präventiven Medizin; vorwiegend ovo-lakto-vegetabile Kost (s. Vegetarismus); Verwendung möglichst naturbelassener Lebensmittel mit höchstmöglichem Potential naturgegebener essentieller Nährstoffe u. niedrigem Verarbeitungsgrad, Verzehr von reichlich pflanzlicher Rohkost u. Vollgetreide, Bevorzugung von Nahrungsmitteln aus anerkannt ökologischer Landwirtschaft; Vermeidung energiereicher Lebensmittel, die keine essentiellen Nährstoffe enthalten (z. B. Zucker), sowie von Produkten aus Auszugsmehlen u. Konserven; **ernährungsphysiologische Bewertung:** als Dauerkost geeignet.

Reform|lebens|mittel (↑): Lebensmittel, die nach Ansicht der berufsständischen Organisationen der deutschen Reformhäuser dazu bestimmt sind, v. a. aufgrund eines hohen Gehalts an für die Ernährung des Menschen wichtigen natürlichen Ernährungsfaktoren u. Wirkstoffen od. aufgrund deren günstiger Zusammensetzung, der Gesundheitsvorsorge u. -pflege zu dienen; neben dem Gehalt an besonders hochwertigen Rohstoffen richten sich diese Anforderungen auch an eine schonende Be- u. Verarbeitung, Haltbarmachung u. Aufbewahrung. Eine lebensmittelrechtliche Definition existiert nicht.

Regel|an|omalien (gr. ἀνωμαλία Ungleichheit) *fpl*: s. Menstruationsstörungen.

Regena-Therapie (Therapie*) *f*: Kurzbez. für kausale Regena-Ganzheits-Zell-Regenerations-Therapie; von dem Biologen G. C. Stahlkopf begründete Therapie, bei der sog. Regenaplexe angewendet werden, bestehend aus homöopathischen Einzelmittelkombinationen, die durch „biomolekulare bis bioatomare Substanzumwandlung" eine bestimmte Regenerationskraft beinhalten sollen; dieser nicht näher bezeichnete Umwandlungsprozess soll dazu führen, dass verschiedene pathogene Substanzen zur Ausscheidung gebracht u. eine „echte" Regeneration eintreten soll. Es ist weder ein homöopathisches bzw. isopathisches Wirkungsprinzip noch ein substitutives Vorgehen erkennbar. Weitere Therapiekomponenten: Blut- u. Lymphentgiftung, organspezifische Tumormittel. Wissenschaftlich nicht belegtes Verfahren.

Re|generations|therapie (lat. regenerare von neuem hervorbringen; Therapie*) *f*: allgemeine Bez. für den Versuch, einem vorzeitigen od. altersbedingten Abbau von Zellen, Leistungsschwäche u. Vitalitätsverlust entgegenzuwirken bzw. vorzubeugen; z. B. Aslan*-Kur, Bogomoletz*-Verfahren, Wiedemann*-Kur, Zelltherapie*.

Re|generations|zell|therapie (↑; lat. cella Kammer, Raum; Therapie*) *f*: syn. Zelltherapie*.

Regional|an|ästhesie (lat. regio Gegend; gr. ἀναισθησία Unempfindlichkeit) *f*: s. Lokalanästhesie.

Regulation (lat. regula Richtschnur, Norm) *f*: eine auf Ausgleich einer Störung gerichtete Reaktion innerhalb eines selbststeuernden Systems; Regelung einer Stellgröße i. R. eines Regelkreises (z. B. R. der Körpertemperatur). Vgl. Funktionsdiagnostik, bioelektronische.

Regulations|dia|gnostik, bio|elektronische (↑; gr. διαγνωστικός fähig zu unterscheiden) *f*: s. Funktionsdiagnostik, bioelektronische.

Regulations|therapie (↑; Therapie*) *f*: syn. autoregulative Therapie; Therapie mit dem Konzept, besonders bei chronischen Krankheiten über einen Reiz od. eine Reizserie die natürlichen Regulationsvorgänge zu aktivieren u. eine Heilung od. Normalisierung gestörter Funktionen zu erreichen. Vgl. Adaptation, Reiz-Reaktionsprinzip.

Regulations|therapie, oro|faziale (↑; ↑) *f*: von dem argentinischen Arzt Rudolfo Castillo Morales entwickeltes therapeutisches Verfahren zur Behandlung von Patienten mit sensomotorischen Störungen im Bereich des Gesichts, Mundes u. Rachens, besonders bei Saug-, Kau-, Schluck- u. Sprechstörungen; Ziel der Behandlung ist die Anbahnung normaler od. annähernd normaler Bewegungsmuster, wobei das Kiefer- u. Kopfgelenk eine wesentliche Rolle spielen. Zum Einsatz kommen v. a. manuelle Techniken wie Berührung, Druck, Streichen, Zug u. Vibration. Vgl. Chiropraktik, Medizin, manuelle.

Regulations|thermo|graphie (↑; gr. θερμός Wärme, Hitze; γράφειν schreiben) *f*: syn. Thermoregulationsdiagnostik; Prüfung der Wärmeregulationsfähigkeit des Organismus; unterschieden werden folgende **Messverfahren: 1.** Kontaktthermographie: einzelne Temperaturmessungen durch elektronische Thermometer mit graphischer Darstellung; **2.** kontaktlose Thermographie: Abstandsthermographie mit graphischer Darstellung; **3.** Infrarotthermographie: mit Infrarotkameras aufgezeichnete Abstandsmessung der Wärmestrahlung; **4.** Flüssigkristallthermographie: Plattenthermographie, bei der temperaturabhängige Flüssigkristalle auf die Haut gelegt u. deren Farbveränderungen gemessen werden. **Untersuchungsbedingungen:** vergleichbare Untersuchungszeiten (am besten vormittags), kontrollierte Nahrungsaufnahme, nach Möglichkeit Medikamentenfreiheit, Entspannung, spezielle Messbedingungen. Die R. umfasst 2 Messungen: eine erste vor u. eine zweite nach einem standardisierten Abkühlungsreiz (z. B. zweite Messung 10 Min. nach dem Eintauchen der Hände in 17–18 °C kaltes Wasser od. erste Messung nach 30-minütigem Aufenthalt in einem Raum mit einer Temperatur von 21–23 °C, zweite Messung nach einem Kältereiz, z. B. nach Entkleiden des Patienten); aus der Differenz dieser beiden Werte ergeben sich diagnostische Hinweise. Man unterscheidet eine Regulationsstarre, eingeschränkte, normale u. überschießende Regulation. **Anwendung:** s. Diagnostik chronischer Irritationen; erfassbar sein sollen Hinweise auf eine chronische Irritation* sowie die Regulationsfähigkeit; als allgemeine Vorsorgeuntersuchung u. zur Therapiekontrolle u. Dokumentation des Therapieerfolgs anwendbar.

Re|habilitation (lat. re- wieder-, zurück; habilis passend, tauglich) *f*: **1.** (allgemein) Wiederherstellung, Eingliederung; **2.** Maßnahmen zur Vorbeugung bei bzw. zur Linderung od. Beseitigung von schweren gesundheitlichen (seltener auch bei sozial sehr erheblichen) Störungen; i. e. S. die medizinische, berufliche u. soziale Integration Behinderter od. von Behinderung bedrohter Menschen nach medizinisch-sozialer Voraussetzungen u. besonderer rehabilitationsrechtlicher typisierter Anspruchsgrundlagen (Rehabilitationsrecht) durch Rehabilitationsträger (Kranken-, Unfall-, Rentenversicherung, Kriegsopferversorgung u. -fürsorge, Bundesagentur für Arbeit, Kinder- u. Jugendhilfe, Sozialhilfe). Unterschieden werden Leistungen zur medizinischen R., Teilhabe am Arbeitsleben (berufliche R.) u. Teilhabe am Leben in der Gemeinschaft (soziale R.). R. basiert auf einem umfassenden, multidisziplinären Behandlungskonzept, u. a. mit ärztlicher u. psychologischer Betreuung. Vgl. Ergotherapie, Sporttherapie, Physiotherapie, Prävention.

Reibung: Technik der klassischen Massage*, bei der bestimmte Hautareale mit kräftigem Druck gerade od. kreisend (sog. Zirkelung*) gerieben werden (s. Abb. S. 320); **Wirkung:** hyperämisierend, wärmend.

Reiki (sprich ree ki) *n*: **1.** aus Japan stammende Bez. für eine universale Lebensenergie* od. die sog. Kraft der Sonne; **2.** Bez. für ein von dem japanischen Mönch Mikao Usui wiederentdecktes Behandlungsverfahren, durch das die Lebensenergie aktiviert, verstärkt bzw. übertragen werden soll mit dem Ziel, das Wohlbefinden zu stärken, Krankheiten vorzubeugen bzw. zu behandeln u. ein höheres Bewusstsein zu erlangen; die R.-Tech-

R

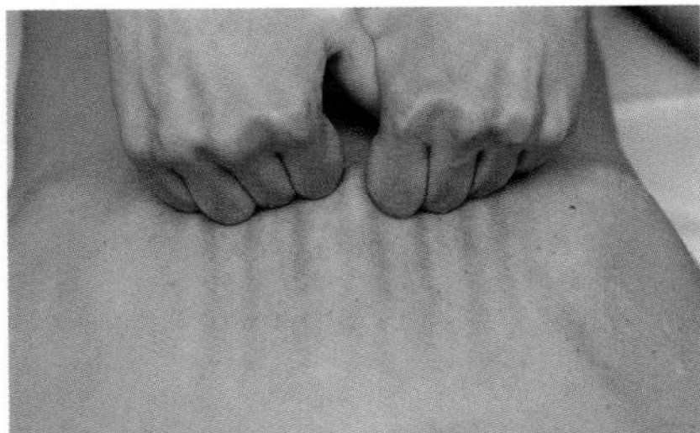

Reibung: Knöchelreibung mit deutlich hyperämisierender Wirkung [3]

nik besteht in einer Einstimmung u. Handauflegen* auf bestimmte Körperstellen (z. B. die Chakren*), denen dadurch Energie zugeführt werden soll. Eine weitere Technik soll die Sendung von Energie an entfernte Personen ermöglichen (z. B. Ferndiagnose*, Fernheilen*) sowie die Verbindung der individuellen Energie mit der kosmischen ermöglichen. **Anwendung:** zur Entspannung u. zum Stressabbau, bei einem breiten Spektrum von Erkrankungen, z. B. Schmerzen, Migräne. Obwohl die Grundlagen des Verfahrens weitgehend spekulativ sind, zeigen Metanalysen eine gewisse Wirksamkeit von Verfahren, die dem Reiki ähnlich sind, v. a. zur unspezifischen Verbesserung des Allgemeinbefindens.

Re|in|karnation (lat. re- zurück; carnis Fleisch) *f*: Wiederverleiblichung in einem erneuten Erdenleben, meist in einem anderen leiblichen Körper (Pflanze, Tier od. Mensch), die mit einer spirituellen Weiterentwicklung verbunden sein soll; Vorstellungen von R. finden sich z. B. im Hinduismus u. Buddhismus, in der Anthroposophie* (erneute Erdenleben als Mensch) aber auch in Okkultismus* u. Mystik*; sind meist mit der Vorstellung einer spirituellen Weiterentwicklung sowie dem Glaube an Gesetze des Karma* verbunden.

Reise|diar|rhö (Diarrhö*) *f*: Sammelbez. für Durchfallerkrankungen Reisender; **Ursache:** enterotoxinbildende E.-coli-Stämme (in ca. 50 % der Fälle), andere darmpathogene Bakterien u. Parasiten; Milieuwechsel, Diätwechsel, Klimaumstellung u. psychische Belastung begünstigen die Verschiebung der Darmflora; **Therapie: 1.** orale Substitution der Wasser- u. Elektrolytverluste durch Glukose- od. Saccharose-haltige Elektrolytlösungen; die i. d. R. leichte Symptomatik klingt meist nach einigen Tagen ab; **2.** ggf. symptomatische Behandlung mit Kohlepräparaten od. Kieselsäure; **3.** mikrobiologische Therapie*; **4.** Phytotherapie: Apfelpektin, Heilerde*; **traditionell** Zubereitungen aus Chamomilla, Potentilla erecta, Xysmalobium undulatum; **5.** Homöopathie: u. a. Zubereitungen aus Strychnos* nux-vomica, Okoubaka* aubrevillei, Veratrum* album. Bei andauernder od. schwerer Symptomatik ist eine gezielte bakteriologische u. parasitologische Stuhluntersuchung u. ggf. antibiotische Therapie erforderlich. **Prävention:** nur Aufnahme von gekochter Nahrung, geschälten Früchten u. abgekochtem od. desinfiziertem Wasser.

Reiten, therapeutisches: s. Hippotherapie.

Reiz: Stimulus; **1.** (physiologisch) physikalischer bzw. chemischer Prozess in der Umwelt od. dem Körperinneren, der im Organismus auf Rezeptoren wirkt u. bei Überschreiten einer Reizschwelle eine Erregung, Reaktion od. Wahrnehmung auslöst; vgl. Reiz- und Reaktionstherapie. **2.** (psychologisch) Bez. für einen Vorgang, der im Organismus eine Veränderung des psychischen Zustands bewirkt.

Reiz|blase: syn. überaktive Harnblase*.

Reiz|darm|syn|drom *n*: früher Colon irritabile, irritables Kolon, Reizkolon, spastisches Kolon; funktionelle Darmstörung mit charakteristischer Symptomkonstellation bei fehlendem Nachweis biochemischer od. struktureller Normabweichungen unter Verwendung routinemäßig verfügbarer Untersuchungsverfahren; **Symptom: 1.** abdominale Schmerzen wechselnder Intensität u. Lokalisation (vgl. Abdominalkrämpfe), oft in Beziehung zur Defäkation (meist Besserung nach Stuhlgang); **2.** veränderte Frequenz u./od. Konsistenz des Stuhls (oft Wechsel zwischen Obstipation* u. Diarrhö*) mit od. ohne Schleimabgang; **3.** mühsame Stuhlpassage, Gefühl der inkompletten Darmentleerung; **4.** vermehrte Blähungen* (s. Meteorismus, Flatulenz). Die Intensität der Beschwerden schwankt, nachts treten i. d. R. keine od. weniger Symptome auf. Die Beschwerden können unterschiedliche Ausprägungsgrade aufweisen (leicht bis schwer, kurzfristig bis langfristig, rezidivierend bzw. chronisch persistierend) u. treten häufig in Kombination mit anderen Beschwerden auf, z. B. mit Migräne*, Zyklusstörungen*, Herzpalpitationen (subjektive, oft unangenehme Empfindung verstärkter, meist beschleunigter Herzaktionen; s. Tachykardie). **Therapie: 1.** symptomatische Therapie nach prädominantem Symptom (Schmerz, Obstipation, Diarrhö, Meteorismus), keine Dauertherapie, ggf. Korrektur eines Laxanzienabusus; **2.** Tagebuch führen zur Identifikation von Trigger-Faktoren der Beschwerden, Ernährungstherapie* z. B. zur diätetischen Stuhlregulierung, ballaststoffreiche Diät; **3.** Autogenes* Training, Hydrotherapie* (Kurzwickel*, Lendenwickel*, Leibwaschung*), Massage* (z. B. Bauchdeckenmassage), Progressive* Muskelrelaxation; **4.** Psychotherapie* (z. B. Gesprächspsychotherapie*, kognitive Verhaltenstherapie*, Hypnotherapie*), psychotherapeutische Betreuung mit Förderung der körperlichen Aktivität; **5.** Phytotherapie: Zubereitungen aus Menthae* arvensis aetheroleum, Carum* carvi, Foeniculum* vulgare, Pimpinella* anisum; bei dyspeptischer Symptomatik Zubereitungen aus Gentiana* lutea, Centaurium* erythraea, Angelica* archangelica, Artemisia* absinthium, Cinchona* pubescens, Marsdenia* condurango (vorsichtig bei entzündlichen Darmerkrankungen); **6.** Homöopathie: u. a. Zubereitungen aus Schwefel*. Vgl. Somatisierungsstörung, Dyspepsie, funktionelle.

Reiz|körper|therapie (Therapie*) *f*: Therapieverfahren der Erfahrungsheilkunde* u. Naturheilkunde*, bei dem durch Anwendung autologer Substanzen (z. B. Eigenblut, Eigenurin) od. durch äußere Applikation hautreizender Substanzen (z. B. Crotonöl*, Artemisia-Arten, Cantharidin* u. a.) u. Verfahren (z. B. Baunscheidt*-Verfahren, Moxibustion*, Schröpfen*), darüber hinaus durch jeden Appliaktionsweg zahlreicher Substanzen mit meist schwach antigenen Eigenschaften heilende Effekte v. a. auf den Bewegungsapparat u. die Konstitution induziert werden sollen. Vgl. Immunmodulation, Nosode, Umstimmungstherapie.

Reiz|magen: s. Dyspepsie, funktionelle.

Reiz-Re|aktions|prinzip (Reaktion*) *n*: Abk. RRP; Bez. für den kausalen Zusammenhang von Reiz* u. darauf erfolgender Reaktion; die individuelle Fähigkeit des Organismus zur Reagibilität stellt die Grundlage von am RRP orientierten diagnostischen u. therapeutischen Maßnahmen dar. Vgl. Arndt-Schultz-Gesetz, Reiz- und Reaktionstherapie, Stimulationstherapie.

Reiz|streifen: Bez. für einen streifenförmigen Ortsbereich, auf welchem Rutengänger eine Reaktion, z. B. mit einer Wünschelrute*, erfahren; unterirdische Wasservorkommen werden von besonders erfahrenen Rutengängern anhand charakteristischer R. oft zuverlässig erkannt. Kreuzungen solcher Streifen können angeblich pathogene Eigenschaften aufweisen (s. Globalnetz). Zahlreiche Befunde stützen diese These, eine wissenschaftliche Beweisführung steht aber aus. Vgl. Geopathie, Radiästhesie.

Reiz|strom: syn. Impulsstrom*.

Reiz|überflutung: Methode der Verhaltenstherapie* bei Angst* od. Phobie*, die den Patienten massiv mit den angstauslösenden Reizen konfrontiert, um ein Verhalten der Angstvermeidung i. S. einer operanten Konditionierung zu verhindern bzw. eine Extinktion der angstbesetzten Reiz-Reaktionsverknüpfung zu erreichen; vgl. Desensibilisierung, systematische; Logotherapie; Therapie, rational-emotive; Verhaltenstherapie, kognitive.

Reiz- und Re|aktions|therapie (Reaktion*; Therapie*) *f*: Bez. für ein therapeutisches Prinzip in der Naturheilkunde, bei dem die therapeutische Maßnahme als unspezifischer Reiz verstanden wird, der den Organismus zur Regulation von Körperfunktionsstörungen i. S. einer Normalisierung anregt (funktionelle u. trophische Adaptation*); Voraussetzung dafür ist eine noch vorhandene Reaktionsfähigkeit des Organismus (s. Reiz-Reaktionsprinzip). Neben der Reizmodalität spielen in der R. Reizdauer, -intensität u. -frequenz ein große Rolle. Typische Reize sind kurzfristige Anwendungen von Wärme od. Kälte (s. Hydrotherapie), Bäder in Heilquellen, Klimawechsel, körperliches Training, diätetische Maßnahmen u. Reizkörpertherapie*. Vgl. Regulationstherapie.

Reiz|zentrum *n*: syn. chronisches Irritationszentrum*.

Reiz|zone *f*: s. Irritationszone.

Re|konvaleszenz, verzögerte (lat. reconvalescere erstarken, sich erholen) *f*: Verlängerung der letzten Phase einer Erkrankung bis zur Wiederherstellung der Gesundheit (restitutio ad integrum); **Symptom:** trotz ausklingender Krankheitserscheinungen weiterhin ausgeprägtes Krankheitsgefühl, Kreislaufbeschwerden, Schwäche, profuse Schweiße, Appetitlosigkeit*; **Therapie: 1.** leichte Vollkost*; **2.** Eigenbluttherapie*, Kneipp*-Therapie, orthomolekulare Medizin*, Sauerstofftherapie*; **3.** Phytotherapie: Ginseng (s. Panax, Eleutherococcus senticosus); **traditionell** Zubereitungen aus Acorus calamus, Gentiana lutea, Centaurium erythraea, Crataegus, Artemisia absinthium; **4.** Homöopathie: Zubereitungen aus Cinchona* pubescens, Veratrum* album.

Re|lations|patho|logie (lat. relatio Beziehung; Patho-*; -logie*) *f*: Bez. für eine von Gustav Ricker entwickelte Hypothese, wonach jedes Krankheitsgeschehen zu einer Funktionsänderung der Endstrombahn einer Region führt, die durch Ort u. Intensität des auslösenden Reizes bestimmt ist. Vgl. Ricker-Stufengesetz.

Re|laxation, post|iso|metrische (lat. relaxare entspannen) *f*: Abk. PIR; Technik der Physiotherapie* u. Methode der Manuellen Medizin*, um sog. reflektorische Weichteilphänomene (Muskelverkürzungen, myofaszialer Triggerpunkt) u. Muskelfehlspannung (meist Hypertonus) zu beeinflussen; dabei werden neurophysiologische Gesetzmäßigkeiten ausgenutzt, die besagen, dass auf eine Kontraktion eine Relaxation folgt. Die Anspannungsphase sollte 10 Sekunden, die Entspannungsphase 20 Sekunden dauern. **Anwendung:** bei Störungen kontraktiler Strukturen (bei Verlust der Kontraktilität), nicht bei Veränderungen des Bindegewebes.

Re|laxation, pro|gressive (lat. relaxare entspannen) *f*: s. Progressive Muskelrelaxation.

Remky-Test *m*: syn. Histamin-Bindehaut-Test (Abk. HBT); Verfahren zur Diagnostik* chronischer Irritationen; nach dem Einbringen von geringen Mengen hochverdünnten Histamins (1 : 5000) in den Konjunktivalsack kommt es bei einseitigen „Kopfherden“ auf der Seite des Herdes zu einer stärkeren Hyperämie der Konjunktivalgefäße als auf der unbelasteten Seite; wissenschaftlich umstrittenes Verfahren mit geringer Verbreitung.

Repertorisierung: Vorgehen bei der homöopathischen Arzneimittelwahl*, bei dem Patientensymptome in einem Repertorium* nachgeschlagen werden, um alle Arzneimittel, die diese Symptome in ihrem Arzneimittelbild* enthalten, aufzufinden; i. w. S. auch die Auswertung der gefundenen Einträge hinsichtlich der für diese Symptomenkombination ähnlichsten Arzneimittelbilder; Auswertungen können nach Schlüsselsymptomen*, Anzahl der abgedeckten Rubriken, Summe der Wertigkeiten u. weiteren Kriterien erfolgen. Wegen der prinzipiellen Unvollständigkeit von Materia* medica u. Repertorium* sowie der großen Diskrepanz der Anzahl bekannter Symptome verschiedener Arzneimittel ist jedes Repertorisierungsergebnis nur als Hinweis auf in Frage kommende Arzneimittel zu verstehen u. ist keine definitive Indikation für ein Arzneimittel.

Repertorium *n*: Verzeichnis von in der homöopathischen Arzneimittelprüfung* produzierten od. am Patienten geheilten Symptomen; Listen von Arzneimitteln sind in Rubriken zusammengefasst, deren Überschrift jeweils ein Symptom formuliert. Die Anordnung der Rubriken variiert je nach Werk u. Ansatz des Autors, wobei die Bedeutung eines Arzneimittels innerhalb der Rubrik durch eine Gewichtung (sog. Wertigkeit*) ausgedrückt wird. Wichtige Repertorien sind u. a. von Boger-Bönninghausen, Boericke u. am bedeutsamsten das von Kent, auf dessen Systematik auch die modernen erweiterten Repertorien, das Synthetische Repertorium u. das Complete Repertory, die auch in Computer-Versionen existieren, aufbauen. Vgl. Arzneimittellehre, homöopathische; Materia medica.

Rescue Remedy (engl. rescue Rettung; remedy Heilmittel): auch Notfalltropfen, Erste-Hilfe-Tropfen; Rezeptur in der Bach*-Blütentherapie, die eine Kombination verschiedener Blütenkonzentrate beinhaltet (Cherry Plum, Clematis, Impatiens, Rock Rose, Star of Bethlehem); durch R. soll die psychoenergetische Stabilität wiederhergestellt werden. **Anwendung:** bei plötzlich auftretenden unangenehmen Situationen, die Panik, Fluchtgefühl, Todesangst, Schock u. drohende Bewusstlosigkeit auslösen; Wirksamkeit wissenschaftlich nicht belegt; Hinweis auf unspezifische positive Wirkung zur Angstreduktion bei Prüfungskandidaten; **cave:** adjuvante Maßnahme, die nicht zu einer zeitlichen Verzögerung einer adäquaten medizinischen Diagnose u. Notfallversorgung führen darf.

Resina (lat.) *f*: Harz; fester od. zähflüssiger Ausscheidungsstoff von Pflanzen; **Einteilung** in Hart- (z. B. Colophonium), Weich- (auch Balsam; z. B. Terebinthina, Balsamum peruvianum), Gummi- u. fossiles Harz (z. B. Bernstein).

Re|sonanz|homöo|pathie (lat. resonare widerhallen; Homöopathie*) *f*: von H. W. Schimmel (1993) entwickelte Anwendung homöopathischer Medikamente nach Resonanzprinzipien, die gesunden Organen, Organ- u. Zellstrukturen sowie Mikroorganismen (Pilze, Viren) zugeordnet werden; durch Schwingungen der Zellmembrane sollen Toxine eliminiert u. Mikroorganismen zum Zerfall gebracht werden. **Anwendung:** Im Gegensatz zur klassischen Homöopathie* (mit Arzneibildern*) wird die R. nach funktioneller u. klinischer Diagnose angewendet. Anwendungsgebiete sind systemische Pilzerkrankungen, virale Infektionen u. chronische Vergiftungen, wenn andere Maßnahmen erfolglos sind. Behandlung mit 13 Organkomplexen u. 9 Spezialitäten, die vorwiegend aus 1–3 homöopathischen Einzelmitteln in Potenzakkorden (z. B. D6 u. D12) bestehen.

Re|sonanz|therapie, dia|gnostische (↑; Therapie*) *f*: Abk. DRT; von dem Ingenieur F. Ochsenreither entwickeltes diagnostisches u. therapeutisches Verfahren, das den menschlichen Organismus als Resonanzkörper benutzt; der Patient erhält eine Elektrode u. wird mit einem sog. Jentikal-Hydro-Potenzierer verbunden, der die Symptomübertragung intensivieren soll. Die zweite Elektrode (sog. Abstrahlungselektrode) hält der Behandler in der Hand, der nun verstärkt die elektromagnetischen sog. Informationen des Patienten erhalten u. die Symptome empathisch i. S. der Resonanz mitfühlen soll. Dies führt zur Übertragung von Schmerz u. diversen Empfindungen (z. B. Geruch, Geschmack) auf den Therapeuten, der gleichzeitig mit Hilfe eines Medikamententests (durch sog. Erfühlen des richtigen Arzneimittels) eine Symptomerleichterung bzw. ein Verschwinden der Übertragungsphänomene bei sich selbst erreichen soll. Der zusätzliche Gebrauch einer sog. Lecher-Antenne als Schleifenresonanzkörper soll die Diagnostik spezifischer Frequenzwerte von Schadstoffen erleichtern. Die therapeutische Gabe der gefundenen Medikamente als potenzierte Isotherapeutika (s. Isopathie) stellt die Behandlungsbasis dar. Für Indikation u. Kontraindikation werden vom Autor keine Angaben gemacht. Wissenschaftlich spekulatives Verfahren ohne klinischen Wirksamkeitsnachweis.

Re|sorption (lat. resorbere wieder einschlürfen) *f*: **1.** Aufnahme von Stoffen (z. B. Nährstoffe, Medikamente) über die Haut od. Schleimhaut (Magen-Darm-Trakt, Atmungsorgane) od. aus Geweben in die Blut- od. Lymphbahn; **2.** aktiver od. passiver Vorgang zur Rückgewinnung (Reabsorption) von Wasser u. vielen organischen Substanzen aus dem Primärharn der Nierentubuli in die peritubulären Kapillaren.

RET: Abk. für **r**ational-**e**motive **T**herapie*.

Retinal *n*: s. Vitamin A.

Retinol *n*: s. Vitamin A.

Rettich: s. Raphanus sativus.

Revici-Krebs|kontrolle *f*: auch Lipidtherapie, Chemotherapie nach biologischen Grundsätzen; schulmedizinisch nicht anerkanntes Verfahren nach E. Revici zur Krebstherapie; beruht auf der Annahme, dass Krebs* durch ein Ungleichgewicht zwischen anabolen od. konstruktiven u. katabolen od. destruktiven Körperprozessen entsteht. Die Beurteilung des Gleichgewichts basiert auf der Ermittlung des spezifischen Gewichts, des pH-Werts u. der Oberflächenspannung von Urinproben. Lipidalkohole, Zink, Eisen u. Coffein werden den anabolen u. Fettsäuren, Schwefel, Selen u. Magnesium den katabolen Prozessen zugeordnet. Zur

Stärkung der körpereigenen Krebsbekämpfungsfähigkeit werden jeweils die fehlenden Substanzen für den Wiederaufbau der biochemischen Balance verabreicht.

Review, systematische *f*: syn. systematische Übersichtsarbeit; systematische Zusammenfassung mehrerer wissenschaftlicher Studien zu einem genau bezeichneten medizinischen Thema. Vgl. Metaanalyse, N=1-Studie, Outcome-Studie, Studie, randomisierte klinische.

Rhabarber: s. Rheum palmatum.

Rhamnus catharticus L. *m*: Kreuzdorn, Echter Purgier-Kreuzdorn; Strauch aus der Familie der Rhamnaceae (Kreuzdorngewächse); **Arzneidroge:** Früchte (Rhamni cathartici fructus, Kreuzdornbeeren); **Inhaltsstoffe:** Anthranoide (1,8-Dihydroxyanthracenderivate); **Wirkung:** laxierend, peristaltikanregend; **Verwendung:** flüssige u. feste Darreichungsformen nach **Kommission E** bei Obstipation; **traditionell** bei Erkrankungen, bei denen eine leichte Defäkation erwünscht ist (Analfissuren, Hämorrhoiden, zur Vorbereitung von diagnostischen Eingriffen im Magen-Darm-Bereich); **Dosierung:** Tagesdosis 20–30 mg Hydroxyanthracenderivate in Fertigarzneimitteln; Wirkungseintritt nach 6–12 Stunden; Hinweis: Teeaufgüsse sind schlecht verträglich; die Anwendungsdauer ist auf 1–2 Wochen zu beschränken; **Nebenwirkungen:** bei höherer Dosierung krampfartige Magen-Darm-Beschwerden; bei chronischem Gebrauch Elektrolytverluste (insbesondere Kalium), dadurch Muskelschwäche u. Störung der Herzfunktion möglich, Albuminurie, Hämaturie; nach Absetzen reversible Melanosis coli; **Kontraindikation:** Ileus, akute entzündliche Darmerkrankungen, Morbus Crohn, Colitis ulcerosa, Appendizitis, abdominale Schmerzen unbekannter Ursache, Schwangerschaft u. Stillzeit, Kinder unter 12 Jahre; **Wechselwirkung:** bei Langzeitanwendung durch Kaliummangel Verstärkung der Wirkung von Herzglykosiden sowie Beeinflussung der Wirkung von Antiarrhythmika möglich.

Rhamnus frangula L. *m*: Frangula alnus; Faulbaum; Strauch aus der Familie der Rhamnaceae (Kreuzdorngewächse); **Arzneidroge:** nach dem Abschälen mindestens 1 Jahr gelagerte bzw. künstlich gealterte Rinde (Frangulae cortex, Faulbaumrinde); **Inhaltsstoffe:** enthalten sein müssen mindestens mindestens 6% Hydroxyanthracenderivate (berechnet als Glucofrangulin A) u. Aglykone (Frangula-Emodin, Chrysophanol, Physcion); **Wirkung:** aktive Sekretion von Wasser u. Elektrolyten in das Darmlumen sowie Hemmung ihrer Rückresorption; im Colon abführend, antiabsorptiv; **Verwendung:** nach **Kommission E** bei Obstipation, Erkrankungen, bei denen eine leichte Defäkation erwünscht ist; **traditionell** bei Hämorrhoiden, Gallenkolik; **Dosierung:** Tagesdosis 20–30 mg Hydroxyanthracenderivate; die individuell korrekte Dosis ist diejenige, bei der gerade eben weichgeformte Stühle auftreten. Die Einnahmedauer ist auf 1–2 Wochen zu beschränken, eine Daueranwendung kann zur Verstärkung der Darmträgkeit führen; **Nebenwirkungen:** in Einzelfällen krampfartige Magen-Darm-Beschwerden; bei chronischem Gebrauch Elektrolytverluste (v. a. Kalium), dadurch Verstärkung der Obstipation, möglicher Muskelschwäche u. Störung der Herzfunktion, insbesondere bei gleichzeitiger Einnahme von Herzglykosiden, Diuretika u. Nebennierenrindensteroiden; Albuminurie, Hämaturie, reversible Pseudomelanosis coli; **Kontraindikation:** Ileus jeder Ursache, akut entzündliche Darmerkrankungen, Morbus Crohn, Colitis ulcerosa, Appendizitis, Bauchschmerzen unklarer Ursache, bei Kindern unter 12 Jahren, Schwangerschaft u. Stillzeit; **Wechselwirkung:** bei chronischem Gebrauch durch Kaliummangel mögliche Verstärkung der Wirkung von Antiarrhythmika; Herzglykoside, Diuretika, Glycyrrhiza glabra u. Nebennierenrindensteroide können die Kaliumverluste verstärken; **Homöopathie:** Verwendung der frischen Rinde z. B. bei saurer Diarrhö.

Rhamnus purshiana DC. *m*: Amerikanischer Faulbaum; Baum aus der Familie der Rhamnaceae (Kreuzdorngewächse); **Arzneidroge:** Rinde (Rhamni purshianae cortex, Cascararinde, Amerikanische Faulbaumrinde); **Inhaltsstoffe:** 1,8-Dihydroxyanthracenderivate (Cascaroside); **Verwendung:** s. Rhamnus frangula.

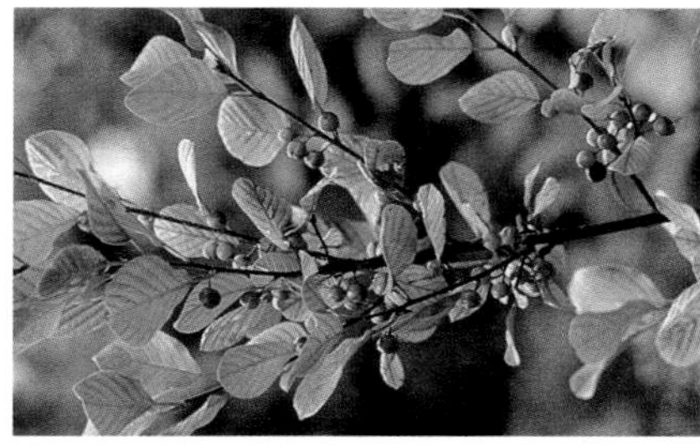

Rhamnus purshiana: Frucht [1]

Rhei radix *f*: s. Rheum palmatum.

Rheumatismus (gr. ῥευματισμός Fließen, Strömen) *m*: umgangssprachl. Rheuma; ungenaue u. veraltete Bez. für Beschwerden am Bewegungsapparat mit fließenden, reißenden u. ziehenden Schmerzen.; s. Erkrankungen des rheumatischen Formenkreises.

Rheum palmatum L. *n*: Rheum officinale Baillon; Medizinalrhabarber, Rhabarber; Staude aus der Familie der Polygonaceae (Knöterichgewächse); **Arzneidroge:** unterirdische Teile (Rhei radix, Rhabarberwurzel); **Inhaltsstoffe:** mindestes 2,5% Anthranoide vom O-Glykosidtyp (Rhein- u. Physciontyp), ca. 5% Gallotannine, Catechingerbstoffe, Pektine, bis zu 3% Flavonoide; **Wirkung:** laxierend, hydragog; **Verwendung:** geschnittene Droge, Drogenpulver, Trockenextrakte für verschiede-

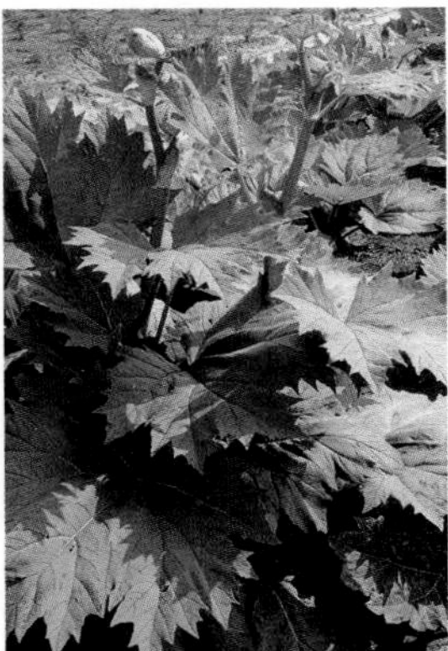

Rheum palmatum L.: Pflanze [2]

ne galenische Zubereitungen; nach **Kommission E** bei Obstipation; außerdem bei Erkrankungen, bei denen eine leichte Defäkation erwünscht ist (Analfissuren, Hämorrhoiden), nach rektal-analen operativen Eingriffen); **Dosierung:** Tagesdosis 20–30 mg Hydroxyanthracenderivate, berechnet als Rhein; Anwendungsdauer maximal 2 Wochen; **Nebenwirkungen:** in Einzelfällen krampfartige Magen-Darm-Beschwerden; bei längerer Anwendung Elektrolytverluste (insbesondere Kalium) mit dadurch möglicher Muskelschwäche u. Störung der Herzfunktion, Albuminurie, Hämaturie, reversible Melanosis coli; Dauereinnahme kann zu Verstärkung der Darmträgheit führen. **Kontraindikation:** Ileus jeder Genese, akute entzündliche Darmerkrankungen, Enteritis regionalis Crohn, Colitis ulcerosa, Appendizitis, abdominale Schmerzen unbekannter Ursache, Kinder unter 12 Jahren, Schwangerschaft u. Stillzeit; **Wechselwirkung:** bei Kaliummangel Verstärkung der Wirkung von Herzglykosiden sowie Beeinflussung der Wirkung von Antiarrhythmika möglich; Kaliumverluste können durch Thiaziddiuretika, Nebennierensteroide u. Süßholzwurzel verstärkt werden. **Homöopathie:** bewährte Indikation bei saurer Diarrhö u. Zahnungsdiarrhö.

Rhinitis (gr. ῥίς, ῥινός Nase; -itis*) *f*: Koryza, Schnupfen; oberflächliche Entzündung der Nasenschleimhaut; häufig afebril od. subfebril verlaufend, nach einem trockenen Vorstadium (allgemeines Krankheitsgefühl, Brennen u. Kitzeln in Nase u. Rachen, Niesreiz) auftretend; **Formen: 1.** akute Rh.: zunächst seröse, später meist schleimig-eitrige Sekretion; Erreger: v. a. Rhinoviren, aber auch zahlreiche andere Viren; häufig Initialsymptom anderer Infektionskrankheiten (u. a. bei Masern, Grippe*, Keuchhusten*); **2.** chronische Rh. (od. Rhinopathie): länger dauernde Irritations- bzw. Entzündungszustände aufgrund einer Volumenzunahme (Hyperämie u. Ödem od. Hypertrophie) der Schleimhaut v. a. im Bereich der Nasenmuscheln mit Behinderung der Nasenatmung; Ursachen: z. B. rezidivierende Entzündungen, Nasenfremdkörper, Nasentumoren, chemische od. physikalische Noxen, endokrinologische Erkrankungen; **3.** allergische Rh.: s. Pollinosis. **Therapie: 1.** Sympathomimetika (z. B. Ephedrin; s. Ephedra sinica); **2.** Phytotherapie: Inhalation mit Menthae* arvensis aetheroleum u. Chamomilla* recutita; **traditionell** Zubereitungen aus Euphrasia rostkoviana, Chamaemelum nobile, Origanum majorana; **3.** Homöopathie: Zubereitungen aus Arsen*, Kalium* bichromicum (Schleim zeiht Fäden), Strychnos* nux-vomica, Pulsatilla* pratensis, Luffa* operculata, Natrium* chloratum, Allium* cepa.

Rhizom (gr. ῥίζα Wurzel) *n*: Abk. Rhiz.; Wurzelstock, Erdspross von Pflanzen mit Speicherfunktion, der sich zu Knollen od. Rüben entwickeln kann; in der neuen pharmazeutischen Nomenklatur für Arzneidrogen wird die Bez. des Pflanzenteils hinter den Pflanzennamen gestellt (z. B. Zingiberis rhizoma; früher vorangestellt, z. B. Rhizoma Zingiberis); vgl. Radix.

Rhododendron ferrugineum L. *n*: (Rostblättrige) Alpenrose, Almrausch; immergrüner Strauch aus der Ericaceae (Heidekrautgewächse); **Arzneidroge:** getrocknete Laubblätter (Rhododendri ferruginei folium); **Inhaltsstoffe:** Diterpene (Acetylandromedol), Phenylbutanderivate (Rhododendrol, Rhododendrin), Triterpene (Ursolsäure, Friedelinderivate); **Verwendung:** Teeaufguss **traditionell** bei Hypertonie, rheumatischen Beschwerden, Arthrose u. Ischialgie; außerdem bei Trigeminusneuralgie u. Migräne; die Wirksamkeit bei den beanspruchten Anwendungsgebieten ist nicht belegt; aufgrund der möglichen Risiken ist eine therapeutische Anwendung nicht vertretbar; **Nebenwirkungen:** bei Überschreiten der Tagesdosis (5–6 g) Erbrechen mit Durchfall u. starker Benommenheit; nach Verzehr von acetylandromedolhaltigem Honig Erbrechen, Durchfall, Schmerzen u. Krämpfe im Magen-Darm-Bereich; **Homöopathie:** Zubereitungen aus Rhododendron chrysanthum (kleines Mittel) z. B. bei Erkrankungen des rheumatischen Formenkreises, Neuralgien, die sich bei herannahendem Gewitter verschlechtern.

-rhö: auch -rhoe, -rhoea, -rhe; Wortteil mit der Bedeutung Fließen, Strömung, Flut; von gr. ῥοή.

Rhois aromatica *n*: s. Rhus aromatica.

Rh-Tinktur *f*: in der Anthroposophischen Medizin* verwendeter wässriger, fermentierter Heilpflanzenextrakt, der bei unterschiedlichen Temperaturen (4 °C/37 °C) zeitweise rhythmisch (rh) geschüttelt wird; Herstellung nach APC*.

Rhus aromatica Ait. *m*: Rhois aromatica L., Rhus canadensis L.; Gewürzsumach; Baum aus der Familie der Anacardiaceae (Sumachgewächse); **Arzneidroge:** Gewürzsumachwurzelrinde (Rhois aromaticae radicis cortex); **Inhaltsstoffe:** Gallussäurederivate, Orcin-β-D-glucosid, ätherisches Öl; **Wirkung:** bakteriostatisch, antiphlogistisch; **Ver-**

wendung: **traditionell** bei überaktiver Harnblase, entzündlichen Erkrankungen der ableitenden Harnwege; **Dosierung:** 3-mal täglich 1 TL Drogenpulver mit 150 ml Wasser aufkochen; 3-mal täglich 1800–3600 mg wässriger Trockenextrakt; die Droge ist Bestandteil von Kombinationspräparaten; **Nebenwirkungen:** keine bekannt; **Kontraindikation:** keine bekannt; **Wechselwirkung:** keine bekannt.

Rhus toxico|dendron *m*: s. Toxicodendron quercifolium.

Rhythmen, bio|logische (gr. ῥυθμός Gleichmaß, Takt) *m pl*: rhythmische Phänomene, denen vom Einzeller bis zum Menschen alle Lebewesen u. alle Organisationsebenen, vom subzellulären Niveau bis zu Organsystemen, unterliegen; die Periodenlängen b. Rh. umfassen die Spanne von Millisekunden bis Jahren u. werden durch exogene (z. B. Tagesperiodik des Sonnenlichts, Jahreszeiten) u. endogene Taktgeber, sog. innere Uhren (z. B. Hormone), gesteuert. Unterschieden werden **1.** zirkadiane Rhythmen (Tagesrhythmen): z. B. Körpertemperatur, Schlaf-Wach-Rhythmus, Serotoninproduktion; **2.** ultradiane Rhythmen (Rhythmendauer <24 Stunden): z. B. Herzschlag, Atemfrequenz, Aktionspotential; **3.** infradiane Rhythmen (Rhythmendauer >24 Stunden): z. B. Menstruationszyklus. Am intensivsten wurden die rhythmischen Abläufe im menschlichen Organismus während eines Tag-Nacht-Zyklus (24 Stunden) sowie zirkadiane Schlaf-Wach-Störungen bei z. B. Schicht- od. Nachtarbeitern untersucht. I. R. chronobiologischer Aspekte der Schlafmedizin werden auch Therapieformen wie z. B. die Lichttherapie eingesetzt. Vgl. Biorhythmus, Chronobiologie.

Ribes nigrum L. *n*: Schwarze Johannisbeere; Strauch aus der Familie der Grossulariaceae (Stachelbeergewächse); **Arzneidroge:** während od. kurz nach der Blüte gesammelte u. getrocknete Blätter (Ribis nigri folium, Schwarze Johannisbeerblätter); **Inhaltsstoffe:** 0,5 % Flavonolglykoside (besonders Isorhamnetin-, Myricetin- u. Quercetinglykoside), ätherisches Öl, Anthocyane, Diterpene; **Wirkung:** diuretisch (aquaretisch) schwach saliuretisch; **Verwendung:** zerkleinerte Teedroge als Teeaufguss nach ESCOP* unterstützend bei rheumatischen Beschwerden; **traditionell** zur Erhöhung der Harnmenge i. R. einer Durchspülungstherapie bei bakteriellen u. entzündlichen Erkrankungen der ableitenden Harnwege u. präventiv bei Nierengrieß; **Dosierung:** mehrmals täglich Teeaufguss aus 1 gehäuftem TL Droge; **Nebenwirkungen:** keine bekannt; **Kontraindikation:** keine bekannt; **Wechselwirkung:** keine bekannt.

Ribo|flavin *n*: syn. Vitamin* B_2.

Ricin *n*: Phytotoxin (Lectin) aus den Samen von Ricinus communis; Aufnahme in die Zelle durch Endozytose, Anlagerung an Ribosomen u. Hemmung der Proteinsynthese; tödliche Vergiftungen bei Verzehr schon weniger Samen; nicht enthalten in kalt gepresstem Rizinusöl*.

Ricini oleum *n*: s. Rizinusöl.

Ricinus com|munis L. *m*: Christuspalme, Rizinus; Pflanze aus der Famile der Euphorbiaceae (Wolfsmilchgewächse); **Arzneidroge:** s. Rizinusöl.

Ricker-Stufen|gesetz (Gustav R., Pathologe, 1870–1940): Bez. für ein von Ricker 1924 i. R. seiner Relationspathologie* beschriebenes Gesetz, das sich mit dem regelhaften Einfluss des Nervensystems auf die Endstrombahn u. damit auf die Gewebe befasst; das Reaktionsverhalten der terminalen Strombahn auf ein Reize wird in 3 Stufen eingeteilt: **1.** Gefäßdilatation u. Kreislaufbeschleunigung (helle Rötung) durch schwache Reize; **2.** Verengung der Gefäße u. in Folge Ischämie (Blässe) durch mittlere Reize; **3.** rote Stase mit Austritt von Blutzellen bis hin zur Nekrose, Abszessbildung (entzündliche Hyperämie, Exsudation mit Bläschenbildung, Dauerstase mit Nekrose) durch starke bis stärkste Reize. Wissenschaftlich nur noch von historischer Bedeutung.

Rieth-Kost: s. Anti-Pilz-Diät.

Ringel|blume: s. Calendula officinalis.

Ritter|sporn: s. Delphinium consolida.

Rizinus|öl: Ricini oleum; durch kalte Pressung der geschälten Samen von Ricinus* communis gewonnenes fettes Öl von hoher Viskosität, das in Ethanol löslich ist; **Inhaltsstoffe:** fettes Öl mit mindestens 80 % Tririzinolein (Ricinolsäure), Öl-, Linol-, Palmitin-, Stearinsäure; die starken Giftstoffe Ricin* u. Ricinin werden zu 100 % entfernt. **Wirkung:** laxierend, antiabsorptiv, hydragog; **Verwendung:** direkt od. abgefüllt in Weichgelatinekapseln bei akuter u. habitueller Obstipation, Erkrankungen, bei denen eine leichte Defäkation erwünscht ist (Analfissuren, Hämorrhoiden, nach rektal-analen operativen Eingriffen); **Dosierung:** Erwachsene 1–2 EL bzw. 4–6 g in Kapseln, Kinder bis 2 Jahre täglich 1–5 ml, Kinder ab 2 Jahren 5–15 ml; Anwendungsdauer maximal 2 Wochen; **Nebenwirkungen:** in Einzelfällen krampfartige Magen-Darm-Beschwerden; bei längerer Anwendung kann es zu Elektrolytverlusten kommen. **Kontraindikation:** Ileus jeder Genese, akute entzündliche Darmerkrankungen, Enteritis regionalis Crohn, Colitis ulcerosa, Appendizitis, abdominale Schmerzen unbekannter Ursache; Kinder unter 12 Jahren; Schwangerschaft, Stillzeit; **Wechselwirkung:** Arzneimittel mit einer geringen therapeutischen Breite nicht gleichzeitig einnehmen (Abschwächung od. Verstärkung ihrer Wirksamkeit).

Robinia pseudo|acacia L. *f*: Robinie, Falsche Akazie; Pflanze aus der Familie der Fabaceae (Leguminosae, Hülsenfrüchtler); **Arzneidroge:** Rinde; **Inhaltsstoffe:** Rinde: Lektine (Robin, Phasin), Glykosid Syringin, Gerbstoff, Harz; **Homöopathie:** Zubereitungen aus der frischen Rinde junger Zweige, bewährte Indikation bei Hyperazidität.

Robinie: s. Robinia pseudoacacia.

Roeder-Methode (Heinrich R., Arzt, Elberfeld, 1866–1918) *f*: Verfahren zur Reizbehandlung der Tonsillen; **Durchführung:** Die Behandlung erfolgt in 4 Schritten: **1.** massierende Absaugung der Gaumenmandeln (mit Glasglocke); **2.** arzneiliche Wischmassage der Rachenmandeln; **3.** arzneiliche Wischmassage der beiden unteren Nasengänge mit einem wattetragenden Häkchen, Finger od. einer Knopfsonde; **4.** Bestäuben der Tonsillen mit Kaffeekohle od. Aufbringen einer Echinacea- od. H_2O_3-Lösung; Vorsicht bei der technischen Durchführung (Verletzungsgefahr). **Wirkung:** lokale Lymphdrainageeffekte von bakteriellen Toxinen; die anatomischen Beziehungen der Tonsillen u. Nasenschleimhaut zu Hypophyse, Zwischenhirn u. vegetativem Nervensystem sollen die neurohumoralen u. vegetativ-reflexiven Fernwirkungen der R.-M. erklären; **Anwendung:** bei chronischen Entzündungen des Nasenrachenraums, während der Fastentherapie zur Steigerung der Ausleitung, bei Ekzemen, Otitis media, Acne vulgaris, Prostatitis, Erkrankungen des rheumatischen Formenkreises, chronischer Infektneigung der oberen Atemwege u. a.; **Kontraindikation:** Verletzungen im Manipulationsbereich. Wissenschaftlich nicht gesichertes Verfahren. Vgl. Nasenreflexzonentherapie.

Roemheld-Syn|drom (Ludwig R., Internist, Gundelsheim, 1871–1938) *n*: syn. gastrokardialer Symptomenkomplex; v. a. bei Männern vorkommende Verlagerung des Herzens nach oben rechts infolge Zwerchfellhochstands (meist links) durch geblähten Magen od. Darm; **Symptom:** Herzbeschwerden (evtl. bis zu Angina* pectoris), Extrasystolen, Magenschmerzen, Übelkeit; **Therapie: 1.** Akupunktur*, Fasten*, Kneipp*-Therapie, mikrobiologische Therapie*, Schröpfen*, Vollwerternährung*; **2.** Phytotherapie: Menthae* arvensis aetheroleum; **traditionell** Zubereitungen aus Pimpinella anisum, Foeniculum vulgare, Carum carvi, Melissa officinalis; **3.** Homöopathie: Zubereitungen aus Argentum* nitricum, Holzkohle*, Strychnos* nux-vomica.

Roggen|pollen|ex|trakt *m*: Pollinis siccum extractum; Bez. für einen Pollenextrakt, der zu über 90 % aus Pollen von Roggen (Secale cereale L.) u. maximal 10 % Pollen von Wiesen-Lieschgras (Phleum pratense L.) u. Mais (Zea mays) besteht; **Inhaltsstoffe:** α-Aminosäuren, Phytosterole, Kohlenhydrate, Fettsäuren u. deren Ester; **Wirkung:** antikongestiv, antiphlogistisch, spasmolytisch; **Verwendung:** Fertigarzneimittel in Form von Kapseln bei Miktionsbeschwerden bei Prostataadenom (Stadium I–II nach Alken), abakterielle Prostatitis; **Dosierung:** Tagesdosis 80–120 mg Gesamtextrakt, Wirkungseintritt frühestens nach 3 Monaten; **Nebenwirkungen:** sehr selten leichte Magen-Darm-Beschwerden, allergische Hautreaktionen; **Kontraindikation:** keine bekannt; **Wechselwirkung:** keine bekannt.

Roh|kost: syn. Frischkost; Bez. für alle in unerhitzter Form verzehrfähigen u. genießbaren pflanzlichen u. z. T. auch tierischen Lebensmittel; Bestandteil einer ausgewogenen Mischkost* in Form von rohen Salaten, frischem Obst, frisch gepressten Säften, Nüssen, Vorzugsmilch u. a.

Roh|kost-Ernährung: Sammelbez. für verschiedene alternative Ernährungsformen* mit Verzehr von unerhitztem Gemüse, Obst, Nüssen, Samen u. Keimlingen u. weitgehendem od. völligem Verzicht auf gekochte Nahrung zur Gesunderhaltung, Erlangung eines längeren Lebens sowie Heilung u. Vorbeugung von Krankheiten; Unterschiede bestehen im Ausmaß des Rohkost-Anteils u. in der

Rohkost-Ernährung

Ausrichtung	Bezeichnung	Begründer
vegan		
mit Obst- und Gemüseanteil	Fit for Life	Harvey und Marilyn Diamond
	Vital-Ernährung	Jamila Peiter
	Urgesetz der natürlichen Ernährung	Walter Sommer
	Natürlicher Weg zur strahlenden Gesundheit	Norman Walker
	Harmonische Ernährungslehre	Devanando O. Weise
mit hohem Obstanteil	Schleimfreie Heilkost	Arnold Ehret
	Leben ohne Kochtopf	Helmut Wandmaker
mit hohem Kräuteranteil	Die Urmedizin	Franz Konz alias Chrysostomos
ovo-lakto-vegetabil	Waerland-Kost	Are Waerland
	Natural Hygiene	Herbert Shelton
mit Fleischverzehr	Die Kraftquelle Rohkost	Leslie und Susannah Kenton
	Instinktotherapie	Guy-Claude Burger
	Essbare Gesundheit	Michael Lukas Möller

Nahrungszusammensetzung, insbesondere im Hinblick auf Fleisch u. Milch(-produkte), Obstanteil u. Flüssigkeitsmenge; **Einteilung:** s. Tab.; **1.** vegane R.-E: **a)** mit überwiegendem Obst- u. Gemüseanteil; **b)** mit überwiegendem Obstanteil; **c)** mit hohem Kräuteranteil; **2.** ovo-lakto-vegetabile R.-E.; **3.** R.-E. mit Verzehr von rohen tierischen Lebensmitteln (Fleisch, Eier u. Insekten); umfasst auch die Instinktotherapie*. **Ernährungsphysiologische Bewertung:** Aufgrund der unzureichenden Versorgung mit bestimmten Nährstoffen ist eine reine R.-E. auf Dauer nicht zu empfehlen. Dies gilt besonders für Schwangere, Stillende, Kinder u. ältere Menschen. Eine große Zahl der Theorien ist nach dem Stand der Wissenschaft nicht haltbar; zu einigen besteht derzeit weder ein Beweis noch Gegenbeweis. Vgl. Vegetarismus.

Roh|milch: Milch, die weder erhitzt noch in einer Molkerei bearbeitet, sondern lediglich nach dem Melken gefiltert u. gekühlt wird; wegen evtl. vorhandener Krankheitserreger darf R. nur unter besonderen Bedingungen direkt vom Erzeugerbetrieb im sog. Ab-Hof-Verkauf abgegeben werden. **Vorzugsmilch** ist die einzige Milchsorte, die als unbehandelte R. in den Handel gebracht werden darf; sie unterliegt strengen amtlichen u. tierärztlichen Hygienekontrollen. Das Infektionsrisiko ist aufgrund vorgeschriebener laufender Kontrollen des Viehbestandes, des Hofes u. der Milch deutlich geringer als bei R. im Ab-Hof-Verkauf. R. (einschließlich der Vorzugsmilch) ist aufgrund eines möglichen Infektionsrisikos für Schwangere, Säuglinge u. Kranke mit eingeschränkter Immunabwehr nicht zu empfehlen.

Rolfing (Ida P. Rolf, amerikanische Chemikerin, 1896–1979): syn. strukturelle Integration; geschützte Bez. für eine von Ida P. Rolf entwickelte ganzheitliche manuelle Behandlungsmethode zur Verbesserung der Körperhaltung u. der ihr zugrunde liegenden seelischen Verfassung; durch eine intensive, tiefe u. teilweise schmerzhafte Massage des ganzen Körpers bzw. durch gezielten manuellen Druck soll die Formbarkeit des Binde- u. Muskelgewebes genutzt werden, um eine Neuordnung der Körperstruktur zu ermöglichen u. somit zum seelischen Wohlbefinden beizutragen. Zusätzlich sollen durch Schulung von Bewegung u. Selbstwahrnehmung belastende Bewegungsgewohnheiten bewusst gemacht u. durch schonende u. ökonomische Bewegungsformen ersetzt werden. Üblicherweise besteht eine Rolfingbehandlung aus 10 Sitzungen von jeweils etwa 1 Stunde alle 1–2 Wochen mit einer nachfolgenden Behandlungspause von bis zu 1 Jahr. Vgl. Körpertherapie.

Roll|kur (Kur*) *f*: bei Gastritis, Ulcus ventriculi u. funktionellen Magenbeschwerden angewendete Behandlung, bei der sich der liegende Patient nach Einnahme von 2 Tassen Kamillentee (aus echten Kamillenblüten; s. Chamomilla recutita), verstärkt durch 10–15 ml Kamillentinktur pro Liter aus echten Kamillenblüten auf nüchternen Magen langsam um seine Längsachse rollt (jeweils 10 Min. Bauchlage, Seitenlage, Rückenlage, andere Seitenlage); auf diese Weise soll die Magenschleimhaut allseitig benetzt werden. Die Rollkur muss mindestens 8–10 Tage lang durchgeführt werden. Hinweis: Römische Kamille Chamaemelum* nobile sollte hierfür nicht verwendet werden.

Rollung: Bez. für eine der klassischen Massagetechniken, die zur Knetung* gehört u. v. a. bei großen Muskelgruppen durchgeführt wird; dabei wird der Muskel von der Handfläche hin- u. herbewegt u. von seiner Unterlage seitwärts verzogen; primär muskeltonisierender Effekt. Vgl. Massage.

ROM: Abk. für **r**ange **o**f **m**otion; s. Bewegungsumfang.

Rooibos: s. Aspalathus linearis.

Rosa canina L. *f*: Hagebutte; Strauch aus der Familie der Rosaceae (Rosengewächse); zusammen mit Rosa pendulina L., Rosa rugosa Thunb. u. Rosa moschata Hermann u. a. Arten Stammpflanze der Droge; **Arzneidroge: 1.** reife, geöffnete, von Früchten u. auf dem Fruchtboden aufsitzenden Haaren weitgehend befreite, getrocknete Achsenbecher der Scheinfrucht (Rosae pseudofructus, Cynosbati fructus sine semine, Hagebuttenschalen); **2.** reife, getrocknete Scheinfrüchte mit den darin sitzenden Früchten u. anhaftenden Kelchblättern (Rosae pseudofructus cum fructibus, Cynosbati fructus cum semine, Hagebutten); **Inhaltsstoffe:** in den Hagebuttenschalen 0,2–2 % Ascorbinsäure, 3 % Äpfel- u. Zitronensäure, Procyanidine, Catechine, Carotinoide; in den Hagebutten mit Früchten 0,03–1,85 % Ascorbinsäure, 3 % Äpfel- u. Zitronensäure, 11 % Pektinsäuren, Procyanidine, Catechine, Carotinoide; **Wirkung:** Hagebuttenschalen leicht diuretisch, Hagebutten mit Früchten antioxidativ, antientzündlich; Hinweis: wissenschaftliche Untersuchungen liegen nur für Hagebuttenschalen mit Früchten vor; **Verwendung:** zerkleinerte Hagebutten u. Hagebuttenschalen als Aufguss od. andere galenische Zubereitung nach **ESCOP** adjuvant zur Verbesserung der Beweglichkeit der Gelenke; **traditionell** zur Vorbeugung u. Therapie von Vitamin-C-Mangelerkrankungen, Erkältungskrankheiten u. grippalen Infekten, als Geschmackskorrigens in Teemischungen, häufig in Verbindung mit Hibiskusblüten; **Dosierung:** 2,5 g getrocknete Droge 2-mal täglich od. 2–5 g getrocknete Droge mehrmals täglich als Teeaufguss; **Nebenwirkungen:** leichte gastrointestinale Störungen bei Dosierungen ab 45 g/d; **Kontraindikation:** keine bekannt.

Rosacea (lat. rosaceus rosenfarben) *f*: sog. Rotfinnen, veraltet Kupferfinnen; chronisch verlaufende Hauterkrankung im Gesicht mit unklarer Ätiologie u. ohne Bevorzugung des Geschlechts; **Ursache:** möglicherweise genetische Disposition, Labilität des Gefäßnervensystems, Kaffee-, Tee-, Alkoholgenuss, Magen-Darm-Störungen, Reaktion auf Haarbalgmilben; **Symptom:** Beginn meist im 5. Lebensjahrzehnt, besonders an Wangen u. Nase, mit zunächst fleckförmigen Rötungen, Teleangiektasien, kleinlamellöser Schuppung; später Schübe von Papeln u. Pusteln, auch polsterartige Infiltrate, aber keine Komedonen; gelegentlich Blepharitis, Konjunktivitis, Keratitis; **Therapie: 1.** pharmakologisch: lokal Clindamycin u. Erythromycin, systemisch Tetracycline, in schweren Fällen Isotretinoin; **2.** Fasten*, Vollwerternährung*, mikrobiologische Therapie*, Eigenbluttherapie*, ausleitende Therapie*; **3.** Phytotherapie: Auflagen mit Kamille od. Heilerde; **traditionell** Zubereitungen aus Quercus, Arctium, Malva silvestris, Agropyron repens, Salvia officinalis; **4.** Homöopathie: Zubereitungen aus Schwefel* u. Gold*.

Rosa centifolia *f*: Rosa* gallica.

Rosa damascena *f*: Rosa* gallica.

Rosa gallica L. *f*: Rose, Essigrose; Pflanze aus der Familie der Rosaceae (Rosengewächse); zusammen mit Rosa damascena Miller (Rosa centifolia L. (Hundertblättrige Rose) u. deren rosa- u. rotblühenden Varietäten Stammpflanze der Droge; **Arzneidroge:** vor dem Aufblühen gesammelte u. getrocknete Kronblätter (Rosae flos, Rosenblüten); aus den frischen Blütenblättern gewonnenes ätherisches Öl (Rosae aetheroleum, Rosenöl); **Inhaltsstoffe:** bis 0,02 % ätherisches Öl (20–38 % duftbestimmendes L(–)-Citronellol u. 14 % Geraniol, Nerol), außerdem Polyphenole (Flavonolglykoside u. Anthocyane) u. 10–25 % kondensierte Gerbstoffe; **Wirkung:** adstringierend; **Verwendung:** als Teeaufguss u. a. galenische Zubereitungen zu Mundspülungen; nach **Kommission E** bei leichten Entzündungen im Bereich der Mund- u. Rachenschleimhaut; **Dosierung:** 1–2 g Droge auf 200 ml Wasser; Hinweis: Die in der Erfahrungsheilkunde angegebenen vielfältigen weiteren Indikationen (innerlich bei Blutungen, Fluor albus, Lungenkatarrh u. Asthma bronchiale) sind nicht plausibel u. nicht belegt; **Nebenwirkungen:** keine bekannt; **Kontraindikation:** keine bekannt; **Wechselwirkung:** keine bekannt.

R

Rosa moschata *f*: s. Rosa canina.

Rosa pendulina *f*: s. Rosa canina.

Rosa rugosa *f*: s. Rosa canina.

Rose: s. Rosa gallica.

Rosmarin: s. Rosmarinus officinalis.

Rosmarinus officinalis L. *m*: Rosmarin; Halbstrauch aus der Familie der Lamiaceae (Lippenblütler); **Arzneidroge:** Laubblätter (Rosmarini folium, Rosmarinblätter) u. daraus gewonnenes ätherisches Öl (Rosmarini aetheroleum, Rosmarinöl); **Inhaltsstoffe:** Blätter: 1,0–2,5 % ätherisches Öl (1,8-Cineol, Borneol, Kampfer, α-Pinen), 3 % Lamiaceengerbstoffe (Rosmarinsäure), Bitterstoffe (Carnosolsäure), Triterpensäuren; **Wirkung:** spasmolytisch, Steigerung des Koronardurchflusses, hautreizend u. durchblutungsfördernd; **Verwendung:** zerkleinerte Droge für Aufgüsse, Drogenpulver, Trockenextrakte, ätherisches Rosmarinöl u. a. galenische Zubereitungen; nach **Kommission E** innerlich bei dyspeptischen Beschwerden, äußerlich unterstützend bei Kreislaufbeschwerden u. rheumatischen Beschwerden; nach **ESCOP** innerlich zur Verbesserung der Funktion von Leber u. Gallenblase; äußerlich zur Förderung der Wundheilung; in der **Anthroposophischen Krankenpflege** äußerlich als Waschung zur Aktivierung; Bäder zur unterstützenden Behandlung bei Diabetes mellitus; **Dosierung:** äußerlich: 50 g Droge auf ein Vollbad, Einreibung: 6–10 % ätherisches Öl in halbfesten u. flüssigen Zubereitungen; innerlich Tagesdosis 4–6 g Droge, 1,5 g pro Tasse od. in Teemischungen od. 10–20 Tropfen ätherisches Öl; **Nebenwirkungen:** keine bekannt; **Kontraindikation:** keine bekannt; **Wechselwirkung:** keine bekannt.

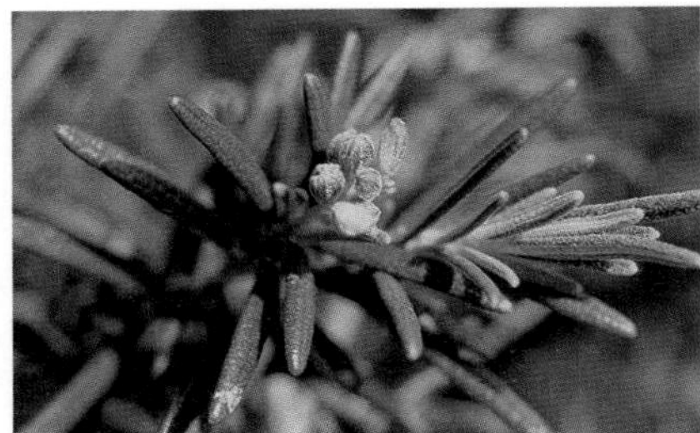

Rosmarinus officinalis L.: Nadeln u. Blütenknospe [2]

Rosmarin, Wilder: s. Ledum palustre.

Ross|kastanie: s. Aesculus hippocastanum.

Rotations|diät (Diät*) *f*: zur Behandlung des chronischen Erschöpfungssyndroms empfohlene Kostform; **Prinzip:** Durch Schonung bestimmter Enzymsysteme soll das Krankheitsbild günstig beeinflusst werden; Lebensmittel u. Lebensmittelinhaltsstoffe, die an einem Tag verzehrt werden, werden an den 3 Folgetagen gemieden.

Rot|busch|tee: s. Aspalathus linearis.

Rot|finnen: s. Rosacea.

Rot|klee: s. Trifolium pratense.

Rube|fazienzien (lat. rubefacere röten) *n pl*: hautrötende Mittel (Salbe, Liniment, Pflaster, Tinktur), die lokal reizende ätherische Öle (z. B. Rosmarinöl, Kampfer, Terpentinöl, Niauliöl, Cajeputöl) bzw. Paprikaextrakt enthalten; Senfmehl- u. Senfölzubereitungen führen bei zu langer Einwirkung zu Blasenbildung (sog. Vesikanzien).

Rubia tinctorum L. *f*: Färberröte, Krapp; Staude aus der Familie der Rubiaceae (Rötegewächse); **Arzneidroge:** getrocknete Wurzel (Rubiae tinctorum radix, Krappwurzel); **Inhaltsstoffe:** 2–4 % Anthracenderivate (besonders Alizarin, Lucidin u. Ruberythrinsäure), Asperulosid; **Wirkung:** keine bekannte od. nachgewiesene Wirkung; **Verwendung:** Abkochungen der Droge **traditionell** bei Blasen- u. Nierenkrankheiten, besonders zur Rezidivprophylaxe bei Nephrolithiasis; technisch früher zur Gewinnung von Alizarin u. roten Beizenfarbstoffen (Krapprot, Türkischrot); **Nebenwir-**

kungen: hepatotoxisch; wahrscheinlich Förderung von Nierenstein- u. Blasensteinbildung; rotgefärbter Urin, Speichel, Schweiß; möglicherweise Verfärbung von Kontaktlinsen; Lucidin wirkt genotoxisch; **Hinweis:** Im Tierversuch (Ratte) entstanden durch Lucidin dosisabhängig gutartige u. bösartige Leber- u. Nierentumoren. Eine Therapie mit Krappwurzel ist aufgrund des genotoxischen Risikos bei Langzeitanwendung u. nicht ausreichend belegter Wirksamkeit nicht zu vertreten.

Rubus fruticosus L. s.l. *m*: (Echte) Brombeere; Strauch aus der Familie der Rosaceae (Rosengewächse); **Arzneidroge:** während der Blütezeit gesammelte u. getrocknete, fermentierte od. nicht fermentierte Laubblätter (Rubi fruticosi folium, Brombeerblätter); **Inhaltsstoffe:** Gerbstoffe (Gallo- u. Ellagitannine), Pflanzensäuren (Äpfel-, Oxal-, Zitronen- u. Isozitronensäure), Flavonoide u. pentacyclische Triterpensäuren; **Wirkung:** adstringierend; **Verwendung:** nach **Kommission E** bei unspezifischen, akuten Durchfallerkrankungen, leichten Entzündungen im Bereich der Mund- u. Rachenschleimhaut; **traditionell** als Wundheilmittel u. für Waschungen bei Exanthemen; **Dosierung:** zerkleinerte Blätter allein od. in Mischungen mit anderen Drogen für Teeaufgüsse sowie für Mundspülungen; Tagesdosis 4,5 g Droge, Zubereitungen entsprechend; **Nebenwirkungen:** keine bekannt; **Kontraindikation:** keine bekannt.

Rubus idaeus L. *m*: Himbeere; Halbstrauch aus der Familie der Rosaceae (Rosengewächse); **Arzneidroge:** Laubblätter (Rubi idaei folium, Himbeerblätter); **Inhaltsstoffe:** 13–15 % Gerbstoffe (insbesondere Tannin), Flavonoide, Vitamin C; **Wirkung:** adstringierend, lokal antientzündlich; **Verwendung:** feingeschnittene Blätter, allein od. in Mischungen mit anderen Drogen, als Teeaufguss **traditionell** bei Diarrhö, Fieber, Erkältung, Magen-Darm-Beschwerden, Exanthemen, zum Gurgeln bei Entzündungen des Mund- u. Rachenraums. Die Wirksamkeit ist bei den beanspruchten Anwendungsgebieten nicht belegt; **Dosierung:** 1,5 g mit 150 ml kochendem Wasser übergießen, bis 6x täglich, Flüssigextrakt (1 : 1 in 25 % Ethanol) 4–8 ml 3 mal täglich; **Nebenwirkungen:** keine bekannt; **Kontraindikation:** bei innerlicher Anwendung östrogensensitive Tumoren, Endometriose, Uterusmymome, Schwangerschaft, Stillzeit; **Wechselwirkung:** verminderte Resorption von Mineralstoffen, Sedativa, Schlafmitteln u. Antidepressiva möglich.

Rücken|blitz: s. Blitzguss.

Rücken|guss: Guss* nach Kneipp im Bereich der Körperrückseite; **Durchführung:** Beginn am rechten Fuß über die Beinrückseite bis über das Gesäß u. an der Beininnenseite zurück zum Fuß; vom linken Fuß in gleicher Weise zum Rücken; dann von der rechten Hand über die Schulter u. die rechte Rückenhälfte bis zum Gesäß, weiter von der linken Hand über linke Schulter, Rückenhälfte u. Bein zum linken Fuß; **Anwendung:** s. Armguss.

Rücken|schmerzen: s. Ischialgie, Kreuzschmerz, Lumbago, Wirbelsäulenbeschwerden.

Rück|vergiftung: Bez. der Homotoxikologie* für einen Zustand, der eintritt, wenn physiologische Ausscheidungsvorgänge (z. B. Schweiß, Menstruationsblutung) gehemmt sind od. im Krankheitsfall eine im Ablauf befindliche Reaktionsphase (s. Phasenlehre) unterbrochen od. medikamentös behindert wird, z. B. während einer Grippe, bei Angina, Ekzem- od. Abszessbildung; die Homotoxikologie geht davon aus, dass die Behinderung der Ausleitung (bzw. Elimination) ausscheidungspflichtiger Homotoxine zu retoxischen Imprägnationsphasen u. neurohumoralen Vergiftungssymptomen führen kann.

Ruhe|umsatz: syn. Grundumsatz*.

Ruhr|kraut: s. Helichrysum arenarium.

Ruhr|kraut, Viel|köpfiges: s. Pseudognaphalium obtusifolium.

Ruscus aculeatus L. *m*: Stechender Mäusedorn; immergrüner, stechender Strauch aus der Familie der Asparagaceae (Spargelgewächse); **Arzneidroge:** Wurzelstock mit Wurzeln (Rusci aculeati rhizoma, Mäusedornwurzelstock); **Inhaltsstoffe:** 4–6 % Steroidsaponine (Ruscin, Ruscosid), Phytosterole, Triterpene; **Wirkung:** venentonisierend, kapillarabdichtend, antiphlogistisch, diuretisch; **Verwendung:** standardisierte Fertigarzneimittel nach **Kommission E** zur unterstützenden Therapie bei chronisch-venöser Insuffizienz (Schmerzen, Schweregefühl in den Beinen, nächtliche Wadenkrämpfe, Juckreiz, Schwellung) u. zur unterstützenden Therapie bei Hämorrhoiden; **Dosierung:** nativer Gesamtextrakt, Tagesdosis entsprechend 7–11 mg Gesamtruscogenine; **Nebenwirkungen:** selten Magenbeschwerden u. Übelkeit; **Kontraindikation:** keine bekannt; **Wechselwirkung:** keine bekannt.

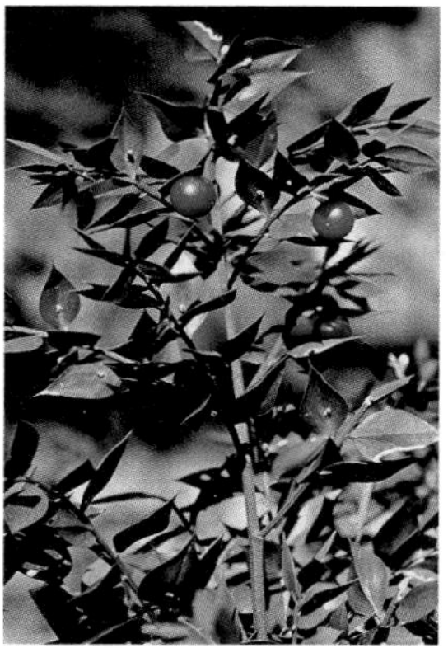

Ruscus aculeatus L.: Planze u. Frucht [1]

Ruta graveolens L. *f*: Gartenraute, Weinraute, Raute; Staude aus der Familie der Rutaceae (Rautengewächse); **Arzneidroge:** vor der Blüte gesammelte u. getrocknete Laubblätter (Rutae herba); aus den krautigen Teilen gewonnenes ätherisches Öl (Rutae aetheroleum); **Inhaltsstoffe:** ätherisches Öl, besonders mit 2-Nonanon, 2-Nonylacetat u. 2-Undecanon; Flavonoide (hauptsächlich Rutosid), Chalepsin, Furanocumarine (Bergapten, Xanthotoxin, 5-Methoxypsoralen), Alkaloide (Arbin, Arborinin); **Wirkung:** fertilitätshemmend, spasmolytisch, diuretisch, anthelminthisch, antimikrobiell; **Verwendung:** als Teeaufguss od. Fluidextrakt; **traditionell** innerlich bei Menstruationsbeschwerden, zum Schwangerschaftsabbruch u. zur Schwangerschaftsverhütung; bei Entzündungen der Haut u. Schleimhäute, Dyspepsie, Diarrhö, Leber- u. Gallenerkrankungen, rheumatischen Beschwerden, Atemwegerkrankungen, Schmerzen u. als Beruhigungsmittel; ätherisches Öl innerlich bei Krämpfen u. Menstruationsbeschwerden, äußerlich bei Warzen u. als Insektenrepellent. Die Wirksamkeit bei den beanspruchten Anwendungsgebieten ist nicht belegt. **Cave:** Eine therapeutische Verwendung ist wegen des ungünstigen Nutzen-Risiko-Verhältnisses abzulehnen. **Nebenwirkungen:** innerlich: gastrointestinale Beschwerden, Depression, Schlafstörungen, Müdigkeit, Schwindel, Leber- u. Nierenschäden; Kontaktdermatitis u. Lichtdermatosen durch äußerlich angewendetes ätherisches Öl u. frische Blätter; bei Einnahme großer Dosen Verwirrungszustände, Erbrechen, heftige Magenschmerzen, Krämpfe; **Kontraindikation:** Schwangerschaft, Leber- u. Nierenerkrankungen, Erkrankungen der ableitenden Harnwege, entzündliche Magen-Darm-Erkrankungen; **Homöopathie:** Zubereitungen aus dem frischen, zu Beginn der Blüte gesammelten Kraut entsprechend des individuellen Arzneimittelbildes z. B. bei Quetschungen, Kontusionen, Distorsionen, Varizen u. venösen Stauungen, Asthenopie (bei Bildschirmarbeit).

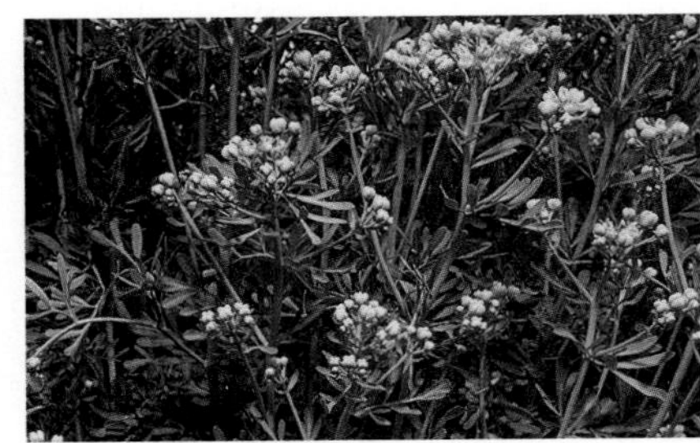

Ruta graveolens L.: Pflanze [1]

Ruten|gänger: s. Radiästhesie, Wünschelrute.

R

S

Sabal serrulata *f*: s. Serenoa repens.

Saccharo|myces cerevisiae *m*: s. Faex medicinalis.

Säckel|blume: s. Ceanothus americanus.

Säge|palme: s. Serenoa repens.

Sättigung: Befriedigung des Hungers*, aber nicht des Appetits*; Regulation durch den ventromedialen Hypothalamus (Sättigungszentrum).

Säuerling: Bez. für kohlensäurehaltiges Wasser mit mehr als 1 g Kohlendioxid pro kg; **Anwendung:** Kohlensäurebäder (z. B. zur Behandlung von peripheren Durchblutungsstörungen od. bei Hypertonie).

Säuglings|milch: Muttermilchersatznahrung; industriell hergestellte S. aus Kuhmilch wird der Muttermilch mehr (adaptierte S.) od. weniger (teiladaptierte S.) angeglichen. Seit 1993 wird entsprechend den EG-Richtlinien zwischen Anfangs- u. Folgemilch unterschieden. Außerdem kann hypoallergene Milchnahrung (Kennzeichnung H. A.) für allergiegefährdete Säuglinge u. Spezialnahrung für Kinder mit Kuhmilchallergie* verwendet werden. Selbstherstellung von S. ist nicht zu empfehlen, da absolute hygienische Sorgfalt u. Genauigkeit bei der Zubereitung erforderlich sind u. die Ausgewogenheit in Bezug auf den Nährststoffgehalt von industriell hergestellter S. nicht erreicht werden kann. Vgl. Säuglingsmilch, alternative.

Säuglings|milch, alternative: selbsthergestellte Muttermilchersatznahrung i. R. verschiedener alternativer Ernährungsformen* unter Verwendung von Rohmilch*, Wasser, (unerhitztem) Vollgetreide u. Honig; in der anthroposophischen Ernährung* zusätzlich Mandelmus od. Sahne als Fettzugabe; Zutaten in der Makrobiotik* sind Vollkornreis, Gerste od. Kokoh*, Sojabohnen, Sesamsamen, Gerstensirup u. Wasser, evtl. Vollmilch; **ernährungsphysiologische Bewertung:** A. S. ist unbedingt abzulehnen, da diese nicht bedarfsdeckend sind u. für den Säugling gesundheitsschädigend sein können. Bei Verwendung von Rohmilch besteht Gefahr einer bakteriellen Kontamination, außerdem ist nichthomogenisierte Milch für den Säugling schwerer verdaulich. Der Einsatz von Vollkorngetreide ist vor dem 6. Lebensmonat wegen der Entstehung von Zöliakie problematisch. Unerhitzte Nahrungsmittel (z. B. rohes Getreide) bergen ein weiteres Infektionsrisiko in sich; außerdem ist die allergene Potenz bei naturbelassenen Nahrungsmitteln größer als bei erhitzten. Eine ausschließliche Säuglingsernährung mit sog. Mandelmilch u. a. S. auf Pflanzenbasis ist aufgrund der unzureichenden Mengen an Nahrungsenergie, essentiellen Aminosäuren, Calcium u. Eisen abzulehnen.

Säuglings|nahrung: für die Säuglingsernährung benutzte Nahrungsmittel; in den ersten 4–6 Monaten Muttermilch bzw. Säuglingsmilch*; danach zusätzlich Beikost*. Vgl. Heilnahrung.

Säuglings|nahrung, milch|freie: Spezialnahrung für Säuglinge, die Kuhmilch nicht vertragen; s. Kuhmilchallergie. Vgl. Säuglingsmilch.

Säure-Basen|therapie (Therapie*) *f*: therapeutisches Verfahren, das auf die Behandlung der von vielen naturheilkundlichen Autoren unterstellten Tendenz zur Übersäuerung des Bluts bzw. der Stoffwechsellage in Zusammenhang mit Zivilisationskost, Stress u. chronischen Erkrankungen gerichtet ist; **Prinzip:** z. B. im Rahmen einer Ernährungstherapie* mit speziellen basischen Nahrungsmitteln od. durch direkte Verabreichung von Basenpulver; zudem werden Mineralien substituiert sowie stressreduzierende u. ordnungstherapeutische Maßnahmen durchgeführt; die Kontrolle der S.-B. soll meist vom Patienten selbst mit Urin-pH-Messung erfolgen, die Rückschlüsse auf den Gewebezustand erlauben soll (Messtechnik nach Sander); andere Verfahren bestimmen die Pufferkapazität des Bluts (Messtechnik nach Jörgensen). Wissenschaftlich umstrittenes Verfahren.

Safran: s. Crocus sativus.

Saft|fasten: Nahrungsverzicht (Fasten*) für einen od. mehrere Tage, bei dem Frischsäfte aus reifem Obst (möglichst aus ökologischem Anbau) od. kommerzielle Obstsäfte (mit Wasser im Verhältnis 1 : 1 verdünnt), Gemüseabkochungen od. Kräutertees getrunken werden; zur Einleitung ist ein Obsttag empfehlenswert (Ballaststoffe haben sättigende Wirkung u. erleichtern den Einstieg); die Diurese wird in den ersten Tagen durch ein günstiges Verhältnis von Kalium zu Natrium in Obst- u. Gemüsesäften (7 : 1 bis 50 : 1) gefördert. **Anwendung:** insbesondere bei akuten fieberhaften Erkrankungen.

Sain-in: s. Dioscorea opposita.

Salai|baum: s. Boswellia serrata.

Salaiguggul-Baum: s. Boswellia serrata.

Salbe: Unguentum; halbfeste Arzneizubereitung zur lokalen Anwendung; entweder als einphasige Zubereitung verschiedener Fette, Öle od. Wachse, mit denen die Wirkstoffe gemischt werden, od. als Emulsion* vom Typ Wasser-in-Öl.

Salbei: s. Salvia officinalis.

Sal Carolinum factitium (lat. sal Salz) *n*: dem Karlsbader* Salz nachgebildetes Gemisch aus Natrium- (22 Teile) u. Kaliumsulfat (1 Teil), Natriumchlorid (9 Teile) u. Natriumhydrogencarbonat (18 Teile); **Verwendung:** als Laxans (6 g in 1 l Wasser). Vgl. Laxanzien.

Sal Ems factitium (↑) *n*: syn. Sal anticatarrhale factitium; dem Emser* Salz nachgebildetes Gemisch aus Natriumhydrogencarbonat (69 Teile), -chlorid (28 Teile) u. -sulfat (1,5 Teile) sowie Kaliumsulfat (1,5 Teile); **Verwendung:** zur Inhalation, zum Gurgeln u. Spülen bei leichten Entzündungen der Atemwege (2,5–3,5 g/l).

Sal febri|fugum Sylvii (↑) *n*: s. Kalium chloratum.

Salix *f*: Weide; Holzpflanzen aus der Familie der Salicaceae (Weidengewächse); Salix alba L., Salix purpurea L., Salix fragilis L.u. andere Salix-Arten; **Arzneidroge:** Rinde der Zweige (Salicis cortex, Weidenrinde); **Inhaltsstoffe:** 1,5–11 % Salicylalkoholderivate (u. a. Salicin, Salicortin, Fragilin, Populin, Tremulacin; Salicin wird im Körper zu Salicylsäure verstoffwechselt), Catechingerbstoffe, Kaffeesäurederivate, Flavonoide; **Wirkung:** antipyretisch, antiphlogistisch, analgetisch; **Verwendung:** flüssige u. feste Darreichungsformen zur innerlichen Anwendung; nach **Kommission E** bei fieberhaften Erkrankungen, Kopfschmerz, rheumatischen Beschwerden; weitere Indikation: Arthrosen; **Dosierung:** mittlere Tagesdosis entsprechend 60–240 mg Gesamtsalicin; **Nebenwirkungen:** keine bekannt; **Kontraindikation:** Vorsicht bei Überempfindlichkeit gegenüber Salicylaten, Nieren- u. Leberfunktionsstörungen, Asthma bronchiale, akutem Ulkus gastroduodenale, Diabetes, Gicht, Hämophilie, Hypothrombinämie; Schwangerschaft u. Stillzeit; **Wechselwirkung:** möglicherweise wie bei Salicylaten (Behinderung der Wirkung von Betablockern, gesteigerte Toxizität von Alkohol, Antikoagulanzien, Heparin, Methotrexat, nichtsteroidalen Antirheumatika, Sulfonylharnstoffen), jedoch keine gesicherten Erkenntnisse, da die Salicylatkonzentrationen nur gering sind. Vgl. Populus.

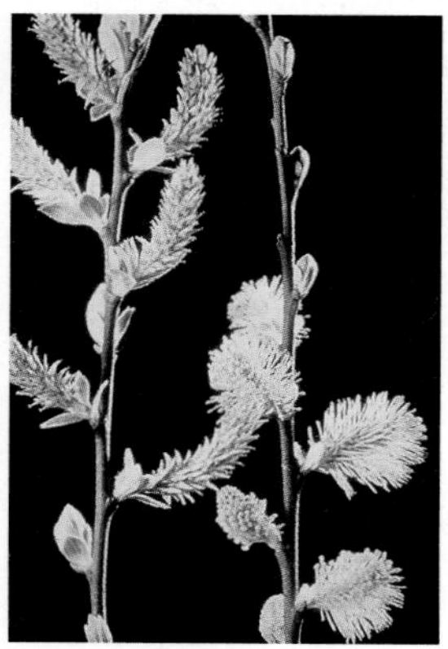

Salix: Pflanze [1]

Salpeter|säure: s. Acidum nitricum.

Saluto|genese (lat. salus Gesundheit; gr. γένεσις Erzeugung, Entstehung) *f*: von Aaron Antonovsky (1923–1994) geprägte Bez. für den individuellen Entwicklungsprozess von Gesundheit, der sich als zeitbezogenes Ergebnis vorwiegend personaler Lern- u. Reifungsprozesse, genetischer Ausstattung, physiologischen Verhaltens u. soziobiologischer Umweltfaktoren darstellt (Melchart, 1993); das Konzept der S. begründet sich auf der Fragestellung: Wie entsteht od. erhält sich Gesundheit u. welche Faktoren fördern sie? Antonovsky definierte die Fähigkeiten des Individuums, mit Belastungen des Lebens erfolgreich u. kreativ umzugehen als **Kohärenzgefühl**, das als Grundorientierung das Ausmaß eines umfassenden, dauerhaften u. gleichzeitig dynamischen Gefühls des Vertrauens darauf ausdrückt, dass **1.** die Ereignisse im Leben strukturiert, vorhersehbar u. erklärbar sind (comprehensibility); **2.** die Ressourcen verfügbar sind, um den aus den Ereignissen stammenden Anforderungen gerecht zu werden (manageability); **3.** diese Anforderungen Herausforderungen sind, die Interventionen u. Engagement lohnen (meaningfulness; Übersetzung nach K. Köhle, 1994). Nach Melchart spielen salutogenetische Prinzipien i. R. einer evidenzbasierten Prävention u. naturheilkundlichen Therapie eine grundlegende Rolle.

Salvia officinalis L. *f*: Salbei, Echter Dalmatinischer Salbei, Gartensalbei; Halbstrauch aus der Familie der Lamiaceae (Lippenblütler); **Arzneidroge:** Laubblätter (Salviae folium, Salbeiblätter); **Inhaltsstoffe:** 1–2,5 % ätherisches Öl (Salviae aetheroleum; mit den Hauptwirkstoffen α- u. β-Thujon, Cineol u. Kampfer); bis 8 % Lamiaceen-Gerbstoffe (u. a. Rosmarinsäure), Diterpenbitterstoffe (Carnosol), 1–3 % Flavonoide, Steroide, Triterpene; **Wirkung:** antibakteriell, fungistatisch, virustatisch, adstringierend, sekretionsfördernd, schweißhemmend; **Verwendung:** geschnittene Droge für Teeaufgüsse, alkoholische Auszüge u. Destillate zum Gurgeln, Spülen u. zu Pinselungen, Fertigarzneimittel; nach **Kommission E** bei Entzündungen der Mund- u. Rachenschleimhaut, innerlich bei dyspeptischen Beschwerden, vermehrter Schweißsekretion; weitere Indikation: Herpes simplex; **Dosierung:** zum Gurgeln als Aufguss 4–6 g Droge pro Tasse, als Tinktur 5 g auf ein Glas Wasser; zur innerlichen Anwendung Tagesdosis 4–6 g

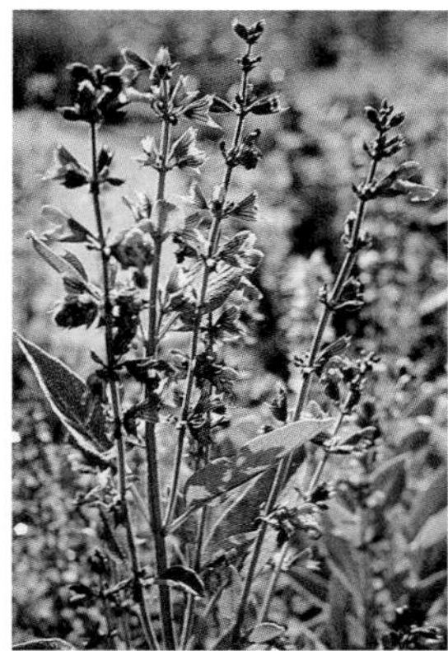
Salvia officinalis L.: Pflanze [2]

Droge, 2,5–7,5 g Tinktur, 1,5–3 g Fluidextrakt; **Nebenwirkungen:** Auftreten epileptiformer Krämpfe bei länger dauernder Anwendung von alkoholischem Extrakt; **Kontraindikation:** Anwendung von alkoholischen Extrakten während der Schwangerschaft; **Wechselwirkung:** keine bekannt; **Homöopathie:** Verwendung der frischen Blätter, bewährte Indikation bei Nachtschweiß.

Salz|bad: s. Solebad.

Salz|säure: s. Acidum muriaticum.

Sambucus nigra L. *m*: Schwarzer Holunder; Strauch aus der Familie der Caprifoliaceae (Geißblattgewächse); **Arzneidroge:** Blüten (Sambuci flos, Holunderblüten); **Inhaltsstoffe:** bis zu 3,5 % Flavonoide (v. a. Rutin), Hydroxyphenylcarbonsäuren, Phytosterine, bis 0,2 % ätherisches Öl, Schleimstoffe; **Wirkung:** schweißtreibend, die Bronchialsekretion steigernd; **Verwendung:** zerkleinerte Droge als Teeaufguss; nach **Kommission E** bei Erkältungskrankheiten; **traditionell** auch bei rheumatischen Beschwerden; **Dosierung:** mittlere Tagesdosis 10–15 g Droge als Teeaufguss (3 g pro Tasse), möglichst heiß trinken; **Nebenwirkungen:** keine bekannt; **Kontraindikation:** keine bekannt; **Wechselwirkung:** keine bekannt.

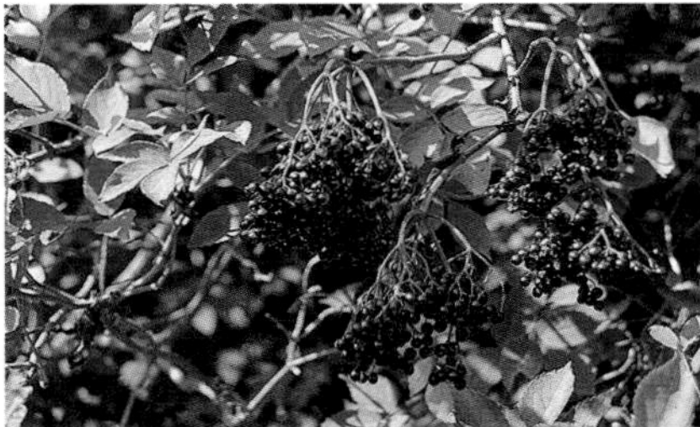
Sambucus nigra L.: Frucht [1]

Sand|bad: nur noch selten angewendete Einhüllung des ganzen Körpers in Sand mit einer Temperatur von 37–48 °C meist für 30 Min. od. von einzelnen Körperteilen in Sand mit einer Temperatur von 50–55 °C für 1 Stunde; **Wirkung:** örtliche Hyperthermie; **Anwendung:** z. B. bei Erkrankungen* des rheumatischen Formenkreises; v. a. bei Spondylitis ankylosans. Vgl. Peloid.

Sand|dorn: s. Hippophae rhamnoides.

Sandel|holzbaum, Weißer: s. Santalum album.

Sandel|holz, Weißes: s. Santalum album.

Sand|ried|gras: s. Carex arenaria.

Sand-Stroh|blume: s. Helichrysum arenarium.

Sand|wegerich: s. Plantago afra.

Sangre de Drago: s. Croton lechleri.

Sanguiniker (lat. sanguis Blut) *m*: s. Temperament.

Sanicula europaea L. *f*: Wald-Sanikel; ausdauernde Pflanze aus der Familie der Apiaceae (Doldengewächse); **Arzneidroge:** zur Blütezeit gesammelte u. getrocknete grundständige Blätter (Saniculae herba, Sanikelkraut); **Inhaltsstoffe:** Triterpensaponine (Saniculoside A–D), Lamiaceen-Gerbstoffe (Chlorogensäure, Rosmarinsäure); **Wirkung:** antimikrobiell, expektorierend, adstringierend; **Verwendung:** als Abkochung od. andere galenische Zubereitungen zum Einnehmen; nach **Kommission E** bei leichten Katarrhen der Atemwege; **traditionell** auch bei Hauterkrankungen u. Ulcus ventriculi, Bronchitis u. Furunkulose; **Dosierung:** Tagesdosis 4–6 g Droge, Zubereitungen entsprechend; **Nebenwirkungen:** keine bekannt; **Kontraindikation:** keine bekannt; **Wechselwirkung:** keine bekannt; **Homöopathie:** bewährte Indikation bei Diarrhö.

Sanikel|kraut: s. Sanicula europaea.

Santalum album L. *n*: Weißer Sandelholzbaum; immergrüner Baum aus der Familie der Santalaceae (Sandelholzgewächse); **Arzneidroge:** von Rinde u. Splintholz befreites Kernholz (Santali albi lignum, Weißes Sandelholz), ätherisches Öl (Santali albi aetheroleum); **Inhaltsstoffe:** 3–5 % ätherisches Öl mit Sesquiterpenalkoholen (50 % cis-α-Santalol u. 20,9 % cis-β-Santalol); Triterpene, Phytosterole; **Wirkung:** antimikrobiell, spasmolytisch; **Verwendung:** zerkleinerte Droge für Abkochungen sowie andere galenische Zubereitungen zum Einnehmen, ätherisches Öl in magensaftresistenter Umhüllung; nach **Kommission E** zur unterstützenden Therapie bei Infektionen der ableitenden Harnwege; **Dosierung:** Tagesdosis 10–20 g Droge, Zubereitungen entsprechend; ätherisches Öl: Tagesdosis 1–1,5 g; in der Selbstmedikation nicht länger als 6 Wochen einnehmen; Hinweis: Sandelholz wird meist in Kombination mit anderen harntreibenden od. harndesinfizierenden Drogen verwendet; **Nebenwirkungen:** Übelkeit, gelegentlich Hautjucken; **Kontraindikation:** Erkrankungen des Nierenparenchyms; **Wechselwirkung:** keine bekannt. **Homöopathie:** Zuberei-

S

tungen aus dem durch Wasserdampfdestillation gewonnenen ätherischen Öl aus dem Kernholz des Stammes u. der Zweige, bewährte Indikation bei Harnröhrenentzündung.

Saponariae albae radix *f*: s. Gypsophila.

Saponaria officinalis L. *f*: Echtes Seifenkraut; Pflanze aus der Familie der Caryophyllaceae (Nelkengewächse); **Arzneidroge:** Wurzel, Wurzelstock u. Ausläufer (Saponariae rubrae radix, Rote Seifenwurzel); **Inhaltsstoffe:** 2–5 % Saponine, Triterpensaponine; **Wirkung:** expektorierend; **Verwendung:** zerkleinerte Droge für Teeaufgüsse, Abkochungen u. a. galenische Zubereitungen; nach **Kommission E** bei Katarrhen der oberen Atemwege; **Dosierung:** Tagesdosis 1,5 g Droge, Zubereitungen entsprechend; **Nebenwirkungen:** selten Magenreizung; **Kontraindikation:** keine bekannt; **Wechselwirkung:** keine bekannt.

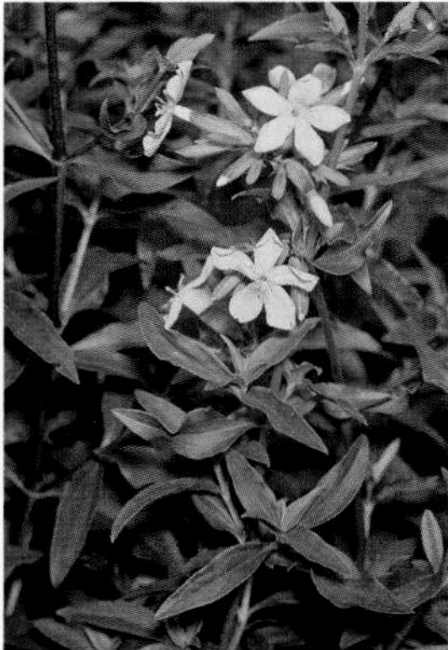

Saponaria officinalis L.: Pflanze [1]

Saponine (lat. sapo Seife) *n pl*: Gruppe von in Pflanzen häufig vorkommenden wasserlöslichen Glykosiden, deren Aglykone der Steroid-, tetra- od. pentacyclischen Triterpen- bzw. Steroidalkaloidreihe angehören (Steroid-, Triterpen- bzw. Steroidalkaloidsaponine); der Kohlenhydratanteil besteht aus mehreren Monosacchariden bzw. Uronsäuren, von denen entweder 1, 2 od. 3 Ketten mit dem Aglykon verknüpft sind (Mono-, Bis- od. Trisdesmoside); je nach Struktur sind Eigenschaften mit unterschiedlicher Ausprägung vorhanden: starkes seifenähnliches Schaumvermögen (Name!) in wässriger Lösung, hämolytische Wirkung, Toxizität für Fische, Komplexbildung mit Sterolen (z. B. Cholesterol*) u. antibiotische Aktivität (besonders gegen niedere Pilze u. Mollusken); außerdem Vorkommen stark toxischer S. in Tieren (z. B. in Seewalzen, -gurken u. -sternen); **Vorkommen in Nahrungsmitteln:** besonders in Hülsenfrüchten; die gesundheitsfördernde Wirkung ist wegen der geringen Resorptionsrate hauptsächlich auf den Magen-Darm-Trakt beschränkt (entzündungshemmend, cholesterolsenkend, antikanzerogen, antimikrobiell, immunmodulierend); saponinhaltige **Arzneidrogen:** Blätter von Hedera* helix (Hederae helicis folium), Wurzel von Primula* veris (Primulae radix), Blüten von Primula* veris (Primulae flos), Wurzel von Polygala* senega (Polygalae radix), Wurzel von Glycyrrhiza* glabra (Liquiritiae radix) (expektorierend); Wurzelstock von Ruscus* aculeatus (Rusci aculeati rhizoma), Samen von Aesculus* hippocastanum (Hippocastani semen) (Venenmittel, antiexsudativ); Quillaja* saponaria (emulgierend).

Sarkode (gr. σάρξ, σαρκός Fleisch) *f*: aus potenziertem gesundem Gewebe hergestelltes homöopathisches Arzneimittel; vgl. Nosode.

Sarothamnus scoparius *m*: s. Cytisus scoparius.

Sarsaparille: s. Smilax regelii.

Sassafras albidum L. *n*: sommergrüner Baum aus der Familie der Lauraceae (Lorbeergewächse); **Arzneidroge:** Wurzelholz mit od. ohne Rinde (Sassafras lignum), geschälte u. getrocknete Wurzelrinde (Sassafras cortex), ätherisches Öl des Wurzelholzes (Sassafras aetheroleum); **Inhaltsstoffe:** 1–2 % ätherisches Öl im Wurzelholz, 6–9 % in der Rinde mit Safrol (80–90 %) als Hauptkomponente neben 5-Methoxyeugenol, Asaron, Kampfer u. a.; im Holz außerdem Lignane, z. B. D-(+)-Sesamin, in der Rinde Alkaloide vom Aporphin- u. Reticulintyp; **Wirkung:** diuretisch, diaphoretisch; **Verwendung:** Aufguss u. andere galenische Zubereitungen aus Holz u. Rinde; **traditionell** bei Verdauungsbeschwerden Hautleiden, Katarrhen, rheumatischen Beschwerden u. Gicht; Sassafrasöl innerlich bei körperlicher u. geistiger Schwäche, Erkrankungen des rheumatischen Formenkreises u. Gicht, Erkrankungen im Urogenitalbereich; äußerlich bei rheumatischen Schmerzen u. Insektenstichen. Die Wirksamkeit bei diesen Indikationen ist nicht belegt. **Nebenwirkungen:** Safrol ist ein Nervengift u. wirkt hepatokanzerogen; **cave:** wegen des ungünstigen Nutzen-Risiko-Verhältnisses ist die therapeutische Verwendung von Sassafrasdrogen nicht vertretbar.

Sauer|stoff|in|fusions|therapie (Infusum*; Therapie*) *f*: intravenöse Verabreichung von Sauerstoff als spezielle Variante der Sauerstofftherapie*; Anwendung wegen Risiken u. unklarer Wirkung lange Zeit umstritten, da früher auch Luftembolien induziert wurden. Dies wird jedoch mit den heute zugelassenen Geräten mit Gasfallen für die Sauerstoff-, die Ozon- u. die hämatogene Oxidationstherapie* verhindert.

Sauer|stoff-Mehr|schritt-Therapie (Therapie*) *f*: von Manfred von Ardenne (1907–1997) entwickeltes Verfahren, bei dem sauerstoffangereicherte Atemluft unter verschiedenen Bedingungen, häufig bei körperlicher Aktivität, nach vorheriger Gabe von Thiamin, Vitamin C, Dipyridamol u. Magnesiumorotat, inhaliert wird; der Energiestatus des Körpers besonders von untrainierten od. geschwächten Personen soll verbessert werden u. für längere Zeit auf hohem Niveau bleiben; dadurch soll es zu universalen Auswirkungen bei der Behandlung vieler Erkrankungen kommen. Überzeugende Befunde zu einer klinischen Wirksamkeit wurden bisher nicht vorgelegt. Vgl. Sauerstofftherapie.

Sauer|stoff|therapie (↑) *f*: **1.** Inhalation von Sauerstoff bei ungenügender Lungenfunktion, auch in der konventionellen Medizin bei respiratorischer Global- u. Partialinsuffizienz; auch bei koronarer Herzkrankheit übliches Verfahren; **2.** Behandlung mit Sauerstoff (Inhalation, Insufflation) bzw. definierten Ozon-Sauerstoffgemischen (intramuskuläre Injektion, Infusion, Darminsufflation, äußerliche Anwendung) als sog. Biologisches Heilverfahren; Ziel der Behandlung ist die permanente Erhöhung des arteriellen Sauerstoffpartialdrucks in Ruhe bei gleichzeitiger Vergrößerung der arteriell-venösen O_2-Druckdifferenz u. Senkung des CO_2-Partialdrucks. Die Sauerstoffinhalation wird häufig mit anderen Verfahren kombiniert (z. B. Bewegungstraining; s. Sauerstoff-Mehrschritt-Therapie). **cave:** bei jeder inhalativen Sauerstofftherapie Toxizität berücksichtigt. Vgl. Ozontherapie; Oxidationstherapie, hämatogene.

Saug|massage, petechiale (Massage*) *f*: Abk. PSM; Schröpfkopfmassage; Kombination aus Massage* u. trockenem Schröpfen*; der Schröpfkopf wird tangential über den zu behandelnden Bereich der Körperoberfläche geführt. Damit wird das zu behandelnde Areal vergrößert u. die Behandlungsdauer pro Flächeneinheit reduziert. In Abhängigkeit von erzeugtem Unterdruck, Behandlungszeit pro Fläche u. individuellen Gewebefaktoren kommt es i. d. R. zu petechialen Blutungen in die Haut. **Anwendung:** bei funktionellen Schmerzsyndromen des Kopfes u. Rückens sowie in Gelenkregionen, bei Neuralgien, bei funktionellen Organbeschwerden (Herz-Kreislauf-, Darmstörungen) Durchführung im Bereich der entsprechenden Head*-Zonen; **Kontraindikation:** akute entzündliche Erkrankungen der Haut, lymphatisch bedingte Ödeme, Varikose. Wissenschaftlich nicht gesichertes Verfahren mit geringer Verbreitung.

Sauna *f*: syn. finnisches Bad; trockene Heißluftbehandlung (Temperatur 70–100 °C, Luftfeuchtigkeit 5–20 %) des ganzen Körpers, evtl. in Kombination mit Dampfaufgüssen; Dauer 10–20 Minuten, danach Abkühlung (Kaltwassergüsse, Kaltbad, Freibad) u. Ruhepause; mehrmalige Wiederholung; **Anwendung:** zur Steigerung des Wohlbefindens u. der allgemeinen Widerstandskraft gegen Infektionen sowie zur Durchblutungsregulierung.

Saventaro: s. Uncaria tomentosa.

Scabies (lat. scabies Krätze) *f*: umgangssprachl. Krätze; durch Krätzmilben (Sarcoptes scabiei) verursachte Epizoonose mit typischen Hautveränderungen, die durch engen körperlichen Kontakt übertragen wird; in der Homöopathie wird S. als eine der chronischen Erkrankungen, die auch an weitere Generationen weitergegeben werden, der Psora*, angesehen (s. Miasma); **Vorkommen:** weltweit, alle Altersstufen, gelegentlich epidemische Ausbreitung; **Symptom:** winkelig geknickte, bis 1 cm lange Milbengänge, an deren Ende die weibliche Milbe in einer gelblichen Erhebung (Milbenhügel) sitzt; Lok.: besonders Interdigitalräume, Handgelenke, Ellenbogen, vordere Achselfalten, Brustwarzenhof, Penis, Nabel, Fußränder; juckendes, oft ekzemähnliches Exanthem mit Knötchen, Krusten, Kratzspuren u. Pusteln an den genannten Stellen u. an der Vorderseite des Rumpfs; Rücken u. Kopf bleiben meist frei; sekundär bakterielle Infektion möglich; **Therapie:** Permethrin (5 %) Crème (einmalige Applikation, Einwirkdauer 8 Stunden), auch bei Schwangeren, Stillenden, Säuglingen u. Kleinkindern; Lindan (0,3 %) od. Benzylbenzoat (2,5 %); bei Säuglingen u. Kleinkindern Benzylbenzoat (10 %); bei ekzemartiger Hautveränderung lokal Glukokortikoide; Wäschewechsel; Untersuchung u. Therapie von Kontaktpersonen.

Schaarschuch-Haase-Lösungs|therapie (Therapie*) *f*: Methode der Körperwahrnehmungsschulung, die von Alice Schaarschuch in den 50er Jahren des 20. Jahrhunderts entwickelt u. von Hedi Haase erweitert wurde; Bestandteile sind Körpertastbarkeit, Atemtherapie, Massagegrifftechniken, Lagerungen u. Atmungslenkung durch sog. Packegriffe (s. Abb.), mit dem Ziel einer psychophysische Eutonisierung.

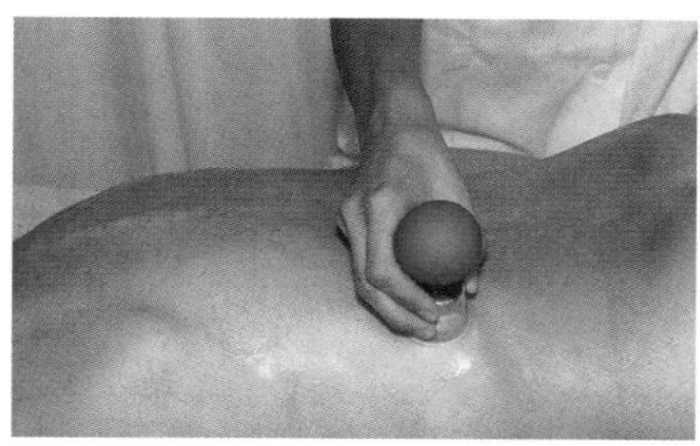

Saugmassage, petechiale: Schröpfkopfmassage [3]

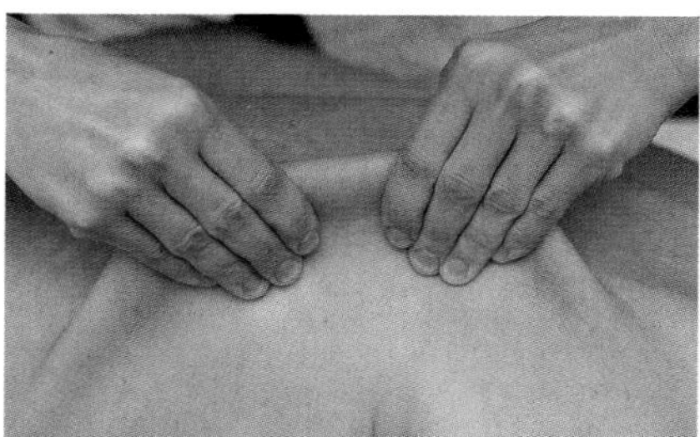

Schaarschuch-Haase-Lösungstherapie: Packegriff [3]

Schachtel|halm: s. Equisetum arvense.

Schadens|zauber: s. Hexerei.

Schad|stoffe, bio|gene: syn. biogene Substanzen; chemische Verbindungen, die von lebenden Organismen synthetisiert werden u. oberhalb bestimmter Konzentrationen, abhängig von der Art des Stoffes u. der Applikation, Dauer der Einwirkung u. individueller Empfindlichkeit, im Organismus zu vorübergehender Schädigung bis zum Tod führen können; sie kommen im Gegensatz zu Fremdstoffen* auch natürlicherweise in Lebensmitteln vor. **Einteilung:** **1.** primär toxische b. Sch. (syn. Antinutritiva, antinutritive Inhaltsstoffe): von Organismen produzierte Substanzen mit funktioneller Bedeutung wie Schädlingsresistenz od. Abwehr von Feinden; z. B. biogene Amine, Cyanogene, Oxalsäure; **2.** sekundär toxische b. Sch.: entstehen bei der Lagerung od. Verarbeitung von Lebensmitteln; z. B. heterocyclische aromatische Amine, polycyclische aromatische Kohlenwasserstoffe, Nitrate, Nitrosamine, Mykotoxine, bakterielle Toxine.

Schad|wellen: von dem Physiker W. Langreder (1985, 1989, 1992) i. R. seiner medizinischen Mikromagnetik* (Abk. MMM) geprägte Bez. für sog. Störwellen, die „tief im Zellinneren“ lokalisiert sein sollen; daher wird in der MMM eine sog. Schadwellenbeseitigung u. Zellsäuberung, z. B. durch Einsatz von 24 unterschiedlichen elektromagnetischen Informationen (als Teilmagneten in diversen 5 ml-Fläschchen verpackt), zur Behandlung angeboten. Die MMM kennt auch sog. **Schönwellen** mit heilendem Charakter.

Schaf|garbe: s. Achillea millefolium.

Schamane *m*: Heiler*, dessen Aufgabe in einer Reise in die jenseitige Welt besteht mit dem Ziel, die Seele eines Kranken zurückzuholen u. mit seinem Körper wieder zu verbinden; i. R. einer Zeremonie bedient er sich dabei der Technik der Ekstase*. Gekennzeichnet ist der Sch. durch bestimmte Merkmale, u. a. die mit charakteristischen formalen Elementen versehene Schamanentrommel. Das Vorkommen des Sch. wurde v. a. für den sibirischen Raum beschrieben; aber auch in anderen Teilen der Welt finden sich schamanistische Elemente in mehr od. weniger großer Vollständigkeit. Dazu gehören: Träume von Berufung, eine lange Lehrzeit, ein (od. mehrere) begleitendes transzendentales Wesen, die Reise in die jenseitige Welt (Himmelsflug), Persönlichkeitsänderung, Tod u. Wiedergeburt.

Der **Schamanismus** ist keine spezielle Religion, sondern eine Technik im Umgang mit dem Anderen. Nachdem der Schamanismus von Ärzten u. Ethnologen lange Zeit als Geisteskrankheit eingeordnet u. Sch. als gestörte Persönlichkeiten angesehen wurden, kommt man immer mehr zu der Auffassung, dass Besessenheitszeremonien als Therapieformen anzusehen sind, die durchaus Gemeinsamkeiten mit aktuellen Techniken der in unserer Medizin praktizierten Einzel- u. Gruppentherapien haben. Vgl. Priesterheiler, Medizinmann.

Schaukel|diät (Diät*) *f*: Reduktionsdiät* mit dreitägig abwechselndem Verzehr von ansäuernder Kost (protein- u. fettreich, z. B. Hülsenfrüchte, Getreide, Vollkornbrot, Fleisch, Fisch, Käse, Quark, Eier) u. alkalisierender Kost (Vollmilch, Obst, Gemüse) zur Änderung des pH-Werts des Harns (sauer-alkalisch), um insbesondere Koli- u. Proteusbakterien im Wachstum zu hemmen; **Anwendung:** bei bakteriellen Erkrankungen der Harnwege; heute obsolet, da eine bessere Harnansäuerung mit Ammoniumchlorid u. eine Harnalkalisierung mit Natriumbicarbonat u. Zitronensäure zu erreichen ist.

Scheide|kunst: Teil der Spagyrik*; Anwendung bei der spagyrischen Herstellung von Arzneimitteln, bei der versucht wird, durch den Vorgang der Scheidung eine Veränderung der inneren Struktur der Arcana* (Heilkraft) zu erreichen, um sie aus den inneren Verbindungen mit dem Stoff zu trennen; dabei soll z. B. die Giftwirkung von einer Arznei getrennt werden u. die sog. gerechte Wirkung i. S. einer harmonisierenden Heilwirkung erhalten bleiben. Vgl. Alchemie.

Schein|therapie (Therapie*) *f*: Plazeboersatz in klinischen Studien für den Vergleich zu Therapieverfahren, denen kein adäquates Plazebo* gegenübergestellt werden kann; Sch. kann z. B. in klinischen Studien eingesetzt werden, die untersuchen, ob die therapeutischen Effekte der Akupunktur spezifischer od. unspezifischer Natur sind. Was eine aussagefähige Scheinakupunktur darstellt, wird derzeit noch kontrovers diskutiert.

Scheller-Test *m*: Testverfahren zum mutmaßlichen Nachweis von Krebserregern (sog. Viromyzeten); wissenschaftlich widerlegt. Vgl. Krebs (Tab. dort).

Schenkel|guss: Guss* nach Kneipp vom Fuß bis zum Gesäß bzw. zur Leistenbeuge; **Anwendung:** bei venösen Beschwerden, zur Abhärtung*. Vgl. Knieguss.

Schild|drüsen|über|funktion (lat. functio Verrichtung, Funktion) *f*: s. Hyperthyreose.

Schlacken|kost: Kost, die große Mengen an Ballaststoffen* durch einen hohen Gehalt an Vollkornprodukten, Gemüse, Obst u. a. enthält; **Anwendung:** z. B. bei Obstipation, Diabetes mellitus, Übergewicht u. Divertikulose.

Schlaflosigkeit: s. Insomnie.

Schlaf|mohn: s. Papaver somniferum.

Schlaf|störung: subjektiv empfundene bzw. objektiv beobachtbare Abweichung vom normalen Schlaf in quantitativer bzw. qualitativer Hinsicht, die mit eingeschränkter Tagesbefindlichkeit einhergeht; häufig Symptom einer psychischen od. körperlichen Erkrankung; **Formen:** **1.** Dyssomnie: Störung von Dauer, Qualität bzw. zeitliche Abfolge des Schlafs, z. B. Insomnie*, Hypersomnie od. Störung des zirkadianen Rhythmus (vgl. Chronobiologie); **2.** Parasomnie: Episoden abnormen Erlebens bzw. Verhaltens, die im Zusammenhang mit bestimmten Schlafstadien auftreten, z. B. Somnambulismus (sog. Schlafwandeln), Pavor nocturnus (sog. Nachtangst), Bruxismus (Zähneknirschen), Alpträume, Störung der Aufwachphase od. des Übergangs eines Schlafstadiums in das andere. **Ursache: 1.** oft in Zusammenhang mit belastenden Lebensereignissen; **2.** organisch, z. B. Enzephalitis, Schlafapnoesyndrom, Herzinsuffizienz*; **3.** psychiatrische Erkrankungen, v. a. Depression*, Demenz, Psychose*. **Therapie: 1.** Autogenes* Training, Progressive* Muskelrelaxation, Qi* Gong, Farbtherapie*, Heilmagnetismus*, Sophrologie*, Hydrotherapie* (Arm-, Fuß-, Halbbad, Kurz- u. Lendenwickel); **2.** Phytotherapie: Zubereitungen aus Valeriana* officinalis, Humulus* lupulus, Lavandula* angustifolia, Melissa* officinalis, Passiflora* incarnata u. Yohimbin*, **traditionell** auch Zubereitungen aus Angelica archangelica, Artemisia vulgaris, Anethum graveolens, Chamomilla u. Papaver rhoeas; **3.** Homöopathie: u. a. Zubereitungen aus Valeriana* officinalis, Avena* sativa, Coffea* u. Passiflora* incarnata.

Schlamm: s. Peloid.

Schlamm|bad: syn. Schlickbad; Ganz- od. Teilbad unter Anwendung feinkörniger Sedimente (Heilschlamm) aus stehenden Gewässern (Binnenseen, Wattenmeer, Quellmund der Mineralquellen); als Dickschlamm (Peloid*) für Wärmepackungen (hohe Wärmekapazität), dünnbreiig für Bäder (Sorption chemischer Inhaltsstoffe); **Anwendung:** s. Moorbad, Fango.

Schlangen|holz: s. Rauwolfia serpentina.

Schlangen|wurzel, Indische: s. Rauwolfia serpentina.

Schlankheits|kur (Kur*) *f*: Maßnahme zur Reduktion des Körpergewichts, die häufig an einen längeren Kuraufenthalt gebunden ist; Kombination von Bewegungstherapie* u. dem Versuch einer Umstellung der Ernährungsgewohnheiten; **Anwendung:** z. B. zur Prophylaxe od. Therapie von Diabetes mellitus od. Arthrose. Vgl. Reduktionsdiät.

Schleh|dorn: s. Prunus spinosa.

Schlehe: s. Prunus spinosa.

Schleier|kraut: s. Gypsophila.

Schleifen|blume, Bittere: s. Iberis amara.

Schleim|fasten: Form des Fastens* mit Haferschleim als einzige Nahrungsquelle, besonders für magen- u. darmempfindliche Personen geeignet.

Schlick|bad: syn. Schlammbad*.

Schluck|auf: s. Singultus.

Schlüssel|blume: s. Primula veris.

Schlüssel|sym|ptom (Symptom*) *n*: Bez. in der Homöopathie* für ein Symptom mit hoher Spezifität für ein Arzneimittel u. häufigem Vorkommen bei damit geheilten Fällen; meist sehr ungewöhnlich u. differenziert, so dass es eine schnelle u. sichere Arzneimittelwahl* ermöglicht, sofern das Arzneimittelbild* der übrigen Patientensymptomatik entspricht. Vgl. Symptom, vollständiges.

Schmerz|syn|drome (gr. σύνδρομος mitlaufend, begleitend) *n pl*: Oberbegriff für Beschwerdebilder, die mit chronischen (d. h. seit mehr als 6 Monate bestehenden, dauernden od. rezidivierenden) Schmerzen einhergehen; **Formen: 1.** Entzündungsschmerzen: bei entzündlichen Erkrankungen wie z. B. bei rheumatoider Arthritis od. Polyarthritis (s. Erkrankungen des rheumatischen Formenkreises), Appendizitis, Zahnschmerzen; **2.** spastische Schmerzen: durch übermäßige Kontraktion von glatter Muskulatur innerer Organe wie z. B. bei Gallensteinkolik*; **3.** Nervenschmerzen: s. Neuralgie; **4.** Fehlregulationsschmerzen: z. B. durch unangepasste motorische Steuerung der Skelettmuskulatur (Hartspann, Schmerzen bei Fehlhaltung, z. B. bei Lumbago*, Kreuzschmerz*), Fehlfunktion des sympathischen Nervensystems (Ischämie durch Vasospasmus wie z, B. bei Angina* pectoris), Fehlregulation von Neurotransmitterwirkungen auf die Gehirngefäße wie z. B. bei Migräne (s. Kopfschmerz); **5.** psychosomatische Schmerzen: körperliche Äußerungen von unbewältigten psychischen od. psychosozialen Problemen; können auch begünstigt werden durch operante Konditionierung bei sozialen Vorteilen durch Schmerzäußerung (sog. sekundärer Krankheitsgewinn); z. B. konversionsneurotische Schmerzen, Migräne nach psychischer Belastung, kindliche Bauchschmerzen zum Aufrechterhalten der elterlichen Zuwendung. Beim Somatisierungsprozess können Mechanismen der Fehlregulation (z. B. psychisch ausgelöste Muskelverspannung) mitwirken; s. Somatisierungsstörung. Vgl. Schmerztherapie.

Schmerz|syn|drom, myo|fasziales (↑) *n*: s. Triggerpunkt.

Schmerz|therapie (Therapie*) *f*: Anwendung verschiedener therapeutischer Prinzipien zur Beeinflussung akuter u. chronischer Schmerzzustände; **Formen: 1.** kausale od. palliative Behandlung der Schmerzursache mit dem Ziel der Schmerzaufhebung bzw. -reduktion; **2.** Beseitigung nervöser od. neurohumoraler Fehlregulationen, v. a. einer sympathischen Fehlsteuerung mit Selbstunterhaltung chronischer Schmerzen; **3.** symptomatische Sch. durch: a) Verringerung der Erregung von Schmerzrezeptoren; b) Blockade der Nervenleitung; c) Hemmung der zentralnervösen Schmerzinformation; d) Beeinflussung des Schmerzerlebnisses. **Methoden:** zum (kombinierten) Einsatz kommen: **1.** Pharmakotherapie mit Opiaten od. nichtsteroidalen Analgetika, therapeutische Lokalanästhesie, rückenmarknahe Analgesie, Neurolyse, neurochirurgische Schmerzoperationen, radiologische Therapie; **2.** Phytotherapie: **traditionell** z. B. mit Zubereitungen aus Salicis cortex (s. Salix) Achillea* millefolium, Aconitum* napellus, Cymbopogon* citratus, Petasites*, Thymus serpyllum*; **3.** physikalische Therapie: z. B. Bergonié*-Maske, Impulsgalvanisation*; **4.** psychologische Verfahren: z. B. Autogenes* Training, Biofeedback*, Hypnotherapie*, Verhaltenstherapie*; **5.** Elektrostimulationsanalgesie*, Akupunktur*, Akupunktmassage*, Elektroakupunktur* nach Voll, Aurikulotherapie*, Elektroneuraltherapie*, Aschner*-Methode, Baunscheidt*-Verfahren, Eichotherm*-Behandlung, Farbtherapie*, Gelosentherapie*, Heilmagnetismus*, Setzen einer Fontanelle*, Tragen eines Kupferbands*, Magnetfeldtherapie*, Meditation*, Mesotherapie*, Mora*-Therapie, Reiki*, petechiale Saugmassage*, Softlaser*, Zilgrei*-Methode. **Hinweis:** Zur subjektiven Dokumentation der Wirksamkeit einer Sch. ist das Führen eines Schmerztagebuchs durch die Patienten empfehlenswert.

Schnee|ball, amerikanischer: s. Viburnum prunifolium.

Schnee|ball, Gemeiner: s. Viburnum opulus.

Schnee|gehen: Maßnahme zur Abhärtung* nach Kneipp, bei der einige Sekunden barfuß auf weichem Schnee gelaufen wird; anschließende Wiedererwärmung durch Laufen mit Fußbekleidung; vgl. Tautreten.

Schnell|imbiss: s. Fast-Food.

Schnitzer-Kost (Johann Georg Sch., deutscher Zahnarzt, geb. 1930): vegetarische Ernährungsform (s. Vegetarismus) zur Prophylaxe u. Therapie verschiedener Erkrankungen (z. B. Erkrankungen des rheumatischen Formenkreises, Herz-, Gefäß- u. Kreislauferkrankungen, Zahnkaries u. Parodontose), Verbesserung der Lebensqualität u. Stärkung der Abwehrkräfte; **Prinzip:** Bevorzugung von Nahrungsmitteln* aus ökologischem Landbau; Meiden von Auszugsmehlen, raffiniertem Zucker, Fleisch, Fisch, gehärteten u. raffinierten Fetten u. Ölen, gekochtem Gemüse u. Obst, Säften (auch frisch gepresst), Kaffee u. Alkohol; **Formen:** **1.** Schnitzer-Intensivkost (zur Therapie): ausschließlich vegetabile Rohkost als sog. Urnahrung aus „lebendigen" (nicht behandelten) Lebensmitteln mit einem Energiegehalt von ca. 6300 kJ/d (bzw. 1500 kcal/d); der Tagesplan besteht morgens aus Frischkornbrei mit Obst, mittags u. abends aus Salatrohkost mit geschrotetem od. gekeimtem Getreide od. Nüssen; **2.** Schnitzer-Normalkost (zur Prävention): gemäßigtere Form, die zusätzlich geringe Mengen an Vollkornbrot u. -gebäck, Milchprodukten, Eiern u. Kartoffeln erlaubt; Energiegehalt ca. 9200 kJ/d (bzw. 2200 kcal/d); **ernährungsphysiologische Bewertung:** Intensivkost als vegane Rohkost*-Ernährung auf Dauer problematisch; Normalkost als Dauerernährung geeignet.

Schnupfen: s. Rhinitis.

Schöll|kraut: s. Chelidonium majus.

Schön|wellen: s. Schadwellen.

Schon|kost: syn. gastroenterologische Basisdiät*.

Schröpfen: seit der Antike in allen bedeutenden Kulturen u. medizinischen Systemen benutztes Verfahren einer hautreizenden Therapie mit lokalen u. reflektorischen Wirkungen, bei dem in verschiedenen, der Haut an bestimmten Stellen (sog. Schröpfzonen, s. Abb. 1) aufgesetzten Hohlkörpern ein Unterdruck erzeugt wird, so dass Haut u. Unterhaut tief in das Gefäß hineingesogen werden; i. d. R. kommt es hierbei zu subkutanen petechialen Blutungen, je nach Unterdruck u. Gewebekonstitution auch zu einem Hämatom. Beim sog. blutigen Schröpfen tritt nach zuvor erfolgter Skarifikation der Haut Blut aus dem Körper aus. **Technik:** im Inneren des sog. Schröpfkopfes (ursprünglich z. B. Bambusstabsegmente od. Tierhörner, jetzt überwiegend Glasgefäße, s. Abb. 2) wird

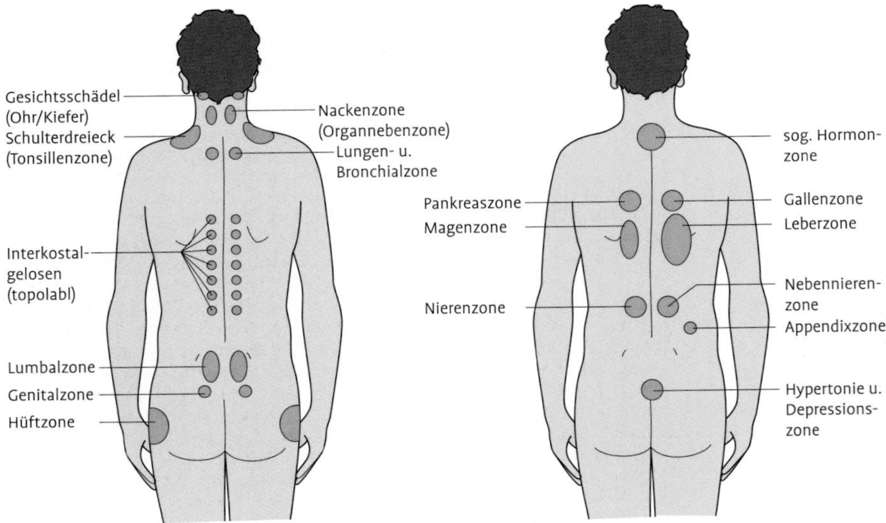

Schröpfen Abb. 1: Schröpfreflexzonen am Rücken nach J. Abele

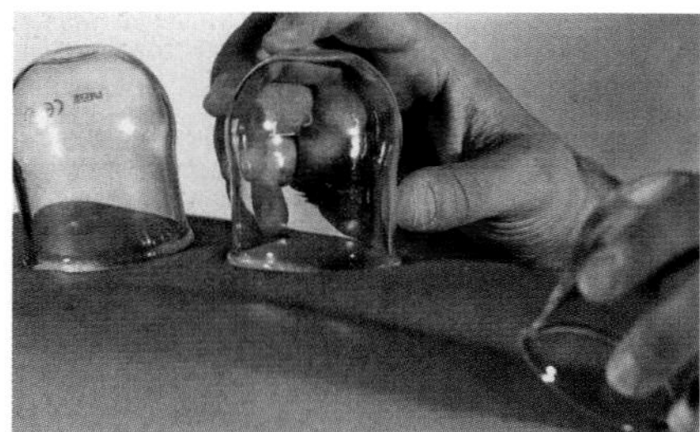

Schröpfen Abb. 2: gläserne Schröpfköpfe [3]

ein Wattebausch mit etwas Spiritus abgebrannt; mit dem Abkühlen der erhitzten Luft entsteht ein Vakuum; alternativ wird die Luft aus dem bereits aufgesetzten Schröpfkopf mit einem Gummiball od. elektrischen Pumpen abgesaugt. **Wirkung:** ältere Vorstellungen zu den Wirkungsmechanismen gehen von einer Manipulation nicht materieller Anteile des Menschen (z. B. dem Absaugen von Krankheitsstoffen) od. von Gewebeflüssigkeiten (beides auch im Sinne einer Materia* peccans) als ableitende Therapie* od. ausleitende Therapie* aus. Ein modernes neurophysiologisches Konzept beschäftigt sich mit den lokalen u. reflektorischen Wirkungen der Maßnahme selbst u. den Wirkungen des erzeugten Hämatoms. In der Traditionellen Chinesischen Medizin* gilt das unblutige u. blutige Sch. als Brennmethode (ähnlich der Moxibustion*), weil dabei Feuer zur Erzeugung des Vakuums im Schröpfkopf eingesetzt wird. **Indikation:** schmerzhafte Weichteilsyndrome des Bewegungsapparats (besonders bei einer lokalen Symptomatik der Fülle*) u. viszerale Schmerzsyndrome (auch bei einer Fülle in den segmental zugeordneten Bereichen der Haut u. Unterhaut).

Schröpf|massage (Massage*) *f*: Variante des Schröpfens*, bei der der einen Unterdruck erzeugende Schröpfkopf einige Minuten auf der wahlweise eingeölten Haut hin u. her verschoben wird, bis sich eine Hyperämie od. ein oberflächliches Hämatom bildet. Vgl. Saugmassage, petechiale.

Schroth-Kur (Johannes Sch., Naturheilkundiger, Niederlindewiese, 1798–1856; Kur*) *f*: Form der naturheilkundlichen Ernährungstherapie* zur allgemeinen Umstimmung u. Entschlackung des Organismus, insbesondere bei Stoffwechselerkrankungen u. Erkrankungen* des rheumatischen Formenkreises; **Prinzip: 1.** Anwendung feuchtwarmer Packungen zur Stimulation der Wärmeproduktion; **2.** fett-, protein- u. salzarme Kost, bei der nach Originalvorschrift leichter Weißwein (heute meist durch Frucht- u. Gemüsesäfte ausgetauscht) zur Steigerung des Stoffwechsels getrunken wird; periodischer Wechsel von 3 Trockentagen (Verzehr von Getreideschrotbrei, Schrotsemmeln, Vollkorn- u. Knäckebrot, Trockenobst, Nüssen), 2 kleinen (1 l Flüssigkeit) u. 2 großen Trinktagen (2 l Flüssigkeit); stationäre Durchführung über 3–4 Wochen; der Energiegehalt ist mit ca. 1700–3400 kJ (bzw. 400–800 kcal) sehr niedrig. Vgl. Heilfasten.

Schüßler-Salze (Wilhelm Heinrich Sch., Arzt, Oldenburg, 1821–1898) *f*: s. Biochemie nach Schüßler.

Schüttel|mixtur (lat. mixtura Mischung) *f*: s. Lotion.

Schul|medizin (lat. ars medicina ärztliche Kunst) *f*: Bez. für die allgemein anerkannte u. an den medizinischen Hochschulen gelehrte Medizin i. S. einer angewandten Naturwissenschaft; gelegentlich wird deren Ausschließlichkeitsanspruch kritisiert u. der Begriff diskriminierend benutzt. Erstmals wurde der Begriff in der 2. Hälfte des 19. Jahrhunderts von homöopathisch tätigen Ärzten zur Abgrenzung gegenüber der Homöopathie* geprägt, bis er sich um die Jahrhundertwende als wertneutrale Sammelbezeichnung für die herrschende Richtung der Heilkunde durchsetzte. Vgl. Allopathie, Alternativmedizin, Komplementärmedizin.

Schuppen|flechte: s. Psoriasis.

Schwäche: s. Erschöpfungszustände.

Schwamm|gurke: s. Luffa aegyptiaca.

Schwangerschafts|erbrechen: s. Hyperemesis gravidarum.

Schwarz|dorn: s. Prunus spinosa.

Schwarz|kümmel: s. Nigella damascena.

Schweden|diät (Diät*) *f*: von Jonas Bergström entwickelte proteinarme, jedoch nicht proteinselektive (s. Kartoffel-Ei-Diät) Diät mit 20–30 g Protein pro Tag nach freier Wahl; zur ausreichenden Deckung des Aminosäurebedarfs Supplementierung mit 6,5 g essentiellen Aminosäuren; **Anwendung:** bei Nierenerkrankungen.

Schweden|trunk: auch Schwedenbitter; Bez. für eine Kombination aus Arzneipflanzenauszügen, z. B. aus Angelica* archangelica, Aloe*, Elettaria* cardamomum, Cassia* senna, Cinnamomum* aromaticum, Fraxinus* ornus, Commiphora* molmol, Carlina* acaulis, Gentiana* lutea, Cinnamomum* camphora, Crocus* sativus, Valeriana* officinalis u. Vitamin C in wässrig-alkoholischer Lösung (15 Volumenprozent Ethanol); **Anwendung:** traditionell zur Unterstützung der Verdauungsfunktion; **Kontraindikation:** Präileus, Ileus, Stenosen im Magen-Darmtrakt.

Schwefel: Sulfur; chemisches Element, Symbol S, OZ 16, relative Atommasse A_r 32,07; zur Sauerstoffgruppe (Chalkogene) gehörendes, festes, gelbliches, 2-, 4- u. 6-wertiges Nichtmetall; **biochemische Funktion:** Bestandteil der Aminosäuren Cystein u. Methionin u. damit einer Vielzahl von Proteinen (z. B. Insulin, Ribonuklease); Sulfat wird für Konjugationsreaktionen in der Leber zur Entgiftung von Phenolen, Steroiden u. Indoxyl benötigt; **Vorkommen in Nahrungsmitteln:** besonders in Fleisch, Eiern, Milch u. Milchprodukten sowie Nüssen u. Leguminosen; **Bedarf u. Mangelerscheinungen:** bisher nicht bekannt; **Intoxikation:** durch synergetische Wechselwirkungen mit

Molybdän* kann es durch Bildung von Kupfer-Schwefel-Molybdän-Verbindungen zu einem Kupfermangel kommen. **Homöopathie:** Verwendung (Polychrest) entsprechend des individuellen Arzneimittelbildes bei einer Vielzahl von Erkrankungen, z. B. Hautausschlägen, rheumatischen Beschwerden; von Samuel Hahnemann in seiner späten Phase häufigstes verwendetes Arzneimittel (als Antipsorikum).

Schwefel|bad: 1. natürliches Sch.: s. Schwefelquelle; 2. künstliches Sch.: durch Zusatz von 100–200 g Schwefelsalz (Kalium sulfuricum) zubereitetes Vollbad; **Anwendung:** bei Erkrankungen* des rheumatischen Formenkreises.

Schwefel|quelle: gelösten (H_2S) bzw. ionogen gebundenen Schwefelwasserstoff sowie Sulfide enthaltende Quelle mit mindestens 1 mg Gesamtschwefel pro Liter; **Anwendung:** bei entzündlichen u. degenerativen Gelenkerkrankungen, Gicht, Hauterkrankungen (keratolytischer Effekt). Vgl. Sulfatwasser.

Schwell|strom: Folge von Gleichstromimpulsen mit kontinuierlich an- u. wieder absteigender Intensität, durch die nacheinander die Muskelfasern mit entsprechender Reizschwelle stimuliert werden; so entstehen nicht Muskelzuckungen, sondern anschwellende Kontraktionen, d. h. fließende Bewegungen, die eine physiologische Muskelaktion simulieren. Vgl. Elektrotherapie, Niederfrequenztherapie.

Schwert|lilie: s. Iris.

Schwindel: Vertigo; Oberbegriff für subjektive Störungen der Orientierung des Körpers im Raum; Sch. kann anfallartig wiederholt od. als andauernde subjektive Empfindung auftreten u. ist häufig verbunden mit der Wahrnehmung von Scheinbewegungen des Körpers bzw. der Umgebung, Störungen der Augenmotilität (Nystagmus), Gleichgewichtsstörungen, Übelkeit u. Erbrechen. **Vorkommen:** 1. physiologisch: z. B. nach Stimulation des Gleichgewichtsorgans durch rotatorische od. kalorische Reize; 2. i. R. von organischen Erkrankungen, z. B. bei Commotio* cerebri, Hypertonie*, Menière-Krankheit, klimakterisches Syndrom*, Reisekrankheit, Tumor (z. B. Akustikusneurinom); 3. i. R. von psychischen Erkrankungen, z. B. bei Angst*, Phobie*, Depression*; 4. als unerwünschte Arzneimittelwirkung* z. B. bei Einnahme von Acetylsalicylsäure, Ergotalkaloiden*; 5. als Nebenwirkung bei Einnahme von z. B. Artemisia* annua, Bryonia*, Chinin*, Chinidin*, Toxicodendron* quercifolium, Viburnum* opulus, Pausinystalia* yohimbe; 6. bei einer Intoxikation z. B. mit Blei*; 7. bei Mangel z. B. an Natrium*; **Einteilung:** 1. nach der subjektiven Wahrnehmung: Dreh-, Schwank-, Lift-, Benommenheitsschwindel; 2. nach dem Auslösemechanismus: Lagerungsschwindel, orthostatischer Sch., Reizschwindel, phobischer Schwankschwindel, (anderer) psychogener Sch.; 3. nach Dauer der Beschwerden: Attacken- od. Dauerschwindel; 4. nach dem Ort der Störung: vestibulärer, okularer Sch., Sch. bei Erkrankungen somatosensibler Nervenbahnen. **Therapie:** 1. Pharmakotherapie, z. B. mit Dimenhydrinat, Pentoxifyllin; 2. Akupunktur*, Cranio*-Sacral-Therapie, Manuelle Medizin*, Progressive* Muskelrelaxation, Anwendung von Ohrkerzen*, Kneipp*-Therapie, Gesichtsgüsse; 3. Phytotherapie: Zubereitungen aus Extrakt von Ginkgo* biloba, Picrotoxin; **traditionell** Zubereitungen aus Lavandula angustifolia, Angelica sinensis, Anamirta cocculus; 4. Homöopathie: Zubereitungen aus Conium* maculatum (Drehschwindel, bei alten Menschen), Gold*, Kokkelskörner (Reisekrankheit), Petroleum*, Nicotiana* tabacum, Viscum* album. Vgl. Somatisierungsstörung, Syndromdiagnostik, differenzierende.

Schwitz|bad: s. Überwärmungsbad.

Scilla maritima *f*: s. Urginea maritima.

Scopol|amin *n*: 6β,7β-Epoxy-3α(1αH,5αH)-tropanyl-(S)-tropat (IUPAC); in Nachtschattengewächsen vorkommendes Alkaloid mit parasympatholytischer Wirkung; **Verwendung:** Mydriatikum, Prophylaxe der Reisekrankheit (transdermale Anwendung); im Gegensatz zu Hyoscyamin* wirkt S. motorisch dämpfend.

Scopolia carniolica Jacquin *f*: Glockenbilsenkraut; ausdauernde Pflanze aus der Familie der Solanaceae (Nachtschattengewächse); **Arzneidroge:** geschälte, getrocknete Wurzelstöcke (Scopoliae rhizoma, Glockenbilsenkrautwurzelstock); **Inhaltsstoffe:** 0,3–0,8 % Tropanalkaloide (z. B. bis 0,4 % L-Hyoscyamin, Scopolamin in Spuren); **Wirkung:** parasympatholytisch, anticholinerg, positiv chronotrop u. dromotrop, spasmolytisch; **Verwendung:** innerlich in galenischen Zubereitungen nach **Kommission E** bei Spasmen des Magen-Darm-Trakts, der Gallenwege u. der ableitenden Harnwege bei Erwachsenen u. Schulkindern; **traditionell** bei Meteorismus; **Dosierung:** mittlere Einzeldosis entsprechend 0,25 mg Gesamtalkaloide, berechnet als L-Hyoscyamin; maximale Tagesdosis entsprechend 3 mg Gesamtalkaloide, berechnet als L-Hyoscyamin. Hinweis: nur in Kombination mit anderen Spasmolytika verwenden; **Nebenwirkungen:** Mundtrockenheit, Abnahme der Schweißsekretion, Wärmestau, Hautrötung, Akkommodationsstörungen, Miktionsbeschwerden, Auslösung eines Glaukomanfalls; **Kontraindikation:** Engwinkelglaukom, Prostataadenom mit Restharnbildung, Tachykardie, mechanische Stenosen im Magen-Darm-Bereich, Megakolon; **Wechselwirkung:** Verstärkung der anticholinergen Wirkung bei gleichzeitiger Einnahme von trizyklischen Antidepressiva, Amantadin, Chinidin.

Scrophulosis (lat. scrofulae Halsdrüsen; -osis*) *f*: s. Skrofulose.

Secale|alkaloide *n pl*: syn. Ergotalkaloide*.

Secale cereale L. *n*: Roggen; Pflanze aus der Familie der Poaceae (Graminae, Süßgräser); **Arzneidroge:** s. Roggenpollenextrakt. Vgl. Secale cornutum.

Secale cornutum *n*: Mutterkorn; das vom Schlauchpilz Claviceps purpurea (Fries) Tulasne (Familie Clavicipitaceae) gebildete, bis 35 mm lange, schwärzlich-violette Dauermyzel, das v. a. auf Secale cereale (Roggen) parasitiert u. als gebogener Zapfen (Sklerotium) anstelle des Roggenkorns aus den Spelzen hervordrängt; **Inhaltsstoffe:** über 30 Alkaloide, darunter Säureamidalkaloide (z. B. Ergometrin) u. Peptidalkaloide (z. B. Ergotamin, Ergotoxin), fettes Öl, Farbstoffe, Amine, Ergosterol; **Verwendung:** zur Gewinnung der Reinalkaloide od. Alkaloidfraktionen (s. Ergotalkaloide); seit der Antike Verwendung zur Geburtshilfe u. als Abortivum; im Mittelalter häufig epidemieartige Massenerkrankung durch mit M. verunreinigtes Brotgetreide (sog. Sankt-Antonius-Feuer od. Kribbelkrankheit); **Homöopathie:** Verwendung entsprechend des individuellen Arzneimittelbildes z. B. bei Parästhesien, Gangrän, Migräne, arteriosklerotischer Hypertonie, Wehenschwäche, Krampfwehen.

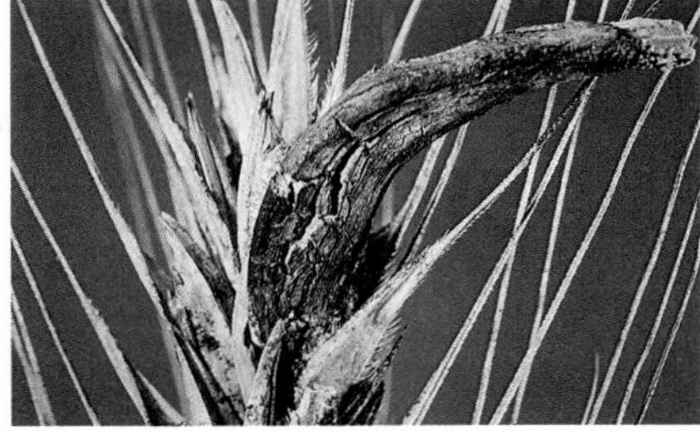

Secale cornutum: Samen [1]

Sechs Hohl|organe (gr. ὄργανον Werkzeug) *n pl*: in der Traditionellen Chinesischen Medizin* Bez. für Gallenblase, Magen, Dünndarm, Dickdarm, Harnblase u. die Drei* Erwärmer, deren gemeinsame Funktion Transport von Nahrungs- bzw. Ausscheidungsstoffen ist. Vgl. Außerordentliche Eingeweide, Fünf Speicherorgane, Syndromdiagnostik, differenzierende.

See|bad: Kurort am Meer; Wirkung auf den Organismus durch Kombination der Schon- u. Reizfaktoren des Klimas* (reine, allergenarme Luft, maritimes Aerosol, geringe Tagesschwankungen der Temperatur, Abkühlungsreize, Wind, Sonne) u. der mechanischen u. Solereize der Bäder; **Heilanzeigen:** Atemweg- u. Hauterkrankungen, Allergien*, psychovegetatives Syndrom. Vgl. Klimakurort.

Seelen|körper: syn. Aura*.

Seelen|leib: auch Astralleib; in der Anthroposophischen Medizin* Träger aller seelischen Empfindungen u. körperlichen vegetativen Reaktionen (Atmung, Blutdruck, Muskeltonus usw.), endokrinen Vorgänge u. Ausscheidungsprozesse; Verbindung zwischen den körperlichen (Stoffleib*) u. den individuell-geistigen (Ich*-Organisation) Bedingungen zur Regulation der Vorgänge des Lebens; aus dem S. stammt alle gerichtete, aber auch instinktive Bewegung. Er äußert sich in den unterschiedlichen Stimmungen od. als Gesamtgestimmtheit.

SEG: Abk. für Segmentelektrographie*.

Segment|dia|gnostik (lat. segmentum Abschnitt; gr. διαγνωστικός fähig zu unterscheiden) *f*: Bez. für ein diagnostisches Verfahren, das sich auf die reflektorisch veränderten Gewebe u. seine Irritationssymptome richtet, die anhand ihrer Topographie auf funktionelle Erkrankungen in den tieferen somatischen u. viszeralen Bereichen (z. B. auf bestimmte innere Organe) hinweisen; durch (funktionelle) Palpation u. Kibler-Hautfaltentechnik lassen sich reflektorische Veränderungen im Gewebe feststellen, die das klinische Bild eines peripheren Irritationssyndroms* mit Schmerz, Muskelkontraktionen, verändertem Blutfluss, Schweißproduktion u. Schwellungen annehmen können. Nach Head (1889) werden die Reflexsymptome primär in jenen Dermatomen* u. Myotomen (Thorakalsegmente) erscheinen, die über den gleichen segmental-regulatorischen Komplex angeschlossen sind wie das gestörte Organ. Zudem soll jedes Organ auch eine Sekundärzone in den Zervikalsegmenten u. im Trigeminusbereich auslösen können. Vgl. Irritationszone, Head-Zone.

Segment|elektro|graphie (↑; gr. ἤλεκτρον Bernstein, an dem zuerst elektrostatische Kräfte beobachtet wurden; γράφειν schreiben) *f*: Abk. SEG; diagnostisches Verfahren nach Schimmel u. daraus abgeleitete computergestützte Form, die die menschliche Regulationsfähigkeit (Reaktionsfähigkeit) auf standardisierte elektrische Reizgeber in definierten Reflexzonen darstellen will; **Technik:** Verabreichung von elektrischen Reizen über Elektrodenpaare u. Zuordnung zu bestimmten Segmentzonen, Untersuchung der Reagibilität der Hautareale in verschiedenen Etagen (Kopf, Thorax, Bauch, Becken), quadrantenbezogene Errechnung definierter Bewertungsziffern für sog. Belastungs- u. Störfaktoren sowie Gewinnung von allgemeinen Hinweisen zur Regulationsfähigkeit; Veränderungen der Belastungsfaktoren werden als funktionelle, Veränderungen der Störfaktoren als morphologische Störungen gedeutet. **Messverfahren:** Bestimmung der elektrischen Hautleitfähigkeit mit gepulsten Gleichstromfrequenzen von 13 Hz zwischen jeweils 2 übereinanderliegenden Elektroden durch Verabreichung von positiven u. negativen Strömen; die Messstrecke zwischen den jeweiligen Elektroden soll charakteristischerweise verändert werden; die SEG-Impulse werden mit bestimmten Reizgeberprogrammen in die Haut geleitet u. mit Hilfe bestimmter Parameter (Summenfaktor, Rückstromfaktor, Relation positives/negatives Impulspaket) interpretiert. **Anwendung:** als Vorsorgeuntersuchung auf Regulationsfähigkeit, zur Bestimmung des „energetischen" Gesamtzustands u. der Rechts- u. Linksbelastung

(Lateralitätsbestimmung), zur diagnostischen Dokumentation u. therapeutischen Verlaufskontrolle; **Kontraindikation:** Schwangerschaft, Herzschrittmacher u. schwere Herzrhythmusstörungen. Wissenschaftlich umstrittenes Verfahren; von Vorteil ist die Untersucherunabhängigkeit während der Regulationsprüfung, da eine Beeinflussung des technischen Messvorgangs durch den Untersucher nicht möglich ist. Vgl. Diagnostik chronischer Irritationen.

Segment|massage (↑) *f*: Reizbehandlung in den korrespondierenden Zonen (Segmenten) der Körperdecke (Haut, Bindegewebe, Muskulatur, Faszien) der viszeralen Organe (s. Abb.); Innervationszonen der Haut (Head*-Zonen), des Unterhautbindegewebes (Bindegewebezonen) sowie des Periosts (Sklerotome*) u. der Skelettmuskeln (Myotome) sind mit inneren Organen (Viszerotome) auf den segmentalen Ebenen des Rückenmarks verbunden. **Indikation:** chronische organische Affektionen (z. B. koronare Herzkrankheit), chronische Magenstörung (Ulcus ventriculi), chronische Bronchitis. Vgl. Neuraltherapie, Reizkörpertherapie.

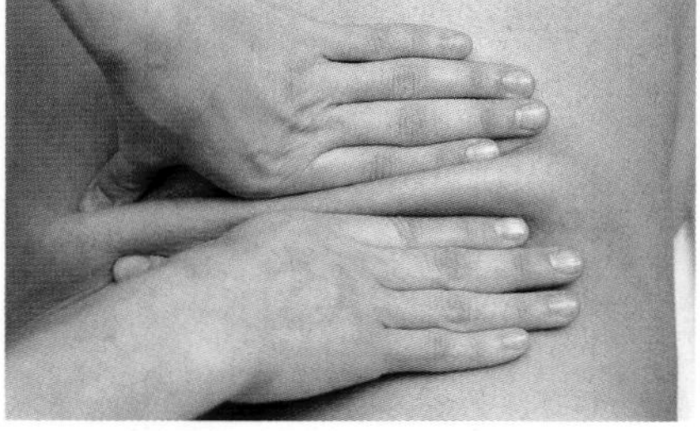

Segmentmassage: Sägegriff

Seh|störungen: s. Asthenopie.

Seifen|kraut, Echtes: s. Saponaria officinalis.

Seifen|rinde: s. Quillaja saponaria.

Seifen|wurzel, Rote: s. Saponaria officinalis.

Seifen|wurzel, Weiße: s. Gypsophila.

Seiten|beziehung: s. Lateralität.

Sekunden|phänomen *n*: syn. Huneke-Phänomen; Bez. im Rahmen der Neuraltherapie* für die sofortige Beschwerdefreiheit eines Patienten nach Infiltration eines chronischen Irritationszentrums*; die Wirkung soll mindestens 20 Stunden (bei Zahnbehandlung 8 Stunden) anhalten u. bei Wiederauftreten der Beschwerden reproduzierbar sein, bis nach wiederholten Injektionen eine dauerhafte Symptomfreiheit eintritt.

Selbst|erfahrungs|gruppe: **1.** Gruppe, bei der in psychotherapeutischer Absicht durch Konfrontation des einzelnen Teilnehmers mit den Reaktionen der Gruppe Impulse zur Selbstreflexion gegeben werden sollen; vgl. Gruppenpsychotherapie. **2.** Gruppe von therapeutisch tätigen Personen, die durch den Austausch eigener Erfahrungen ein Verständnis für die Motivation des eigenen Handelns (z. B. im Rahmen einer Psychotherapie*) gewinnen wollen; vgl. Balint-Gruppe, Supervision.

Selbst|heilung: Vorstellung in der Naturheilkunde* u. Komplementärmedizin*, dass die Natur (Physis) des Menschen aus eigener Kraft eine Erkrankung überwindet, wobei entsprechende Verfahren diesen Prozess lediglich anregend, stärkend od. unterstützend begleiten sollen; in diesem Sinne werden teilweise die Begriffe Naturheilverfahren* u. Physiotherapie* interpretiert.

Selbst|hilfe: Gesamtheit aller Aktivitäten, die Menschen zur Wiederherstellung ihrer Gesundheit od. zur Bewältigung von Krankheit u. Krankheitsfolgen mobilisieren.

Formen: **1.** individuelle u. familiäre S.: umfasst Selbstdiagnose, Pflege, Selbstmedikation u. psychosoziale Unterstützung von Angehörigen; **2.** Selbsthilfegruppen: freiwilliger Zusammenschluss von Betroffenen als organisierte Form der S.; in Deutschland existieren ca. 40 000 Selbsthilfegruppen mit Gesundheitsbezug u. 1,5–2 Mio. Mitgliedern. Themen sind u. a. chronische Erkrankungen (z. B. Multiple Sklerose), Krankheitsfolgen (z. B. künstlicher Darmausgang), Suchterkrankungen (z. B. Abhängigkeit), psychische Erkrankungen (z. B. psychogene Essstörungen), Gewalt (gegen Frauen, Kinder), Behinderungen (z. B. Blindheit, Amputation) u. Umwelterkrankungen (z. B. durch Elektrosmog); **3.** Selbsthilfeinitiativen: Zahlreiche Selbsthilfegruppen haben sich zur gemeinsamen Öffentlichkeitsarbeit (z. B. in der AIDS-S.) u. Lobbyarbeit (Behindertenverbände) zu Initiativen zusammengeschlossen od. finanzieren z. T. in erheblichem Umfang Forschung; **4.** Intermediäre Strukturen dienen dem Informationsaustausch zwischen Selbsthilfegruppen, als Anlauf- od. Koordinierungsstelle für Interessierte bzw. Betroffene u. als Schnittstelle mit dem professionellen System.

Die Teilnahme an Zusammenschlüssen zur Selbsthilfe ist freiwillig. Mitglieder sind Betroffene u./od. deren Angehörige (z. B. Lebenspartner von Menschen mit Angsterkrankungen (s. Angst), Eltern behinderter Kinder od. Kinder alkoholabhängiger Eltern; vgl. Angehörigengruppe). Organisierte Selbsthilfezusammenschlüsse können einen Ersatz für erodierte primäre soziale Netze u. damit einen wichtigen Faktor sozialer u. gesundheitlicher Problembewältigung darstellen. Sie leisten Hilfe v. a. zur Krankheitsbewältigung u. zum Informationsaustausch unter Betroffenen, die vom professionellen System nicht erbracht werden bzw. nicht erbracht werden können: **1.** Entlastung (die Erfahrung, nicht allein mit der Erkrankung zu sein, wirkt erleichternd); **2.** Informations- u. Erfahrungsaustausch (neue Mitglieder können von den anderen lernen); **3.** psychosoziale Unterstützung in Lebenskrisen (familiäre Konflikte infolge chronischer Erkrankung); **4.** Thematisierung von Tabuthemen (z. B. Sexualität mit künstlichem Darmausgang od. nach Amputation); **5.** Eröffnung

neuer Problemfelder (z. B. Elektrosmog), die medizinisch (noch) nicht erkannt od. akzeptiert werden.
Durchführung: 7–15 Mitglieder arbeiten aktiv, selbstbestimmt u. kontinuierlich in einer Selbsthilfegruppe an einem gemeinsamen Krankheitsthema od. einem psychosozialen Problem. Die Gruppe arbeitet autonom ohne professionelle Helfer (Ärzte, Psychologen, Sozialarbeiter), kooperiert zeitweise mit ihnen od. wird von ihnen angeleitet. Arbeitsprinzip ist eine größtmögliche Offenheit unter den Teilnehmern u. Verschwiegenheit nach außen. V. a. bei Suchterkrankungen ist ein geschützter Rahmen u. die Wahrung der Anonymität wichtig für die Akzeptanz der S. u. den therapeutischen Erfolg. Kompetenzen u. Ressourcen der Betroffenen stehen im Mittelpunkt der Arbeit. Patienten werden zu Experten ihrer Erkrankung u. wechseln von einer passiv konsumierenden Krankenrolle zu aktiver Krankheitsbewältigung. Insgesamt führt S. zur Steigerung der Patientenkompetenz u. dem Erwerb einer aktiveren u. selbstbewussteren Rolle gegenüber Ärzten. Wissen u. Erfahrung der Gruppe kann auch anderen bzw. der Öffentlichkeit zur Verfügung gestellt werden. Einige Gruppen (z. B. Behindertenverbände) treten bewusst an die Öffentlichkeit, um gesellschaftliche Veränderungen für die Betroffenen zu erreichen od. Aufklärungsarbeit zu leisten.
Hinweise: 1. Bundesweite Anlaufstelle für Selbsthilfegruppen-Interessenten: Nationale Kontakt- u. Informationsstelle zur Unterstützung von Selbsthilfegruppen (NAKOS), Wilmersdorfer Str. 39, 10627 Berlin; Tel.: 030-31018960, Fax 030-31018970; Homepage: http://www.nakos.de, E-Mail: selbsthilfe@nakos.de; **2.** S. will u. soll nicht als Ersatz, sondern als Ergänzung des professionellen medizinischen Systems gesehen werden u. kann medizinische Leistungen nicht ersetzen.

Selbst|management *n*: von Kanfer in den 70er Jahren des 20. Jahrhunderts in der Verhaltenstherapie* geprägter Begriff, der ein Modell des therapeutischen Prozesses beschreibt, in dem die Fähigkeiten des Klienten, eigenes Verhalten durch den Einsatz erlernter Strategien selbst zu lenken bzw. zu modifizieren, besondere Beachtung findet; durch bestimmte Methoden (z. B. Selbstbeobachtung, Schließen von Verträgen, Selbstverstärkung u. Selbstbestrafung) wird gezielt die Eigenkontrolle des Klienten für die Veränderung im therapeutischen Prozess genutzt u. gefördert. Der Klient wird als Individuum mit Fähigkeiten zu planvollem u. zielgerichtetem Handeln verstanden, der in der Lage ist, die erforderlichen Techniken der Selbstveränderung zu erlernen u. umzusetzen.

Selbst|sicherheits|training *n*: aus der Verhaltenstherapie* stammendes u. v. a. auf den Annahmen der Lerntheorie basierendes Übungsverfahren zur Behandlung od. Verbesserung des Selbstwertgefühls sowie zur günstigen Beeinflussung problematischer sozialer Interaktionen; anhand praktischer Beispiele übt der Patient mit Wahrnehmungsübungen, Therapeutenrückmeldung u. audiovisuellem Feedback in therapeutischen Situationen u. später in realen Alltagssituationen sein Verhalten zu korrigieren. S. kann als Einzel- u. Gruppentherapie bei allen psychischen Erkrankungen u. Störungen eingesetzt werden, bei denen die Selbstwertproblematik im Mittelpunkt steht u. von Patient u. Therapeut als behandlungsbedürftig angesehen wird.

Selen (gr. σελήνη Mond, Mondschein) *n*: Symbol Se, OZ 34, relative Atommasse A_r 78,96; 2-, 4- u. 6-wertiges, zur Sauerstoffgruppe (Chalkogene) gehörendes chemisches Element; essentielles Spurenelement; **biochemische Funktion:** Bestandteil der Glutathionperoxidase, die mit Vitamin E, schwefelhaltigen Aminosäuren u. Katalase der Lipidoxidation in Membranen entgegenwirkt u. somit die Bildung vieler zellschädigender Produkte verhindert (Antioxidans); antikanzerogene Wirkung; **Vorkommen in Nahrungsmitteln:** Seefisch, Fleisch, Innereien, Pilze, Nüsse, Sesam u. Getreideprodukte; **Bedarf** für Erwachsene (D.A.CH. 2000): Schätzwert 30–70 μg/d; **Mangelerscheinungen:** Erstes Symptom ist die Erhöhung der Lebertransaminasen u. der Kreatinkinase; Nagelveränderungen (weiße Flecken), dünne u. blasse Haare, Skelettmyopathie, Kardiomyopathie, erythrozytäre Makrozytose durch niedrige Selenspeicher bei Frühgeborenen, Alkoholkrankheit u. parenterale Ernährung; alimentär bedingt durch proteinarme Kost u. bei einem hohen Grad regionaler Selbstversorgung auf selenarmen Böden; **Intoxikation:** alimentär nicht bekannt; bei Inhalation von Selenstaub Reizung der Atemwege, knoblauchartiger Atemgeruch, Leberzirrhose, Haarausfall, Herzmuskelschwäche; **Referenzbereich:** 0,8–1,8 μmol/l Serum; **Verwendung:** Die Wirksamkeit in der Tumorprävention ist wahrscheinlich, in der Tumortherapie wird sie diskutiert. Es gibt Belege für einen Nutzen von S. beim Lymphödem nach Mamma-Ablatio. **Homöopathie:** Zubereitungen entsprechend des individuellen Arzneimittelbildes z. B. bei nachlassender Sexualkraft.

Seleni|cereus grandi|florus (L.) Britt. et Rose *m*: Cactus grandiflorus, Cereus grnadiflorus; Königin der Nacht; kletternde Kaktee aus der Familie der Cactaceae (Kaktusgewächse); **Arzneidroge:** frische od. getrocknete Blüten (Selenicerei grandiflori flos) u. oberirdische Teile (Selenicerei grandiflori herba); **Inhaltsstoffe:** Blüten: Betalaine (roter Farbstoff Betacyan), Flavonolglykoside; Kraut: biogene Amine (besonders Tyramin, N-Methyltyramin u. N,N-Dimethyltyramin) u. Flavonolglykoside; **Wirkung:** positiv ionotrop; **Verwendung:** alkoholische Extrakte u. a. galenische Zubereitungen **traditionell** bei Herzbeschwerden, Angina pectoris, Harnleiden; die Wirksamkeit bei den beanspruchten Anwendungsgebieten ist nicht belegt. Eine Selbstmedikation wird nicht empfohlen. **Homöopathie:** Zubereitungen entsprechend des individuellen Arzneimittelbildes z. B. bei Krämpfen von Gefäßen u. Hohlorganen, organischer u. funktioneller Herzkrankheit, Gefäßverkalkung u. Bluthochdruck.

Sellerie: s. Apium graveolens.

Semen (lat.) *n*: Same; für Samenpflanzen charakteristische Verbreitungseinheit bzw. eine junge Pflanze im Ruhezustand; in der neueren pharmazeutischen Nomenklatur hinter den Pflanzennamen gestellte Bez. für die verwendete Arzneidroge (z. B. Lini semen; früher nachgestellt, z. B. Semen Lini).

Senecio jacobaea L. *m*: Jacobaea vulgaris; Jakobskreuzkraut, Jakobsgreiskraut; zwei- bis mehrjährige Pflanze aus der Familie der Asteraceae (Korbblütler); **Arzneidroge:** getrocknete oberirdische Teile der blühenden Pflanze (Senecionis jacobaeae herba); **Inhaltsstoffe:** bis 0,9 % Pyrrolizidinalkaloide, ätherisches Öl, Mineralsalze, besonders Phosphate u. Oxalate; **Verwendung:** als Aufguss u. a. galenische Zubereitungen; **traditionell** bei Amenorrhö, Dysmenorrhö, Harndrang, Diarrhö, chronischem Husten, rheumatischen Beschwerden, Anämie; die Wirksamkeit bei diesen Indikationen ist nicht belegt. **Nebenwirkungen:** Durch den Gehalt an Pyrrolizidinalkaloiden sind hepatotoxische, kanzerogene u. mutagene Wirkungen möglich; **cave:** die therapeutische Verwendung ist aufgrund der Risiken nicht vertretbar.

Senecio nemorensisi ssp. fuchsii (C.C Gmel.) Celak. *m*: Senecio ovatus; Fuchskreuzkraut; geophytische Rhizomstaude aus der Familie der Asteraceae (Korbblütler); **Arzneidroge:** oberirdische Teile (Senecionis herba); **Inhaltsstoffe:** bis 0,1 % Pyrrolizidinalkaloide, ca. 0,1 % ätherisches Öl, Flavonoide, Cumarinderivate u. Sesquiterpenester; **Wirkung:** Verkürzung der Blutungszeit; **Verwendung:** als Teeaufguss u. a galenische Zubereitungen; **traditionell** bei Diabetes mellitus, Blutungen, Hypertonie, Spasmen, klimakterischen Beschwerden; die Wirksamkeit ist nicht belegt; **Nebenwirkungen:** durch den Gehalt an Pyrrolizidinalkaloiden hepatotoxische, kanzerogene u. mutagene Wirkungen möglich; **cave:** die therapeutische Verwendung ist aufgrund der Risiken nicht vertretbar.

Senega *f*: s. Polygala senega.

Senf|mehl: s. Brassica nigra.

Senf, Schwarzer: s. Brassica nigra.

Senf, Weißer: s. Sinapis alba.

Senf|wickel: Wickel* mit Tüchern, die in mit Senfmehl (2–3 EL) versetztes, heißes (ca. 48 °C) Wasser getaucht wurden; nach Anwendung Senfkörnchen mit warmem Wasser von der Haut abwaschen; wirkt stark hyperämisierend; **Anwendung:** z. B. bei Bronchitis, **cave:** bei empfindlicher Haut Reizungen u. Verbrennungen möglich.

Sennes|pflanze: s. Cassia senna.

Sepia officinalis L. *f*: Tintenfisch; Molluske aus der Familie der Sepiidae (Sepien); **Homöopathie:** Zubereitungen (großes Mittel, insbesondere für Frauen) aus dem getrockneten Inhalt des Tintenbeutels entsprechend des individuellen Arzneimittelbildes z. B. bei Dysmenorrhö, klimakterischen Beschwerden, Krampfaderleiden, Wirbelsäulenbeschwerden.

Serenoa repens (Bartram) Small *f*: syn. Sabal serrulata (Michaux) Nuttal ex Schultes; Sägepalme; Pflanze aus der Familie der Arecaceae (Palmengewächse); **Arzneidroge:** Früchte (Sabal fructus, Sägepalmenfrüchte); **Inhaltsstoffe:** fettes Öl mit C8- bis C16-gesättigten Fettsäuren, Fettsäureethylester, Fettalkohole, Hydroxyfettsäuren, γ-Linolensäure), δ-7- u. δ-5-Phytosterole (β-Sitosterol u. zahlreiche Derivate), Gibberelinsäure, wasserlösliche Polysaccharide; **Wirkung:** antiandrogen, antiexsudativ, antiödematös, antiinflammatorisch; **Verwendung:** Fertigarzneimittel; nach **Kommission E** bei Miktionsbeschwerden bei benigner Prostatahyperplasie (Stadium I u. II); **Dosierung:** Tagesdosis: 320 mg eines mit lipophilen Lösungsmitteln extrahierten Extrakts; **Nebenwirkungen:** selten Magenbeschwerden; **Kontraindikation:** keine bekannt; **Wechselwirkung:** keine bekannt.

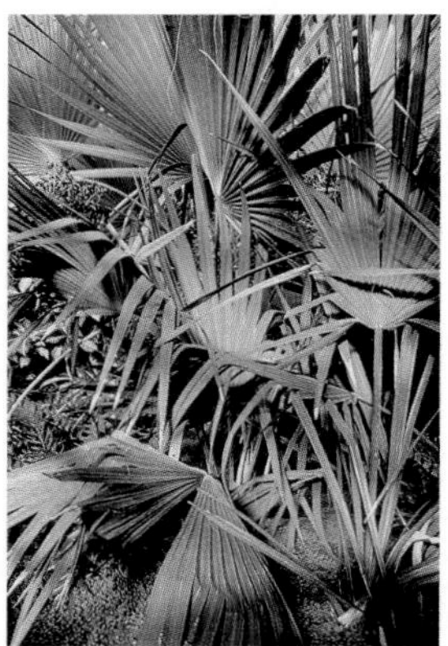

Serenoa repens (Bartram) Small: Pflanze [1]

Sero|therapie (lat. serum Molke, Blutwasser; Therapie*) *f*: s. Serumtherapie.

Sero|zyto|therapie (↑; gr. κύτος Zelle; Therapie*) *f*: Sonderform der Serumtherapie*; Gabe eines sog. Anti-Gewebe-Globulins, das durch die Immunisierung von Pferden hergestellt wird, denen spezifische heterologe Schweinegewebe-Antigene verabreicht wurden.

Serpylli herba *f*: s. Thymus serpyllum.

Serum-in-aqua-Test (lat. serum Molke, Blutwasser; aqua Wasser) *m*: spekulativer Krebsfrüherkennungstest, der i. S. eines Serumpräzipitationsverfahrens aus geringen Veränderungen der Eiweißfällung im Serum Hinweise auf eine Krebsentwicklung gewinnen möchte; wissenschaftlich widerlegbares Verfahren. Vgl. Krebs (Tab. dort).

Serum|kristallisation (↑; gr. κρύσταλλος Eis) *f*: s. Kristallisationstest.

Serum|therapie (↑; Therapie*) *f*: auch Serotherapie; therapeutische Verabreichung von antikörperhaltigen Seren von Tieren, die mit menschlichen Organextrakten behandelt wurden; dadurch soll eine Aktivierung sog. körpereigener Funktionsdefekte u. sog. gealterter od. funktionsgestörter Organantigene bewirkt werden; **Sonderform:** Serozytotherapie*; **Anwendung:** meist als Bestandteil der Wiedemann*-Kur bei Infektanfälligkeit, hormonal bedingten Störungen, Gefäßkrankheiten, degenerativ-entzündlichen Erkrankungen des rheumatischen Formenkreises; **Kontraindikation:** akute entzündliche Prozesse, Atopien, schwere Herz- u. Niereninsuffizienz.

Serum|therapie, kombinierte (↑; ↑) *f*: syn. Wiedemann*-Therapie.

Sexual|störung (lat. sexualis das Geschlecht betreffend): s. Funktionsstörungen, sexuelle.

Sexual|therapie (↑; Therapie*) *f*: Bez. für psychologisch-therapeutische od. beratende Maßnahmen zur Modifikation einer sexuellen Funktionsstörung, soweit diese von Betroffenen od. Partnern als behandlungsbedürftig erlebt wird, u. abweichendem Sexualverhalten, sofern Leidensdruck, süchtige Entwicklung od. Gefährdung eines Beteiligten besteht; typische **Techniken** der S.: Bearbeitung des Körperselbstbilds, selbsterkundende Masturbation, systematische Desensibilisierung von (komplementären) Ängsten in der Partnerschaft, affektives Kommunikationstraining, zeitweiliges Koitusverbot, Trennungshilfen; u. U. Bearbeitung des zugrunde liegenden Konflikts (vgl. Verhaltenstherapie, Psychotherapie). Da sich diese in vielen Fällen nicht auf ein Individuum beschränkt, sondern sich eine Beziehungsstörung herausgebildet hat, wird S. häufig in Form der Paartherapie* durchgeführt. Die S. nach Masters u. Johnson besteht aus einem stufenweisen Übungsprogramm: **1.** Abbau von Erwartungsängsten u. Vermeidungsverhalten sowie Durchbrechen von Selbstverstärkungsmechanismen; **2.** Behebung von Lerndefiziten; **3.** Behandlung der sexuellen Funktionsstörung im Kontext von Partnerbeziehung u. Partnerkonflikten.

Sferics *n pl*: Bez. für atmosphärische Impulsstrahlung mit längerwelligen Nachschwankungen; periodische Felder, die durch atmosphärische Entladungen entstehen; S. aus dem Nahbereich von Gewittern sollen prinzipiell biotrope Effekte i. S. von meteorologischen Belastungen auslösen können. Vgl. Atmospherics.

Shanyao: s. Dioscorea opposita.

Shen (sprich schen) *n*: chinesischer medizinischer Begriff, der „Zeugnis ablegen von der Ordnung des Kosmos“ bedeutet, in der westlichen Welt unzureichend als sog. Lebensgeist od. Seele übersetzt; i. e. S. Bezeichnung für die umfassenden mentalen u. seelischen Funktionen, i. w. S. Sammelbezeichnung für alle lebendigen Aktivitäten des menschlichen Organismus, deshalb dem Qi* u. dem Blut eng verwandt; im S. enthalten ist das Bewusstsein, die geistige Aktivität, die Lebenskraft, das Selbst u. die Funktionen des Denkens, es spiegelt darüber hinaus die Funktionen der Fünf* Speicherorgane u. der Sechs* Hohlorgane u. steht somit in Verbindung mit dem Jing* (Essenz), dem Qi, dem Xue* (Blut) u. den Jin*-Ye (Körperflüssigkeiten). Das S. entsteht schon vor der Geburt des Menschen aus der Essenz; nach der Geburt muss es ununterbrochen aus der Nahrungsessenz ergänzt werden, wenn es seine Funktionen richtig entfalten soll. In der Diagnostik spricht man von einem „üppigen“ od. einem „mageren“ Shen-Qi eines Menschen (wichtig für Therapie u. Prognose). Ein üppiges Shen ist förderlich, ein mageres ist schlecht für die Gesundheit.

Shi|atsu (japanisch shi Finger; atsu Druck) *n*: in Japan entwickelte, aus der chinesischen Massage* hervorgegangene Behandlung mit Ausübung von Druck u. Reibung auf bestimmte Hautbereiche, Muskeln u. Gelenke (auch entlang der Meridiane*), durch die ein Ausgleich u. eine Harmonisierung innerhalb des Organismus angestrebt werden; Durchführung auch in 35 °C warmem Wasser (Wassershiatsu). Vgl. Akupressur.

Shikimi: s. Illicium anisatum.

Shirane-senkyu: s. Angelica sinensis.

Shoti|mehl: Bez. für Stärke aus dem frischen Rhizom von Curcuma* zedoaria.

Sibutramin *n*: Appetitzügler (ursprünglich Antidepressivum); **Wirkung:** Verstärkung des Sättigungsgefühls durch Wiederaufnahmehemmung von Serotonin u. Noradrenalin (Serotoninwiederaufnahme-Hemmer); **Anwendung:** Antiadipositum bei einem Body*-mass-Index $>30\,kg/m^2$, medizinisch erwünschte Gewichtsreduktion bei Risikofaktoren (z. B. Diabetes mellitus, Dyslipidämie); zur dauerhaften Gewichtsreduktion müssen zusätzlich Essgewohnheiten u. Verhaltensweisen verändert werden (z. B. mehr körperliche Aktivität). **Kontraindikation:** Alter <18 od. >65 Jahre, Schwangerschaft u. Stillzeit, psychogene Essstörung, Suchterkrankung, Herzerkrankungen (z. B. koronare Herzkrankheit, Herzinsuffizienz, Herzrhythmusstörung), Gefäßerkrankung (z. B. periphere arterielle Verschlusskrankheit, zerebrale Ischämie), Hyperthyreose, Leber- od. Nierenfunktionsstörung, Einnahme bestimmter Medikamente (z. B. Antidepressiva, Neuroleptika, Tryptophan); **unerwünschte Arzneimittelwirkungen:** Hypertonie, Tachykardie, Schlafstörungen, Kopfschmerz, Schwindel, Obstipation, Mundtrockenheit, selten Auslösung eines Krampf- od. psychotischen Anfalls; Einschränkung des Urteils- u. Reaktionsvermögen möglich. Vgl. Orlistat.

Siddha-Medizin (lat. ars medicina ärztliche Kunst) *f*: Traditionelle Indische Medizin* Südindiens, insbesondere im Südosten Indiens (Bundesstaat Tamil Nadu) verbreitet; die S.-M. soll ursprünglich von Heiligen (Sanskrit Siddha), welche den Gott

Shiva verehrten, gelehrt worden sein; eine eigene medizinische Literatur der S.-M., meist in Tamil verfasst, wird seit dem 16. Jahrhundert beschrieben. Die theoretischen Grundanschauungen der S.-M. entsprechen bis auf wenige Besonderheiten den Lehren des Ayurveda*. In der Diagnose ist insbesondere die Pulsdiagnose hoch entwickelt. Die Besonderheiten der S.-M. liegen v a. im Bereich der Arzneimitteltherapie, u. a. mit einer Fülle metallischer Präparationen (auch solchen mit Verwendung von Quecksilber*); im Ayurveda sind diese alchemistischen Präparationen in der Spezialdisziplin des Rasa* Shastra zu finden u. nicht ganz so bedeutend. Der Gebrauch alkalischer Metallpräparationen u. auch des menschlichen Urins als Arznei sind einige Beispiele für Besonderheiten der Siddha-Medizin. Vgl. Unani-Medizin, Pharmakotherapie, ayurvedische.

Signaturen|lehre (lat. signare mit einem Zeichen versehen, kenntlich machen): auf der Annahme, dass Gott in Zeichen, Formen u. Farben festlegte, was in der Natur der Heilung des Menschen dienen solle, basierende Auffassung der mittelalterlichen Ärzte (z. B. Paracelsus); Beispiele sind Chelidonium* majus, das wegen seiner gelben Farbe der Blüten bei der Gelbsuchtbehandlung Verwendung gefunden hat, sowie Euphrasia* rostkoviana (Augentrost) für die Therapie von Augenerkrankungen.

Silber: chemisches Element, Symbol Ag (Argentum), OZ 47, relative Atommasse A_r 107,87; zur Kupfergruppe gehörendes, 1- u. (selten) 2–wertiges, weißglänzendes Edelmetall; löslich in Salpetersäure u. konzentrierter Schwefelsäure; schwärzt sich an der Luft durch Bildung von Silbersulfid; **Intoxikation:** Durch häufigen Kontakt mit Silberstaub kann es zur Inkorporation u. Ablagerung von Silberkörnchen in der Haut mit Blaugrau-Verfärbung der Haut (Argyrie) od. Ausbildung eines Silbersaumes am Zahnfleischrand kommen. **Verwendung:** Silberfolien u. -pulver zur Wundbehandlung u. Wasserentkeimung; in der **Anthroposophischen Medizin** spezielle pharmazeutische Zubereitungen z. B. zur Stärkung der regenerierenden Kräfte, bei Folgen von psychischen Traumata (vgl. Metalltherapie); **Homöopathie:** Zubereitungen aus der Umsetzung von Silbersalzen mit Zink (Argentum metallicum) entsprechend des individuellen Arzneimittelbildes z. B. bei Gastritis, Migräne, Nieren- u. Blasenleiden.

Silber|baum: s. Ginkgo biloba.

Silber|distel: s. Carlina acaulis.

Silber|nitrat *n*: s. Argentum nitricum.

Silicea: s. Silicium.

Silicium (lat. silex Kiesel, Feuerstein) *n*: chemisches Element, Symbol Si, OZ 14, rel. Atommasse 28,09; zur Kohlenstoffgruppe gehörendes, 2- u. 4-wertiges Halbmetall; nach dem Sauerstoff das meist verbreitete Element; wichtigstes gesteinsbildendes Mineral; Spurenelement (im Organismus v. a. an Lipoide gebunden); **biochemische Funktion:** trägt zur Stabilität von Kollagen u. Elastin (Mukopolysaccharide) bei; die Funktion bei Einlagerung von Calcium in Knochen u. Knorpel unabhängig von Vitamin D wird diskutiert; unerlässlich für maximale Prolylhydroxylase-Aktivität im Knochen; **Vorkommen in Nahrungsmitteln:** besonders in ballaststoffreichem Vollkorngetreide, Wurzelgemüse, Mineralwasser; **Bedarf:** empfohlene Zufuhr 5–10 mg/d; **Intoxikation:** alimentär nicht bekannt; Erkrankungen durch Inhalation von Silikatstaub (Berufskrankheit Silikose); **Referenzbereich:** 138 μmol/l Serum; **Verwendung:** in der **Anthroposophischen Medizin** Verwendung von Quarz (kristallines Siliciumdioxid) z. B. zur Anregung der Formkräfte, Kräftigung des Bindegewebes; **Homöopathie:** Zubereitungen aus reinem gefälltem, wasserhaltigem Siliciumdioxid (Silicea) entsprechend des individuellen Arzneimittelbildes (großes Mittel) z. B bei Zahn- u. Knochenkrankheiten, chronischen Eiterungen.

Silybum marianum (L.) Gaertner *n*: Carduus marianus; Mariendistel; distelartige Pflanze aus der Familie der Asteraceae (Korbblütler); **Arzneidroge:** vom Pappus befreite Früchte (Cardui mariae fructus, Mariendistelfrüchte); **Inhaltsstoffe:** 1,5–3 % Silymarin (Komplex aus den Flavonolignanen Silybin, syn. Silibinin, Silydianin u. Silychristin), ca. 26 % fettes Öl mit mehrfach ungesättigten Fettsäuren; **Wirkung:** antihepatotoxisch bei verschiedenen Leberschädigungsmodellen, antiphlogistisch, antifibrotisch; **Verwendung:** zerkleinerte Droge für Aufgüsse, andere galenische Zubereitungen (Silymaringemische) zum Einnehmen; nach **Kommission E** bei dyspeptischen Beschwerden (Droge), zur unterstützenden Behandlung bei chronisch entzündlichen Lebererkrankungen (Zubereitungen) u. Leberzirrhose (Zubereitungen); **Dosierung:** mittlere Tagesdosis 12–15 g Droge für Teeaufgüsse, Zubereitungen entsprechend 200–400 mg Silymarin pro Tag berechnet als Silybinin;

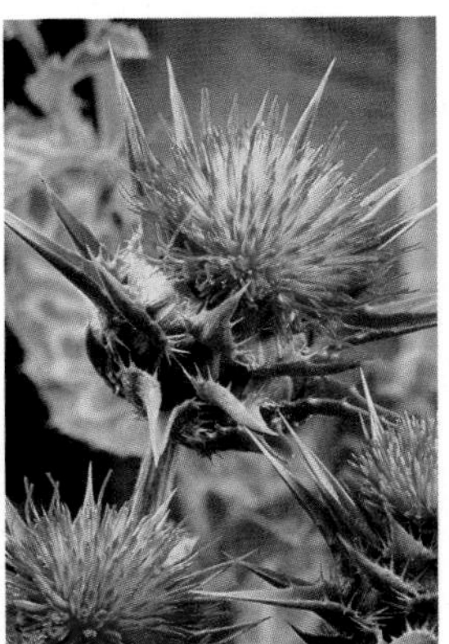

Silybum marianum (L.) Gaertner: Blüte [1]

Nebenwirkungen: vereinzelt leichte abführende Wirkung (Zubereitungen); **Kontraindikation:** keine bekannt; **Wechselwirkung:** keine bekannt.

Sily|marin *n*: Flavanolkomplex aus den Früchten von Silybum* marianum.

Simile (lat. similis ähnlich) *n*: homöopathisches Arzneimittel, dessen Arzneimittelbild* dem Zustand des Patienten ähnliche Symptome enthält; auch mit der Bedeutung des sog. ähnlichsten Mittels verwendet; vgl. Ähnlichkeitsprinzip, Simillimum.

Simile|findung (↑): s. Arzneimittelwahl.

Similia similibus curentur (lat.): „Ähnliches werde mit Ähnlichem behandelt"; von Samuel Hahnemann stammende Formulierung des grundlegenden Therapieprinzips der Homöopathie*; Ähnlichkeitsprinzip.

Simillimum (lat. similis ähnlich) *n*: Bez. für ein dem Krankheitszustand sehr ähnliches homöopathisches Arzneimittel, dessen Arzneimittelbild* sehr genau der Patientensymptomatik entspricht (s. Ähnlichkeitsprinzip); i.d.R. wird das Arzneimittel rückblickend nach einer schnellen, umfassenden u. anhaltenden Besserung als S. bezeichnet. Vgl. Simile.

Simonton-Methode (O. Carl S., Arzt, Kalifornien) *f*: syn. Visualisierung nach Simonton; spekulative Krebstherapie, Selbsthilfetechnik u. Methode der Psychoonkologie unter Zuhilfenahme von visuellen Bildern; durch Entspannung u. Visualisierung soll die physische, mentale u. emotionale Balance des Patienten wiederhergestellt werden. Außerdem wird der Patient angehalten, sich den Tumor als eine weiche, schwache Zellmasse, die konventionelle Behandlung als stark u. effektiv u. seine weißen Blutkörperchen als aggressive Zerstörer der Krankheit vorzustellen. Es gibt Hinweise auf positive kognitive u. psychische (z.B. bei Angst*, Depression*) sowie physiologische Effekte (bei Bluthochdruck).

Sinapis alba L. *n*: Brassica alba; Weißer Senf; Pflanze aus der Familie der Brassicaceae (Kreuzblütler); **Arzneidroge:** gemahlene, entölte Senfsamen (Sinapis albae semen, syn. Erucae semen DAC); **Inhaltsstoffe:** Senfölglykoside (Glucosinolate, u.a. Sinalbin syn. Sinigrin), 1,2–3,4 % freies Senföl (entsteht durch enzymatische Spaltung während der Breiaufbereitung), fettes Öl, Schleim, Eiweiß; **Wirkung:** hautreizend, bakteriostatisch; **Verwendung:** äußerlich als Breiumschlag; nach **Kommission E** bei Katarrhen der Atemwege, chronisch degenerativen Gelenkerkrankungen, Weichteilrheumatismus; **Dosierung:** 4 EL Pulverdroge unmittelbar vor der Anwendung mit warmem Wasser bis zu einer breiartigen Konsistenz verrühren; Tagesdosis 60–240 g Droge; Umschläge bei Kindern 5–10 Minuten, bei Erwachsenen 10–15 Minuten auf der Haut belassen; **Nebenwirkungen:** bei Anwendung von länger als 2 Wochen Gefahr von Haut- u. Nervenschäden; **Kontraindikation:** Nierenerkrankungen (Senföl wird durch die Haut resorbiert); keine Anwendung bei Kindern unter 6 Jahren; **Wechselwirkung:** keine bekannt.

Sinapis nigrae semen *n*: s. Brassica nigra.

Singultus (lat. Schluchzen, Röcheln) *m*: sog. Schluckauf; durch unwillkürliche schnelle Kontraktion des Zwerchfells verursachte tönende Inspiration mit nachfolgendem plötzlichem u. geräuschvollem Glottisschluss; **Ursache:** meist vorübergehend u. ohne pathologische Bedeutung (z.B. ausgelöst durch große Mahlzeit od. hastiges Trinken); selten organische Ursachen: z.B. eine durch lokale Krankheitsprozesse od. operative Eingriffe bedingte Reizung des Zwerchfells (z.B. subphrenischer Abszess), des Mediastinums od. intraabdominaler Organe bzw. Erkrankungen im Verlauf des N. phrenicus u. zentralnervöse Erkrankungen (z.B. Hirntumor, Enzephalitis, Schädelhirntrauma); **Therapie: 1.** evtl. medikamentös (z.B. Triflupromazin, Chlorpromazin, Metoclopramid, Phenytoin), Phrenikusblockade, ggf. chirurgische Sanierung eines subphrenischen Abszesses; **2.** Akupunktur*, Reflexzonenmassage*, Schröpfen*; **3.** Homöopatie: Zubereitungen aus Kupfer*, Ignatia, Strychnos* nux-vomica.

Sinu|bronchitis (lat. sinus Krümmung, Ausbuchtung; gr. βρόγχος Luftröhre; -itis*) *f*: gleichzeitig od. in enger zeitlicher Folge auftretende Sinusitis* u. Bronchitis* mit absteigendem, seltener auch aufsteigendem Infektionsweg; begünstigt die Chronifizierung der jeweiligen Grunderkrankung; **Therapie:** s. Sinusitis, Bronchitis.

Sinusitis (↑; -itis*) *f*: akute od. chronische Entzündung der Nasennebenhöhlen mit Eiterung u. evtl. Empyembildung; **Ursache:** aus der Nasenhöhle fortgeleitete Infektion v.a. mit Viren, Streptococcus pneumoniae, Haemophilus influenzae, Strepto- u. Staphylokokken u.a. (häufig Mischinfektion); bei Sinusitis maxillaris auch von den Zähnen ausgehende Infektion; **Symptom:** allgemeine Abgeschlagenheit, Gesichts- u. Kopfschmerzen, (einseitige) Behinderung der Nasenatmung; die chronische S. verläuft oft symptomarm. **Therapie: 1.** konventionell: abschwellende Nasentropfen, Antibiotika, evtl. nichtsteroidale Antiphlogistika od. lokale Glukokortikoide, Sekretolytika bzw. Mucolytika, Sinuspunktion u. -spülung, ggf. operative Sanierung; **2.** Akupunktur*, Dampfbad*, Eigenbluttherapie*, Enzymtherapie*, Farbtherapie*, Symbioselenkung*, Physiotherapie*; **3.** Phytotherapie: Inhalation u. Kopfdampf mit verdünntem Minzöl, Zubereitungen aus Luffa* aegyptiaca; **traditionell** Zubereitungen aus Chamaemelum nobile, Tropaeolum majus; **4.** Homöopathie: u.a. Zubereitungen aus Hepar* sulfuris (Sekret riecht nach Käse), Kalium* bichromicum (Schleim zieht Fäden), Luffa* operculata.

Sitz|bad: Teilbad, bei dem der Unterkörper ohne die Beine in eine mit Wasser gefüllte Sitzbadewanne od. Schüssel getaucht wird; **Anwendung:** kaltes S. mit Zusätzen von z.B. Kamille od. Haferstroh bei entzündeten Hämorrhoiden, perianalen

Entzündungen u. während der Schwangerschaft nach dem 3. Monat; warmes, ansteigendes S. bei spondylogenen Beschwerden u. überaktiver Harnblase.

Sklero|tome (gr. σκληρός hart, trocken; τομή Schnitt, Abschnitt) *n*: aus den Ursegmenten hervorgehendes Anlagenmaterial (Zellkomplexe) der Wirbel; auf der Knochenhaut befindliche Fläche, die entsprechend den Head*-Zonen innere Organe repräsentieren soll; s. Periostmassage; Segmentmassage.

Skrofulose (lat. scrofulae Halsdrüsen; -osis*) *f*: **1.** historischer Begriff, der früher mit der (Disposition zur) Tuberkulose in Zusammenhang gebracht wurde; nach heutiger schulmedizinischer Auffassung handelt es sich um eine sehr seltene Haut- u. Lymphknotenerkrankung im Kindesalter auf allergischer Grundlage. Die häufigsten klinischen Erscheinungen sind chronisch-katarrhalische Entzündungen, z. B. Rhinitis, Blepharitis, Konjunktivitis, Keratitis (Facies scrophulosa) u. Lymphadenitis. **2.** in der Homöopathie* Bez. für eine Diathese* mit starken lymphatischen Reaktionen.

Smallanthus sonchifolius ((Poepp. u. Endl.) H. Rob.) *m*: syn. Polymnia sonchifolia (Poepp. u. Endl.); Yacon, Erdbirne, Aricoma; mehrjähriges Kraut aus der Familie der Asteraceae (Korbblüter), heimisch in Kolumbien, Ecuador, Peru; **Arzneidroge:** Wurzel (radix); **Inhaltsstoffe:** Inulin (ca. 14 mg/g Trockenmasse), Fructo-Oligosaccharide (35 % frei, 25 % gebunden), Kalium (ca. 335 mg/g Trockenmasse), Protocatecheinsäure, Chlorogensäure, Caffeinsäure, Ferulinsäure, Xanthin; **Wirkung:** süßschmeckend, darmregulierend, präbiotisch; **Verwendung:** Wurzelscheiben, Pulver, Tee, ausgepresster Saft, zu Blöcken („Chancaca") eingedickter Saft **traditionell:** bei Diabetes mellitus, als Grundnahrungsmittel, Süßungsmittel; **Dosierung:** 2–5 getrocknete Wurzelscheiben zwischen den Mahlzeiten kauen, täglich 10 g Scheiben (entspr. 0,47 BE); 5 g Granulat (entspr. 0,12 BE), 15 ml Sirup (entspr. 0,92 BE); **Nebenwirkungen:** keine bekannt; **Kontraindikation:** keine bekannt.

S

Smilax aristolochii|folia *f*: s. Smilax regelii.

Smilax regelii Kill. et C.V. Morton *f*: syn. Smilax offincinalis; Sarsaparille; Kletterpflanze aus der Familie der Smilacaceae (Stechwindengewächse); zusammen mit **Smilax aristolochiifolia** Stammpflanze der Droge; **Arzneidroge:** getrocknete Wurzeln (Sarsaparillae radix), Sarsaparillewurzel; **Inhaltsstoffe:** 0,5–3 % Steroidsaponine, Quercetin, Phytosterole; **Wirkung:** diuretisch, antiseptisch, juckreizstllend, expektorierend, appetitsteigernd; **Verwendung:** als Dekokt u. andere galenische Zubereitungen; **traditionell** zur Steigerung der Harn- u. Schweißbildung, bei Psoriasis, chronischen Exanthemen, Furunkulose, rheumatoider Arthritis, bei Nierenerkrankungen; früher auch bei Syphilis u. Lepra; die Wirksamkeit bei den beanspruchten Anwendungsgebieten ist nicht belegt; **cave:** eine therapeutische Anwendung ist angesichts der Risiken nicht vertretbar. **Nebenwirkungen:** Schleimhautreizung; in hohen Dosen massive Diurese, Schwitzen, Brechdurchfall, Magenreizung u. temporäre Nierenschäden; **Wechselwirkung:** Wirkungsverstärkung od. -abschwächung gleichzeitig eingenommener Medikamente möglich; **Homöopathie:** Zubereitungen entsprechend des individuellen Arzneimittelbildes z. B. bei juckenden Hautausschlägen, Entzündungen u. Reizungen der Harnwege.

Socken, nasse: spezielle Kaltanwendung* nach Kneipp; s. Fußwickel.

Soda|bad: Vollbad* mit Zusatz von 250–400 g Soda (Natrium carbonicum); Wassertemperatur u. Badedauer werden im Verlauf einer Badeserie langsam gesteigert; **Anwendung:** bei Psoriasis.

Soft|laser (engl. soft sanft) *m*: Gerät zur energetisch niedrigen Lasertherapie* mit einer Leistungsdichte von bis zu 3000 mW/cm^2 u. einer Energiedichte von bis zu 50 J/cm^2 (damit deutlich unter den zu chirurgischen Zwecken weit verbreiteten Lasergeräten); als Laserquellen werden Helium-Neon-Gas (632,8 nm), Infrarotdioden (z. B. 830 nm) od. defokussiert CO_2 (10 600 nm) u. Argon (488 nm u. 514,5 nm) verwendet. Das monochromatische Licht des Lasers* ist sichtbar, erwärmt nicht u. zerstört kein Gewebe. Es werden vielfältige z. B. wachstums- u. durchblutungsfördernde, viruzide, biostimulative, regenerative u. schmerzlindernde Eigenschaften diskutiert. **Wirkungshypothesen:** u. a. biochemische Effekte wie die Freisetzung von anabolen Substanzen (Histamin, Serotonin, Bradykinin), Modifikation enzymatischer u. fibrinolytischer Vorgänge durch absorbierte Energieeffekte, ATP-Syntheseförderung u. Umsetzung in Lichtenergie (photodynamische Prozesse) für energiearme Zellen, Stabilisierung der Membranpotentiale. Die biologische Aktivität von Softlaserlicht ist wissenschaftlich umstritten u. z. T. widerlegt.

Soja: s. Glycine max.

Soja|lecithin *n*: s. Glycine max.

Soja|milch: Sojaprodukt, das aus feingemahlenen gelben Sojabohnen u. Wasser unter Dampfanwendung hergestellt wird.
Verwendung: in Asien v. a. für die Weiterverarbeitung zu Tofu*; in Europa häufig als Ersatz für Kuhmilch bei Kuhmilchallergie*, ohne deren Nährwert* zu erreichen.

Soja|protein *n*: s. Glycine max.

Soja|quark: syn. Tofu*.

Solanin *n*: giftiges Steroid-Alkaloid-Glykosid in verschiedenen Solanumarten (Nachtschattengewächse), bei der Kartoffel z. B. in Blättern, Blüten u. Beerenfrüchten; besonders hohe Konzentration in Kartoffelkeimen u. ergrünten Teilen der Knollen; sachgerecht gelagerte Kartoffelknollen enthalten unter 0,01 % S. Durch Lichteinwirkung steigt der Gehalt an u. kann zur **Solaninvergiftung** führen: toxische Dosis für den Menschen ca. 25 mg, tödliche Dosis (bei Kindern) über 400 mg; beim Erwachsenen keine Todesfälle beschrieben; Symptome: Brennen im Hals, Kopfschmerz, Mattigkeit, Bauchschmerzen, Erbrechen, Diarrhö.

Solanum dulc|amara L. *n*: Bittersüßer Nachtschatten, Bittersüß; Halbstrauch aus der Familie der Solanaceae (Nachtschattengewächse); **Arzneidroge:** getrocknete 2- bis 3-jährige, im Frühjahr vor dem Austreiben der Blätter od. im Spätherbst nach dem Abfallen der Blätter gesammelte Stängel (Dulcamarae stipites, Bittersüßstängel); **Inhaltsstoffe:** 0,07–0,4 % Steroidalkaloidglykoside mit anticholinerger Wirkung (Tomatidenol, Soladulcidin, Solasodin), bis 0,18 % Steroidsaponine, Gerbstoffe; **Wirkung:** cortisonartig, adstringierend, anticholinerg, antimikrobiell; die Steroidsaponine sind wirksamkeitsmitbestimmend; **Verwendung:** nach **Kommission E** zur unterstützenden lokalen Therapie bei chronischem Ekzem (äußerliche Anwendung); **traditionell** Aufgüsse od. Abkochungen bei Asthma bronchiale, Erkrankungen des rheumatischen Formenkreises, Gicht u. auch äußerlich bei verschiedenen Hauterkrankungen (Herpes simplex, Psoriasis vulgaris, Ekzem) u. Quetschungen. In einer älteren Untersuchung ergaben sich deutliche Rückgänge bei chronischen Ekzemen u. juckenden Dermatosen; die Wirksamkeit ist für die anderen angegebenen Anwendungsgebiete nicht ausreichend belegt. **Dosierung:** für äußere Anwendung Abkochungen od. Aufgüsse entsprechend 1–2 g zerkleinerter Droge auf ca. 250 ml Wasser; andere galenische Zubereitungen: zu empfehlen sind nur standardisierte Auszüge mit einem Mindestgehalt an basischen u. neutralen Steroidsaponinen; **Nebenwirkungen:** keine bekannt; bei oraler Anwendung sind Intoxikationen beschrieben; **Kontraindikation:** keine bekannt; **Homöopathie:** (Dulcamara) Zubereitungen aus frischen, vor der Blüte gesammelten Trieben entsprechend des individuellen Arzneimittelbildes, z. B. bei fieberhaften Infekten sowie Entzündungen im Bereich von Atemwegen, Magen-Darm-Trakt, Gelenken u. Haut, die durch Kälte u. Nässe ausgelöst werden.

Solarium (lat. Sonnenuhr) *n*: technische Anlage zur künstlichen Ganz- od. Teilkörperbestrahlung mit Ultraviolettstrahlen (besonders UV-A u. UV-B); **Anwendung:** i. R. der Lichttherapie* od. aus kosmetischen Gründen; **cave:** Hautschädigung bei Überdosierung.

Sole|bad: kochsalzhaltige Quelle; Solebadekuren üben eine starke Reizwirkung auf die Haut (osmotische Anregung des Hautstoffwechsels) u. auf die Grundeinstellung (parasympathikoton) des vegetativen Nervensystems aus; **Anwendung:** bei Erkrankungen des rheumatischen Formenkreises, Psoriasis.

Solidago *f*: Goldrute; Pflanzen aus der Familie der Asteraceae (Korbblütler); Solidago virgaurea L. (Echte Goldrute), Solidago serotina Atton (Solidago gigantea Willdenow, Riesengoldrute), Solidago canadensis L. (Kanadische Goldrute); **Arzneidroge:** oberirdische Teile (Solidaginis virgaureae herba, Solidaginis herba, Echtes Goldrutenkraut); **Inhaltsstoffe:** je nach Spezies 1–3 % Flavonoide, Saponine, Phenolglykoside, Gerbstoffe, ätherisches Öl; **Wirkung:** aquaretisch, schwach spasmolytisch, antiphlogistisch; **Verwendung:** zerkleinerte Droge für Aufgüsse u. a. galenische Zubereitungen; nach **Kommission E** zur Durchspülungstherapie bei entzündlichen Erkrankungen der ableitenden Harnwege, vorbeugend bei Harnsteinen u. Nierengrieß; **traditionell** auch bei überaktiver Harnblase u. rheumatischen Beschwerden; **Dosierung:** Tagesdosis 6–12 g Droge, Zubereitungen entsprechend; Hinweis: eine Flüssigkeitszufuhr von mindestens 2 l/d ist anzustreben; der Stängelanteil der Droge sollte unter 20 % liegen; **Nebenwirkungen:** keine bekannt; **Kontraindikation:** Ödeme infolge eingeschränkter Herz- od. Nierentätigkeit; **Wechselwirkung:** keine bekannt.

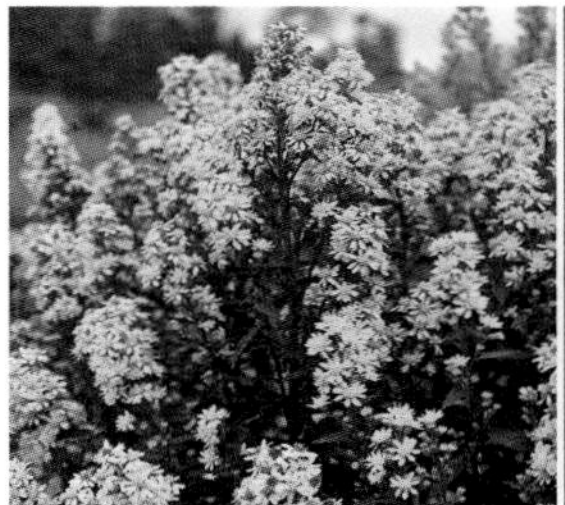
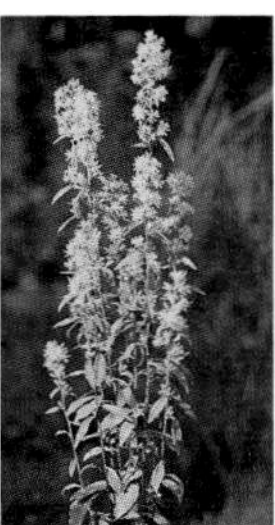

Solidago: Pflanze u. Blüte [2]

Soll-Gewicht: Körpergewicht*, das bei Kindern der 50. Perzentile eines gegebenen Alters entspricht. Vgl. Normalgewicht.

Somatisierungs|störung (gr. σῶμα Körper): syn. neurasthenisches Syndrom, neurozirkulatorische Dystonie, Psychasthenie, psychovegetatives Syndrom, vasoneurotisches Syndrom, vegetative Dystonie, vegetative Labilität, vegetatives Syndrom; meist vor dem 30. Lebensjahr beginnendes polysymptomatisches Beschwerdebild mit multiplen, wiederholt auftretenden u. häufig wechselnden körperlichen Symptomen von mindestens 2-jähriger Dauer ohne pathophysiologisch od. anatomisch nachweisbare Ursachen bzw. Korrelate (funktionelle Störungen); **Ursache:** psychische Belastungen, v. a. Stress u. Konfliktsituationen; **Symptom:** häufig Kopfschmerz, Magenbeschwerden, Herzbeschwerden, Herzstolpern, Schwindelgefühle, Atembeschwerden, Kreuz- od. Rückenschmerzen, Müdigkeit, sexuelle Funktionsstörungen, larvierte Depression. Diagnostisch wichtig ist der (zeitliche) Zusammenhang von Beschwerden u. Konfliktsituationen ohne nachweisbare organische Erkrankungen. **Therapie:** Verhaltenstherapie*, Entspannungstechniken (z. B. Progressive* Muskelrelaxation), Hydrotherapie (Seebad* od. anderer Klimakurort*, Kneipp*-Kur, Waschung*), Phytotherapie (z. B. Hypericum* perforatum, Yohimbin*, **traditionell** auch Beifuß, Eleutherococcus senticosus, weißer Stechapfel), Tai*-Ji-Quan, Gelosentherapie*.

Somato|topie (↑; τόπος Ort) *f*: Projektion innerer Organe auf die Hautoberfläche (insbesondere Füße, Hände, Ohren, Zunge, Mund, Schädel) bzw. Iris, wobei funktionelle u. organische Beziehungen aus dem Entwicklungsprozess bestehen sollen; Erklärungsmodell z. B. für die Segmentmassage*, Akupunktur* u. Augendiagnostik*. Vgl. Fitzgerald-Zonen, Fußreflexzonentherapie, Head-Zonen.

Somiten (↑) *n pl*: s. Ursegmente.

Sommer|linde: s. Tilia.

Sonden|ernährung: s. Ernährung, künstliche.

Sonnen|all|ergie (Allergie*) *f*: s. Lichtdermatose.

Sonnen|brand: Dermatitis solaris; akute Lichtdermatose*, phototraumatische Reaktion bei normaler Lichtempfindlichkeit durch Überdosierung von UV-Licht mit nachfolgender Prostaglandinbildung; **Symptom:** ausgeprägte Rötung der Haut, evtl. Blasenbildung, Fieber, später Schuppung der lichtexponierten Hautstellen; **Therapie: 1.** lokale Therapie mit Lotio zinci (wässrige Zinkoxidation; wirkt kühlend u. lindert den Juckreiz); bei schweren Formen frühzeitiges Auftragen von Glukokortikoiden; systemische Therapie mit nichtsteroidalen Antiphlogistika (Acetylsalicylsäure, möglichst schon vor dem Auftreten von Entzündungsreaktionen) od. Prednisolon (nur bei schwersten Formen); **2.** kühlende feuchte Umschläge, besonders in der Anfangsphase (z. B. mit Chamomilla, Calendula officinalis, Quark, Heilerde); in der Abheilungsphase Rückfettung der Haut mit Pflegecremes; **3.** Homöopathie: u. a. Zubereitungen aus Apis* mellifera, Atropa* belladonna, Cantharidin*, Urtica*.

Sonnen|hut, Blasser: s. Echinacea pallida.

Sonnen|hut, Purpur|roter: s. Echinacea purpurea.

Sonnen|kost: syn. Fit* for Life.

Sonnen|tau: s. Drosera.

S

So|phro|logie (gr. σῶς heil, gesund; φρήν Geist, Verstand; -logie*) *f*: eine auf den Kolumbianer Alfonso Caycedo (1960) zurückgehende (Forschungs-)Richtung, die die Beeinflussung des Bewusstseins i. S. einer Bewusstseinsschulung untersucht; die Methode enthält Elemente der Hypnose* u. konzentrativen Selbstentspannungstechnik u. unterscheidet 3 Bewusstseinsebenen, die Wach- u. Schlaf- sowie die sophroliminale Ebene, die einem hypnotischen Schlafzustand entsprechen soll. Ziel der S. ist das Erreichen eines sophroliminalen Zustands, in dem man zu tiefer Entspannung u. Erleben fähig sein soll u. eine sog. Harmonie des Gehirns anstrebt. **Anwendung:** geeignet bei Angst*, Stressfolgeerkrankungen, Schlaflosigkeit, nervösen Herzbeschwerden, Menstruationsstörungen, Klimakterium, sowie in der komplementären Krebstherapie zur Stabilisierung der Lebensqualität. Wissenschaftlich umstritten sind die esoterisch-philosophisch anmutenden Erklärungsansätze für Prozesse, die i. R. anderer Disziplinen (z. B. Hypnose) definiert sind.

Sorbus aucuparia L. *m*: Eberesche, Vogelbeerbaum; Baum aus der Familie der Rosaceae (Rosengewächse); **Arzneidroge:** frische, getrocknete od. gekochte u. dann getrocknete Früchte (Sorbi aucupariae fructus, Ebereschenbeeren); **Inhaltsstoffe:** Parasorbinsäure u. Parasorbosid, Fruchtsäuren (z. B. Äpfel- u. Weinsäure), 4,6–8 % Zucker (50 % Saccharose, Glukose, D-Sorbit, L-Idit), Catechingerbstoffe, Carotinoide, Anthocyane, cyanogene Glykoside (z. B. Prunasin, Amygdalin) u. Flavonoide; **Wirkung:** schwach laxierend, diuretisch; **Verwendung:** von der **Kommission E** negativ monographiert; Fluidextrakt u. a. galenische Zubereitungen aus frischen Früchten; **traditionell** v. a. als Abführmittel, bei Erkrankungen des rheumatischen Formenkreises u. Störungen der Harnsäureausscheidung. Die Wirksamkeit bei den beanspruchten Anwendungsgebieten ist nicht belegt. **Nebenwirkungen:** In frischen Früchten enthaltene Parasorbinsäure, die durch Trocknen u. Kochen zerstört wird, kann in höheren Dosen zu lokalen Reizerscheinungen führen.

SORKC-Modell: syn. SORKC-Schema; Modell zur Funktions- u. Bedingungsanalyse einer symptomatischen Reaktion bzw. von Verhalten von F. Kanfer u. A. Saslow (1969) mit den Variablen **S**timulus (die ein bestimmtes Verhalten auslösenden Bedingungen), **O**rganismus (individuelle biologische u. lerngeschichtliche Ausgangsbedingungen), **R**eaktion (die beobachtbare Reaktion auf den Ebenen Gefühle, Gedanken u. körperliche Prozesse), **K**ontingenz (regelhafter Zusammenhang zwischen einer Reaktion u. einer Konsequenz) u. **C**onsequence (Verstärkung od. Bestrafung als Folge eines Verhaltens). Vgl. BASIC-ID-Modell, Verhaltenstherapie.

Sozial|verträglichkeit (lat. socialis die Gemeinschaft, Gesellschaft betreffend): (ernährungsmedizinisch) Maßstab zur Bewertung des ökologischen Ernährungssystems* in Bezug auf die Menschen, die von der Erzeugung, Verarbeitung, Vermarktung u. Zubereitung von Lebensmitteln od. vom (Welt-)Agrarhandel betroffen sind; Betrachtungen im Hinblick auf S. dienen zur Konzeption sozialverträglichen Ernährungsverhaltens mit dem Ziel, soziale Gerechtigkeit weltweit zu fördern.

Sozio|therapie (↑; Therapie*) *f*: Bez. für alle Verfahren, mit denen eine psychische Erkrankung durch Veränderung des sozialen Kontexts des Patienten günstig beeinflusst werden soll; dazu gehört u. a. die Einbeziehung der Angehörigen in den therapeutischen Prozess (vgl. Angehörigengruppe), die Schaffung eines Netzes sozialer Beziehungen sowie Wohnungs- u. Arbeitsplatzsicherung bzw. -beschaffung. Verschiedene abgestufte Formen des betreuten Wohnens haben bei der Reintegration psychisch kranker Menschen in die Heimatgemeinden eine besondere Bedeutung. Bei der **Milieutherapie** als Form der S. wird durch Umgebungsveränderung eine positive Wirkung auf die Erkrankung angestrebt.

Spa|gyrik *f*: **1.** von Carl-Friedrich Zimpel (1801–1879) entwickelte Heilkunde in Abwandlung der Homöopathie*; die Therapie erfolgt mit einer Auswahl von jeweils 7 sog. innerlichen Pflanzenmitteln, äußerlich anzuwendenden Elektrizitätsmitteln u. Geheimmitteln (Arcana*); Spagyrik geht von der Vorstellung aus, dass die im Wesen der Pflanze schlummernde Heilkraft durch einen bestimmten Verarbeitungsprozess (Gärung, Destillation, Veraschung; s. Spagyrika) zugänglich gemacht werden muss. Zusätzlich werden mineralische, metallische u. tierische Substanzen verwendet. Das Evidenzniveau der Spagyrik entspricht dem der Homöopathie. **2.** s. Heinz-Spagyrik. Daneben gibt es weitere Variationen der Sp. (nach Kraus, Pekana, Strathmeyer), die allesamt als nicht anerkannte, paramedizinische Verfahren gelten.

Spa|gyrika *n pl*: Bez. für Arzneimittel, die aufgrund spagyrischer Vorschriften in unterschiedlicher Weise hergestellt werden; nach Zimpel (1801–1879) wird das zerkleinerte Pflanzenmaterial zunächst mit Wasser u. Hefe versetzt u. vergoren. Danach wird das Material einer Wasserdampfdestillation unterworfen u. das Destillat in Alkohol aufgefangen. Der Rückstand der Destillation wird verascht, die Asche mit dem Destillat vereint u. nach 48 Stunden filtriert. Das Filtrat ist die spagyrische Urtinktur. Nach Kraus wird das vergorene Pflanzenmaterial nicht destilliert, sondern abgepresst u. der Pressrückstand extrahiert. Die Urtinktur setzt sich aus Presssaft, Extrakt u. Ethanol zusammen. Für die Anwendung spagyrischer Hauptmittel (Komplexpräparate zur innerlichen Anwendung), spezieller Mittel zur zusätzlichen Anwendung, von Elektrizitätsmitteln (Komplexpräparate zur äußerlichen Anwendung) u. spagyrischen Einzelmitteln werden die Arzneimittelbilder aus der klassischen Homöopathie* übernommen, obwohl sich die spagyrischen Präparationen stark von den homöopathischen unterscheiden.

Spanische Fliege: s. Cantharidin.

Spargel: s. Asparagus officinalis.

Species (lat. Anblick, Erscheinung, Ideal) *f*: **1.** (biologisch) Art; Grundeinheit der Taxonomie; setzt sich nach der internationalen Nomenklatur zusammen aus dem allgemeineren Gattungsnamen (Genus) als Substantivum u. dem Speciesnamen als Attribut, entweder als Adjektiv (Pseudomonas aeruginosa), absoluter Nominativ (Pseudomonas tomato) od. in der Genitivform nach der entsprechenden Erkrankung od. dem Erstbeschreiber (Pseudomonas mallei od. Pseudomonas delafieldii). **2.** (pharmazeutisch) Gemisch verschiedener Kräuter als Arzneitee, z. B. Sp. pectoralis (Brusttee), Sp. diuretica (harntreibender Tee).

Spezialität (↑) *f*: s. Fertigarzneimittel.

Spiraea ulmaria *f*: s. Filipendula ulmaria.

Spiritismus (lat. spiritus Windhauch, Geist, Seele) *m*: allgemeine Bez. für die Lehre, nach der sich Verstorbene durch ein sog. Medium mitteilen können bzw. nach der man über ein Medium u. mit unterschiedlichen Techniken Kontakt mit diesen sog. Geistern aufnehmen kann. Vgl. Ekstase, Geistheilung.

Spiritus camphoratus (↑) *m*: Kampferspiritus; Zusammensetzung: 1 Teil Campher cristallisatus, 7 Teile Ethanol 90 % (V/V), 2 Teile Wasser; **Verwendung:** als hyperämisierende Einreibung bei Erkrankungen des rheumatischen Formenkreises.

Spiritus di|lutus (↑) *m*: verdünnter Weingeist, Ethanol 70 %; **Verwendung:** zur Hände- u. Gerätedesinfektion.

Spiritus Vini gallici (↑) *m*: Franzbranntwein; Flüssigkeit aus unterschiedlichen Anteilen von Ethanol, Wasser, Farb- u. Aromastoffen; **Verwendung:** äußerlich zur Lockerungsmassage.

Spitz|wegerich: s. Plantago lanceolata.

Spongia marina *f*: s. Euspongia officinalis.

Spontan|bericht (lat. spontaneus freiwillig, von selbst entstanden): s. Anamnese, homöopathische.

Sport|therapie (Therapie*) *f*: Teil der Bewegungstherapie*, Behandlungsmethode zur Therapie u. Rehabilitation von Patienten unter gruppendynamischen, sportpädagogischen u. sportwissenschaftlichen Gesichtspunkten sowie unter Ausnutzung trainingsphysiologischer Gesetzmäßigkeiten; **Anwendung:** inbesondere bei Herz-Kreislauf- u. Lungenerkrankungen, Erkrankungen des rheumatischen Formenkreises, Schädigungen des Bewegungssystems, endokrinologischen Erkrankungen od. psychosomatischen Störungen.

Sprach|therapie (↑) *f*: syn. therapeutische Sprachgestaltung; Therapieform der Anthroposophischen Medizin*, die auf der sog. Sprachgestaltung, einer von Marie u. Rudolf Steiner entwickelten Kunstform für Schauspiel u. Rezitation, aufbaut; insbesondere der Atem wird gesundend eingesetzt, wobei einzelne Laute (Vokale, Konsonanten), Lautworte od. auch Spruch- u. Gedichtformen eine therapeutische Spezialisierung bewirken u. die Beziehung zum jeweiligen Krankheitsbild herstellen sollen. Die Anwendung verschiedener Rhythmen (Jambus, Trochäus u. a.) ist dabei besonders wichtig. Vgl. Therapie, künstlerische.

Sprue, einheimische *f*: s. Zöliakie.

Spuren|elemente (lat. elementum Grundstoff) *n pl*: Elemente, die in sehr geringen Mengen (unterschiedliche Kriterien: Anteil an der Körpermasse kleiner als 0,01 % bzw. geringer als der Eisenanteil, d. h. 0,1–0,001 %; Menge von 10^{-6}–10^{-12} g pro Gramm Körpergewicht) im Organismus vorkommen (s. Tab. 1 auf S. 352); einige Sp. haben physiologische Bedeutung (**essentielle Sp.**), ein Entzug ruft Mangelerscheinungen hervor (s. Tab. 2 auf S. 352). Sp. werden mit Trinkwasser, Nahrung u. Atemluft aufgenommen. Die übermäßige Zufuhr physiologisch nützlicher Sp. sowie die (z. B. infolge Umweltverschmutzung) vermehrte Aufnahme einiger Elemente (toxische Sp.) kann schädlich wirken. Vgl. Mineralstoffe.

S

Spurenelemente Tab. 1
Übersicht über beim Menschen nachgewiesene Spurenelemente[1]

physiologische Funktion bekannt	möglich	keine	toxisch
Chrom	Brom	Aluminium	Antimon
Eisen	Cadmium	Barium	Arsen
Iod	Fluor	Beryllium	Blei
Cobalt	Nickel	Bor	Quecksilber
Kupfer	Silicium	Caesium	Lanthanoide
Magnesium	Strontium	Edelgase	Thallium
Mangan		Gold	
Molybdän		Lithium	
Selen		Platinmetalle	
Vanadium		Rubidium	
Zink		Silber	
Zinn		Tellur	
		Titan	

[1] Nicht berücksichtigt sind radioaktive Isotope.

Spurenelemente Tab. 2
Essentielle Elemente des menschlichen Organismus (Auswahl)

Element	Körperbestand (g)	Tagesbedarf (mg) nach D.A.CH. 2000	hauptsächliche Mangelerscheinungen
Eisen	3,5 – 4,5	10 [1]	mikrozytäre Anämie
Zink	1,4 – 2,3	7 – 10 [1]	Wachstumsstörungen, Haarausfall, verzögerte Wundheilung
Kupfer	0,08 – 0,12	1 – 1,5 [1]	mikrozytäre Anämie, Wachstumsstörungen
Mangan	0,012 – 0,020	2 – 5 [1]	Sterilität, Knochenfehlbildungen (Chondrodystrophie)
Molybdän	~0,020	0,05 – 0,1	bei Menschen keine bekannt
Iod	0,010 – 0,020	0,2	Hypothyreose, Kretinismus
Cobalt	~0,005	<0,005	makrozytäre Anämie[2]
Chrom	<0,006	0,03 – 0,1	bei Menschen keine bekannt
Selen	nicht bekannt	0,03 – 0,07	Leber-, Muskel- und Herzfunktionsstörungen, Verminderung der Aktivität des Immunsystems und der Resistenz gegen Pathogene (z. B. Viren und Umweltgifte)

[1] abhängig von Alter, Geschlecht und Funktionszustand des Organismus (z. B. Schwangerschaft);
[2] Vitamin B12-Mangel

S

ST: Abk. für systemische Therapie*.

Stabilisatoren *m pl*: **1.** Sammelbez. für Lebensmittelzusatzstoffe* (Emulgatoren*, Dickungs-* u. Geliermittel), die die Struktur von Lebensmitteln* erhalten u. verbessern u. die Feinverteilung von nicht mischbaren Stoffen in Lebensmitteln ermöglichen; **2.** Mittel zur Stabilisation von Arzneizubereitungen.

Stangen|pflaster: Bez. für eine früher häufig verwendete Form des Cantharidinpflasters*, das nicht auf eine bestimmte Fertiggröße zugeschnitten war; die Herstellung erfolgte mit Cantharidin*, das (je nach Bedarf) auf eine Mullkompresse aufgestrichen u. appliziert wurde.

Stanger-Bad (Johann St., Gerbermeister, Ulm, 1843–1909; Heinrich St., Gerbermeister, Ulm, geb. 1854): hydroelektrisches Vollbad (s. Elektrobad) zur galvanischen Durchströmung des Körpers (längs od. quer) in auf- od. absteigender Stromrichtung mit komplexer Wirkung auf motorische (Tonusänderung der Muskeln), sensorische (Analgesie) u. vasomotorische (Hyperämie) Nervenfasern; zusätzlich (elektrophoretische) Resorption antirheumatischer Badezusätze (ursprünglich Gerberlohe) u. muskuläre Entspannung durch Auftrieb u. Wärme im Bad; **Anwendung:** bei Erkrankungen des rheumatischen Formenkreises sowie nervalen (Lähmungen, Schmerzen) u. peripher-angiopathischen Erkrankungen.

Stannum (lat.) *n*: s. Zinn.

Staphisagria *f*: s. Delphinium staphisagria.

Stech|apfel, Weißer: s. Datura stramonium.

Steig|bild|methode *f*: syn. kapillardynamische Blutuntersuchung*.

Stein|klee: s. Melilotus.

Stein|kohlen|teer: Pix Lithantracis; durch trockene Destillation von Steinkohle anfallender Teer; **Inhaltsstoffe:** Naphthalin, Phenanthren, Anthracen, Phenol u. Phenolderivate (Benzol, Toluol, Benzoesäure, Pyridinbasen u. a.), kanzerogene Stoffe wie Benzpyrene u. Dibenzanthrazene; **Wirkung:** antiphlogistisch, antiproliferativ, antimikrobiell, antimykotisch, photosensibilisierend, mutagen, kanzerogen; **Verwendung:** in Form von Lotionen u. Salben; bei chronischem u. atopischem Ekzem, Psoriasis, Pityriasis simplex capillitii; **Nebenwirkungen:** unangenehmer Geruch, Wäscheverschmutzung, Kontaktallergien, Teerfollikulitis, bei großflächiger Anwendung Gefahr der Nierenschädigung, selten phototoxische Reaktionen (Teersonnendermatitis); **Kontraindikation:** Xeroderma pigmentosa, Nävus-Dysplasie, Basalzellnaevi, exsudative od. pustulöse Form der Psoriasis; Schwangerschaft u. Stillzeit, Säuglingsalter; beschränkte Anwendung im Genital-, Inguinal-, Skrotal-, Perineal-, Axillarbereich sowie bei Kleinkindern; **Wechselwirkung:** UV-Licht. Vgl. Pflanzenteere.

Stein|leiden: s. Cholelithiasis, Nephrolithiasis.

Steiß|bein|schmerz: s. Kokzygodynie.

Stemm|führung: s. Brunkow-Stemmführung.

Steno|kardie (gr. στενός eng, schmal; καρδία Herz) *f*: syn. Angina* pectoris.

Stephans|kraut: s. Delphinium staphisagria.

Stern|anis: s. Illicium verum.

Stief|mütterchen, Wildes: s. Viola tricolor.

Stigma (gr. στίγμα Stich, Punkt) *n*: (botanisch) Bez. für die Narbe des Griffels in einer Blüte; arzneilich verwendet werden z. B. die St. von Zea* mays u. Crocus* sativus.

Stimm|störung: s. Dysphonie.

Stimulations|therapie (lat. stimulare anstacheln, antreiben; Therapie*) *f*: am Reiz*-Reaktionsprinzip orientierte Behandlungsform, die dem Organismus durch Aktivierung u. bewusste Auslenkung (Umstimmung*) aus der Normfunktion einen Anstoß zur erneuten Selbstfindung seiner individuellen Zielwerte der Norm geben soll (hygiogenetisches Wirkungsprinzip); die zum Einsatz kommenden Reize werden von Vertretern der klassischen Naturheilkunde als überwiegend natürlich od. der Natur nachempfunden bezeichnet. Neben diesen sog. naturistischen werden auch physikalische u. bioinformative Faktoren zur Stimulation körpereigener Fähigkeiten u. Fertigkeiten zu Regeneration, Regulation* u. Abwehr eingesetzt. Vgl. Reizkörpertherapie.

Stipites (lat. stipes Pfahl) *m pl*: (pharmazeutisch) Bez. für Pflanzenstängel; arzneilich verwendet werden z. B. die St. von Solanum* dulcamara, Laminaria* u. Mentzelia cordifolia.

Stock|malve: s. Althaea rosea.

Stör|feld: syn. chronisches Irritationszentrum*; Neuraltherapie.

Stör|feld|behandlung: s. Neuraltherapie.

Störung, saisonal-af|fektive: meist zwischen Herbst u. Frühjahr regelmäßig auftretende depressive Störung (s. Depression); **Symptom:** depressives Syndrom*, gesteigertes Essbedürfnis (besonders für Schokolade) mit Gewichtszunahme, Erschöpfung, Schläfrigkeit bei verlängerter Gesamtschlafzeit; **Ursache:** wahrscheinlich fehlende Adaptation des Körpers an kürzere Tage mit geringer Lichteinwirkung u. damit mangelnder Synchronisation im zirkadianen System; **Therapie:** **1.** Antidepressiva, Hypericum* perforatum; **2.** Lichttherapie*.

Stoff|leib: auch physischer Leib; in der Anthroposophischen Medizin* Bez. für alles dasjenige des menschlichen u. tierischen Körpers, das materiell vorhanden ist; wird während des Lebens durch Lebensleib*, Seelenleib* u. Ich*-Organisation (diese nur beim Menschen) gestaltet u. bleibt im Tode als Leichnam zurück. Der St. trägt die jedem Organ od. Gewebesystem eigene (gesunde) Form u. deren pathologische Veränderung, die Deformation. Dem St. entstammt die Fülle messbarer, objektiver Befunde.

Stoff|wechsel-Bewegungs|system *n*: s. Dreigliederung, funktionelle.

Stomachikum (gr. στόμαχος Magen) *n*: appetit- u. verdauungsanregendes Mittel, z. B. Zubereitungen aus Bitterstoffdrogen sowie aromatische Bittermittel (s. Amara); die vorhandenen Geruchs- u. Geschmacksstoffe lösen Reflexe aus, die über den Nervus vagus die Magensaftsekretion in Gang bringen; **Anwendung:** bei funktioneller Dyspepsie*.

Stomatitis (gr. στόμα Mund, Öffnung; -itis*) *f*: Entzündung der Mundschleimhaut; häufig in Verbindung mit einer Gingivitis (vgl. Gingivitis gravidarum) auftretend; **Ursache:** mangelnde Mundhygiene, reduzierter Allgemeinzustand, Immunsuppression, Infektionen u. a.; **Therapie: 1.** Behandlung der Grunderkrankung, lokale Applikation von Desinfektionsmitteln; **2.** Phytotherapie: Zubereitungen aus Arnica* montana, Usnea*, Rubus* fruticosus, Calendula* officinalis, Quercus*, Potentilla* anserina, Potentilla* erecta, Vaccinium* myrtillus, Tussilago* farfara, Syzygium* jambolana, Coffea*, Malva* silvestris, Cetraria* islandica, Commiphora* molmol, Agrimonia* eupatoria, Pfefferminzöl (s. Mentha x piperita), Krameria* triandra, Rosa* damascena, Salvia* officinalis, Plantago* lanceolata, Lamium* album, Polygonum* aviculare; **3.** Homöopathie: u. a. Zubereitungen aus Acidum* nitricum, Borax*, Quecksilber*. Vgl. Aphthen.

Stramonii folium *n*: s. Datura stramonium.

Stramonii semen *n*: s. Datura stramonium.

Streichung: syn. Effleurage; klassische Massagetechnik, bei der die flache Hand mit leichtem Druck über die Haut streicht (Oberflächenstreichung: s. Abb. 1) bzw. die Haut dehnt (Tiefenstreichung: s. Abb. 2); **Wirkung:** Förderung der Hautdurchblutung u. des venösen Rückstroms sowie physiopsychische Detonisierung (sog. vegetative Glättung). Vgl. Massage.

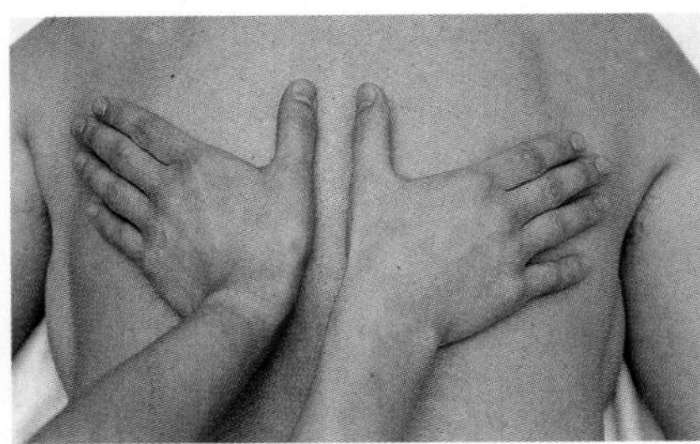
Streichung Abb. 1: Oberflächenstreichung [3]

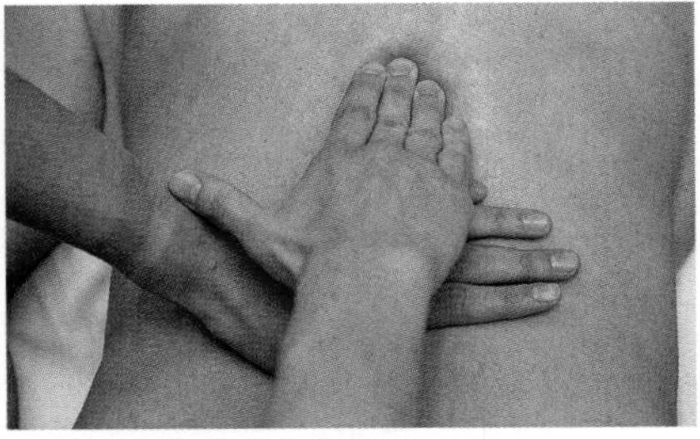
Streichung Abb. 2: Tiefenstreichung [3]

Stress|management *n*: Gruppe von Übungsprogrammen zur Stressreduktion, um insbesondere bei Gesunden mehr Ausgeglichenheit u. bessere Funktionsfähigkeit zu erreichen; Ziel von St. ist die Analyse bestehender Stresssituationen u. deren Bearbeitung auf 3 Ebenen: **1.** Körperebene: Abbau psychophysiologisch unangemessener Spannungszustände durch das Erlernen von Entspannungstechniken*; **2.** adäquate Bewertung von Lebenssituationen mit hohem Stresspegel u. dessen Reduzierung durch kognitive Umstrukturierung (vgl. Verhaltenstherapie, kognitive; Therapie, rational-emotive); **3.** Aufbau angemessenerer Verhaltensweisen durch das Entwickeln effektiverer Bewältigungsstrategien. Unter den verfügbaren Übungsprogrammen sollte immer klienten- u. problemzentriert ausgewählt werden.

Stretching (engl. Streckung): sog. gehaltenes Dehnen; Bez. für die Dehnung von Muskulatur u. bindegewebigen Strukturen der Gliedmaßen, z. B. nach längeren Inaktivitätsphasen u. zur Vorbereitung sowie Nachbereitung sportlicher Aktivitäten; sollte nur im aufgewärmten Zustand erfolgen. Vgl. Bewegungstherapie.

Streu|kügelchen: s. Globuli.

Stroh|blume: s. Helichrysum arenarium.

Strom, dia|dynamischer: s. Bernard-Ströme.

Strom, faradischer: s. Wechselstrom.

Strom, galvanischer: s. Gleichstrom.

Stroph|an|thin *n*: herzwirksames Glykosid zur parenteralen Anwendung aus Strophanthus gratus (g-St.) bzw. Strophanthus kombé (k-St.); vgl. Digitalisglykoside.

strukturiertes pflanzliches Ei|weiß (lat. structura Zusammenfügung): s. textured vegetable protein.

Strychnin *n*: Alkaloid* aus dem Samen von Strychnos* nux-vomica; Reflexkrampfgift mit Lähmung hemmender Synapsen im Zentralnervensystem durch Antagonisierung des inhibitorisch wirkenden Transmitters Glycin; **Wirkung:** Erhöhung der Krampfbereitschaft u. Auslösung von Krampfanfällen durch äußere Reize od. Substanzen mit zentral erregender Wirkung.

Strychnos nux-vomica L. *f*: Brechnuss; Baum aus der Familie der Loganiaceae (Logniengewächse); **Arzneidroge:** reife getrocknete Samen (Strychni semen, Nux vomica); **Inhaltsstoffe:** 2–3 % Indolalkaloide (Strychnin, Brucin, α- u. β-Colubrin u. a.), Phytosterine, fettes Öl; **Wirkung:** s. Strychnin; **Verwendung: traditionell** als Bestandteil tonisierender u. roborierender Arzneimittel bei Erkrankungen des Magen-Darm-Trakts, Herz- u. Kreislaufbeschwerden, bei Lähmungen der Skelettmuskulatur, Atemwegerkrankungen, als appetitanregendes Mittel; **cave:** Die Verwendung ist angesichts der Risiken u. nicht belegten Wirksamkeit nicht vertretbar. **Nebenwirkungen:** bei längerer Anwendung, besonders bei vorbestehenden Leberschäden, kann es zur Kumulation von Strychnin kommen; **Homöopathie:** Zubereitungen (Polychrest) entsprechend des individuellen Arzneimittelbildes, z. B. bei Magen-Darm-Beschwerden, Folgen übermäßiger Arbeit, Essen od. Alkohol.

Studie, randomisierte klinische *f*: klinische Untersuchung, bei der eine definierte Grundgesamtheit nach frei festzulegenden Zielgrößen (Messvariable, Einflussgrößen, Erfassungsmethoden) nach dem Zufallsprinzip in 2 od. mehr strukturgleiche Gruppen aufgeteilt wird, die mit unterschiedlichen Verfahren behandelt werden; das Ergebnis der jeweiligen Therapie wird auf deren Wirksamkeit hin überprüft u. miteinander verglichen. Dieses Studiendesign wird international als Standard angesehen, jedoch von vielen Vertretern der Alternativmedizin abgelehnt. Vgl. N=1-Studie.

Stufen|gesetz: s. Ricker-Stufengesetz.

Sub|luxation (lat. sub unter, unterhalb; luxare verrenken) *f*: unvollständige Verrenkung, bei der sich die Gelenkflächen z. T. noch berühren; in der Chiropraktik* Bez. für eine minimale, jedoch pathophysiologisch bedeutsame Fehlstellung von (Wirbelsäulen-)Gelenken.

Sub|stanzen, bio|aktive *fpl*: früher nichtnutritive Inhaltsstoffe; Bez. für zahlreiche Inhaltsstoffe der Nahrung, die nicht zu den Nährstoffen* zählen, jedoch wichtige gesundheitsfördernde Wirkungen haben; s. Ballaststoffe; Pflanzenstoffe, sekundäre.

Sub|stanzen, bio|gene *npl*: syn. biogene Schadstoffe*.

Sub|stanzen, psycho|trope *fpl*: alle natürlichen od. synthetisch chemischen Verbindungen, die eine Wirkung auf das menschliche Erleben u. Verhalten hervorrufen; s. Psychopharmaka.

Succus Liquiritiae *m*: Süßholzsaft, Lakritze; durch Kochen von Süßholzwurzeln mit Wasser u. anschließendem Eindampfen hergestellter Extrakt; **Verwendung:** s. Glycyrrhiza glabra.

Such|diät (Diät*) *f*: syn. Additionsdiät*.

Sucht: umgangssprachliche Bez. für Abhängigkeit*.

Sucht|therapie (Therapie*) *f*: psychotherapeutische Behandlung bei Abhängigkeit* z. B. von Arznei- od. Suchtmitteln, meist als Kombination verschiedener Verfahren in der Entzugs-, Entwöhnungs- u. Nachsorgephase; **Schwerpunkte: 1.** Motivationsarbeit während des Entzugs*; **2.** Bearbeitung des Abhängigkeitsprozesses u. das Einüben alternativer Sozialisationsformen (Leben ohne Suchtmittel) in der Entwöhnungsphase; **3.** Stabilisierung der Entwöhnung in der Nachsorgephase. Zur S. gehören außerdem die gezielte Rückfallprophylaxe u. die Einbindung des sozialen Umfelds (z. B. in Form von Angehörigenarbeit; s. Angehörigengruppe). Vgl. Entwöhnung.

Suda|bad: Kurzbez. für **su**baquales **Darm**bad; s. Darmbad.

Sudori|ferum (lat. sudor Schweiß; ferre bringen) *n*: syn. Diaphoretikum*.

Süß|holz: s. Glycyrrhiza glabra.

Süß|stoffe: natürliche od. synthetische Verbindungen (z. B. Saccharin, Cyclamat, Aspartam, Acesulfam) mit wesentlich höherer Süßkraft als Saccharose (Saccharin z. B. 300fach), die keinen od. einen im Verhältnis zu ihrer Süßkraft zu vernachlässigenden Nährwert* besitzen; **Verwendung:** insbesondere in der Diätkost für Diabetiker u. Übergewichtige als Ersatzstoffe für Zucker; der Nutzen ist nicht belegt (Schweinemastfutter enthält z. B. Süßstoffe zur rascheren Gewichtssteigerung); lebensmittelrechtlich zählen S. zu den Lebensmittelzusatzstoffen*; Art, Verwendung, Höchstmengenbegrenzungen u. Kenntlichmachung sind in der Diätverordnung bzw. Zusatzstoff-Zulassungsverordnung geregelt.

Sug|gestion (lat. suggestio Eingebung, Einflüsterung) *f*: Übertragbarkeit der Affekte; seelische Beeinflussung von Vorstellungen, Denk- u. Handlungsinhalten einer Person durch eine andere Person (**Fremd-** od. **Heterosuggestion**, z. B. in Form der Hypnose*) od. durch die Person selbst (**Autosuggestion**, z. B. bei bestimmten Entspannungstechniken u. Meditation*); die rationale Dimension der Persönlichkeit wird weitgehend umgangen u. die emotionale, zwischenmenschliche Beziehung betont. Die S. spielt in der Medizin eine nicht unbedeutende Rolle in der Arzt-Patient-Beziehung. Vgl. Suggestivtherapie, Verbalsuggestion.

Sug|gestiv|therapie (↑; Therapie*) *f*: therapeutischer Einsatz von Suggestion*, meist in Form von Autosuggestion od. in Verbindung mit Hypnose*.

Sulfat|wasser: nach seinen metallischen Kationen (Na-, Mg-, Ca-, Fe-, Al-Sulfat) u. weiteren charakterisierenden Ionen (z. B. Chlorid-, Hydrogencarbonat-Ionen) der Mineralquelle benanntes Wasser; **Anwendung:** innerlich bei Leber-, Gallenblasen-, Darmstörungen, Diabetes mellitus.

Sulfur (lat.) *n*: s. Schwefel.

Summations|dia|gnostik (lat. summa Ansammlung, Summe; gr. διαγνωστικός fähig zu unterscheiden) *f*: Bez. für die Kombination mehrerer Krebstestverfahren, um die Evidenz der Aussagen zu verbessern, von Windstosser „Karzinogramm" bzw. von Zabel „Summationsdiagnose" genannt; z. B. wird die spektralanalytische Vollblutuntersuchung* nach Rilling mit der Dreifachmessung* u. dem Scheller*-Test kombiniert. Die Aussage- u. Beweiskraft nimmt allerdings durch bloße Addition von Testverfahren ohne gesicherte Gütekriterien (Validität, Reliabilität, Spezifität, Sensitivität) nicht zu. Vgl. Krebs (Tab. dort).

Sumpf|porst: s. Ledum palustre.

Super|vision (lat. super über (hinaus), oben; visio Sehen, Blicken, Ansicht) *f*: Beobachtung u. Analyse des Verhaltens von Angehörigen sozialer Berufe durch einen Supervisor zur Aufdeckung u. Korrektur von methodischen Fehlern u. Behandlungsstörungen u. zur Beurteilung der Kompetenz des Supervisanden; **Anwendung:** v. a. in der Ausbildung i. R. der Psychotherapie*. Vgl. Balint-Gruppe.

Supplement|prä|parate (lat. supplementum Ergänzung, Verstärkung) *n pl*: syn. Nährstoffpräparate; zusätzlich zur Nahrung eingenommene Substanzen zur Vorbeugung od. Behebung von Defiziten eines od. mehrerer Nährstoffe*; durch die Einnahme verschiedener S. können Nährstoffmengen aufgenommen werden, die deutlich über den empfohlenen Mengen liegen. Bei einigen wasserlöslichen Vitaminen sind negative Wirkungen zu erwarten; bei fettlöslichen Vitaminen kann es zu bedenklichen Anreicherungen kommen (s. Hypervitaminose). Eine erhöhte Aufnahme an Mineralstoffpräparaten kann die Resorption anderer Nährstoffe beeinflussen.

Sup|positorium (lat. etwas, das von unten eingeschoben wird) *n*: Zäpfchen; kegel-, walzen- od. torpedoförmige Arzneiform* aus bei Körpertemperatur schmelzenden Substanzen (z. B. Kakaobutter, Glyzeringelatine); als Arzneiträger zur rektalen Applikation, z. B. bei proktologischen Erkrankungen, als Vaginalzäpfchen u. Stuhlzäpfchen.

Sup|puranzien (lat. suppurare forteitern, zum Eitern bringen) *n pl*: eiterableitende bzw. einschmelzende Mittel.

Susto (der Schrecken od. das Erschrecken): i. d. R. nach einem heftigen u. oft „übernatürlichen" Schrecken, der zum „Verlust der Seele" führt, auftretende Beschwerden wie Agitiertheit, Apathie, Verwirrtheit u. a.; kommt in den traditionellen Kulturen Südamerikas vor; vgl. Syndrom, kulturgebundenes.

Sykose (gr. σῦκον Feige; -osis*) *f*: auch Sykosis, Feigwarzenkrankheit; klassisches Miasma* der Homöopathie, das ursprünglich mit Kondylomen, heute meist mit Gonorrhö assoziiert ist; nach S. Ortega ist die Symptomatik der S. gekennzeichnet von Ausuferung, Extroversion, Übermaß in Intensität u. Häufigkeit, Hyperfunktion u. Hypertrophie. Vgl. Miasmenlehre.

S

Sym|biose (gr. συμβίωσις Zusammenleben) *f*: Zusammenleben artverschiedener Organismen zu gegenseitigem Nutzen; z. B. Mensch-Darmflora, Bereitstellung von Nahrung gegen Synthese von Vitamin K. Vgl. Dysbiose, Symbioselenkung.

Sym|biose|lenkung (↑): ältere Bez. für den Versuch, eine gestörte Besiedlung der Darmschleimhaut mit Mikroorganismen (s. Dysbakterie) meist durch bakteriell abgeleitete Produkte (s. mikrobiologische Therapie) gezielt zu normalisieren u. damit z. B. gestörte Abwehrverhältnisse zu verbessern; Anwendung finden auch spezielle Diäten, anorganische Substanzen (z. B. Kohlenhydrate wie Lactulose od. Mannit, Heilerde), i. w. S. auch chemisch definierte Arzneimittel bis hin zu Antimykotika u. Antibiotika.

Symbol|drama *n*: syn. katathymes Bilderleben*.

Sym|pathie|prinzip *n*: s. Medizin, sympathetische.

Sym|phytum officinale L. *n*: (Gemeiner) Beinwell; mehrjährige Staude aus der Familie der Boraginaceae (Rauhblattgewächse); **Arzneidroge:** Wurzel (Symphyti radix), Blätter (Symphyti folium) u. Kraut (Herba symphyti, Symphyti herba); **Inhaltsstoffe:** Schleimstoffe, Allantoin* (bis 1,5 %), Gerbstoffe (8–9 %), Pyrrolizidinalkaloide (0,03 %; natürliche Variabilität um den Faktor 10). **Wirkung:** Schleimstoffe: lokal reizmindernd; Allantoin: wundheilungs- u. zellregenerationsfördernd; Pyrrolizidinalkaloide: bei Ratten hepatotoxisch, kanzerogen u. mutagen nach oraler Zufuhr; **Verwendung:** Fertigarzneimittel, nach **Kommission E** bei Prellungen, Zerrungen u. Verstauchungen; **traditionell** auch bei Schleimbeutel-, Knochenhaut-, Sehnenscheiden- u. Venenentzündung sowie bei sog. Drüsenschwellung; **Dosierung:** in Salben, Kataplasmen u. a. Zubereitungen zur äußerlichen Anwendung; nicht mehr als 1 mg Pyrrolizidinalkaloide pro Tag; Anwendung nur auf intakter Haut, nicht in die Augen u. auf Schleimhäute aufbringen u. nicht länger als 4–6 Wochen pro Jahr; nur Fertigarzneimittel mit deklariertem Pyrrolizidinalkaloid-Gehalt sollten verwendet werden. **Nebenwirkungen:** selten lokale Hypersensitivität; **Kontraindikation:** Schwangerschaft; **Homöopathie:** bewährte Indikation z. B. bei Verletzungen der Knochenhaut, Frakturen, Thrombophlebitis.

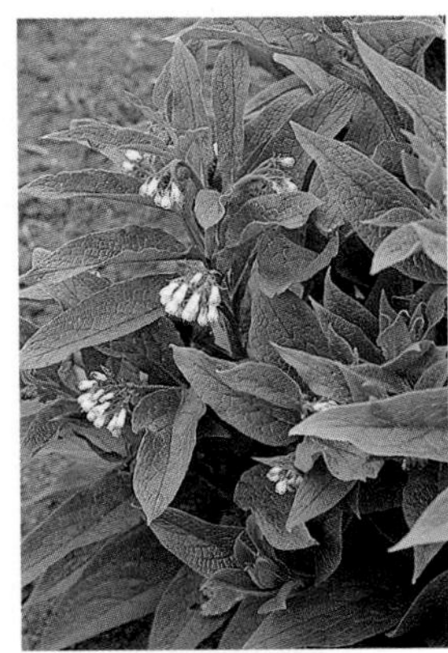

Symphytum officinale L.: Pflanze [2]

Sym|ptom (gr. σύμπτωμα Begleiterscheinung) *n*: Beschwerde, fassbares od. angegebenes Krankheitszeichen; in der **Homöopathie** wird als S. jede krankhafte Lebensäußerung gewertet, die in zeitlichem Zusammenhang mit der Einnahme eines Arzneimittels bei einer Arzneimittelprüfung* od. mit dem Beginn einer Erkrankung auftritt od. sich verändert u. nicht auf andere Einflüsse zurückzuführen ist. Bei der Wahl von Konstitutions- od. antimiasmatischen Mitteln können sogar Merkmale ohne eigentlichen Krankheitswert als S. gewertet werden. S. werden als Ausdruck der Reaktion auf Stressoren aller Art (auch Arzneimittel; s. Erstverschlimmerung, Prüfungssymptom) betrachtet. Sie gelten als notwendige Begleiterscheinungen beim Versuch des Organismus, die beste ihm mögliche Ausgewogenheit von Funktionen aufrechtzuerhalten; daher wird die Fähigkeit zur Produktion angemessen ausgeprägter S. positiv bewertet. S. sind die Grundlage der Erstellung von Arzneimittelbildern; sie werden in der homöopathischen Anamnese* u. im Prüfungsprotokoll möglichst im vom Patienten geäußerten Originalwortlaut aufgezeichnet (sog. Originalsymptome), da bereits feine Nuancierungen für die Arzneimittelwahl* bestimmend sein können.

Sym|ptomen|erhebung (↑): syn. Fallaufnahme*.

Sym|ptomen|kom|plex, analer (↑) *m*: zusammenfassende Bez. für verschiedene Symptome u. Erkrankungen im Analbereich, z.B. Pruritus ani, Analekzem, Analprolaps, Analfissur, Analfistel, perianale Thrombose, perianaler Abszess; häufig Übergang zwischen od. Kombination von verschiedenen Formen; meist familiäre Disposition; Vorkommen oft in Zusammenhang mit Hämorrhoiden*; **Therapie:** **1.** Sitzbad*, Laxanzien*; **2.** Phytotherapie: Zubereitungen aus Quercus*, Chamomilla* recutita, Fraxinus* ornus, Sennae folium (s. Cassia senna); **3.** Homöopathie: Zubereitungen aus z.B. Paeonia* officinalis u. Ruta* graveolens.

Sym|ptomen|kom|plex, gastro|kardialer (↑) *m*: s. Roemheld-Syndrom.

Sym|ptom, parasitäres (↑) *n*: bei einer homöopathischen Arzneimittelprüfung* auftretendes Prüfungssymptom*, das auf den Krankheitszustand des Prüfers u. nicht auf das geprüfte Arzneimittel zurückzuführen ist.

Sym|ptom, patho|gnomonisches (↑) *n*: in der Homöopathie* Bez. für ein Krankheitszeichen, das für eine klinische Diagnose od. Epidemie (s. Genius epidemicus) typisch ist; gelegentlich wird dem p.S. als dem Charakteristikum einer Krankheit u. nicht eines individuellen Kranken von vornherein keinerlei Gewicht bei der Arzneimittelwahl* beigemessen, wodurch intensive Symptome des Patienten außer acht gelassen werden. Andererseits führt die ausschließliche Beachtung des p.S. (s. Indikation, klinische) zur Vernachlässigung gerade der zur Differenzierung der Arzneimittelbilder* v.a. im chronischen Fall notwendigen krankheitsfernen Symptome (z.B. Geistes*- und Gemütssymptome, Begleitsymptom*, Allgemeinsymptom*). Vgl. Indikation, bewährte.

Sym|ptom|verschiebung (↑): in der Homöopathie* Bez. für die Veränderung der Krankheitssymptome nach Einleitung einer Behandlung. Vgl. Erstverschlimmerung, Heilung, Hering-Regel, Unterdrückung.

Sym|ptom, vollständiges (↑) *n*: homöopathische Bez. für ein Symptom* mit Angaben über Lokalisation, Ätiologie (s. Causa), Qualität* u. Modalität*; bei der Unterscheidung von Arzneimittelbildern* (s. Arzneimittelwahl) stellen v.S. einen Hinweis auf ihre Differenziertheit dar, ohne dass es zu einer Höherbewertung des Symptoms kommen muss (s. Hierarchisierung).

Syn|drom, de|pressives (gr. σύνδρομος mitlaufend, begleitend) *n*: Gesamtheit der bei Depression* auftretenden psychischen, somatischen u. psychosozialen Symptome; **1. psychisch:** niedergeschlagene Verstimmung (nicht obligat bei larvierter Depression), Freudlosigkeit, Interesselosigkeit, Energielosigkeit, innere Unruhe od. psychomotorische Hemmung, Mutlosigkeit, Minderwertigkeitsgefühle, Angstzustände, Zwänge, Überempfindlichkeit, Reizbarkeit, Konzentrationsstörungen, Grübelneigung, Entscheidungsunfähigkeit, Schuldgefühle, Beziehungsstörungen, Verarmungsideen, hypochondrische Befürchtungen, leichtere paranoide Fehldeutungen sowie Entfremdungserlebnisse; **2. somatisch:** Schlaf- u. Appetitstörungen, Gewichtsverlust, gastrointestinale Beschwerden, Kopfschmerz, Blasenstörungen, Atemenge, Herzsensationen, Globusgefühl, Kreislaufstörungen, diffuse Beschwerden in Bereich von Muskulatur u. Skelettsystem, Sekretionsstörungen (z.B. Mundtrockenheit, Versiegen der Tränensekretion), Hitzewallungen, Kälteschauer, Libido- u. Potenzstörungen, Beeinträchtigung von Stimme (leise, monoton) u. Psychomotorik (vornübergebeugt, kraftlos, schleppender Schritt); **3. psychosozial:** Rückgang zwischenmenschlicher Kontakte, Isolationsneigung; Probleme mit Partnern, Kindern, Vorgesetzten; Leistungsabfall, Gefahr der Versetzung, Herabstufung od. des Arbeitsplatzverlustes.

Syn|drom|dia|gnostik, dif|ferenzierende (↑; gr. διαγνωστικός fähig zu unterscheiden) *f*: Bez. für ein diagnostisches Vorgehen der Traditionellen Chinesischen Medizin*, durch das eine Erkrankung vor dem Hintergrund des Zeithorizonts von Yin*-Yang differenziert u. gegen andere Erkrankungen durch Einordnung in einen größeren Zusammenhang u. anschließende Klassifikation abgegrenzt wird; wesentlich für die d.S. sind folgende **Schritte:** **1.** Beurteilung des Ursprungs der Erkrankung (d.h. ihre Rückführung auf den Zeitfluss von Yin-Yang); **2.** Lokalisation der Erkrankung; **3.** Feststellung charakteristischer Eigenschaften (Symptome); **4.** Beurteilung des Verhältnisses zwischen krankheitserzeugender Störung u. der Abwehrkraft des Patienten; die d.S. teilt sich unter historischen u. praktischen Aspekten in mehrere **Einzelgruppen** auf: **1.** die d.S. nach den 8 Leitprinzipien (Yin-Yang, Außen-Innen, Kälte-Hitze, Leere-Fülle), wobei die Erfahrungsregel gilt, dass Yin-Innen-Kälte-Leere-Erkrankungen schwieriger zu therapieren sind als Yang-Außen-Hitze-Fülle-Erkrankungen; **2.** die d.S. nach Speicher- u. Hohlorganen (s. Fünf Speicherorgane, Sechs Hohlorgane) zur Feststellung von Störungen der inneren Organe; **3.** die d.S. nach dem Qi*, dem Xue* (Blut) u. den Jin*-Ye (Körpersäften), die in der chinesischen Medizin als Substanzen zur Erhaltung der Funktion des Organismus gelten; bei

Veränderung des Qi, des Xue u. der Jin-Ye treten an verschiedenen Organen ähnliche bzw. gleiche Symptome auf, z. B. bei Qi: Leere des Herzens, der Lunge u. der Milz Kurzatmigkeit, Kraftlosigkeit u. leerer Puls; **4.** die d. S. nach den 6 Gefäßverläufen (s. Meridiane), wobei die Gefäßpaare Dünndarm-Harnblase, Dickdarm-Magen, Gallenblase-Drei Erwärmer, Milz-Lunge, Herz-Niere sowie Leber-Perikard als Funktionskreise angesehen werden, innerhalb derer unter Einbeziehung der zugehörigen Speicherorgane eine Analyse des Krankheitszustands vorgenommen wird; **5.** die d. S. nach der Abwehrkraft, dem Qi, der Ernährung u. dem Xue zur Feststellung verschiedener Wärme-Hitze-Erkrankungen; **6.** die d. S. nach den Drei* Erwärmern, die v. a. bei äußerlichen Wärme-Hitze-Erkrankungen angewendet wird; dabei wird unterschieden, ob sich die Erkrankung vorwiegend im Oberen Erwärmer (Herz u. Lunge) befindet mit Schmerzen u. Spannungsgefühl im Kopf, im Mittleren Erwärmer (Milz u. Magen) mit mäßig hohem Fieber, Spannungen u. Völlegefühl in Thorax u. Oberbauch od. im Unteren Erwärmer (Leber u. Niere) mit Spannungs- u. Druckgefühl im Abdomen, Schwindel, Harn- u. Stuhlverhaltung.

Die d. S. ermöglicht eine diagnostische Unterscheidung ganzheitlicher individueller Krankheitszustände; sie ist keine bloße Diagnosenunterscheidung, wie sie z. T. in der modernen westlichen Medizin z. B. anhand abstrakter u. objektivierter Befunde (z. B. Laborwerte) praktiziert wird. Daher kann z. B. eine Diagnose der modernen westlichen Medizin wie Migräne in der Traditionellen Chinesischen Medizin verschiedenen Syndromen (z. B. Leber-Yang-Fülle, Wind-Kälte-Syndrom, Blut-Leere-Syndrom) zugeordnet werden; umgekehrt kann ein Syndrom (z. B. eine Nieren-Yin-Leere) zu ganz unterschiedlichen Diagnosen in der modernen westlichen Medizin (z. B. Schlafstörungen, Knieschmerzen, Schwindel) führen. Bei richtiger Behandlung nach den Regeln der Traditionellen Chinesischen Medizin ist es möglich, ganz unterschiedliche Diagnosen aus verschiedenen Fächern durch einen einzigen Arzt behandeln zu lassen, wozu in der modernen westlichen Medizin u. U. Ärzte verschiedener Disziplinen erforderlich wären. Vor jeder Behandlung mit Methoden der Traditionellen Chinesischen Medizin (z. B. Akupunktur*) sollte eine d. S. durchgeführt werden.

Syn|drom, klimakterisches *n*: meist in zeitlicher Nähe zur Menopause bzw. im Klimakterium* vorkommende typische **Trias** aus Hitzewallungen, Schwindel u. Schweißausbrüchen; neben den neurovegetativen Beschwerden treten auch psychonervöse (Reizbarkeit, Lustlosigkeit, Leistungsabfall, Schlafstörungen usw.) u. somatische (Atrophie der Genitalorgane u. Mammae, Adipositas, Osteoporose) Störungen auf; **Therapie: 1.** Hormontherapie (Östrogene, evtl. in Kombination mit Gestagenen); **2.** Balneotherapie*, Eigenurintherapie*, Hydrotherapie*, Sophrologie*, ausleitende Therapie*; **3.** Phytotherapie: Zubereitungen aus Cimicifuga* racemosa; **traditionell** Zubereitungen aus Alchemilla vulgaris, Senecio nemorensis, Leonurus cardiaca, Viburnum prunifolium, Passiflora incarnata, Lamium album; **4.** Homöopathie: Zubereitungen aus Cimicifuga* racemosa, Pulsatilla* pratensis, Lachesis* muta, Sepia* officinalis.

Syn|drom, kultur|gebundenes (↑) *n*: Symptomkonstellation mit Ätiologie, Diagnose u. Behandlung, die nicht unabhängig von ihrem kulturspezifischen Kontext verstanden werden kann; zur Einschätzung u. zum interkulturellen Vergleich eines k. S. gilt, dass die Ätiologie in zentralen Bedeutungsfeldern u. Verhaltensnormen einer Gesellschaft fußt, die Diagnose auf kulturspezifischer Technologie u. Vorstellungswelt basiert u. die Therapie nur durch Teilnehmer der gleichen Kultur erfolgreich durchgeführt werden kann. Demzufolge kann die Biomedizin* ein k. S. nicht korrekt erkennen, sondern definiert es nach den eigenen Erkenntnismöglichkeiten einschließlich einer eigenen Einschätzung des Therapieerfolges um. Damit ist i. R. der Ethnomedizin* ein großer ideengeschichtlicher Differenzierungsprozess vervollständigt: Die kritische Auseinandersetzung mit dem Exotischen der fremden Kultur führt zur Entdeckung der kulturellen Bindung von Krank-

System der Fünf Elemente

Natur Fünf Geschmacks-richtungen	Fünf Farben	Fünf Verände-rungen	Fünf Witterungs-einflüsse	Fünf Himmels-richtungen	Fünf Jahreszeiten
sauer	grün-blau	geboren werden	Wind	Osten	Frühling
bitter	rot	wachsen	Hitze	Süden	Sommer
süß	gelb	sich verändern	Nässe	Mitte	Spätsommer
scharf	weiß	sich zurück-ziehen	Trockenheit	Westen	Herbst
salzig	schwarz	sich verbergen	Kälte	Norden	Winter

heit an Kultur. Der zweite entscheidende Schritt ist, diese Erkenntnis auch auf die eigene Kultur zu beziehen. Über die „klassischen" Erscheinungen wie Pibloktoq, Koro*, Amok*, Latah, Susto* hinaus werden als k. S. nun auch Unter*- u. Mangelernährung*, Anorexia nervosa, Übergewicht* u. a. diskutiert. Schließlich wird in einem dritten Schritt dem Gedanken widersprochen, dass nur spezielle Syndrome an die Kultur gebunden sind; jede Krankheit ist grundsätzlich an Kultur gebunden. Die erste systematische Zusammenfassung der k. S. wurde von Pow Meng Yap (1962) erstellt. In der Ethnopsychologie u. transkulturellen Psychiatrie hat der Begriff k. S. Begriffsbildungen wie exotische Psychosen, regionale Neurosen u. Volkskrankheiten abgelöst. Vgl. Kranksein, Erklärungsmodell.

Syn|drom, prä|menstruelles (↑) *n*: Abk. PMS; charakteristische körperliche u. psychische Veränderungen bei Frauen von individuell unterschiedlicher Intensität, die meist einige Tage nach Zyklusmitte (Eisprung) auftreten u. mit Beginn der Menstruation nachlassen; **Vorkommen:** bei 30–70 % aller menstruierenden Frauen; **Ursache:** weitgehend ungeklärt, vermutlich psychovegetative u. endokrine Faktoren; **Symptom:** Nervosität, Stimmungslabilität, seelische Verstimmung, Ruhelosigkeit, Antriebslosigkeit, Angst, schmerzhafte Spannungen u. Schwellungen der Brust, Völlegefühl, Verdauungsbeschwerden, Kopf- u. Rückenschmerzen, Hautveränderungen, Hitzewallungen, Gewichtzunahme durch Flüssigkeitseinlagerung, Ödembildung, Gelenkschwellungen; **Therapie:** **1.** Abschirmung vor äußeren Belastungen, evtl. diätetische u. physiotherapeutische Maßnahmen; ergänzend hormonale (orale hormonale Kontrazeptiva) sowie symptomatische (nichtsteroidale Antiphlogistika, Diuretika) Therapie; **2.** Akupunktur*, Kneipp*-Therapie, Psychotherapie*, emmenagoge Verfahren*; **3.** Phytotherapie: Zubereitungen aus Vitex* agnus castus, Oenothera* biennis; **traditionell** Zubereitungen aus Urtica, Angelica archangelica, Alchemilla vulgaris, Hypericum perforatum, Vitex agnus castus, Achillea millefolium, Lycopus, Equisetum arvense; **4.** Homöopathie: Zubereitungen aus Lilium, Magnesium* phosphoricum, Viburnum, Sepia* officinalis.

Syn|drom, psycho|vegetatives (↑) *n*: veraltete Bez. für Somatisierungsstörung*.

Syphilinum *n*: syn. Luesinum*.

Syphilis *f*: **1.** syn. Lues (venerea); sog. harter Schanker; durch Treponema pallidum verursachte meldepflichtige Geschlechtskrankheit mit typischen Manifestationen an Haut- u. Schleimhäuten sowie (unbehandelt) progredientem Verlauf; **Einteilung:** **a)** erworbene S. (S. acquisita): Einteilung in Frühsyphilis mit Primär- u. Sekundärstadium, Spätsyphilis mit Tertiär- u. sog. Quartärstadium; **b)** kongenitale S. (S. connata): intrauterin erworben, d. h. diaplazentar auf den Fetus durch die erkrankte od. unzureichend behandelte Mutter übertragen. **Therapie:** Antibiotikum der Wahl ist Penicillin; alternative Chemotherapeutika (z. B. bei Penicillinallergie): Cephalosporine, Tetracycline, Erythromycin. **2.** In der Homöopathie* eines der 3 klassischen Miasmen* (s. Miasmenlehre); nach S. Ortega ist ihre Symptomatik gekennzeichnet durch Degeneration u. Destruktion von Geweben od. im psychischen Bereich durch Rückzug, Perversion, Fehlfunktion, Spasmen u. Ulzera.

System der Fünf Elemente (lat. elementum Grundstoff) *n*: eigentlich „System der Fünf Bewegungsschritte", auch als System der Fünf Wandlungsphasen bezeichnetes, im 3. Jahrhundert v. Chr. in China entstandenes Ordnungsprinzip alles Seienden; beschreibt einerseits den Elementarcharakter der 5 Grundsubstanzen Holz, Feuer, Erde, Metall u. Wasser u. andererseits die zwischen den Elementen bestehenden funktionellen Beziehungen der Produktion od. Erzeugung (Sheng), der Unterdrückung od. Überwindung (Ke), der Vervielfältigung (Cheng) u. der Verspottung (Wu); s. Abb. auf S. 360. Das S. d. F. E. stellt eine Interpretation des Entstehens u. Vergehens alles Seienden dar (entwickelt aus dem Yin*-Yang als dem Urmodus des Seins) u. entwirft ein Entsprechungssystem hinsichtlich typischer Veränderungen in der Natur u. wesentlicher Dimensionen des

S

Fünf Elemente	Mensch Fünf Speicherorgane	(Sechs) Hohlorgane	Fünf Körperöffnungen	Körperstrukturen	Gefühle
Holz	Leber	Gallenblase	Augen	Sehnen	Wut
Feuer	Herz	Dünndarm	Zunge	Blutgefäße	Freude
Erde	Milz	Magen	Mund	Muskeln	Denken
Metall	Lunge	Dickdarm	Nase	Haut- und Körperhaare	Trauer
Wasser	Nieren	Harnblase	Ohren	Knochen	Angst

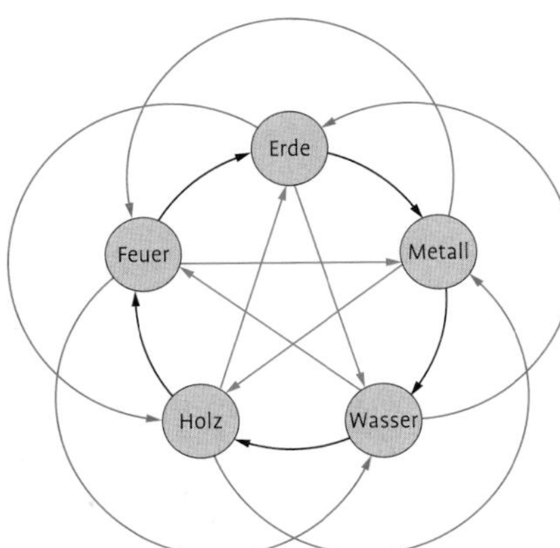

System der Fünf Elemente: blau: Zyklus der Unterdrückung od. Überwindung (Ke); schwarz: Zyklus der Produktion od. Erzeugung (Sheng); rot: Zyklus der Verspottung (Wu) [5]

Menschen, das für die Diagnostik u. Therapie in der Traditionellen Chinesischen Medizin* von Bedeutung ist (s. Tab auf S. 358 u. 359). So wurden z. B. die sog. 5 Transport-Foramina (irrtümlich „antike Punkte" genannt) der Akupunktur*, die sich jeweils zwischen Fingerspitzen u. Ellenbogen u. Fußspitzen u. Kniegelenk befinden, nach den 5 Elementen angeordnet u. zeitweilig in einer sinngemäßen Beziehung untereinander zur Therapie verwendet. Für eine wirksame Therapie hat dies keine Bedeutung, es gehört zu den eher spekulativen Theorien der alten chinesischen Akupunktur. Auch lassen sich die physiologischen u. pathologischen Beziehungen zwischen den Speicher- u. Hohlorganen (s. Fünf Speicherorgane, Sechs Hohlorgane) in einigen Fällen nach den 5 Elementen interpretieren. So kann z. B. eine Lebererkrankung auf Milz u. Magen übergreifen, was mit der störenden Beziehung (Ke) zwischen Holz u. Erde erklärt wird. Eine Schwächung des Leber-Yin kann durch eine vorangegangene Schwäche des Nieren-Yin bzw. der Nieren-Yin-Essenz bedingt sein, was der gestörten Beziehung zwischen Wasser u. Holz entspricht. Bei der Therapie soll in solchen Fällen immer an das zuerst gestörte Element bzw. Organ gedacht werden. Im Rahmen der Diagnostik werden v. a. farbliche Veränderungen im Gesicht des Patienten u. an der Zunge (s. Zungendiagnostik) sowie bei der Pulsdiagnostik* erhobene Befunde in Beziehung zum System der Fünf Elemente gesetzt.

System, medizinisches (↑) *n*: s. Medizinsystem.

System, rhythmisches *n*: s. Dreigliederung, funktionelle.

System|therapie (Therapie*) *f*: s. Therapie, systemische.

Syzygium aromaticum (L.) Merrill et L. M. Perry *n*: syn. Jambosa caryophyllus (Sprengel) Niedenzu; Eugenia caryophyllata Thunberg; Gewürznelkenbaum; Baum aus der Familie der Myrtaceae (Myrtengewächse); **Arzneidroge:** Blütenknospen von Gewürznelken (Caryophylli flos); **Inhaltsstoffe:** mindestens 14 % ätherisches Öl (Caryophylli floris aetheroleum, Nelkenöl, mit 85–95 % Eugenol), Flavonoide, Phenolcarbonsäuren; **Wirkung:** antiseptisch, antibakteriell, antifungal, antiviral, lokalanästhetisch, spasmolytisch; **Verwendung:** Drogenpulver, ganze od. zerkleinerte Droge zur Gewinnung des ätherischen Öls sowie andere galenische Zubereitungen zur lokalen Anwendung; nach **Kommission E** bei entzündlichen Veränderungen der Mund- u. Rachenschleimhaut, zur lokalen Schmerzstillung in der Zahnheilkunde; **traditionell** bei Insektenstichen, Dematitiden; **Dosierung:** in Mundwässern entsprechend 1–5 % ätherisches Öl, in der Zahnheilkunde unverdünntes ätherisches Öl; **Nebenwirkungen:** in konzentrierter Form gewebereizend; **Kontraindikation:** keine bekannt; **Wechselwirkung:** keine bekannt.

Syzygium jambolana *n*: Eugenia jambolana (Lam.) de Candolle, Syzygium cumini (L.) Skeels; Jambulbaum; Pflanze aus der Familie der Myrtaceae (Myrtengewächse); **Arzneidroge:** getrocknete Stammrinde (Syzygii cumini cortex, Syzygiumrinde); **Inhaltsstoffe:** Phytosterole (u. a. β-Sitosterin), Gerbstoffe (vom Typ der Gallussäure u, Ellagitannine), Flavonoide; **Wirkung:** adstringierend, leicht antiphlogistisch, juckreizstillend; **Verwendung:** zerkleinerte Rinde für Abkochungen u. a. galenische Zubereitungen; nach **Kommission E** innerlich bei unspezifischer, akuter Diarrhö; lokal bei leichten Entzündungen der Mund- u. Rachenschleimhaut; äußerlich als Kompresse bei leichten, oberflächlichen Entzündungen der Haut; **Dosierung:** mittlere Tagesdosis 3–6 g; Zubereitungen entsprechend; **Nebenwirkungen:** keine bekannt; **Kontraindikation:** Schwangerschaft u. Stillzeit; **Wechselwirkung:** keine bekannt.

T

Tabak: s. Nicotiana tabacum.

Tabebuia impetiginosa (Martius ex DC.) Standley *f*: Tabebuia avellanedae, Tebebuia heptaphylla; Baum aus der Familie der Bignoniaceae (Trompetenbaumgewächse); **Arzneidroge:** getrocknete Rinde u. Holz (**Lapacho**, Tabebuiae cortex); **Inhaltsstoffe:** Naphtho- u. Furanochinonderivate, hauptsächlich Lapachol (Holz) u. Lapacholderivate (Rinde); **Wirkung:** antibakteriell, antifungal, antiparasitisch, antiphlogistisch, immunmodulierend, Verlängerung der Prothrombinzeit; **Verwendung:** Abkochung; **traditionell** innerlich bei Virusinfekten einschließlich Erkältung, infektiöser Diarrhö, Blaseninfekten, parasitären Infektionen, Infektionen mit Candida. Die Wirksamkeit bei diesen Anwendungsgebieten ist nicht belegt. **Cave:** Die Verwendung von Lapacho kann wegen der Schwere der Nebenwirkungen u. unzureichender toxikologischer Untersuchungen nicht empfohlen werden. **Nebenwirkungen:** bei hohen Dosierungen (ab 1,5 g Lapachol) schwere Übelkeit, Erbrechen, Diarrhö, Schwindel, Anämie, Blutungsneigung; **Kontraindikation:** Therapie mit Antikoagulanzien, Verlängerung der Prothrombinzeit; **Wechselwirkung:** alle Substanzen, die die Blutungsneigung erhöhen.

Tabu *n*: Verbot aufgrund von gesellschaftlichen Normen u. Werten; bei einem Tabubruch erfolgen Sanktionen. Nach S. Freud (vgl. Psychoanalyse) ist ein T. ein Verbot von Handlungen, die aus moralischen Gründen nicht erlaubt sind.

Tachy|kardie (gr. ταχύς schnell, plötzlich; καρδία Herz) *f*: Herzrhythmusstörung mit einem Anstieg der Herzfrequenz auf über 100/min; **Therapie: 1.** konventionell: Antiarrhythmika; **2.** Armbad*, Armguss*, Brustguss*; **3.** Phytotherapie: Zubereitungen aus Chinidin*; **Prävention:** Bewegung, Sport, Sauna.

Tafel|wasser: Mischung aus Trinkwasser u. natürlichem Mineralwasser*; wird nicht an der Quelle abgefüllt, sondern aus natürlichem, salzreichem Wasser (Natursole) od. Mineralwasser sowie aus Meerwasser hergestellt. Nach der Mineral- u. Tafelwasserverordnung sind als Zusatzstoffe Mineralsalze (z. B. Natrium- u. Calciumchlorid) u. Natriumhydrogencarbonat erlaubt. Bei den mikrobiologischen Anforderungen gelten dieselben Maßgaben wie bei natürlichem Mineralwasser, zusätzlich Höchstmengen für polycyclische aromatische Kohlenwasserstoffe* u. Organohalogenverbindungen.

Tag|traum|technik *f*: s. Bilderleben, katathymes.

Tai Chi Chuan: s. Tai-Ji-Quan.

Taiga|wurzel: s. Eleutherococcus senticosus.

Tai-Ji-Quan (sprich tai-dschi-tschüan) *n*: Tai Chi Chuan; sog. Schattenboxen; auf die alte chinesische Gymnastik zurückgehende Form des Körpertrainings zur Stärkung der Körperkräfte, Krankheitsvorbeugung u. Selbstverteidigung; wesentlich für die traditionelle chinesische „innere" Kampfkunst ist die harmonische Verbindung von Bewusstsein (Shen*) u. Vorstellung (Yi) mit dem Atem (Qi*) u. den Körperbewegungen. Die ausgeführten Ganzkörperbewegungen sollen leicht, entspannt, ununterbrochen gleichmäßig, ungezwungen u. glatt verlaufen; jede Kraft- od. Gewaltanwendung soll vermieden werden. Die traditionell festgelegte Folge von einzelnen Bewegungen u. Stellungen, die fließend ineinander übergehen, bildet die sog. Form. Es existieren verschiedene Stile und innerhalb dieser oft mehrere Formen mit unterschiedlicher Länge, Komplexität u. Charakteristik; eine der bekanntesten ist die traditionelle Langform des Yang-Stils. Der Körperschwerpunkt sollte im unteren Abdomen liegen, um Stabilität zu gewährleisten. Die **Wirkung** des T.-J.-Qu. lässt sich über den Ausgleich psychovegetativer Funktionen, Stressabbau u. hormonale Regulation erklären. **Anwendung:** z. B. zur Krankheitsprophylaxe, bei Asthma bronchiale, Hypertonie, Herz-Kreislauf-Erkrankungen, neurovegetativen Störungen, Knochenerkrankungen, Verdauungsstörungen. Vgl. Qi Gong, Medizin, traditionelle chinesische.

Takata-Ara-Re|aktion (Reaktion*) *f*: Testverfahren, das mit Eiweißpräzipitation im Blutserum von Patienten Aussagen über das Vorliegen eines Krebsgeschehens treffen soll; die sog. Flockungszahlreaktion wird zur Grundlage der Krebsdiagnose gemacht. Details der Durchführungstechnik sind dem Witting*-Test ähnlich. Wissenschaftlich spekulatives u. obsoletes Verfahren. Vgl. Krebs (Tab. dort).

Talisman (gr. τέλεσμα Geld, geweihter Gegenstand) *m*: Glücksbringer; s. Amulett.

Tamari: natürliche Sojasauce aus ganzen fermentierten Sojabohnen (s. Glycine max); **Verwendung:** u. a. in der Makrobiotik*.

Tanacetum cinerariifolium (Trev.) Schultz Bip. *n*: Chrysanthemum cinerariifolium (Trev.) Vis., Pyrethrum cinerariifolium Trev.; Staude aus der Familie der Asteraceae (Korbblütler); **Arzneidroge:** getrocknete, geschlossene od. halbgeöffnete Blüten (Pyrethri flos); **Inhaltsstoffe:** 0,3–2 % Pyrethrine: Ester der (+)-trans-Chrysanthemumsäure (Chrysanthemate) bzw. der (+)-trans-Pyrethrinsäure (Pyrethrate); Pyrethrinoide od. Pyrethroide sind synthetische Analoge der Pyrethrine; Sesquiterpenlactone (Pyrethrosin, Tatridin A u. B u. a.), Flavonoide, Carotinoide, Lignane (Sesamin), Thiophene; **Wirkung:** insektizid; **Verwendung:** äußerlich, als Flüssigextrakt in verschiedenen Zubereitungen bei Krätze u. Läusen; **Dosierung:** Flüssigextrakt 1-mal täglich auf befallene Regionen auftragen, nach 10 Min. mit reichlich Wasser abspülen; **Nebenwirkungen:** allergische Reaktionen bei Personen mit Korblütlerallergie, bei Überdosierung neurotoxisch; **Kontraindikation:** Asthma bronchiale, bekannte Allergie gegenüber Korbblütlern; **Wechselwirkung:** keine bekannt.

Tanacetum parthenium (L.) Schultz Bip. *n*: Chrysanthemum parthenium, Mutterkraut; Fieberkraut; Pflanze aus der Familie der Asteraceae (Korbblütler); **Arzneidroge:** zur Blütezeit gesammelte oberirdische, getrocknete Teile (Tanaceti parthenii herba, Mutterkraut); **Inhaltsstoffe:** 0,75 % ätherisches Öl (44 % Campher u. 23 % trans-Chrysanthenylacetat als Hauptbestandteile); Sesquiterpenlactone (mindestens 0,2 % Parthenolid, Canin, 10-Epi-Canin u. a.), lipophile u. hydrophile Flavonoide; **Wirkung:** antiinflammatorisch, antiulcerogen, antimikrobiell; **Verwendung:** Drogenpulver od. andere galenische Zubereitungen; nach **ESCOP** zur Migräneprophylaxe; **traditionell** bei Fieber, Arthritis, Asthma, Erkrankungen des rheumatischen Formenkreises, Ohrensausen, Schwindel; die Wirksamkeit der Droge bei diesen Anwendungsgebieten ist umstritten; Hinweis: Für die Indikation Migräneprophylaxe liegen mehrere positive klinische Studien vor. **Dosierung:** Tagesdosis 50–120 mg Pulver, Zubereitungen entsprechend; Anwendung für mehrere Monate wird empfohlen, wobei eine allmähliche Dosisreduktion angestrebt werden sollte; **Nebenwirkungen:** sehr selten Mundulzerationen, Entzündung der Zunge; sehr selten Kontaktallergien, nach längerer Anwendung selten Bauchschmerzen u. Verdauungsprobleme; **Kontraindikation:** Überempfindlichkeit gegenüber Mutterkraut u. a. Korbblütlern; Schwangerschaft u. Stillzeit (bei Selbstmedikation); **Wechselwirkung:** keine bekannt.

Tanacetum vulgare L. *n*: Chrysanthemum vulgare; Rainfarn; Pflanze aus der Familie der Asteraceae (Korbblütler); **Arzneidroge:** Arzneidroge: Rainfarnblüten (Chrysanthemi vulgaris flos), Rainfarnkraut (Chrysanthemi vulgaris herba); **Inhaltsstoffe:** im Kraut bis 0,8 %, in den Blüten bis 1,5 % ätherisches Öl mit Thujon als Hauptkomponente; Sesquiterpenoxide aus der Gruppe der Germacranolide (Parthenolid u. a.), Eudesmanolide u. Guajanolide; **Wirkung:** anthelminthisch, antimikrobiell, spasmolytisch, karminativ, abortiv; **Verwendung:** von der **Kommission E** negativ monographiert; **traditionell** als Wurmmittel gegen Enterobius vermicularis (Madenwurm) u. Ascaris lumbricoides (Spulwurm), bei Migräne, Neuralgie, rheumatischen Beschwerden, Meteorismus u. Appetitmangel; **cave:** Bei missbräuchlicher Verwendung größerer Mengen der Droge treten Vergiftungssymptome bis hin zu klonisch-tonischen Krämpfen, starke Beschleunigung der Atmung, Arrhythmie, Nieren- u. Leberschädigung auf; angesichts der Risiken kann eine therapeutische Verwendung nicht vertreten werden. **Homöopathie:** bewährte Indikation bei nervöser Erschöpfung.

Tang: s. Fucus.

Tannin *n*: Acidum tannicum; Gerbsäure; Gemisch aus Estern der D-Glukose mit Gallussäure, das aus Galläpfeln gewonnen wird; **Verwendung:** s. Gerbstoffe.

Tantra (Sanskrit Text, Lehrbuch) *n*: Bez. in Hinduismus u. Buddhismus für die Literatur zur Verehrung der weiblichen Gottheit (in diesem Zusammenhang auch Śakti „Kraft", „Energie" genannt); körperliche u. psychisch-mentale Übungen, die i. R. des tantrischen Rituals von großer Bedeutung sind, werden gelegentlich herausgelöst aus dem rituellen Zusammenhang auch alleine als T. od. T.-Medizin bezeichnet. **Ursprünge:** Eine umfangreiche Literatur des T., v. a. in Sanskrit u. Tibetisch ist etwa seit den ersten Jahrhunderten nach Chr. nachweisbar. Die größtenteils von anonymen Autoren geschriebenen Texte, deren Verfasserschaft meist einer Gottheit (dem Gott Shiva, der Göttin od. auch dem Buddha) zugeschrieben wird, sind oft in einer schwer verständlichen okkulten Sprache verfasst, deren Sinn sich nur dem Eingeweihten erschließt. **Theorie:** T. ist eine esoterische Tradition, bei der generell gilt, dass Lehre u. Praxis nur in direkter Beziehung von einem Lehrer (Guru) od. einer Lehrerin erlernt werden können. Charakteristisches Merkmal der Weltanschauung des T. ist, dass die ganze sinnlich wahrnehmbare Welt einschließlich des menschlichen Leibs göttlicher Natur ist. Es wird eine Einheit zwischen dem Kosmos u. dem menschlichen Leib postuliert. Durch die Beherrschung des eigenen Körpers u. regelmäßige Übung psycho-experimenteller Techniken kann deshalb auch der Kosmos beeinflusst werden. Auf der Basis dieser Anschauung haben sich im T. auch mystische u. magische Praktiken entwickelt. Ziel des T.-Übenden ist die Erlangung von geistiger u. körperlicher Vollkommenheit (Sanskrit Siddhi). Da der Körper göttlicher Natur ist, kann durch die rituelle Ausübung körperlicher Aktivitäten, wie etwa des Essens od. des Geschlechtsaktes, die Befreiung erlangt werden. **An-**

wendung: Die Praxis des T. umfasst psychisch-mentale u. körperliche Übungen. Bei den körperlichen Übungen des T. besteht eine enge Beziehung zum Yoga*, der seinerseits stark vom T. beeinflusst wurde. Die Lehre von den Chakren (Chakra*) ist Teil einer besonderen Physiologie, die sich im T. entwickelt hat. Zu den psychischen u. mentalen Übungen gehört das konzentrierte Wiederholen besonderer Silben u. Laute, die Mantra (Sanskrit für Werkzeug des Denkens) genannt werden; der Einsatz des Mantras bei der Meditation* u. die korrekte Aussprache, die für eine wirkungsvolle Übung notwendig ist, werden bei einer Einweihung von einem Lehrer bzw. einer Lehrerin vermittelt. Auch die Meditation über geometrische Diagramme, welche Makro- u. Mikrokosmos symbolisieren (sog. Yantra od. Mandala), od. über personifizierte Darstellungen von Gottheiten ist gebräuchlich. Nachdem durch systematische körperliche u. psychisch-mentale Übung die Beherrschung von Körper u. Sinnen erlangt wurde, kann der Übende an den esoterischen Ritualen des T. teilnehmen. Dazu gehören der Genuss von alkoholischen Getränken, Fleisch, Fisch u. besonderen Getreidezubereitungen sowie der Vollzug des Geschlechtsverkehrs in rituellem Zusammenhang. **Hinweis:** Besonders die letztgenannten Praktiken werden heute in der westlichen Welt häufig mit T. gleichgesetzt u. in Verbindung mit vereinfachten psychologischen Vorstellungen von Triebunterdrückung wird T. dann zu einer Therapie, mit der unterdrückte Triebkräfte freigesetzt werden sollen. Abgesehen davon, dass solche Therapien bei unqualifizierter Durchführung psychische u. somatische Störungen hervorrufen können, wird dabei völlig übersehen, dass diese Praktiken im klassischen T. erst nach langer systematischer Übung u. i. R. eines komplexen Rituals durchgeführt werden.

Tantra-Medizin (lat. ars medicina ärztliche Kunst) *f*: s. Tantra.

Tanz|therapie (Therapie*) *f*: künstlerische Therapie* mit enger Verbindung zur Harmonik* u. Musiktherapie*; gehört zu den humanistischen Psychotherapien* u. grenzt sich gegen die physiotherapeutische Bewegungstherapie* ab; primär soll ein Erlebnis- u. Handlungsangebot für den Klienten gemacht u. ein verhaltensorientierter Zugang zu motorischen Verhaltensformen ermöglicht werden. Die T. integriert körperliche, emotionale u. kognitive Prozesse, um psychotherapeutische u. persönlichkeitserweiternde Ziele zu erreichen. Der Ausdruck wird über die Körpersprache sichtbar, z. B. über die Haltung od. die Bewegungsdynamik. Eine sog. Handlungsverarmung soll so überwunden u. z. B. in der Motio die Emotio neu verarbeitet werden können. **Anwendung:** in der Therapie u. zur Gesundheitsförderung. Wissenschaftliche Hinweise auf Wirksamkeit bei depressiven Patienten.

Tapotement (franz. tapoter sanft klopfen) *n*: syn. Klopfmassage*.

Taraxacum officinale G. H. Weber ex Wiggers s. l. *n*: Leontodon taraxacum; Löwenzahn, Kuhblume; ausdauernde Pflanze aus der Familie der Asteraceae (Korbblütler); **Arzneidroge:** frische od. getrocknete oberirdische Teile (Taraxaci herba, Löwenzahnkraut) u. Wurzeln (Taraxaci radix, Löwenzahnwurzel) sowie die im Frühjahr vor der Blütezeit gesammelte u. getrocknete ganze Pflanze (Taraxaci radix cum herba); **Inhaltsstoffe:** Bitterstoffe (Lactuopikrin, Taraxacin), Eudesmolide, Germacronolide (Sesquiterpene), Triterpene (z. B. Taraxasterol), Phytosterole; Phenylcarbonsäuren, in der Wurzel ca. 1,1 % Schleim; Inulin (2 % im Frühjahr, im Herbst bis zu 40 %), Flavonoide, Mineralstoffe; **Wirkung:** choleretisch, aquaretisch, appetitanregend, Steigerung der Magensaftsekretion; **Verwendung:** als Teeaufguss u. in Fluid-, Spissum- u. Trockenextrakten als Bestandteil von Kombinationspräparaten; nach **Kommission E** bei Appetitlosigkeit, dyspeptischen Beschwerden, Störungen des Gallenflusses, zur Anregung der Diurese; **traditionell** bei Gicht, rheumatischen Beschwerden, chronischen Ekzemen; **Dosierung:** Aufguss: 1 EL der geschnittenen Droge pro Tasse Wasser; Abkochung: 3–4 g geschnittene od. gepulverte Droge auf 1 Tasse Wasser; Tinktur: 3-mal 10–15 Tropfen; **Nebenwirkungen:** superazide Magenbeschwerden möglich, Hautekzeme bei Kontakt mit dem Milchsaft (Taraxinsäureglucosid); **Kontraindikation:** Verschluss der Gallenwege, Gallenblasenempyem, Ileus; bei Gallensteinleiden nur nach Rücksprache mit dem Arzt einnehmen; **Wechselwirkung:** keine bekannt.

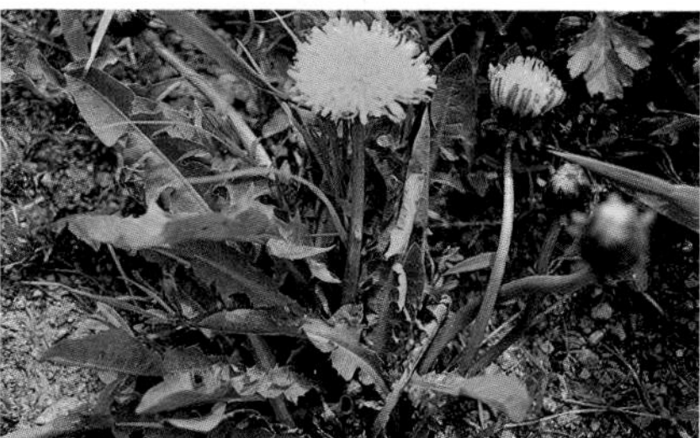

Taraxacum officinale G. H. Weber ex Wiggers s. l.: Pflanze [1]

Taub|nessel, Weiße: s. Lamium album.

Tausend|gülden|kraut: s. Centaurium erythraea.

Tauto|pathie (gr. ταὐτά auf dieselbe Weise; -pathie*) *f*: homöopathische Bez. für eine Unterform der Isopathie*, bei der nach einer meist massiven od. langfristigen Anwendung eines unpotenzierten Arzneimittels gegen eine dadurch hervorgerufene Arzneimittelkrankheit* dasselbe Arzneimittel in potenzierter Form angewendet wird. Vgl. Potenzierung.

T

Tau|treten: Wasseranwendung nach Kneipp zur Abhärtung*, bei der 3–5 Min. barfuß in feuchtem Gras gelaufen wird; anschließende Wiedererwärmung durch schnelles Gehen in Fußbekleidung; vgl. Schneegehen.

Taxol: syn. Paclitaxel*.

Taxus baccata L. *m*: Eibe; Strauch od. kleiner Baum aus der Familie der Taxaceae (Eibengewächse); zusammen mit anderen Taxus-Arten Stammpflanze der Droge; **Arzneidroge:** frische Nadeln (Eibennadeln, Piceae taxus-baccatae); **Inhaltsstoffe:** Nadeln: 0,02–0,1 % Diterpene mit Taxanstruktur, z. B. 10-Deacetylbaccatin III, das halbsynthetisch zu Paclitaxel weiterverarbeitet wird; Gemisch strukturell verwandter Esteralkaloide (sog. Taxin); cyanogene Glykoside (Taxiphyllin), Flavonoide; **Wirkung:** kardiotoxisch, neurotoxisch, spasmolytisch; Paclitaxel* wirkt tumorhemmend durch Unterbrechung der Mitose in der Interphase. **Verwendung:** Paclitaxel zur Behandlung von lokal fortgeschrittenem od. metastasierendem Mammakarzinom u. anderen Karzinomen; Eibennadeln früher **traditionell** als Wurmmittel, gegen Epilepsie u. zur Abtreibung (diese Anwendungsbereiche sind therapeutisch nicht begründet); **Nebenwirkungen:** Eibennadeln sind ebenso wie alle anderen Teile der Pflanze infolge des Gehalts an Taxanderivaten extrem giftig; Todesfälle sind beschrieben. Vgl. Taxus brevifolia.

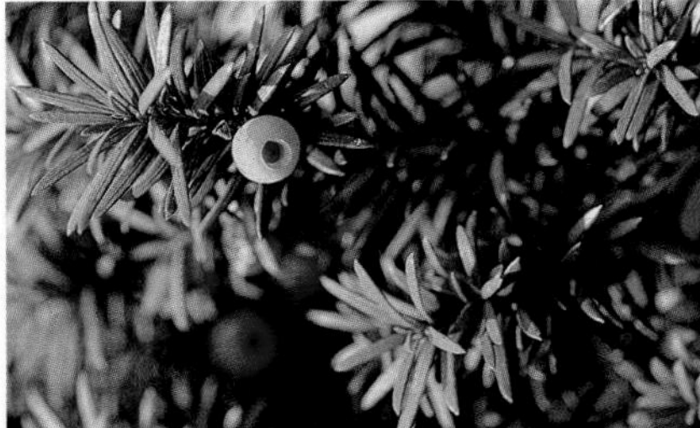

Taxus baccata L.: Frucht [1]

Taxus brevi|folia Nutt. *m*: Pazifische Eibe; Baum aus der Familie der Taxaceae (Eibengewächse); **Arzneidroge:** Rinde alter Bäume (Taxus-brevifolia-Rinde); **Inhaltsstoffe:** Diterpene mit Taxanstruktur (0,01–0,03 % Paclitaxel); **Wirkung:** Paclitaxel* wirkt tumorhemmend durch Unterbrechung der Mitose in der Interphase; **Verwendung:** Paclitaxel in der gynäkologischen Onkologie u. zur Therapie von malignem Melanom, kleinzelligem Bronchialkarzinom sowie Kopf- u. Halstumoren; bei Malaria u. zur Verhinderung der Ausbildung einer Zystenniere; **Nebenwirkungen:** bei Paclitaxel besonders Knochenmarktoxizität; außerdem periphere Neuropathie, Stomatitis, Myalgie, Myelosuppression.

TCM: Abk. für **T**raditionelle **C**hinesische **M**edizin*.

Tee|baum|öl, australisches: s. Melaleuca alternifolia.

Tee|fasten: kompletter Nahrungsverzicht für 1–8 Tage mit Aufnahme von ungesüßtem Heilkräutertee u. Wasser (2–3 l/d) sowie täglicher Entleerung des Verdauungstrakts; **Anwendung:** bei akuten (fieberhaften) Erkrankungen. Vgl. Fasten, Saftfasten.

Tee|pilz: syn. Kombucha*.

Teer: s. Pflanzenteere, Steinkohlenteer.

Tee|strauch: s. Camellia sinensis.

Teil|bad: Eintauchen eines Körperteils in Wasser; in der Kneipp*-Therapie Anwendung von kalten, warmen, ansteigenden u. Wechselteilbädern als Arm-, Fuß-, Sitz-, Halb- od. Dreiviertelbad als ständig wechselnde Reize. Vgl. Bad, Vollbad.

Teil|simile (lat. similis ähnlich) *n*: homöopathisches Arzneimittel, dessen Arzneimittelbild* nur teilweise dem Krankheitszustand des Patienten ähnlich ist; der Begriff wird meist rückblickend bezüglich der Güte einer früheren Arzneimittelwahl* verwendet; s. Ähnlichkeitsprinzip.

Tele|pathie (gr. τῆλε fern; -pathie*) *f*: Bez. für das Empfangen u. Senden fremder seelischer u. gedanklicher Inhalte sowie von Schwingungen u. Wellen anderer Art ohne Zuhilfenahme der gewöhnlichen Sinnesorgane od. technischer Hilfsmittel. Vgl. Ferndiagnose, Fernheilen.

Temoe lawak: indonesische Bez. für die Wurzelstöcke von Curcuma* zanthorrhiza.

Tempeh: aus Indonesien stammendes Produkt aus angekeimten Sojabohnen (s. Glycine max), die mit einem Schimmelpilz fermentiert werden; sehr hoher Eiweißgehalt (20 %); **Verwendung:** in der Makrobiotik*.

Temperament (lat. temperamentum richtiges Maß, gute Mischung, Mäßigung) *n*: individueller, an die Persönlichkeitsstruktur gebundener Ablauf seelischer Vorgänge; in der Humoralpathologie* wurden den 4 Säften schwarze Galle, Schleim, Blut u. gelbe Galle bzw. den Elementen Erde, Wasser, Luft u. Feuer die T. des Melancholischen (trübsinnige Gemütsverfassung, Grübelneigung, Verstimmung, Gehemmtheit), Phlegmatischen (langsam, zäh), Sanguinischen (gesteigerte Erregbarkeit, Heiterkeit, Gereiztheit, reaktionsschnell) u. Cholerischen (heftig, leicht aufbrausend, jähzornig) zugeordnet. Vgl. Konstitution.

TENS: Abk. für **t**ranskutane **e**lektrische **N**erven**s**timulation; s. Elektrostimulationsanalgesie.

Terebinthina *f*: Terpentin; aus den Stämmen von Pinus-Arten (s. Pinus sylvestris), insbesondere Pinus palustris Miller (Pinus australis Michaux filius, Pinus pinaster Aiton, Kiefern-Arten) durch Verletzung der Rinde u. Ausfluss aus schizogenen Exkretgängen gewonnener Balsam; daraus wird durch Wasserdampfdestillation gereinigtes ätherisches Öl (Terebinthinae aetheroleum rectificatum, gereinigtes Terpentinöl) gewonnen; **Inhaltsstoffe:** ätherisches Öl (Monoterpene, darunter 73–85 % α-Pinen, 13–22 % β-Pinen, ca. 5 % Δ^3-Caren, Limonen); **Wirkung:** hyperämisierend, antiseptisch, vermindert die Bronchialsekretion; **Verwendung:** das Öl selbst, Salben u. a. galenische Zubereitungen (10–50 %ig) innerlich (Inhalation) u. äußerlich; nach **Kommission E** bei chronischen Erkrankungen der Bronchien mit starker Sekretion (innerlich u. äußerlich), äußerlich bei rheumatischen u. neuralgischen Beschwerden; **Dosierung:** zur Inhalation 3–5 Tropfen in heißes Wasser geben; zur äußerlichen Anwendung: einige Tropfen bzw. flüssige od. halbfeste Zubereitungen an den betroffenen Stellen einreiben; **Nebenwirkungen:** allergische Reaktionen; bei äußerlicher, großflächiger Anwendung sind Nieren- u. Zentralnervensystem-Schäden möglich; **Kontraindikation:** Überempfindlichkeit gegenüber ätherischen Ölen; bei Inhalationen akute Entzündungen der Atemorgane; **Wechselwirkung:** keine bekannt; **Homöopathie:** Zubereitungen entsprechend des individuellen Arzneimittelbildes z. B. bei Frostbeulen, Blähungen, Hauterkrankungen. Vgl. Larix decidua.

Terebinthinae aether|oleum rectificatum *f pl:* s. Terebinthina.

Terebinthina laricina *f:* s. Larix decidua.

Terminal|punkt|dia|gnostik, elektro|physio|logische (lat. terminus Ende, Grenze, Schluss; gr. διάγνωσις Entscheidung) *f:* Abk. ET; von H. W. Schimmel eingeführte Methode zum Nachweis von funktionellen Störungen i. R. der funktionellen Medizin*; ohne Einsatz von Fremdströmen werden körpereigene Ströme im Nanoampere-Bereich an den Akupunkturpunkten u. -meridianen nachgewiesen, die Hinweise auf den energetischen Zustand der Meridiane* u. die damit kommunizierenden Organe u. Organsysteme geben sollen.

Terminal|punkt|dia|gnostik, en|ergetische (↑; ↑) *f:* Abk. ETD; elektronographisches Verfahren (s. Elektronographie) nach P. Mandel, das (ähnlich der Kirlian*-Photographie) mit Hochfrequenzströmen u. dem Phänomen der Elektrolumineszenz den Gesamtumlauf der in den Meridianen* pulsierenden Energie aller sog. Terminalpunkte an beiden Händen u. Füßen bildlich darstellen will; Veränderungen an einzelnen Meridianendpunkten werden modifiziert mit der klassischen Akupunktur* gedeutet. Bestimmte Strahlentypen sind Krankheitsgruppen zugeordnet; so soll ein Strahlenverlust an Fingerkuppen (Yang-Bereich) u. Zehenkuppen (Yin-Bereich) einem klinischen Erschöpfungsbild mit hormonaler Dysregulation entsprechen. Die Verdichtung eines Strahlungsphänomens soll hingegen für eine toxische Gesamtbelastung u. eine sog. ringförmige Starre, die Einförmigkeit der Strahlungsqualität für degenerative Tendenzen stehen. Wissenschaftlich nicht belegtes u. schulmedizinisch umstrittenes Verfahren.

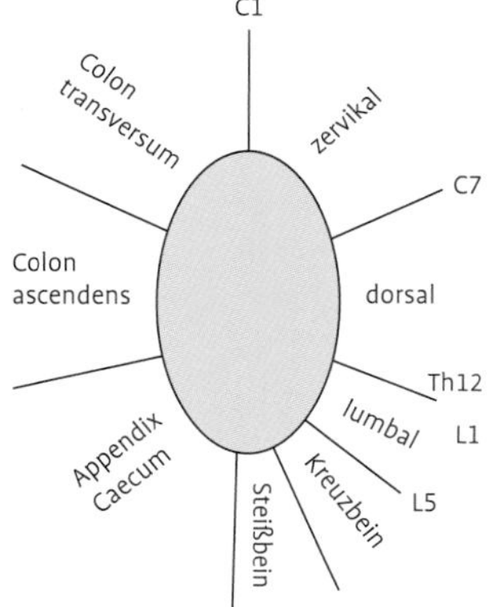

Terminalpunktdiagnostik, energetische: sektorale Topographie am rechten Zeigefinger [9]

Terpene *n pl:* große Gruppe von Naturstoffen, die aus Isopreneinheiten aufgebaut sind; z. B. Carotinoide*.

Terpentin *n:* s. Terebinthina.

Terpentin|öl, gereinigtes: s. Terebinthina.

Terpentin, venezianisches *n:* s. Larix decidua.

Terrain-Kur (franz. terrain Gebiet, Gelände; Kur*) *f:* syn. Terraintraining; kurmäßige Anwendung der am Kurort herrschenden klimatischen Einflüsse zusammen mit körperlicher Aktivität (Gymnastik, Sport, Spazierengehen, Radfahren); s. Balneotherapie, Klimatherapie, Thalassotherapie.

Terriér-Massage (Massage*) *f:* s. Manipulativmassage.

Testa (lat. Schale, Decke) *f:* botanische Bez. für Samenschale; arzneilich werden T. z. B. von Cacao- u. Flohsamen verwendet.

Test|verfahren, psycho|logische: Verfahren, die versuchen, individuell variierende psychische Zustände, Eigenschaften, Verhaltensmuster, Mechanismen der Wahrnehmung, des Denkens u. Fühlens sowie deren Entwicklungsbewegung im Vergleich zu einer normierten Population mit bekannter Testleistung (sog. Eich- od. Normstichprobe) zu ermitteln; **Formen: 1.** psychometrische Tests: Konstruktion vor dem Hintergrund eines mathematisch-statistischen Messmodells u. Darstellung der Ergebnisse in Zahlen, Prozenträngen u. Quotienten, die einer Interpretation u. Bewertung zugeführt werden. Von zentraler Bedeutung sind hier die sog. Testgütekriterien Objektivität, Reliabilität (Zuverlässigkeit) u. Validität (Gültigkeit). Zu dieser Testgruppe gehören Intelligenztests (z. B. HAWIE, IST), Konzentrationsleistungstests (z. B. KLT) u. Persönlichkeitstests (z. B. FPI, Gießen-Test, MMPI). **2.** projektive Tests: Verzicht auf ein mathematisch-statistisches Meßmodell; stattdessen wird auf die klinische Erfahrung des Testers u. die Sicherheit seines Deutungsvermögens vertraut. Beispiele sind Rohrschach-Test, TAT, Wartegg-Zeichentest u. PFT. Die Gefahr, Artefakte zu produzieren u. Fehleinschätzungen ab-

T

zugeben, ist größer als bei den psychometrischen Verfahren. Seit langem stehen die p. T. in der Kritik. Es werden Zweifel an ihren theoretischen Grundlagen u. am Aussagegehalt ihrer Ergebnisse geäußert u. ihnen vorgeworfen, die getesteten Menschen in unzulässiger Weise auf einen Quotienten od. ein diagnostisches Etikett zu reduzieren. Gesprächsdiagnostische Verfahren, Verhaltensbeobachtung u. -analyse haben dagegen in der Diagnostik an Bedeutung gewonnen; vgl. Psychodiagnostik.

Tetra|hydro|fol|säure: biologisch aktive Form der Folsäure*.

Teufels|auge: s. Adonis vernalis.

Teufels|kralle, Süd|afrikanische: s. Harpagophytum procumbens.

textured vegetable protein: Abk. TVP; Sojaprodukt, das aus dem nach der Sojaölgewinnung zurückgebliebenen Schrot gewonnen wird; das Eiweiß wird herausgelöst, in eine faserartige, fleischähnliche Struktur gebracht, geformt u. mit Geschmacksstoffen versehen; **Verwendung:** als pflanzlicher Fleischersatz.

Thalasso|therapie (gr. θάλασσα Meer; Therapie*) *f*: kurgemäße Nutzung der den Meeresküsten eigenen Reizfaktoren: Klima (Strahlung, Aerosol), Bäder (Sole, Brandung, Heilschlamm, Fango), verbunden mit Allergenfreiheit; **Anwendung:** besonders bei Erkrankungen der Haut u. Atemwege. Vgl. Balneotherapie.

Thallium *n*: chemisches Element, Symbol Tl, OZ 81, relative Atommasse A_r 204,37; weiches, bleiähnliches 1- u. 3-wertiges Metall aus der Bor-Gruppe; oxidiert leicht an feuchter Luft; **Intoxikation:** akute Vergiftung nach einer Latenz von 1–4 Tagen mit Erbrechen u. Diarrhö, Magen- u. Darmblutungen, Krämpfen, Leberschädigung; dann Polyneuropathie mit peripheren Lähmungen, Sensibilitätsstörungen u. psychischen Veränderungen; vollständiger Haarausfall i. d. R. am 13. Tag, Mees-Streifen der Fingernägel; Erblindung möglich; **Homöopathie:** Zubereitungen aus Thallium aceticum als bewährte Indikation bei Haarausfall.

Thallus (gr. θαλλός Schößling) *m*: primitiver Vegetationskörper der niederen Pflanzen (Thallophyten), der im Gegensatz zum Kormus der höheren Pflanzen (Kormophyten) nicht in Wurzel u. Spross gegliedert ist; Rotalgen, Grünalgen, Braunalgen, Flechten, Pilze u. Moose bilden Th. aus, die bei den hochdifferenzierten Formen (Braunalgen, Moose) Ansätze zu echter Gewebebildung zeigen.

Theae folium *n*: s. Camellia sinensis.

Theae nigrae folium *n*: s. Camellia sinensis.

Theae viridis folium *n*: s. Camellia sinensis.

Thea sinensis *f*: s. Camellia sinensis.

Thein *n*: s. Coffein.

Theo|broma cacao L. *n*: Kakaobaum; ein bis 5 m hoher Baum aus der Familie der Sterculiaceae (Sterkuliengewächse); **Arzneidroge:** von der Schale befreite, fermentierte u. schwach geröstete Samen (Cacao semen, Kakaosamen, Kakaobohnen), Samenschalen (Cacao testes); **Inhaltsstoffe:** Methylxanthine, insbesondere Theobromin (1–4 %), Coffein (0,07–0,36 %), Gerbstoffe u. ca. 50 % Triglyceride (Kakaobutter), Flavonoide, Tyramin, Phenylethylamin, Magnesium; **Wirkung:** der Methylxanthine: diuretisch, koronardilatierend, vasodilatatorisch, zentralnervös stimulierend, kardiostimulierend u. leicht muskelrelaxierend, thrombozytenaggregationshemmend; **Verwendung:** Kakaosamen **traditionell** bei infektiösen Darmerkrankungen, Asthma bronchiale, Bronchitis, Reizhusten; heute nur noch als Geschmackskorrigens, da die Wirksamkeit bei den oben genannten Anwendungsgebieten nicht belegt ist; Samenschalen in Teemischungen **traditionell** bei Leber-, Blasen- u. Nierenleiden, Diabetes mellitus, gegen Diarrhö u. als Stärkungsmittel; auch hier ist die Wirksamkeit nicht belegt; **Nebenwirkungen:** allergische Hautreaktionen, Migräne, Obstipation, Verstärkung eines Reizdarmsyndroms, gastroösophagealer Reflux, in hohen Dosen Tachykardie u. Schlafstörungen; **Kontraindikation:** Schwangerschaft (in hohen Dosen); **Wechselwirkung:** Verstärkung der Wirkung coffeinhaltiger Drogen; **Arzneidroge:** Fett aus den gerösteten Samen, das nach Fermentation, Trocknung u. Zermahlen der Kerne ausgepresst wird (Cacao oleum, Butyrum Cacao, Kakaobutter, Kakaoöl); **Inhaltsstoffe:** Palmitin- (26 %), Stearin- (34 %), Ölsäure- (37 %) u. Linolsäureglyceride (2 %); **Verwendung:** als Suppositoriengrundmasse mit einem Schmelzpunkt bei 32–34 °C; verdirbt leicht durch den Gehalt an ungesättigten Fettsäuren; **Nebenwirkungen:** gelegentlich Exanthem.

Theo|bromin *n*: 3,7-Dimethylxanthin; Purinderivat insbesondere in Kakaosamen (s. Theobroma cacao), auch z. B. in Coffea*, Guarana (s. Paullinia cupana) u. schwarzem Tee (s. Camellia sinensis); **Wirkung:** ähnlich wie Coffein* diuretisch u. positiv inotrop.

Theo|sophie (gr. θεός Gott; σοφία Kenntnisse, Wissen) *f*: sog. Gottesweisheit; Bez. eines unmittelbaren Wissens vom Göttlichen; z. B. durch direkte Erkenntnis od. mystisches Erleben; vgl. Mystik.

Therapie (gr. θεραπεία Pflege, Heilung) *f*: Behandlung von Krankheiten, Heilverfahren; in einer Systematik naturheilkundlicher Verfahren werden folgende therapeutische Prinzipien unterschieden: **1.** Elimination: Entfernung schädlicher Stoffe od. Anteile (z. B. antibiotische Therapie, chirurgische Verfahren); **2.** Substitution: Hinzufügen fehlender Stoffe (z. B. Insulin bei der Therapie des Diabetes mellitus); **3.** Direktion: Beeinflussung (überwiegend pharmakologisch) einzelner Funktionsgrößen; **4.** Stimulation: therapeutische Reizung zur Anregung der „Natur" (Physis) eines Menschen zur Gesundung od. zum Erhalt von Gesundheit.

Therapie, ableitende (↑) *f*: Begriff aus der Humoralpathologie*, der die Vorstellung wiedergibt, dass durch verschiedene Behandlungen (insbesondere physiotherapeutische Verfahren) falsch verteilte od. gestaute Körpersäfte u. Energien innerhalb des Organismus umverteilt od. von bestimmten Körperregionen abgeleitet werden können, um sie ggf. zu einer Ausscheidung (sog. Ausleitung) zu bringen; i. w. S. kann Ableitung auch als Ablenkung verstanden werden, z. B. wenn durch lokale Reize das allgemeine Körpergefühl u. die Körperwahrnehmung von einem schmerzhaften Befund abgelenkt werden können. Vgl. Therapie, ausleitende.

Therapie, aktivierende (↑) *f*: auch aktive Therapie; in der Physiotherapie* u. Naturheilkunde gebräuchliche Bez. für eine Behandlung, die neben den somatischen Wirkungen anregende (z. B. Bewegungstherapie*) Einflüsse ausübt u. Möglichkeiten zur Eigenbehandlung (sog. Hilfe zur Selbsthilfe) u. Förderung der Persönlichkeit des Patienten bietet; der a. Th. steht die sedierende od. passive Therapie gegenüber, bei der beruhigende, dämpfende u. Katharsis fördernde Wirkungen (z. B. durch milde Formen der Massage u. Balneotherapie*, meditative Entspannungstechniken* u. körperorientierte Psychotherapien) angestrebt werden. Vgl. Selbstheilung.

Therapie, anti|psorische (↑) *f*: Bez. aus der Miasmenlehre* Samuel Hahnemanns für eine nach Abklingen der (meist akuten) Erkrankung fortgesetzte Behandlung mit einem antimiasmatischen Arzneimittel*, die zum Ziel hat, ein der Krankheit zugrundeliegendes u. noch latent vorhandenes Miasma* zu bekämpfen; basierend auf diesem Konzept wurde die konstitutionelle Therapie* von nicht an Miasmen orientierten homöopathischen Richtungen abgeleitet.

Therapie, ausleitende (↑) *f*: Bez. für Behandlungsmethoden der Humoralmedizin (s. Humoralpathologie), bei denen schädliche od. überflüssige Körpersäfte u. Energien im Sinne der antiken Humores vermehrt zur Ausscheidung gebracht werden sollen; typische Verfahren: s. Tab. Vgl. Materia peccans.

Therapie, ausleitende
Ab- und ausleitende Verfahren und Arzneimittel

Ab- und ausleitende Verfahren und Arzneimittel
Magen-Darm-Trakt
Brechverfahren
Klistierbehandlungen
Purgationen mit verschiedenen ausleitenden Medikamenten
Blutentziehungen
Aderlass
lokale Blutentziehungen (z. B. Blutegel und blutiges Schröpfen)
emmenagoge Verfahren
diuretische Verfahren
Diät
Diuretika
Trinkkuren
diaphoretische Verfahren
Anregung des Hautstoffwechsels
Wärme und körperliche Aktivität
Diaphoretika
Kopf
Niesmittel
Atemwege
Expektoranzien
„Ableitung" auf die Haut (Derivation)
Schröpfbehandlungen
physikalische Behandlungen
Teilaspekte der Balneotherapie
Rubefazienzien
Vesikanzien
Pustulanzien (z. B. Baunscheidt-Verfahren)
Fontanellen, Haarseil
Kauterisation

Therapie, ayur|vedische (↑) *f*: therapeutische Maßnahmen i. R. des Ayurveda*; in der ayurvedischen Medizin bildeten sich zunächst **8 therapeutische Disziplinen** heraus: **1.** Innere Medizin (Kayacikitsa); **2.** Chirurgie (Salya); **3.** Behandlung von Erkrankungen im Bereich des Kopfes (Salakya); **4.** Behandlung der „Besessenheit" (Bhutavidya); **5.** Kinderheilkunde u. Geburtshilfe (Kaumarabhrtya); **6.** Toxikologie (Agadatantra); **7.** stärkende u. „verjüngende" Therapie (Rasayana*); **8.** Therapie zur Stärkung der Zeugungskraft (Vajikarana*). Einige der ursprünglichen Disziplinen wurden ersetzt, andere kamen hinzu: z. B. steht heute anstelle der Behandlung der „Besessenheit" (Bhutavidya) die Psychiatrie (Manoroga). Heute gibt es im Ayurveda **16 Fachdisziplinen**, die an ayurvedischen Hochschulen gelehrt werden. Nach der umfassenden Betrachtungsweise des Ayurveda sind auch die Anschauungen zur **Therapie** umfassend. Nach einer praktischen Einteilung wird sie in 4 Bereiche geteilt: **1.** Ernährung; **2.** allgemeine Diätetik u. Ordnungstherapie; **3.** ausgleichende Therapie: zielt auf eine Beseitigung der Krankheitssymptome (s. Purvakarma, Pharmakotherapie, ayurvedische); **4.** ausleitende Therapie (Panchakarma*). **Ziel** der ayurvedischen Therapie ist die Beseitigung von Krankheiten u. die Wiederherstellung der individuellen Konstitution (s. Konstitutionslehre, ayurvedische). Mit spezifischen Empfehlungen zu Ernährung u. Verhalten sollen krankheitsverursachende Ursachen gemieden werden. Die verschiedenen Bereiche der ayurvedischen Therapie werden je nach individueller Situation des Patienten kombiniert. So kann es beispielsweise sinnvoll sein, vor Einnahme spezifischer Arzneimittel eine ausleitende Therapie durchzuführen, damit die Arznei anschließend besser wirksam ist. Vgl. Diagnostik, ayurvedische; Ernährung, ayurvedische; Gesundheitsförderung, ayurvedische; Pathogenese, ayurvedische; Physiologie, ayurvedische.

Therapie, feministische (↑) *f*: Mitte der 60er Jahre des 20. Jahrhunderts i. R. der feministischen Bewegung entstandener philosophischer Ansatz für die Durchführung von Psychotherapie* mit dem Ziel der Befreiung von kulturspezifischen Festlegungen der Geschlechterrollen; grundsätzlich ist die Berücksichtigung dieser Idee (mit Ausnahme der Psychoanalyse*) in unterschiedlichen Therapieformen möglich. **Anwendung:** i. R. von Einzel-, Paar- u. Familientherapie, v. a. bei Problemen der Sexualität, bei Depression u. Gewalttätigkeit.

Therapie, harmonikale (↑) *f*: syn. Harmonik*.

Therapie, im|muno-augmentative (↑) *f*: Abk. IAT; von dem amerikanischen Zoologen Burton (1977) entwickeltes Verfahren zur Tumorbehandlung, bei dem bestimmte Proteinfaktoren aus dem Blutserum von Krebspatienten verabreicht werden; die Wirkungshypothese basiert auf der Annahme, dass im Blut von Tumorpatienten ein Überschuss an sog. blockierenden Proteinfaktoren bei gleichzeitigem Mangel an sog. antiblockierenden Proteinfaktoren u. Tumorkomplementfaktoren bestehen soll. Es wird postuliert, dass die gegen Tumorzellen gerichteten Tumorantikörper, die ihrerseits von Tumorkomplementfaktoren aktiviert werden, einen Tumorzerfall bewirken können. Der Abbau dieser nekrotisierten u. über die Leber eliminierten Tumorzellen soll zu einer Überlastung der Leber führen können; zu deren Schutz werden die sog. blockierenden Proteinfaktoren, die wiederum durch sog. antiblockierende Proteinfaktoren reguliert werden, produziert. Durch die IAT sollen diese Faktoren gezielt applizierbar u. insbesondere die nützlichen Tumorantikörper vermehrbar sein. Die Einzelfaktoren werden aus menschlichem Spenderserum u. aus Tumorgewebe gewonnen. Die Dosierung wird individualisiert u. mit einem sog. Immunmonitoring gesteuert. Neben einer initialen Intensivphase wird z. T. jahrelang eine Langzeitbehandlung mit Selbstinjektionen durchgeführt. **Anwendung:** Tumorerkrankungen (in den USA); in Deutschland bei Erkrankungen des rheumatischen Formenkresies (z. B. Spondylitis ankylosans, Sarkoidose), chronischen Virusinfektionen, chronischem Müdigkeitssyndrom, Multipler Sklerose; **Nebenwirkungen:** allergische Nebenwirkungen aufgrund des Fremdeiweißes, Infektionsgefahr durch Blutbestandteile. Umstrittenes Verfahren ohne wissenschaftlich gesicherten Wirksamkeitsnachweis.

Therapie, integrative (↑) *f*: von J. W. Urban begründeter gemeinsamer Einsatz verschiedener Therapieverfahren zur Freisetzung natürlicher Energie u. Kreativität; Theorie u. Techniken von Psychoanalyse*, Gestalttherapie*, Primärtherapie*, Transaktionsanalyse*, bioenergetischer Analyse* u. andere körperbezogene Verfahren werden in Abhängigkeit vom Erfahrungs- u. Ausbildungsstand des Therapeuten kombiniert, um der Persönlichkeit des jeweiligen Klienten besser gerecht zu werden.

Therapie, kon|frontative (↑) *f*: psychotherapeutisches, üblicherweise in der Gruppe durchgeführtes Verfahren, bei dem eine Person durch massive Konfrontationen in einen Widerspruch zwischen den eigenen Vorstellungen u. den Vorstellungen des Therapeuten u. der Gruppenmitglieder gebracht wird; eine dabei entstehende unerträgliche kognitive Spannung soll Selbstheilungsprozesse aktivieren u. eine Umstrukturierung des Denkens ermöglichen. Durch eine kurzfristige Intervention sollen so langfristig wirkende Persönlichkeitsveränderungen erreicht werden. Vgl. Gruppendynamik, Gruppenpsychotherapie.

Therapie, kon|stitutionelle (↑) *f*: Behandlung unter Beachtung von Merkmalen der Konstitution*; i. R. der klassischen Homöopathie u. der Anthroposophischen Medizin wird der Patient häufig langfristig mit dem zu seiner Konstitution ähnlichsten Arzneimittel (Konstitutionsmittel*) im Wechsel mit dem für eine evtl. interkurrente Erkrankung* notwendigen Akutmittel* behandelt.

Therapie, künstlerische (↑) *f*: **1.** übergeordnete Bez. für verschiedene im 20. Jahrhundert entstandene Therapieformen, deren Gemeinsamkeit in der professionell therapeutisch begleiteten künstlerischen Eigentätigkeit der Patienten besteht; der Begriff umfasst u. a. Kunsttherapie*, Musiktherapie*, Tanztherapie*, Heileurythmie*, Schauspieltherapie sowie Poesietherapie* u. Bibliotherapie*. Das therapeutische Vorgehen ist geprägt durch psychotherapeutische, anthroposophische sowie künstlerische Schwerpunktsetzungen.
Die längste Tradition der k. Th. besteht in der Anthroposophischen Medizin*, wo z. B. Musiktherapie, therapeutisches Malen*, therapeutisches Plastizieren* sowie Sprachtherapie* eingesetzt werden u. der künstlerische Gestaltungs- u. Wahrnehmungsprozess zentrale Bedeutung hat. **Ziel:** durch künstlerische Tätigkeit die Eigenaktivität, Innovation u. Selbsterfahrung bzw. Selbsterkennung anzuregen; die aktive Beteiligung des Patienten an der Genesung u. Krankheitsbewältigung wird gefördert. **Anwendung:** K. Th. kann eingesetzt werden bei allen akuten u. chronischen Erkrankungen sowohl somatischer als auch psychischer Genese; insbesondere chronische Krankheiten benötigen starke Anregungen von außen, da hier die Selbstheilungskräfte nur noch gering wirksam sind. K. Th. wird mit kurativer, rehabilitativer sowie präventiver Zielsetzung in vielen Bereichen der Medizin eingesetzt. **2.** syn. Gestaltungstherapie, auch Kunsttherapie; Bez. für aus der Beschäftigungstherapie (s. Ergotherapie) u. zum Teil aus den theoretischen Grundlagen der imaginalen Techniken der humanistischen Psychotherapie (z. B. katathymes Bilderleben*) ent-

standene Therapieform mit dem Ziel, durch künstlerische Tätigkeit Eigenaktivität, Innovation u. Selbsterfahrung bzw. Selbsterkennung anzuregen.

Therapie, mikro|bio|logische (↑) *f*: Anwendung von Produkten aus lebenden od. abgetöteten Mikroorganismen i. R. der Symbioselenkung*; i. w. S auch synonym mit bzw. ersetzend zu Symbioselenkung verwendet.

Therapie, multi|modale (↑) *f*: syn. Breitspektrum-Verhaltenstherapie; psychotherapeutisches Konzept nach A. Lazarus (1979), bei dem sich Diagnose u. Therapieplan an Defiziten u. Exzessen von 7 Grundmodalitäten auf der Basis des BASIC*-ID-Modells orientieren; nach Lazarus sind Individuen meist nicht durch eins, sondern durch verschiedene Problemen belastet u. müssen ggf. auch mit verschiedenen Methoden behandelt werden. Die Behandlung wird als pädagogischer Prozess betrachtet, in dem adäquate Reaktionsmuster vorwiegend nach Methoden der Verhaltenstherapie* u. anhand kognitiver Techniken erlernt werden. **Anwendung:** u. a. bei familiären Problemen, psychosomatischen Erkrankungen, kindlichen Verhaltensstörungen.

Therapie, physikalische (↑) *f*: Verfahren der Physiotherapie* zur allgemeinen Anregung od. gezielten Behandlung gestörter physiologischer Funktionen (Reiz-Reaktions-, Regulations-Adaptationstherapie) mit physikalischen, naturgegebenen Mitteln; **Formen: 1.** Massagetherapie (s. Massage); **2.** Thermotherapie (Anwendung von Wärme u. Kälte, z. B. Kryotherapie*, künstliche Hyperthermie*); **3.** Wassertherapie (s. Hydrotherapie, Balneotherapie); **4.** Elektrotherapie*; **5.** Lichttherapie*; **6.** Aerosoltherapie*.

Therapie, pro|vokative (↑) *f*: Abk. PT; von F. Farrelley Anfang der 60er Jahre des 20. Jahrhunderts entwickelte Form der Psychotherapie*; in ihrem direkten Zugang weist die PT Gemeinsamkeiten mit der rational-emotiven Therapie* u. in ihrer Klientenzentriertheit Bezüge zur Gesprächspsychotherapie* auf. Anhand spaßhafter Übertreibungen, die für den Klienten erkennbar provokant sind, werden ihm seine Wahrnehmungsverzerrungen gespiegelt, irrtümliche Annahmen u. irrationale Überzeugungen benannt. Mit Humor u. Übertreibung sollen Widerstand u. in der Abwehr erstarrte u. dadurch gebundene Energien gelöst u. für die Therapie nutzbar gemacht werden. **Anwendung:** PT od. Teile ihrer Techniken können grundsätzlich bei jeder psychischen Störung u. Erkrankung verwendet werden.

Therapie, rational-e|motive (↑) *f*: Abk. RET; Form der kognitiven Verhaltenstherapie*, die davon ausgeht, dass psychischen Störungen irrationale Denkmuster zugrundeliegen, die in einer Therapie identifiziert u. durch rationale Denkmuster ersetzt werden können; nach der sog. A-B-C-D-E-Interventionstechnik geht es darum, dass nicht die eigentlichen Erfahrungen (A) zu Konsequenzen in Gefühlen u. Verhalten führen (C für engl. consequences), sondern kognitive Prozesse (Bewertungen von A), denen irrationale Denkmuster (B für engl. beliefs) zugrunde liegen. Im Disput (D) findet eine rationale Problemanalyse statt, wobei die hinderliche Wirkung von B erkannt u. als Effekt (E) die Einsicht in den Vorteil rationaler Gedanken bewirkt wird. Die Effekte werden dann durch konkrete Umsetzung in der Realität gefestigt. Vgl. Verhaltenstherapie, Psychotherapie.

Therapie, sedierende (↑) *f*: s. Therapie, aktivierende.

Therapie, systemische (↑) *f*: Abk. ST; Form der Familientherapie* (H. Stierlin), bei der wesentliche Beziehungs- u. Systemkräfte innerhalb der Familie erfasst werden sollen, um sie therapeutisch zu nutzen; dabei wird die Familie als eine therapeutische Einheit angesehen, deren Beziehungsmuster verändert werden, wenn ein Mitglied erkrankt ist. Die s. Th. arbeitet mit Interventionen, die auf eine Änderung des familiären Systems abzielen u. einen befreienden Dialog sowie eine positive Gegenseitigkeit bewirken. Angewendet wird dabei häufig die sog. **paradoxe Verschreibung**: Das problematische Verhalten wird nicht der Erwartung entsprechend kritisiert, sondern positiv verordnet, um den damit verbundenen Überraschungseffekt für eine Einsichts- u. Verhaltensänderung zu nutzen. Vgl. Psychotherapie.

Therapie, traditionelle tibetische (↑) *f*: therapeutische Verfahren in der Traditionellen Tibetischen Medizin*; Schwerpunkte sind **1. Ernährung:** s. Ernährung, traditionelle tibetische; **2. Lebensweise** u. **Verhalten:** die T. T. M. schließt immer auch die Möglichkeit der Selbstheilung durch den Geist u. das Bewusstsein mit ein, u. a. da die primären Krankheitsursachen die Geisteszustände betreffen; die dementsprechend ganzheitliche Therapie brücksichtigt den bewussten Umgang mit Emotionen sowie das Verhalten zum eigenen Körper unter Beachtung der ihm zugrundeliegenden Konstitutionen im Wechsel klimatischer u. jahreszeitlicher Faktoren u. der Interaktion mit der Gesellschaft; **3. Arzneimittel:** s. Medikamente, tibetische; **4. äußere Heilmethoden:** z. B. Moxibustion*, Massagen*, Verbände. **Formen: 1.** Dharma: das Bemühen um die Ausgewogenheit des Geistes u. der inneren Natur des Menschen durch Verstehen u. Praktizieren der buddhistischen Lehre; **2.** tantrische Heilkunst: bezieht sich v. a. auf das Fließen der Energien in den feinstofflichen Kanälen; s. Tantra; **3.** somatische Heilkunst: dient dem Ausgleich der 3 Energieprinzipien (vgl. Energielehre, tibetische) u. dem Funktionsablauf des Körpers.

Therapie, zyto|plasmatische (↑) *f*: auch Therapie mit makromolekularen Organextrakten nach Karl E. Theurer; therapeutische Substitution von fehlenden od. defekt gewordenen Faktoren des zytoplasmatischen Stoffwechsels (z. B. bei hereditären genetischen Defekten od. infolge Zelldegeneration im Alter od. Krankheitsfall); dazu werden verschiedene Arten von Nukleinsäuren (Desoxyribonukleinsäure, Ribonukleinsäure), Zellfermenten, Proteinen, Polysacchariden usw. aus heterologen u. z. T. homologen fetalen u. juvenilen Organen verwendet (Form der Organotherapie*). Neben dem Substitutionsprinzip steht auch die Stimulierung u. Induktion körpereigener Stoffwechselfunktionen (vorwiegend immunologisch-endokriner Funktionen) sowie der Reparatur-Mechanismus defekter Nukleinsäuren im Vordergrund der Wirkungshypothesen, die wissenschaftlich umstritten sind. Die Wirkung der Therapie bei Autoimmunerkrankungen soll durch wiederholte Gabe kleinster Dosen makromolekularer Organextrakte eine sog. low zone tolerance erzeugen. **Anwendung:** bei genetisch bedingten od. erworbenen Stoffwechseldefekten, Autoimmunkrankheiten, zur Regeneration im Alter, Prophylaxe u. a.; **Nebenwirkungen:** allergische Sofortreaktionen; **Kontraindikation:** akute Infektionen u. lebensbedrohliche Erkrankungen, frische Impfungen, akute allergische Reaktionen.

Thermal|quelle (gr. θερμός Wärme, Hitze): syn. Therme; Wasser, dessen natürliche Temperatur am Quellaustritt stets höher als 20 °C ist; als Heilwasser* bezeichnet, wenn es therapeutisch eingesetzt wird, z. B. bei Erkrankungen des rheumatischen Formenkreises; vgl. Wildwasser.

Therme (↑) *f*: syn. Thermalquelle*.

Thermo|genese, nahrungs|induzierte (↑; gr. γενής hervorbringend, erzeugend) *f*: Stoffwechselerhöhung nach der Nahrungsaufnahme bei eiweißreichen Mahlzeiten; die Umwandlungsprozesse der Verdauung setzen einen Teil der Energie in Form von Wärme frei, die nur teilweise zur Aufrechterhaltung der Körpertemperatur nutzbar ist. Vgl. Energiebedarf.

Thermo|regulations|dia|gnostik (↑; lat. regula Richtschnur, Norm; gr. διαγνωστικός fähig zu unterscheiden) *f*: syn. Regulationsthermographie*.

Theurer-Therapie (Therapie*) *f*: **1.** s. Therapie, zytoplasmatische; **2.** syn. Gegensensibilisierung*.

Thi|amin (INN) *n*: s. Vitamin B_1.

T

Thrombo|phlebitis (gr. θρόμβος dicker Tropfen, Blutpfropf; φλέψ, φλεβός Vene, Blutader) *f*: akute Thrombose oberflächlicher Venen mit entzündlicher Reaktion der Gefäßwand; häufig im Bereich einer Varikose* auftretend; **Therapie: 1.** Hirudin*, Hirudo* medicinalis, kühlende Wickel, z. B. mit Quark od. Heilerde; **2.** Phytotherapie: Zubereitungen aus Arnica* montana, Melilotus*; **traditionell** Zubereitungen aus Symphytum officinale, Cynoglossum officinale; **3.** Homöopathie: Zubereitungen aus Arnica* montana, Symphytum* officinale, Lachesis* muta, Aesculus* hippocastanum.

Thryallis glauca *f*: s. Galphimia glauca.

Thuja occidentalis L. *f*: Abendländischer Lebensbaum; Pflanze aus der Familie der Cupressaceae (Zypressengewächse); **Arzneidroge:** beblätterte Zweigspitzen (Thujae summitates); **Inhaltsstoffe:** ätherisches Öl (α- u. β-Thujon), Desoxypodophyllotoxin, Gerbstoffe, Harze, Thujin, Thujugin; **Wirkung:** virustatisch, immunmodulierend; **Verwendung:** äußerlich alkoholische Tinktur aus den Triebspitzen bei kleinen Warzen; innerlich in Kombinationspräparaten zur Steigerung des unspezifischen Immunsystems; **Dosierung:** mehrmals täglich 1 ml zur äußerlichen Pinselung; innerlich nur in Kombinationspräparaten nach Angaben des Herstellers; **Nebenwirkungen:** bei höherer Dosierung des ätherischen Öls u. bei oraler Aufnahme höherer Dosierungen klonisch-tonische Krämpfe, degenerative Veränderungen der Leber, Nierenschäden; **Kontraindikation:** Nephritis, Schwangerschaft, Stillzeit, Kinder unter 12 Jahren; **Wechselwirkung:** keine bekannt; **Homöopathie:** Verwendung der frischen Zweige entsprechend des individuellen Arzneimittelbildes z. B. bei Haut- u. Schleimhauterkrankungen (z. B. Warzen, Bartflechte), als Hauptmittel für Impffolgen u. antisykotisches Arzneimittel*.

THX: s. Gesamtthymusextrakt.

Thymian: s. Thymus serpyllum, Thymus vulgaris.

Thymol *n*: 3-Methyl-6-isopropylphenol; Hauptbestandteil des ätherischen Öls von Thymus* vulgaris u. anderen Thymusarten mit starker antibakterieller Wirkung; **Verwendung:** als Bestandteil von Antiseptika z. B. in Mund- u. Gurgelwässern bei Stomatitis u. Gingivitis; bei Ekzemen u. Hämorrhoiden.

Thymol|trübungs|test *m*: spekulativer Krebs(früh)erkennungstest, bei dem aus geringfügigen Änderungen der Serumeiweißlabilität u. Fällbarkeit im Serum Schlüsse hinsichtlich einer möglichen Krebsgefährdung gezogen werden; wissenschaftlich nicht nachgewiesenes Verfahren. Vgl. Krebs (Tab. dort).

Thymus serpyllum L. *m*: Feldthymian, Quendel; schwach verholzter Halbstrauch aus der Familie der Lamiaceae (Lippenblütler); **Arzneidroge:** zur Blütezeit gesammelte u. getrocknete oberirdische Sprosse (Serpylli herba); **Inhaltsstoffe:** 0,2–0,6 % ätherisches Öl (Serpylli aetheroleum, mit 20–40 % Carvacrol, 1,5–2 % Thymol), 3 % Lamiaceengerbstoffe, Flavonoide; **Wirkung:** antimikrobiell, spasmolytisch; **Verwendung:** als Teeaufguss u. a. galenische Zubereitungen zum Einnehmen; nach **Kommission E** bei Katarrhen der oberen Atemwege; **Dosierung:** Tagesdosis 4–6 g Droge, Zubereitungen entsprechend; Hinweis: gut für Kinder geeignet; **Nebenwirkungen:** keine bekannt; **Kontraindikation:** keine bekannt; **Wechselwirkung:** keine bekannt. Vgl. Thymus vulgaris.

Thymus|therapie (gr. θύμος Brustdrüse; Therapie*) *f*: Form der Organotherapie*, bei der Thymuspräparate eingesetzt werden; **1.** Thymuszellpräparate u. deren Homogenate von fetalen Schafen u. Kälbern (sog. Trockenzellen); 1988 vom (1994 als Bundebehörde aufgelösten) Bundesgesundheitsamt verboten; **2.** Gemische von Peptidfraktionen aus Kälberthymus als Gesamtthymusextrakt* bzw.

zytoplasmatische Substanzen (s. Therapie, zytoplasmatische) od. definierte Peptidfraktionen mit meist unterschiedlicher maximaler Molekülgröße; **3.** chemisch definierte, immunaktive Einzelpeptide, insbesondere Thymopoietin. Hinweise auf Wirksamkeit in der adjuvanten u. palliativen Tumortherapie (Reduktion der Myelotoxizität unter bestimmten Chemotherapien). Schulmedizinisch umstrittene Therapie. Vgl. Zelltherapie.

Thymus vulgaris L. *m*: Echter Thymian, Gemeiner Thymian; Halbstrauch aus der Familie der Lamiaceae (Lippenblütler); zusammen mit Thymus zygis L. (Spanischer Thymian) Stammpflanze der Droge; **Arzneidroge:** Laubblätter mit Blüten, Kraut (Thymi herba, Thymiankraut); **Inhaltsstoffe:** mindestens 1,2 % ätherisches Öl (Thymi aetheroleum; mit 20–25 % Thymol* u. 3–10 % isomerem Carvacrol), Lamiaceengerbstoffe (u. a. Rosmarinsäure), Flavonoide (u. a. Thymonin), Triterpene; **Wirkung:** bronchospasmolytisch, expektorierend, antibakteriell, antiviral; **Verwendung:** geschnittene Droge, Drogenpulver, Flüssigextrakt od. Trockenextrakt äußerlich u. innerlich; nach **Kommission E** bei Symptomen der Bronchitis u. des Keuchhustens, Katarrhen der oberen Atemwege; weitere Indikationen: Mundschleimhautentzündungen, schlechter Mundgeruch; **Dosierung:** 1–2 g Droge pro Tasse als Aufguss mehrmals täglich nach Bedarf; Fluidextrakt 1–3-mal täglich bis zu einer Tagesdosis von 2 g; 5 %iger Aufguss für Umschläge, Gurgellösung, Mundspülung; **Nebenwirkungen:** keine bekannt; **Kontraindikation:** keine bekannt; **Wechselwirkung:** keine bekannt. Vgl. Thymus serpyllum.

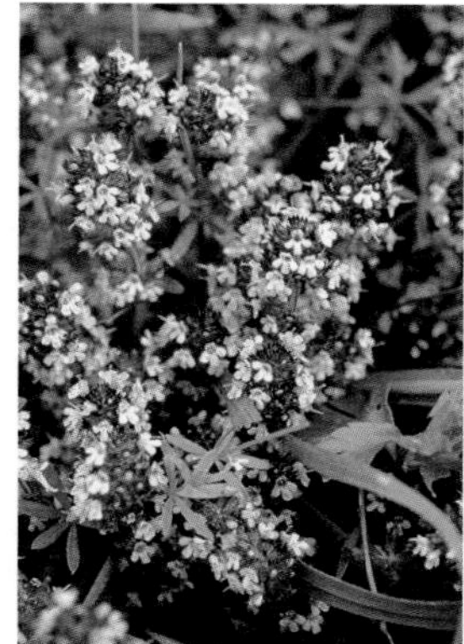

Thymus vulgaris L.: Blütenstand [2]

Thymus zygis L. *m*: s. Thymus vulgaris.

Tiefen|psycho|logie (Psych-*; -logie*) *f*: von E. Bleuler erstmals 1910 geprägte Sammelbez. für auf der Psychoanalyse* beruhende psychotherapeutische Schulrichtungen, die die Wirksamkeit des Unbewussten untersuchen u. therapeutisch zu beeinflussen suchen; unbewussten seelischen Prozessen u. den sog. Tiefenschichten der Persönlichkeit kommt damit eine zentrale Bedeutung zu; es wird angenommen, dass im Unbewussten liegende Spannungen u. Tendenzen in abgewandelter od. verfremdeter Form in das Bewusstsein aufsteigen od. dass sie Verhaltensweisen hervorbringen, die zunächst unerklärlich sind. Durch Bewusstmachung u. Deutung können diese Prozesse verstehbar gemacht werden. Aus der T. abgeleitete psychotherapeutische Verfahren zielen darauf ab, das Verhältnis bewusster u. unbewusster Persönlichkeitsanteile so zu gestalten, dass eine Nachreifung der Gesamtpersönlichkeit möglich wird. Vgl. Individualpsychologie, Assoziation, freie; Psychologie, analytische.

Tief|kühl|kost: Gefrierkost; Bez. für Lebensmittel, die unter sachgerechter Anwendung der Verfahrenstechnik in geeigneten Vorrichtungen tiefgefroren u. bei mindestens -18 °C gelagert u. transportiert werden; aus ernährungsphysiologischer Sicht ist die Tiefkühlung eine günstige Konservierungsmethode (weitgehender Erhalt von Vitaminen, kein Zusatz von Konservierungsstoffen* nötig). Der hohe Energieeinsatz bei der Herstellung u. zur Aufrechterhaltung der Tiefkühlkette ist aus ökologischer Sicht kritisch zu bewerten.

Tilia *f*: Linde; Bäume aus der Familie der Tiliaceae (Lindengewächse); Tilia platyphyllos Scopoli (Sommerlinde), Tilia cordata Miller (Winterlinde) **Arzneidroge:** Blütenstände (Tiliae flos, Lindenblüten); **Inhaltsstoffe:** ca. 1 % Flavonoide (Tilirosid), ätherisches Öl, ca. 10 % Schleimstoffe, ca. 2 % Gerbstoffe, Kaffeesäurederivate; **Wirkung:** hustenreizlindernd, diaphoretisch; **Verwendung:** als Tee nach **Kommission E** bei Erkältungskrankheiten, trockenem Reizhusten; **Dosierung:** ein gehäufter TL (ca. 2 g) auf eine große Tasse Wasser; möglichst heiß trinken; Tagesdosis 2–4 g Droge; **Nebenwirkungen:** keine bekannt; **Kontraindikation:** keine bekannt; **Wechselwirkung:** keine bekannt.

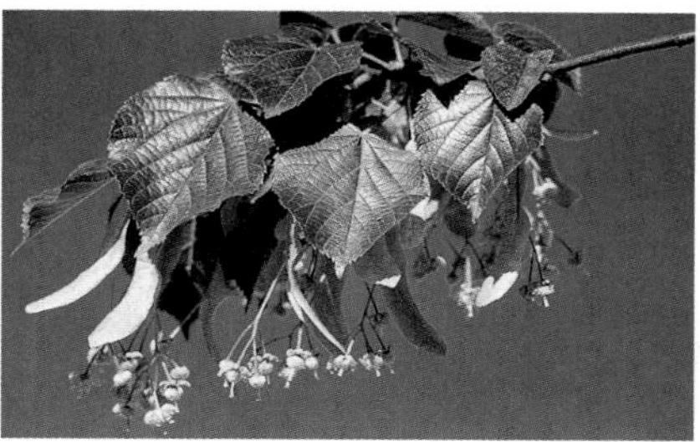

Tilia: Blatt u. Blüte [2]

TIM: Abk. für **T**raditionelle **I**ndische **M**edizin*.

Tinctura (lat. das Färben) *f*: Tinktur; durch Mazeration od. Perkolation* hergestellter Auszug aus getrockneten Arzneipflanzen mit Ethanol (meist

70 %), z. B. Arnika-, Baldrian-, Enzian-, Myrrhen-, Ratanhiatinktur; Bez. auch für Lösung von Trockenextrakten in Ethanol-Wasser-Gemischen mit entsprechender Konzentration.

Tinktur (↑) *f*: s. Tinctura.

Tinten|fisch: s. Sepia officinalis.

Tipa (tibetisch Mkhris-pa Galle) *f*: s. Energielehre, tibetische.

TM: Abk. für **t**ranszendentale **M**editation*.

Toco|pherole *n pl*: syn. Vitamin* E.

Tofu *m*: syn. Sojaquark; aus Ostasien stammendes Lebensmittel, das aus Sojamilch* gewonnen wird, indem das enthaltene Protein bei Hitze (ca. 70 °C) durch Zugabe von Calciumsulfat (industrielles Fällungsmittel) od. Nigari (Gerinnungssalz aus Meersalz) gerinnt; nach Absetzen des Quarks u. Abgießen des Wassers wird das Produkt gepresst; **Verwendung:** potentielle Eiweißquelle für Vegetarier (Proteingehalt 8–11 %; s. Vegetarismus). Vgl. Glycine max.

Toll|kirsche: s. Atropa belladonna.

Tolu|balsam: s. Myroxolon balsamum.

Ton: Aluminiumsilikat mit unterschiedlicher Zusammensetzung; **Verwendung:** weißer T. (Kaolin) äußerlich als Puder od. Paste bei Hauterkrankungen, innerlich bei Durchfallerkrankungen. Vgl. Heilerde.

Ton|erde: Aluminiumoxid; **Verwendung:** als essigweinsaure Tonerdelösung (Solutio aluminii acetico-tartarici) äußerlich als Adstringens bei Prellungen, Zerrungen, Stauchungen u. Insektenstichen.

Tonikum (gr. τονός Spannung) *n*: Arzneimittel, mit dem traditionell der Spannungszustand des Körpers angeregt werden soll (z. B. Gentianan lutea, Panax); neben einer Anspannung der Muskulatur soll auch eine bessere Spannung der glatten Muskulatur der Gefäße mit Blutdruckanhebung u. eine größere Reaktionsbereitschaft des gesamten Nervensystems mit entsprechender Steigerung von Vigilanz* sowie körperlicher u. geistiger Leistungsfähigkeit erreicht werden; Anwendung auch in der Rekonvaleszenz.

Tonsillitis (lat. tonsilla Mandel; -itis*) *f*: syn. Angina, sog. Mandelentzündung; Entzündung der lymphoepithelialen Gewebe des lymphatischen Rachenrings, insbesondere der Gaumenmandeln; **Formen: 1. T. acuta:** akute Angina tonsillaris, wird meist durch betahämolysierende Streptokokken der Gruppe A, seltener durch Staphylo- u. Pneumokokken od. viral verursacht; **Symptom:** meist plötzlicher Beginn mit hohem Fieber, Halsschmerzen, kloßige Sprache, Druckschmerzhaftigkeit u. Schwellung der submandibulären Lymphknoten, Rötung u. Schwellung der Tonsillen (Angina catarrhalis), häufig einzelne Beläge (sog. Stippchen) an den Kryptenmündungen (Angina lacunaris) od. über Lymphfollikeln (Angina follicularis), selten konfluierende Beläge, die u. U. über die Tonsillen hinausreichen (bei Pneumokokkenangina); **Therapie: a)** Bettruhe, lokal Analgetika u. Desinfizienzien, evtl. Antibiotika u. Tonsillektomie; **b)** Mundspülungen mit Chamomilla recutita, Salvia officinalis, Echinaceaextrakt u. Commiphora molmol, warme Halswickel (z. B. Prießnitz*-Umschlag), ansteigendes Fußbad*, Wadenwickel* bei hohem Fieber*; **c)** Phytotherapie: **traditionell** Zubereitungen aus Ribes nigrum, Tropaeolum majus; **2. T. chronica:** chronische Angina tonsillaris, wird meist durch eine Mischinfektion mit anaeroben u. aeroben Erregern unter Beteiligung betahämolysierender Streptokokken der Gruppe A verursacht; **Symptom:** anamnestisch häufig rezidivierende Anginen; geringe Beschwerden (sog. Halskratzen), vergrößerte submandibuläre Lymphknoten, Foetor ex ore, dabei gerötete Tonsillen mit narbiger u. zerklüfteter Oberfläche, peritonsillärer Druckschmerz, bei Spateldruck auf den vorderen Gaumenbogen Entleerung von Eiter u. Zelldetritus aus den Krypten; **Therapie: a)** Antibiotika, Tonsillektomie (aus immunologischen Gründen möglichst nicht vor dem 4. Lebensjahr); **b)** manuelle Lymphdrainage* im Schulter-Nacken-Hals-Bereich, Bindegewebemassage*; **c)** Homöopathie: u. a. Zubereitungen aus Apis* mellifera, Lachesis* muta, Quecksilber*, Atropa* belladonna. Vgl. Pharyngitis.

Ton|therapie (Therapie*) *f*: therapeutische Anwendung von Tönen, z. B. bei der Musiktherapie*, Harmonik* u. Klangtherapie*. Vgl. Multicom-Therapie.

Torf: dunkel- bis schwarzbraun gefärbte Mischung von zersetzten Pflanzenteilen, die aus dem Moor* gewonnen wird; Badetorf (Wassergehalt bis zu 90 %) enthält 20–40 % Huminsäure im Trockenen, Gerbsäure, Östrogene u. Mineralsalze; **Verwendung:** s. Moorbad, Moorpackung.

Tormentillae rhizoma *f*: s. Potentilla erecta.

Totalität der Sym|ptome (lat. totus ganz; Symptom*) *f*: s. Gesamtheit der Symptome.

Toxico|dendron querci|folium (Michx.) Greene *n*: Rhus toxicodendron L., Giftsumach; Pflanze aus der Familie der Anacardiaceae (Sumachgewächse); **Arzneidroge:** Blätter (Toxicodendri folia); **Inhaltsstoffe:** Urushiol (Gemisch aus Brenzkatechinderivaten), Gerbstoff, Gallussäure, Gummi, Harz, ätherisches Öl; **Wirkung:** giftig; **Verwendung:** in der Allopathie keine Anwendung mehr; **Nebenwirkungen:** Urushiol ist eines der stärksten Kontaktallergene (sog. Rhus-Dermatitis); orale Aufnahme des beim Reiben od. Quetschen der Blätter austretenden Milchsaftes kann heftige Vergiftungserscheinungen (Erbrechen, Gastroenteritis, Koliken, Hämaturie, Benommenheit, Schwindel) hervorrufen; **Homöopathie:** Zubereitungen (großes Mittel) entsprechend des individuellen Arzneimittelbildes z. B. bei entzündlichen Hauterkrankungen u. rheumatischen Beschwerden, die sich durch Bewegung bessern.

Traditionelle Chinesische Medizin (lat. ars medicina ärztliche Kunst) *f*: s. Medizin, traditionelle chinesische.

Traditionelle Indische Medizin (lat. ars medicina ärztliche Kunst) *f*: s. Medizin, traditionelle indische.

Traditionelle Tibetische Medizin (↑) *f*: s. Medizin, traditionelle tibetische.

Training, auto|genes *n*: s. Autogenes Training.

Trance *f*: **1.** (psychotherapeutisch) schlafähnlicher Zustand, der sich besonders zur Aufnahme von Suggestionen* eignet; die in T. befindliche Person verliert das Ich-Bewusstsein, obwohl die (körperliche u. geistige) Konzentrationsfähigkeit meist erhalten bleibt. Es werden häufig unbewusste Erinnerungen zugänglich; Entspannung u. Phantasielenkung werden möglich. Der Zustand wird in Hypnose*, bei Selbstversenkung u. beim Schlafwandeln erreicht. **2.** (ethnomedizinisch) Zustand einer psychischen Transformation, der bei einem Medium durch eine zweite Person od. einen „Geist" herbeigeführt wird; das Bewusstsein kann verändert werden, ohne dass sich das Medium später daran erinnern kann. Eine weitere Form ist die zeremonielle magische T. des Schamanen*.

Trans|aktions|ana|lyse (lat. trans hinüber, hindurch; actio Handlung; gr. ἀναλύειν auflösen) *f*: von E. Berne (1967) entwickeltes psychoanalytisch orientiertes (s. Psychoanalyse) Konzept der Einzel- u. Gruppentherapie, dessen zugrundeliegende Persönlichkeitstheorie annimmt, dass der Mensch aus 3 abgrenzbaren Ich-Zuständen (Eltern-Ich, Erwachsenen-Ich u. Kindheits-Ich) heraus handelt; die T. untersucht Verhalten u. Empfinden einer Person u. die Kommunikation mit anderen Menschen. Zentraler Begriff der T. ist das sog. Skript (individueller Lebensplan), in dem wesentliche Merkmale eines Lebens vorgegeben sind u. das auf Prägungen in der frühen Kindheit, v. a. durch die Eltern, zurückgeführt wird. Therapeutische Veränderungen erfolgen auf der Basis von 4 **Analyseebenen: 1.** Strukturanalyse (Untersuchung der Ich-Zustände); **2.** Transaktionsanalyse i. e. S. (Untersuchung von Kommunikationsmustern in Bezug auf die verschiedenen Ich-Zustände); **3.** Spielanalyse (Aufklärung des Umgangs mit Gefühlen, u. a. durch Rollenspiele); **4.** Skriptanalyse. Ziel der T. ist das Akzeptieren der eigenen Person u. die Ausbildung einer autonomen Persönlichkeit u. deren Fähigkeit zu Bewusstheit, Spontaneität u. Intimität („Ich bin o. k.").

Trans|fett|säuren: ungesättigte Fettsäuren mit einer od. mehreren Doppelbindungen in trans-Konfiguration, die durch Umlagerung der Doppelbindungen aus der cis-Form entstehen; **biochemische Funktion:** T. erhöhen den LDL-Cholesterolspiegel u. senken gleichzeitig den HDL-Cholesterolspiegel. Essentielle Fettsäuren* verlieren in trans-Konfiguration ihre biologische Wirksamkeit. Große Mengen T. können die cis-Form der essentiellen Fettsäuren aus deren Enzymsystemen verdrängen. **Vorkommen in Nahrungsmitteln:** geringe Mengen in Milchprodukten u. erhitzten fettreichen Lebensmitteln; größere Mengen in Fetten (z. B. gehärteter Margarine- u. Bratfettsorten), die durch die partielle Härtung von ungesättigten Fettsäuren entstehen; auf der Zutatenliste erscheinen T. nicht gesondert (enthalten in „gehärtete Fette"). **Intoxikationen:** Eine überdurchschnittlich hohe Aufnahme von T. kann gesundheitliche Risiken (z. B. erhöhtes Arterioskleroserisiko) beinhalten. Menschen mit Fettstoffwechselstörungen u. Herz-Kreislauf-Erkrankungen, Schwangere u. Stillende sollten T. meiden.

Trauben|kur: s. Vitis vinifera.

Trauben|silber|kerze: s. Cimicifuga racemosa.

Trenn|kost: s. Hay-Trennkost.

Tri|folii fibrini folium *n*: s. Menyanthes trifoliata.

Tri|folium pratense L. *n*: Rotklee, Wiesenklee; Pflanze aus der Familie der Leguminosae (Hülsenfrüchtler); **Arzneidroge:** Rotkleeblätter (Trifolii pratensis folium); **Inhaltsstoffe:** Isoflavone (Formononetin, Biochanin A), Coumestrol, Cumarine, organische Säuren (α-Ketoglursäure, Brenztraubensäure, Ascorbinsäure), Galaktosyldiglyceride; **Wirkung:** östrogenartig, antiöstrogen (in hohen Dosen), antioxidativ; **Verwendung:** Fertigprodukt, standardisiert auf Isoflavone bei klimakterischen Beschwerden; Hinweis: Rotklee wird in Deutschland als Nahrungsergänzungsmittel* ohne arzneiliche Aussagen gehandelt. **Dosierung:** mittlere Tagesdosis 80 mg Extrakt; **Nebenwirkungen:** leichte Übelkeit, sehr selten Urtikaria, Myalgie, Kopfschmerzen, Übelkeit; **Kontraindikation:** hormonabhängige Erkrankungen (Mamma-, Uterus- u. Ovarialkarzinom, Endometriose, Uterusmyome), Blutungsneigung, Schwangerschaft u. Stillzeit; **Wechselwirkung:** vermutlich Abschwächung der Wirkung von Tamoxifen, möglicherweise Verstärkung der Wirkung von Cumarinen.

Trigger|punkt (engl. Auslöser): **1.** Reizpunkt, dessen Berührung Schmerzen auslöst (z. B. bei Gesichtsneuralgien); **2.** myofaszialer T. (Abk. MTrP): von Janet Travell u. David. G. Simons (1942, 1952) eingeführte Bezeichnung für bestimmte aktive bzw. latente (nicht aktive) Schmerzpunkte; mehrere aktive MTrP verursachen das myofasziale Schmerzsyndrom (MSS). Pathophysiologisch ist der MTrP eine lokale Kontraktionsenergiekrise ohne spezifische Histologie. Klinisch handelt es sich um einen druckdolenten Knoten in einem Hartspannstrang, der bei mechanischer Stimulation eine lokale Zuckungsantwort u. eine typische Schmerzausbreitung (referred pain) auslöst. **Therapie:** Ausschaltung der lokalen Muskeldysfunktion u. der sekundär unterhaltenden Faktoren durch dry* needling nach Gunn, postisometrische Relaxation*, Ultraschall, TENS (s. Elektrostimulationsanalgesie), Lokalinfiltration mit Procain, Gelotripsie*.

Trigonellae foenugraeci semen *n*: s. Trigonella foenum-graecum.

Trigonella foenum-graecum L. *f*: Griechischer Bockshornklee; einjähriges Kraut aus der Familie der Fabaceae (Schmetterlingsblütler); **Arzneidro-**

T

ge: reife getrocknete Samen (Foenugraeci semen, Trigonellae foenugraeci semen, Bockshornkleesamen); **Inhaltsstoffe:** Steroidsaponine (nach Hydrolyse 0,6–1,7 % Spirostanolsapogenine: 95 % Diosgenin u. Yamogenin im Verhältnis 3 : 2); **Wirkung:** innerliche Anwendung: cholesterolsenkend durch erhöhte fäkale Cholesterolausscheidung, blutzuckersenkend, antioxidativ, appetitsteigernd; äußerliche Anwendung: antiphlogistisch; **Verwendung:** nach **ESCOP** innerlich bei Appetitlosigkeit, zur adjuvanten Therapie bei Diabetes mellitus, Adjuvans zusätzlich zu einer fettarmen Diät bei Hypercholesterolämie (klinische Studie zur blutzuckersenkenden u. cholesterolsenkenden Wirkung); äußerlich bei Furunkulose, Ulzera, Ekzemen; **traditionell** äußerlich bei Ekzemen u. Geschwüren; innerlich bei Katarrhen der oberen Atemwege, bei Magenbeschwerden sowie zur Förderung der Milchbildung in der Stillzeit; die Wirksamkeit bei diesen Anwendungen ist nur teilweise belegt. Bockshornsamen ist Bestandteil des Curry-Gewürzes. **Dosierung:** bei Appetitlosigkeit: 1–6 g Drogenpulver bis 3-mal täglich mit Wasser vor den Mahlzeiten; als Adjuvans bei Diabetes mellitus u. Hypercholesterolämie: 25 g Samenpulver pro Tag; äußerlich: 50 g Samenpulver in 250 ml Wasser 5 Minuten gekocht, als warmfeuchte Auflage; **Nebenwirkungen:** selten Allergien; **Kontraindikation:** keine bekannt; **Wechselwirkung:** Die Absorption anderer Medikamente kann bei gleichzeitiger Einnahme verzögert werden.

Trink|kur (Kur*) *f*: Kur, mit der v. a. durch innerliche Anwendung von Heilwasser* eine Umstimmung u. Heilung bei Nieren-, Blasen- u. Lebererkrankungen erreicht werden soll.

Trituration (lat. tritus das Reiben) *f*: Abk. trit.; galenische Form der Milchzuckerverreibung von Arzneimitteln, speziell bei Homöopathika gebräuchlich.

Trocken|blut|muster: syn. Bolen-Heitan-Test; spekulativer Krebstest, bei dem ein Bluttropfen auf einen Objektträger aufgebracht u. nach Antrocknung aus dem so entstandenen Bild (ringartige Verdickungen u. a.) Rückschlüsse auf eine Tumorentstehung bzw. auf das Vorliegen eines Tumors gezogen werden; eine andere Technik besteht darin, dass der Bluttropfen schräg auf den Objektträger aufgebracht u. die Abrinnspur interpretiert wird. Vgl. Krebs (Tab. dort).

Trocken|bürsten: Behandlung der trockenen Haut mit einer Bürste; **Wirkung:** stark durchblutungsfördernd, intensive Massage* der Haut u. oberen Muskelschichten; Vorsicht bei empfindlicher Haut. Vgl. Bürstenbad.

Trompeten|baum, Japanischer: s. Catalpa ovata.

Tropaeolum majus L. *m*: (Große) Kapuzinerkresse; einjährige, oft kriechende od. kletternde Pflanze aus der Familie der Tropaeolaceae (Kapuzinerkressengewächse); **Arzneidroge:** ganzes, frisches Kraut (Tropaeoli majoris herba, Kapuzinerkressenkraut); **Inhaltsstoffe:** Glucosinolate: 0,08 % Glucotropaeolin; aus dem nach enzymatischer Spaltung Benzylsenföl (Benzylisothiocyanat) als Hauptbestandteil entsteht, Vitamin C; **Wirkung:** bakteriostatisch, virustatisch, antimykotisch, äußerlich hyperämisierend; **Verwendung:** Fertigarzneimittel nach **Kommission E** innerlich zur unterstützenden Behandlung von Infektionen der ableitenden Harnwege u. Katarrhen der Atemwege; äußerlich bei leichten Muskelschmerzen; in der Küche Verwendung der frischen Blätter wegen des scharfen u. kresseartigen Geschmacks als Salatbeimischung; unreife Früchte od. Blütenknospen gelegentlich als Ersatz für Kapern (sog. falsche Kapern); **Dosierung:** Tagesdosis 3-mal 15 mg Benzylsenföl in magensaftresistenten Weichgelatinekapseln nach dem Essen; Begrenzung der Anwendungsdauer auf 4–6 Wochen; **Nebenwirkungen:** gelegentlich Haut- u. Schleimhautirritationen, Magen-Darm-Beschwerden, flüchtiges urtikarielles Exanthem; bei Überdosierung Albuminurie; äußerlich Kontaktallergien; **Kontraindikation:** Magen- u. Darmulzera, Nierenerkrankungen, Säuglings- u. Kleinkindesalter; **Wechselwirkung:** Verringerung der Alkoholtoleranz.

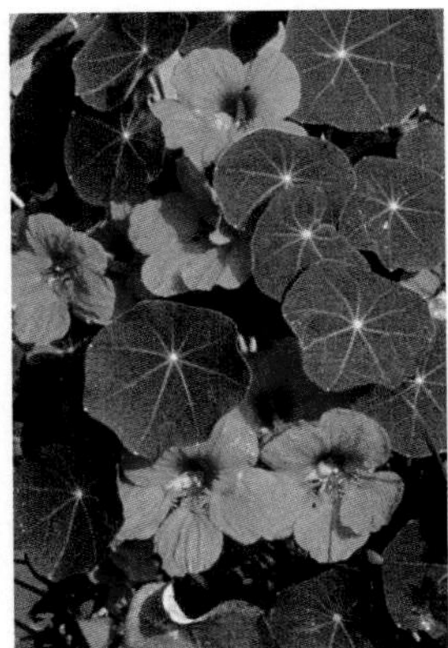
Tropaeolum majus L.: Blatt u. Blüte [2]

Tuber (lat.) *n*: **1.** (anatomisch) Höcker, (knöcherner) Vorsprung; **2.** (dermatologisch) primäre Hauteffloreszenz; **3.** (pharmazeutisch) Wurzelknolle.

Tuberkulinismus (lat. tuberculum kleiner Höcker, kleine Schwellung) *m*: auch Tuberkulinie, Pseudopsora; neueres Miasma* in der Homöopathie, gekennzeichnet durch eine Symptomatik der Erschöpfung; kann als psoro-sykotische od. psorosyphilinische Mischform angesehen werden. Vgl. Miasmenlehre.

Tui-Na *n*: s. Massage, chinesische.

Tumor|diät (lat. tumor Geschwulst; Diät*) *f*: s. Krebsdiät.

Tumor|erkrankung (↑): s. Krebs.

Tumor|therapie, bio|logische (↑; Therapie*) *f*: therapeutisches Verfahren bei Krebs, das auf einer biologischen Krebsabwehr basiert, d. h. auf der Vorstellung, dass der Organismus selbst in der Lage ist, maligne transformierte Zellen u. Tumoren durch körpereigene Vorgänge abzubauen od. das Wachstum u. die Expansion des Tumors zu hemmen; umgekehrt wird davon ausgegangen, dass ein Immundefekt i. d. R. der Vorläufer einer Krebserkrankung sein müsse. Umfangreiche u. sog. ganzheitliche Diagnose- u. Therapieprogramme werden sowohl protektiv als auch zur (Begleit-)Behandlung einer Krebserkrankung angeboten. Diese beinhalten Herdsanierung, Immunrestaurierung, Darmsanierung, Ausschaltung von sog. Resttoxikosen u. weiteren Toxinen, oft auch Ernährungsumstellung u. Vermeidung psychischer Belastungen zusammen mit die Lebensqualität fördernden Verfahren (z. B. Ordnungstherapie*, Bewegungs- u. Selbstmanagement-Training, Simonton*-Methode). Eine zentrale Stellung nimmt die Immunmodulation* ein, die auch z. T. von der konservativen Onkologie genutzt wird.

Turnera diffusa Willd. **var. aphrodisiaca** (L. F. Ward) Urb. *f*: Damiana; Strauch aus der Familie der Turneraceae (Safranmalvengewächse); **Arzneidroge:** während der Blütezeit gesammelte u. getrocknete Blätter (Turnerae diffusae folium, Damianenblätter/-kraut), auch zusammen mit den Zweigen (Turnerae diffusae herba); **Inhaltsstoffe:** ätherisches Öl (mit 1,8-Cineol, α- u. β-Pinen, p-Cymol), Bitter- u. Gerbstoffe, Arbutin; **Wirkung:** aphrodisierend u. stimulierend, die Harnwege desinfizierend; **Verwendung:** von der **Kommission E** negativ monographiert; **traditionell** als Aphrodisiakum, bei sexuellen Funktionsstörungen, Überarbeitung, geistiger Überforderung, nervöser Schwäche sowie zur Steigerung u. Erhaltung der geistigen u. körperlichen Leistungsfähigkeit. Die Wirksamkeit bei den beanspruchten Anwendungsgebieten ist nicht belegt. **Homöopathie:** Zubereitungen (kleines Mittel) entsprechend des individuellen Arzneimittelbildes z. B. bei mangelnder Libido, Impotenz, Sterilität, Migräne u. Neurasthenie.

Tussilago farfara L. *m*: Huflattich; mehrjähriges Kraut aus der Familie der Asteraceae (Korbblütler); **Arzneidroge:** Laubblätter (Farfarae folium, Huflattichblätter); **Inhaltsstoffe:** ca. 6–10 % saure Schleimpolysaccharide, 5 % Gerbstoffe u. in Spuren (bis 0,015 %) hepatotoxische Pyrrolizidinalkaloide; **Wirkung:** reizlindernd u. antientzündlich; **Verwendung:** zerkleinerte Droge für Aufgüsse, Frischpflanzenpresssaft od. andere galenische Zubereitungen zum Einnehmen; nach **Kommission E** bei akuten Katarrhen der Atemwege mit Husten u. Heiserkeit, akuten, leichten Entzündungen der Mund- u. Rachenschleimhaut; **traditionell** auch bei Reizungen im Magen-Darm-Trakt, Fieber, Krämpfen u. Entzündungen der Harnwege; **Dosierung:** Tagesdosis 4,5–6 g, Zubereitungen entsprechend; die Tagesdosis von Huflattichtee u. von Teemischnungen darf nicht mehr als 10 µg bzw. bei Extrakten u. Frischpflanzenpresssaft 1 µg Pyrrolizidinalkaloide enthalten; maximale Anwendungsdauer 4–6 Wochen pro Jahr. Hinweis: Inzwischen wurden Sorten mit pyrrolizidinfreien Blättern gezüchtet; **Nebenwirkungen:** keine bekannt; **Kontraindikation:** Schwangerschaft u. Stillzeit; **Wechselwirkung:** keine bekannt.

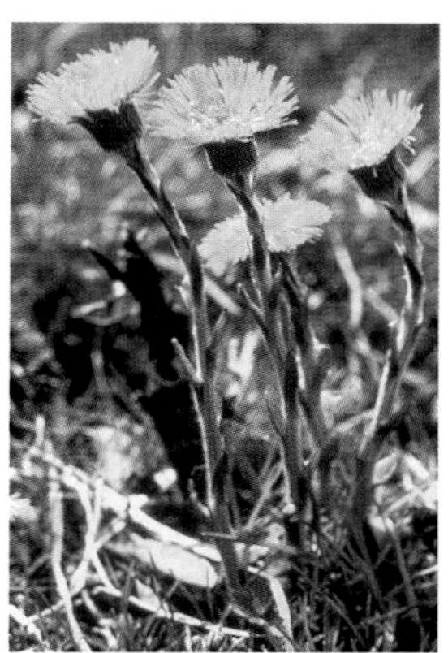
Tussilago farfara L.: Pflanze [1]

TVP: Abk. für **t**extured* **v**egetable **p**rotein.

Typen|lehre: Versuch, psychische u. somatische Eigenschaften einer Persönlichkeit einander zuzuordnen u. nach bestimmten Kriterien, z. B. Temperament* od. Konstitution*, systematisch einzuteilen.

TZI: Abk. für **T**hemenzentrierte **I**nteraktion*.

T

U

Ubi|chinone *n pl*: tetrasubstituierte Benzochinonderivate mit einer variablen isoprenoiden Seitenkette (6–10 Untereinheiten) in Position 6; **Vorkommen:** in allen Mitochondrien von Mikroorganismen, Pflanzen u. Tieren; im tierischen Organismus mit 10 Untereinheiten (sog. Ubichinon 10 od. Coenzym Q_{10}); **biochemische Funktion:** Entfernung bzw. Reduktion freier Radikale u. Peroxide (unabhängig von Vitamin E) in Membranen, Elektronenüberträger in der Atmungskette, Schutz von Polyenfettsäuren der Lipoproteine im frühen Stadium der Oxidation, integraler Bestandteil der NADH-Oxidase; **Mangelerscheinungen:** nur, wenn Eigensynthese z. B. durch zu geringe Phenylalanin- od. Tyrosinzufuhr, Mangel an bestimmten Vitaminen, chronische Leberzirrhose u. Alkoholabusus od. Einnahme von Statinen beeinträchtigt ist; **Wirkung:** nicht bekannt; bei Gesunden ist von einer pharmakologischen Zufuhr, wie sie in Form von Nahrungsergänzungsmitteln* beworben wird, abzuraten.

Über|ernährung: Form der Fehlernährung*, v. a. in Industrieländern, mit anhaltendem Ernährungsverhalten, das durch eine wesentlich erhöhte Kalorienzufuhr im Verhältnis zum Energiebedarf* zu Übergewicht* u. ggf. Adipositas* führt

Über|gewicht: erhöhtes Körpergewicht* durch Zunahme von Muskelmasse, Wasser od. Fettgewebe; größte Bedeutung für die gesundheitliche Beeinträchtigung hat die Vermehrung u. Bildung von Fettgewebe. Die Grenzen zwischen Normalgewicht* u. Ü. sind nicht einheitlich definiert; häufig wird die Einteilung nach Body*-mass-Index verwendet. Einfluss auf die Entwicklung eines Ü. haben u. a. metabolische u. genetische Faktoren, körperliche Aktivität, Störungen der Sättigungsregulation, familiäre Traditionen der Ernährungsgewohnheiten, soziales Umfeld u. Psyche. Ü. ist ein Risikofaktor für verschiedene Erkrankungen, z. B. Hypertonie*, Diabetes* mellitus, Hyperlipidämie, Gicht* u. Gefäßerkrankungen (v. a. Arteriosklerose*). **Therapie:** Gewichtsreduktion durch negative Energiebilanz i. R. einer empfehlenswerten Reduktionsdiät*, dauerhafte Ernährungsumstellung, Bewegung, Sport. Vgl. Adipositas.

Übertragung: aus der Psychoanalyse* stammender Begriff für die i. R. therapeutischen Beziehung vom Patienten bzw. Klienten ausgehende Übertragung unbewusster (positiver od. negativer) Wünsche, die ursprünglich an andere Personen od. Objekte gebunden sind, auf den Therapeuten; als **Gegenübertragung** werden Gefühle u. Vorstellungen des Therapeuten als Reaktion auf das Verhalten des Patienten bezeichnet.

Über|wärmungs|bad: Vollbad* mit hoher Temperatur (>40 °C) zur Erzielung einer künstlichen Hyperthermie*; wirkt schweißtreibend (verstärkt durch Lindenblütentee), muskelrelaxierend u. evtl. immunmodulierend (sog. passive Fiebertherapie); anschließend Bettruhe in einer Schwitzpackung.

Über|wärmungs|therapie (Therapie*) *f*: s. Hyperthermie, künstliche.

Übungs|therapie (↑) *f*: physiotherapeutische Behandlungsmethode in Form von passiven u. aktiven Bewegungsübungen u. als Koordinationsgymnastik (Ziel-, Geh- u. Gleichgewichtsübungen), durch die zuerst bewusst ausgeführte Bewegungen automatisiert werden sollen; **Anwendung:** u. a. bei neurologischen Erkrankungen sowie nach Unfällen u. Verletzungen als sog. funktionelle Behandlung. Vgl. Bewegungstherapie, Sporttherapie.

Ufer|wolfs|trapp: s. Lycopus.

Ulcus cruris (lat. ulcus Geschwür) *n*: Unterschenkelgeschwür; Substanzdefekt der Haut, meist über den Innenknöcheln; **Ursache:** v. a. chronisch-venöse Insuffizienz*, seltener arterielle Verschlusskrankheiten*, exulzerierende Tumoren, Pyodermien; **Therapie: 1.** Behandlung der Grunderkrankung; **2.** Heilfasten*, Hydrotherapie*, Ozontherapie*; **3.** Phytotherapie: Balsamum peruvianum (s. Myroxylon balsamum), Zubereitungen aus Calendula* officinalis, Aescin*, Aesculus* hippocastanum; **traditionell** auch aus Echinacea angustifolia, Fraxinus excelsior; **4.** Homöopathie: Zubereitungen aus Calendula* officinalis, Hamamelis* virginiana, Hibiscus* sabdariffa, Aesculus* hippocastanum.

Ulcus duo|deni (↑) *n*: Zwölffingerdarmgeschwür; s. Ulkus, gastroduodenales.

Ulcus ventriculi (↑) *n*: sog. Magengeschwür; s. Ulkus, gastroduodenales.

Ulkus, gastro|duo|denales (↑) *n*: Magen- u. Zwölffingerdarmgeschwür; im Zwölffingerdarm (Ulcus duodeni, ca. 85 %) od. Magen (Ulcus ventriculi, ca. 15 %) lokalisiertes Geschwür; **Vorkommen:** Inzidenz bei Ulcus ventriculi 50/100 000, bei Ulcus duodeni 150/100 000 Personen u. Jahr; Männer: Frauen 1 : 1 bzw. 3 : 1; **Ursache:** Helicobacter-pylori-Infektion (90 %), selten Hypersekretion von Magensaft (Zollinger-Ellison-Syndrom) od. exogene Noxen (z. B. nichtsteroidale Antiphlogistika, Alkohol); **Symptom: 1.** Ulcus ventriculi: epigastrische Schmerzen, sowohl nüchtern als auch postprandial, Druck- u. Völlegefühl nach den Mahlzeiten, Sodbrennen u. Erbrechen von saurem Mageninhalt, positiver Boas*-Druckpunkt, evtl. Hämatemesis u. Teerstuhl; **2.** Ulcus duodeni: oft epigastrische (Nüchtern- bzw. Hungerschmerz, v. a. nachts) od. periumbilikale Schmerzen, Schmerzmaximum meist zwischen Nabel u. der Mitte des rechten Rippenbogens. **Therapie: 1.** konventionell: medikamentös mit Histamin-H_2-Rezeptorenblockern u. Protonenpumpenhemmer, Eradikationstherapie (Antibiotika, Protonenpumpenhemmer u. ggf. Wismut) bei Nachweis einer Infektion mit Helicobacter pylori, nur bei Komplikationen od. unklarer Dignität Ulkusübernähung od. Magenresektion; **2.** Kurzwickel*, Lendenwickel*, Leibwaschung*, Periostmassage*, Kneipp*-Therapie, ggf. Entspannungs-, Ordnungs- u. Psychotherapie; **3.** Phytotherapie zur Rezidivprophylaxe: Zubereitungen aus Glycyrrhiza* glabra; **traditionell** Zubereitungen aus Angelica archangelica, Lawsonia inermis, Cnicus benedictus, Sanicula europaea, Polygonum aviculare, Propolis; **4.** Homöopathie: u. a. Zubereitungen aus Strychnos* nux-vomica, Phosphor*, Wismut. Vgl. Dyspepsie, funktionelle.

Ultra|schall (lat. ultra jenseits): hochfrequente Schwingungen (Longitudinalwellen) mit einer Frequenz von mehr als 20 kHz (oberhalb der menschlichen Hörgrenze, meist 800 kHz bis 3 MHz); Schallwellen werden in Luft zu 99 % reflektiert, daher ist eine Ankopplung des Schallkopfes bei therapeutischer od. diagnostischer Anwendung mit Gel od. Wasser notwendig. **Anwendung: 1. diagnostisch:** zur Sichtbarmachung von Körperstrukturen mit unterschiedlicher Dichte mit Hilfe des umgekehrten piezoelektrischen Effekts; **2. therapeutisch:** besonders durch Absorption der Wellen an Grenzschichten kommt es zur dosisabhängigen Umwandlung der Mechanoenergie in Wärme (Grenzschichtenerwärmung); therapeutischer Bereich: 0,7–1,5 W/cm^2; Zielstrukturen sind mesenchymale Gewebe (Sehnen, Kapsel, Bänder); z. B. bei Erkrankungen des Bewegungssystems, insbesondere posttraumatischen Veränderungen u. Erkrankungen des rheumatischen Formenkreises; **niederfrequenter U.** (20–130 kHz) aufgrund der mechanischen Wirkung zur sog. Mikromassage auf zellularer Ebene; Intensität 0.3–0.5 W/cm^2; Indikation des niederfrequenten U.: u. a. Enteropathie, myofaszialer Triggerpunkt (s. Triggerpunkt), Polyarthrose, Raynaud-Symptomatik, Osteoporose, Fraktur, Ulcus cruris, Wunden. **Sonderform:** Phonophorese: Arzneimittel im Ankoppelgel als Möglichkeit des topischen Arzneimitteltransports; **cave:** bei zu hoher Dosierung kann es insbesondere durch Reflexion an Grenzflächen (z. B. am Knochen) zu Überwärmung u. Gewebeschäden kommen. Vgl. Hochfrequenztherapie.

Umckaloabo *n*: s. Pelargonium sidoides.

Umstimmung: bewusste Auslenkung, z. B. von neuro-vegetativen, psycho-endokrinen od. immunologischen Parametern durch diagnostisch-therapeutische Reizsetzung, wodurch die Reaktionsbereitschaft des Organismus od. eines seiner Teilsysteme verbessert u. schließlich in Richtung einer trophotropen Reaktionslage gelenkt werden soll; allgemein auch Kräftigung des Körpers zur Abwehr-, Leistungs- u. Motivationssteigerung sowie Förderung von Wachstums- u. Fortpflanzungsprozessen durch z. B. Reizkörpertherapie* od. bestimmte körperliche Trainingsprogramme (Muskelaufbautraining). Vgl. Umstimmungstherapie.

Umstimmungs|therapie (Therapie*) *f*: therapeutisches Prinzip aus dem Bereich der Erfahrungsheilkunde* u. Komplementärmedizin*, das durch orale u. parenterale Zufuhr von Stoffen (v. a. von Proteinen) zu einer Änderung der vegetativen Reaktionslage bzw. Anregung der Immunität führen soll (Umstimmung*); zur Anwendung kommen z. B. Milchpräparate, pflanzliche Eiweiße, Suspensionen abgetöteter Bakterien, Schwefelsuspensionen in Öl od. Gelatine sowie Eigenblutinjektionen (s. Eigenbluttherapie). **Anwendung:** v. a. bei chronischen Krankheiten u. anlagebedingten Schwächen (s. Diathese), die nicht durch eine spezifische Therapie zu beeinflussen sind; ähnlich umstimmende Wirkungen sind auch Teilaspekte der Fieberbehandlung (s. Fiebertherapie, aktive), verschiedener diätetischer Programme (z. B. Mayr-Kur*), der Sport- u. Bewegungstherapie, der Klima- u. Balneotherapie* sowie der Phytotherapie*. Vgl. Abhärtung, Organotherapie, Reizkörpertherapie.

Umwelt|medizin (lat. ars medicina ärztliche Kunst) *f*: interdisziplinäres Fachgebiet der Medizin, das sich mit der Erforschung, Behandlung u. Prävention umweltbedingter Gesundheitsrisiken u. Gesundheitsstörungen befasst; Unterteilung in **präventive** U. mit umwelthygienischen, epidemiologischen u. präventivmedizinischen Schwerpunkten sowie **klinische** U. mit individualmedizinischer Ausrichtung. Vgl. Medizin, ökologische.

Umwelt|toxiko|logie *f*: Wissenschaftszweig zur Beschreibung u. Erforschung der Wirkungen schädlicher Stoffe in Luft, Gewässer u. Erde, die das ökologische Gleichgewicht stören u. Menschen, Tiere od. Pflanzen bedrohen; die Schadstoffe in der Außenluft stammen v. a. aus Rauch, Auspuffgasen u. von Industrieanlagen, in der Innenluft u. a. von Zigarettenrauch, Ausdünstungen schadstoffbelasteter Baustoffe od. Einrichtungsgegenstände. In die Gewässer gelangen Schadstoffe durch Anwendung von Pestiziden in der Landwirtschaft, aus Industrieabwässern, aus Mülldeponien, infolge Grundwasserverschmutzung durch Heizöl od. der Meere durch Rohöl u. Hochseeverklappung giftiger Abfälle. Von Bedeutung ist die Anreicherung der Schadstoffe in der Nahrungskette*. Vgl. Umweltmedizin; Schadstoffe, biogene.

Umwelt|verträglichkeit: (ernährungsmedizinisch) Maßstab zur Bewertung des ökologischen Ernährungssystems* in Bezug auf Wechselwirkungen zwischen Ernährungs- u. Ökosystemen; erfasst werden u. a. Rohstoff- u. Energieverbrauch, Schadstoffemissionen sowie Müllentstehung in den einzelnen Teilbereichen des Ernährungssystems mit dem Ziel, ein umweltverträgliches Ernährungsverhalten zu konzipieren.

Unani-Medizin (englische Schreibweise für arabisch-persisch Yunani; lat. ars medicina ärztliche Kunst) *f*: Heilkunde des islamischen Kulturraums, die auf der antiken Medizin, insbesondere den Schriften Galens (s. Humoralpathologie) basiert; von Gelehrten wie Avicenna (arabisch Ibn Sina) u. Averroes (arabisch Ibn Rushd) weiterentwickelt, wurde die U.-M. nach der Etablierung der islamischen Herrschaft auf dem indischen Subkontinent seit dem 12./13. Jahrhundert auch hier gelehrt u. praktiziert. Bis ins 19. Jahrhundert bestand eine enge Wechselbeziehung zum Ayurveda* insbesondere im Bereich der Arzneimitteltherapie. Im 20. Jahrhundert kam es zu einer zunehmenden Professionalisierung der U.-M. in Indien. Heute ist sie in Indien ein anerkanntes medizinisches System. Grundlage der U.-M. ist eine Anschauung von 4 Elementen (Feuer, Wasser, Luft u. Erde), aus denen die Welt zusammengesetzt ist. Im Menschen gibt es entsprechend der Humoralpathologie* die 4 Körpersäfte Blut, Schleim, gelbe Galle u. schwarze Galle; der Mensch ist gesund, wenn diese 4 Säfte sich im Gleichgewicht befinden, bei einem Ungleichgewicht besteht Krankheit. Diese wird mit einer differenzierten Symptomatologie, sowie durch Untersuchung des Urins, des Stuhls u. des Pulses diagnostiziert. In der Therapie werden pflanzliche, tierische u. mineralische Substanzen verabreicht. Vgl. Medizin, traditionelle indische.

Uncaria tomentosa: (Willd.) D. C. *f*: Uncaria guinensis, Ourouparia polycephala; Garabato, Saventaro, Krallendorn, Katzenkralle; Liane des süd- u. mittelamerikanischen Regenwaldes aus der Familie der Rubiaceae (Rötegewächse); **Arzneidroge:** getrocknete Rinde von Stamm od. Wurzel (Uncariae tomentosae cortex, Katzenkrallenrinde); **Inhaltsstoffe:** 0,15–3,8 % pentacyclische Oxindolalkaloide (Speciophyllin, Mitraphyllin, Uncarin F, Pteropodin, Isomitraphyllin u. Isopteropodin), in kleinen Mengen tetracyclische Oxindolalkaloide (v. a. Isorhynchophyllin), Indolalkaloide (Akuammigin, Tetrahydroalstonin, Hirsutin), Sterole, Flavanole; **Wirkung:** immunmodulierend (pentacyclische Oxindolalkaloide), antiinflammatorisch; **Verwendung:** zerkleinerte Droge, Trockenextrakte, Fertigarzneimittel in fester od. flüssiger Form zur oralen Anwendung; nach **ESCOP** adjuvant zur Therapie von entzündlichen Erkrankungen wie rheumatoider Arthritis, bei aktivierten Arthrosen; **Dosierung:** täglich 60–100 ml einer Abkochung der getrockneten Rinde (20 g/l); 20–60 mg eines Trockenextraktes (Extraktion wässrig-sauer; 1,2–1,5 % pentazyklische Oxindolalkaloide); **Hinweis:** über mögliche Risiken bei Langzeitanwendung (länger als 4 Wochen) liegen keine zuverlässigen Daten vor.

Nebenwirkungen: Kopfschmerzen, Schwindel u. Erbrechen; **Kontraindikation:** Zustand nach Organtransplantation, Autoimmunerkrankungen, Schwangerschaft u. Stillzeit; **Wechselwirkung:** Verstärkung der Wirkung von Antihypertensiva möglich.

Unguentum (lat.) *n*: s. Salbe.

Universal|mittel (lat. universalis das Ganze umfassend): **1.** Allheilmittel, Panacea; Heilmittel mit einem sehr breiten Indikationsspektrum; **2.** Bez. für bestimmte Mittel, die in der Spagyrik* angewendet werden.

Unruhe: s. Angst.

Unter|drückung: in der Homöopathie* Bez. für eine meist durch Arzneimittel erzwungene Verschiebung des Schwerpunkts der Krankheitsmanifestation zu lebensbedrohlicheren od. -einschränkenderen Formen; entspricht einem Therapieverlauf entgegen der Richtung der Hering*-Regel od. aufwärts/einwärts im Drei*-Ebenen-Modell.

Unter|ernährung: Form der Fehlernährung*, bei der aufgrund unzureichender Nahrungsaufnahme die Energiezufuhr unter dem individuellen Energiebedarf* liegt; führt zu Fettgewebeschwund u. damit zu Gewichtsverlust bis zu Untergewicht. Generell muss die U. von der Mangelernährung* unterschieden werden. Meist tritt beim Hungerzustand nicht nur ein Mangel an Nahrungsenergie, sondern auch an zahlreichen Nährstoffen* auf (sog. qualitative Fehlernährung). Hauptform der U. in den Entwicklungsländern ist die Protein-Energie-Malnutrition; Vorkommen in westlichen Industrieländern als Folge maligner neoplastischer Krankheiten sowie als Anorexia nervosa (s. Essstörungen, psychogene).

Unter|guss: Guss* nach Kneipp im Bereich der unteren Extremitäten; **Durchführung:** wird als Erweiterung des Schenkelgusses* bis zur Lenden- bzw. Magenregion hinaufgeführt; **Anwendung:** s. Knieguss.

Unter|körper|waschung: Waschung* nach Kneipp; **Durchführung:** Beginn am rechten Fußrücken, über die Außenseite des Beins bis zum Gesäß, an der Beinvorderseite wieder bis zum Fuß u. an der Beininnenseite hoch bis zur Leistenbeuge; ebenso die linke Seite; abschließend werden Gesäß u. Kreuzbeinregion sowie der Unterleib in kreisenden Bewegungen gewaschen; **Anwendung:** als thermisches Regulationstraining, bei Kreislauf-

U

regulationsstörungen, varikösem Symptomenkomplex u. Hämorrhoiden.

Unter|schenkel|geschwür: s. Ulcus cruris.

Unter|wasser|gymnastik *f*: Krankengymnastik im Wasser unter Ausnutzung von Auftrieb, Wasserwiderstand u. -temperatur; zu übende Bewegungen sind leichter od. gegen einen Widerstand bei durch Wärme gelockerter Muskulatur durchführbar.

Unter|wasser|massage (Massage*) *f*: Massage im Vollbad* zur Ausnutzung der reflektorischen Muskelentspannung durch den Auftrieb u. die Wärme des Wassers; wird mit der fühlenden Hand des Masseurs (Unterwasser-Handmassage) od. apparativ mit einem von ihm geführten Wasserstrahl einstellbaren Drucks (Unterwasser-Druckstrahlmassage; 0,5–2,5 bar) ausgeführt.

Unter|wickel: Wickel* nach Kneipp von den Füßen bis zu den Achselhöhlen; die Arme bleiben frei.

Urginea maritima (L.) Baker *f*: Scilla maritima L.; Meerzwiebel; Giftpflanze aus der Familie der Hyacinthaceae (Hyazinthengewächse); **Arzneidroge:** Zwiebel (Scillae bulbus, Meerzwiebel); **Inhaltsstoffe:** bis 0,2 % herzwirksame Glykoside vom Bufadienolid-Typ (Scillaren A, Proscillaridin A), Flavonoide u. Anthocyane; **Wirkung:** positiv inotrop, negativ chronotrop; **Verwendung:** Fertigarzneimittel, Kombinationspräparate bei leichten Formen der Herzinsuffizienz (NYHA I–II); **Dosierung:** nach Angaben der Hersteller; Hinweis: für die Selbstmedikation nicht zu empfehlen; **Nebenwirkungen:** Magenreizung, Appetitverlust, Diarrhö, Erbrechen, Kopfschmerzen, Herzrhythmusstörungen, Krämpfe; bei Überdosis Unruhe, Übelkeit, Erbrechen, lebensbedrohliche Herzrhythmusstörungen, Sehstörungen, Bewusstseinseintrübung, Depressionen, Verwirrung, Halluzinationen, Psychosen, Herzstillstand, Krampfanfälle, Asphyxie, Tod; **Kontraindikation:** Herzrhythmusstörungen, AV-Block 2. u. 3. Grades, hypertrophe Kardiomyopathie, Carotissinussyndrom, WPW-Syndrom, Aortenaneurysma; bei Hyperkaliämie, bei Hypokaliämie, bei infektiösen od. entzündlichen gastrointestinalen Erkrankungen, Schwangerschaft u. Stillzeit; **Wechselwirkung:** Verstärkung der Wirkung durch andere herzglykosidhaltige Drogen, Calcium, Lakritze, stimulierende Laxanzien, Glukokortikoide, Antiarrhythmika, Chinidin, Medikamente, die zu Kaliummangel führen. Vgl. Digitaloide.

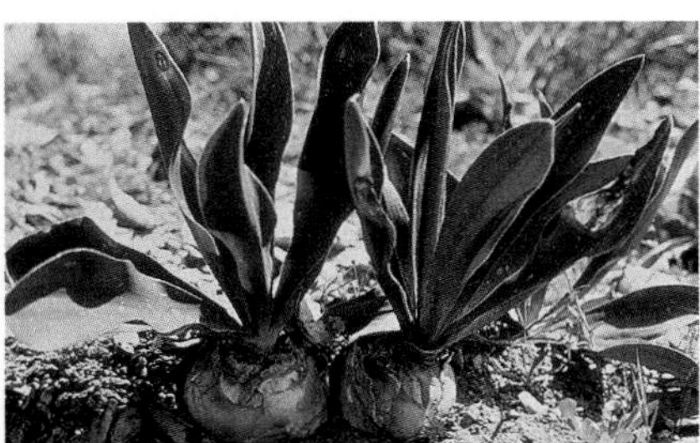

Urginea maritima (L.) Baker: Pflanze [1]

Urin|therapie (gr. οὖρον Urin; Therapie*) *f*: s. Eigenurintherapie.

Ur|schrei|therapie (Therapie*) *f*: s. Primärtherapie.

Ur|segmente (lat. segmentum Abschnitt) *n pl*: syn. Somiten; Gliederungen des embryonalen Mesoderms, die sich ab dem 20. Tag der Embryonalentwicklung paarig um das Neuralrohr lagern (42–44 Paare); differenzieren sich in Sklerotome* (pluripotentes Bindegewebe, sog. Mesenchym; Weiterentwicklung zur Wirbelsäule), Dermatome* (Anlagen von Korium u. Unterhaut) u. Myotome (Anlagen der segmentalen Rumpfmuskulatur).

Urtica (lat. urtica Brennnessel) *f*: Brennnessel; Pflanzen aus der Familie der Urticaceae (Brennnesselgewächse); Urtica dioica L. (Große Brennnessel), Urtica urens L. (Kleine Brennnessel) u. deren Hybriden; **Arzneidroge:** Brennnesselkraut u. -blätter (Urticae herba, Urticae folium); **Inhaltsstoffe:** u. a. (+)-Kaffeoyläpfelsäure u. deren Ester, 13-Hydroxyoctadiecatriensäure sowie Flavonoide u. Mineralsalze (insbesondere Kalium, Silikate); **Wirkung:** diuretisch, analgetisch, lokalanästhetisch; dosisabhängige Hemmung der LPS-stimulierten Sekretion von TNF-alpha u. IL-1β; **Verwendung:** nach **Kommission E/ESCOP** zur unterstützenden Therapie rheumatischer Beschwerden, Arthrosen u. Arthritis sowie bei entzündlichen Harnwegerkrankungen; **traditionell** bei Leber- u. Gallenbeschwerden, zur Anregung des Stoffwechsels, bei rheumatischen Beschwerden, Gicht u. Hautkrankheiten, als Haarwuchs- u. Schuppenmittel; frische Triebe zum Peitschen der Haut bei rheumatischen Beschwerden; Blätter als lokale Auflage bei rheumatischen Beschwerden; Wirksamkeitsnachweise liegen vor bei Osteoarthrose, rheumatoider Arthritis, aktivierter Gonarthrose u. Coxarthritis; **Dosierung:** Verordnungsschema: 3–5 g Droge als Tee bis 3-mal pro Tag; hydroethanolischer Extrakt entsprechend 8–12 g Droge pro Tag in 2–3 Tagesdosen; propanolischer Extrakt: 2–3-mal 145 mg/d; äußerlich: Frische Blätter werden lokal auf die schmerzende Region 1-mal täglich für 30 Sekunden aufgelegt. Der Therapieeffekt beginnt nach oraler Anwendung im Mittel nach 11 Tagen, Langzeitanwendung ist sinnvoll. **Nebenwirkungen:** selten gastrointestinale Beschwerden u. Allergien; **Kontraindikation:** keine bekannt. **Arzneidroge: Brennnesselwurzel** (Urticae radix); **Inhaltsstoffe:** u. a. Phytosterole in geringer Konzentration, Scopoletin, Urtica-dioica-Agglutinin (0,1 %), Phenylpropane, Ceramide u. saure Polysaccharide; **Wirkung:** antiinflammatorisch, Hemmeffekte auf die Prostata-Aromatase (Urtica-dioica-Agglutinin) u. die 5-α-Reduktase; **Verwendung:** nach **Kommission E** zur symptomatischen Therapie von Miktionsbeschwerden bei benigner Prostatahyperplasie Stadium I u. II nach Alken; **Dosierung:**

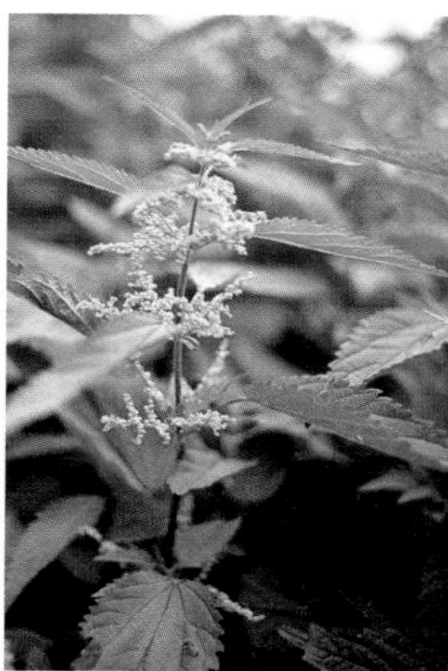

Urtica: Blüte [2]

4–6 g zerkleinerte Droge pro Tag als Tee, Zubereitungen entsprechend; **Nebenwirkungen:** in seltenen Fällen Magen-(Darm-)Beschwerden, allergische Hautreaktionen; **Kontraindikation:** keine bekannt. **Homöopathie:** Verwendung (kleines Mittel) entsprechend des indiviuellen Arzneimittelbildes z. B. bei Exanthemen, Gicht, verminderter Milchbildung, Verbrennungen.

Ur|tinktur (Tinctura*) *f*: flüssiger Ausgangsstoff (Essenz, Lösung, Tinktur) pflanzlicher, tierischer od. mineralischer Herkunft zur Herstellung potenzierter homöopathischer Arzneimittel; pflanzliche U. wird nach dem HAB* nur durch die Herstellung u. im Gegensatz zu Phytotherapeutika nicht durch analytische Untersuchung u. Haltbarkeitsuntersuchung spezifiziert. Im allgemeinen Sprachgebrauch wird oft nicht korrekt jede, auch feste Ausgangssubstanz vor der Potenzierung* als U. bezeichnet. Vgl. Nosode.

Ur|zeit|medizin (lat. ars medicina ärztliche Kunst) *f*: syn. Urzeittherapie; von Franz Konz entwickelte vegane Rohkost*-Ernährung; **Prinzip:** ausgehend von der These, dass die für den Menschen vorgegebene optimale Nahrung (aufgrund seiner Abstammung vom Affen) die des Menschenaffens sei, besteht diese überwiegend aus Nüssen, Samen u. Wildkräutern; entbehrt jeder wissenschaftlichen Grundlage.

Usnea *f*: Bartflechten; auf Rinden lebende Flechten (Lichenes) aus der Familie der Usneaceae; Usnea barbata L. Wiggers, Usnea florida L. Fries, Usnea hirta L. Hoffmann, Usnea plicata L. Fries u. a.; **Arzneidroge:** getrockneter Thallus: Usnea species; **Inhaltsstoffe:** Flechtensäuren (z. B. Usninsäure, Usnarsäure, Thamnolsäure, Lobarsäure); **Wirkung:** antimikrobiell; **Verwendung:** Drogenzubereitungen für Lutschtabletten sowie vergleichbare feste Darreichungsformen bei leichten Schleimhautentzündungen im Mund- u. Rachenbereich; **traditionell** auch als Expektorans, bei Diarrhö u. zur lokalen Behandlung von Hautulzerationen; **Nebenwirkungen:** keine bekannt; **Kontraindikation:** keine bekannt.

Uvae ursi folium *n*: s. Arctostaphylos uva-ursi.

Uzara *n*: s. Xysmalobium undulatum.

U

V

Vaccinium myrtillus L. *n*: Heidelbeere; Pflanze aus der Familie der Ericaceae (Heidekrautgewächse); **Arzneidroge:** Früchte (Myrtilli fructus, Heidelbeerfrüchte); **Inhaltsstoffe:** 5–10 % Catechingerbstoffe, Anthocyane u. Flavonglykoside, Fruchtsäuren; **Wirkung:** adstringierend; **Verwendung:** getrocknete ganze Beeren für Abkochungen u. a. galenische Zubereitungen sowie zur lokalen Anwendung; nach **Kommission E** bei unspezifischen, akuten Durchfallerkrankungen, leichten Entzündungen der Mund- u. Rachenschleimhaut; **traditionell** auch bei Ekzemen; **Dosierung:** 20–60 g Droge pro Tag; Abkochung über den Tag verteilt trinken; zur lokalen Anwendung als 10 %ige Abkochung. Hinweis: wegen des guten Geschmacks besonders für Kinder geeignet; **Nebenwirkungen:** keine bekannt; **Kontraindikation:** keine bekannt; **Wechselwirkung:** keine bekannt.

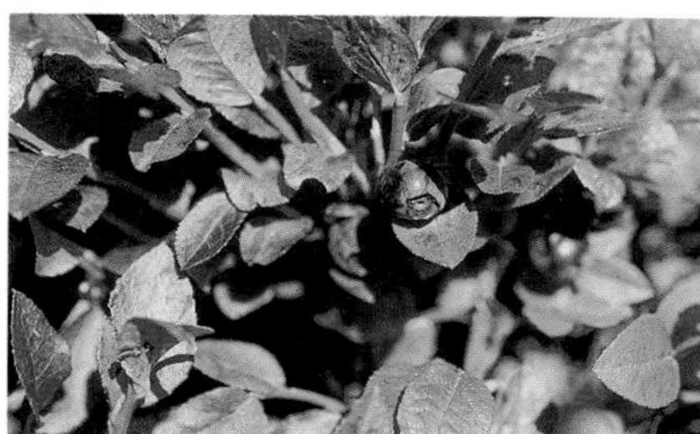

Vaccinium myrtillus L.: Frucht [2]

Vaccinium vitis-idea L. *n*: Preiselbeere; Pflanze aus der Familie der Ericaceae (Heidekrautgewächse); **Arzneidroge:** getrocknete Blätter (Vitis idaeae folium, Preiselbeerblätter); **Inhaltsstoffe:** 2–5 % Arbutin, 5–8 % Gerbstoffe, Flavonoide; **Wirkung:** harndesinfizierend; **Verwendung:** zerkleinerte Droge für Teezubereitungen bei entzündlichen Erkrankungen der ableitenden Harnwege; **Dosierung:** Teeaufguss aus 3–4 EL Droge, bis 5-mal täglich; Hinweis: geschmacklich Bärentraubenblättern (s. Arctostaphylos uva-ursi) überlegen; **Nebenwirkungen:** keine bekannt; **Kontraindikation:** keine bekannt; **Wechselwirkung:** keine bekannt.

Vaji|karana (Sanskrit Vaji Kraft; Karana Erzeugung) *n*: Bez. für eine Teildisziplin des Ayurveda*, die auf die Steigerung der männlichen Sexualkraft u. die Besserung der Zeugungsfähigkeit spezialisiert ist; die Anwendungen sollten nur zwischen dem 16. u. 70. Lebensjahr erfolgen. Während der Therapie sollten sexuelle Kontakte eingeschränkt werden. Vor der medikamentösen Therapie werden zunächst Körper u. Geist gereinigt (z. B. durch Panchakarma* u. Yoga*). Die anschließend gegebenen Arzneien enthalten neben Milch, Butterschmalz u. Honig i. d. R. zahlreiche weitere tierische (z. B. Vogeleier) u. pflanzliche Bestandteile. Auch rein pflanzliche Arzneien werden verabreicht. Wie bei Rasayana* gehören zu V. auch allgemeine Verhaltensregeln u. diätetische Empfehlungen. Vgl. Therapie, ayurvedische; Gesundheitsförderung, ayurvedische.

Valeriana officinalis L. *f*: Baldrian; mehrjährige Staude aus der Familie der Valerianaceae (Baldriangewächse); **Arzneidroge:** Valerianae radix (Baldrianwurzel); **Inhaltsstoffe:** ätherisches Öl (0,5–2 %, Monoterpene u. Sesquiterpene), Valerensäuren, γ-Aminobuttersäure, Glutamin u. Arginin; **Wirkung:** beruhigend, zentral dämpfend, antikonvulsiv, muskelentspannend. Wirksamkeitsnachweise für Besserungen der Tagesbefindlichkeit u. der Schlafqualität liegen vor; ähnliches gilt auch für Kombinationspräparate aus Baldrian-Extrakt (640 mg/d) u. Melissen-Extrakt (320 mg/d; s. Melissa officinalis) od. Kombinationen von Baldriankraut u. Hopfenzapfen (s. Humulus lupulus) u./od. Passionsblumenkraut (s. Passiflora incarnata). **Verwendung:** nach **Kommission E** bei Unruhezuständen, nervös bedingten Einschlafstörungen; **traditionell** auch bei überaktiver Harnblase, nervösen Herzbeschwerden u. Spasmen im Magen-Darm-Trakt; Gastritis u. Reizmagen. **Dosierung:** 1–3 g Droge als Tee, vor dem Einschlafen, bzw. 3-mal täglich, ca. 600 mg Extrakt pro Tag in galenischen Zubereitungen; Vollbad: 100 g Droge; **Nebenwirkungen:** keine bekannt; **Kontraindikation:** Monopräparate mit Baldrian, Kombinationspräparate: Kinder unter 3 Jahren; **Hinweis:** Soforteffekte wurden nicht nachgewiesen; ein negativer Einfluss auf das Fahrverhalten durch Baldrian-Hopfen-Kombinationen od. Baldrian-Melissen-

Valeriana officinalis L.: Pflanze [1]

blätter-Kombinationen wurde in kontrollierten Studien ausgeschlossen.

Varikose (lat. varix Krampfader; -osis*) *f*: ausgedehnte Bildung von oberflächlichen u. tiefen Varizen* mit Stauungserscheinungen (s. chronisch-venöse Insuffizienz), i. e. S. die V. der Beine (sog. Krampfaderleiden); **Therapie: 1.** Sklerotherapie, operative Therapie, konservativ (Kompressionsbehandlung) bei Kontraindikation od. Ablehnung einer Operation, Komplikation od. geringem Rezidiv mit maßgefertigten oberschenkellangen Kompressionsstrümpfen, Strumpfhose od. Kompressionsverband; **2.** Hydrotherapie* (Fußbad*, Knieguss*, Schenkelguss*, Halbbad*, Wadenwickel*, Wassertreten*, Unterkörperwaschung*), Blutegeltherapie (s. Hirudo medicinalis); **3.** Phytotherapie: Zubereitungen aus Fagopyrum* esculentum, Ruscus* aculeatus, Aesculus* hippocastanum, Hamamelis* virginiana, Melilotus*, Vitis* vinifera; **4.** Homöopathie: u. a. Zubereitungen aus Aesculus* hippocastanum. Vgl. Thrombophlebitis.

Varizen (↑) *fpl*: sog. Krampfadern; unregelmäßig schlauchförmig od. ampullär-knotenförmig erweiterte u. geschlängelte (oberflächliche) Venen; **Ursache:** Venenwandschwäche bzw. intravasale Druckerhöhung od. Venenklappeninsuffizienz; **Vorkommen:** primär (angeboren) od. sekundär (z. B. nach Thrombose, bei Volumenüberlastung infolge Beteiligung an einem Kollateralkreislauf); v. a. multipel auftretend an den unteren Extremitäten (s. Varikose), im Bereich des Verdauungstrakts (z. B. Ösophagusvarizen, Rektumvarizen) u. der Bauchdecke (Caput medusae). Vgl. Hämorrhoiden, Insuffizienz, chronisch-venöse.

Vata: s. Dosha.

Veganer *m*: strikter bzw. strenger Vegetarier, der auch sämtliche vom Tier stammende Nahrungsmittel ablehnt, z. T. auch Honig; häufig auch Ablehnung von Gebrauchsgegenständen, deren Material von Tieren stammt (z. B. Leder, Wolle); sog. New Vegans (neue Veganer) verzichten zusätzlich auf jede erhitzte Nahrung. Vgl. Rohkost-Ernährung, Vegetarismus.

Vega|test *m*: s. VRT-Vegatest.

Vegetarier (lat. vegetare beleben) *m*: sich vorwiegend od. ausschließlich von pflanzlicher Nahrung Ernährender; s. Vegetarismus.

Vegetarismus (↑) *m*: Ernährungsform u. Lebensweise, bei der aus ethisch-religiösen, gesundheitlichen, sozialen, toxikologischen, ökologischen, ökonomischen, kosmetischen, spirituellen bzw. ästhetischen Motiven neben pflanzlichen Lebensmitteln nur solche Produkte tierischen Ursprungs verzehrt werden, die von lebenden Tieren stammen (Milch, Eier, Honig; mit Ausnahme der Veganer*); **Formen: 1.** streng vegetarisch od. vegan (völliges Meiden vom Tier stammender Nahrungsmittel, bei den New Vegans auch erhitzte Nahrung); **2.** lakto-vegetarisch (Verzehr auch von Milch u. Milchprodukten); **3.** ovo-vegetarisch (Verzehr auch von Eiern); **4.** ovo-lakto-vegetarisch (Verzehr auch von Eiern, Milch u. Milchprodukten); **ernährungsphysiologische Bewertung:** Die ovo-lakto-vegetarische u. lakto-vegetarische Form ist als Dauerkost geeignet. Eine bedarfsgerechte Ernährung ist bei ausreichender Menge an Ei bzw. Milchprodukten möglich. Günstig zu bewerten sind die hohe Zufuhr an Kohlenhydraten, Ballaststoffen*, antioxidativen Vitaminen u. sekundären Pflanzenstoffen* bei gleichzeitig niedriger Zufuhr an gesättigten Fettsäuren, Cholesterol* u. Purinen. Bei der veganen Form sind eine hohe Nährstoff- u. geringere Energiedichte vorteilhaft, jedoch ist die Bedarfsdeckung von Proteinen, Eisen, Calcium, Vitamin D u. Vitamin B_{12} kritisch. Eine Bedarfsdeckung ist bei umfangreichem Ernährungswissen u. geschickter Kostzusammenstellung möglich, evtl. ist eine Supplementierung erforderlich; nicht zu empfehlen für Schwangere, Stillende, Säuglinge u. Kleinkinder. Vegane Rohkost-Ernährung ist trotz der hohen Nährstoffdichte aufgrund einer geringen Energiedichte u. der Defizite bestimmter Nährstoffe nicht als Dauerkost geeignet.

Vegeto|therapie (lat. vegetus lebhaft, munter; Therapie*) *f*: s. Orgontherapie.

Veilchen|wurzel: s. Iris.

Venen|beschwerden (lat. vena Röhrchen, Kanal): s. Thrombophlebitis, Varikose.

Venen|entzündung (↑): Phlebitis; s. Thrombophlebitis.

Veratrum album L. *n*: Weiße Nieswurz, Weißer Germer; Pflanze aus der Familie der Liliaceae (Liliengewächse); **Arzneidroge:** getrockneter Wurzelstock mit Wurzeln (Veratri rhizoma); **Inhaltsstoffe:** Veratrumalkaloide Protoveratrin A u. B u. Germerin, weitere Alkaloide, Alkamine, Glykoside, Fett, Stärke, Zucker; **Wirkung:** stark giftig; **Homöopathie:** bewährte Indikation bei Kollapszuständen, auch in der Anthroposophischen Medizin.

Verbal|sug|gestion (lat. verbalis aus Wörtern bestehend, auf sprachlichem Weg; suggestio Unterlegung, Beeinflussung) *f*: Suggestion* durch Worte; z. B. Bestandteil der Hypnose*.

Verbasci flos *m*: s. Verbascum.

Verbascum *n*: Königskerze, Wollblumen; Stauden aus der Familie der Scrophulariaceae (Braunwurzgewächse); Verbascum densiflorum Bertoloni (Großblütige Königskerze), Verbascum phlomoides L. (Windblumen-Königskerze, Filzige Königskerze), Verbascum thapsus L. (Echte Königskerze); **Arzneidroge:** Blumenkronen (Verbasci flos, Wollblumen); **Inhaltsstoffe:** ca. 3 % Schleimstoffe, Iridoide (z. B. Aucubin), Saponine (z. B. Verbascosid), Flavonoide, ca. 11 % Invertzucker; **Wirkung:** reizlindernd, expektorierend, antiphlogistisch; **Verwendung:** in Teemischungen u. a. galenischen Zubereitungen; nach **Kommission E** bei Katarrhen der Atemwege, insbesondere in der Pädiatrie; **Dosierung:** Tagesdosis 3–4 g Droge, Zubereitungen entsprechend; Hinweis: Droge muss sehr trocken aufbewahrt werden; **Nebenwirkungen:** keine bekannt; **Kontraindikation:** keine bekannt; **Wechselwirkung:** keine bekannt.

Verbena officinalis L. *f*: Eisenkraut; ein- bis mehrjährige Pflanze aus der Familie der Verbenaceae (Eisenkrautgewächse); **Arzneidroge:** während der Blütezeit gesammelte u. getrocknete Blätter u. obere Stängelabschnitte (Verbenae herba); **Inhaltsstoffe:** Iridoidglykoside (Verbenalin, Hastatosid) u. Kaffeesäurederivate (Verbascosid); **Wirkung:** antimikrobiell, immunstimulierend, antitumoral, diuretisch, antitussiv, antiinflammatorisch, sekretolytisch; **Verwendung:** von der **Kommission E** negativ monographiert; als Teeaufguss **traditionell** innerlich bei Erkrankungen der Atemwege, der Mund- u. Rachenschleimhaut, bei nervösen Störungen, Leber- u. Gallenerkrankung, rheumatischen Beschwerden; äußerlich als Gurgelmittel bei Erkältungen, bei Hautleiden mit Juckreiz, Sonnenbrand u. Verbrennungen. Die Wirksamkeit bei den beanspruchten Anwendungsgebieten ist nicht belegt.

Verbrennung: thermische Gewebeschädigung infolge externer (z. B. direkte Flammeneinwirkung) od. interner (z. B. Elektrounfall) Hitzeeinwirkung; **Einteilung:** entsprechend der Tiefenausdehnung in der Haut in **Grad 1:** Verletzung der Epidermis mit Rötung, Schwellung, Schmerz; narbenlose Heilung; **Grad 2a:** Abheben der Epidermis von der Dermis mit Blasenbildung; narbenlose Heilung; **Grad 2b:** schmerzhafte Teilzerstörung der Dermis mit oberflächlicher Koagulation od. intrakutaner Thrombose; Heilung mit Narbe; **Grad 3:** Totalzerstörung von Haut u. Hautanhangsgebilden, ggf. Fortschreiten in tiefere Schichten mit schrumpfender Koagulationsnekrose; Narben, häufig Keloidbildung u. Kontraktur; die betroffene Körperoberfläche wird beim Erwachsenen nach der Neunerregel abgeschätzt (s. Abb.). Neben lokalen Symptomen ist das Auftreten einer Verbrennungskrankheit mit Allgemeinsymptomen bei V. von mehr als 15 % der Haut möglich. **Therapie: 1.** initial Kaltwasserbehandlung (für ca. 15 Minuten), Abdeckung offener Flächen durch sterile (mit Metall bedampfte) Folien (keine Anwendung von Salben), Infusionstherapie; **2.** Phytotherapie: **traditionell** bei leichten V. Zubereitungen aus Hypericum perforatum, Olivenöl u. Achillea millefolium; **3.** Homöopathie: Zubereitungen aus Atropa* belladonna, Urtica*, Cantharidin*, Causticum* Hahnemanni, Apis* mellifera. Schwerstbrandverletzte (mehr als 20 % der Körperoberfläche mit V. 2. u. 3. Grades) sollten wegen typischer schwerer Komplikationen (Sepsis, ARDS, akutes Nierenversagen) in einer Spezialklinik behandelt werden.

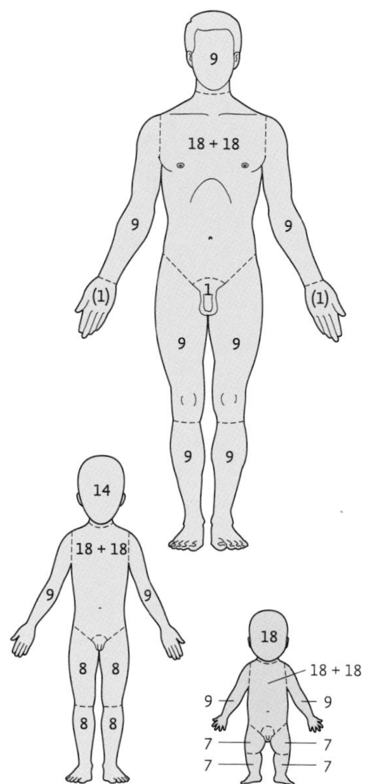

Verbrennung: Berechnung der Fläche verbrannter Haut in Prozent nach der sog. Neunerregel für Erwachsene, Kinder (5 Jahre) u. Säuglinge

Verdauungs|störung: s. Dyspepsie, funktionelle.

Verfahren, dia|phoretisches: Teil der ausleitenden Therapie*, bei dem verschiedene Mittel (s. Diaphoretikum) u. Methoden zur Anregung der Schweißsekretion eingesetzt werden, die gleichzeitig zur Ausscheidung von Giftstoffen führen sollen.

V

Verfahren, di|uretisches: Form der ausleitenden Therapie* zur Anregung der natürlichen Harnausscheidung; als pflanzliche Diuretika bzw. Aquaretika dienen u. a. Birkenblätter (s. Betula), Orthosiphon* aristatus, Ononis* spinosa, Asparagus* officinalis, Equisetum* arvense u. Brennesselkraut (s. Urtica), die mit großen Trinkmengen kombiniert werden.

Verfahren, emetisches: kaum noch verwendete Form der ausleitenden Therapie*, bei der der Organismus von schädlichem Mageninhalt befreit werden soll u. reflektorische Vorgänge im oberen Magen-Darm-Trakt angeregt werden sollen; als Emetika* werden Brechweinstein, Apomorphin (s. Morphin) u. Cephaelis* ipecacuanha eingesetzt; **Anwendung:** bei Kopfschmerz, Migräne, Angina tonsillaris, Magen- u. Galleleiden; in der Intensivmedizin bei Intoxikationen unverzichtbar u. genauso effektiv wie das mit höherem Risiko verbundene Spülen des oberen Verdauungstraktes.

Verfahren, em|menagoges: kaum noch verwendete Methode der ausleitenden Therapie* zur Förderung der Menstruation, z. B. durch Heilpflanzen (s. Emmenagogum); **Anwendung:** bei verschiedenen Erkrankungen (insbesondere Erkrankungen des rheumatischen Formenkreises, Kopfschmerz, Depression), in der Vorstellung, schlechte Säfte (i. S. der antiken Humores; s. Humoralpathologie) aus dem Körper zu entfernen.

Verhaltens|modi|fikation (lat. modificare regulieren) *f*: allgemeine Bez. für den Prozess der Veränderung von beobachtbaren Verhaltensweisen sowie von Kognitionen u. Emotionen*. Vgl. Verhaltenstherapie.

Verhaltens|therapie (Therapie*) *f*: Abk. VT; von Eysenck geprägte Bez. für eine Form der Psychotherapie*, die Verhalten als durch einen Lernprozess erworben u. entsprechend veränderbar ansieht; im Gegensatz zu tiefenpsychologisch orientierten Verfahren (s. Tiefenpsychologie, Psychoanalyse), die sich mit Ursachen befassen, untersucht die V. mit einer Verhaltensanalyse (s. SORKC-Modell, BASIC-ID-Modell) die Bedingungen für eine Erkrankung u. zielt auf eine Veränderung des aktuellen Verhaltens ab. **Methode: 1.** klassische Konditionierung (Erzeugung von bedingten Reflexen u. Reaktionen durch das Setzen spezifischer Reize); **2.** operante (instrumentelle) Konditionierung (Lernen am Erfolg bzw. mit Hilfe von positiven u. negativen Verstärkern); **3.** Konfrontationstherapie*; **4.** Biofeedback*. Vgl. Therapie, rational-emotive; Verhaltenstherapie, kognitive.

Verhaltens|therapie, kognitive (↑) *f*: Bez. für verschiedene Formen der Psychotherapie*, die auf kognitiven Lerntheorien basieren; im Gegensatz zur klassischen Verhaltenstherapie* mit dem Schwerpunkt auf externer Kontrolle betont die k. V. die kognitiven Prozesse (Wahrnehmung, Denken, Sprechen, Informationsaufnahme u. -verarbeitung), die den therapeutischen Ansatzpunkt zur Veränderung von Einstellungen u. Bewertungen darstellen. Ein wichtiges Verfahren der k. V. stellt die rational-emotive Therapie* dar.

Verkleppern: s. Plussing.

Verletzung: s. Wunde.

Veronica officinalis L. *f*: Ehrenpreis; mehrjährige krautige Pflanze aus der Familie der Scrophulariaceae (Rachenblütler); **Arzneidroge:** während der Blütezeit gesammeltes u. getrocknetes Kraut (Veronicae herba, Ehrenpreiskraut); **Inhaltsstoffe:** 0,5–1 % Iridoidglykoside (z. B. Aucubin u. Catalpol sowie die Catapolester Veronicosid, Verprosid u. Mussaenosid), Flavonoide, 9,5 % Triterpensaponine, 0,56 % Gerbstoffe; **Wirkung:** ulkusprotektiv u. -heilend, expektorierend, antidiarrhoisch; **Verwendung:** von der **Kommission E** negativ monographiert; als Aufguss **traditionell** innerlich bei Erkrankungen der Atemwege, des Magen-Darm-Trakts, der Leber u. der ableitenden Harnwege, bei Gicht u. rheumatischen Beschwerden, bei nervöser Überreiztheit; äußerlich als Gurgelmittel bei Schleimhautentzündungen, zur Wundheilung u. bei chronischen Hautleiden mit Hautjucken. Die Wirksamkeit bei den beanspruchten Anwendungsgebieten ist nicht belegt.

Verschlackung: umgangssprachliche Bez. für die Ablagerung von eliminationspflichtigen Zwischen- u. Endprodukten des Stoffwechsels (z. B. Harnsäure), Exo- u. Endotoxinen, Immunkomplexen u. a. in Bindegewebe od. Interstitium sowie in bradytrophe Gewebe; pathologische Speicherung bei dauerhaft überhöhter Nahrungszufuhr im Fettgewebe, im Bindegewebe als Proteoglykane, in der kapillaren Basalmembran als Lipoproteide u. in der arteriellen Media z. B. als Cholesterol-Protein-Komplex od. als Amyloid. Vgl. Entschlackung.

Verschluss|krankheiten: klinischer Oberbegriff für Erkrankungen, die durch obliterierende Gefäßprozesse verursacht werden u. sich klinisch durch die funktionellen Auswirkungen bzw. organischen Folgezustände der resultierenden arteriellen Durchblutungsstörung* od. venösen Rückflussstauung (s. Thrombophlebitis) manifestieren; im **arteriellen** Gefäßsystem arterielle Verschlusskrankheiten, im **venösen** System Thrombophlebitis u. Phlebothrombose (Thrombose). Vgl. Arteriosklerose.

Verschreibung, paradoxe: s. Therapie, systemische.

Verstauchung: s. Distorsion.

Verstopfung: s. Obstipation.

Very-point-Methode (engl. very sehr; point Punkt) *f*: eine von dem Arzt u. Akupunkteur Jochen Gleditsch entwickelte Technik zur exakten Auffindung reflektorisch veränderter Hautpunkte, die meist reaktiven Punkten der Akupunktur* entsprechen; empfohlen wird zur Lokalisation der Punkte eine Vorlokalisation durch sorgfältige funktionelle Palpation u. anschließendes tangentiales, lockeres Abklopfen des Hautareals mit einer sehr feinen Einmalkanüle od. einer Akupunkturnadel (meist entlang eines Meridians*). Ist der exakte Punkt mit der Nadel getroffen, so penetriert diese mühelos mit erkennbarem Widerstandsverlust („lost of resistance") in das Gewebe.

Vesikation (lat. vesica Blase) *f*: sog. Balsenzug, ein aus der Humoralpathologie* stammendes Verfahren, das B. Aschner als Verfahren der ausleitenden Therapie* in seine Konstitutionsbehandlung (s. Aschner-Methode) einführte; eines der bekanntesten Mittel zur V. ist das Cantharidinpflaster*. Die dadurch erzeugte Blase wird ca. 8–12 (bis maximal 24) Std. nach Anlegen des Pflasters steril u. unter Erhalt der Blasenhaut geöffnet u. der lymphreiche Blaseninhalt von einigen Therapeuten als Autovakzine* reinjiziert. Als Wirkungsmechanismen werden u. a. verstärkte Durchblutung, Immunmodulation, Lymphdrainage u. Normalisierung des Bindegewebe-pH diskutiert. **Anwendung:** bei arthritischen bzw. arthrotischen Gelenkschmerzen (s. Arthritis, Arthrose), Interkostalneuralgien, spastischen Oberbauchbeschwerden (Magenschmerzen, Abdominalkrämpfe*, Ulkuserkrankung), bei Ohrerkrankungen, zur Drainage über infizierten Körperhöhlen; **Kontraindikation:** Nieren- u. Harnblasenentzündungen, vorgeschädigte od. sehr zarte Hautstellen. Forensisch sollte auf die Möglichkeit der persistierenden Hyperpigmentierung der Haut hingewiesen werden.

Viburnum opulus L. *n*: Gemeiner Schneeball; Strauch aus der Familie der Caprifoliaceae (Geißblattgewächse); **Arzneidroge:** getrocknete Rinde (Viburni opuli cortex); **Inhaltsstoffe:** Triterpene, Gerbstoffe, 0,3 % ätherisches Öl, Viburnin (Glucosid der Baldriansäure), Harz mit zahlreichen Fettsäuren (v. a. Baldrian-, Capron-, Essig-, Isovalerian- u. Palmitinsäure); **Wirkung:** spasmolytisch, adstringierend; **Verwendung:** phytotherapeutisch obsolet; **Nebenwirkungen:** bei größeren Dosen od. nach längerem Gebrauch Schwindel, Erbrechen, Sprach-, Bewegungs- u. Bewusstseinsstörungen, Dyspnoe, Mundtrockenheit; **Homöopathie:** Zubereitungen aus der frischen Rinde; bewährte Indikation bei Dysmenorrhö, drohendem Abort.

Viburnum prunifolium L. *n*: Viburnum prunifolium ferrugineum, Viburnum rufidulum; Amerikanischer Schneeball; Strauch aus der Familie der Caprifoliaceae (Geißblattgewächse); **Arzneidroge:** getrocknete Stamm- u. Zweigrinde (Viburni prunifolii cortex); **Inhaltsstoffe:** Scopoletin, Tannine, Oxalsäure, Salicin, Salicylsäure; **Wirkung:** spasmolytisch; **Verwendung:** Droge für Abkochungen u. Tinktur zum Einnehmen; bei Dysmenorrhö, Diarrhö; die Wirkung ist unzureichend belegt; **Dosierung:** Tagesdosis 3-mal 2 TL als Abkochung; **Nebenwirkungen:** keine bekannt; **Kontraindikation:** Acetylsalicylsäure-Sensitivität, Nierensteine, Schwangerschaft; **Wechselwirkung:** Behinderung der Resorption von Mineralstoffen aus der Nahrung (Oxalsäure); **Homöopathie:** Zubereitungen aus den frischen, reifen Früchten; bewährte Indikation bei Regelstörungen, Schwangerschaftsbeschwerden.

Vicht-Krankheit: Bez. der sog. Hildegard*-Medizin für Präkanzerose bzw. die sog. Krebs-Vor-Krankheit (G. Hertzka, 1989); die lateinische Originalbezeichnung lautet „tortiones" od. „colica". Der Auffassung Hildegard von Bingen zufolge entsteht die V.-K. als Folge v. a. sog. kalter schlechter Körpersäfte. Die diagnostischen Zeichen sind kolikartige Bauchschmerzen, rheumatoide Beschwerden u. Herzschmerzen. Vgl. Krebsmanagement nach Hildegard.

Vier|säfte|lehre: s. Humoralpathologie.

Vier|zellen|bad (lat. cella Kammer, Raum): syn. Zellenbad*.

Vigilanz (lat. vigilantia Wachsamkeit) *f*: Wachheit bzw. Wachsamkeit u. damit verbunden eine erhöhte Reaktionsbereitschaft des Organismus.

Vikariation (lat. vicarius stellvertretend) *f*: **1.** Bez. aus der Homotoxikologie* für das Phänomen der Krankheitsveränderung, d. h. das Wechseln einer Krankheit von einer Krankheitsphase (od. einem Krankheitsstadium) in die nächste; dieser Vorgang zeigt sich an der Verschiebung von Krankheitssymptomen, z. B. von einem Ekzem zum Asthma od. umgekehrt (sog. Metamorphose). Unterschieden werden eine progressive u. eine regressive V. Innerhalb der sog. 6-Phasen-Tabelle der Krankheitsentwicklung (s. Phasenlehre, Tab. dort) bedeutet die progressive V. eine Verschlimmerung, die regressive Entgiftung u. Heilung. **2.** in der Homöopathie sind vikarierende Symptome Ausdruck des Körpers für ein inneres Leiden, z. B. äußeres Ekzem bei innerer Psora*, aber auch für Symptome, die andere ersetzen, z. B. Nasenbluten wechselt mit Kopfschmerzen od. verschwindet bei Auftreten der Menstruation.

Vinca-Alkaloide *n pl*: Gruppe von ca. 60 Alkaloiden aus Catharanthus roseus (Vinca rosea L, Tropisches Immergrün); z. T. Kernspindelgifte, die zur Mitosehemmung in der Metaphase führen; **Verwendung:** v. a. Vinblastin, Vincristin u. Vindesin als Zytostatika (z. B. bei Hodentumoren).

Vinca minor L. *f*: (Kleines) Immergrün; Halbstrauch aus der Familie der Apocynaceae (Immergrüngewächse); **Arzneidroge:** oberirdische Teile (Vincae minoris herba); **Inhaltsstoffe:** 0,25–1 % Monoterpen-Indolalkaloide (z. B. 25–65 % Vincamin; s. Vin-

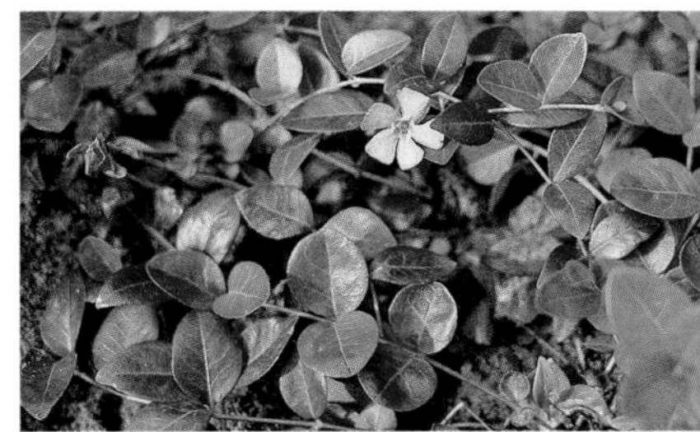

Vinca minor L.: Pflanze [2]

V

ca-Alkaloide); **Wirkung:** hypotensiv, negativ chronotrop, positiv inotrop, spasmolytisch, immunsuppressiv, zytotoxisch; **Verwendung: traditionell** zur Unterstützung des Hirnstoffwechsels, als Geriatrikum, Sedativum, Antihypertonikum, zur Blutstillung. Die therapeutische Verwendung ist wegen nicht ausreichend belegter Wirksamkeit, nicht ausreichender u. stark schwankender Plasmakonzentration an Vincamin bei Anwendung der Droge sowie aufgrund des Verdachts auf Blutbildveränderungen nicht vertretbar. **Homöopathie:** bewährte Indikation bei nässenden Ekzemen.

Vincent-Methode (Louis-Claude V., Hydrologe, Libanon, Paris) *f*: s. Bioelektronik nach Vincent.

Viola tri|color L. *f*: (Wildes) Stiefmütterchen; ein- bis mehrjährige Pflanze aus der Familie der Violaceae (Veilchengewächse); ssp. Vulgaris (Koch) Oborny u. ssp. Arvensis (Murray) Gaudin; **Arzneidroge:** zur Blütezeit gesammelte u. getrocknete oberirdische Teile (Violae tricoloris herba, Stiefmütterchenkraut); **Inhaltsstoffe:** Flavonoide, Methylsalicylglykosid, Phenolcarbonsäuren, ca. 10 % Schleimstoffe, Saponine; **Wirkung:** antiphlogistisch, antioxidativ; **Verwendung:** zerkleinerte Droge für Aufgüsse od. Abkochungen sowie andere galenische Zubereitungen zur äußerlichen Anwendung; nach **Kommission E** bei leichten seborrhoischen Hauterkrankungen, Milchschorf; weitere Indikation: Windeldermatitis; **Dosierung:** 3-mal täglich 1,5 g Droge, Zubereitungen entsprechend; Sitzbad 2–3 EL Stiefmütterchenkraut mit 1 l kochendem Wasser übergießen, nach 15 Minuten ziehen lassen, Überstand in das Badewasser geben; **Nebenwirkungen:** keine bekannt; **Kontraindikation:** keine bekannt; **Wechselwirkung:** keine bekannt; **Homöopathie:** bewährte Indikation bei juckenden Ekzemen.

Viscum album L. *n*: Mistel; kugelförmig wachsender, strauchartiger Halbschmarotzer (verschiedene Wirtsbäume) aus der Familie der Loranthaceae (Mistelgewächse); **Arzneidroge:** Zweige mit Blättern, Blüten u. Früchten (Visci albi herba, Mistelkraut); **Inhaltsstoffe:** Glykoproteine, v. a. Lektine, z. B. Mistellektin I (Viscum-album-Agglutinin, Abk. VAA-I), II u. III; Polypeptide (Viscotoxine), Flavonoide, Lignane, Kaffeesäurederivate, biogene Amine, Kohlenhydrate (konjugierte Glykoproteine, Glykolipide); **Wirkung:** zytostatisch, unspezifisch immunstimulierend; Besserung des Allgemeinbefindens u. der psychischen Befindlichkeit von Tumorpatienten; **Verwendung:** Frischpflanze, Schnitt- od. Pulverdroge zur Herstellung von Injektionslösungen; nach **Kommission E** parenterale Anwendung zur Palliativtherapie im Sinne einer unspezifischen Reiztherapie bei malignen Tumoren (Phytotherapie; Anthroposophie, s. Misteltherapie), entzündlich-degenerativen Gelenkerkrankungen; **Dosierung:** nach Angaben des Herstellers; **Hinweis:** Es werden allopathische phytotherapeutische Mistelpräparate (auf VAA-I standardisiert) u. anthroposophische Mistelpräparate verwendet; **Nebenwirkungen:** bei parenteraler Verabreichung dosisabhängig Schüttelfrost, Fieber, Kopfschmerzen, pektanginöse Beschwerden, orthostatische Kreislaufstörungen, allergische Reaktionen, entzündliche Reizerscheinungen der Venen, subkutane Knotenbildungen am Injektionsort, Lymphkotenschwellungen u. Aktivierung von Entzündungen; **Kontraindikation:** Eiweißüberempfindlichkeit, chronisch-progrediente Infektionen; bekannte Allergien auf Mistelzubereitungen, akut-entzündliche u. hochfieberhafte Erkrankungen, nicht ausreichend therapierte Hyperthyreose, Schwangerschaft; **Wechselwirkung:** keine bekannt; Kombination mit anderen Immunstimulanzien* wird nicht empfohlen.

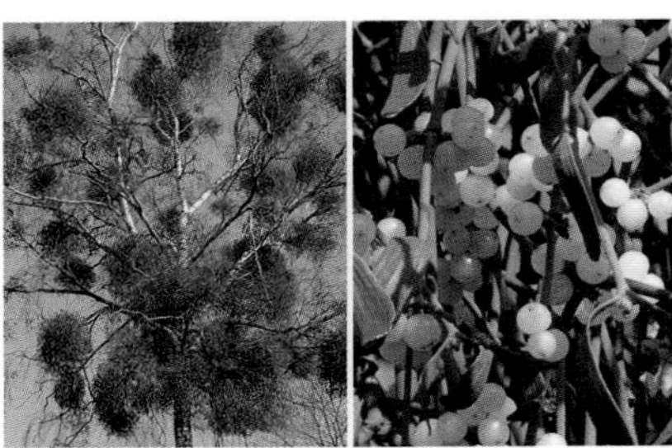

Viscum album L.: Pflanzen u. Frucht

Visualisierung nach Simonton (lat. visus Sehschärfe): syn. Simonton*-Methode.

Vital|blut|bild (lat. vitalis zum Leben gehörend): spekulatives Verfahren nach Brehmer zum Nachweis von sog. Krebserregern (auch Syphonospora polymorpha); wissenschaftlich mehrfach widerlegtes Verfahren. Vgl. Krebs (Tab. dort).

Vital-Ernährung (↑): von Jamila Peiter entwickelte Form der veganen Rohkost*-Ernährung; s. Veganer.

Vital|feld|therapie (↑; Therapie*) *f*: schulmedizinisch nicht anerkanntes Verfahren zur Verbesserung u. Normalisierung der biomagnetischen Vorgänge in einem Organismus; dazu eingesetzt werden elektromagnetische Wellen (therapeutisch wirksam im Bereich von 750 kHz bis 3 GHz) u. ein Magnetfeld mit schwachen, physiologischen Feldstärken. Zusätzlich erzeugte Schwingungen im Bereich der ultraschwachen elektromagnetischen Signale, die unter physiologischen Bedingungen u. i. R. der kybernetischen Steuerung derjenigen der Zelle entsprechen sollen, regen den Körper dazu an, fehlende ultraschwache Signale wieder selbst aufzubauen, so dass das krankhafte Zellsystem sich regenerieren kann. Die über Therapiebänder applizierten Signale sollen für den Heilungsprozess erforderliche biochemische Reaktionen in Gang setzen. Es besteht die Möglichkeit, über einen Zusatzeingang Arzneimittel (z. B. Homöopathika, Allopathika, Nosoden*) aufzumodulieren bzw. einzuschwingen mit dem Ziel, die Schwingungsinformation des Arzneimittels direkt an den gewünschten Ort zu bringen. **Anwendung:** bei chronisch-degenerativen, akut entzündlichen u. allergischen Erkrankungen.

Vita|logie (↑; -logie*) *f*: von P. W. Huggler (1937–1996) begründetes Gesundheitssystem, nach dem eine sog. innere Intelligenz (Innate) mit Hilfe des zentralen Nervensystems den Körper steuert u. koordiniert; durch eine Störung dieses Kontrollorgans (z. B. Druck besonders im Bereich des 1. u. 2. Halswirbels) soll es zu einer Unterbrechung der Weiterleitung von Informationen kommen, die wiederum zu Verspannungen, körperlichem Ungleichgewicht u. Krankheit führen kann. Entspannung im Bereich der Wirbelsäule u. besonders der Halsmuskulatur unter Anleitung eines Therapeuten soll dem Körper bei Selbstheilung u. Regeneration helfen.

Vital|stoffe (↑): s. Vollwertkost.

Vit|amin A *n*: Sammelbez. für eine Gruppe fettlöslicher (natürliche u. synthetische) Verbindungen mit Retinoidstruktur; aus biologischer, pharmakologischer u. ernährungsphysiologischer Sicht nur Substanzen mit voller V.-A-Aktivität (s. Vitamine), d. h. Retinol u. seine Ester; biologisch am wirksamsten ist **Vitamin A_1** (der Alkohol all-trans-Retinol); Provitamine (Carotinoide*, z. B. α-, β-, γ-Carotin) können vom Körper aufgenommen u. in Retinol umgewandelt werden; **biochemische Funktion:** Der Wirkmechanismus ist nicht in allen Fällen eindeutig bekannt; insbesondere beteiligt am Sehvorgang (V. A bildet in Form von 11-cis- od. all-trans-Retinal zusammen mit dem Protein Opsin das Sehpigment Rhodopsin), an Wachstum, Entwicklung u. Differenzierung von Epithelgewebe, Reproduktion (Spermatogenese, Entwicklung der Plazenta, Fetalentwicklung) sowie Testosteronproduktion; **Vorkommen in Nahrungsmitteln:** als Retinol in Tieren u. tierischen Produkten (z. B. Fischleberöl, Leber, Eier, Milch u. Milchprodukte), als 3,4-Didehydroretinol (**Vitamin A_2**) in Salzwasserfischen (v. a. Haifisch, Heilbutt, Makrele) sowie als Carotinoide in Gemüse u. Obst (v. a. Karotten, Feldsalat, Petersilie, Spinat, Aprikosen); **Bedarf** für Erwachsene (D.A.CH. 2000): Männer 1,0 mg Retinoläquivalente (Abk. RE) pro Tag, Frauen 0,8 mg RE pro Tag; 1 mg RE entspricht 1 mg (od. 3,3 IE) Retinol, 6 mg all-trans-β-Carotin od. 12 mg anderer Provitamin-A-Carotinoide; **Mangelerscheinungen:** V.-A-Mangel steht weltweit unter den Vitamin-Mangel-Zuständen an erster Stelle; in Industriestaaten eher selten; Risikogruppen sind Frühgeborene, junge Frauen u. Männer über 65 Jahre. Durch längere Mangelernährung* u. Fehlernährung*, Maldigestion bzw. Malabsorption (z. B. bei Enteritis regionalis Crohn u. Sprue), totale parenterale Ernährung, Pankreaserkrankungen u. Alkoholkrankheit kann es zur Störung der Dunkeladaptation bis Nachtblindheit (Hemeralopie) als Frühsymptom, zu Störungen des Wachstums, der Differenzierung epithelialer Gewebe (Keratomalazie), Eintrocknung der Binde- u. Hornhaut (Xerophthalmie), Verhornung der Talgdrüsen, Atrophie der Schleimdrüsen u. Schleimhäute, Störungen der Knochenbildung, der Fortpflanzung (Atrophie der Testes u. Ovarien) u. in der Schwangerschaft zu Fehlbildungen des Feten kommen. **Hypervitaminose:** bei längerer Einnahme von mehr als 30 mg/d (chronische Form) u. bei therapeutischer Anwendung großer V.-A-Mengen Auftreten von Übelkeit, Erbrechen, Kopfschmerzen, trockener Haut u. Schleimhäute, später auch von Schwellungen des Periosts, Hämorrhagien, Haarausfall, Reizbarkeit, Spontanfrakturen; bei Schwangeren teratogene Wirkung.

Vit|amin A_1 *n*: s. Vitamin A.

Vit|amin A_2 *n*: s. Vitamin A.

Vit|amin B_1 *n*: Thiamin; wasserlösliches Vitamin*, das aus einem Pyrimidinring besteht, der über eine Methylengruppe mit einem Thiazolring verbunden ist; biologisch aktiv ist das Thiamindiphosphat; **biochemische Funktion:** Coenzym der Transketolase im Pentosephosphatzyklus u. bei der Decarboxylierung verschiedener α-Ketosäuren (z. B. Pyruvat, α-Ketoglutarat); vermutlich spielt V. B_1 in Form von Thiamintriphosphat eine noch nicht bekannte Rolle im Nervensystem. **Vorkommen in Nahrungsmitteln:** in fast allen tierischen u. pflanzlichen Lebensmitteln, meist jedoch nur in geringen Mengen; besonders in Vollkorngetreide (z. B. Weizenkeimlinge, Roggen, Haferflocken, Reis, Mais), Hefe, Hülsenfrüchten, Kartoffeln, Sonnenblumenkernen, Schweinefleisch, Innereien u. Fisch (z. B. Forelle, Lachs); **Bedarf** für Erwachsene (D.A.CH 2000): Männer 1,3 mg/d, Frauen 1,1 mg/d; **Mangelerscheinungen:** V. B_1 zählt in allen Altersgruppen zu den kritischen Nährstoffen; Alkoholkranke weisen sehr häufig einen Mangel auf; Auftreten von Gewichtsverlust, Appetitlosigkeit, Herabsetzung der Magensaftproduktion, Herz-Kreislaufversagen, Muskelschwäche, Muskellähmungen, Wadenkrämpfen, psychischen Veränderungen (Müdigkeit, Depressionen, Angstzustände, Reizbarkeit) durch Mangelernährung* u. Fehlernährung*, Malabsorption bzw. erhöhten Bedarf (z. B. Schwangerschaft, Laktation, chronische Hämodialyse); Beri-Beri (kombinierte Vitamin-Protein-Mangelkrankheit), Wernicke-Enzephalopathie; **Hypervitaminose:** alimentär nicht bekannt; bei längerer oraler Aufnahme zu therapeutischen Zwecken in seltenen Fällen Magenbeschwerden, Kopfschmerz, Schweißausbrüche, Tachykardie, Hautreaktionen mit Juckreiz u. Urtikaria.

Vit|amin B_2 *n*: Riboflavin; veraltet Lactoflavin; wasserlösliches Vitamin* mit den Derivaten Flavinmononucleotid (Abk. FMN) u. Flavin-Adenin-Dinucleotid (Abk. FAD); **biochemische Funktion:** FMN u. FAD sind Coenzyme bzw. prosthetische Gruppen wasserstoffübertragender Flavoproteine od. Flavinenzyme im oxidativen Stoffwechsel, z. B.

bei der Dehydrierung u. Desaminierung von D-Aminosäuren, Übertragung von Substratwasserstoff auf Ubichinon (Atmungskette) u. Bildung von Wasserstoffperoxid; **Vorkommen in Nahrungsmitteln:** in tierischen u. pflanzlichen Lebensmitteln; besonders in Milch u. Milchprodukten, Fleisch (Leber), Eiern, Vollkorngetreideerzeugnissen u. Seefisch (z. B. Hering, Makrele, Seelachs); **Bedarf** für Erwachsene (D.A.CH. 2000): 1,5 mg/d; **Mangelerscheinungen:** Die Zufuhr an V. B_2 ist im Durchschnitt ausreichend; Versorgungsengpässe sind lediglich bei älteren Menschen u. jüngeren Frauen, besonders bei Einnahme oraler Kontrazeptiva, festzustellen; Wachstumsstörungen, entzündliche Veränderungen der Schleimhäute, seborrhoische Dermatitis, Mundwinkelrhagaden (in schweren Fällen normochrome normozytäre Anämie) treten selten u. dann erst nach Wochen bei Mangelernährung* od. Fehlernährung*, gesteigertem Bedarf (z. B. Schwangerschaft, Stillen, Leistungssport, chronische Hämodialyse), Malabsorption, Phototherapie bei Hyperbilirubinämie des Neugeborenen u. chronischer Einnahme von Medikamenten (z. B. orale Kontrazeptiva, tricyclische Antidepressiva) auf. **Hypervitaminose:** weder alimentär noch bei therapeutischer Anwendung hoher Dosierungen bekannt.

Vit|amin B_3 *n*: s. Pantothensäure.

Vit|amin B_5 *n*: s. Niacin.

Vit|amin B_6 *n*: syn. Pyridoxin; wasserlösliches Vitamin, das alle 3-Hydroxy-2-methylpyridin-Derivate (Pyridoxol, Pyridoxal u. Pyridoxamin sowie deren 5'-Phosphorsäureester) mit biologischer Aktivität des Pyridoxins umfasst; alle Verbindungen können im Stoffwechsel ineinander umgewandelt werden; **biochemische Funktion:** als Pyridoxal- u. Pyridoxaminphosphat Coenzym in ca. 100 Enzymen fast ausschließlich des Aminosäurestoffwechsels, z. B. Transaminasen u. L-Aminosäuredecarboxylasen; Pyridoxalphosphat tritt mit Proteinen als Modulator in Wechselwirkung, wie z. B. mit Steroidhormonrezeptoren od. mit Hämoglobin (Erhöhung der Sauerstoffaffinität, Verhinderung der Polymerisierung des Sichelzellhämoglobins); **Vorkommen in Nahrungsmitteln:** als Pyridoxal u. Pyridoxamin hauptsächlich in tierischen (Innereien, besonders Leber; Fleisch, Fisch u. Milchprodukten), als Pyridoxin auch in pflanzlichen Lebensmitteln (z. B. Vollkorngetreide, Kartoffeln, Hülsenfrüchte, Bananen); **Bedarf** für Erwachsene (D.A.CH. 2000): 1,8 mg/d; wegen der zentralen Rolle im Aminosäurestoffwechsel ist der Bedarf vom Proteinumsatz abhängig; **Mangelerscheinungen:** Die Aufnahme von V. B_6 ist in der Altersgruppe der 19–35-jährigen u. bei Alkoholkranken häufig unzureichend. Isolierter V.-B_6-Mangel ist alimentär selten; meist besteht eine Unterversorgung mit weiteren Vitaminen des Vitamin-B-Komplexes. Durch Mangelernährung* od. Fehlernährung*, gesteigerten Bedarf (z. B. Schwangerschaft, Stillzeit, chronische Hämodialyse) u. chronische Einnahme von Medikamenten (z. B. hormonale Kontrazeptiva, Isoniazid, D-Penicillamin) kann es zu Dermatitis im Nasen- u. Augenbereich, Entzündungen im Mund u. an den Lippen, Schlaflosigkeit, nervösen Störungen, erhöhter Reizbarkeit, eisenrefraktärer, hypochromer mikrozytärer Anämie u. Krämpfen im Säuglingsalter kommen. **Hypervitaminose:** alimentär nicht bekannt; bei therapeutischer Anwendung hoher Dosierungen selten periphere, sensorische Neuropathie mit Gangstörungen, Reflexstörungen u. Beeinträchtigung des Tast- u. Temperaturempfindens.

Vit|amin B_7 *n*: s. Biotin.

Vit|amin B_9 *n*: s. Folsäure.

Vit|amin B_C *n*: s. Folsäure.

Vit|amin-B-Kom|plex (lat. complexus Umfassen) *m*: Bez. für die wasserlöslichen Vitamine B_1, B_2, B_6, B_{12}, Biotin, Folsäure, Pantothensäure u. Niacin; z. T. werden auch Cholin u. Inosit dazu gezählt.

Vit|amin B_{12} *n*: Cobalamin; Sammelbez. für eine Gruppe wasserlöslicher, strukturell ähnlicher (System von 4 Pyrrolringen, Cobalt* als Zentralatom) Verbindungen; Unterschiede bestehen in der Art der Reste, die am sechsten Liganden des Cobalts substituiert sind, z. B. Desoxyadenosyl-, Cyano-, Methyl- od. Hydroxycobalamin; **biochemische Funktion:** Als Coenzym ist Methylcobalamin an der Methylgruppenübertragung, z. B. bei der Methioninsynthese aus Homocystein, beteiligt; dadurch nimmt V. B_{12} auch teil bei der Überführung der Speicher- u. Transportformen der Folsäure* in ihre Wirkform. Adenosylcobalamin ist an intramolekularen Umlagerungsreaktionen von Alkylresten beim Abbau ungeradzahliger Fettsäuren od. der Aminosäuren Methionin, Threonin u. Isoleucin beteiligt. **Vorkommen in Nahrungsmitteln:** V. B_{12} wird ausschließlich von Mikroorganismen synthetisiert u. kommt daher nur in tierischen Lebensmitteln (insbesondere Leber, Niere, Muskelfleisch, Fisch, Eier, Milch u. Milchprodukte) vor; in geringen Mengen auch in vergorenen pflanzlichen Produkten (z. B. Sauerkraut u. Bier) sowie in Wurzeln von Pflanzen, die V. B_{12} aus Bodenbakterien aufnehmen. Viele der in der Natur vorkommenden B_{12}-Vitamine haben für den Menschen keine Vitaminwirksamkeit (s. Vitamine). **Bedarf** für Erwachsene (D.A.CH. 2000): 3,0 μg/d; während Schwangerschaft u. Stillzeit wird eine um 0,5 μg/d höhere Zufuhr empfohlen; **Mangelerscheinungen:** Zu den Risikogruppen zählen sich streng vegetarisch Ernährende (s. Vegetarismus) u. Alkoholkranke, wobei sich ein Mangel sehr selten u. dann erst nach 5–10-jähriger V.-B_{12}-freier Ernährung entwickelt. Bei Mangelernährung* u. Fehlernährung*, Resorptionsstörungen (z. B. Intrinsic-factor-Mangel) od. angeborener Cobalamin-Transportstörung kann es zu perniziöser Anämie mit Leuko- u. Thrombopenie sowie zur Degeneration der Hinter- u. Seitenstränge des Rückenmarks (funikuläre Myelose mit Störungen der Tiefensensibilität, hyperaktiven Reflexen u. Ataxie) od. zu epithelialen Veränderungen der Mukosa des Verdauungstrakts kommen. **Hypervitaminose:** weder alimentär noch bei therapeutischer Anwendung hoher Dosierungen bekannt.

Vit|amin C *n*: Ascorbinsäure; wasserlösliches, leicht oxidierbares Vitamin*, das L-Threo-hex-2-enono-1,4-lacton u. dessen Derivate mit biologischer Wirkung von L-(+)-Ascorbinsäure umfasst; **biochemische Funktion:** Radikalfänger; dient als Redoxsystem bei Hydroxylierungsreaktionen (z. B. Kollagen-, Carnitin-, Tyrosin-, Katecholamin- u. Steroidsynthese), ist am mikrosomalen Elektronentransport beteiligt, fördert die Eisenresorption, hemmt die Nitrosaminbildung u. beeinflusst evtl. das Immunsystem; **Vorkommen in Nahrungsmitteln:** in pflanzlichen u. (besonders durch Supplementierung) tierischen Lebensmitteln weit verbreitet, da höhere Pflanzen u. die meisten Tiere aus Glukose V. C synthetisieren können; besonders in Obst (z. B. Sanddorn, schwarze Johannisbeeren, Kiwi u. Zitrusfrüchte), Gemüse (Petersilie, Paprika, Grünkohl, Broccoli, Kartoffeln) u. Leber; **Bedarf** für Erwachsene (D.A.CH. 2000): 100 mg/d; für Raucher wird eine um 50 mg/d höhere Zufuhr empfohlen; **Mangelerscheinungen:** Bei den Ernährungsgewohnheiten in Deutschland ist die Bedarfsdeckung meist gut. Durch Fehlernährung* od. Mangelernährung* (z. B. allein stehende, ältere Menschen, Extremdiäten, Alkoholkrankheit) bzw. erhöhten Bedarf (z. B. Schwangerschaft, Dialyse, Rauchen) u. Malabsorption kann es zu Skorbut mit Frühsymptomen wie verminderter körperlicher Leistungsfähigkeit, Müdigkeit, Reizbarkeit, Gelenk- u. Gliederschmerzen sowie später zu Blutungen in Haut, Schleimhäute u. Muskulatur, schwammigem Zahnfleisch, Zahnausfall, schlechter Wundheilung, Infektanfälligkeit u. hypochromer mikrozytärer Anämie kommen; bei Säuglingen Auftreten der Möller-Barlow-Krankheit; **Hypervitaminose:** weder alimentär noch bei therapeutischer Anwendung hoher Dosierungen bekannt; bei zu hoher oraler Zufuhr im Grammbereich Auftreten von Diarrhöen.

Vit|amin D *n*: Calciferole; Sammelbez. für eine Gruppe fettlöslicher Vitamine* zur Regulation des Calcium- u. Phosphathaushalts, die chemisch den Steroiden nahestehen; die beiden wichtigsten Calciferole sind das pflanzliche Ergocalciferol (Vitamin D_2) u. das tierische Cholecalciferol (Vitamin D_3), die vor allem als Provitamine Ergosterol bzw. 7-Dehydrocholesterol vorliegen. Die eigentlichen V. entstehen unter Einwirkung von Ultraviolettstrahlung. Die biologisch aktive Form ist das 1,25-Dihydroxycholecalciferol, das im Körper durch zweimalige Hydroxylierung aus Cholecalciferol entsteht. Da 7-Dehydrocholesterol u. somit V. D aus Cholesterol* im Organismus synthetisiert werden kann, stellt es kein Vitamin im eigentlichen Sinn dar; **biochemische Funktion:** Regulation des Calcium- u. Phosphathaushalts über Darm (Förderung der Calcium- u. Phosphatresorption), Nieren (Förderung der Calcium- u. Phosphatrückresorption) u. Knochen (Mobilisation von Calcium u. Phosphat sowie Mineralisierung) unter Mitwirkung von Parathormon u. Calcitonin; **Vorkommen in Nahrungsmitteln:** besonders in tierischen Lebensmitteln, z. B. in Fischleberöl u. Fisch (v. a. Hering, Lachs, Sardinen), geringe Mengen in Fleisch, Eigelb, Milch u. Milchprodukten sowie Avocado; **Bedarf** für Erwachsene (D.A.CH. 2000): 5 μg/d (1 μg = 40 I. E.); der gesunde Erwachsene kann seinen Bedarf bei ausreichender Sonnenexposition durch Eigensynthese decken; die Zufuhr durch Lebensmittel ist nur von untergeordneter Bedeutung, kann jedoch unter kritischen Bedingungen (Klima, Lebensweise, Hautfarbe) wichtig sein; **Mangelerscheinungen:** Zu den Risikogruppen zählen unreife Frühgeborene, mehr als 6 Monate ausschließlich gestillte Kinder ohne calciumhaltige Beikost u. vegan ernährte Kinder. Durch ungenügende Resorption u. renale Reabsorption von Calcium u. Phosphat kann es zu schweren Mineralisationsstörungen des Skelettsystems (Rachitis) bei Säuglingen u. Kleinkindern mit irreversibler Deformierung der weichen Knochen kommen. Zur Prophylaxe bei reif geborenen Säuglingen wird eine tägliche Gabe von 500 I. E. (12,5 μg) Vitamin D_3 (evtl. in Kombination mit Fluorid als Kariesprophylaxe) empfohlen. Ursachen eines selten vorkommenden V.-D-Mangels bei Erwachsenen mit Auftreten einer Osteomalazie können ungenügende alimentäre Zufuhr, ungenügende UV-Exposition, Malabsorption u. Maldigestion, Leberzirrhose sowie Niereninsuffizienz sein. **Hypervitaminose:** in seltenen Fällen schon bei einer täglichen Zufuhr von 25–50 μg mit Appetitlosigkeit, Übelkeit, Polyurie, Entkalkung der Knochen u. Erhöhung der Calciumkonzentration im Plasma, in Extremfällen Calciumablagerungen in der Intima von Gefäßen, in Herz, Lunge u. Nierentubuli.

Vit|amine *n pl*: organische Verbindungen, die vom Organismus für lebenswichtige Funktionen benötigt, aber im Stoffwechsel nicht od. nicht in ausreichendem Umfang synthetisiert werden können u. regelmäßig mit der Nahrung zugeführt werden müssen (s. Tab. auf S. 392); z. T. kann der Organismus Vitaminvorstufen (Provitamine) in die Wirkform umsetzen (z. B. Vitamin A u. Calciferole). Neben spezifischen Funktionen (z. B. Vitamin A für den Sehvorgang) sind einige V. Bestandteile von Coenzymen, die den Zellstoffwechsel katalysieren. V. werden in fett- u. wasserlösliche Verbindungen unterschieden; fettlösliche V. können im Gegensatz zu wasserlöslichen gespeichert werden, was eine Überdosierung (s. Hypervitaminose) ermöglicht. Beim Menschen entstehen Mangelerscheinungen (Hypovitaminose*, Avitaminose*) infolge falscher od. ungenügender Ernährung, ungenügender intestinaler Resorption, gestörter Darmflora (z. B. durch Antibiotika) od. Zufuhr von Vita-

Vitamine

Name	Abk.	biologisch aktive Form
fettlösliche Vitamine		
Retinol, Retinal, Retinsäure	A	Retinol, Retinal, Retinsäure z. T.
Calciferol	D	1α,25-Dihydroxycholecalciferol
Tocopherol	E	α-, β-, γ-, δ-Tocopherol
Phyllochinon	K_1	Difarnesylnaphthochinon
Menachinon, Farnochinon	K_2	Difarnesylnaphthochinon
wasserlösliche Vitamine		
Ascorbinsäure	C	Ascorbinsäure
Thiamin	B_1	Thiaminpyrophosphat
Riboflavin	B_2	FMN, FAD
Nicotinsäure	PP	NAD, NADP
Pyridoxin	B_6	Pyridoxalphosphat
Pantothensäure	—	Coenzym A
Biotin	H	Carboxybiotin
Folsäure	—	Tetrahydrofolsäure
Cobalamin	B_{12}	5-Desoxyadenosylcobalamin

minantagonisten. Vitaminmangel kann mit Leberschaden (Störung des Stoffwechsels, Depotverlust), Alkoholkrankheit (Leberschaden u. Mangelernährung), Schwangerschaft u. Stillperiode (erhöhter Bedarf) assoziiert sein. Ernährungsbedingter Mangel ist bei ausreichender Nahrungsmittelaufnahme sehr selten. Der tägliche Bedarf nimmt allgemein bei Krankheit, Stress, Schwangerschaft u. Stillperiode zu. Vgl. Non-Vitamine.

Vit|amin E *n*: Tocopherole; Sammelbez. für eine Gruppe fettlöslicher Vitamine*, die alle Derivate des Tocols u. Tocotrienols mit derselben biologischen Aktivität wie die des RRR-α-Tocopherols umfasst; zu den 8 natürlichen Tocopherolen zählen α-, β-, γ-, δ-Tocopherol bzw. -Tocotrienol; **biochemische Funktion:** noch nicht vollständig geklärt; evtl. direkte Membranschutzwirkung, Einflüsse auf die Proteinsynthese u. Funktionen im neuromuskulären System; die antioxidative Wirkung von V. E in vivo u. die Fähigkeit, aggressive Sauerstoffradikale unschädlich zu machen, ist dagegen gut untersucht. **Vorkommen in Nahrungsmitteln:** besonders in pflanzlichen Lebensmitteln, (vornehmlich in kaltgepressten) pflanzlichen Ölen (v. a. Weizenkeimöl, Sonnenblumenöl), Nüssen (v. a. Walnuss, Erdnuss), Getreide u. Gemüse; **Bedarf** für Erwachsene (D.A.CH. 2000): 15 mg RRR-α-Tocopheroläquivalent pro Tag; 1 mg RRR-α-Tocopheroläquivalent entspricht 1 mg (od. 1,49 I. E.) RRR-α-Tocopherol; zunehmend bei steigender Zufuhr an Polyensäuren; die Bedarfsdeckung ist bei durchschnittlicher Ernährung gewährleistet. **Mangelerscheinungen:** alimentär selten; Risikogruppen sind Säuglinge u. Kleinkinder, die mehrere Monate mit alternativer Säuglingsmilch* ernährt werden. Durch pathologische Veränderungen der Verdauungs- u. Absorptionsprozesse od. totale parenterale Ernährung kann es zu Störungen im Bereich der Reproduktion, der Muskulatur, des Nervensystems, des Gehirns, des kardiovaskulären Systems, der Erythrozyten u. der Leber kommen. **Hypervitaminose:** nicht bekannt.

Vit|amin H *n*: s. Biotin.

Vit|aminisierung: Zusatz von Vitaminen* zu Lebensmitteln; gesetzlich geregelt in der Verordnung über vitaminisierte Lebensmittel.

Vit|amin K *n*: Phyllochinone; Sammelbez. für eine Gruppe fettlöslicher Vitamine* mit strukturell unterschiedlichem Grundgerüst, aber ähnlicher antihämorrhagischer Wirkung; Vitamin K_1 (Phyllochinon) u. Vitamin K_2 (Menachinon) kommen natürlicherweise vor, während es sich bei Vitamin K_3 (Menadion) u. Vitamin K_4 (Menadiolester) um synthetische Verbindungen handelt; **biochemische Funktion:** in der Leberzelle an der Biosynthese verschiedener Blutgerinnungsfaktoren beteiligt (Prothrombin, Faktor VII, IX u. X); Wirkungen in der Atmungskette werden diskutiert; **Vorkommen in Nahrungsmitteln:** Menachinone werden von Bakterien u. Phyllochinone von höheren Pflanzen synthetisiert, so dass sowohl in tierischen als auch in pflanzlichen Lebensmitteln V. K enthalten ist; insbesondere in Gemüse (Sauerkraut, Broccoli, Spinat, Kopfsalat, Rosenkohl, Blumenkohl), weniger in Obst, Getreide (v. a. Hafer, Mais, Weizenkleie), Milch u. Milchprodukten sowie Fleisch (v. a. Geflügel); **Bedarf** für Erwachsene (D.A.CH. 2000): nicht genau bekannt; 70 μg/d; da Säuglinge häufig einen V.-K-Mangel aufweisen, wird eine V.-K-Prophylaxe empfohlen; **Mangelerscheinungen:** verlängerte Blutgerinnungszeit, Blutungen in verschiedene Gewebe u. Organe sowie Hämorrhagie durch Schädigung der Darmflora (z. B. durch Antibiotika, Sulfonamide), Malabsorptionssyndrome, chronische Lebererkrankungen u. die Anwesenheit von V.-K-Antagonisten; Osteoporose bei V.-K.-Mangel gehäuft; alimentär selten; bei Säuglingen Hirnblutungen. Die verlängerte Gerinnungszeit wird therapeutisch als Thrombose- u. Herzinfarktprophylaxe genutzt. **Hypervitaminose:** selten; kann Hämolyse, Erbrechen, Porphyrinurie u. Thrombose hervorrufen.

Vit|amin|mangel: s. Hypovitaminose.

Vitaminoide *n pl*: Non*-Vitamine, mit Ausnahme der essentiellen Fettsäuren*.

Vit|amin PP *n*: s. Niacin.

Vitex agnus castus L. *m*: Keuschlamm, Mönchspfeffer; Strauch aus der Familie der Verbenaceae (Verbenengewächse); **Arzneidroge:** Steinbeeren (Agni casti fructus, Keuschlammfrüchte); **Inhaltsstoffe:** bicyclische Diterpene des Labdan- u. Clero-

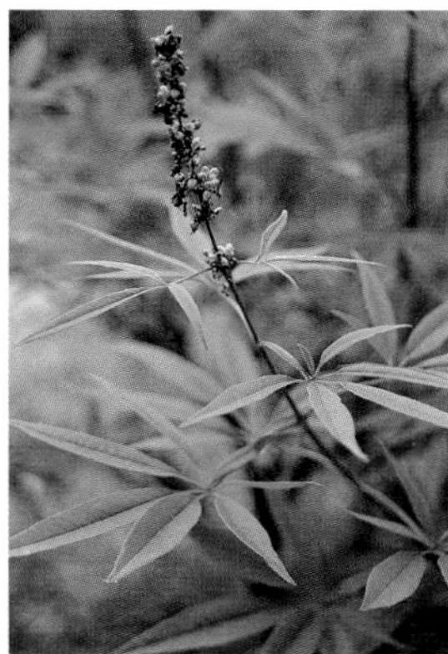

Vitex agnus castus L.: Pflanze [1]

dantyps (z. B. Rotundifuran), Iridoidglykoside (Aucubin, Agnusid), fettes Öl (α-Linolen-, Öl- u. Linolsäure), lipophile Flavonoide, ätherisches Öl (4-Terpineol, α-Pinen, Germacren B u. a.); **Wirkung:** in vitro Hemmung der Prolaktinsekretion; **Verwendung:** wässrig-alkoholische Auszüge (50–70 %) aus zerkleinerten Früchten als Flüssig- od. Trockenextrakt in Fertigarzneimitteln zum Einnehmen; nach **Kommission E** bei Regeltempoanomalien, Menstruationsstörungen (Polymenorrhö, Oligomenorrhö, Amenorrhö), prämenstruellen Beschwerden, Mastodynie; **Dosierung:** Tagesdosis 30–40 mg Droge in Form wässrig-alkoholischer Auszüge, bei prämenstruellen Beschwerden bis zu 240 mg; Mindestanwendungsdauer 3 Monate; **Nebenwirkungen:** gelegentlich juckende, urtikarielle Exantheme; **Kontraindikation:** Schwangerschaft u. Stillzeit; **Wechselwirkung:** keine bekannt; **Homöopathie:** (Agnus castus) bewährte Indikation z. B. bei Impotenz, Hypogalaktie.

Vitis vinifera L. **ssp. vinifera** *f*: Wein, Echte Weinrebe, Weinstock; kletternder Strauch aus der Familie der Vitaceae (Weinrebengewächse); **Arzneidroge:** Blätter (Vitis viniferae folium, Rote Weinlaubblätter); **Inhaltsstoffe:** 4–5 % Flavonoide (v. a. Quercetin-3O-β-D-Glucoronid), Polyphenole, oligomere Procyanidine; **Wirkung:** antiödematös, antiphlogistisch, kapillarabdichtend, Hemmung der Thrombozytenaggregation, antioxidativ; **Verwendung:** ethanolisch-wässrige Extrakte in Form von standardisierten Fertigarzneimitteln zur Einnahme bei chronisch-venöser Insuffizienz; die frischen Trauben werden bei Traubenkuren (basierend auf der laxierenden u. diuretischen Wirkung der Tartrate) u. zur Weinherstellung verwendet; getrocknete Trauben als Laxans, Stomachikum u. bei Heiserkeit; Rosinen, Sultaninen u. Korinthen zu Backwaren; das fette Öl der Kerne (Traubenkernöl) bei Diarrhö, als Speiseöl u. in der Kosmetik. **Dosierung:** empfohlene Tagesdosis 360–720 mg Extrakt; **Nebenwirkungen:** keine bekannt; **Kontraindikation:** keine bekannt; **Wechselwirkung:** keine bekannt.

Völle|gefühl: s. Dyspepsie, funktionelle.

Vogel|beer|baum: s. Sorbus aucuparia.

Vogel|knöterich: s. Polygonum aviculare.

Vojta-Methode (Václav V., Kinderneurologe, Prag, Köln, geb. 1917) *f*: Form der Diagnostik u. Therapie frühkindlicher Bewegungsstörungen (zentrale Koordinationsstörungen, infantile Zerebralparese); **Behandlungsprinzipien: 1.** Verhinderung pathologischer Bewegungsmuster mit Reflexlokomotion (sog. Reflexkriechen u. Reflexumdrehen); **2.** Bahnung physiologischer Bewegungsabläufe unter Einbeziehung sog. Auslösezonen (z. B. Hinterhaupt, Rippen, Kreuzbein), auf die fazilitierender Druck ausgeübt wird. Vgl. Bobath-Methode, Kabat-Methode.

Volks|medizin (lat. ars medicina ärztliche Kunst) *f*: Teilbereich der Volkskunde, der besonders im ausgehenden 19. Jahrhundert bis ca. 1940 v. a. Einzelheiten des Laienwissens* über Heilung u. Heilpflanzen gesammelt, zusammengestellt u. als Glaubensvorstellung interpretiert hat, ohne die Zusammenhänge u. Krankheitskonzeptionen herauszuarbeiten; die neuere Forschung hat in der Konzeption ihrer Vorgehensweisen neue Wege eingeschlagen, indem Phänomene der V. in Beziehung zu den einzelnen Epochen des jeweiligen Kulturraumes gesetzt werden. Vgl. Ethnomedizin, Medizinsystem.

Voll|bad: vollständiges Eintauchen des Körpers mit Ausnahme des Kopfs in Wasser; durch Druckbelastung u. Wärmestauung (bei Warmbad* bzw. Überwärmungsbad*) stark kreislaufbelastend; **Anwendung:** je nach Indikation der verwendeten Badezusätze (s. Arzneibad, Kräuterbad); **Kontraindikation:** Herzinsuffizienz, Hypertonie. Vgl. Dreiviertelbad.

Voll|blut|untersuchung, spektral|ana|lytische: von dem Arzt S. Rilling (1970) eingeführtes Verfahren, bei dem durch spektralanalytische Untersuchung des Vollbluts charakteristische Abweichungen im Mineralstoffgehalt bei verschiedenen Erkrankungen erkennbar sein sollen; spezielle sog. Ionenreliefs der insgesamt 8 untersuchten chemischen Elemente (Na, K, Ca, Mg, Cu, Fe, Al, Zn) sollen sich auch bei Krebserkrankungen zeigen (vermehrt Kalium-, Magnesium-, Calcium-, Eisen- u. Aluminiumionen); Melanompatienten sollen danach z. B. eine um 22 % erhöhte Kaliumkonzentration im Vollblut aufweisen. Es existieren mittlerweile verschiedene Modifikationen dieses Testverfahrens. Spekulatives u. wissenschaftlich nicht gesichertes Verfahren. Vgl. Krebs (Tab. dort).

Voll|guss: Guss* nach Kneipp, der den ganzen Körper umfasst; **Durchführung:** Beginn am rechten Fuß über die Rückseite des Beins zum Gesäß u. innen abwärts; ebenso vom linken Fuß zum Gesäß

u. dann über die rechte Rückenseite, den rechten Arm, die Schulter zum linken Arm; zwischen rechtem u. linkem Schulterblatt hin u. her u. über die linke Seite zum linken Fuß; auf der Körpervorderseite erneut vom rechten Fuß über die Beinaußenseite zur Hüfte u. zurück; vom linken Fuß über Bauch u. Brust bis zum Schlüsselbein u. zurück; **Anwendung:** als thermisches Regulationstraining, zur Kreislaufanregung; **Kontraindikation:** Hypertonie, Kreislaufinsuffizienz.

Voll|kost: Bez. für eine Kost, die den Bedarf an essentiellen Nährstoffen* deckt, in ihrem Energiegehalt den Energiebedarf* berücksichtigt, Erkenntnisse der Ernährungsmedizin zur Prävention beachtet, in ihrer Zusammensetzung den üblichen Ernährungsgewohnheiten angepasst ist u. sich nach den Empfehlungen der Deutschen* Gesellschaft für Ernährung richtet.

Voll|kost, leichte: Kostform zur Vermeidung von unspezifischen Intoleranzen im Bereich des Magen-Darm-Trakts (z. B. Magendruck, Völlegefühl, Blähungen, Schmerzen, Übelkeit, Sodbrennen), die nach der Nahrungsaufnahme beim Gesunden, aber besonders bei Erkrankungen der Verdauungsorgane auftreten können; Unterscheidung zur Vollkost* durch Nichtverwenden von Lebensmitteln, die erfahrungsgemäß häufig Unverträglichkeiten auslösen (s. Tab.); **Prinzip:** generell gemieden werden Fette, zu heiße u. kalte Speisen, grobe u. frische Brotsorten, blähende Gemüsearten, scharfe Gewürze, stark zucker- u. salzhaltige Speisen, kohlensäurehaltige Getränke, Alkohol u. Nicotin; bevorzugt werden fettarme Zubereitungstechniken (Dünsten, Dämpfen, Grillen, Garen in Folie) u. häufige kleine Mahlzeiten, die in Ruhe eingenommen u. gründlich gekaut werden.

Vollkost, leichte
Lebensmittel, Speisen und Getränke, die erfahrungsgemäß Unverträglichkeiten auslösen (nach Arbeitsgemeinschaft für klinische Diätetik, 1994)

Lebensmittel	Intoleranzen (%)
Hülsenfrüchte	30,1
Gurkensalat	28,6
frittierte Speisen	22,4
Weißkohl	20,2
CO_2-haltige Getränke	20,1
Grünkohl	18,1
fette Speisen	17,2
Paprikagemüse	16,8
Sauerkraut	15,8
Rotkohl	15,8
süße und fette Backwaren	15,8
Zwiebeln	15,8
Wirsing	15,6
Pommes frites	15,3
hartgekochte Eier	14,7
frisches Brot	13,6
Bohnenkaffee	12,5
Kohlsalat	12,1
Mayonnaise	11,8
Kartoffelsalat	11,4
Geräuchertes	10,7
Eisbein	9,0
zu stark gewürzte Speisen	7,7
zu heiße und zu kalte Speisen	7,6
Süßigkeiten	7,6
Weißwein	7,6
rohes Stein- und Kernobst	7,3
Nüsse	7,1
Sahne	6,8
paniert Gebratenes	6,8
Pilze	6,1
Rotwein	6,1
Lauch	5,9
Spirituosen	5,8
Birnen	5,6
Vollkornbrot	4,8
Buttermilch	4,5
Orangensaft	4,5
Vollmilch	4,4
Kartoffelklöße	4,4
Bier	4,4
schwarzer Tee	3,5
Apfelsinen	3,4
Honig	3,1
Speiseeis	2,4
Schimmelkäse	2,2
Trockenfrüchte	2,2
Marmelade	2,2
Tomaten	1,9
Schnittkäse	1,6
Camembert	1,3
Butter	1,2

Voll|wert der Nahrung: von Werner Kollath (1892–1970) geprägter Begriff für die Eigenschaften naturbelassener (Ausnahmen: z.B. Bohnen, Kartoffeln, die erhitzt werden müssen), wenig verarbeiteter pflanzlicher u. tierischer Lebensmittel, in denen alle für eine gesunderhaltende Ernährung wichtigen Inhaltsstoffe in vollem Umfang enthalten sind; im Gegensatz dazu stehen verarbeitete Lebensmittel, in denen wertvolle Inhaltsstoffe vermindert, zerstört od. abgetrennt, d. h. die Nährstoffdichte herabgesetzt u. die Energiedichte häufig erhöht wurden.

Voll|wert-Ernährung: ganzheitlich (d. h. gesundheitlich, ökologisch u. gesellschaftlich) begründete Ernährungsweise, basierend auf ernährungswissenschaftlichen u. ernährungsmedizinischen Grundlagen sowie den Prinzipien von Bircher-Benner (s. Bircher-Benner-Kost) u. Kollath (s. Vollwert der Nahrung); Ernährungsempfehlungen haben die Gesundheits-, Umwelt- u. Sozialverträglichkeit des Ernährungssystems zum Ziel; damit sollen hohe Lebensqualität, Gesundheit, Schonung der Umwelt u. soziale Gerechtigkeit weltweit gefördert werden. **Prinzip:** überwiegend lakto-vegetabile Ernährungsweise (s. Vegetarismus), mit Bevorzugung von gering verarbeiteten Lebensmitteln; die Hälfte der Nahrung besteht aus unerhitzter Frischkost aus möglichst saisonalen u. regionalen Produkten aus anerkannt ökologischer Landwirtschaft, die mit geringem Transport- u. Verpackungsaufwand hergestellt wurden. Zu gesundheitlich wertvollen Lebensmitteln zählen Vollkornprodukte, Gemüse u. Obst, Kartoffeln, Hülsenfrüchte sowie Milch u. Milchprodukte; daneben können Fleisch, Fisch u. Eier verzehrt werden. Die Zubereitung erfolgt schonend u. mit wenig Fett. Gemieden werden Lebensmittelzusatzstoffe* sowie Nahrungsmittel, die mit bestimmten Technologien hergestellt wurden (Gentechnik, Food-Design, radioaktive Bestrahlung). Die **Einteilung der Lebensmittel** erfolgt über den jeweiligen Verarbeitungsgrad mit einer Mengenempfehlung von „sehr empfehlenswert" bis „nicht empfehlenswert" (s. Tab.). Vollwertig i. S. der V.-E. sind möglichst gering verarbeitete Lebensmittel, die noch den vollen Wert der natürlicherweise vorhandenen Inhaltsstoffe besitzen (vgl. Ernährung, vollwertige). Empfohlene Teilmaßnahmen zur schrittweisen **Ernährungsumstellung: 1.** Erhöhung des Anteils an Salaten aus Gemüse u./od. Obst; **2.** Verminderung der Gesamtfettaufnahme (auf ca. 70–80 g/d); **3.** Erhöhung des Anteils an Vollkornprodukten bei gleichzeitiger Verminderung des Verzehrs an isolierten Zuckern u. damit hergestellten Produkten; **4.** Verringerung des Anteils an tierischen Lebensmitteln; **5.** Einbeziehung einer Frischkornmahlzeit* in den Speiseplan. **Ernährungspyhsiologische Bewertung:** bedarfsgerechte Ernährung; gleichzeitig bestehen die

Vollwert-Ernährung
Empfehlungen für die Lebensmittelauswahl gesunder Erwachsener

Lebensmittel/ Eigenschaften	Wertstufen[1] sehr empfehlenswert	empfehlenswert	weniger empfehlenswert	nicht empfehlenswert
Verarbeitungsgrad	nicht/gering verarbeitete Lebensmittel (unerhitzt)	mäßig verarbeitete Lebensmittel (v. a. erhitzt)	stark verarbeitete Lebensmittel (v. a. konserviert)	übertrieben verarbeitete Lebensmittel und Isolate/ Präparate
Mengenempfehlung	etwa die Hälfte der Nahrungsmenge	etwa die Hälfte der Nahrungsmenge	nur selten verzehren	möglichst meiden
Getreide	gekeimtes Getreide, Vollkornschrot (z. B. Frischkornmüsli), frisch gequetschte Flocken	Vollkornprodukte (z. B. Vollkornbrot, -nudeln, -flocken, -feinbackwaren), Vollkorngerichte	Nicht-Vollkornprodukte (z. B. Weißbrot, Graubrot, weiße Nudeln, Cornflakes, Auszugsmehl-Feinbackwaren), geschälter (weißer) Reis	Getreidestärke (z. B. Maisstärke), Ballaststoffpräparate
Gemüse, Obst	Frischgemüse, milchsaures Gemüse, Frischobst	erhitztes Gemüse (auch milchsaures), erhitztes Obst, Tiefkühlgemüse, -obst	Gemüsekonserven (z. B. Tomaten in Dosen), Obstkonserven (z. B. Kirschen in Gläsern)	Vitaminpräparate, Mineralstoffpräparate, Tiefkühlfertiggerichte
Kartoffeln		gekochte Kartoffeln (möglichst Pellkartoffeln)	Fertigmischungen (z. B. Knödelmischung)	Pommes frites, Chips, Kartoffelstärke
Hülsenfrüchte		gekeimte, blanchierte Hülsenfrüchte, erhitzte Hülsenfrüchte	Sojamilch, Tofu, Fertigmischungen (z. B. Bratlingmischung)	Sojafleisch (TVP), Sojaprotein, Sojalecithin

Fortsetzung nächste Seite

Fortsetzung v. S. 395

Vollwert-Ernährung
Empfehlungen für die Lebensmittelauswahl gesunder Erwachsener

Lebensmittel/ Eigenschaften	Wertstufen[1] sehr empfehlenswert	empfehlenswert	weniger empfehlenswert	nicht empfehlenswert
Nüsse, Fette, Öle	mäßig Nüsse, Mandeln, Ölsamen (z. B. Sonnenblumenkerne, Sesam), Ölfrüchte (z. B. Oliven)	mäßig geröstete Nüsse, Nussmuse, kaltgepresste, nicht raffinierte Öle, ungehärtete Pflanzenmargarinen mit hohem Anteil an Kaltpressöl, Butter	gesalzene Nüsse, extrahierte, raffinierte Fette und Öle, ungehärtete Pflanzenmargarinen, Kokosfett, Palmkernfett, Butterschmalz	Nuss(-Nougat)-Creme, gehärtete Margarinen
Milch, Milchprodukte	Vorzugsmilch	pasteurisierte Vollmilch, Milchprodukte ohne Zutaten, Käse ohne Zusatzstoffe	H-Milch(-produkte), Milchprodukte mit Zutaten, Käse mit Zusatzstoffen	Sterilmilch, Kondensmilch, Milchpulver, Milchzucker, Milch-, Molkenprotein, Milch- und Käse-Imitate, Schmelzkäse
Fleisch, Fisch, Eier		mäßig Fleisch (bis 2-mal/ Woche), Fisch (bis 1-mal/ Woche), Eier (bis 2-mal/ Woche)	Fleischwaren, -konserven, Wurstwaren, -konserven, Fischwaren, -konserven	Innereien, Eipulver
Getränke	ungechlortes Trinkwasser, kontrolliertes Quellwasser, natürliches Mineralwasser	Kräuter-, Früchtetees, verdünnte Fruchtsäfte, verdünnte Gemüsesäfte, Getreidekaffee	Tafelwasser, Fruchtnektare, Kakao, Bohnenkaffee, schwarzer Tee, Bier, Wein	Limonaden, coffeinhaltige Getränke, Fruchtsaftgetränke, Instantkakao, Instant-, Sportlergetränke, Spirituosen
Gewürze, Kräuter, Salz	ganze oder frisch gemahlene Gewürze, frische Kräuter	gemahlene Gewürze, getrocknete Kräuter, iodiertes Meer-, Kochsalz	Kräutersalz, Meersalz, Kochsalz	Aromastoffe (natürliche, naturidentische, synthetische), Geschmacksverstärker (Glutamat)
Süßungsmittel	frisches, süßes Obst	mäßig Honig (nicht wärmegeschädigt, verdünnt), Trockenobst (ungeschwefelt, eingeweicht)	Honig (wärmegeschädigt), Trockenobst (geschwefelt), Apfel-, Birnendicksaft, Vollrohrzucker, Ahornsirup, Zuckerrübensirup	isolierte Zucker (z. B. Haushalts-, Trauben-, Fruchtzucker, brauner Zucker), Süßwaren, Süßigkeiten, Süßstoffe

[1] Die Übergänge zwischen den Wertstufen sind teilweise fließend.

Vorteile einer (ovo-)lakto-vegetabilen Ernährung; als Dauerkost geeignet.

Voll|wert|kost: syn. Bruker-Kost; von Max-Otto Bruker entwickelte, vorwiegend ovo-lakto-vegetabile Kostform (s. Vegetarismus) nach den Prinzipien von Bircher-Benner (s. Bircher-Benner-Kost) u. Kollath (s. Vollwert der Nahrung); Ziele der V. sind Prophylaxe u. Therapie von Erkrankungen sowie Stärkung der Abwehrkräfte; **Prinzip:** Bevorzugung von Gemüse, Getreide u. Obst aus biologischem Anbau in nicht erhitzter Form, Butter u. naturbelassenen Ölen, da diese sog. lebendige Lebensmittel sind, die noch alle Vitalstoffe (d. h. Vitamine, Mineralstoffe, Enzyme, hochungesättigte Fettsäuren, Ballast-, Wirk- u. Aromastoffe) enthalten; der Anteil der Rohkost* sollte mindestens ein Drittel der Nahrungsmenge betragen mit täglich einer Frischkornmahlzeit*. Der Verzehr von Rohmilch u. Rohmilchprodukten sowie Eiern ist erlaubt, im Krankheitsfall allerdings zu meiden. Generell gemieden werden sog. tote Nahrungsmittel (ohne Vitalstoffe), z. B. Auszugsmehle u. deren Produkte, Fabrikzucker, raffinierte Öle u. Fette, Fleisch sowie Genussmittel*. **Ernährungsphysiologische Bewertung:** Es gelten die Vorteile einer ovo-lakto-vegetabilen Ernährung; als Dauerkost geeignet. Die i. R. der V. empfohlene alternative Säuglingsmilch* ist strikt abzulehnen.

Vomitus (lat.) *m*: s. Erbrechen.

Vorzugs|milch: s. Rohmilch.

VRT-Vega|test *m*: syn. vegetativer **R**eflex**t**est nach H. W. Schimmel; Modifikation der Elektroakupunktur* nach Voll (Abk. EAV), bei der lediglich von 1 od. 3 Messpunkten (unter Verwendung von Silberelektroden) u. der Beurteilung der sog. Zeigerwegstrecke als Kriterium für Belastung u. Diagnosefindung ausgegangen wird; ähnlich wie die bioelektronische Funktionsdiagnostik* entstand das Verfahren aus dem praktischen Anliegen, die umfangreichen Messpunkte der EAV zu verringern. Bei jeder Messung am reproduzierbaren Messpunkt werden verschiedene sog. homöopathisierte Informationsträgerampullen (z. B. Mesenchym- od. DNA-Ampullen) in den Messkreislauf eingebracht. Der Tester erhält die Antwort über die Veränderung des elektrischen Potentials des Messpunkts u. seiner Zeigerwegstrecke i. S. einer Ja/Nein-Antwort (Ausgangswerteinstellung). Das Verfahren wird zur Beurteilung der Regulationsfähigkeit des Organismus herangezogen. Zudem wird ein Herdtest zur Aufklärung chronischer Irritationen* durchgeführt. Schwerpunkt des Verfahrens ist jedoch der Medikamententest, mit dem das Verfahren begonnen wird. Weitere technische Erweiterungen stellen die Filterverfahren u. Absorbertechniken dar. **Anwendung:** s. Elektroakupunktur. Umstrittenes Verfahren. Vgl. Diagnostik chronischer Irritationen.

VT: Abk. für **V**erhaltens**t**herapie*.

W

Wacholder: s. Juniperus communis.

Wacholder|teer: s. Pflanzenteere.

Wachse: Cera; zu den Lipiden gehörende fettartige, leicht schmelzbare Verbindungen, (chemisch) Ester langkettiger, einwertiger Alkohole mit höheren Fettsäuren; neben chemisch synthetisierten u. teilsynthetisierten W. gibt es mineralische (Ceresin), pflanzliche (Carnauba) u. tierische W., z. B. Bienenwachs (Cera flava) u. Wollwachs (Adeps lanae); letztere werden zur Salbenherstellung verwendet.

Wachstums|schmerzen: ziehende (nächtliche) Schmerzen v. a. an den unteren Extremitäten infolge Periostspannung bei Kindern u. Jugendlichen; **Therapie:** Homöopathie: Zubereitungen aus Calcium* phosphoricum; **cave:** da Wachstum i. Allg. schmerzlos ist, muss immer nach anderen Ursachen gesucht werden, z. B. Chondropathia patellae, aseptische Knochennekrosen, rheumatische od. bösartige Erkrankungen (Leukämie, Plasmozytom).

Waden|wickel: feucht-kalter Wickel* nach Kneipp vom Knöchel über die Wade bis zum Knie; **Anwendung:** zur Fiebersenkung, bei Schlafstörungen; bei venösen Beschwerden auch mit Lehm; **Kontraindikation:** kalte Füße.

Waerland-Kost (Are W., Naturphilosoph, Finnland, 1876–1955): Ernährungs- u. Lebensführungssystem nach den Grundsätzen, dass der Mensch als geistig-seelisch-körperliches Wesen anzusehen ist u. sich das menschliche Bewusstsein durch Harmonie mit den Kräften der Natur entwickelt; Ziele der W.-K. sind Krankheitsvorbeugung, Ausgleich der „Übersäuerung" des Körpers u. Beseitigung der „Fäulnisbakterien" im Dickdarm. **Prinzip:** Grundlage dieser lakto-vegetabilen Ernährung (s. Vegetarismus) ist rohes Gemüse, ergänzt durch in Schale gekochte Kartoffeln, rohes Obst u. Obstkompott, Milch u. Milchprodukte, Vollkornbrot, Nüsse, Samen sowie Kruska (Getreidebrei aus verschiedenen geschroteten Vollgetreidearten: Weizen, Roggen, Gerste, Hafer), der kurz aufgekocht u. zum Quellen aufgestellt wird; weitgehendes Meiden von Zucker, konservierten u./od. konzentrierten Nahrungsmitteln, Fleisch, Fisch, Eiern, Kochsalz, scharfen Gewürzen, Essig, Alkohol, hohem Fettkonsum; sparsamer Gebrauch von Pflanzenölen; Flüssigkeitsaufnahme sollte 3–3,5 l/d betragen; **ernährungsphysiologische Bewertung:** ausreichende Nährstoffversorgung; als Dauerkost geeignet.

Wärme|therapie (Therapie*) *f*: s. Hyperthermie, künstliche.

Wahr|sager: s. Divinator.

Wahr|sage|rute: syn. Wünschelrute*.

waist-hip ratio (engl. Taille-Hüfte-Verhältnis): Parameter zur Bestimmung der Fettgewebeverteilung aus dem Quotienten von Taillen- u. Hüftumfang; sollte bei Männern <1, bei Frauen <0,85 sein; korreliert eng mit dem Auftreten u. Verlauf von koronarer Herzkrankheit, Hypertonie, Diabetes mellitus u. a. Stoffwechselstörungen u. hat einen höheren Aussagewert als das Ausmaß von Übergewicht*. Vgl. Body-mass-Index.

Wald|erd|beere: s. Fragaria vesca.

Wald|meister: s. Galium odoratum.

Wald|rebe, Aufrechte: s. Clematis recta.

Wald-Sanikel: s. Sanicula europaea.

Wald|schlüssel|blume: s. Primula veris.

Walkung: der Knetung* ähnliche Massagetechnik, bei der ganze Muskelgruppen zur Lockerung passiv bewegt werden (s. Abb.).

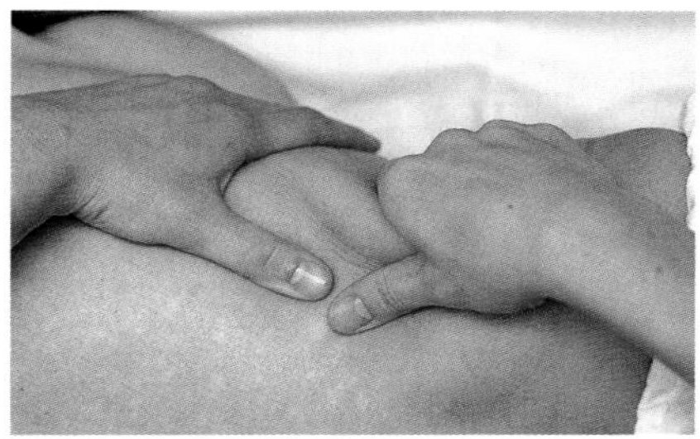

Walkung [3]

Wal|nuss, Echte: s. Juglans regia.

Wannen|bad: in einer Badewanne vorgenommenes Bad*; je nach Wasserhöhe als Vollbad*, Dreiviertelbad* od. Halbbad*.

Wanzen|kraut: s. Cimicifuga racemosa.

Warm|bad: Bad* mit warmem Wasser (36–38 °C, bei Teilbädern wie Dreiviertelbad auch höhere Temperaturen); vgl. Bad, indifferentes; Überwärmungsbad.

Waschung: hydrotherapeutische Maßnahme mit einem in kaltes Wasser getauchten Tuch; mildeste Form der Kaltanwendung*, die eine reaktive Hyperämie bewirken soll; Durchführung während der Kneipp*-Kur meist morgens vor dem Aufstehen; **Anwendung:** als thermisches, abhärtendes Training, bei psychovegetativen u. Kreislaufregulationsstörungen.

Wasser|ader: Bez. für räumlich eng begrenzte Bereiche in kristallinem u. karstigem Untergrund (z. B. Klüfte, Spalten, Auflockerungszonen), in denen Wasser vorkommt; in der Radiästhesie* wird der Begriff in einer sehr allgemeinen Bedeutung ohne wissenschaftliche Basis verwendet. W. sollen Belastungsfaktoren für die körpereigene Abwehr darstellen u. bei längerem Aufenthalt über ihnen (Arbeits-, Schlafplatz) zu Abwehrschwäche u. chronischen Krankheiten führen. Vgl. Geopathie, Erdstrahlen.

Wasser|dost: s. Eupatorium perfoliatum.

Wasser|fasten: s. Fasten.

Wasser|kresse: s. Nasturtium officinale.

Wasser|nabel: s. Centella asiatica.

Wasser, ozonisiertes: Wasser, dem Ozon* zugesetzt wurde; **Anwendung:** bei superinfizierten Wunden, Infektionen u. zur Desinfektion in der Zahnmedizin; gelegentlich zur Spülung im Urogenitalbereich.

Wasser|sucht: s. Ödem.

Wasser|treten: Kaltanwendung* nach Kneipp in einem Tretbecken od. einer Badewanne mit Wasser von 10–18 °C u. einer Wasserhöhe bis handbreit unter der Kniekehle; bei jedem Schritt wird das Bein mit der Fußspitze nach unten (Storchenschritt) ganz aus dem Wasser herausgehoben; Dauer 20–50 Sekunden, bis zum Eintritt eines leicht ziehenden Schmerzes; nach Beendigung Wiedererwärmung durch schnelles Gehen in Beinbekleidung; **Anwendung:** zur Abhärtung*, bei venösen Beschwerden. Vgl. Fußbad.

Wechsel|bad: Bad* in abwechselnd warmem u. kaltem Wasser; in der Kneipp*-Therapie meist als Wechselfuß- od. -armbad; **Durchführung:** zuerst ca. 3–5 Min. in warmes (36–38 °C), dann 20–40 Sek. bis zum Eintritt eines schmerzähnlichen Gefühls in leitungskaltes Wasser, nochmals warm u. abschließend wieder kurz kalt; danach ohne abzutrocknen Anziehen u. Bewegen bis zu Wiedererwärmung u. reaktiver Hyperämie; **Anwendung:** allgemein als thermisches Training u. zur Kreislaufregulierung.

W

Wechsel|guss: Guss* mit abwechselnd warmem u. kaltem Wasser; in der Kneipp*-Therapie meist als Wechselknie-, -arm- od. -vollguss; zeitlicher Ablauf u. Anwendungsgebiete: s. Wechselbad.

Wechsel|jahre: s. Klimakterium.

Wechsel|strom: auch faradischer Strom; elektrischer Strom, bei dem die Ladungsträger (Elektronen od. Ionen) ihre Bewegungsrichtung periodisch ändern; Gegensatz: Gleichstrom*. Vgl. Elektrotherapie.

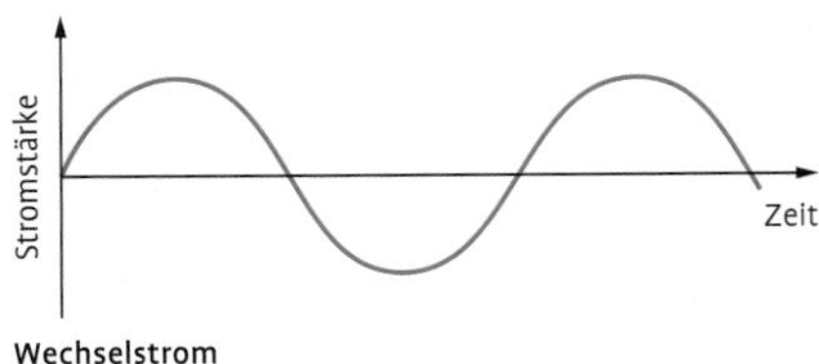

Wechselstrom

Wechsel|wirkung: **1.** Arzneimittelbeziehung*, welche die Wirkung der Arzneimittel stören, aufheben, verstärken, weiterführen od. vollenden kann; **2.** in der Homöopathie* Bez. für eine besondere Art der Reaktion auf ein Arzneimittel; Sonderform der Erstwirkung, bei der erst eine Mittelwiederholung die erwünschte Wirkung bringt.

Wegerich, Indischer: s. Plantago afra.

Weg|lass|diät (Diät*) *f*: syn. Eliminationsdiät*.

Weg|malve: s. Malva silvestris.

Weg|warte: s. Cichorium intybus.

Weich|teil|technik *f*: Bez. der Manuellen Medizin* u. der Osteopathie* für sog. Arbeit am weichen Gewebe; der Begriff wurde vermutlich zur Abgrenzung gegen die Massage* eingeführt; es handelt sich vorwiegend um eine Art Vorbereitung des Bewegungssystems auf die osteopathischen Korrektionstechniken (s. Osteopathie) mit dem Ziel, den muskulären Tonus zu erniedrigen. Die Inhibition wird durch eine kurzzeitige an- u. abklingende digitale Kompression einer Muskelverhärtung durchgeführt. Weitere Techniken sind Längstraktionen u. Dehnungen der Muskulatur ohne Gleitbewegungen bzw. Friktionen von Haut u. Muskel.

Weide: s. Salix.

Weiden|röschen: s. Epilobium.

weight cycling: s. Jo-Jo-Effekt.

Weihe-Druck|punkte: von dem Homöopathiearzt A. Weihe (1886) beschriebene Punkte der Körperoberfläche (s. Projektionssymptom) bzw. der segmentalen Zonen, die allein od. auf Druck schmerzhaft sein können; Weihe beschrieb ein System von ca. 266 Druckpunkten (196 paarig u. 70 unpaarig) u. postulierte Bezüge zwischen bestimmten Symptomen, homöopathischen Arzneimitteln u. diesen Punkten. Die Lokalisation der meisten W.-D. stimmt mit den in der Akupunktur* definierten Punkten (s. Akupunkturpunkte) überein. Die Beobachtungen fanden zu seiner Zeit keine große Beachtung; wissenschaftliche u. klinische Aktualisierung erfuhren die W.-D. erst in Zusammenhang mit der Homöosiniatrie* u. der Neuraltherapie*.

Weih|rauch: s. Boswellia serrata.

Wein: s. Vitis vinifera.

Wein|raute: s. Ruta graveolens.

Weiß|dorn: s. Crataegus.

Wellness-Getränk: Erfrischungsgetränk, z. B. auf der Basis von Frucht- u. Gemüsesäften od. Tee, dem eine gesundheitsfördernde Wirkung zugeschrieben wird. Vgl. Lebensmittel, funktionelle.

Weltmann-Ko|agulati̱ons|band (lat. coagula̱re gerinnen): spekulativer Test zur Krebs(früh)erkennung i. S. eines unspezifischen Eiweißlabilitätstests, bei dem aus geringfügigen Veränderungen der Serumeiweißlabilität Rückschlüsse auf Fehlregulationen des Organismus u. Frühhinweise auf eine Krebsentstehung möglich sein sollen. Vgl. Krebs (Tab. dort).

Wermut: s. Artemisia absinthium.

Wertigkeit: in der Homöopathie* Bez. für **1.** Kennzeichnung der relativen Intensität eines Symptoms od. der Häufigkeit einer Qualität od. Modalität innerhalb eines Arzneimittelbildes*; **2.** die meist dreistufige Gewichtung der Häufigkeit eines Arzneimittels bezüglich eines bestimmten Symptoms im Repertorium*. Die Anzahl der Grade u. ihre Zuordnung variieren je nach Autor. Ursprünglich kennzeichnete W. eine Klassifizierung: 1-wertig bedeutete, dass das Symptom nur in Arzneimittelprüfungen aufgetreten ist, 2-wertig steht für häufiger in Prüfungen u. klinisch in Heilungen bestätigt, 3-wertig entsprechend für sehr häufig auftretend.

Wertigkeit, bio|lo̱gische: Maß für die Qualität eines Lebensmittels in Bezug auf den Proteingehalt, abhängig vom absoluten Gehalt u. dem Verhältnis

$$\text{biologische Wertigkeit} = \frac{\text{retinierter Stickstoff} \times 100}{\text{resorbierter Stickstoff}}$$

der essentiellen Aminosäuren zueinander; **1.** klassische Definition aus der Tierernährung: Die b. W. gibt an, wieviel Gramm Körperprotein aus 100 g eines bestimmten resorbierten Nahrungsproteins synthetisiert werden können; d. h. ein Nahrungsprotein hat die Wertigkeit 100, wenn aus 100 g die gleiche Menge körpereigenes Protein aufgebaut (retiniert) werden kann. **2.** Definition für die Ernährung des Menschen: Die b. W. des Proteins von

$$\text{biologische Wertigkeit} = \frac{\text{Minimalbedarf an Vollprotein (g/kg KG/Tag)} \times 10}{\text{Minimalbedarf an Testprotein (g/kg KG/Tag)}}$$

Vollei wird gleich 100 gesetzt; alle anderen Lebensmittelproteine werden in Relation dazu bewertet. Der Minimalbedarf wird experimentell bestimmt. Durch Kombination verschiedener Proteine entsteht ein sog. Aufwertungseffekt (Werte über 100 möglich; s. Kartoffel-Ei-Diät); weitere gute Proteinkombinationen sind z. B. Hülsenfrüchte u. Getreide sowie Getreide u. Milch (s. Tab.).

Wertigkeit, biologische
Biologische Wertigkeit des Proteins ausgewählter Lebensmittel

Lebensmittel	biologische Wertigkeit
Hühnerei	100
Schweinefleisch	85
Rindfleisch	80
Geflügel	80
Kuhmilch	72
Sojaprotein	81
Roggenmehl (82 % Ausmahlung)	78
Kartoffeln	76
Bohnen	72
Mais	72
Reis	66
Weizenmehl (82 % Ausmahlung)	47
36 % Vollei + 64 % Kartoffeln	136
75 % Milch + 25 % Weizenmehl	125
60 % Vollei + 40 % Soja	124
68 % Vollei + 32 % Weizen	123
76 % Vollei + 24 % Milch	119
51 % Milch + 49 % Kartoffeln	114
88 % Vollei + 12 % Mais	114
52 % Bohnen + 48 % Mais	99

Wesens|glieder: s. Medizin, anthroposophische.

WHO: Abk. für **W**orld **H**ealth **O**rganization; 1948 gegründete Sonderbehörde der Vereinten Nationen mit Sitz in Genf, die sich mit internationalen Gesundheitsfragen u. der öffentlichen Gesundheit befasst; **Organisation:** Repräsentanten der 192 WHO-Mitgliedsstaaten bilden die Weltgesundheitsversammlung (World Health Assembly); 6 Regionalbüros der WHO legen eigene, auf die Gesundheitsbedürfnisse ihrer Mitgliedsländer abgestimmte Programme fest. **Ziel:** Erreichen des höchstmöglichen Gesundheitsniveaus für alle Menschen der Welt (in der Verfassung der WHO dargelegt); **Aufgabe:** internationale Zusammenarbeit auf dem Gebiet des Gesundheitswesens, insbesondere bei Prävention* u. Bekämpfung von Volkskrankheiten u. Seuchen, Aufklärung, Durchführung von Impfprogrammen sowie die Verbesserung hygienischer Bedingungen für Menschen v. a. in Ländern mit niedrigem medizinischen Versorgungsgrad. Hauptaufgaben sind Bewilligung weltweiter WHO-Programme u. des Finanzplanes sowie die Entscheidung wichtiger gesundheitspolitischer Fragen.

Wickel: hydrotherapeutische Maßnahme mit heißen, temperierten od. kalten nass-feuchten Tüchern (meist aus Leinen), die mit einem Zwischentuch (meist aus Baumwolle) u. einem Wolltuch umwickelt werden; evtl. mit Zusatz von Pflanzenbestandteilen (z. B. Heublumen*, Kamille), Essig od. Peloiden (s. Packung); Dauer der Anwendung von kalten W. ca. 20 Min., von wärmestauenden W. 60–90 Min. u. von schweißtreibenden W. 90–120 Min.; nach Abnahme des Wickels Ruhephase von 1 Std. Je nach betroffenem Körperteil werden

Brust-, Arm-, Fuß-, Kurz-, Unter-, Ganzwickel u. a. unterschieden. Vgl. Hydrotherapie, Kompresse.

Wiedemann-Kur (Fritz W., Arzt, geb. 1911; Kur*) *f*: syn. kombinierte Serumtherapie; Form der Regenerationstherapie* mit folgenden Komponenten: **1.** Serumtherapie* mit Organ-Combi-Serum u. Einzelorgansera (8–12 Behandlungen im Abstand von 1–2 Tagen); **2.** Zelltherapie* mit vitalen Zellkernsubstanzen; **3.** Procainbehandlung mit hochdosierten Vitaminkomplexen (vgl. Aslan-Kur); wissenschaftlich umstrittenes Verfahren.

Wiesen|klee: s. Trifolium pratense.

Wiesen|küchen|schelle: s. Pulsatilla pratensis.

Wiesen|kuh|schelle: s. Pulsatilla pratensis.

Wiesen|schlüssel|blume: s. Primula veris.

Wild|wasser: wirkstoffarmes Quellwasser*, das weniger Mineralien, Verbindungen u. Elemente enthält, als für Heilwasser* vorgeschrieben, dessen Heilwirkung aber als Erfahrungswert anerkannt ist; kalte Quellen (sog. Akratopegen) werden von Akratothermen (Thermalquelle, wärmer als 20 °C) unterschieden. **Anwendung:** in der Rekonvaleszenz, bei schmerzenden u. muskulären Bewegungsstörungen.

Windel|dermatitis (gr. δέρμα, δέρματος Haut, Fell; -itis*) *f*: Entzündung der Haut mit erosiver Rötung, Schwellung u. evtl. erodierten Papeln besonders an Gesäß, Genitalien u. Oberschenkeln von Säuglingen u. Kleinkindern; **Ursache:** Wärmestauung (Gummiunterlagen, Plastikhöschen), Mazeration u. Alkalischädigung (Diarrhö, Ammoniakbildung infolge alkalischer Zersetzung des Urins, Seifenrückstände); sekundäre Besiedlung mit Candida, Staphylokokken, Streptokokken u. a. Erregern; **Therapie: 1.** häufiges Windelwechseln, Waschen u. Trocknen (Föhn), evtl. lokale Antimykotika; **2.** Phytotherapie: Zubereitungen aus Chamomilla* recutita, Calendula* officinalis, Hautpflege mit fetten Ölen, z. B. Oenothera* biennis; **traditionell** Zubereitungen aus Hypericum perforatum; **3.** Homöopathie: Zubereitungen aus Calcium* carbonicum, Chamomilla* recutita, Schwefel*.

Winter|de|pression (Depression*) *f*: syn. saisonal-affektive Störung*.

Winter|linde: s. Tilia.

Wirbel|säulen|beschwerden: Sammelbez. für Funktionsstörungen der Wirbelsäule; **Ursache:** am häufigsten altersbedingte Degeneration (in der 5. Dekade bei ca. 60 % der Frauen u. 80 % der Männer), selten Differenzierungsstörungen der Bandscheiben- u. Wirbelanlagen (Wirbelanomalien) sowie lokale od. allgemeine Erkrankungen unterschiedlicher Ätiologie u. Pathogenese (z. B. Entzündung od. Neoplasie); **Therapie:** Chiropraktik*, Interferenzstromtherapie*, Klapp*-Kriechen, Periostmassage*. Vgl. Ischialgie, Kreuzschmerz, Lumbago.

Wirk|stoff: laut Arzneimittelgesetz* Stoffe, die dazu bestimmt sind, bei der Herstellung von Arzneimitteln* als arzneilich wirksame Bestandteile verwendet zu werden. Vgl. Heilmittel.

Wirkungs|dauer: in der Homöopathie* Bez. für das Anhalten einer Arzneimittelwirkung; das Konzept einer festen u. arzneimittelspezifischen W. wurde aufgegeben, da sie zu stark variiert; als Faustregeln dienen: **1.** die W. entspricht der Akuität/Chronizität des Falles; je schneller od. dramatischer der Verlauf einer Erkrankung ist, desto eher ist die Arzneimittelwirkung erschöpft u. desto häufiger muss die Arzneimittelgabe wiederholt werden; **2.** je höher die verabreichte Potenz ist, desto länger hält die Wirkung an; **3.** je stärker allgemeine u. arzneimittelspezifische Stressoren auf den Patienten einwirken (s. Heilungshindernis), desto häufiger muss die Arzneimittelgabe wiederholt werden. Als Orientierung werden D1–D12, C6, C12 ein- bis mehrfach täglich, C30 u. höher alle 4 Wochen u. Q-Potenzen täglich gegeben.

Wirkung, spezifisch-dynamische: veraltete Bez. für nahrungsinduzierte Thermogenese*.

witch doctor (engl. Hexendoktor): Heiler* mit der Aufgabe, Hexen zu entlarven, an Hexerei* erkrankte Menschen zu heilen u. die Gemeinschaft vor den Hexen zu schützen.

Witting-Test *m*: auch sog. Mesenchymtest; spekulativer serologischer Test zur Krebs(früh)erkennung; die sog. Witting-Reaktion stellt eine Fällungsreaktion im Blutserum dar. **Technik:** Das Serum wird mit Elaidinsäure (Isomer der Ölsäure) vorbehandelt u. verdünnt. Nach der Aussalzung einer Globulinfraktion mit dem Salz der Phosphormolybdänsäure erfolgt die Suche nach pathologischen Eiweißen mit spezifischen sog. tumorbedingten Kurvenbildern. Vgl. Takata-Ara-Reaktion, Krebs (Tab. dort).

Wolfs|trapp, Virginischer: s. Lycopus.

Wolga|qualle: syn. Kombucha*.

Woll|blumen: s. Verbascum.

Wünschel|rute: syn. Glücksrute, Wahrsagerute; Anzeigegerät für ortsabhängige Umweltreize, das von Rutengängern zum Auffinden von Reizzonen verwendet wird (radiästhetische Ortung; s. Radiästhesie); in der okkulten Medizin u. zunehmend im Bereich bioinformativer Naturheilverfahren verwendet zur Auffindung von sog. Erdstrahlen*, über dem menschlichen Körper zur Erkennung bestimmter Krankheiten, erkrankter Organe od. geeigneter Arzneimittel; wissenschaftlich sind die empirisch beschriebenen Erscheinungen weitgehend unerforscht od. konnten bislang nicht bestätigt werden. Befürworter spekulieren mit Ankoppelungsphänomenen an sog. ultraschwache fernwirkende Felder. **Formen: 1.** klassische V-Form (zugeschnittene Astgabel); heute meist aus Plastikmaterial od. Stahldraht; waagerechte Drehachse; **2.** Vertikalrute mit vertikaler Drehachse; **3.** Lecher-Rute; **4.** Winkelrute. Nach radiästhetischen Schulen wird das Rutenphänomen durch folgende Bedingungen ausgelöst: unterirdische Wasserführungen, Brüche u. Verwerfungen, elektromagnetische Felder, sog. Reizstreifen*. Vgl. Geopathie.

Wulst|narbe: s. Keloid.

Wunde: Unterbrechung des Zusammenhangs von Körpergeweben mit od. ohne Substanzverlust; **Ursache:** mechanische Verletzung od. physikalisch bedingte Zellschädigung; **Therapie: 1.** Apfelessiggetränk*, ozonisiertes Wasser*; **2.** Phytotherapie: äußerlich z. B. Balsamum peruvianum (s. Myroxylon balsamum), Zubereitungen aus Calendula* officinalis, Echinacea* purpurea, Hamamelis* virginiana, Capsella* bursa-pastoris u. Equisetum* arvense; **traditionell** auch Zubereitungen aus Alkanna, Marrubium vulgare, Ocimum basilicum, Plantago major, Rubus fruticosus, Carlina acaulis, Althaea officinalis, Verbena officinalis, Ericaceae, Ribes nigrum, Chamaemelum nobile, Rubia tinctorum, Cetraria islandica, Populus, Petasites, Ledum palustre, Centaurium erythraea.

Wunder|heilung: Heilung, die als übernatürliches, nicht rational erklärbares od. sogar naturwissenschaftlichen Erkenntnissen widersprechendes Ereignis geschieht; z. B. durch Handauflegen* od. durch das Aufsuchen eines Wallfahrtsorts.

Wurm|erkrankungen: Helminthiasis; durch parasitäre Würmer (Helminthes) verursachte Erkrankungen; **Formen:** z. B. Askariasis, Echinokokkose, Enterobiasis, Filariosen, Onchozerkose, Taeniasis, Trichinose; **Therapie: 1.** Wurmmittel (Anthelminthika): antiparasitäre Chemotherapeutika mit vermifuger od. vermizider Wirkung zur Behandlung von intestinalen Infestationen od. systemischer Infektion durch Helminthes; **2.** zur unterstützenden Behandlung: Rohkostformen, ausleitende Therapie*, mikrobiologische Therapie*, Nosode*; **3.** Phytotherapie: **traditionell** Zubereitungen aus Artemisia vulgaris, Cinnamomum aromaticum, Curcuma longa, Allium sativum, Coriandrum sativum, Carica papaya, Carica papaya, Centaurium erythraea, Artemisia absinthium; bei Askariasis (Spulwürmer) mit Cucurbita pepo, Quassia amara, Tanacetum vulgare, Artemisia cina; bei Bandwurmbefall mit Extractum filicis, Kosoblüten, ucurbita pepo; **4.** Homöopathie: Zubereitungen aus Artemisia* abrotanum, Artemisia* cina, Spigelia.

Wurm|samen: s. Artemisia cina.

Wyethia helenoides *f*: Pflanze aus der Familie der Asteraceae (Korbblütler); **Arzneidroge:** frische unterirdische Teile (Wyethiae rhizoma); **Homöopathie:** bewährte Indikation bei Pollinosis*.

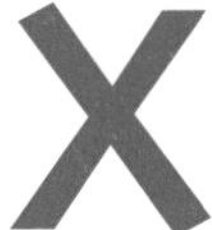

Xeno|biotika (gr. ξένος fremd; βιοτικός lebendig, lebensfähig) *n pl*: **1.** Substanzen, die den Körper zu Abwehrreaktionen veranlassen (Antigene, Toxine u. a.); **2.** für ein ökologisches System fremde Substanzen, z. B. die Umwelt verunreinigende Stoffe; vgl. Ökologie.

Xue (sprich schüe) *n*: in der Traditionellen Chinesischen Medizin* Bez. für das Blut, dessen Entstehung auf die Funktionen von Milz u. Magen (Verdauung) zurückgeführt wird; durch die Nahrungsessenz wird im Mittleren Erwärmer (s. Drei Erwärmer, Syndromdiagnostik, differenzierende) Blut aus der Nahrungsessenz Jing* gebildet; durch die Lungen kommt das Qi* (die Atemluft, Sauerstoff) hinzu, so dass arterialisiertes Blut entsteht, das Nährstoffe enthält. Dieses sog. Ernährungs-Qi fließt in das Herz u. die Blutgefäße, über die es den ganzen Organismus ernährt; aus Blut entstehen auch die Körpersäfte (s. Jin-Ye). Das Blut steht mit dem Qi in engem Zusammenhang: das sog. Qi-Xue od. Xue-Qi (mit dem Sauerstoff der Luft aktiviertes, zirkulierendes Blut) fließt in den Blutgefäßen (Jing-Mai, Xue-Mai); s. Meridiane.

Xysmalobium undulatum R. L. Brown *n*: Uzara; milchsaftführende Staude aus der Familie der Asclepiadaceae (Schwalbenwurzgewächse); **Arzneidroge:** unterirdische Teile 2- bis 3-jähriger Pflanzen (Uzarae radix, Uzarawurzel); **Inhaltsstoffe:** Cardenolidglykoside (Uzarin, Xysmalorin u. a.), Gerbstoffe, Flavonoide; **Wirkung:** motilitätshemmend, spasmolytisch, digitalisartige Herzwirkung; **Verwendung:** Drogenauszüge mit Ethanol/Wassergemischen od. Trockenextrakte, hergestellt aus Methanol/Wasser-Gemischen zum Einnehmen; nach **Kommission E** bei unspezifischer, akuter Diarrhö; **Dosierung:** Erwachsene: initiale Einzeldosis entsprechend 1 g Droge bzw. 75 mg Gesamtglykoside, Tagesdosis entsprechend 45–90 mg Gesamtglykoside berechnet als Uzarin; **Nebenwirkungen:** keine bekannt; **Kontraindikation:** gleichzeitige Therapie mit herzwirksamen Glykosiden; **Wechselwirkung:** Verstärkung der Wirkung von Digitalis; **Homöopathie:** bewährte Indikation bei Krämpfen des Magen-Darm-Trakts u. des Uterus.

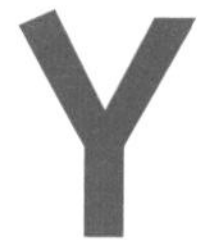

Yams: s. Dioscorea opposita.

Yams, Zottiger: s. Dioscorea villosa.

Yẹrba Ma̲te: s. Ilex paraguariensis.

Yin-Yang (sprich in-jang) *n*: Begriff für eine der frühesten Erfahrungen des alten chinesischen Denkens, der einerseits beschreibt, dass alle Phänomene 2 gegensätzliche, sich ergänzende (komplementäre) Seiten haben, u. andererseits (als Hell-Dunkel-Folge) den Zeithorizont umfasst, in dem sich die gesamte Natur u. das menschliche Dasein vollzieht (Y.-Y. als Urprinzip u. Urmodus des Seins; vgl. System der Fünf Elemente); s. Tab.; da Y.-Y. vorkategorial zu verstehen ist, kann es zugleich räumliche, zeitliche, qualitative, quantitative, jahreszeitliche, farbliche, richtungsmäßige u. dynamische Dimensionen, Relationen u. Unterschiede enthalten. Wesentlich für Y.-Y. sind: **1.** Gegensätzlichkeit, **2.** gegenseitige Abhängigkeit, **3.** gegenseitige Ergänzung u. Begrenzung, **4.** gegenseitige Umwandlung. In der Theorie der Traditionellen Chinesischen Medizin* wird Y.-Y. zur Unterscheidung von Strukturen, physiologischen Funktionen u. pathologischen Veränderungen des Organismus verwendet; ferner dient es als Leitlinie zur Therapie, wobei Akupunkturstrukturen u. Medikamente nach Y.-Y. klassifiziert werden. Bei den **Strukturen des Organismus** gilt eine räumliche Y.-Y.-Beziehung zwischen Oberkörper (Yang) u. Unterkörper (Yin); die Körperoberfläche gehört zum Yang, das Körperinnere zum Yin. Der Rücken entspricht dem Yang, Bauch u. Vorderseite des Thorax dem Yin. Bei den inneren Organen entsprechen die Fünf* Speicherorgane (Leber, Herz, Milz, Lunge u. Niere) dem Yin, die Sechs* Hohlorgane (Gallenblase, Magen, Dünndarm, Dickdarm, Harnblase u. die Drei* Erwärmer) dem Yang. Die einzelnen inneren Organe lassen sich nochmals in Yin u. Yang unterteilen, so gibt es z. B. ein Herz-Yin u. ein Herz-Yang. Bei den Haupt- u. Nebengefäßen (s. Meridiane) gelten die äußeren Verläufe der Gefäße als Yang, die inneren Verläufe als Yin. In einem Y.-Y.-Verhältnis stehen auch Xue* (Blut) u. das Qi*. Der **Normalzustand des Organismus** beruht auf einer harmonischen Einheit von Yin u. Yang im Fluss der Zeit, d. h. der Lebenszeit des Menschen; bei Störungen dieser Harmonie (Yin-

Yin-Yang
Einteilung nach Yin und Yang

Naturphänomene					Mensch	Gewicht	Helligkeit
Yin	Erde	Nacht	Herbst/Winter	Kälte	Frau	schwer	dunkel
Yang	Himmel	Tag	Frühling/Sommer	Wärme	Mann	leicht	hell

menschlicher Organismus				
Yin	Bauch, innere Schichten der Extremitäten	untere Körperpartien, Körperinneres	Fünf Speicherorgane	Blut
Yang	Rücken, äußere Schichten der Extremitäten	obere Körperpartien, Körperoberfläche	Sechs Hohlorgane	Qi

Körperfunktionen					Störungen (Xie)
Yin	Absteigen	Richtung innen	Stabilität	Behinderung, Abschwächung	Kälte, Feuchtigkeit
Yang	Aufsteigen	Richtung außen	Dynamik	Verstärkung	Wind, Hitze

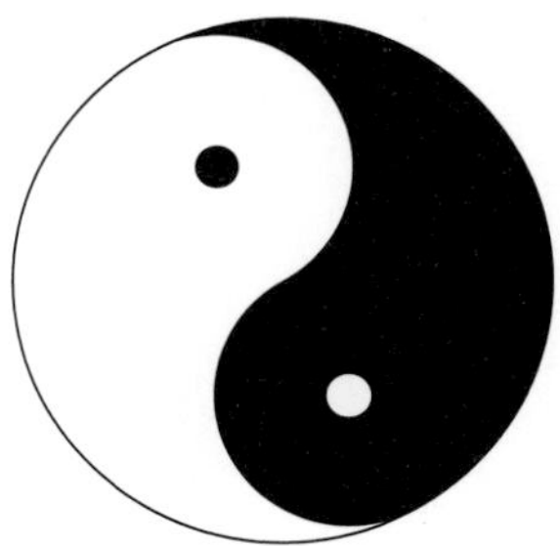

Yin-Yang: Symbol von Yin u. Yang

od. Yang-Störungen) entstehen Erkrankungen, die im Rahmen der differenzierenden Syndromdiagnostik* als Variante eines Yin- od. eines Yang-Syndroms betrachtet werden können. Die Therapie von Erkrankungen zielt vornehmlich darauf ab, die Harmonie von Yin u. Yang wieder herzustellen, indem z. B. die Y.-Y.-Lehre als Basis für die Anwendung von chinesischen Medikamenten* od. von Akupunktur* genommen wird. Bei völliger Trennung von Yin u. Yang hört die Aktivität des menschlichen Lebens auf u. der Tod tritt ein.

Yoga (Sanskrit Versenkung, Kontemplation) *m*: aus Indien stammende Lehre zur Erreichung befreiender Erlösung (Kaivalya); ursprünglich Bez. für „das Streben, vermittels systematischer Schulung des Körpers u. Geistes auf dem Weg innerer Sammlung durch unmittelbares Schauen u. Erleben die erlösende Erkenntnis od. die Erlösung selbst zu erlangen"; in diesem Sinne wurde Y. von verschiedenen religiösen Systemen (z. B. Buddhismus, verschiedene hinduistische Richtungen) als praktischer Erlösungsweg entwickelt. Y. erhielt im 2. Jahrhundert v. Chr. seine klassische philosophische Ausprägung im Yogasutra („Leitfaden des Yoga"), dessen Verfasser Patanjali sein soll. Danach gehören zum achtgliedrigen Y. bzw. zum sog. **achtgliedrigen Pfad** (Astanga-Y.): **1.** Bändigung (Yama) u. **2.** Zucht (Niyama) mit moralischen u. religiösen Geboten (z. B. Gebote der Gewaltlosigkeit, Gebot der Wahrhaftigkeit sowie Gebot, nicht zu stehlen); **3.** Körperübungen (Asana*); **4.** Atemübungen (Pranayama*); **5.** Zurückziehen der Sinne bzw. Abwenden der Aufmerksamkeit von der sinnlichen Wahrnehmung (Pratyahara); **6.** innere Sammlung bzw. Konzentrationsübungen (Dharana); **7.** innere Betrachtung bzw. konzentrierte Versenkung (Dhyana); **8.** die höchste Versenkung (Samadhi). Später bildeten sich weitere **Ausprägungen** des Y. u. es wurden auch andere Lehren als Y. bezeichnet: **1.** Hatha-Y.: besondere Betonung körperlicher Übungen; **2.** Jinana-Y.: Betonung der geistigen Arbeit u. des Erkenntnisprozesses; **3.** Bhakti-Y.: Betonung der liebevollen Hingabe an das göttliche Wesen; **4.** Karma-Y.: Betonung der Arbeit u. des sozialen Engagements; **5.** Raja-Y.: Versuch, die genannten Tendenzen harmonisch miteinander zu verbinden. Seit Beginn des 20. Jahrhunderts wird Y. als Verfahren zur Erhaltung od. Wiederherstellung der Gesundheit systematisch angewendet u. erforscht. Vgl. Yoga-Chikitsa.

Yoga-Chikitsa (↑; Sanskrit Cikitsa Behandlung) *f*: zu therapeutischen Zwecken eingesetzte Teile des Yoga*; angewendet werden insbesondere: **1.** die Reinigungspraktiken (Shuddhikriyas): Methoden der Reinigung der Augen, der Nasenhöhlen, der Atemwege, des Magens, des Darms u. des Enddarms; **2.** die Körperübungen (Asana*): wirken konstitutionell ausgleichend u. gewebekräftigend u. sind im Westen insbesondere durch den Hatha-Yoga bekannt geworden; **3.** die verschiedenen Atemübungen (Pranayama*): führen zur Verbesserung des Stoffwechsels u. zur Anregung der Selbstheilungskräfte. Vgl. Medizin, traditionelle indische.

Yohimbe *f*: s. Pausinystalia yohimbe.

Yohimbin *n*: Methyl-[(+)-17α-hydroxy-3α,15α,20β-yohimban-16α-carboxylat] (IUPAC); Alkaloid aus der Rinde von Pausinystalia* yohimbe; Sympatholytikum; **Wirkung:** Gefäßerweiterung u. Blutdrucksenkung; **Verwendung:** bei Angst-, Spannungs- u. Erschöpfungszuständen, Schlafstörungen, psychovegetativem Syndrom; angeblich auch Aphrodisiakum (Erweiterung der Blutgefäße des Penis sowie Erregbarkeitssteigerung der spinalen Zentren der Genitalorgane); **Nebenwirkungen:** bei höheren Dosen Erregungszustände, Krämpfe, Tremor, Schlaflosigkeit, Angst, Tachykardie, Übelkeit, Erbrechen; **Kontraindikation:** Leber- u. Nierenerkrankungen, Hypotonie, chronische Herzerkrankungen; **Wechselwirkung:** mit Psychopharmaka*.

Yunani-Medizin: s. Unani-Medizin.

Z

Zahn|fleisch|entzündung: s. Gingivitis gravidarum.

Zahn|stocher|ammei *n*: s. Ammi visnaga.

Zauber|nuss, Virginische: s. Hamamelis virginiana.

Zaun|rübe: s. Bryonia.

Zazen *n*: syn. Zen*-Meditation.

Zea mays L. *f*: Mais; einjährige Pflanze aus der Familie der Poaceae (Graminaceae, Süßgräser); **Arzneidroge:** zur Blütezeit vor der Bestäubung gesammelte u. getrocknete Griffel der weiblichen Blüten (Maydis stigma); **Inhaltsstoffe:** ca. 2 % fettes Öl mit Linolsäure, Tannine, Cryptoxanthin (Vitamin-A-Aktivität), Vitamin K; **Wirkung:** adstringierend; **Verwendung:** zerkleinerte Droge, Teeaufguss, Tinktur (1:5 in 25 % Alkohol) zur innerlichen Anwendung; **traditionell** bei akuten u. chronischen Entzündungen der ableitenden Harnwege, Prostatitis; **Dosierung:** 4–8 g Droge 3-mal täglich, als Teeaufguss 0,5 g in 150 ml kochendem Wasser mehrmals täglich, Tinktur 5–15 ml 3-mal täglich; **Nebenwirkungen:** bei Langzeitanwendung Hypokaliämie möglich, bei Überdosierung Blutdruckabfälle u. Blutzuckersenkungen möglich; **Kontraindikation:** Behandlung mit Antikoagulanzien u. Medikamenten, die zu Kaliumverlust führen; Schwangerschaft u. Stillzeit (hohe Dosierungen); **Wechselwirkung:** Abschwächung der Wirkung von Antikoagulanzien, Verstärkung der Wirkung von Medikamenten, die zu Kaliumverlust führen (z. B. Diuretika, Glukokortikoide).

Zedoariae rhizoma *f*: s. Curcuma zedoaria.

Zeit|modalität (lat. modus Art, Weise) *f*: in der Homöopathie* Bez. für den Einfluss gleichbleibender Tageszeiten auf die Besserung od. Verschlimmerung eines Symptoms; die Einnahme eines Arzneimittels zur typischen allgemeinen Verschlimmerungszeit soll bei chronischen Fällen eine günstigere Reaktion zur Folge haben. Zu dieser Zeit soll die arzneimittelspezifische Reaktionslage des Organismus besonders ausgeprägt sein u. die Intensivierung des Patientenzustandes kurzfristig die Dynamik des Falles weiter zum Akuten verschieben, so dass das Arzneimittel auf entsprechend hohe Resonanz zu einem auch generell reaktiveren Organismus trifft. Vgl. Modalität, Periodizität.

Zellen|bad (lat. cella Kammer, Raum): syn. Vierzellenbad; hydrotherapeutische Maßnahme, bei der Arme u. Beine in galvanisch getrennten Wannen gebadet werden (s. Galvanisation), so dass der Gleichstrom von einer Extremität in die andere durch den Körper fließt; **Anwendung:** bei Erkrankungen* des rheumatischen Formenkreises u. vegetativen Störungen; **Kontraindikation:** Herzschrittmacher, Metallendoprothesen. Vgl. Elektrobad.

Zell|re|generations|therapie (↑; lat. regenerare von neuem hervorbringen; Therapie*) *f*: syn. Zelltherapie*.

Zell|therapie (↑; Therapie*) *f*: syn. Regenerationszelltherapie, Zellregenerationstherapie, Zellulartherapie; i. w. S. der therapeutische Einsatz von Zellen, i. e. S. von fetalen, juvenilen u. heterologen Zell- u. Gewebesuspensionen (v. a. aus Lammfeten od. Kälbern, aufbereitet als Frischzellen, schockgefrorene sog. Eiszellen od. Trockenzellen); Prinzip der Z. ist der Erhalt einer nativen Zusammensetzung des Spendermaterials (im Unterschied zur Organotherapie*). Ziel ist die Substitution, Regeneration u. Reparatur von Stammgewebe; im zweiten Schritt die unspezifische Immunmodulation*. Die Applikation der lyophilisierten od. frischen Zellen u. Gewebepartikel erfolgt subkutan, intramuskulär, intraperitoneal od. intraartikulär in einer Dosierung bei Trockenzellen von 4–100 mg der lyophilisierten Substanz pro kg Körpergewicht.

Wissenschaftlich nicht gesicherte Wirksamkeit; spekulative Wirkungshypothesen. 1988 wurde die Injektion von Fertigarzneien (vorwiegend Präparationen aus Trockenzellen) aus tierischen Zellen vom damaligen Bundesinstitut für Arzneimittel und Medizinprodukte (BfArM) verboten.

Zellular|therapie (↑; ↑) *f*: von Paul Niehans (1882–1973) in Anlehnung an die Zellularpathologie Virchows geprägte ursprüngliche Bez. für die Zelltherapie*.

Zen-Meditation (lat. meditari nachdenken, auf etwas sinnen) *f*: syn. Zazen; aus dem japanischen Zen-Buddhismus stammende Form der Meditation*; sie soll (nach Stangl, 1992) 3 **Ziele** verfolgen: **1.** Entwicklung u. Ausschöpfung der konzentrierten Lebenskraft (Joriki); **2.** Durchdringung des alltäglichen Lebens mit dieser Kraft; **3.** Erkennen u. Schauen des Selbst (Kensho). Die Z.-M. wird im Sitzen durchgeführt (Za = sitzen); dabei wird eine bestimmte aufrechte Haltung eingenommen. Während der Meditation soll ein sog. Leermachen der Gedanken eingeübt u. ein sog. absichtsloses Sitzen vollzogen werden, um i. S. einer Selbstverwirklichung das „Tue, was du tust!" zu erreichen. Die Z.-M. findet i. R. der sog. transpersonalen Psychologie z. T. eine wissenschaftliche Aufarbeitung. Umstrittene, da weltanschaulich geprägte Form der Meditation. Vgl. Meditation, transzendentale.

Zichorie: s. Cichorium intybus.

Zilgrei-Methode *f*: von dem Chiropraktiker G. **Grei**ssing u. seiner Patientin Frau **Zil**lo entwickeltes Verfahren, das eine kombinierte Atmungs- u. Haltungsbehandlung darstellt u. aus Elementen der klassischen Manuellen Medizin*, der Atem- u. Bewegungstherapie sowie des Yoga* besteht; zur Methode gehört z. B. das Prinzip der Gegenrichtung, d. h. durch Selbstuntersuchung wird festgestellt, in welcher Bewegungsrichtung der Schmerz od. die Beschwerden auftreten, um dann in der Gegenposition die entlastende Selbstbehandlung durchzuführen. Darüber hinaus wird ein energieaufbauendes (sog. dynamogenes) Atmen erlernt, das als tiefe Zwerchfellatmung ein Element des Yoga darstellt. **Anwendung:** bei Schmerzen sowie bei orthopädischen u. psychosomatischen Erkrankungen, Abhängigkeit u. in der Geburtshilfe; **Kontraindikation:** Bewegungsunfähigkeit u. Zustände, bei denen eine normale Bauchatmung gefährlich wäre. Wissenschaftlich u. klinisch zunehmend anerkanntes Verfahren.

Zimt: s. Cinnamomum verum, Cinnamomum aromaticum.

Zingiber officinale Roscoe *m*: Ingwer; Staude aus der Familie der Zingiberaceae (Ingwergewächse); **Arzneidroge:** Wurzelstock (Zingiberis rhizoma, Ingwerwurzelstock); **Inhaltsstoffe:** 2,5–3 % ätherisches Öl (mit Citral, Neral, Zingiberen, Zingiberol), nicht flüchtige Scharfstoffe (Gingerole, Shoagole); **Wirkung:** antiemetisch, Förderung der Speichel- u. Magensaftsekretion, cholagog, Steigerung von Tonus u. Peristaltik des Darms; **Verwendung:** zerkleinerte Droge u. Trockenextrakte für Aufgüsse sowie andere galenische Zubereitungen zum Einnehmen; nach **Kommission E** bei dyspeptischen Beschwerden, zur Verhütung der Symptome der Reisekrankheit; als Gewürz; **Dosierung:** bei Kinetosen 0,5 g vor Reiseantritt, alle 4 Stunden weitere 0,5 g als Fertigarzneimittel; bei dyspeptischen Beschwerden als Teeaufguss (1,5 g pro Tasse Wasser) od. Tinktur (20–30 Tropfen) 30 Min. vor dem Essen; Tagesdosis 2–4 g Droge; **Nebenwirkungen:** keine bekannt; **Kontraindikation:** Schwangerschaftserbrechen; **Wechselwirkung:** keine bekannt.

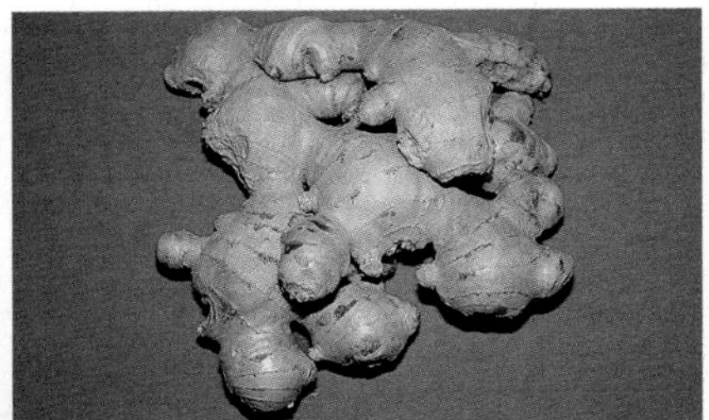

Zingiber officinale Roscoe: Ingwerwurzelstock [1]

Zink: chemisches Element, Symbol Zn, OZ 30, relative Atommasse A_r 65,38; an der Luft oxidierbares, zur Zinkgruppe gehörendes, 2-wertiges, unedles Schwermetall; essentielles Spurenelement; **biochemische Funktion:** essentieller Bestandteil von Enzymen (z. B. Carboanhydrase, Pankreascarboxypeptidase, Glutamatdehydrogenase); Stabilisator der Zellmembranen; Aktivator von Enzymen (z. B. Arginase, Enolase, Peptidasen); Bestandteil DNA-bindender Proteine; wichtig für die Bildung der Insulinspeicherform in den B-Zellen des Pankreas; diskutiert wird die Beteiligung von Z. am Metabolismus verschiedener Hormone (Insulin, Wachstums- u. Sexualhormone), am Erhalt des lymphoiden Gewebes u. Thymus (Bereitstellung von T-Lymphozyten) sowie am Schutz bestimmter Moleküle vor oxidativen u./od. peroxidativen Schäden. **Vorkommen in Nahrungsmitteln:** Innereien, Muskelfleisch, Milchprodukte, Fisch (z. B. Garnele, Flussaal, Sprotte, Austern), Vollkorngetreide u. Hülsenfrüchte; **Bedarf** für Erwachsene (D.A.CH. 2000): 10 mg/d; **Mangelerscheinungen:** Wachstums-, Geschmacks- u. Wundheilungsstörungen, Dermatitis, Exanthem, erhöhte Krankheitsanfälligkeit, verschlechterte Glukosetoleranz, Appetitlosigkeit, mentale Lethargie u. andere psychische Störungen durch Malabsorptionsstörungen, Alkoholkrankheit, großflächige Verbrennungen, parenterale Ernährung, Akrodermatitis enteropathica; alimentär selten (Risikogruppen sind Patienten in Krankenhäusern, Bewohner von Altenheimen u. Kinder); **Intoxikation:** Eine hohe Aufnahme an Zinksulfat od. -chlorid kann zu Schleimhautreizungen, gastrointestinalen Störungen u. Erbrechen führen; Anreicherung in der Lunge; alimentär nicht bekannt; **Referenzbereich:** 11–17 μmol/l Serum bei normalem Albuminspiegel; **Verwendung:** Zinksalze in der Augenheilkunde, Dermatologie u. Urologie als Adstringenzien u. zur Verbesserung der Wundheilung; **Homöopathie:** Zubereitungen aus Zincum metallicum entsprechend des individuellen Arzneimittelbildes (kleines Mittel) bei nervöser Unruhe, Restless legs.

Zinn: Stannum; chemisches Element, Symbol Sn, OZ 50, relative Atommasse A_r 118,70; zur Kohlenstoffgruppe gehörendes 2- u. 4-wertiges, silberweißes Schwermetall; essentielles Spurenelement; **Vorkommen in Nahrungsmitteln:** in tierischen

u. pflanzlichen Lebensmitteln; stark erhöhter Zinngehalt in Nahrungskonserven aus Weißblechdosen mit Zinnüberzug; biochemische Funktion, Bedarf u. Mangelerscheinungen: bisher nicht bekannt; **Intoxikation:** Wachstumsstillstand, Anämien; **Verwendung:** in der **Anthroposophischen Medizin** z. B. zur unterstützenden Behandlung Erkrankungen* des rheumatischen Formenkreises mit Beteiligung des Knorpelgewebes; **Homöopathie:** Zubereitungen aus Stannum metallicum entsprechend des individuellen Arzneimittelbildes z. B. bei Bronchialerkrankungen, Dysmenorrhö.

Zinn|kraut: s. Equisetum arvense.

Zirkelung (lat. circulus Kreis): Bez. aus der klassischen Massage* für eine Sonderform der Reibung*, wobei eine kräftige, z. T. unter hohem Druck ausgeführte Massage tiefliegender Gewebe mit kreisenden Bewegungen (aus dem Schultergelenk kommend) erfolgt (s. Abb. 1); die Fingerzirkelung wird i. d. R. mit nur 2 Fingern (3. u. 4. Finger) einer od. beider Hände u. mit leicht aufgelegten Fingerkuppen durchgeführt (s. Abb. 2). **Wirkung:** Analgesie, Stoffwechselsteigerung, Steigerung der Wachaktivität; **Sonderformen:** Cyriax*-Therapie, Gelotripsie*.

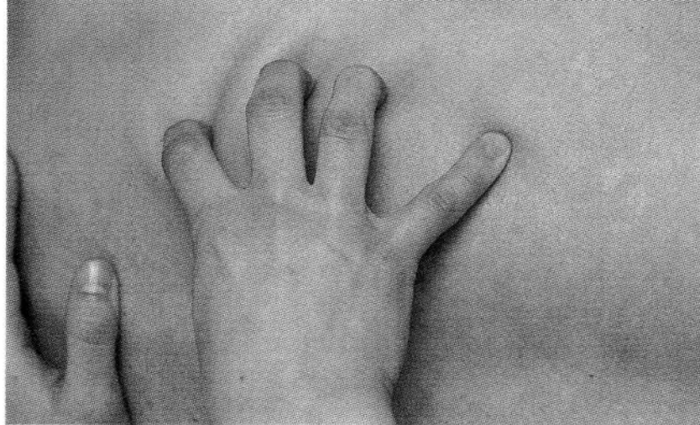

Zirkelung Abb. 1: kreisende Hautverschiebungen [3]

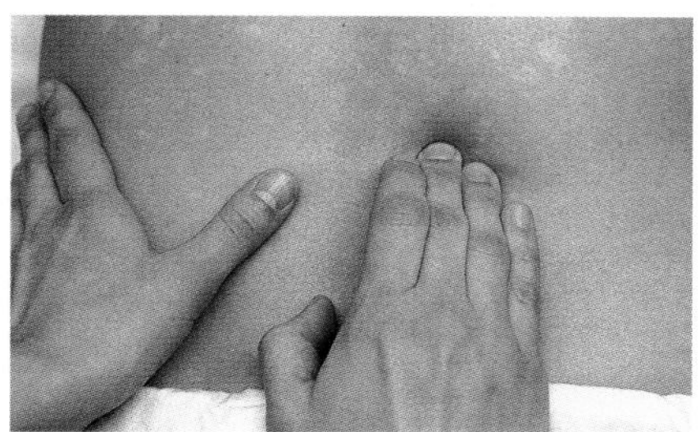

Zirkelung Abb. 2: Fingerzirkelung mit dem 3. u. 4. Finger [3]

Zitronen|baum: s. Citrus limon.

Zitronen|gras: s. Cymbopogon citratus.

Zitronen|kur (Kur*) *f*: kurmäßige Einnahme von zitronensäurehaltigen Nahrungsmitteln bzw. Zitronensaft; **Anwendung:** zur intrakorporalen Chemolitholyse (v. a. von Calciumphosphatsteinen) bei Nephrolithiasis u. zur Gewichtsreduktion bei Übergewicht* (gleichzeitige Einnahme von Ahornsirup, Cayennepfeffer u. Abführmitteln); fragwürdige Diätempfehlung.

Zitronen|melisse *f*: s. Melissa officinalis.

Zitronen|öl: s. Citrus limon.

Zitwer: s. Curcuma zedoaria.

Zitwer|blüten: s. Artemisia cina.

Zivilisations|krankheiten (lat. civilis bürgerlich): Sammelbegriff für Erkrankungen, deren Zunahme in allen industrialisierten Staaten gleichermaßen beobachtet wird u. die z. B. durch mangelnde körperliche Aktivität od. Fehlernährung* entstehen; ernährungsabhängige Z. sind z. B. Karies, Parodontose, Erkrankungen des Bewegungsapparates (z. B. Erkrankungen des rheumatischen Formenkreises), Stoffwechselkrankheiten (z. B. Übergewicht, Diabetes mellitus, Leberzirrhose, Gallensteine, Nierensteine, Gicht), Erkrankungen der Verdauungsorgane (z. B. Obstipation, Leber-, Gallenblasen-, Bauchspeicheldrüsen- sowie Dünn- u. Dickdarmerkrankungen), Gefäßerkrankungen (z. B. Arteriosklerose, Herzinfarkt, Apoplexie u. Thrombose), mangelnde Infektabwehr u. z. T. auch die Entstehung von Krebs.

Zizhi: chinesische Bez. für die Früchte von Catalpa* ovata.

Zöliakie (gr. κοιλιακός an der Verdauung leidend) *f*: syn. Heubner-Herter-Krankheit; gluteninduzierte bzw. glutensensitive Erkrankung der Dünndarmschleimhaut im Säuglings- u. Kindesalter mit genetischer Disposition; das entsprechende Krankheitsbild beim Erwachsenen wird als **einheimische Sprue** bezeichnet.

Symptom: mit Beginn der Zufütterung von Getreideprodukten (2. Lebenshalbjahr; s. Beikost) chronisch-rezidivierende Diarrhö* mit Steatorrhö (30–90 % der zugeführten Fettmenge wird wieder ausgeschieden), Unterernährung, Vitaminmangel, Eisenmangel usw.; durch die stark gefüllten Darmschlingen ist das Abdomen vorgewölbt. **Ursache:** Das in vielen Getreidearten (Weizen, Roggen, Gerste u. a.) vorkommende Kleberprotein Gluten mit seinen wirksamen (toxischen) Bestandteilen (Kohlenhydratseitenketten der glutamin- u. prolinreichen Gliadinfraktion) führt zu schweren Veränderungen der Dünndarmschleimhaut. Dabei ist noch ungeklärt, ob ein angeborener Enzymmangel in der Dünndarmschleimhaut od. eine Antigen-Antikörper-Reaktion vorliegt. Die Schädigung des Resorptionsepithels führt zu einem Verlust an Verdauungsenzymen u. zu schwersten morphologischen sowie funktionellen Störungen (gestörte Resorption aller Nährstoffe einschließlich Mineralien, Vitaminen u. a.). **Therapie:** glutenfreie Kost auf Kartoffel-, Reis- od. Maisbasis (Besserung z. T. erst nach 4–8 Wochen); **cave:** Unbehandelt bzw. bei Diätfehlern können sog. Zöliakiekrisen mit massiven wässrigen Durchfällen u. nachfolgender Exsikkose u. Azidose ausgelöst werden. Bei langjährigem Verlauf besteht erhöhtes Karzinomrisiko. Z. tritt gehäuft auf mit Diabetes* mellitus Typ 1.

Zucker|krankheit: s. Diabetes mellitus.

Zungen|dia|gnostik (gr. διαγνωστικός fähig zu unterscheiden) *f*: wichtiges diagnostisches Verfahren der Traditionellen Chinesischen Medizin*, bei dem die Beschaffenheit des Zungenkörpers, die Konsistenz der Zunge u. der Zungenbelag inspiziert werden; der Zungenkörper zeigt dabei eine Leere od. Fülle der Speicher- u. Hohlorgane (s. Fünf Speicherorgane, Sechs Hohlorgane) an sowie Stärke od. Schwäche des Bluts; der Zungenbelag gibt Aufschluss über Lokalisation u. Stärke einer krankheitsverursachenden Störung i. S. der klimatischen Einflüsse. An der Zunge selbst werden typische Zonen für die inneren Organe unterschieden (s. Abb.). Anwendung auch in der Alternativmedizin unter der Vorstellung der Projektion des gesamten Körpers auf den Zungenbereich. Vgl. Somatotopie.

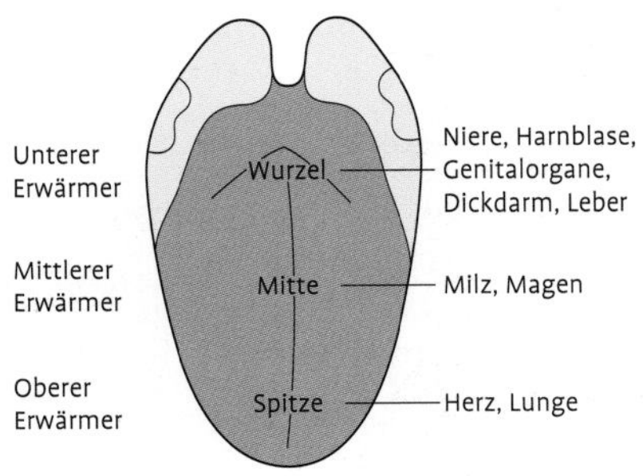

Zungendiagnostik: Zuordnung der Zonen der Zunge zu den inneren Organen

Zusatz|stoffe: s. Lebensmittelzusatzstoffe.

Zwiebel: s. Allium cepa.

Zwölf|finger|darm|geschwür: s. Ulkus, gastroduodenales.

Zyklus|störungen (gr. κύκλος Kreis, Ring, Zeit): Anomalien des Menstruationszyklus; **Formen:** **1.** Rhythmusstörungen (Anomalien der Blutungshäufigkeit, sog. Tempoanomalien): Oligomenorrhö, Polymenorrhö; meist hormonal bedingt; **2.** Typusstörungen (Anomalien der Blutungsstärke): Hypomenorrhö, Hypermenorrhö; meist organisch bedingt; **3.** Veränderungen der Blutungsdauer: Menorrhagie, Brachymenorrhö; **4.** Zusatzblutungen im biphasischen Zyklus: prämenstruelle Blutung, postmenstruelle Blutung, Zwischenblutungen (Sonderform: Ovulationsblutung); hormonal od. organisch bedingt; **5.** Aufhebung des zyklischen Auftretens, evtl. mit Dauerblutung, z. B. bei Follikelpersistenz (Sonderform der dysfunktionellen Blutung); **6.** Amenorrhö. **Therapie:** **1.** Sophrologie*; **2.** Phytotherapie: Zubereitungen aus Capsella* bursa-pastoris u. Vitex* agnus castus; **traditionell** z. B. auch Zubereitungen aus Arnica montana, Artemisia vulgaris, Calendula, Foeniculum vulgare, Senecio jacobaea, Chamomilla, Centaurea cyanus, Ruta graveolens, Achillea millefolium u. Althaea rosea; **3.** Homöopathie: u. a. Zubereitungen aus Cimicifuga* racemosa u. Crocus* sativus. Vgl. Dysmenorrhö.

Zystitis (gr. κύστις Blase, Harnblase; -itis*) *f*: Harnblasenentzündung; Entzündung der Harnblasenschleimhaut, in schweren Fällen auch der ganzen Harnblasenwand; **Symptom:** Pollakisurie, Dysurie*, Brennen beim Wasserlassen, Harndrang, Tenesmen, unwillkürlicher Harnabgang; **Ursache:** **1.** meist aszendierende Infektion durch die Harnröhre, v. a. verursacht durch gramnegative Stäbchen (Escherichia coli in 80 % der Fälle), auch durch grampositive Kokken, Mykoplasmen, Ureaplasmen, Hefen, Chlamydien, Viren u. durch chemische od. mechanische Reize (Katheter, Geschlechtsverkehr, Zytostatika, Strahlentherapie), Vorkommen häufiger bei Frauen (kurze Urethra); **2.** von den Nieren u. oberen ableitenden Harnwegen deszendierende Infektion (z. B. bei Pyelonephritis); **Therapie:** **1.** Durchspülungstherapie; **2.** Phytotherapie: Zubereitungen aus Solidago*, Brennesselblättern (s. Urtica), Arctostaphylos* uva-ursi; **traditionell** Zubereitungen aus Eucalyptus globulus, Senecio jacobaea, Zea mays, Agropyron repens, Juniperus communis; **3.** Homöopathie: Zubereitungen aus Solanum* dulcamara, Cantharidin*, Veronica* officinalis, Apis* mellifera, Paeonia* officinalis, Smilax* regelii. Vgl. Harnweginfektion; Harnblase, überaktive.

Adressen

Akademie für Ganzheitsmedizin
Otto Wagner Spital
Sanatoriumsstraße 2
A-1140 Wien
Tel.: 0043 (1) 688 75 07
Fax: 0043 (1) 688 75 07-15
E-Mail: office@gamed.or.at
Homepage: www.gamed.or.at

Akademie für Mesologie
Organisationsbüro
Hugo de Grootkade 30–38
NL-1052 LP Amsterdam
Tel.: 0031(0) 20 682 35 15
Fax: 0031 (0) 20 682 35 25
E-Mail: info@mesologie.nl
Tel.: (07081) 796152
E-Mail: info@mesologie.de

Aktion für Biologische Medizin e.V.
Vereinigung für Gesundheit und Umwelt
Marktplatz 4
75175 Pforzheim
Tel.: (07231) 14 78-0
Fax: (07231) 14 78-29
E-Mail: info@aktion-f-biolog-medizin.de

Allgemeiner Deutscher
Heilpraktikerverband – ADHV e.V.
Große Steinstraße 60–62
Spreewaldstraße 10
06108 Halle/Saale
Tel.: (035601) 30 138
Fax: (035601) 33 435
E-Mail: info@adhv.de
Homepage: www.adhv.de

Arbeits- und Forschungsgemeinschaft
für Atempflege – AFA
Wartburgstraße 41
10823 Berlin
Tel.: (030) 395 38 60
Fax: (030) 395 38 23
E-Mail: AFA.eV@t-online.de

Arbeitsgemeinschaft für Chiropraktik/
Osteopathie und Neuraltherapie
Deutscher Heilpraktiker – ACON e.V.
Wittelsbacher Straße 27
10707 Berlin
Tel.: (030) 859 992 25
Fax. (030) 859 992 26
E-Mail: info@acon-ev.de
Homepage: www.acon-ev.de

Arbeitsgemeinschaft für ganzheitliche Krebs- und
Immuntherapie
Gemeinschaft Fischermühle e.V.
Fischermühle 2
72348 Rosenfeld
Tel.: (07428) 935-345
Fax: (07428) 935-350
E-Mail: info@misteltherapie.de
Homepage: www.misteltherapie.de

Arbeitsgemeinschaft für Klassische Akupunktur
und Traditionelle Chinesische Medizin e.V.
Drakestraße 40
12205 Berlin
Tel.: (069) 53 05 66 30
Fax: (069) 53 05 43 61
E-Mail: below@agtcm.de
Homepage: www.agtcm.de

Arbeitsgemeinschaft Physikalische Medizin
und Rehabilitation – Geschäftsstelle
Meckauer Weg 5
30629 Hannover
Tel.: (0511) 585 92 05
Fax: (0511) 585 92 06
E-Mail: lemke.doris@mh-hannover.de
Homepage: www.arge-pmr.de

Arbeitskreis für Augendiagnose
und Phänomenologie
Josef Angerer e.V.
Taxisstraße 45
80637 München
Tel.: (089) 15 45 50
Fax: (089) 15 73 608
E-Mail: info@ak-augendiagnose.de
Homepage: www.ak-augendiagnose.de

Arbeitskreis für Ernährungsforschung e.V.
Niddastraße 14
61118 Bad Vilbel
Tel.: (06101) 52 18 75
Fax: (06101) 52 18 86
E-Mail: info@ak-ernaehrung.de
Homepage: www.ak-ernaehrung.de

Arbeitskreis für H.O.T nach Prof. Wehrli
Friedrichstraße 1
64521 Groß-Gerau
Tel.: (06152) 2958

Arbeitskreis für Immuntherapie e.V.
Gademannstraße 16
22767 Hamburg
Tel.: (040) 30 68 44 50
Fax: (040) 30 68 44 68
E-Mail: info@immun.de
Homepage: www.immun.de

Arbeitskreis für Mikrobiologische Therapie e.V.
Postfach 1664
35745 Herborn
Tel.: (02772) 58 25 95
Fax: (02772) 58 25 96
E-Mail: info@amt-herborn.de
Homepage: www.amt-herborn.de

Arbeitskreis Radionik und
Schwingungs-Medizin e.V.
Waldstraße 20
23611 Bad Schwartau
Tel.: (0451) 28 11 84
Fax: (0451) 88 18 675
E-Mail: ak-radionik@web.de
Homepage: www.radionik-ars.de

Ärztegesellschaft für Biologische
Schmerztherapie – ÄBS e.V.
Hallerplatz 4
20146 Hamburg
Tel.: (040) 41 49 63 27
Homepage: http//members.aol.com/biopainweb/

Ärztegesellschaft für Erfahrungsheilkunde e.V.
Biomed Klinik
Tischberger Straße 5 + 8
76887 Bad Bergzabern

Ärztegesellschaft für fotobiologische
Blutbehandlung e.V.
Schillerstraße 44
22767 Hamburg

Ärztegesellschaft für Sauerstoff-Therapie e.V.
Goldene Wiege 5
21075 Hamburg
Tel.: (040) 77 10 00

Ärztegesellschaft Heilfasten und Ernährung e.V.
Wilhelm-Beck-Straße 27
88662 Überlingen
Tel.: (07551) 80 78 25
Fax: (07551) 80 78 27
E-Mail: info@aerztegesellschaft-heilfasten.de
Homepage: www.aerztegesellschaft-heilfasten.de

Ärztliche Arbeitsgemeinschaft für
Biologische Medizin
Maximiliansplatz 12a
80333 München
E-Mail: BioMed@Dr-Ahlborn.de
Homepage: www.ag-biomed.de

Ärztliche Gesellschaft für Ozon-Anwendung
in Prävention und Therapie e.V.
Nordring 8
76473 Iffezheim
Tel.: (07229) 30 46 17
Fax: (07229) 30 46 30
E-Mail: info@ozongesellschaft.de
Homepage: www.ozongesellschaft.com

Berufsverband Unabhängiger Gesundheitswissen-
schaftlicher YogalehrerInnen – BUGY
Wilhelm-Bendick-Straße 35
37130 Gleichen
Tel.: (05508) 921 35
Fax: (05508) 921 35
E-Mail: bugyoga@t-online.de
Homepage: www.yoga-berufsverband.de

Bilz-Bund für Naturheilkunde e.V.
Dr. Külz-Straße 4
01445 Radebeul
Tel.: (0351) 83 85 360
Fax: (0351) 83 85 360
E-Mail: bilz-bund@t-online.de

Biochemischer Bund Deutschlands e.V.
In der Kuhtrift 18
41541 Dormagen
Tel.: (02133) 72 003
Fax: (02133) 73 91 38
E-Mail: biochemie@bbdnet.de
Homepage: www.biochemie-net.de

Bund Deutscher Heilpraktiker – BDH e.V.
Südstraße 11
48231 Warendorf
Tel.: (02581) 61 550
Fax: (02581) 61 508
E-Mail: info@bdh-online.de
Homepage: www.bdh-online.de

Bund Klassischer Homöopathen Deutschland e.V.
Schäftlarnstraße 162
81371 München
Tel.: (089) 20 33 26 01
E-Mail: info@bkhd.de
Homepage: www.bkhd.de

Bundesverband für Ergotherapeuten
in Deutschland – BED e.V.
Postfach 3129
32285 Rödinghausen
Tel.: (05746) 93 74 69
Fax: (0721) 151 588 638
E-Mail: info@bed-ev.de
Homepage: www.verband-ergotherapie.de

Bundesverband Patienten für Homöopathie e.V.
Burgstraße 20
37181 Hardegsen
Tel.: (05505) 1070
Fax: (05505) 95 96 66
E-Mail: info@bph.de
Homepage: www.bph-online.de

Bundesverband selbständiger Physiotherapeuten – IFK e.V.
Lise-Meitner-Allee 2
44801 Bochum
Tel.: (0234) 977 45-0
Fax: (0234) 977 45-45
E-Mail: ifk@ifk.de
Homepage: www.ifk.de

Bundesvereinigung für Gesundheit – BfGe e.V.
Heilsbachstraße 30
53123 Bonn
Tel.: (0228) 987 27-0
Fax: (0228) 642 00 24
E-Mail: bfge.rg@bfge-2.de
Homepage: www.bvgesundheit.de

Centrum für Klassische Homöopathie – CKH®
Klingenweg 12
63920 Großheubach
Tel.: (09371) 20 58
Fax: (09371) 67 030
E-Mail: info@ckh.de
Homepage: www.ckh.de

Chinesische Naturheilakademie
Postfach 1206
95326 Kulmbach
Tel.: (09221) 831 81
Fax: (09221) 87 76 27

Clemens von Bönninghausen-Gesellschaft für Homöopathik e.V.
Ahornstraße 1
37445 Walkenried
Tel.: (05525) 358
Fax: (05525) 358
E-Mail: verwaltung@cvb-gesellschaft.de
Homepage: www.cvb-gesellschaft.de

Dachverband Geistiges Heilen – DGH e.V.
Steigerweg 55
69115 Heidelberg
Tel.: (06221) 16 96 06
Fax: (06221) 16 96 07
E-Mail: info@dgh-ev.de
Homepage: www.dgh-ev.de

Deutsche Akademie für Akupunktur und Aurikulomedizin e.V.
Oselstraße 25A
81245 München
Tel.: (089) 814 52 52
Fax: (089) 891 10 26
E-Mail: daaam@akupunktur-information.de
Homepage: www.akupunktur-information.de

Deutsche Akademie für Neuraltherapie und Akupunktur e.V.
Karmeliterstraße 12
67346 Speyer
Tel.: (06232) 777 20
Fax: (06232) 62 00 50
E-Mail: info@dafna.de
Homepage: www.dafna.de

Deutsche Akupunkturgesellschaft Düsseldorf
Goltsteinstraße 26
40211 Düsseldorf
Tel.: (0211) 36 90 99
Fax: (0211) 36 06 57
E-Mail: akupunktur@arcor.de
Homepage: www.akupunktur-aktuell.de

Deutsche Ärztegesellschaft für Akupunktur – DÄGfA e.V.
Würmtalstraße 54
81375 München
Tel.: (089) 710 05-11
Fax: (089) 710 05 25
E-Mail: fz@daegfa.de
Homepage: www.daegfa.de

Deutsche Ärztegesellschaft für Osteopathie e.V.
Beim Andreasbrunnen 7
20249 Hamburg
Tel.: (040) 419 20 327
Homepage: www.daego.de

Deutsche Gesellschaft für Akupunktur und Neuraltherapie e.V.
Am Markt 20
07356 Bad Lobenstein
Tel. (036651) 55 075
Fax: (036651) 55 074
E-Mail: dgfan@t-online.de
Homepage: www.dgfan.de

Deutsche Gesellschaft für Alternative Medizin – DGAM – DGAM Servicebüro
Großer Garten 4
30938 Burgwedel
Tel.: (05139) 27 81 01
Fax: (05139) 27 81 02
Homepage: www.dgam.de

Deutsche Gesellschaft für Ayurveda e.V.
Chausseestraße 29
10115 Berlin
Tel.: 0180-500 77 969
E-Mail: info@ayurweda-gesellschaft.de
Homepage: www.ayurveda.de

Deutsche Gesellschaft für
Biologische Medizin und Informatik e.V.
Rheinstraße 7
76337 Waldbronn
Tel.: (07243) 66 022
Fax: (07243) 659 49
E-Mail: sauer@hsauer.de
Homepage:www.hsauer.de

Deutsche Gesellschaft für Chelat-Therapie
Christof-Ruthof-Weg 7
55252 Mainz-Kastel
Tel.: (06134) 26 07 13
Fax: (06134) 24 484
E-Mail: info@chelat-gesellschaft.de
Homepage: www.chelat-gesellschaft.de

Deutsche Gesellschaft für Ernährung e.V.
Godesberger Allee 18
53175 Bonn
Tel.: (0228) 37 76-600
Fax: (0228) 37 76-800
E-Mail: webmaster@dge.de
Homepage: www.dge.de

Deutsche Gesellschaft für ganzheitliche
Augenheilkunde – DGGA e.V.
c/o Praxis Dr. med. Reinhard Küstermann
Hospitalstraße 8
97877 Wertheim
E-Mail: DGGAeV@t-online.de
Homepage:
www.ganzheitliche-augenheilkunde.com

Deutsche Gesellschaft für Ganzheitsmedizin e.V.
Schulweg 1
29690 Grethem
Tel.: (05164) 912 64
Fax: (05164) 918 19

Deutsche Gesellschaft für
Gesundheitsvorsorge e.V.
Driescher Hecke 19
51375 Leverkusen
Tel.: (0214) 56 744
Fax: (0214) 57 626
E-Mail: info@degege.de
Homepage: www.degege.de

Deutsche Gesellschaft für Hyperthermie –
DGHT e.V.
Mühlenweg 144
26384 Wilhelmshaven
Tel.: (04421) 77 13 76
Fax: (04421) 75 56 610
E-Mail: info@dght.net
Homepage: www.dght.net

Deutsche Gesellschaft für Hypnose e.V.
Druffels Weg 4
48653 Coesfeld
Tel.: (02541) 88 07 60
E-Mail: DGH-Geschaeftsstelle@t-online.de
Homepage: www.dgh-hypnose.de

Deutsche Gesellschaft für Hypnose-Therapie –
DGHT e.V.
Im Gehklingen 37a
64668 Rimbach / Odw.
Tel.: (06253) 989 95 89
Fax: (06253) 989 95 88
Homepage: www.hypnose-dght.de

Deutsche Gesellschaft für Klassische
Homöopathie – DGKH e.V.
Geschäftsstelle
Saubsdorfer Straße 9
86807 Buchloe
Tel.: (08241) 91 16 80
Fax: (08241) 91 17 02
Homepage: www.dgkh-homoeopathie.de

Deutsche Gesellschaft für Manuelle Medizin
Geschäftsstelle: Ärztehaus Mitte
Westbahnhofstraße 2
07745 Jena
Tel.: (03641) 62 21 78
Fax: (03641) 62 21 78
E-Mail: Post@DGMM.de
Homepage: www.dgmm.de

Deutsche Gesellschaft für Medizinische
Informatik, Biometrie und Epidemiologie –
GMDS e.V.
Schedestraße 9
53113 Bonn
Tel.: (0228) 24 222 24
Fax: (0228) 24 25 248
E-Mail: info@gmds.de
Homepage: www.gmds.de

Deutsche Gesellschaft für Psychoanalyse, Psychotherapie, Psychosomatik und Tiefenpsychologie –
DGPT e.V.
Johannisbollwerk 20
20459 Hamburg
Tel.: (040) 319 26 19
Fax: (040) 319 43 00
E-Mail: psa@dgpt.de
Homepage: www.dgpt.de

Deutsche Gesellschaft für Traditionelle
Chinesische Medizin
Karlsruher Straße 12
69126 Heidelberg
Tel.: (06221) 37 45 46
Fax: (06221) 30 20 35
E-Mail: info@dgtcm.de
Homepage: www.dgtcm.de

Deutsche Gesellschaft für TrophoTraining® und Psychopädie – DGTP e.V. Geschäftsstelle
Im Tann 16
82110 Germering
Tel.: (089) 84 75 71
Fax: (089) 894 81 21
E-Mail: info@trophotraining.de
Homepage: www.trophotraining.org

Deutsche Radionische Gesellschaft – DRG e.V.
Quaet-Faslemstraße 12a
31582 Nienburg
Tel.: 0180-2-374 388 (DRgeVT)
Fax: 0180-2-374 383 (DRGeVF)
E-Mail: info@drgev.de
Homepage:www.drgev.de

Deutscher Dachverband für Tai Chi & Qigong
Am Elisabethgehölz 12
20535 Hamburg
Tel.: (040) 21 02 123
Fax: (040) 21 02 123
Homepage: www.tai-chi-zentrum.de

Deutscher Naturheilbund e.V.
Bundesgeschäftsstelle
Kreuzbergstraße 45
74564 Crailsheim
Tel.: (07951) 55 04
Fax: (07951) 455 68
E-Mail: info@naturheilbund.de
Homepage: www.naturheilbund.de

Deutscher Verband für Physiotherapie – Zentralverband der Physiotherapeuten / Krankengymnasten – ZVK e.V.
Deutzer Freiheit 72 – 74
50679 Köln
Tel.: (0221) 98 10 27-0
Fax: (0221) 98 10 27-25
E-Mail: info@zvk.org
Homepage: www.zvk.org

Deutscher Zentralverein homöopathischer Ärzte e.V.
Am Hofgarten 5
53113 Bonn
Tel.: (0228) 24 25 330
Fax: (0228) 24 25 331
E-Mail: info@dzvhae.de
Homepage: www.dzvhae.com

Deutsches Forschungsinstitut für Chinesische Medizin e.V.
Silberbachstraße 10
79100 Freiburg
Tel.: (0761) 77 234

Europäische Gesellschaft für klassische Naturheilkunde
Klinik Buchinger
Wilhelm-Beck-Straße 27
88662 Überlingen
Tel.: (07551) 80 78 04
Fax: (07551) 80 78 06
Homepage: www.escnm.de

Europäische Natur- und Gesundheits Gesellschaft e.V. – ENGG:
Bahnhofstraße 8
26180 Rastede
Tel.: (04402) 43 49
Fax: (04402) 916 132
Homepage: www.engg-online.com

Europäischer Verband für Naturheilkunde e.V.
Duisburger Straße 226
47166 Duisburg
Tel.: (0203) 54 42 50
Fax: (0203) 55 33 28
E-Mail: info@Euronaturheilkunde.de
Homepage: www.euro-naturheilkunde.de

European Scientific Cooperative on Phytotherapy – ESCOP
Secretariat: Argyle House, Gandy Street
Exeter, Devon EX4 3LS
United Kingdom
Tel.: 0044 (1392) 42 46 26
Fax.: 0044 (1392) 42 48 64
E-Mail: secretariat@escop.com
Homepage: www.escop.com

Fachverband Deutscher Heilpraktiker e.V.
Bundesverband
Maarweg 10
53123 Bonn
Tel.: (0228) 61 10 49
Fax: (0228) 62 73 59
E-Mail: fdh-bonn@t-online.de
Homepage: www.heilpraktiker.org

Feldenkrais-Gilde Deutschland e.V.
Jägerwirtstraße 3
81373 München
Tel.: (089) 523 101 71
Fax: (089) 523 101 72
E-Mail: Gilde@Feldenkrais.de
Homepage: www.Feldenkrais.de

Förderkreis für Ganzheitsmedizin
Bad Herrenalb e.V.
Sägwasenplatz 4
76332 Bad Herrenalb
Tel.: (07083) 3845
Fax: (07083) 2307
E-Mail: info@foerder-kreis.de
Homepage: www.foerder-kreis.de

Förderkreis für Traditionelle Chinesische Medizin
c/o Herrn RA Koervers
Ingenhovenweg 14
41334 Nettetal
Homepage: www.ag-tcm.de

FORUM Gesundheit & Bildung e.V. Yoga
Rumannstraße 15
30161 Hannover
Tel.: (0511) 33 22 13

Freie Heilpraktiker e.V. – Berufs- und Fachverband
Benrather Schloßallee 49-53
40597 Düsseldorf
Tel.: (0211) 901 72 9-0
Fax: (0211) 398 27 10
E-Mail: BRSFH@t-online.de
Homepage: www.freieheilpraktiker.com

Gesellschaft Anthroposophischer Ärzte in Deutschland – GAÄD e.V.
Roggenstraße 82
70794 Filderstadt
Tel.: (0711) 77 99 711
Fax: (0711) 77 99 712
E-Mail: ges.anth.aerzte@t-online.de
Homepage: www.anthroposophische-aerzte.de

Gesellschaft der Lehrer/innen der F. M. Alexander-Technik – G.L.A.T. e.V.
Postfach 5312
79020 Freiburg
Tel.: (0761) 38 33 57
Fax: (0761) 38 33 57
E-Mail: kontakt@alexander-technik.info
Homepage: www.alexander-technik.org

Gesellschaft für Arzneipflanzenforschung e.V.
Emmeringerstraße 11
82275 Emmering
Tel.: (08141) 61 37 49
Fax: (08141) 61 37 49
E-Mail: GA-Secretary@ga-online.org
Homepage: www.ga-online.org

Gesellschaft für Biologische Krebsabwehr e.V.
Hauptstraße 44
69117 Heidelberg
Tel.: (06221) 13 80 20
Fax: (06221) 13 80 220
E-Mail: administrator@biokrebs.de
Homepage: www.biokrebs.de

Gesellschaft für Gesundheitsberatung – GGB e.V.
Dr.-Max-Otto-Bruker-Straße 3
56112 Lahnstein
Tel.: (02621) 91 70 17, 91 70 18
Fax: (02621) 91 70 33
E-Mail: info@ggb-lahnstein.de
Homepage: www.ggb-lahnstein.de

Gesellschaft für Manuelle Lymphdrainage nach Dr. Vodder und sonstige lymphologische Therapien
Wittlinger Therapiezentrum KG
Alleestraße 30
A-6344 Walchsee
Tel.: 0043 (5374) 52 45-0
Fax: 0043 (5374) 52 454
E-Mail: office@wittlinger-therapiezentrum.com
Homepage: www.wittlinger-therapiezentrum.at

Gesellschaft für Naturheilverfahren und Komplementärmedizin e.V.
Joseph-Stelzmann-Straße 9
Gebäude 35a
50931 Köln-Lindenthal
Tel.: (0221) 478-6414
Fax: (0221) 478-7017
E-Mail: josef.beuth@uk-koeln.de
Homepage: www.uk-koeln.de/institute/iwenv/

Gesellschaft für Ozon- und Sauerstoff-Anwendungen e.V.
Rheinstraße 7
76337 Waldbronn
Tel.: (07243) 660 22
Fax: (07243) 659 49
Homepage: www.ozonsauerstoff.de

Gesellschaft für Phytotherapie e.V.
Uferstraße 4
51063 Köln
Tel.: (0221) 42 01 915
Fax: (0221) 94 17 020
E-Mail: ges-phyto@t-online.de
Homepage: www.phytotherapy.org

Gesellschaft zur Förderung des Pleomorphismus und Ganzheitsmedizin e.V.
64564 Mörfelden-Walldorf
Tel.: (06151) 437 75
Fax: (06151) 468 34
E-Mail: niyama@gmx.de
Homepage: www.pleomorphismus.de

Hartmannbund
Verband der Ärzte Deutschlands e.V.
Schützenstraße 6a
10117 Berlin
Tel.: (030) 206 208-0
Fax: (030) 206 208-29
E-Mail: HB-Info@Hartmannbund.de
Homepage: www.hartmannbund.de

Hessischer Ärzteverband –
Naturheilverfahren e.V.
Frankfurter Straße 64
65428 Rüsselsheim
Tel.: (06142) 441 99
Fax: (06142) 416 20
E-Mail: boeddrich@haen-ev.de
Homepage: www.haen-ev.de

Homöopathie-Forum e.V.
Grubmühlerfeldstraße 14a + b
82131 Gauting
Tel.: (089) 89 35 57 65
Fax.: (089) 89 99 96 10
E-Mail: info@homoeopathie-forum.de
Homepage: www.homoeopathie-forum.de

Hufelandgesellschaft e.V.
Dachverband der Ärztegesellschaften für
Naturheilkunde und Komplementärmedizin
Chausseestraße 29
10115 Berlin
Tel.: (030) 28 09-93 20
Fax: (030) 28 09-76 50
E-Mail: info@hufelandgesellschaft.de
Homepage: www.hufelandgesellschaft.de

Institut für Angewandte Kinesiologie GmbH
Eschbachstraße 5
79199 Kirchzarten
Tel.: (07661) 98 71-0
Fax: (07661) 98 71-49
E-Mail: info@iak-freiburg.de
Homepage: www.iak-freiburg.de

Institut für Bach-Blütentherapie
Mechthild Scheffer GmbH
Eppendorfer Landstraße 32
20249 Hamburg
Tel.: (040) 43 25 77 10
Fax: (040) 43 52 53
E-Mail: info@bach-bluetentherapie.de
Homepage: www.bach-bluetentherapie.de

Institut für Naturheilkunde und Traditionelle
Chinesische Medizin – Kliniken Essen-Mitte
Knappschafts-Krankenhaus
Am Deimelsberg 34a
45276 Essen
Tel.: (0201) 85-5490
Fax: (0201) 805-5491
E-Mail: tcm@kliniken-essen-mitte.de
Homepage: tcmambulanz-uni-essen.de

Interessengemeinschaft Homotoxikologie
und Gesundheit e.V.
Bahnackerstraße 16
76532 Baden-Baden
Tel.: (07221) 632 59
Fax: (07221) 600 62

Internationale Ärztegesellschaft
für Biokybernetische Medizin e.V.
Schlossstraße 14
45468 Mülheim
Tel.: (07821) 63 33-0
Fax: (07821) 63 33-60
Homepage: www.bio-kybernetische-medizin.de

Internationale Ärztegesellschaft
für Biophysikalische Informations-Therapie e.V.
Sandstraße 19
79104 Freiburg
Tel.: (0761) 533 80
Fax: (0761) 575 22
E-Mail: info@bit-org.de
Homepage: www.bit-org.de

Internationale Forschungsgemeinschaft
für bioelektronische Funktionsdiagnostik
und Therapie (BFD) e.V.
Am Kleinwald 40
76863 Herxheim
Homepage: www.bfd-ev.de

Internationale Gesellschaft der F. X. Mayr-Ärzte
Iglerstraße 51-53
A-6080 Igls
Tel.: 0043 (664) 922 82 94
Fax: 0043 (512) 379 225
E-Mail: office@fxmayr.com
Homepage: www.fxmayr.com

Internationale Gesellschaft für Biologische
Medizin e.V.
Postfach 10 00 445
76481 Baden-Baden
Tel.: (07221) 99 68 67
Fax: (07221) 501-3029
E-Mail: info@biogesellschaft.de
Homepage: www.biogesellschaft.de

Internationale Gesellschaft für Ganzheitliche Zahn-Medizin e.V.
Kloppenheimer Straße 10
68239 Mannheim
Tel.: (0621) 48 17 97 30
Fax: (0621) 47 39 49
E-Mail: gzm@gzm.org
Homepage: www.gzm.org

Internationale Gesellschaft für Homöopathie und Homotoxikologie e.V.
Bahnackerstraße 16
76532 Baden-Baden
Homepage: www.homotox.org

Internationale Gesellschaft für Integrative Tiefenpsychologische Therapie in Hypnose und Hypnoseforschung – I-GTH e.V.
Kaiserstraße 2a
66955 Pirmasens
Tel.: (06331) 73 774
Fax: (06331) 78 534
E-Mail: hypno@i-gth.de
Homepage: www.i-gth.de

Internationale Gesellschaft für Onco-Bio-Therapie
Privates Beratungsinstitut für Organo-Bio-Therapie
Riehler Platz 5
50668 Köln
Tel.: (0221) 73 73 05
Homepage: www.ect-tumortherapie.be

Internationale Medizinische Gesellschaft für Elektroakupunktur nach Voll – IMGEAV e.V.
Am Promenadenplatz 1
72250 Freudenstadt
Tel.: (07441) 92 48 50
Fax: (07441) 92 48 52
E-Mail: IMGfEAV@t-online.de
Homepage: www.eav.de und www.eav.org

Internationale medizinische Gesellschaft für Neuraltherapie nach Huneke Regulationstherapie e.V.
Zentrale Geschäftsstelle
Am Promenadenplatz 1
72250 Freudenstadt
Tel.: (07441) 91 858-0
Fax: (07441) 91 858-22
Zweigstelle Süd
Lameystraße 30
68165 Mannheim
Tel.: (0621) 41 822 72
Fax: (0621) 41 71 96
E-Mail: ZAEN-Freudenstadt@t-online.de
Homepage: www.ignh.de

Johannes Bischko-Institut für Akupunktur
Kaiserin Elisabeth Spital
Huglgasse 1-3
A-1150 Wien
Tel.: 0043 (1) 98 104-7001
Fax: 0043 (1) 98 104-57 59

Karl und Veronica Carstens-Stiftung
Am Deimelsberg 36
45276 Essen
Tel.: (0201) 56 305-0
Fax: (0201) 56 305-30
E-Mail: kvc@carstens-stiftung.de
Homepage: www.carstens-stiftung.de

Klinik und Hochschulambulanz für Naturheilkunde
Immanuel-Krankenhaus
Charité – Universitätsmedizin Berlin
Königstraße 63
14109 Berlin
Tel.: (030) 80 50 5-691
Fax: (030) 80 50 5-692
E-Mail: naturheilkunde@immanuel.de
Homepage: www.charite.de/naturheilkunde/

Kneipp-Bund e.V. Bundesverband für Gesundheitsförderung
Adolf-Scholz-Allee 6-8
86825 Bad Wörishofen
Tel.: (08247) 3002-0
Fax: (08247) 3002-199
E-Mail: info@kneippbund.de
Homepage: www.kneippbund.de

Lachesis e.V. Berufsverband für Heilpraktikerinnen
Forellensteig 4
14542 Werder/Havel
Tel.: (03327) 66 84 80
Fax.: (03327) 66 84 90
Homepage: www.lachesis.de

Lehrstuhl für Naturheilkunde der Alfred Krupp von Bohlen und Halbach-Stiftung an der Universität Duisburg-Essen
Am Deimelsberg 36a
45276 Essen
Tel.: (0201) 805-4017
Fax: (0201) 805-4005
E-Mail: gustav.dobos@uni-essen.de
Homepage:
www.uni-duisburg-essen.de/naturheilkunde

Lifu International College of Chinese Medicine – LICCM
Karl-Jaspers-Allee 8
CH-4052 Basel
Tel.: 0041 (61) 373 30 78
Fax: 0041 (61) 373 30 79
E-Mail: info@lifu-college.ch
Homepage: www.lifu-college.ch

Medusana Stiftung – Gemeinnützige Gesellschaft für Gesundheitsförderung mbH
Hindenburgstraße 1a
32257 Bünde
Tel.: (05223) 188 320
Fax: (05223) 170 46
E-Mail: info@medusana.de
Homepage: www.medusana.de

Natur und Medizin e.V.
Fördergemeinschaft der Karl und Veronica Carstens-Stiftung
Am Deimelsberg 36
45276 Essen
Tel.: (0201) 56 305-70
Fax: (0201) 56 305-60
E-Mail: kontakt@naturundmedizin.de
Homepage: www.naturundmedizin.de

Naturärzte-Vereinigung der Schweiz NVS
Postfach
CH-9101 Herisau
Tel.: 0041 (71) 352 58 80
Fax: 0041 (71) 352 58 81
E-Mail: nvs@naturaerzte.ch
Homepage: www.naturaerzte.ch

Naturheilverfahren in der Medizin – NIDM
Keplerstraße 13
93047 Regensburg
Tel.: (0941) 548 38
Fax: (0941) 56 53 31
E-Mail: info@nidm.de
Homepage: www.nidm.com

Österreichische Gesellschaft für Akupunktur
Kaiserin-Elisabeth-Spital
Huglgasse 1–3
A-1150 Wien
Tel.: 0043 (1) 98 104-7001
Fax: 0043 (1) 98 104-57 59
Homepage: www.akupunktur.at

Österreichische Gesellschaft für Ozon-Sauerstoff- und Hämolaser-Therapie
Kreuzberg 288
A-3920 Gr. Gerungs
Tel.: 0043 (2812) 514 27
Fax: 0043 (2812) 514 27
E-Mail: ozon-sauerstoff@aon.at
Homepage: www.ozon-sauerstoff.at

Österreichische wissenschaftliche Ärztegesellschaft für Akupunktur
Schwindgasse 3/9
A-1040 Wien
Tel.: 0043 (1) 50 50 392
Fax: 0043 (1) 50 41 502
E-Mail: office@akupunktur.org
Homepage: www.akupunktur.org

Österreichischer Kneippbund
Kunigundenweg 10
A-8700 Leoben
Tel: 0043 (3842) 2 17 18
Fax: 0043 (3842) 2 17 18-19
E-Mail: office@kneippbund.at
Homepage: www.kneippbund.at

Ozontherapeutischer Arbeitskreis e.V.
Unterer Markt 5
66538 Neunkirchen
Tel.: (06821) 129 29
Fax: (06821) 121 94
E-Mail: info@ozon-therapie.org
Homepage: www.ozon-therapie.org

Private Akademie für Psychopädie
Im Tann 16
82110 Germering
Tel.: (089) 84 75 71
Fax: (089) 89 48 121
E-Mail: info@derbolowsky.de
Homepage: www.derbolowsky.de

Private Universität Witten/Herdecke gGmbH
Fachbereich Chinesische Medizin
Alfred-Herrhausen-Straße 50
58448 Witten
Tel.: (02302) 926-705
Fax: (02302) 926-707
E-Mail: tcm@uni-wh.de

Rudolf Siener Stiftung e.V.
Hasenbergweg 3
56130 Bad Ems
Tel.: (02603) 38 13
Fax: (02603) 29 28
E-Mail: rudolf.siener-stiftung@t-online.de
Homepage: www.rudolf-siener-stiftung.de

Samuel-Hahnemann-Stiftung e.V.
Schilsbachstraße 34b
52152 Simmerath-Woffelsbach
Tel.: (02473) 93 93 33
Fax: (02473) 93 93 39
E-Mail:
sekretariat@samuel-hahnemann-stiftung.de
shs@samuel-hahnemann-stiftung.de
Homepage: www.samuel-hahnemann-stiftung.de

Schweizer Kneippverband
Weissensteinstraße 35

CH-3007 Bern
Tel.: 0041 (31) 372 45 43
Fax: 0041 (31) 372 91 61
E-Mail: info@kneipp.ch
Homepage: www.kneipp.ch

Schweizerische Ärztegesellschaft für
Akupunktur – Chinesische Medizin – SAGA-TCM
SAGA-TCM Postfach 2003
CH-8021 Zürich
E-Mail: sekretariat@saga-tcm.ch
Homepage: www.saga-tcm.ch

Schweizerische Ärztegesellschaft für
Aurikulomedizin und Akupunktur
Postfach 176
CH-8575 Bürglen
Tel.: 0041 (71) 634 66 19
Fax: 0041 (71) 634 66 18
Homepage: www.saegaa.ch

Societas Medicinae Sinensis
Internationale Gesellschaft für Chinesische
Medizin – SMS e.V.
Franz-Joseph-Straße 38
80801 München
Tel.: (089) 38 88 80 31
Fax: (089) 38 88 80 66
E-Mail: sms@tcm.edu
Homepage: www.akupunktur.ch/sms/smsinfo

Union Deutscher Heilpraktiker e.V.
Bundesverband
Waldstraße 21
61137 Schöneck
Tel.: (06187) 99 06 03
Fax: (06187) 992 80 75
E-Mail: kontakt@udh-bundesverband.de
Homepage: www.udh-bundesverband.de

Universität Rostock
Medizinische Fakultät
Lehrstuhl für Naturheilkunde
Klinik und Poliklinik für Innere Medizin
Postfach 10 08 88
18055 Rostock
Tel.: (0381) 494 74 13
Fax: (0381) 494 74 77
E-Mail: regina.hoenisch@med.uni-rostock.de
Homepage: www.naturheilkunde.uni-rostock.de

Universitätsklinikum Jena
Klinik und Poliklinik für Innere Medizin II
Kompetenzzentrum Naturheilverfahren
Bachstraße 18
07740 Jena
Tel.: (03641) 933 180
Fax: (03641) 933 182
E-Mail: info@med.uni-jena.de
Homepage: www.med.uni-jena.de

UniversitätsSpital Zürich
Institut für Naturheilkunde
Rämistraße 100
CH-8091 Zürich
Tel.: 0041 (44) 255-2460
Fax: 0041 (44) 255-4394
E-Mail: angela.stoerl@usz.ch
Homepage: www.dim.unizh.ch

Uni-Zentrum Naturheilkunde
Universitätsklinikum Freiburg
Breisacher Straße 115b
79106 Freiburg
Tel.: (0761) 270-7323
Fax: (0761) 270-5484
E-Mail: roman.huber@uniklinik-freiburg.de
Homepage: www.uniklinik-freiburg.de/gastro/live/naturheil.html

Verband der Ergotherapeuten e.V.
Becker-Göring-Straße 26/1
76307 Karlsbad-Ittersbach
Tel.: (07248) 91 81-0
Fax: (07248) 91 81 71
E-Mail: info@dve.info
Homepage: www.ergotherapie-dve.de

Verband Deutscher Heilpraktiker e.V.
Bundesverband
Ernst-Grote-Straße 13
30916 Isernhagen
Tel.: (0511) 616 98-0
Fax: (0511) 616 98-20
E-Mail: info@heilpraktiker-vdh.de
Homepage: www.heilpraktiker-vdh.de

Verband für unabhängige Gesundheitsberater e.V.
Sandusweg 3
35435 Wettenberg/Launsbach
Tel.: (0641) 777 85

Zentralverband der Ärzte für Naturheilverfahren
und Regulationsmedizin – ZÄN e.V.
Promenadenplatz 1
72250 Freudenstadt
Tel.: (07441) 91 858-0
Fax: (07441) 91 858-22
Email: info@zaen.org
Homepage: www.zaen.de

Zentrum für Esogetische Medizin Peter Mandel
Hildastraße 8
76646 Bruchsal
Tel.: (07251) 800 110
Fax: (07251) 800 144
E-Mail: praxis@mandel-institut.com
Homepage: www.mandel-institut.com

Zentrum für naturheilkundliche Forschung – ZNF, II. Medizinischen Klinik und Poliklinik
TU Technische Universität München
Kaiserstraße 9
80801 München
Tel.: (089) 72 66 97-0
Fax: (089) 72 66 97-21
E-Mail: ZnF@lrz.tu-muenchen.de
Homepage: www.lrz-muenchen.de/~Zentrumfuer Naturheilkunde/

Zentrum für traditionelle chinesische Medizin, Akupunktur, Kräutermedizin
Kleine Viehstraße 27–31
48653 Coesfeld
Tel.: (02541) 884 37

Zentrum für Traditionelle Chinesische und Integrative Medizin
am St. Hedwig-Krankenhaus Berlin
Große Hamburger Straße 5–11
10115 Berlin
Tel.: (030) 23 11 25 27
Fax: (030) 23 11 22 02
E-Mail: a.kuerten@alexius.de
Homepage: www.tcm24.de

Zentrum zur Dokumentation für Naturheilverfahren – ZDN e.V.
Virchowstraße 50
45147 Essen
Tel.: (0201) 74 55 51
Fax: (0201) 70 22 84
E-Mail: info@zdn.de
Homepage: www.zdn.de

Quellen der Abbildungen und Tabellen

[1] Prof. Dr. Jürgen Reichling, Ruprecht-Karls-Universität, Heidelberg

[2] Prof. Dr. Dr. h.c. Heinz Schilcher, Immenstadt im Allgäu

[3] Prof. Dr. Christine Uhlemann, Universitätsklinikum, Jena

[4] Verlag Hanne Marquardt, Königsfeld-Burgberg

[5] Prof. Dr. Claus C. Schnorrenberger, Lifu International College of Chinese Medicine (LICCM), Basel, Schweiz

[6] Deutsche Gesellschaft für Ernährung e. V., Bonn

[7] Autorenverlag Ewald Kliegel & Thomas Gutsche, Stuttgart

[8] Dr. Hans-Joachim Rudolph, Berlin

[9] PD Dr. Dieter Melchart, Technische Universität, München

[10] nach Fördergesellschaft Kinderernährung e. V. Dortmund; Empfehlungen für die Ernährung von Säuglingen, 1996

[11] Scheid, Werner: Lehrbuch der Neurologie. 5. Aufl., Stuttgart: Thieme, 1983

Uns interessiert Ihre Meinung

Dieses Blatt passt – abgetrennt – in einen Fensterbriefumschlag.

Anmerkungen an die Redaktion nehmen wir gerne auch als E-Mail entgegen: Pschyrembel@degruyter.de

Vielen Dank!
Die Pschyrembel®-Redaktion

Walter de Gruyter GmbH & Co. KG
Wörterbuch-Redaktion
Postfach 30 34 21
10728 Berlin

Absender: ....

....

....

Wir möchten Sie um einige Angaben bitten. Vielen Dank!

- Arzt/Ärztin (in Klinik, niedergelassen, in anderer Tätigkeit)
- Heilpraktiker/in
- Medizinischer Fachberuf (in Ausbildung)
- Apotheker/in
- interessierter Laie
- ....
  (bitte angeben)

Ich besitze auch andere Pschyrembel-Nachschlagewerke

- Klinisches Wörterbuch
- Handbuch Therapie
- Wörterbuch Pflege
- Hunnius Pharmazeutisches Wörterbuch
- Wörterbuch Diabetologie
- ....
  (bitte angeben)

Pschyrembel®

Naturheilkunde und alternative Heilverfahren

3. Auflage

Pschyrembel®

Naturheilkunde und alternative Heilverfahren

3. Auflage

Wir sind an Ihrer Meinung interessiert!

....

....

....

....

....

....

....

....

....

....

....

....

....

....

....

....

....

....

....

Pschyrembel®

Naturheilkunde und alternative Heilverfahren

3. Auflage